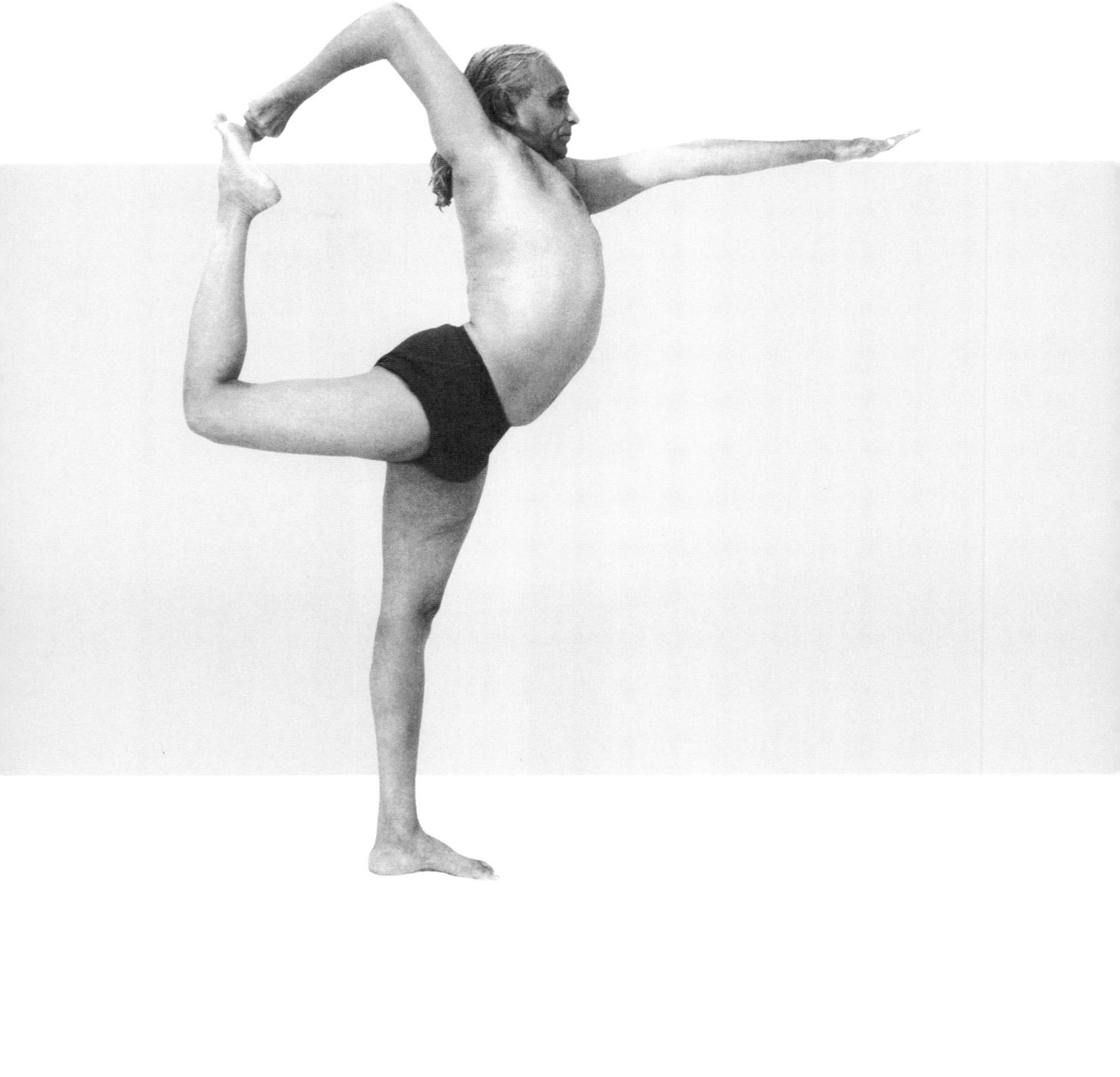

现代瑜伽圣经

完全修订版

瑜伽之光

LIGHT ON YOGA

[印度] B.K.S. 艾扬格 著
王晋燕 译
王 冬 审

当代中国出版社
Contemporary China Publishing House

版权合同登记号 图字：01-2023-2370

图书在版编目(CIP)数据

瑜伽之光 / (印) B.K.S. 艾扬格
(B. K. S. Iyengar) 著 ; 王晋燕译 . -- 4 版 . -- 北京 :
当代中国出版社 , 2024.6
书名原文：Light on Yoga
ISBN 978-7-5154-1376-1

Ⅰ . ①瑜… Ⅱ . ① B… ②王… Ⅲ . ①瑜伽—基本知识
Ⅳ . ① R793.51 ② G883

中国国家版本馆 CIP 数据核字（2024）第 086896 号

出 版 人　王　茵
策 划 人　王　冬
责任编辑　焦晓萍　柯琳芳
责任校对　贾云华　康　莹
封面设计　叁陌工作室
出版发行　当代中国出版社
地　　址　北京市地安门西大街旌勇里 8 号
网　　址　http://www.ddzg.net
邮政编码　100009
编 辑 部　（010）66572264
市 场 部　（010）66572281　66572157
印　　刷　北京中科印刷有限公司
开　　本　880 毫米 × 1230 毫米　1/16
印　　张　27.75 印张　2 插页　插图 609 幅　792 千字
版　　次　2024 年 6 月第 4 版
印　　次　2024 年 6 月第 1 次印刷
定　　价　128.00 元

献给我尊敬的宗师

Sāmya-yoga-Śikhāmani；Veda-kesari；Vedāntavāgīśa；

Nyāyāchārya；Mīmāmsa-ratna；Mīmāmsa-thīrtha

Śrīmān 教授，印度迈索尔（Mysore）的 T.Krishnamāchārya 教授

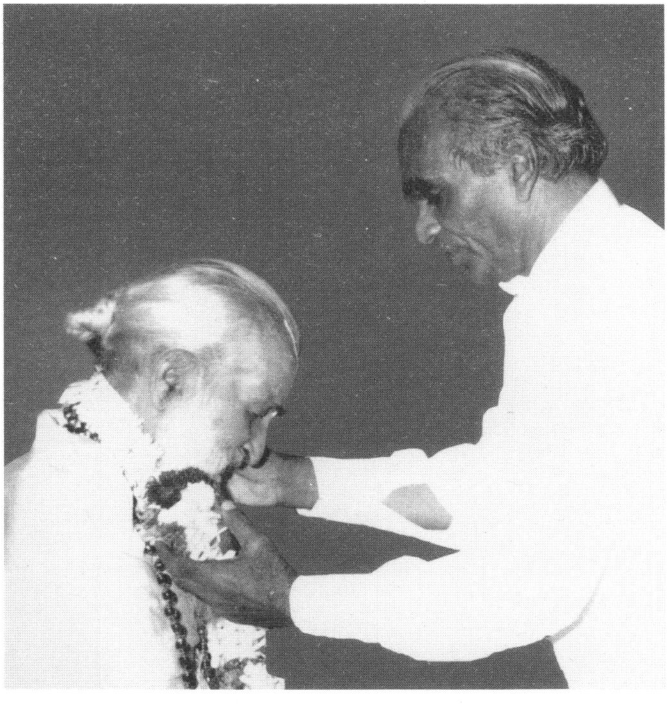

祈 祷 词

我在最尊贵的圣哲帕坦伽利面前深深地鞠躬，他的瑜伽著作为我们带来精神的宁静，他在语法上的贡献为我们带来清晰的语言，他在医药方面的贡献给我们带来身体的净化。

我向最先传授哈他瑜伽的 Ādīśvara（原始真神湿婆）致敬，该瑜伽体系成为了那些期望登上帝王瑜伽之巅的修行者的阶梯。

中 文 版 序

我极为欣喜地获悉，我的著作《瑜伽之光》已经被引介给印度的北方邻邦中国的读者们，他们如今将可以理解印度人和中国人之间数个世纪之前已有的联系。我们在获得灵性启示的方式上是相通的，我希望这部《瑜伽之光》的中文版将使我们在灵性知识与相互理解上更为贴近。

ॐ

目　录

ॐ

序　言

瑜伽的修习给予我们最基本的对身心的调协与均衡。回到我们身体本身来讲，身体就好比我们拥有的第一件乐器，我们学着去调试它，使它达到最大限度的共鸣与和谐。通过不懈的练习，我们净化和激活身体的每一个细胞，使我们在面对日常的伤害时，能释放它的潜能，避免绝望和死亡。

组织和神经，大脑或肺的任一区域的不圆满，都是对我们意志和身体完整性的一种挑战，甚至会成为毁灭和死亡的根源。无论是谁，只要有幸得到艾扬格先生（Mr. Iyengar）的关注，或亲眼目睹他美妙绝伦、精细入微的瑜伽艺术，就会被引领进最初人类在伊甸园中被创造出来时的景象：毫无戒备、未知羞耻，仅有作为上帝之子、万物之灵的美妙和纯真。知识的大树果真能结出各种不同的果实——甜蜜的、苦涩的、有毒的、健康的，这些都源自我们对知识的不同运用。种植树木必须首先滋养它的根部，难道还有比这更紧要的事吗？那些不能坦然面对自我的人，宁愿利用知识控制其他的人或事，而并非用于自我完善。对于他们来说，知识是多么危险啊！

过去 15 年的瑜伽实践使我确信，我们对于生活的基本态度，大多数情况下，在我们的身体中都有具体的对应。因此，比较与批评必须始于对我们身体左右两侧的校正与协调，使之达到可以对身体进行更细微的调整的程度；又如，意志力促使我们开始从脚到头尽力向上伸展身体以抵御地心引力。动力和进取心也许始于在随意摆动肢体时所产生的重量感和速度感；而有意识地控制延长单脚、双脚或双手的平衡，带来的却是安然自制。顽强是通过在各种瑜伽体式中伸展数分钟的过程中获得的，而平静却来自悄然持续的呼吸和肺部扩张。循环不止和宇宙一体观则出于对一张一弛、无限往复的永恒节律的认识，而每一次呼吸又构成了宇宙万物无数循环、波动或振动中最基本的单元。

与此相反的情况是怎样的呢？那些脾气乖戾、反复无常的人责怪事物的秩序，跛脚的人则批评那些身姿挺拔的人，独裁者因不切实际的期望而消沉，悲惨的人们则把他们自身的不平衡和挫折感归咎于他人。

瑜伽，正如艾扬格先生所实践的那样，是一个人虔诚地把自身奉献给圣坛，身心独立洁净，意志专注。在朴素无邪中奉献自己，这种奉献不是壮烈的牺牲，而是最大限度地发掘自己的潜能。

瑜伽是一项理想的预防身体和精神疾病的技巧，它可以全面保护身体，逐步培养人的自立和自信。从其本质上来说，瑜伽与宇宙法则紧密相连，因为珍爱生命、遵循真理和保持耐心是修习者平静呼吸、内在安宁和坚定意志所不可或缺的要素。

瑜伽所固有的精神美德也存在于这些宇宙法则中。正因如此，修行瑜伽需要全身心地投入，以将自己塑造成一个完整的人。真正的练习者和好的练习方法，绝不是体式上的机械重复和口头上的说教。从本质上来说，瑜伽是每时每刻有生命力的实践。

我希望艾扬格先生的《瑜伽之光》一书，能使更多的人以他为榜样，成为瑜伽教师，这是人类的迫切需要。如果这本书能为普及瑜伽这门基础艺术，并确保这门艺术能够以最高标准被实践出一份力的话，那么，我将为自己曾经参与本书的出版而感到无比欣慰。

耶胡迪·梅纽因（Yehudi Menuhin）

1964 年于伦敦

前　言

感谢我的挚友和学生们，正是由于他们不断的鼓励才使这本书得以出版——如果只凭一己之力，我会犹豫不前。一则因为我不够精通英语；二则若没有他们热情的支持与鼓励，我早已气馁。

历经数千年的演变，瑜伽已成为一门对人类心灵和道德的全面健康进行不断研究的实用科学。

第一部把瑜伽进行系统化整理的经典著作，是公元前 200 年帕坦伽利（Patañjali）所著的《瑜伽经》（*Yoga Sutras*）。然而遗憾的是，当今出版的很多有关瑜伽的书籍与瑜伽这一主题以及第一部瑜伽典范（《瑜伽经》）极不相称。那些书很受欢迎，却太肤浅，甚至误导读者。我本人就曾经被它们的读者询问是否能够喝酸液、咀嚼玻璃、从火上行走、突然消失或者施展其他魔法。许多宗教和哲学方面的权威性学术著作已经被译成多种语言而存在于世，但是瑜伽这种实践性艺术却比纯粹的文学或哲学概念更难以沟通和交流。

这本书的名字叫做“瑜伽之光”（梵文是 Yoga Dīpikā）。我的目的是：鉴于我们这个时代的背景和需求，尽可能简明地描述出各种瑜伽体式（Āsana）和呼吸控制法（Prāṇāyāma）。因此在书中的每个体式和呼吸控制法的说明都极为详尽，它们全部来源于 27 年来我在全世界很多地方的教学经验。全书包括 200 个体式的完整技巧并配有 592 幅照片，以帮助练习者掌握相关的体式。另外，这本书里也包括了收束法（Bandha）、清洁法（Kriyā）和呼吸控制法，另配有 5 张照片。

西方读者也许会对我在书中反复提到宇宙圣灵（the Universal Spirit）、神话甚至哲学和道德戒律而感到惊讶。他们不应忘记：古时候，人类在知识、艺术和权势方面所取得的较高成就都是宗教的一部分，都被视为属于神以及神派往人间的使者。西方的天主教教皇——神圣知识和权力的最高象征就是这样的一名使者。在过去，即使在西方世界，音乐、绘画、建筑、哲学、医药以及战争一直都是为神服务的。只是在近代的印度，这些艺术和科学才开始脱离神这一主题，不过仍然保留着对神的敬意。在印度，为了人的意志（有别于神的意志）得到解放，我们依旧珍视着目的的纯净性、谦卑的作风以及大公无私。这些宝贵遗产是维系着我们与神的长长的纽带。我认为读者应该知道这些体式的起源。这一点非常重要，也饶有趣味。因此，我的书中也包括了从瑜伽师和圣哲们那里流传下来的神话和传说。

所有古老的瑜伽经典中都曾强调古鲁（Guru，即“导师”）的亲自指导是瑜伽修行者（Sādhaka）的关键。我的经验也证实了这个充满智慧的箴言。因此，我努力通过这本书引导读者——包括老师和学生正确与安全地掌握这些体式和呼吸控制法的技巧。

在附录一中，我为那些积极的修行者介绍了300周的课程，根据各种体式的结构，我把它们分成不同阶段的组合。

在附录二中，我按照体式的不同治疗价值把它们分组。

在尝试练习体式和呼吸控制前，应该仔细阅读有关的提示与注意事项。

我诚挚地感谢我的朋友及学生、令人尊敬的耶胡迪·梅纽因先生为本书作序，并给予我巨大的支持。

我也要感谢我的学生B. I. 塔拉伯利瓦拉（B. I. Taraporewala）先生在筹备出版这本书时，给予我的无私协助，我还要感谢为本书提供图画的伊莲·皮尔西（Eilean Pearcey）。

我要向印度浦纳（Poona）的G. G. 威灵工作室（G. G. Welling）的各位先生表达我最诚挚的感谢，他们亲自指导并为我拍摄了大量的照片，而且他们的工作室也随时供我使用。

在这里，我还要感谢为本书的文字进行编辑和校对付出很多心血的杰拉尔德·约克先生（Gerald Yorke）。

我不知如何表达我对哈珀·柯林斯出版公司（HarperCollins Publishers）索森斯印刷所（Thorsons Imprint）的感谢，他们用现在这个形式重印了《瑜伽之光》这本书，完全满足了瑜伽习练者和全球读者的需要。

B. K. S. 艾扬格

新版前言

我的一些想法

迄今为止《瑜伽之光》这本书已经以 16 种语言出版并且不断重印，被成千上万的热情读者和瑜伽修行者所喜爱。

从此书首次出版至今的 34 年间，瑜伽在世界各地日益风靡。在许多城市、城镇和乡村，“瑜伽”一词家喻户晓。它不再是东方圣人（Ṛṣi）和苦行僧（Sādhu）们的隐秘。从小学生到政府官员，从艺术家到工匠，从家庭主妇到嬉皮士，瑜伽的益处已经为不同阶层的人们所熟知。现在，瑜伽的习练者不再把瑜伽当做一件随便的事。

你在这本书中看到的图片，是我每天不间断习练瑜伽 35 年后拍摄的。这种习练不是简单的训练，而是每天长达 10 个小时的练习。我的一生完全投入到了瑜伽这项伟大的艺术之中，也正是通过持续至今的瑜伽修行，我才能够在这里讲述身体五大要素的节律平衡、能量的新陈代谢以及振荡在每个细胞中的真我。

我怀着喜悦的心情为《瑜伽之光》的新版写下这篇特别的介绍，讲述当年这部书诞生前的几段插曲。没有人知道我在写作出版这部里程碑式的著作时所遭遇的种种艰难困阻。朋友们曾经不赞成我这么做，崇拜者们也担心这本书会太复杂，我的古鲁则完全否定了我的这个想法。

1958 年，一个印度出版商找到我，希望我能够写一本囊括所有我所知道的瑜伽体式和呼吸控制法的书，并保证他会以高质量的艺术纸出版这本书。自 1934 年以来，我一直在学习与教授瑜伽，甚至连写篇有关瑜伽的文章都未曾想过。因此，当听到出版商的话后，我感到一阵凉意掠过全身。我有些犹豫，因为对于像我这样一个从没写过书的人，写一部瑜伽著作无疑是一项艰巨的任务。但是我心里又总有什么东西怂恿自己去接受这项任务。我试图列出一个提纲，然而多次尝试未果后，灵感变成了绝望，令我提心吊胆。

但我没有灰心丧气，经过一番努力后，我最终列出一个大纲。然后向我的学生 B. I. 塔拉伯利瓦拉先生寻求帮助，他那时候担任《法律杂志》的编辑，曾写过几本有关袄教（Zoroastrian）方面的书籍。他答应和我一起干，并不断启发我，让我把自己所有隐藏在深处的经验性资源都挖掘了出来。他所记录的笔记不但澄清了他自己的困惑和疑问，也成为日后这本书的雏形。

这些都完成以后，我把出版商找来，他看了厚厚的一本书稿和所有的图示后表示，他需要的是一本瑜伽手册，而不是瑜伽的《奥德赛》。虽然对于出版商的拒绝我感到失望，但是我并没有灰心，而是更加坚定了要写出一部瑜伽经典著作的决心。

从 1954 年开始，我的教学任务加重了。一年中我总会有六个星期到三个月的时间到英国、欧洲、美国和其他国家进行教学活动。同年，我开始在孟买教授周末课程。我利用在孟买停留的较长时间，要求我的一些高年级学生课后留下来校对这本书。在小休期间，我们会尝试着找到恰当的词汇来描述我所体验的感受。在乘火车旅行的往返途中，我总是会反复翻阅这本书，把那些需要进一步讨论的部分做上标记。这本书耗费了长达 4 年的时间才得以最终完成。

1962 年，在瑞士教耶胡迪•梅纽因瑜伽的时候，我和他说起了自己的这本书，并征求他的意见。他却直接联系了几位出版商，并试图说服他们了解这本书对于健康和幸福的重要性。然而对于大多数出版商来说，厚厚的书稿以及几百张图片看上去并不是一个能赚钱的好项目，于是书稿又被搁置了一段时间。

随后，我有了一位名叫比阿特丽斯•哈桑（Beatrice Harthan）的学生，她患有髋部骨关节炎多年，我的瑜伽课程使她受益匪浅。她和安吉拉•马瑞斯（Angela Marris，耶胡迪•梅纽因的朋友）决定 1963 年一同跟随我到瑞士继续练习瑜伽，同时正好可以参加耶胡迪•梅纽因在格施塔德（Gstaad）举行的一年一度的音乐节。很巧的是，比阿特丽斯的一位好朋友杰拉尔德•约克先生是乔治•艾伦和昂文（George Allen & Unwin）以及其他多家出版社的审稿人，她向我保证，她会和约克先生联系，回家后把这本书的稿子拿给他看。由于书稿总是被拿来拿去已经弄脏了，她于是在安吉拉•马瑞斯的协助下，用一架德文打字机亲自把所有文稿又打了一遍（她当时实在找不到一架英文打字机）。

回到伦敦后，比阿特丽斯把自己练习瑜伽的亲身体验告诉了约克先生，而当时约克先生刚好在寻找一部可以代替由莱德出版社（Rider & Co.）出版的希奥斯•伯纳德（Theos Bernard）所著的《哈他瑜伽》（*Haṭha Yoga*）的作品。于是比阿特丽斯立刻从包里拿出了我的书稿和照片。他看了书稿后说道："我等待这样一本书已经很多年了。"然后，就让她把书稿和照片留在他那里几天。

约克先生被打动了，并回信说，这本书实践方面的内容写得棒极了而且很新颖，但是介绍部分不够直接，与实践方面不协调。他建议我删除所有空洞无物的、引自瑜伽经典著作的段落，使理论部分更一目了然、更有教育意义、也更贴近灵性。正如他所说的："除非介绍部分独树一帜，否则这本书就不会被重印。"

他的这些合理性建议对于我来说，无异于重写一部新书。尽管面前的工作如此艰巨，我还是把第一部分进行了修改，并时刻牢记着他的建议。但他依旧不满意，仍希望我做更多的删减，只留下相关的部分。我遵从了他的建议，按照他满意的方式重新修改了书稿。从这个意义上来说，他是我写作上的古鲁。当我的书稿最终被他接受时，我简直高兴极了。我要感谢杰拉尔德•约克先生，是他的智慧使《瑜伽之光》这本书成为不朽的著作。同时，我也非常感激我们的介绍人比阿特丽斯•哈桑女士。

我请求约克先生给我一些时间让我把整个文稿再看一遍，以使这本书的介绍部分与技巧和图示部分更好地衔接。我从中发现了缺失部分，并逐渐补充了一些中级体式，使书中的技巧和图示更为相称合理。在检查文稿时，我还发现不恰当的拍摄光线造成的阴影使许多体式都变了形且动作不协调。因此，为了使体式更为清晰，我不得不重新拍摄所有的体式图。在此，我要感谢我的学生们，他们轮流担任了灯光师。

在这里，我还想告诉你们一个有关本书的小插曲。这是约克本人亲口告诉我的：当时，他一方面帮助我准备出版一部有关瑜伽的好书，另一方面则通过他信任的一些在印度找寻瑜伽大师的朋友暗中查访我。这一精心安排主要是为了确认我是否在印度也是很受尊敬的瑜伽老师。他还说，他的这些朋友曾经参加了我的普通班一个月课程而分文未付。从某种意义上说，他这样做是对的。他希望由一位在本国也受到尊敬的瑜伽大师，而不是一个只在西方受欢迎的瑜伽老师来完成这部著作。

在对我的资历完全满意后，约克先生免费编辑了我这本书，并坚持由乔治•艾伦和昂文出版社出版。我请耶胡迪•梅纽因先生为本书撰写序言，他立刻就答应了，而且写得非常出色。我认为，这是出自一位瑜伽学生和世纪艺术大师之手的伟大颂词。

1966 年本书出版时，约克先生写信给我说："假如一年里能够售出 1000 册《瑜伽之光》的话，那么就算是一个精神上的胜利。"他的预言应验了，《瑜伽之光》现在已经成为有关瑜伽最权威的书籍。

我曾不懈努力地想把《瑜伽之光》写成一部好书，更甚于一位好老师。因此，对于我来说，看着瑜伽这个伟大的主题现在变得商业化以及被肤浅地运用，内心非常痛苦。目前，市场上到处充斥着各种瑜伽产品——杂志、器材和服装。瑜伽之风越刮越强劲，一些瑜伽老师在广告中宣传自己的教学如何独特与权威，然而他们的瑜伽修行（Sādhanā）却极为肤浅。

我们所有人都知道这么一句格言："学生（Śiṣya）准备好时，古鲁悄然而至。"我确信把每种瑜伽体式的最终体位以大尺度照片印刷出来，将有助于练习者感受到：皮肤的质感，物理、化学和能量的各新陈代谢间的相互协调，身体内五大元素有节律的平衡，以及方向和地心引力的利用，肢体与肌肉的空间感，精神和智力的优美、轮廓、形态、典雅、力量、坚毅和缜密，以及对意识的觉知。由此，身心将被带入真我的境界，就好比真我在每个细胞中不断呼唤："我在这儿，我在那儿，我无处不在。"而这个声音出自内在的古鲁——他是为瑜伽修行者引航指路的一颗启明星。

没有持之以恒的练习和对自身各个层面的深入反省，修行者就无法听到他内在的古鲁——真我（又称

Puruṣa）的纯净声音。

我要感谢伦敦的哈珀•柯林斯出版公司（HarperCollins Publishers），他们使我的梦想得以实现，为本书配上了多姿多彩的图饰，提升了瑜伽令人欣喜的价值和精神上的热忱。我确信《瑜伽之光》将帮助读者把他们内在的经验源泉引出，丰富修行者的人生，使他们的人生更有意义、更有价值。

但愿这部《瑜伽之光》的特别版成为你瑜伽修行和学习中的一个基础。但愿你在不断的反思中感受到它的益处。只有从瑜伽之镜中，人才能看到自身、认识自身。瑜伽提供如此完美无缺的智慧，其他任何科学无可比拟。

B. K. S. 艾扬格

2000 年

第一部分

什么是瑜伽?

ॐ

瑜伽（Yoga）这个词来自梵语词根 yuj，意为联合、加入、结合和束缚，即把人的注意力集中起来加以引导、运用和实施，也有结合或交融的意思。它是我们的意志与神的意志的真正结合。摩诃迪瓦·德赛（Mahadev Desai）在《甘地谈薄伽梵歌》（Gita according to Gandhi）一书的序言中曾这样写道："它（瑜伽）意味着将身心灵的所有力量与神结合；它也意味着对人类的智力、大脑、情感、意志的训练；它还意味着内在宁静，从而使一个人能够均衡地看待生活的所有方面。"

瑜伽是印度哲学六大正统体系之一。印度圣哲帕坦伽利在他的经典著作《瑜伽经》中，对瑜伽进行了系统梳理，这部经典著作包括 185 条简明扼要的箴言。在印度思想中，每件事物都渗透着至尊超灵（Paramātmā，即神），个体灵魂（jīvātmā）是其中的一部分。瑜伽的系统就在于教授人们如何把个体的灵魂与至尊超灵结合与相连，从而最终获得解脱（mokṣa）。

那些遵从瑜伽修行道路的人被称做瑜伽师（yogi 或 yogin）。

在瑜伽哲学最为权威的著作《薄伽梵歌》（*Bhagavad Gītā*）的第六章中，施瑞·奎师那（Śri Kṛṣṇa）在向阿朱那（Arjuna）解释瑜伽时，称瑜伽的真意在于从痛苦和悲伤中解脱。书中这样写道：

当一个人的大脑、智力和自我（ahaṁakāra）得到控制，不再受缚于无休止的欲望，一切都安住于内在的圣灵。这时，那人就成为了一名"瑜卡塔"（Yukta）——与神融为一体的人。没有风的地方，灯火不会闪动；同样，一个能控制自己的大脑、智力和自我的瑜伽师已完全沉浸于他内在的神性中。当无休止的大脑、智力和自我通过瑜伽的修习而静止，瑜伽师通过他内在的神性恩赐找到了最终的圆满。于是他懂得了永恒的快乐，它超脱于那些苍白的感觉之外，这是理智所无法领会的。他遵循这种真实，从此毫不动摇。他已经发现比其他所有事物都更为珍贵的珍宝。没有任何事物比它更重要。已经达到这一境界的人即使遇到再大的悲伤，也不会为之所动。这就是瑜伽的真意——从痛苦和悲伤中解脱。

正如一颗切割打磨得非常好的钻石有很多面，每个面都折射出不同颜色的光线一样，瑜伽这个词也是如此，每个面折射着不同的含义，同时也揭示出了人类在赢得内在平静与喜悦的过程中的不同层面。

《薄伽梵歌》中也给出了瑜伽一词的其他解释，并着重提到业瑜伽（Karma Yoga，又称行动瑜伽）。书中说："工作本身就是你的特权，成果则不是。永远不要让行动的成果作为你的目的；永远不要停止工作。抛弃所有的私心，以神的名义去工作。不要被成功或者失败所困扰。这种平衡就叫做瑜伽。"

瑜伽也被描述为在纷繁事务中所具有的工作智慧或生活艺术，一种和谐相处、适可而止的智慧。

"瑜伽不是为那些暴食的人所准备的，也不是为那些禁食的人所准备的。它不是为那些贪睡的人准备的，也不是为那些总是熬夜的人准备的。通过适度的饮食和休息，有规律的工作，协调的起居，瑜伽能消除一切痛苦和悲伤。"

《加德奥义书》（*Kaṭhopanishad*）中这样描述瑜伽："当感官静止，大脑休憩，心智不再摇摆不定时，圣贤认为这就达到了最高境界。这种对感官和大脑的持久控制被称做'瑜伽'。那些达到这一境界的人就从幻觉和假想中获得了解脱。"

在《瑜伽经》第一章的第二条箴言中，帕坦伽利把瑜伽描述为"chitta vṛtti nirodhah"。这可以译为精神（chitta）的变化万千（vṛtti）受到了克制（nirodhah），或者意识（chittta）的飘忽不定（vṛtti）得到了控制（nirodhah）。"契塔"（chitta）这个词表示精神的整体，包含了三大部分：（1）精神（manas，即个人的精神所拥有专注、选择和拒绝的能力），这是精神摇摆不定、优柔寡断的一面；（2）智力或者说理智（buddi，即分辨事物的决定性状态）；（3）自我（ahaṁkāra，字面意思为"我"这一概念的制造者，即"我知"的状态）。

"乌若提"（Vṛtti）一词来源于梵语词根 vṛt，意思是转变、旋转、流逝。因此，它指行动的进程、行为本身、存在方式、条件或者精神状态。瑜伽是使无休止的大脑获得平静的方法，以及将内在能量导向有益的渠道的方式。就像一条汹涌的河流通过大坝和运河的适当引导后，形成了一座大型的水库，抗洪防灾的同时，又为工业提供充足的电力；当大脑被控制后，内心就像拥有了一个蓄满“平静”的水库，为人的灵性提升创造了充足的能量。

控制精神并非易事，正如在《薄伽梵歌》第六章中的一段对话中，阿朱那问施瑞·奎师那：“奎师那，你告诉我说，瑜伽是梵（Brahman）我合一，两者原为一体。但精神却永不安宁、飘忽不定，如何才能持久体验梵我合一呢？精神是如此冲动、固执、强大和任性，像狂风一样难以驾驭。”施瑞·奎师那回答道：“毫无疑问，精神确实永不安宁而且很难控制。但是通过不断的练习（abhyāsa）以及消除欲望（vairāgya），就可以使精神得到训练。一个无法控制自己精神的人将很难获得梵我合一的体验，但是一个自律的人，只要努力尝试并以正确的方式引导能量，则可以获得这一体验。”

瑜伽的阶段

正确的方法与设定的目标同样重要。古代印度先哲帕坦伽利把这些方法归列为进行灵性探寻的瑜伽八分支或称八大阶段。它们是：

1. 制戒（Yama），即普遍适用的道德戒律；2. 内制（Niyama），即通过自律进行自我净化；3. 体式（Āsana）；4. 呼吸控制（Prāṇāyāma），即有节律的呼吸；5. 制感（Pratyāhāra），即精神从感官和外部事物的奴役中撤回并获得解脱；6. 专注（Dhāraṇā）；7. 冥想（Dhyāna）；8. 入定或三摩地（Samādhi），即由深邃的冥想中产生的超然意识，此时瑜伽修行者与他冥想的对象——超灵（Paramātmā）或宇宙圣灵合而为一。

制戒和内制控制瑜伽修行者的情感和激情，使他与自己的同伴和谐共处。体式使瑜伽修行者保持身体健康强壮，与自然和谐相处。最终瑜伽修行者从身体意识中解脱出来。他征服了自己的身体，并把它驯服成灵魂的最佳载体。最初的这三个阶段是向外探寻阶段（bahiranga sādhanā）。

接下来的两个阶段，呼吸控制和制感使瑜伽修行者控制自己的呼吸，从而也就控制了自己的精神。这有助于使感官从欲望的奴役中解脱出来。瑜伽修行的这两个阶段叫做向内探寻阶段（antaranga sādhanā）。

专注，冥想和入定把瑜伽修行者带入自身灵魂的最隐蔽处。瑜伽修行者不从天国去寻找神。他知道神就在他的内心，也就是内在真我（Antarātmā）。最后的这三个阶段使他与自身和他的创造者保持和谐。这些阶段就称做“向灵魂最深处的探寻”（antarātmā sādhanā）。

通过深刻的冥想，知悉者、认知和被知者合而为一。观看者、观看与被看者之间也就不分彼此。这就如同一位音乐家与他的乐器和他所演奏的曲子合而为一。而后，瑜伽师将处于他自己的本性中，并且觉悟其自身的真我，即居于内在的至尊超灵。

一个人可以通过不同的道路（mārga）最终回归创世主。积极的人通过业道（Karma Mārga）获得觉悟，即通过完成工作和职责而觉悟内在的神性。感性的人通过虔道（Bhakti Mārga）寻找到神性，即通过对神的投入和爱来获得觉悟。聪慧的人则追随慧道（Jñāna Mārga），即通过汲取知识而觉悟。善于冥想或沉思的人则会遵循瑜伽道（Yoga Mārga），即通过控制自己的精神来获得神性的觉悟。

那些懂得如何运用辨别力和智慧区分不真实与真实、短暂与永恒、愉快与美好的人是幸福的。那些懂得真爱并能够去爱神所创造的万物的人们将获得双倍的赐福。而那些充满爱心、为别人的福祉进行无私服务的人们则将得到三倍的赐福。然而，具备凡人的有限知识却兼有爱心和无私奉献的人是神圣的，他们成为了圣地，如同恒河（Gangā）、萨拉斯瓦蒂河（Saraswatī）和亚穆纳河（Jamunā）的汇合处。遇到他的人都会变得宁静安详，身心纯净。

大脑是感官之王。那些征服了自己的大脑、感觉、情感、思想和理智的人就是人中之王。他具备了修炼帝王瑜伽——与宇宙圣灵合而为一的王道的条件。他拥有了内在的光芒（Inner Light）。

征服了大脑的人被称做帝王瑜伽师（Rāja Yogi）。Rāja 的意思是帝王。Rāja Yoga 这个表达方式暗示了对自我的完全掌控。帕坦伽利解释了控制大脑的方式，但在他的格言中没有把这种科学称做帝王瑜伽，而是把它称为八分支瑜伽（Aṣṭāṅga Yoga）。由于它暗示了对自我的完全掌控，因此我们称之为帝王瑜伽。

《哈他瑜伽之光》（*Haṭha Yoga Pradīpikā*）（haṭha= 力量或坚决的行动）的作者湿瓦玛罗摩（Svātmārāma），则把这条修炼道路称做哈他瑜伽（Haṭha Yoga），因为这个过程需要严格的自律。

人们普遍认为帝王瑜伽和哈他瑜伽完全不同，彼此对立。人们认为帕坦伽利的《瑜伽经》主要涉及精神的自律，而湿瓦玛罗摩的《哈他瑜伽之光》则主要是讲身体的自律。然而事实并非如此，哈他瑜伽和帝王瑜伽相辅相成，共同形成一条通往灵魂解脱的道路。正如登山者要想攀登喜马拉雅山雪峰不仅需要梯子、绳子和铁钩，还需要有良好的身体素质和严格的训练一样，瑜伽修行者需要湿瓦玛罗摩所创的哈他瑜伽中的知识和训练方法去达到帕坦伽利的帝王瑜伽的高度。

这条瑜伽之路是其他三条道路的源泉。它带来内心的宁静，也为完全臣服在神的脚下做好了心灵层面的准备，在神的面前这四条道路最终合而为一。

意念被修正的原因（Chitta Vṛtti）

在《瑜伽经》中，帕坦伽利列出了五种引起快乐和痛苦的 chitta vṛtti。它们是：

1．标准或观念（pramāṇa），大脑通过它来评判事物和价值，人们主要通过以下几种方式接受观点：（1）直接印象（pratyakṣa），比如感知；（2）推论（anumāna）；（3）由一个被认可的权威提供的证词或证据，而其来源已被检验或证实为可信的（āgama）。

2．错误的看法（viparyaya，在经过研究后发现错误）。比如，基于错误假定的一个错误的医疗诊断，或者在天文学上曾有理论认为太阳围绕着地球转等，这些都是错误看法的例子。

3．想象，假想（vikalpa，没有事实基础仅仅依靠口头表述）。一个乞丐当他幻想着自己可以花几百万的时候，他会感到很快乐。另一方面，一个富裕的守财奴却会因认为自己很穷而挨饿。

4．沉睡（nidrā，一种没有想法和经验的状态）。当一个人沉睡时，他不会记起自己的名字、家庭或他的地位、学识与智慧，甚至他自己的存在。当一个人在沉睡中忘了自己时，他醒来后就会精神振奋。如果在入睡后他的脑海中始终涌现某个扰人的念头，那么他就无法很好地休息。

5．记忆（smṛti，一个人对所经历事物印象的保留）。有很多人生活在他们过去的经历中，即使过去已经无法忆起，但悲伤或快乐的记忆使他们深陷在过去的枷锁中，无法自拔。

帕坦伽利列举了引起痛苦（kleśa）的五种 chitta vṛtti。它们是：

（1）忽视或无知（avidyā）；（2）自我感（asmitā），它可以从身体上，精神上、智力上或感情上把个体与整个群体区分开来；（3）依恋、沉迷或激情（rāga）；（4）厌恶（dveśa）；（5）恐惧死亡（abhiniveśa，本能地迷恋世俗生活和物质享乐而恐惧死亡将夺走这一切）。这些痛苦的意念萦绕在瑜伽修行者的脑海中，它们就像两极海洋中很少显露头角的巨大漂浮冰山一样，人若非努力地控制和根除它们，将绝无宁日。瑜伽师学着忘记过去并对未来不抱任何幻想。他生活在永恒的当下。

正如微风扰乱平静的湖面，使湖中的倒影被扭曲一样，chitta vṛtti 也扰乱了内心的平静。静止的湖面倒映出周围美丽的景色，当内在平静时，真我的美丽也倒映在心湖里。瑜伽师通过不断的学习和摆脱欲望来保持内心的平静，瑜伽的八个阶段为他指明修行的道路。

分心和障碍（Chitta Vikṣepa）

使修行者分心，阻碍瑜伽练习的障碍有：

1. Vyādhi——扰乱身体平衡的疾病；
2. Styāna——倦怠，或对工作缺乏热情；
3. Saṁśaya——疑虑与优柔寡断；
4. Pramāda——漠不关心；
5. Ālasya——懒惰；
6. Avirati——好色，沉溺于感官欲望；
7. Bhrānti Darśana——错误的知识或幻想；
8. Alabdha Bhūmikatva——想法不一致，精神不集中，为此无法看到真实的存在；
9. Anavasthitattva——具有经过长期练习才获得的保持专注的能力，但却不能坚持。

除此以外，还有四个会让瑜伽练习者分心的障碍：（1）duḥkha——痛苦或不幸；（2）daurmansya——绝望；（3）aṅgamejayatva——身体的摇摆不定；（4）śvāsa-praśvāsa——呼吸不均匀。

为了赢得战役，将领会考察地形和敌情，并制订抗敌计划。与此相似，瑜伽修行者也要为征服自我制订计划。

Vyādhi：值得注意的是，瑜伽师遇到的第一大障碍就是不健康或生病。身体对于他来说，是达到瑜伽境界的主要工具。如果旅行者乘坐的车子坏了，那么他就无法远行。同样，如果身体垮了，瑜伽修行者就无法到达目的地。身体的健康对于精神的成长也很重要，因为大脑的功能通常是通过神经系统达成的。当身体生病或神经系统受到影响，那么大脑也会不得安宁或变得愚钝，无法进行专注或冥想。

Styāna：那些倦怠的人们没有目标，不遵循任何修炼道路，也缺乏热情。由于不加以运用，他们的大脑和智力变得迟钝。山间溪流由于不断地流动而保持纯净，但水沟里却是死水一潭，长不出什么好东西。一个倦怠的人如同行尸走肉一般，这样的人无法专注于任何事情。

Samśaya：愚昧者、缺乏信念者以及怀疑者终将自我毁灭。他们还能享受今生或者来世、还会有丝毫幸福感吗？瑜伽修行者应该对自己和自己的灵性导师有信心。他应该相信神总是与他同在，没有邪恶能碰触到他。随着信心由衷而发，贪婪、恶意、怠惰、自满和疑虑将一扫而光，心灵会从这些障碍中解脱出来，变得更加宁静无忧。

Pramāda：那些对别人漠不关心的人以自我为中心，缺乏谦卑，只认为自己是最明智的人。毫无疑问，他当然知道什么是对什么是错，但他却始终对正确无动于衷，而只是选择让自己高兴和愉悦的事情。为了满足个人自私的情感和辉煌的梦想，他故意而且毫不犹豫地牺牲任何挡在他面前的人。这样的人对神的光辉视而不见，对神的话也充耳不闻。

Ālasya：为了扫除懒惰的障碍，需要不屈不挠的热忱（vīrya）。瑜伽修行者的态度应该如同一个正在恋爱的人渴望见到他的爱人，永远不会因绝望而放弃。希望是他的盾牌，勇气则是他手中的剑。他应该从仇恨和悲痛中解脱出来。他应该信念坚定、满腔热情地战胜身心的惰性。

Avirati：这是指即使有意识地抛弃却仍对感官对象存有渴望，这种渴望非常难以抑制。在不沉溺于感官对象的情况下，瑜伽师借助对感官的完全掌控学着享受它们。通过制感的练习，他战胜了对感官对象的依恋，摆脱了欲望的奴役，从而获得了满足与平和。

Bhrānti Darśana：那些受到错误知识困扰的人被假相所迷惑，认为只有自己看到了真理之光。他拥有聪明才智，但却缺乏谦卑和智慧。只有在伟大灵魂的陪伴和引导下，他才能坚定地踏上正确的道路，从而克服自身的种种弱点。

Alabdha Bhūmikatva：如同登山者由于缺乏毅力无法登上顶峰一样，精神无法集中的人也无法找到真实的存在。他也许已瞥见真实的存在，却无法看清楚。就像一个音乐家在梦中听到了圣乐，在清醒的时候却不能记起那圣乐也无法复述那梦境一样。

Anavasthitattva：受此影响的人已通过一番努力即将看到真实的存在。由于这份成就感，他既高兴又自豪，而对精神修炼（sādhana）有所懈怠。他拥有纯净和伟大的专注力，并已经走到了寻求真理的十字路口。在这最后的阶段，不懈的努力至关重要，他必须以无限的耐心和坚定的决心继续遵循正确的修炼道路，绝不懈怠，因为懈怠会阻止他继续前进从而无法达至觉悟神的目标。他必须耐心地等待，直到圣灵降临到他的身上。《加德奥义书》中这样写道："觉悟真我无法通过学习和教导而获得，也无法通过精明的才智和渊博的知识而达到，只有真正渴求他（真我）的那人，他（真我）选中的人才能实现。确切地说，真我向那人显露其本来面目。"

为了克服这些障碍并赢得纯粹的快乐，帕坦伽利为瑜伽修行者提供了一些良方。其中最好的四大良方是：友善（Maitri）、慈悲（Karuṇa）、随喜（Muditā）和静观（Upekṣā）。

友善：不仅指友善，而且也指对友善的对象感同身受（ātmīyatā）。一位母亲对于自己孩子的成功会感到强烈的快乐，原因就是感同身受，感觉二者同为一体。帕坦伽利将友善作为一种快乐或美德（sukha）来推崇。瑜伽师本着善意而培养友善和感同身受的品质，化敌为友，对任何人都不存恶意。

慈悲：不仅是表现出同情或怜悯，为他人的苦难（duḥkha）流下绝望的泪水。它还需要伴随着奉献的举动，去帮助那些受难者解除痛苦。瑜伽师会倾其所有，无论是身体上、经济上、精神上或是道德上的所有资源去帮助他人解除痛苦。他与弱者分享自己的力量直到他们变得强壮，与那些胆小者分享自己的勇气直到他们在他榜样的指引下变得坚强。他不相信什么"适者生存"的箴言，而是帮助弱者坚强地生存下来。他成为所有人的庇护所。

随喜：是对别人的良好行为（punya）感到喜悦，即使这个人是自己的对手。通过随喜之情，瑜伽修行者避免了妒火焚心，当别人达到了自己渴望却从未达到的目标时，不再表现出愤怒、憎恨或嫉妒。

静观：不仅仅指对坠入罪恶（apuṇya）深渊的人表示鄙视和轻蔑，或对那人表现出漠不关心或有优越感，它也是一个自我检验的过程，让我们了解当面临相同的诱惑时该如何行事。同时也检查一下：对于不幸堕落的那些人，我们到底负有多少责任，该如何帮助他走上正路。瑜伽师通过先在自己身上找缺点、反省，而后理解他人身上的缺点。这种自我反省使他对所有人都更为慈悲。

那些心神不宁的人们无法感受到这四大良方——友善、慈悲、随喜和静观的重要意义。我从经验中得出了这样的结论：这世界上任何一个普通人都可以通过坚持不懈地练习体式和呼吸控制而获得内心的平静。这两者也是帕坦伽利提出的瑜伽八阶段中的前两个阶段。

大脑（manas）和呼吸（prāṇa）紧密相连，呼吸及屏吸彼此相互影响。因此，帕坦伽利建议那些希望获得精神均衡和内在平和的人练习呼吸控制。

弟子和古鲁（Śiṣya and Guru）

《湿婆本集》（*Śiva Samhitā*）中把瑜伽习练者分为四个等级，分别是（1）柔弱的（mṛdu），（2）平庸的（madhyama），（3）高级的（adhimātra），（4）至高的（adhimātratama）。只有最后的至高者才能超越世俗世界。

软弱者是指那些缺乏热情、批评他们的导师、贪婪、行为不良、贪吃、好女色、意志不坚定、胆小怕事、健康欠佳、有依赖性、说话粗鲁、性格懦弱、缺乏男子气的人们。古鲁只能引导这样的修行者走向曼陀罗瑜伽（Mantra Yoga）的修炼道路。他们需要非常努力地修炼 12 年后才可以达到开悟。[mantra 来自于词根 man，意思是"思考"。因此曼陀罗意味着"在充分理解其含义的情况下不断地复诵的一个神圣意念或祈祷文”。要经过长时间（也许数年）修行后，曼陀罗才会深深地印在软弱者的脑海中；若要曼陀罗产生效果，则需要更长的时间。]

平庸者心态平稳，能够承受困难，愿意去完善自己的工作，说话温和，在任何情况下都有所节制。认识到修行者身上的这些品性后，古鲁会教授他信仰瑜伽（Laya Yoga，Laya 的意思为“投入，专注”），使他获得解脱。

高级习练者意志坚定，具备练习信仰瑜伽的条件，具有男子气概、独立自主、品格高尚、富有同情心、宽容大度、诚实可靠、年轻勇敢、受人尊敬、尊敬师长、专心投入瑜伽修炼。他可以通过 6 年的练习而悟道。古鲁会教授这样强壮的人哈他瑜伽。

至高修行者非常具有男子气概，充满热情、外表优雅、勇敢无畏、熟识经文、勤敏好学、心智健全、心情开朗、永葆青春、饮食规律、自控力强、不恐惧、洁净、精明、慷慨、乐于助人、立场坚定、聪明、独立、宽容、人品好、说话温和、敬拜古鲁。他适合修炼任何形式的瑜伽，并且可以在 3 年内达到开悟。

尽管《湿婆本集》和《哈他瑜伽之光》提到了不同修行者开悟的时间，但帕坦伽利并没有列出个人的灵魂与神圣的宇宙圣灵合而为一所需要的时间。按照他的说法，持续坚定的练习（abhyāsa）和欲望的消除（vairāgya）使人的内在安宁平和。他对于 abhyāsa 所下的定义是：长期、不间断地努力，专心致志地练习，打好坚实的基础。

瑜伽的学习不同于为获取大学学位或证书所进行的学习，即人们总想在一段规定的时间内获得令人赞许的成绩。

瑜伽修行中遇到的种种障碍、考验和磨难，借着一位古鲁的帮助可以在很大程度上得到消除（gu 的意思是黑暗，ru 的意思是光明。古鲁就是“能够驱散黑暗和带来光明的人”）。“古鲁”这一概念意义深远。他不是普通意义上的领路人，而是灵性的导师，他所教授的不是谋生的手段，而是生活的方式。他传授有关灵性的知识，接受这些知识的人被称做弟子（Śiṣya）。

古鲁和他的弟子之间的关系非常特殊，胜过父母与子女、丈夫与妻子或朋友之间的关系。古鲁没有任何私念，他一心一意地导引着弟子向着最终的目标努力。他向弟子指明了通往神的道路，关注着弟子的灵性成长，并且引领着弟子在修炼路上不断前行。古鲁用爱的方式启发弟子，以便他充满自信、全心投入、自律克己、对教诲深入地理解以及获得觉悟。出于对弟子的信任，古鲁对他严格要求以确保他完全理解教诲，也鼓励他提问，并通过提问和分析来获得真知。

弟子应该具有更高层次的灵性觉悟和灵性发展所必备的条件。他必须拥有自信心，对古鲁虔诚与热爱。古鲁与弟子之间关系的一个最好的例子是《加德奥义书》中死神阎摩（Yama）和纳奇柯达（Nachiketā）的关系，以及《薄伽梵歌》中施瑞•奎师那与阿朱那的关系。纳奇柯达和阿朱那通过他们的心思专一、渴求知识和好问的品性而得到开悟。作为一名瑜伽学生，他应该渴求知识，具有谦卑的品性，坚持不懈、坚忍不拔。他不仅仅出于好奇心才去投奔他的古鲁。他应该拥有坚定的信念（śraddhā），不会因在预期内未达到既定的目标而灰心丧气。这要求我们具有极大的耐心才能使无休止的大脑平静下来，因为大脑被无数过往的经验和过去的言行留下来的旧时印记（saṁskāra）所左右。

仅仅倾听古鲁的教导无法使弟子领会教诲的真谛。众神之王因陀罗（Indra）和魔鬼王子卫罗叉（Virochana）的故事就说明了这一点。众神之王因陀罗和魔鬼王子卫罗叉一同去他们的灵性导师梵天（Brahmā）那里接受关于真我的知识，两人同时留下来倾听古鲁相同的教导，而最终因陀罗获得了开悟，卫罗叉却没有。由于因陀罗对他的古鲁所教授的主题非常投入，并且对古鲁充满了爱和信任，因此他的记忆力得到了提高。他拥有与古鲁同为一体的感受，这些正是他取得成就的原因。而卫罗叉仅凭个人的聪明来提高记忆力，无论是对他所学的，还是对他的古鲁，都缺乏专注的投入。他依然故我——一个聪明的大笨蛋，他仍旧满腹疑虑。因陀罗显示出智力上的谦卑，而卫罗叉则表现出智力上的骄傲，而且他认为对他而言，到梵天那里已经是屈尊了。因陀罗采取全心投入的方式，卫罗叉则采取功利实用的方式。卫罗叉被他的好奇心所驱使，希望获得他认为会对他将来赢得权力有用的实用的知识。

弟子应该珍视爱、适度和谦卑这些品质。爱激发勇气，适度创造丰盛，谦卑带来力量。缺乏爱的勇气是鲁莽，缺乏度的丰盛只会导向奢靡腐败，缺乏谦卑的力量滋生傲慢和暴政。真正的瑜伽弟子从古鲁那里学到一种力量，这种力量伴随着他重返原始实相（Primeval One），即他自身的本源，永不分离。

瑜伽修行（Sādhanā）获得解脱的关键

所有瑜伽的重要经典都非常强调瑜伽修行或不断练习（abhyāsa）。瑜伽修行不仅指对瑜伽的典籍进行理论学习，也指一种精神的努力。油籽必须经过压榨才能出油，木材必须被燃烧才能展现出隐藏其内的光明。同样，瑜伽修行者（sādhaka）必须不断地练习才能点亮他内在的神圣之火。

无论是年轻、年老，甚至高龄以及体弱多病的人，都可以通过不断的练习达到瑜伽的完美境界。成就会伴随那些刻苦练习的人，而不会垂青于那些不去练习的人。仅仅从理论的角度阅读瑜伽的神圣经文无法获得瑜伽的成就，仅仅披着瑜伽师或出家人（sanyāsi）的外衣或整天谈论瑜伽，都无法使你成就瑜伽。只有不断的练习才是成就的秘诀所在。这一点是毫无疑问的。（《哈他瑜伽之光》，第一章，第 64~66 节）

如同一个人通过学习字母表以及练习，最终能掌握所有的科学一样，通过系统性的身体训练，瑜伽习练者可以认知真理（Tattva Jnāna），即：个体灵魂的本质与宇宙普遍存在的圣灵（Supreme Spirit）是一致的。[《格拉达本集》（*Gheraṇḍa Saṁhitā*），第一章，第 5 节]

通过身体、感官、精神、理智以及真我各个方面的相互配合和全神贯注的努力，瑜伽习练者才能赢得内心平静并使自己的灵魂如愿以偿地与其创造真神相会。人生中至高的冒险历程就是回归他的创造真神之旅。为了达到这个目的，瑜伽修行者需要很好地发展和协调他的身体、感官、精神、理智以及真我。假如这些努力无法相互配合，那么他的旅程就会失败。在《加德奥义书》的第一部分第三章里，死神阎摩通过一个战车的寓言向寻道者纳奇柯达解释了这个道理：

记住，真我好比坐在战车上的至尊主（Lord），理智就是马车夫，大脑是缰绳，感官是马匹，他们的目的地是牧场。当真我与感官、大脑协调一致时，圣哲称其为享乐者（Bhoktṛ）。非明辨者无法驾驭大脑，他的感官就如同马车夫手上的几匹野马。明辨者则始终驾驭着大脑，他的感官就如同训练有素的良马。非明辨者注意力分散、意念不纯，他无法到达目的地，总是从一个躯体游荡到另一个躯体（轮回）。而明辨者则小心谨慎、意念纯净，他会达到最终的目标，不再进入轮回。那个拥有明辨的马车夫掌控缰绳（大脑）的人达到了旅途的终点——永恒圣灵的至高居所（the Supreme Abode of the everlasting Spirit）。

感官比欲望的对象强大。比感官还要强大的是大脑，比大脑更高一筹的是理智，而比理智更优越的是他——无处不在的圣灵。依靠真我约束自己，摧毁你那伪装了的敌人，那披着"欲望"外衣的敌人。（《薄伽梵歌》，第三章，第 42~43 节）

要想实现这个目标，除了需要不断练习还需要修炼"舍弃"（renunciation）。一谈到舍弃，问题就来了：到底我们需要舍弃些什么？瑜伽师不舍弃世界，因为那就意味着舍弃创造真神。瑜伽师舍弃的是所有那些把他从神那里拉走的东西。他舍弃自己的欲望，他意识到所有的灵感和正确的行动都来自于神。他舍弃那些反对神的工作的人们，那些传播邪恶思想的人们，以及那些只是嘴上谈论道德而不去实践的人们。

瑜伽师不舍弃行动。他切断了那条将他本人与他的劳动成果系在一起的纽带，他将这些劳动成果奉献给至尊主或全人类。他相信履行自己的职责才是他的特权，也相信对其劳动成果他毫无权利可言。

其他人在召唤他们履行职责时都纷纷沉睡了，醒来时一味地索要权利。瑜伽师为履行职责而时刻警醒着，却在索要个人权利方面保持沉睡状态。因此，有这样的说法：在众生安睡的漆黑夜晚，自律而安静的那人独自醒着到天明。

Aṣṭāṅga Yoga——瑜伽八分支

帕坦伽利的《瑜伽经》分为四章（pāda）。第一章主要是谈入定，又称"三摩地"；第二章主要是讲达到瑜伽修行；第三章主要列举了瑜伽师在精神追寻中发现瑜伽的神奇力量（vibhūti）；第四章则谈到了解脱（kaivalya）。

制戒（Yama）

瑜伽八分支是在第二章讨论的。第一分支就是制戒——超越信仰、国家、年龄和时间的戒律。它们是非暴力（ahimsā），求真（satya），不偷盗（asteya），节制（brahmacharya），不贪婪（aparigraha）。这些戒律是社会和个人道德的规范，假如不遵守这些规范就会带来混乱、暴力、欺骗、偷盗、放荡和贪婪。这些罪恶的根源在于贪婪、欲望和依附这三种情感，程度上有轻、中、重之分。它们会带来痛苦和无知。帕坦伽利针对这些罪恶的根源，引导人们遵循制戒的五个方面，从而改变思路。

非暴力：ahimsā 这个词由副词 a（意为"不、否或非"）和名词 himsā（意为"杀生或暴力"）组成。它不仅包含着对杀生的否定，而且还具有更为广泛、积极的一层含义，即爱。这些爱包含了对众生的博爱，因为我们（众生）都是圣父即至尊主的子女。瑜伽师相信，杀害或毁坏一草一木都是对造物主的不敬。人们要么为了获取食物、要么为了脱离险境而杀生。即便素食是修炼瑜伽的一个必要条件，我们也无法单凭某人是素食者这一点断定他具有"非暴力"的性情或者他就是瑜伽师。那些残忍的暴君也可能是素食者，暴力是一种内心状态，与饮食无关。暴力存在于人们的意识中，而不在于他手中所持的工具。一把刀既可以用来削水果，也可以用来刺杀敌人。错误不在于工具，而在于工具的使用者。

人们诉诸武力是为了保护自己的利益——自己的身体、所爱的人或物、财产与尊严。但是一个人无法仅仅依靠自己保护自身或他人，相信自己完全可以做到的想法是错误的。一个人必须依靠神，神是所有力量之源。这样，他就不会畏惧任何邪恶了。

暴力因恐惧、懦弱、无知或烦躁不安而滋生。要想制止暴力，最重要的是摆脱恐惧。要想摆脱恐惧，就要改变人生观以及调整心态。当人们学会相信现实和调查，而不是无知和假想，暴力必将减少。

瑜伽师相信世间万物都拥有与他相同的生存权利。他认为，他就是为帮助别人而生的，他用爱的眼睛来看待一切生物。他知道他的生命与别人的生命密不可分，如果能够帮助别人快乐，他也会快乐。他把别人的快乐排在自身快乐的前面，他成为所有遇到他的人的快乐之源。正如父母鼓励孩子去学着迈出第一步，他鼓励那些比他更不幸的人们，使他们能够适应生存。

对于别人的错误人们觉得应该得到公正的审判，对于自己的错误他们则恳求宽恕和谅解。然而瑜伽师认为，对于自己的错误应该受到公正的审判，对于别人的错误则应该宽恕。他教导别人如何生活。瑜伽师总是不断完善自己，通过自己的爱和同情，向他人展示了如何自我完善。

瑜伽师谴责做错者犯下的罪恶，但并不责怪做错者本身。他让做错者为罪恶进行悔改而并非惩罚他。谴责罪恶与关爱这两者可以并存。醉鬼的妻子爱着他的同时仍然反对他的恶习。没有爱的一味谴责会导致暴力；爱那些做错事的人却不谴责他们的罪恶则是愚蠢的行为，也将带来不幸。瑜伽师知道，爱一个人的同时又要与他身上的恶行作斗争才是正确的方向。因为心中有爱，他必定会赢得这场战役。一位慈爱的母亲有时候也会打自己的孩子，为的是纠正他的坏习惯。同样，一个真正的非暴力主义者爱他的对手和敌人。

与非暴力一起的，还有无畏惧（abhaya）和不愤怒（akrodha）。只有那些过着纯净生活的人才能摆脱畏惧。瑜伽师不畏惧一切，一切也无须畏惧瑜伽师。通过对真我的学习，他（瑜伽师）得到了净化。恐惧却紧紧抓住普通人不放，使他丧失勇气。他会为未来——不可知和不可见的未来而忧心忡忡。他担心会失去生存技能和财富名誉，但最大的恐惧是对死亡的恐惧。瑜伽师知道自己有别于躯体，躯体只是他个体灵魂的暂时居所。他看到万物在真我中，真我也在万物中，因此他无所畏惧。尽管躯体会受到疾病、年龄、衰老和死亡的影响，但灵魂却丝毫无损。对于瑜伽师来说，死亡是令生活增添活力的调味品。他已经把自己的精神、理智和整个生命都献给了至尊主。当他全身心与至尊主相连时，还有什么可惧怕的呢？

有两种类型的愤怒，一种是贬低灵性价值，另一种则是促进灵性成长。第一种愤怒的根源是傲慢，当被轻视时人就会恼怒。这种恼怒使人无法正确看待事物，也使他的判断不准确。而瑜伽师则恰恰相反：当他的精神屈高就下时，当他所有的学识与经验都不能使他避免愚行时，他才会对自己生气。在犯错的问题上，他总是严于克己，宽以待人。心地仁慈是瑜伽师的特质，所有的不幸都会使他心软。对他来说，严以克己和宽以待人是并驾齐驱的；在他面前，一切争斗都将缴械投降。

求真：satya 是行为或道德的最高准则。圣雄甘地曾经说过："真理是神，神就是真理。"正如烈火烧掉杂质炼出真金一样，真理的火焰清洁了瑜伽师，烧掉了他身上的渣滓。

如果一个人能做到思想真实、言语真实并且活得真实，那么此人便具备了与无限的宇宙圣灵合而为一的条件。真实的存在本质上就是爱和真理，并通过这两个方面表达出来。瑜伽师的一生必须严格遵守真实的这两个方面。这就是为什么他必须遵从以爱为核心内容的非暴力。求真以思想和言行的真实性为前提。任何形式的不真实都会使瑜伽师与真实的基本法则无法协调一致。

真实不仅限于言语。言语的四大罪过包括：辱骂与淫秽、欺骗、诽谤或说谎，以及嘲笑别人视为神圣的人或物。说谎者比毒蛇还要恶毒。言语的自律可以根除恶意。当人不再对他人（或物）怀有恶念时，其内心就对所有人（或物）充满了善意。懂得约束舌头的人在很大程度上学会了自律。当这样的人讲话时，人们都会带着尊重专注细心聆听。人们也会永远记住他的话语，因为这些话语都是真与善。

当一个活得真实的人带着一颗纯洁的心虔诚地祈祷时，那些他真正需要的东西才会在他真正需要时纷至沓来，他不必去追逐它们。那些活得真实的人无须采取任何行动就可以获得行动的成果。神——所有真实之源将供其所需、谋其福利。

不偷盗：由于渴望拥有或享受别人所拥有的一切，一个人会犯下恶行。从这一渴望中滋生了偷盗和贪念。asteya（a= 不，否，steya= 偷盗），不仅包括未经许可拿走他人的物品，而且还包括使用某物时，使用者的意图与该物的原本意图不符或者超出物主允许的时间。因此，这里的偷盗还指非法霸占、不守信用、管理不善和滥用。瑜伽师将生活的需要降至最低限度，并且相信：如果他囤积了非真正需要的东西的话，他就是一个盗贼。当别人渴求财富、权力、名利或享乐时，瑜伽师只有一种渴望，这就是对神的崇敬与爱戴。从各种贪念中解脱出来，人才能避开巨大的诱惑。贪念使宁静的溪流变得浑浊泥泞，它使人变得低微可耻。遵守不偷盗戒（Thou shalt not steal）的人，才能成为所有宝藏的持有者。

节制：根据字典解释，brahmacharya 的意思是独身生活，宗教研究和自我克制。有一种看法认为精液流失导致死亡而保留精液也就挽救了生命。通过保持精液，瑜伽师体内散发一种芳香的味道。只要精液得到保留，就不惧怕死亡。因此戒律指出，应该通过专注于精神而保留精液。节制并不是一个消极的概念，也不是指强迫性的苦行和被禁止的行为。商羯罗（Śankarāchārya）认为，节制者（brahmachārī）潜心学习吠陀知识，不断向梵迈进，认识到梵在万物之中。换句话说，看到万物皆神性的那人就是节制者。帕坦伽利则强调了身心与言语的节制。这不意味着瑜伽哲学只为独身者而准备。节制与一个人结婚与否以及是否过在家生活都毫不相干。修行者必须把节制的更高层面落实贯彻于日常生活中。要获得自身的救赎，修行者不必保持独身，也无须离开家庭。相反，所有的法律条文（smṛtī）都鼓励结婚。没有体味过世俗的爱与幸福就无法领会神圣之爱。几乎所有印度古代的瑜伽师和圣哲都是有家室的已婚男人，他们没有逃避自己的社会或道德责任。婚姻生活以及为人父母并不妨碍人们了解神圣的爱和幸福，也不阻挡他们与圣灵合而为一。

对于有家室的瑜伽修行者，《湿婆本集》中说道：让他远离那群遁世的修行伙伴们独自修行吧，为了顾全体面，他应该留在社会中，但他的心却没有留在那儿。他不应舍弃职业、等级与身份所赋予他的职责，而让他作为至尊主的工具去履行这些职责吧，不去考虑结果如何。他明智地遵循瑜伽的方法行事而获得了成功，这点毫无疑问。在身处家庭环境、处理着家务事的同时，他却能摆脱个人的功过和克制感官的诱惑：于是，他获得了救赎。这位修炼瑜伽的居家者不受善恶品行的侵扰；如果他为了保护人类而犯下任何罪孽，将不会被其玷污。(《薄伽梵歌》，第五章，第 234~238 节)

当瑜伽修行者能够做到节制时，他便充满活力和能量，也培养了无畏的精神和强大的智性，从而可以与任何不公正作斗争。节制者将明智地使用他所拥有的各种力量，用身体的力量为至尊主服务，用思想的力量传播文化，用智慧的力量促使灵性成长。节制是点亮智慧火炬的能量。

不贪婪：parigraha 的意思是囤积或收藏。aparigraha 的意思是不囤积，是不偷盗（asteya）的另一个方面。正如一个人不应该拿走并非他真正需要的事物一样，他不应该囤积或收藏那些并非即刻需要的东西。他也不应不劳而获或夺走别人喜爱的东西，因为这意味着精神上的贫乏。瑜伽师认为，收藏或囤积财物是对神缺乏信仰，也是对自己的未来缺乏信心。他通过在眼前保留一轮明月的映像而保持虔诚的信仰。每个月有一半的时间，月色并不明亮，月亮升起得很晚，大多数人都已经熟睡，因此无法欣赏月色的美丽。此时，月亮也不再光彩夺目，但是它并没有因此偏离方向。对于众人的没有欣赏它也置若罔闻，它坚信，面朝太阳时，它将再度圆满。到那时，人们又将迫不及待地等待着它灿烂地升起。

通过遵守不贪婪戒律，瑜伽师尽可能生活得简单，并且把心训练得不再有失落和匮乏感。而后，他真正需要的东西将会在适当的时间来到他的面前。普通人的生活充斥着无休止的烦扰和挫折，以及对这些挫折所做出的反应，因此几乎不可能使自己的大脑保持安宁。瑜伽修行者则培养了随遇而安的能力，因此获得了内在的安宁。这种安宁感使他超越了人世间充斥着的各种幻想和不幸。他时刻铭记着《薄伽梵歌》第九章中施瑞·奎师那给予阿朱那的承诺：“对于那些一心一意尊崇我（即神）的人们，那些每时每刻与我和谐相处的人们，我将确保他们的安全。我会满足他们所有的需要，并会永远保护他们。”

内制（Niyama）

内制是那些用于约束个人的行为规范，制戒（yama）则是普遍适用的道德准则。帕坦伽利列举的五个内制是：纯净（śaucha）、满足（santoṣa）、热情或克己（tapas）、自我研习（svādhyāya）、敬奉神（Iśvara praṇidhāna）。

纯净：身体的洁净对于我们的健康来说非常重要。像洗澡这样的好习惯，从外部洁净了我们的身体，体式和呼吸控制法则使我们身体内部得到了洁净。体式的练习使身体变得强壮，也让因过度享乐而堆积的毒素与杂质排出体外。呼吸控制法则清洁肺部，增大肺活量，供给血液氧气，净化神经系统。但是，比身体洁净更为重要的是，让精神得到净化从而摆脱仇恨、激情、愤怒、性欲、贪婪、假想以及自满等情感的烦扰。比这更重要的是净化心智（buddhi）以便消除杂念。内心的杂念被奉爱（bhakti）之潮水冲走，智力或理智上的杂质则被学习圣典（svādhyāya）之火烧尽。这种内在的净化过程为修行者带来光芒与快乐。这种纯净也带来慈悲（saumanasya），驱散了精神上的痛苦、沮丧、悲伤和绝望（daurmanasya）。一个慈悲的人，他会看到别人身上的优点，而不仅仅是缺点。对别人优点表现出的尊重使他也获得了自尊，这有助于与自己的悲痛和困难做斗争。明晰的心轻易就能达至专一（ekāgra）。通过专注，修行者就获得了对各种感官（indriya-jaya）的掌控。此时修行者已经准备好步入自身的神殿，并从心镜中看到真我。

除了身体、精神和言语的洁净以外，食物的洁净也很重要。除了在准备食物时注意洁净以外，修行者有必要在食物的获得方式上也遵守洁净的原则。

食物既是所有生物赖以生存的物质，也是他们大量消耗的物质，食物被看做是梵（即宇宙圣灵）的一个层面。进食时，修行者应该想着从每一口饭中所获得的力量都是用来服务至尊主的。这样的话，食物也就变纯净了。是否素食完全是个人的选择，由于每个人出生和成长的环境不同，他的饮食习惯将受到当地传统和习俗的影响。然而，瑜伽修行者最终会采取素食的方式，以便获得专注和灵性的成长。

进食的目的在于促进身体的健康，获得力量和能量并延续生命。食物应该简单、营养、多汁和具有舒缓功能，避免那些咸酸苦辣、烧焦、不新鲜、无味道、油腻和不洁净的食物。

我们进食的种类和方式塑造着我们不同的性格。世上万物只有人类会这样：不饥饿时也会进食；在通常情况下，为食而活并非为活而食。假如我们进食是为了舌头的味觉，我们就很容易多吃从而导致各种消化功能紊乱，并使身体各机能失调。瑜伽修行者相信和谐，因此他进食只是为了生存，不会吃得过多或过少。他把身体看做是精神的栖息之所，谨防自己沉溺于过度享乐。

除了食物，地点对于精神修炼也很重要。在一个遥远国度（远离家园）、森林里、拥挤的城市中或人声嘈杂的地方，人很难练习瑜伽。瑜伽修行者应该选择不受上述因素影响且食物丰富、没有蚊虫、环境适宜的习练场所。湖边、河边和海边是最理想的。但是在如今这个时代，很难找到这么安静理想的地方进行练习了。不过，瑜伽修行者至少可以在自己的房间里辟出一个小角落作为练习场地，并使它始终保持洁净、通风、干燥而且没有虫害。

满足：必须不断地培养满足感。如果精神无法知足就无法获得专注。瑜伽师没有匮乏感，因此他自然而然地感到满足。满足感给了瑜伽师无可比拟的极乐。一个知足的人才是完满的，因为他懂得神的爱，并尽了他的责任。他懂得真理和真正的快乐，因而他备受祝福。

知足和安宁是精神的状态。由于种族、信仰、财富和学识的不同，人与人之间会产生差异。差异导致了不和，并在有意与无意间造成各种冲突，而这些冲突既让人分心又令人迷惑。这样，内心无法专一（ekāgra），宁静也被剥夺。当心的火焰不在欲望的风中摇摆时，内心才能获得满足和安宁。修行者追求的并非死人般空乏的寂静，而是将理智完全托付于神的宁静。

热情或克己：tapas 来自于词根 tap，意思是燃烧、照耀、遭受痛苦或消耗热量。因此 tapas 的意思就是，在任何情况下，为了达到人生中特定的目标而付出的一种类似燃烧的热情。它包括净化、自律和苦行。整个性格的塑造都可以看做是“热情”的实践。

tapas 指为了最终获得与圣灵合而为一、为了去除阻挡这个目标实现的所有欲望而进行的自觉的努力。一个有价值的目标可以点亮人生，使人生变得圣洁。没有这样的目标，行动和祷告也就没有价值。没有 tapas，生命就如同一颗没有爱的心，没有 tapas，精神就无法与神融合。

克己包括三个方面的内容，即身体（kāyika）上、言语（vāchikā）上和思想（mānasika）上的克己。节制（brahmacharya）和非暴力（ahimsā）是身体上的克己，言语不冒犯别人、颂扬神的荣耀，不顾及个人后果而坦白真相、不说别人的坏话是言语上的克己。思想上的克己则是保持自我克制以及培养这样的一种心态，即不论欢乐或悲伤，都能保持内心的宁静和平和。

克己就是指一个人没有任何私心杂念、不以获取报酬为目的，并带着一种不可动摇的信念去工作。这种信念如此坚定，若非神的意愿，哪怕一棵小草也决不挪动。

通过克己的修炼，瑜伽师强健了身体、精神和品格，也收获了勇气、智慧、正直、坦率和朴素。

自我研习：sva 的意思是自我，adhyāya 的意思是学习或教育。教育是为了促进一个人内在的潜能达到最好的发挥，因此 svādhyāya 的意思是自我研习。

自我研习与单纯的传授不同，有种讲座是导师无视自己的听众是否感兴趣，仍然滔滔不绝炫耀自己的才识。当人们一同自我研习时，讲话者和倾听者彼此爱慕与尊敬，没有任何说教，只是心与心的对话。从自我研习中产生的高贵思想融入到修行者的血液中，从而成为修行者生命的一部分。

自我研习的人阅读自己的生命之书，同时也在书写和修订这本书，他对生命的看法也会变化。他逐渐认识到：所有生灵都是神圣的；它们的存在是为了奉献（bhakti）而非享乐（bhoga）；神性居于他的内在；支持着他的那股能量也支持着整个宇宙的运行。

印度捐地运动的领导人斯里•威诺巴•哈夫（Śri Vinobā Bhāve）曾经指出，自我研习所学习的是一门基础学科，这一学科是所有其他学科或行动的根源和基础，其本身却不依赖于任何事物。

为了使我们的生活健康、快乐和安宁，必不可少的一点是定期地在一个纯净的地点学习圣典。对世间神圣之书的学习使修行者能够集中心智去解决人生中的难题。这种学习消除了无知，开启智慧。无知是无始有终的，而智慧则是无终有始的。通过自我研习，瑜伽修行者理解了个体灵魂的本质，并获得与圣灵合而为一。世上的圣典是供所有人阅读的，而不是仅仅为了某一信仰团体的成员而准备。正如蜜蜂在不同的花丛中采蜜一样，瑜伽修行者则在不同的信仰中汲取养分，以便更完整地理解自己的信仰。

语言学不是一门语言而是研究各种语言的学问，学习语言学可以让学生更好地学习和掌握自己的语言。同样，瑜伽自身并非一种宗教。它是关于各派宗教的学问，通过瑜伽学习，修行者（sādhaka）更好地理解自身的信仰。

敬奉神：就是把自己的行动和意愿都献给神。那些信仰神的人不会绝望，他有觉悟（tejas）。他知道万物都属于神，因此他不会骄傲自满或为权力而忘乎所以。他不会为了私欲而屈尊；他的头只在拜敬神时才会低下。当奉爱（bhakti）之潮水流经他精神的旋涡时，产生的是精神的力量和灵魂的光芒。然而缺乏奉爱的强健体魄是致命的，缺乏坚强个性的单纯爱慕也只不过是一剂鸦片。沉溺于快乐只会摧毁力量和荣耀。追逐享乐的感官在获得满足后，为重新体验这一满足感，就会滋生出依附（moha）和贪婪（lobha）。如果感官无法获得满足，则产生悲伤（śoka）。必须通过知识与毅力才能控制感官；而要控制精神，就更为艰难。一个人耗尽所有仍然无法成功时，他便会转向神寻求帮助，因为神是所有力量的源泉。奉爱正是从这个阶段开始。在奉爱阶段，一个人把自己的精神、智力和意志都交给神，修行者这样祷告："我不知道什么对我有好处。你会照顾一切。"而其他人的祷告则是为了满足自己的欲望。在奉神阶段，没有"我"和"我的"。当"我"和"我的"概念消失后，个体灵魂得以完全地成长。

当头脑清空一己私欲后，它应该被至尊主的思想所充满。当头脑中充斥着满足私欲的种种思想时，就会有一种危险存在：感官会指使头脑去追逐欲望的对象。在头脑中的欲望未被清空的情况下修炼奉爱，就如同在湿柴上生火。这只会带来浓烟，使生火者和旁观者流下眼泪，充满着欲望的头脑是无法点燃、无法放光的，知识的火焰也无法使它产生光明和温暖。

神，犹如太阳，驱散所有的黑暗。月亮朝向太阳则圆满。当个人的灵魂朝向神时，他便经验到圆满（pūrṇatā）。当地球的阴影出现在满月和太阳之间，就会产生月食。假如"我"和"我的"这一自我感的阴影投射在那圆满的体验中，修行者为获得内心平静所付出的所有努力都将付诸东流。

行动比言语更能显现出一个人的性格。瑜伽师掌握了把自己所有的行动都献给神的艺术，因此，他的行为也就显现出他内在的神性。

体式（Āsana）

瑜伽的第三个阶段是 āsana，即体式。体式带来肢体的稳定、健康和轻盈。一个稳定而愉悦的体式可以带来精神的安宁，防止浮躁。āsana 不是体操练习，而是瑜伽体式。为了练习这些体式，瑜伽修行者需要一个干净通风的地点，一张毯子和一个决心；而从事其他的体育锻炼往往需要一个较大的活动场所和昂贵的运动器械。瑜伽的体式练习不需要任何器械辅助，因为瑜伽认为，人的四肢已经提供了必要的重力与反重力的条件。通过练习这些体式，修行者提高了身体的敏捷、均衡与耐久性，并增加生命的活力。

瑜伽体式经历了数世纪的发展演变，现已能够完整地使身体的每一块肌肉、每一根神经及每一种腺体都得到锻炼。这些体式使人们获得良好的体格，使身体变得强健而富有弹性，不再肌肉僵硬、疾病缠身。它们还减轻身体的疲劳，舒缓神经系统。但是，这些体式真正重要的作用在于，它们约束及训练大脑。

许多演员、杂技表演者、运动员、舞蹈演员、音乐演奏者也拥有很不错的体形，并能够很好地控制身体，但是他们缺乏对大脑、智力和自我的控制。因此，他们不能与自身达成协调一致，他们当中很难找到性格均衡的人，他们把自己的身体看得高于其他一切。尽管瑜伽师并不贬低自己的身体，但是他不仅仅追求身体的完美，同时也追求感官、精神、智力和灵魂的完美。

瑜伽师通过体式练习征服了自己的身体，使它成为更适合的心智载体。他知道身体是心智的必要载体，一个没有身体的灵魂就如同一只被剥夺了飞翔能力的小鸟。

瑜伽师不惧怕死亡，因为时间终究会夺走所有的生命。他知道身体在不断地变化中，从幼年、青年至老年身体都在发生着变化。生与死是自然现象，但是灵魂并不落入生死轮回。正如一个人把穿破了的袍子扔掉换成新的一样，居于体内的灵魂把已经衰老的身体抛掉，而进入另一个新的躯体。

瑜伽师相信神赐予他身体并不仅是为了让他享乐，也是为了让他在生命每一个醒着的时刻，去为他的同伴们服务。他没有把身体看做是自己的财产，他知道有一天神会把赐予他的身体拿走。

通过练习这些体式，瑜伽修行者首先获得了健康，而不仅仅是生存。身体的健康绝非金钱可买到的商品。这种健康是通过艰辛的劳动而换来的资产，也是一种身心灵完全均衡的状态。健康也意味着忘却身心的存在。瑜伽师通过练习这些体式而摆脱了身体上的限制和精神上的烦扰。以服务全世界之名，他把自己的行动及其成果完全奉献给至尊主。

瑜伽师认识到，他的生命和生命中的一切活动在本质上都是以人的形态表现的圣灵行动的一部分。在脉搏的跳动及呼吸的节律中，他感受到四季的更替以及宇宙生命的脉动。他的身体就是神性火花（Divine Spark）寄居的庙宇。他感到忽视或拒绝承认身体的需要，无视它的神圣，就是忽视和拒绝承认宇宙生命的存在，因为身体就是这宇宙生命的一部分。身体之所需就是居于体内的圣灵之所需。瑜伽师不去天堂寻找神，因为他知道它在里面，被称为内在真我（Antarātmā）。他感受到神的存在，发现天堂就存在于他自身。

哪里是身体的终结而精神的开始呢？哪里又是精神的结束而灵性的开始呢？它们彼此相连、密不可分，它们是宇宙遍在的神圣意识的不同表象。

瑜伽师从不忽视或虐待自己的身体或精神，而是非常珍视它们。对于他来说，身体不是他精神解脱的障碍，也不是他堕落的缘由，而是他达到完美境界的工具。他力求自己的身体像雷电般强壮且健康、无病痛，还以服务至尊主的名义奉献出身体，因为服务至尊主是身体的原本目的。正如在《蒙达伽奥义书》（*Muṇḍakopaniṣad*）中所指出的那样，缺乏意志力的人、轻率大意的人以及漫无目标的人都无法觉悟真我。正如一个未被烧制的陶罐在水中迅速溶解一样，身体也会很快腐烂。因此，用瑜伽修炼“这把火”去好好烧制陶罐（指身体）吧，强壮并洁净身体。

瑜伽体式的名称非常重要，它也体现出几世纪以来瑜伽进化的规律。一些体式以植物命名，比如树式（vṛkṣa）和莲花式（padma）；一些以昆虫来命名，比如蝗虫式（śalabha）和蝎子式（vṛśchika）；一些以水上动物和两栖动物来命名，比如鱼式（matsya）、龟式（kūrma）、蛙式（bheka 或 maṇḍūka）或鳄鱼式（nakra）；也有一些体式以鸟来命名，比如公鸡式（kukkuṭa）、苍鹭式（baka）、孔雀式（mayūra）和天鹅式（haṁsa）；还有以四足动物来命名的，比如犬式（śvāna）、马式（Vātāyana）、骆驼式（Uṣṭra）和狮子式（siṁha）；爬行动物比如眼镜蛇式（bhujaṅga）和人类的胚胎状态——胎儿式（garbha-piṇḍa）——也没有被忘记。也有一些体式是以传奇英雄人物来命名的，比如维拉巴德纳（Vīrabhadra）和风神之子哈努曼（Hanumān）。圣哲如巴拉瓦伽（Bharadvāja）、卡比里亚（Kapila）、婆吒（Vasiṣṭha）以及毗奢蜜多罗（Viśvāmitra），那些由他们的名字命名的体式被后人所铭记。一些体式还以印度神殿中的神来命名，另一些则让人联想起神圣力量（Divine Power）的不同化身（Avatārā）。当练习这些体式时，瑜伽师的身体模仿着各种生灵的体式。他的精神得到了训练，不轻视任何生物，因为他知道从最低等的昆虫到最完美的圣哲，万物都呼吸着相同的宇宙圣灵，而宇宙圣灵又以无数的形式出现。他知道至高的形式是无形的宇宙意识。他在普遍性中发现了统一。真正的体式是，在体式中梵的意识在修行者的内心持续不断地自然涌现。

通过练习瑜伽体式，类似得与失、胜与败、荣与辱、身体与精神、精神与灵魂这些二元想法都会随之消失，而后瑜伽修行者就可以进入瑜伽的第四个阶段呼吸控制。练习呼吸控制时，身体各部分中只有鼻孔、鼻道和鼻隔膜、气管、肺以及腹部横膈膜参与呼吸。只有这些部位感受到生命之气（prāṇa）的巨大冲击力。因此，如同对待生活那样，不要试图匆忙地掌握呼吸控制法。不正确的呼吸控制练习会导致呼吸系统的疾病，也会有损神经系统。只有通过正确的练习，修行者才能从大多数疾病中解脱出来。不要尝试独自练习呼吸控制法。在一位有经验的古鲁指导下练习至关重要，因为他知道他学生身体的极限。

呼吸控制（Prāṇāyāma）

正如 Yoga 这个词一样，Prāṇa 也是个含义广泛的词。Prāṇa 指的是呼吸、生命、风、能量或力量，也暗指与身体相对应的灵魂。这个词常用复数，代表"生命之气"。āyāma 的意思为"延长、扩展、舒展或控制"，因此 Prāṇāyāma 一词含有"呼吸的延长和控制"的意思。这种控制涉及呼吸的所有功能，即：（1）吸气，即充盈肺部（pūraka）；（2）呼气，即排空肺部（rechaka）；（3）屏息或悬息，此时气息非进非出，专业术语为"空巴卡"（kumbhaka）。在《哈他瑜伽之光》中，"空巴卡"也泛指包括吸气、呼气和屏息在内的整个呼吸过程。

"空巴卡"的原意是指"水壶、水罐、广口瓶或圣杯"。水罐可以排出空气装满水，或者倒空水充满空气。同样，屏息也有两种状态，即：（1）完全吸气（即肺部完全充满生命之气）后屏息，（2）完全呼气后屏息（即肺部完全排空废气）。第一种，即在完全吸气后呼气开始前的屏息，称做"内屏息"。第二种，即在完全呼气后吸气开始前的屏息，则被称为"外屏息"。antara 的意思是内部，bāhya 的意思则是外部。因此，屏息就是指在完全吸气后和呼气前的间隔或停顿（内屏息，antara kumbhaka），或完全呼气后和吸气前的间隔或停顿（外屏息，bāhya kumbhaka）。在这两种情况中，呼吸都被暂时停止和受到控制。

因此，呼吸控制是有关呼吸的科学，好比一个轴心，生命之轮围绕这一轴心旋转。《哈他瑜伽之光》警告说："正如驯服狮子、大象和老虎要非常缓慢而且小心谨慎一样，控制生命之气也应该根据修行者的能力或身体的极限循序渐进地进行；否则，呼吸控制会给练习者带来致命的伤害。"（《哈他瑜伽之光》，第二章，第 16 节）

瑜伽师的生命不是以天数而是以呼吸的次数来计算。因此，他遵从正确的节律、缓慢深长地呼吸。这些有节律的呼吸方式增强了呼吸系统，镇静了神经系统，也减少了对物质的渴求。随着欲望和渴求的消失，精神也获得了自由，为全神贯注提供了有利的条件。不正确的呼吸控制练习会导致练习者把一些疾患引入体内，比如打嗝、风湿、哮喘、咳嗽、头疼、眼睛或耳朵发炎以及神经系统受刺激。掌握缓慢、深长、稳定和正确的吸气和呼气需要很长的时间。在尝试屏息之前，练习者应该先掌握正确的吸气和呼气方法。

像火堆上的灰烬被风吹散后，火会烧得更旺一样，当欲望的灰烬被呼吸控制的练习吹散，身体内的圣火才会完全显露出它的光芒。

商羯罗说道："排空心中所有的幻想和杂念才是真正的呼气。意识到'我即真我'才是真正的吸气。稳定保持这种意念才是真正的屏息。这就是呼吸控制的真谛。"

所有生物在每次吸气时都无意识地复诵"So'ham"（Sah= 他，圣灵，aham= 是我，So'ham= 圣灵是我），而呼气时都无意识地复诵"Haṁsaḥ"（即：我是他，圣灵）。这种阿扎帕•曼特拉（ajapa-mantra）自始至终伴随着每个生物。瑜伽师完全理解阿扎帕•曼特拉的重要性，因此他能够从个体灵魂的枷锁中被解放出来。他把自身的每次呼出的气息奉献给至尊主；随后，从至尊主那里吸入生命的气息，视之为主的赐福。

个体生命（jīvātmā）之气是宇宙超灵(Paramātmā)气息的一部分。通过练习呼吸控制法，修行者试图把个体气息（piṇḍa-prāṇa）与宇宙气息（Brahmāṇḍa-prāṇa）协调起来。

17世纪一位神秘主义者卡利巴•埃肯（Kariba Ekken）曾经说过："假如你想培养内心的平静，那么首先应该调整你的呼吸，因为当呼吸受到控制，心才会得以安宁；如果呼吸时断时续的话，心就会被搅扰。因此，在做其他尝试之前，先调整自己的呼吸，从而使性情变得温和，内心也会随之平静下来。"

"契塔"（Chitta，即"大脑、理智和自我"三者）仿佛是由一群强健的马匹拉着的战车。这些马匹中，一匹马叫"生命之气"（prāṇa），另一匹叫"欲望"（vāsanā）。战车总是会朝着最为强壮的那匹马的方向移动。如果呼吸更强大，那么欲望和感觉就会受到控制，大脑也得以安宁。而如果欲望更强大，那么呼吸就会混乱，大脑也会因受到刺激而被搅扰。因此瑜伽师掌握了呼吸的科学方法，并通过控制和约束自己的呼吸，控制大脑，使其得到安宁。在练习呼吸控制时，眼睛应该保持闭合以防止思想漫游。"当气息和大脑完全投入其中后，无法言喻的快乐也就产生了。"（《哈他瑜伽之光》，第四章，第30节）

情绪的活跃会影响到呼吸的节奏；同时，有意识地调整呼吸可以防止情绪的活跃性。由于瑜伽的目标就是让大脑受到控制和恢复平静，因此瑜伽师应该首先学会呼吸控制。这将帮助他控制感官，从而达到制感阶段。只有在那个阶段，大脑才具备专注的条件。

大脑具有双重性——纯净与不纯净。当大脑摆脱了欲望时，它就是纯净的；但当大脑与欲望结为一体时，它则是不纯净的。当大脑停止思考，不再慵懒、散漫时，修行者也就达到了无念境界（amanaska），这也是入定的最高境界。这种无念境界即非精神失常也非白痴状态，而是无欲无念的大脑所处的意识清醒状态。一个白痴或癫狂者，与努力达到无念境界的瑜伽师之间，有着天壤之别。前者是无心的，后者则是尝试达至无虑。气息与大脑的协调统一，各感官间的相互调合，以及摆脱生存与思想的一切条件限制，这就是"瑜伽"。

息风（Prāṇa Vāyu）：能量最微妙的形式之一就是气息。这一遍布人体内部的重要能量，在哈他瑜伽的专著中，根据不同功能将其分为五大类，它们均被称为"风"（Vāyu）。这五大类息风分别是：普拉那（prāṇa），在这里Prāṇa这个词有特定的含义，指在心脏附近运行、控制呼吸的息风；阿帕那（apāna），指在下腹部运行、具有排便功能的息风；萨玛那（samāna），指加旺胃火、帮助消化的息风；乌达那（udāna），指位于胸腔内、控制进食与吸气的息风；瓦雅那（vyāna），指遍布全身、为人体输送从食物和呼吸中所获取能量的息风。另外，还有五种辅助性的息风，它们是：那格（nāga），通过打嗝缓解腹部压力；库玛（kūrma），控制眼睑的活动以防止外物进入或躲避刺眼的光线；奎卡拉（kṛkara），通过打喷嚏和咳嗽防止异物进入鼻道以及咽喉；德瓦达塔（devadatta），通过打哈欠促进疲劳的身体吸入更多的氧气；最后是"达那杰雅"（dhanaṁjaya），即使人死后这一息风也存在于体内，有时甚至会使尸体膨胀。

制感（Pratyāhāra）

如果一个人的理智屈从于感官，那么他就会迷失方向。但如果人有节律地呼吸，感官不是向外追寻欲望的对象而是转向内，那么人就会从感官和欲望的束缚中解脱出来，从而达到瑜伽第五阶段，也就是制感，此时感官处于控制之下了。

当修行者到达这个阶段后，会进入一个全面自我检验的过程。为了抵御感官对象的致命诱惑，修行者需要对神的敬仰（bhakti），通过在心中召唤创造感官对象的创世主，从而抗拒这种诱惑。另外，他还需要一盏指路"明灯"，即对内在神性的认知。事实上，对于人类来说，心既可以带来束缚，也可以带来自由；当受困于欲望对象时它带来束缚，当摆脱欲望对象时它带来自由。当内心苦苦追求某物、为某物而痛苦、因某物而不快时，束缚就会存在；而当所有欲望和恐惧都消失殆尽时，心则变得纯洁无瑕。美善与愉悦的事物一同呈现在人们面前，促使人们为之采取行动。瑜伽师宁要美善的事物而放弃愉悦的事物。其他人则由于欲望的驱使，宁要愉悦的事物而不要美善的事物，他们因此失去了生活的真谛。瑜伽师为保持自身的本色而感到快乐。他知道如何适可而止，因而生活得安宁、平静。一开始，他选择了如毒药般苦涩的事物，但他坚持不懈地修行，因为他清楚地知道，这最终会变得如甘露般甜美。然而，其他人却一心想获得感官所追求的对象，于是选择了开始时看上去甜美如甘露的事物，却不知道那到头来会变得如毒药般苦涩。

瑜伽师知道，用欲望的手段去达至感官的满足是一条宽敞的道路，也是一条通往毁灭的道路。很多人却走上这条道路。而瑜伽的道路如利刃锋利、窄而难踏，少有人能找寻到这条路。瑜伽师知道，选择毁灭之路还是救赎之路完全取决于自身。

根据印度哲学，意识以三种不同的属性呈现。对于人类来说，他的生命、意识和整个宇宙都来自同一宇宙物质（prakṛti）。由于自然界三属性（guṇa）中的某一属性占主导地位，同一宇宙物质的表现形式就有所不同。这些品性或属性包括：

1. 悦性（sattva，光亮、纯净或好的属性），可以使精神明晰和平静。
2. 动性（rajas，活跃的属性），使人变得活跃和精力充沛，也令人紧张与任性。
3. 惰性（tamas，黑暗和限制的属性），妨碍和抵消动性的活动与悦性的展露。

惰性是错觉、阴暗、迟钝以及无知的属性。当这一属性占主导时，人变得迟钝并陷于一种木讷的状态。悦性通往圣灵，惰性则通往恶魔，处于两者之间的是动性。

每个人所秉持的信仰、选择的食物、履行的献祭、经历的苦行和给予的礼物，都由自身起主导地位的自然属性决定。那些生来就趋向于圣灵的人是无畏而且纯净的。他慷慨且节制，他追寻对真我的学习。他非暴力，且真诚、不易怒。他舍弃了自己劳动的果实，只为了工作而工作，他内心平静，对任何人都没有恶意，对所有人都充满慈悲。他没有贪念，态度温和、谦恭而且平稳。他是觉悟的、仁慈的、果断的，且不背信弃义，也不骄傲自满。

那些以动性属性（rajō-guṇa）为主导地位的人，内心充满了热望且情感丰富。由于激情和贪婪，他会伤害到其他人。由于满怀欲望与仇恨、嫉妒与欺骗，他永不知满足。他寻求朋友的保护和家族的荣耀。他回避不合心意的事物，而沉溺于使他快乐的事物。他的言论令人不快，他的胃口则很贪婪。

生来带有邪恶趋向的人狡猾奸诈、傲慢无礼而且自以为是。他充满愤怒、残暴和无知。在这样的人身上没有纯净的品质，也没有正确的行动，更没有真诚。他们只顾满足个人的喜好，而被无数欲望所迷惑，并陷入幻想的圈套，这种对感官快乐的执迷最终会使他坠入地狱。

对于以不同属性为主导的人们，他们各自的心理活动可以通过他们对如“你不该贪婪”（Thou shalt not covet）这一普遍适用的戒律的不同解读方式而表露无遗。一个惰性（tamō-guṇa）为主导的人会这样解读戒律：“别人不应该贪图我的东西，无论我如何获取了它。假如他们起了贪念，那么我就要消灭他们。”动性（rajō-guṇa）主导型的人则斤斤计较个人利益得失，他会这样解读戒律：“我不会贪图别人的东西，除非他们对我的东西起了贪念。”他将遵守其作为一项法令所具有的字面含义，而非作为一种准则所体现的真正精神。一个以悦性为主导的人既遵从戒律的文字，也领会它的精神，把它视为具有永恒意义的教导。他只为了正直而成为正直的人，而非由于有法律的强制性惩罚措施才表现出诚实。

瑜伽师也是凡人，因此，同样会受到这三种属性的影响。通过对自身以及感官对象进行长期而有序的学习（abhyāsa），他认清了哪些言行和思想来自惰性，哪些又来自动性。通过不懈的努力，他根除了惰性所引发的那些想法，并且逐渐形成了悦性的思维模式。当只留存悦性时，人类的灵魂也就朝着最终的目标迈进了一大步。

如同地心引力那样，自然界三属性也具有牵引力。为了体验太空的失重状态，人们需要进行大量研究和严格训练；同样，为了摆脱自然界三属性的牵引力，为了体验与创世主的合二为一，修行者需要彻底的自我检查和瑜伽的自律。

一旦瑜伽修行者经验了万物的圆满或造物主的圆满，他对感官对象的渴求（tṛṣṇā）就会消失，之后他将不执着（vairāgya）地看待它们。无论冷热、苦乐、荣辱、美丑，都不再打扰他。他坦然面对胜利与失败这两种假象。他已经超越了所有属性的牵引，成为一个超越三属性者（guṇātīta）。他现在已经从生死、苦痛中解脱出来，变得不朽。他没有任何自我认同感，因为他活在对宇宙圣灵的体验中。这样的人不会鄙视任何事物，他会引导万物走向圆满。

专注（Dhāraṇā）

当身体经过体式的训练被驯服，大脑经过了呼吸控制之火的淬炼，感官被制感控制之后，瑜伽修行者就进入了被称做专注的第六阶段。在这个阶段他完全专注于一点或全身心投入到一项任务中。为了达到这种全神贯注的状态，大脑必须达到静止。

大脑是一个工具，它把从外部世界和他自身内部所获得的印象进行分类、判断和整合。

精神是思想的产物，思想微妙而善变，因此难以约束。被有控制的大脑捍卫着的思想会带来快乐。为了更好地使用工具，人们必须了解它是如何工作的。大脑是思想的工具，因此有必要知道它是如何运作的。大脑所处的状态可以被分成五种。第一种是狂乱状态（Kṣipta state），此时精神分散紊乱，处于一种忽视状态。大脑追求世俗事物，动性属性占统治地位。第二种是涣散状态（vikṣipta state），此时精神兴奋、纷乱。现在大脑有能力去享受努力的结果，但是欲望仍然没有得到控制。第三种是茫然状态（mūḍha state），此时精神愚蠢而迟钝，惰性属性占统治地位。大脑非常困惑，不知道到底想要什么。第四种精神状态是一心状态（ekāgra state，eka 的意思是“一”；agra 的意思是“首要的”），此时精神非常集中，专注于某个事物或某一点，此时悦性属性（sattva-guṇa）占主导。一心状态的人拥有超凡的智力，知道自己到底想要什么，因此他可以运用自己所有的力量去达到他的目标。他往往由于对欲望对象的执迷追求，不顾及他人的损失，从而带来极大的不幸。甚至在他所追求的目标达到之后，他常常感到成功的苦涩。

印度古代史诗《摩诃婆罗多》（*Mahābhārata*）中最为强健有力的弓箭手阿朱那（Arjuna）为我们提供了到底什么是专注最好的例子。一次，王子们的导师多罗那（Droṇa）组织了一次箭术比赛以检验他们对箭术的熟练程度。王子们被一个一个叫到导师面前描述他们的目标。目标是一只筑巢的鸟。有些王子把目标描述成小树林，有一些则描述为一棵树或鸟筑巢的树枝。当轮到阿朱那回答时，他首先描述出了鸟，然后他只看着鸟头，最后什么都视而不见，只看到了小鸟闪烁的眼睛，这正是多罗那所选中的靶心。

对于一心状态的人也存在着一种危险，他有可能会变得非常以自我为中心。当感官无拘无束地四处游荡时，精神也随之漫游。它们使人的判断变得模糊不清，并让人随波逐流像一只在风暴肆虐的大海上的破旧不堪的小船。一艘船需要压舱物使船身保持均衡，舵手也需要星星指引前行的方向。一心状态的人需要奉爱（bhakti）至尊主以及对神性的专注，这样他才能保持平衡的心态，也确保他总是走在正途上。只有当他不再感知“我”和“我的”时，他才会感受到幸福。

最后一种精神状态是悬止状态（niruddha），精神（manas）、智力（buddhi）和自我（ahaṁkāra）都受到限制，所有这些能力都献给了至尊主，随时听候至尊主的召唤。此时，修行者不再感知“我”和“我的”。当巨大的光束投射到镜片上时，镜片变得更耀眼夺目，仿佛镜片就是那光束或与光束无法分割。同样，修行者一旦将自己的精神、智力和自我奉献给了至尊主，他将与至尊主合而为一。因为此时瑜伽修行者别无他想，只想着思想本源的至尊主。

没有一心状态或专注力的人就什么也干不好。宇宙圣灵塑造与掌控着整个宇宙。没有对宇宙圣灵的全神贯注，修行者就无法开启内在的神性，也无法与宇宙圣灵融为一体。为了获得这种专注，建议修行者对宇宙遍在的单一元素进行不断的学习（eka-tattva-abhyāsa）。这单一元素就是万物最内在的真我，而真我将自身的一种形式变幻成许多面貌。因此，瑜伽修行者应该专注于“奥姆”（AUM）即真我的象征，从而达至一心状态。

AUM：根据斯里·威诺巴·哈夫（Śri Vinobā Bhāve），拉丁文 Omne 和梵语的词 AUM 都来自于相同的词根，意思是所有、全体。这两个词都传达了全知、遍在和万能的意思。另一个表达 AUM 的词是 pranava，词根 na 的意思为“赞扬”，前缀 pra 表示“卓越、优秀”。因此，这个词的意思是“最好的赞美”或者“最好的祈祷”。

AUM 由三个字母组成，即 A、U、M，在书写时顶上有一个新月形和一个点。这个词有多种不同的解读，下面依次叙述。

字母 A 象征清醒状态（jāgrata-avasthā），字母 U 则象征睡梦状态（svapna-avasthā），字母 M 代表了沉睡状态（suṣupti-avasthā）。整个词与上部的新月形和点一起，代表了第四种状态（turīya-avasthā），在这个状态中结合前面三种状态，又超越它们。这种状态就是入定或三摩地。

字母 A、U 和 M 分别代表了言论（vak）、精神（manas）、生命气息（prāṇa），整个词则代表生灵，是宇宙圣灵的一部分。

三个字母分别代表了长度、宽度和深度的三维空间，整个词代表宇宙圣灵，它超越任何的形态及模式。

三个字母分别代表了没有欲望、没有恐惧和没有愤怒，整个词则代表了一个完美的人（sthita-prajñā），他的智慧牢牢地扎根于圣灵之中。

三个字母分别代表了三种性别，即男性、女性和中性，整个词则代表了所有的生灵与创世主相聚一起。

三个字母分别代表了自然界三属性，即悦性、动性和惰性，整个词则代表超越属性牵引的人。

三个字母分别对应三种时态，即过去、现在和未来。整个词则代表超越时间限制的创世主。

它们也代表了分别由母亲、父亲和古鲁传授的教导。整个词则代表对真我的认知，一种不朽的教导。

三个字母分别代表瑜伽训练的三个阶段，即体式、呼吸控制和制感。整个词则代表入定，这是修行瑜伽的目的，前面三个阶段为达至这一目标的步骤。

它们代表了三位一体的神，即创造神梵天、守护神毗湿奴和毁灭神湿婆。整个符号据说代表了梵。宇宙从梵中产生、成长、完满，最终回归于梵。梵一成不变，很多事物会变化和消失，它却是不会生长或改变的，梵是永恒不变的唯一。

A、U、M 这三个字母代表了一句梵文语音：Tat Twam Asi，意为“你就是那”，即“认知人类自身内在的神性”。整个梵音 AUM 代表了这种认知，它使人类的灵性从身体、精神、智力和自我（ego）的约束中解脱出来。

当意识到梵音 AUM 的重要性之后，瑜伽修行者将注意力集中到他所敬爱的那神上。他在那神的名字中加入了 AUM 这一梵音。梵音 AUM 包含的意思非常广泛，也非常抽象，于是他以绝对的虔诚专注那神的名字和添加梵音 AUM，从而使自己的感官、意志、智力、精神和理智合为一体。由此，他体验到了梵音 AUM 中包含的感受和意思。

瑜伽修行者回想起《蒙达伽奥义书》中的一段话：“我的伙伴，把《奥义书》（*Upaniṣad*）的伟大武器作为弓吧。修行者应该在弓上放一支被冥想削尖的箭。瞄准‘那’（人内在的神性），用思想拉开弓，射向‘永恒的意识’（the Imperishable）这一目标。神秘的音节 AUM 就代表了这张弓，箭是真我，梵是靶。只有那专注的人才能射穿靶（即梵）。修行者应该梵我合一，就好比箭靶合一。”

冥想（Dhyāna）

如同水以它的容器为形，当精神沉思于某个事物，它就会变为那事物的形态。当大脑一直想着它所崇敬的神，通过持续不断的努力，它最终将趋同于它一直所念想的神。

当油从一个容器中倒到另一个容器中时，我们可以看到油不间断地流动。当专注持续不断时，人便进入了冥想状态。当获得不间断的电流，灯丝才会发光发亮，同样，瑜伽师也通过冥想练习而得到精神的觉悟。他的身体、呼吸、感官、大脑、理智和自我都融入到了他所冥想的对象——宇宙圣灵中。他处于一种无拘无束的意识状态，并感受到了一种无上的极乐（Supreme Bliss）。仿佛一道闪电，瑜伽师看到了超越天地间的光芒，看到了自己内心的光芒。他变成了照耀在自己和其他人身上的光芒。

在瑜伽修炼道路上的进步可以表现为身体健康、身躯轻盈、心态平稳、着装整洁、声音甜美、体味芳香和无欲无求。他拥有一颗平和宁静的心。他是谦卑的化身，他的所有行动都献给了至尊主。他将自己托付于至尊主，摆脱了业行（karma）的束缚，成为了一个解脱了的灵魂（Jīvana Mukta）。

“那些不断努力却始终未达至瑜伽的最终目标、有瑜伽信仰却心猿意马的人们，他们的结果将如何呢？”对于阿朱那的这个问题，施瑞•奎师那回答道：

邪恶绝不会降临于一个正直的人。他栖身于那些从事善行的人们聚居的天堂数年后，降生于心地纯洁和品德高尚的人家。他甚至会转世于已觉悟的瑜伽师所在的家庭里，但要降生在这样的一个家庭中是非常困难的。转世后，他会重新获得前世所拥有的智慧，并继续努力达至完美境界。由于前世所积累的学习、修行和努力不断敦促他的灵性成长，他将以其摆脱了罪恶的纯净灵魂继续努力修行。在经历了几世的修行，他将达至完美，最终实现至高的目标。瑜伽师超越了那些只会遵从苦行、知识或服务的修行者。因此，阿朱那，成为一名瑜伽师吧。最伟大的瑜伽师是虔诚敬拜我、将心交给我的人。（《薄伽梵歌》，第六章，第38~47节）

入定（Samādhi，即“三摩地”）

入定是瑜伽修行者追寻的最终目的。在他冥想的最高阶段，他进入了入定境界。此时，他的身体和感官都处于休息之中，如睡着一样；而他的精神和理智则保持警醒，与醒着无异。他超越了一般的意识状态，处于入定境界的修行者完全清醒而警觉。

一切生灵都是梵。瑜伽修行者处于宁静之中，他知道他来自梵，他呼吸着梵，并将融入梵，因此他崇敬梵。心中的灵魂比最小的种子还要小，但比天空宽广，它包含了所有工作和欲望。瑜伽修行者进入了内在的灵魂，随着身体的活动、思想以及智力完全停止，如同已经进入了熟睡状态，瑜伽修行者也就不再感知任何“我”和“我的”。瑜伽修行者已经达到了真正的瑜伽境界，此时修行者只体验到神性意识、真理和无法言表的快乐。修行者感受到一种超越所有理解之外的平和与宁静。大脑无法找到合适的言语来描述这种状态，一切言语都显得苍白无力。把入定的感受与其他感受相比，圣哲们只能说：“Neti ！ Neti ！（不是这个，不是这个）”这种境界只能通过深深的静默来传达。瑜伽修行者已经脱离了物质世界，融入到永恒的意识（the Eternal）。此时也就没有了知者与被知者的区别，因为二者已经如同樟木与火焰一样完全合而为一。

这时瑜伽师的心中会涌现出商羯罗在他的 *Ātma ṣaṭkam* 中所唱的《灵魂之歌》（*the Song of the Soul*）。

灵魂之歌

我不是自我也不是理智，不是精神也不是思想，
不能听到或诉诸语言，无气味也无法看见；
光与风中我无处寻觅，我不在大地亦不在天空，
我是意识*与欢愉的化身，我是极乐中的极乐。

我没有名字，没有生命，无需任何空气，
不由任何元素组成，不栖息于任何躯壳之中；
我没有言语，没有手脚，也不会演变，
我是意识*和欢愉，极乐向四周弥散。

我抛弃了仇恨和激情，我征服了妄想和贪念；
傲慢无法将我触及，嫉妒也无法滋生：
超越一切信仰，财富、自由和欲望都如过眼云烟；
我是意识*和欢愉，极乐将我贯穿。

美德和罪行，快乐或痛苦都与我无关，
圣典，奉献，祈祷或朝圣也如此；
我不是食物，也非食用，亦非食者，
我是意识*和欢愉的化身，我是极乐中的极乐。

我没有死亡的焦虑，也超越了种族的差异，
没有父母称我为他们的子女，没有出生的纽带将我联系；
我既非门徒也不是大师，没有亲戚，没有朋友，
我是意识*和欢愉，融入极乐是我的终点。

我不可知，不是知识，亦非知者，无形即是我的形，
我处于感知之中，但它们并非我的家园；
我总是沉着而宁静，既非自由亦非束缚，
我是意识*和欢愉，我在极乐中显现。

---

* 原文 Consciousness，即神圣意识。

第二部分

瑜伽体式、收束法、清洁法

ॐ

瑜伽体式（Yogāsanas）

练习瑜伽体式的提示和注意事项：

必要条件

1. 没有坚实的根基，房屋就无法矗立。如果没有为塑造性格打下坚实基础的制戒（yama）和内制（niyama）原则，就无法形成完整的人格。没有制戒和内制作为基础，那么体式练习无异于杂技表演。

2. 对于瑜伽修行者来说，需要的品质包括自律、信念、坚韧以及坚持不懈，即具有不间断地定期练习瑜伽的决心。

洁净和食物

在开始练习瑜伽体式前，应该先排空膀胱、清空肠胃。一些倒立体式有助于膀胱活动。假如练习者患有便秘或无法在练习前排空膀胱，那么就从头倒立式（Śīrṣāsana）和肩倒立式（Sarvāṅgāsana）以及这两个体式的变体开始练习。在排空膀胱后再尝试练习其他体式。没有排空膀胱前，不要练习高级瑜伽体式。

沐浴

沐浴后会使瑜伽体式的练习更为容易。瑜伽体式的练习后，由于出汗身体会发黏，因此最好在 15 分钟后沐浴一次。在练习瑜伽体式前后沐浴可以使精神和身体都更为振奋。

食物

瑜伽体式最好在空腹时练习。假如很难做到，那么就在练习前喝一杯咖啡、可可或牛奶。如果是清淡的饮食，1 个小时后再练习瑜伽体式不会感到有什么不适。如果吃得很饱，那至少要等 4 个小时后才能开始瑜伽体式的练习。在练习完大约半小时后可以就餐。

时间

练习瑜伽体式的最佳时间是黎明或傍晚。清晨练习瑜伽体式会困难些，因为身体还有些僵硬。早晨精神很振作，但是随着时间的推移，精神的警醒性和意志力会逐渐减弱。身体的僵硬可以通过有规律的练习来解决。傍晚时，身体比清晨更为灵活自如，因此练习瑜伽体式也就更为容易和轻松。清晨的瑜伽体式练习有助于练习者更好地开始一天的工作。傍晚的瑜伽体式练习则可以扫除一天的疲劳和紧张，使练习者感到振作以及宁静平和。因此，那些较难的体式应该在人的意志和决心更强的清晨练习，而那些刺激的体式［比如头倒立式，肩倒立式和其他变体体式以及背部前曲伸展坐式（Paschimottānāsana）］则应该在傍晚练习。

太阳

在大太阳下外出几小时后不要练习瑜伽体式。

地点

1. 应该在干净、空气流通的地方练习瑜伽体式，没有什么虫子，也没有噪音。
2. 不要在空地板上或不平的地方练习瑜伽体式，而应该在平整的地面上铺上折叠的毯子练习。

注意事项
在练习中脸部肌肉、耳朵和眼睛或呼吸都不应该感到有任何不适的压力。

闭目
一开始，让双眼睁开。这样你就会了解自己正在做什么以及哪些地方做错了。假如你闭上眼睛，你就无法了解身体的动作，甚至你所练习的体式的方向。只有当你已经很好地掌握了一个特定的体式后，才可以闭上眼睛练习，因为只有在那时，你才能即使在眼睛闭上的情况下也能够调整身体的动作，并能够感受到正确的体式。

镜子
假如你面对一面镜子练习瑜伽体式，要让镜子与地面垂直，并立在地面上。因为如果不这样的话，镜子的角度会使体式在镜子中看起来有些倾斜。除非让镜子底边着地，否则你就无法观察到身体的整体动作或者在一些倒立体式时肩膀和头部的位置。

大脑
在练习瑜伽体式时，只有身体应该积极参与，大脑则应该保持静止和警醒。假如练习瑜伽体式时大脑也很主动干预的话，那么你就无法发现自己的错误。

呼吸
1. 在所有体式练习中，都应该只通过鼻孔进行呼吸，不要通过嘴呼吸。

2. 在练习体式和保持体式的过程中，不要抑制呼吸。按照本书后面针对不同体式所给出有关呼吸的提示进行练习。

挺尸式（Śavāsana）
在完成瑜伽体式的练习后，都要躺下进行挺尸式 10~15 分钟，因为这个体式可以驱除疲劳。

体式和呼吸控制（Āsana and Prāṇāyāma）
在尝试练习呼吸控制（参见本书第三部分）前仔细阅读有关呼吸控制的提示和注意事项。呼吸控制可以在清晨体式练习前进行，也可以在傍晚完成体式练习后进行。假如是在清晨，可以先进行呼吸控制 15~30 分钟，之后以挺尸式休息几分钟；然后可以进行一些日常活动，之后再练习瑜伽体式。假如是在傍晚，那么就在以坐立姿势练习呼吸控制之前至少休息半个小时。

对于患有眩晕或血压症的人的特别注意事项
1. 假如你患有眩晕或高血压，那就不要从头倒立式和肩倒立式开始练习。可以在练习像头倒立式和肩倒立式这样的倒立体式前先练习背部前曲伸展坐式（Paschimottānāsana）、加强脊柱前曲伸展式（Uttānāsana）和下犬式（Adho Mukha Śvānāsana），在练习完头倒立式和肩倒立式这样的倒立体式后再按照顺序重复练习一遍背部前曲伸展坐式、下犬式和加强脊柱前曲伸展式（Uttānāsana）。

2. 所有前曲的动作对于那些患有高血压或低血压的人都很有益处。

对于耳朵感染化脓或视网膜脱落患者的特别警告

耳朵感染化脓或视网膜脱落的患者不应该尝试练习倒立体式。

对于女性练习者的特别注意事项

月经期：在月经期应该避免体式练习。但是，假如月经流量超出正常范围，那么练习束角坐式（Upaviṣṭha koṇāsana）、束角式（Baddha koṇāsana）、英雄式（Vīrāsana）、头碰膝前曲伸展坐式（Jānu Śīrṣāsana）、背部前曲伸展坐式（Paschimottānāsana）和加强脊柱前曲伸展式（Uttānāsana）会有益处。在月经期，一定不要尝试头倒立的体式。

孕期

在怀孕的前三个月，所有的瑜伽体式都可以练习，站立和前曲的体式可以动作幅度稍小一些，因为这个时候脊柱需要更为强健而有弹性，但腹部则不应该感到任何压力。整个怀孕期都可以练习束角式（Baddha Koṇāsana）和束角坐式（Upaviṣṭha Koṇāsana），而且可以在任何时间（即使是在饭后，但刚刚就餐后不要练习前曲体式）练习，因为这两个体式可以强健骨盆肌肉和背部，也可以减少生产时的疼痛。在孕期练习呼吸控制时不要屏息，有规律的深呼吸对于生产很有助益。

产后

在产后的第一个月不应该练习任何瑜伽体式。之后可以动作较温和地练习瑜伽体式，然后逐步增加体式的练习，如在附录一中所述的那样。产后三个月后，所有体式都可以很舒适地进行练习。

体式练习的功效

1. 错误的练习几天内就会导致身体的不适，这已经足够告知练习者自己的体式错了。假如无法自己发现错误，那么最好去向有经验的练习者请教。

2. 正确地练习瑜伽体式可以使身体和精神都感到轻松和愉悦，而且会感到身、心、灵合而为一。

3. 持续练习将改善练习者的品性，他将在食物、性、洁净和性格上更为自律，感到焕然一新。

4. 当练习者已经完全掌握了一个体式时，在体式中他会感到很轻松惬意，没有任何不适的感觉，身体的动作会变得非常优美。在练习这些瑜伽体式时，练习者的身体模仿着万物创造之始的各种生命形态——从最低等的昆虫到最完美的圣贤，他在这个过程中会了解到所有这些生命形态都呼吸着同样的宇宙圣灵——神性灵魂。在以一种匍匐于至尊主脚下的态度练习这些不同的体式时，他的视线转内并感知到神性在各体式中显现。

1. Tāḍāsana 或 Samasthiti　山式（图 1）

难度系数 1

Tāḍa 的意思是山。Sama 的意思是垂直不动的。Sthiti 就是站立不动。Tāḍāsana 这个体式也就是说要像山一样牢固地站立不动。这是一个基本的站立姿势。

功法：

1. 双脚并拢站立，双脚脚跟和大脚趾相互触碰，跖骨头接触地面，伸展所有脚趾平放于地面。
2. 膝部绷直，膝盖向上提升，收髋部，提拉大腿后部肌肉。
3. 收腹，挺胸，脊椎骨向上伸展，颈部挺直。
4. 不要把身体的重量只放在脚跟或者脚趾处，而要把身体的重量均匀分布在脚跟和脚趾上。
5. 山式的理想姿势是双臂伸展过头顶，但是为了方便，也可以把双臂放在体侧。

下面即将叙述的任何一种体式都可以以学员双臂放在体侧的山式开始。

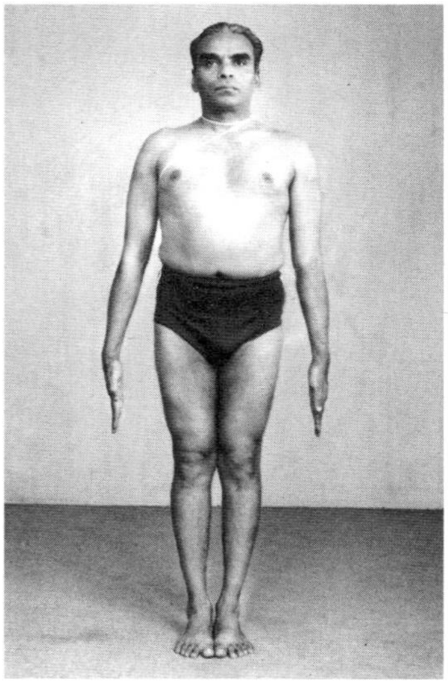

图 1

功效：

人们很少去关注正确的站立姿势。一些人在站立时，身体重量完全放在一条腿上，或者完全把一条腿放到一边，还有些人则把身体重量放在脚跟上，或者放在脚的内侧或外侧。这些都可以通过观察人们穿过的鞋子从鞋底或鞋跟处的磨损程度看出来。由于我们错误的站立方式，没有把身体的重量均匀地分布在两脚上，因此导致我们身体的某种畸形，从而影响我们脊柱的弹性。即使两脚分开的时候，我们也最好让脚跟和脚趾与身体中心面平行，而不是成一个角度。通过这种方法，我们的臀部收缩，腹部收紧，胸部挺直。此时人们会感觉身体轻盈，精神敏捷和活跃。假如我们在站立时身体重量都集中在脚跟上，将感到重力的变化，这样臀部变得下垂，腹部突出，身体向后倒，脊椎骨感到紧张，随之而来的是，我们很快会感觉疲劳，大脑也变得迟钝。因此，掌握正确的站立姿势至关重要。

2. Vṛkṣāsana　树式（图 2）

难度系数 1

Vṛkṣa 的意思是树。

功法：

1. 以山式站立。
2. 弯曲右腿，把右脚脚跟放在左大腿的根部，脚掌放于左大腿上，脚趾朝下。
3. 以左腿保持平衡，双掌合拢，伸直手臂举过头顶（如图 2）。
4. 保持在这个体式几秒钟，深长地呼吸，然后放低手臂，分开双掌，伸直右腿，回到山式站立。
5. 重复这一动作，以右腿站立，把左脚脚跟放在右大腿的根部。两侧保持相同的时间，然后回到山式（图 1）站立，放松。

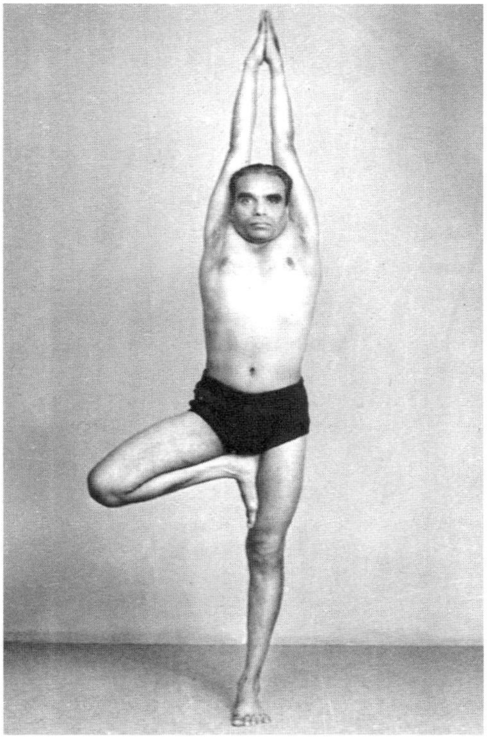

图 2

功效：

这个体式增强腿部肌肉和平衡感。

3. Utthita Trikoṇāsana　三角伸展式（图 4、图 5）

难度系数 3

Utthita 的意思是伸展，伸长。Trikoṇa 的意思是三角（其中 tri 的意思是三，而 koṇa 则是角）。这个站立体式是伸展的三角式。

功法：

1. 以山式站立（图 1）。

2. 深吸气，跳步分开两腿，两脚距离 3~3 $\frac{1}{2}$ 英尺（约 90~105 厘米）。两臂侧平举与肩齐，手掌朝下，手臂与地面保持平行（图 3）。

3. 右脚向右转 90 度，左脚稍转向右，左腿从内侧保持伸展，在膝部收紧。

4. 呼气，向右侧弯曲身体躯干，右手掌接近右脚踝，如果可能的话，右手掌应该完全放在地面上（图 4 和 5）。

5. 向上伸展左臂（如图示），与右肩成一条直线，并伸展躯干。腿后部、后背以及髋部应该在一条直线上。两眼注视向外伸展的左手拇指。通过提右膝盖骨和右膝正对脚趾，来保持右膝锁紧。

6. 保持这个姿势半分钟到一分钟，均匀深长地呼吸。然后从地面抬起右掌，吸气，回到上面第 2 步。

7. 现在把左脚向左转 90 度，右脚也稍转向左，保持两膝收紧，继续在另一侧重复第 2 到第 6 步。然后吸气，并回到第 2 步。左侧保持体式的时间与右侧相同。

8. 呼气，跳回到山式（图 1）。

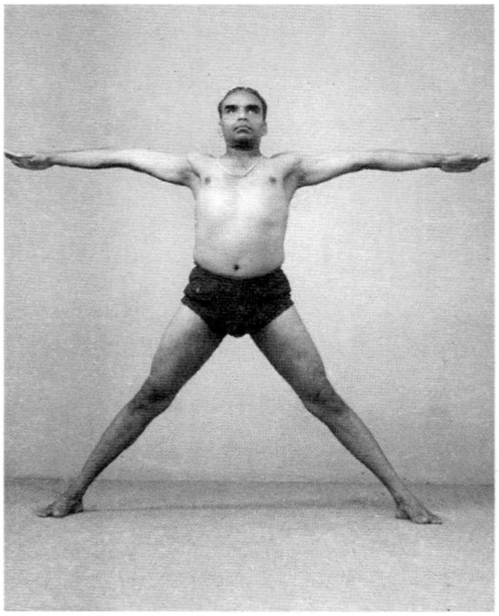
图 3

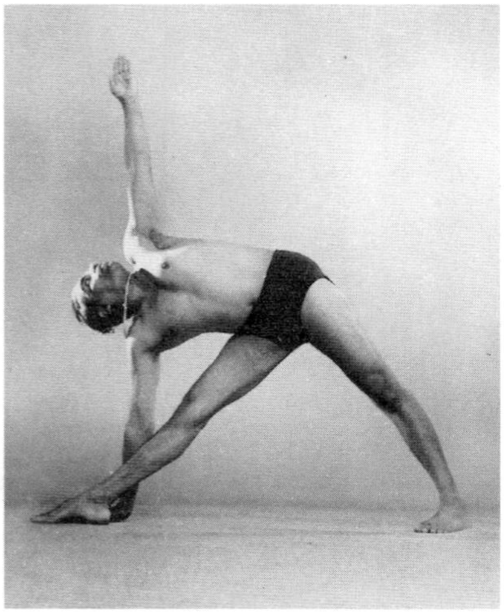
图 4

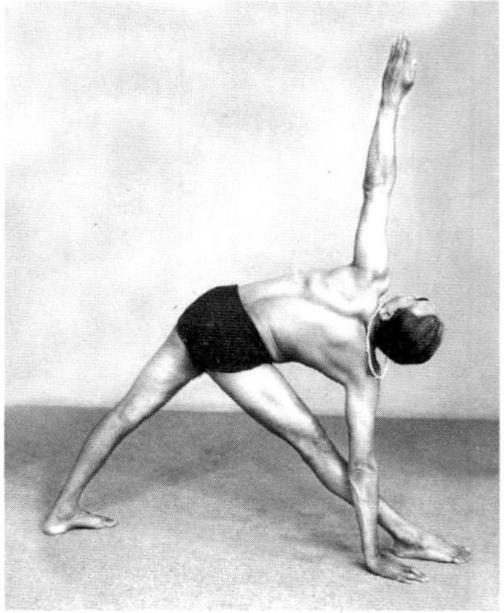
图 5

功效：

这个体式增强腿部肌肉，去除腿部和臀部的僵硬，纠正腿部畸形，使腿部能够均匀地发展。同时它还能缓解背部疼痛以及颈部扭伤，增强脚踝，强健胸部。

4. Parivṛtta Trikoṇāsana　三角扭转伸展式（图 6、图 7）

难度系数 5

Parivṛtta 的意思是扭转，Trikoṇa 的意思是三角。这是三角扭转伸展式，该体式是与三角伸展式（图 4）相反的体式。

功法：

1. 以山式站立（图 1）。深吸气，分开双腿 3~3 $\frac{1}{2}$英尺（约 90~105 厘米）。两臂侧平举与肩平，手掌朝下。手臂与地面平行（图 3）。
2. 右脚向右转 90 度，左脚向右转 60 度，保持左腿伸展，在膝关节处收紧。
3. 呼气，躯干与左腿一起向右转，从而使左手掌贴近右脚外侧的地面。
4. 向上伸展右臂，使其与左臂成一条直线。眼睛注视右手拇指（图 6 和图 7）。
5. 保持膝盖收紧。右脚脚趾不要离开地面。注意左脚外侧要接触地面。

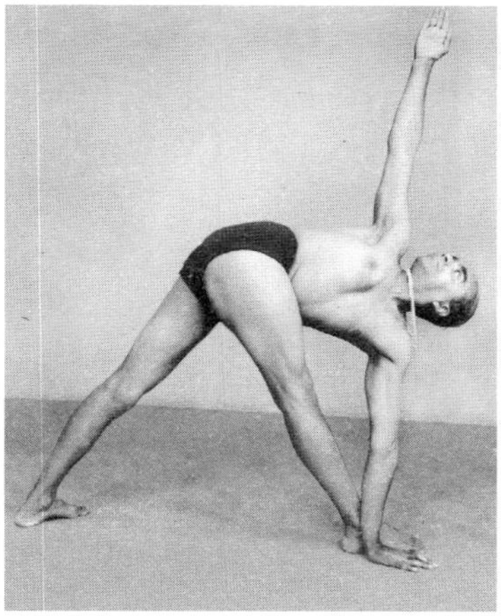

图 6

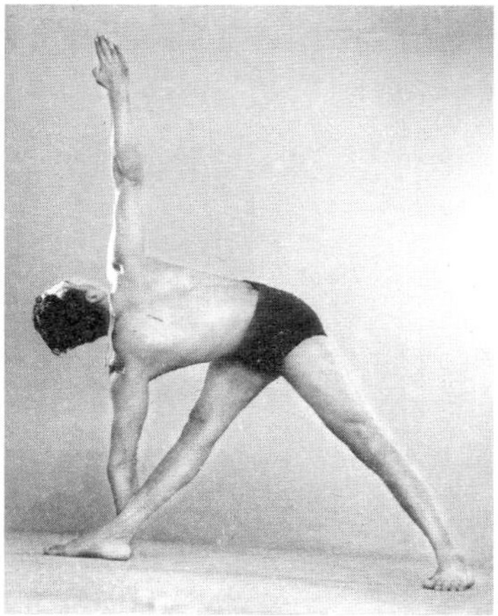

图 7

6. 伸展肩部和肩胛骨。
7. 保持这个姿势半分钟，正常地呼吸。
8. 吸气，从地面抬起左手，躯干转回到起始位置，回到第 1 步。
9. 呼气，在左侧重复该体式，左脚向左转 90 度，右脚向左转 60 度，把右手掌贴近左脚外侧的地面。
10. 在两侧保持同样的时间，可以通过呼吸来调整，比如在每一侧都保持三到四个呼吸。
11. 保持一定时间后，吸气，抬躯干回到起始位置，脚趾向前，手臂回到第 1 步的位置。
12. 呼气，跳回到山式（图 1）。至此就完成了这个体式。

功效：

三角扭转伸展式加强大腿、小腿的肌肉以及腘绳肌。这个体式增加脊柱下部的血液循环，因此脊椎骨和背部肌肉得到很好的锻炼，胸部也得到完全的伸展。这个体式还可以消除背部疼痛，增进腹部器官功能，加强髋部肌肉。

5. Utthita Pārśvakoṇāsana　侧角伸展式（图 8、图 9）

难度系数 4

Pārśva 的意思是侧面。Koṇā 的意思是角。该体式为侧角伸展式。

功法：

1. 以山式站立（图 1）。深吸气，跳步分开双腿 4~4 $\frac{1}{2}$ 英尺（约 120~135 厘米）。两臂侧平举与肩平，手掌朝下（图 3）。

2. 缓慢呼气的同时，把右脚向右转 90 度，左脚也稍向右，左腿向外伸展，膝部绷直。弯曲右腿直到大腿和小腿成直角，右大腿与地面平行。

3. 右手掌贴近右脚这侧的地面，右腋紧贴右膝外侧。在左耳上方完全伸展左臂，保持头部向上（图 8，图 9 为另一侧习练的后视图）。

4. 收紧腰部，伸展腘绳肌。胸部、臀部和腿部应该在一条直线上，因此胸部要向上和向后伸展。伸展身体的每一个部分，注意力集中在整个身体的后部，尤其是脊柱。伸展脊柱直到感到所有的椎骨和肋骨都获得完全伸展，感觉甚至全身的皮肤都被伸展和拉伸。

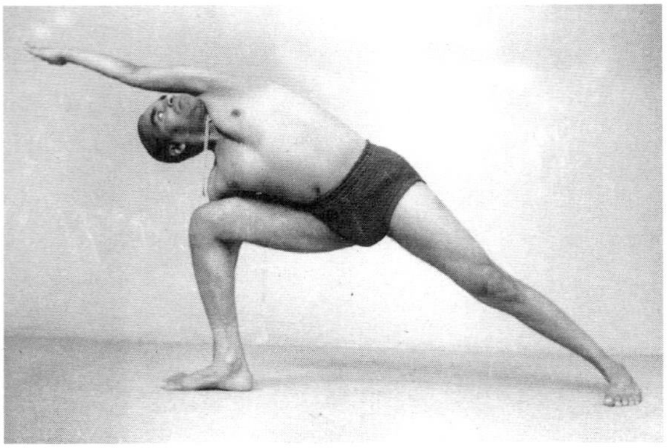

图 8

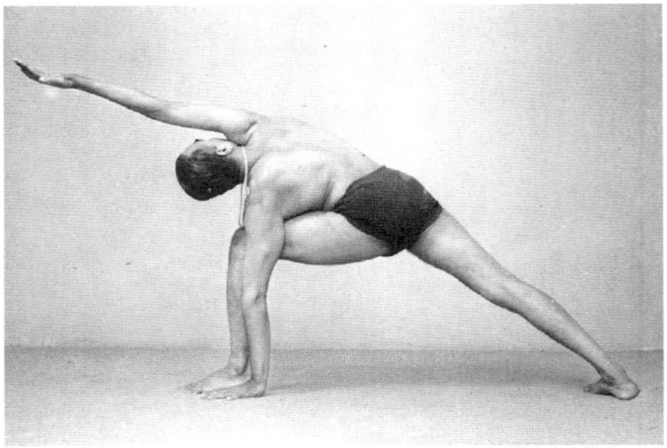

图 9

5. 保持这个体式半分钟到一分钟，均匀深长地呼吸。吸气，右手掌离开地面。
6. 吸气，伸直右腿，抬手臂回到第 1 步的位置。
7. 呼气，在左侧重复从第 2 到第 5 步的动作。
8. 呼气，跳回到山式（图 1）。

功效：

这个体式加强脚踝、膝盖和大腿。它纠正小腿和大腿的缺陷，强健胸部，并减少腰部和臀部的脂肪，缓解坐骨神经痛以及关节的疼痛，同时它也能够增加肠胃蠕动，促进排泄。

6. Parivṛtta Pārśvakoṇāsana 侧角扭转伸展式（图 10、图 11）

难度系数 8

Parivṛtta 的意思是扭转。Pārśva 的意思是侧面。koṇā 的意思是角。因此这个体式叫做侧角扭转伸展式。

功法：

1. 以山式站立（图 1）。
2. 深吸气，跳步分开双腿 4~4 $\frac{1}{2}$ 英尺（约 120~135 厘米）。两臂侧平举与肩齐，手掌朝下（图 3）。
3. 右脚向右转 90 度，左脚向右 60 度，左腿完全伸展，膝部绷直。弯曲右腿直到大腿和小腿成直角，右大腿与地板平行。
4. 呼气，扭转躯体和左腿使左臂绕过右膝，左腋抵右膝外侧，左手掌贴近右脚外侧的地面（图 10，图 11 为另一侧练习之后视图）。
5. 向右侧努力扭转脊柱，躯干扭转，伸右臂过右耳（如图所示）。眼睛注视伸展的右臂。从始至终左膝保持收紧。
6. 保持这个体式半分钟到一分钟，均匀深长地呼吸。吸气，左掌离开地面。抬起躯干，伸直右腿，抬起手臂回到第 2 步。
7. 呼气，在左侧重复从第 3 到第 5 步的体式。
8. 无论是在左侧还是右侧，完成体式所花费的时间应该相同，这一规则在这里也适用。

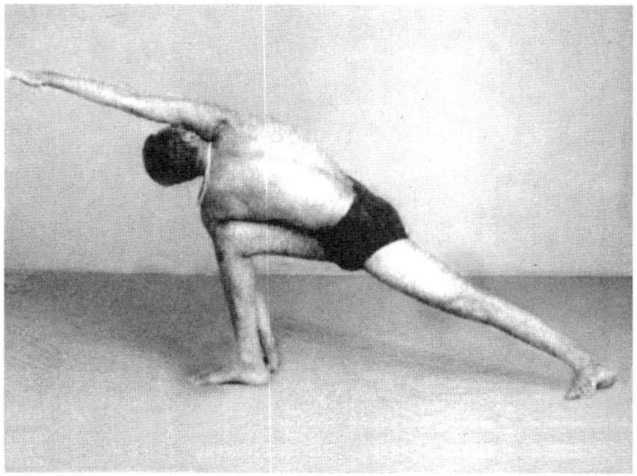

图 10

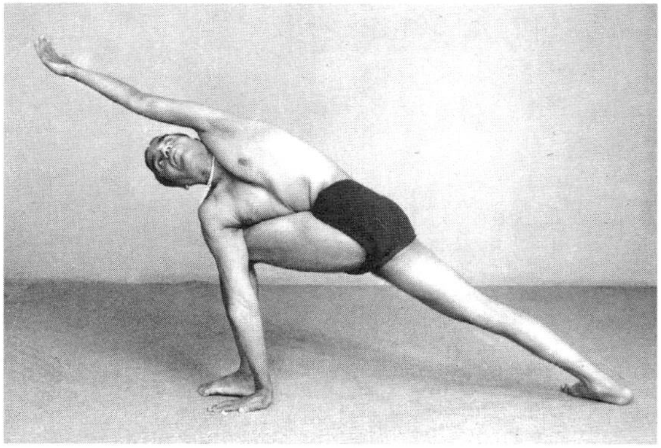

图 11

功效：

这个体式比三角扭转伸展式（图 6）更为强烈，功效也更大。不过腿部筋腱的伸展并没有像三角扭转伸展式那样强烈。该体式使腹部器官得到收缩帮助消化，并能够促进腹部和脊椎的血液循环，使这些部位更有活力。该体式还有助于毫不费力地排除肠内废物。

7. Vīrabhadrāsana Ⅰ　战士第一式（图 14）

难度系数 3

达刹（Dakṣa）曾经举行过一次盛大的祭典，但他没有邀请女儿萨蒂（Satī）和她的丈夫——众神之首湿婆（Śiva）。尽管如此，萨蒂还是参加了这次祭典，却遭到巨大的侮辱，受辱的萨蒂投身火海而死。听说了这一切后湿婆被彻底地激怒了，他拔下一根头发扔到地上，变成强壮的武士维拉巴德纳（Vīrabhadra）。湿婆命令维拉巴德纳率领大军打败达刹。维拉巴德纳的大军如一阵旋风般出现在达刹的祭典上，捣毁祭典，轰走众神和祭司，然后砍下了达刹的头。湿婆自己怀着丧妻之痛到凯拉萨山（Kailāsa）隐居，陷入深深的冥想之中。随后萨蒂以乌玛（Umā）之名在喜马拉雅一户人家重生。她再次赢得了湿婆的心。这个故事被记载于迦梨陀娑（Kālidāsa）伟大的史诗《战神重生》（*Kumāra saṁbhava*）中。

战士第一式主要是为了纪念由湿婆的头发生成的强壮英雄。

功法：

1. 以山式站立（图 1）。
2. 双臂上举过头，向上伸展，两掌相合（图 12）。
3. 深吸气，跳步分开双腿 4~4 $\frac{1}{2}$ 英尺（约 120~135 厘米）。
4. 呼气，转向右侧。同时右脚右转 90 度，左脚也稍向右转（图 13）。弯曲右膝直到右大腿与地板平行，右胫骨与地板垂直，使右大腿和右小腿成直角。弯曲的膝盖不要超过脚踝，但应与脚后跟成一条直线。
5. 完全伸展左腿，膝部收紧。
6. 如图所示，脸、胸部和右膝应该与右脚朝向同一方向。头部向上，从尾骨开始伸展脊椎骨，眼睛注视相合的双掌（图 14）。

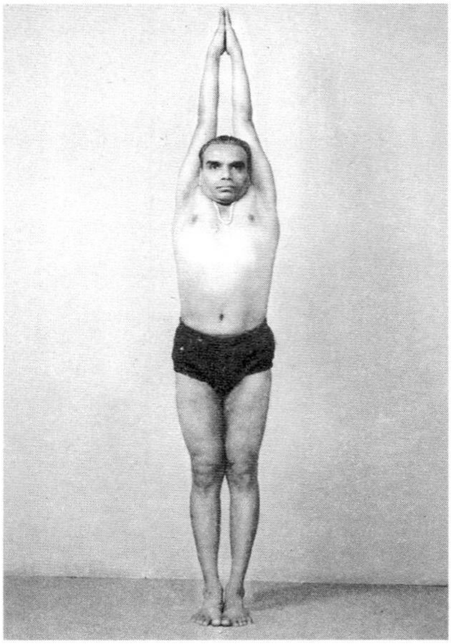

图 12

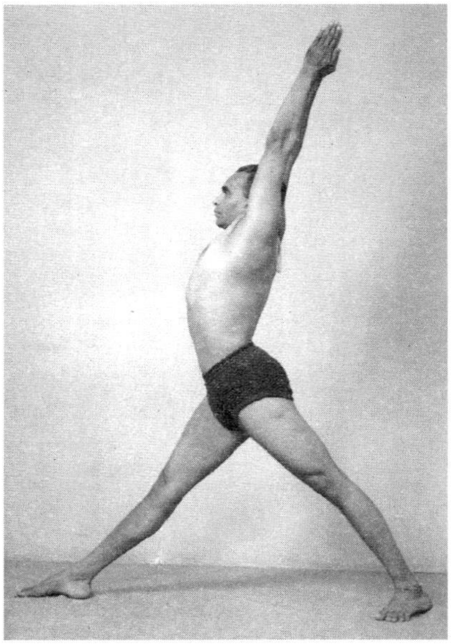

图 13

7. 保持这个体式 20~30 秒，正常呼吸。
8. 在左侧重复从第 4 到第 6 步的动作。
9. 呼气，跳回到山式（图 1）。

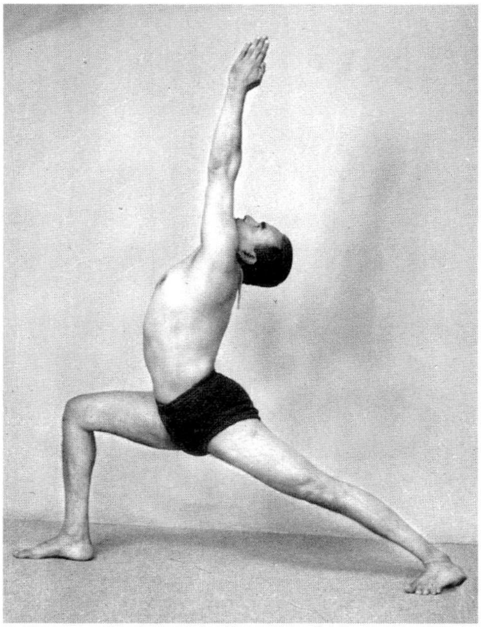

图 14

所有的站立体式都是比较耗费体力的，尤其是战士第一式。因此心脏较弱的人不要做这个体式。即使身体较为强健的人，也不应该在这个体式上停留时间过长。

功效：

在战士第一式中，胸部得到完全的扩展，这将有助于深度呼吸。这个体式还可以缓解肩部和背部的僵硬，强健脚踝以及膝盖，对颈部僵硬也有治疗的效果，同时它还能减少臀部的脂肪。

8. Vīrabhadrāsana Ⅱ　战士第二式（图 15）

难度系数 1

功法：

1. 以山式站立（图 1）。

2. 深吸气，跳步分开双腿 4~4 $\frac{1}{2}$ 英尺（约 120~135 厘米）。两臂侧平举与肩齐，手掌朝下（图 3）。

3. 右脚右转 90 度，左脚也稍向右转。左腿伸直，膝部收紧。伸展左腿腘绳肌。

4. 呼气，弯曲右膝直到右大腿与地板平行，右胫骨与地板垂直，使右大腿和右小腿成直角。弯曲的膝盖不要超过脚踝，而应与脚跟成一条直线（图 15）。

5. 双手向两侧尽量延伸，感觉好像有两个人从不同方向把你朝两边拽。

6. 脸转向右侧，眼睛注视右掌。完全拉伸左腿后部的肌肉。腿后部、脊背以及臀部应该在一条直线上。

7. 保持这个体式 20~30 秒，保持深长的呼吸。吸气，回到第 2 步。

8. 左脚左转 90 度，右脚也稍向左转。弯曲左膝，继续在左侧重复从第 3 到第 6 步的体式。

9. 吸气，再次回到第 2 步。呼气，跳回到山式（图 1）。

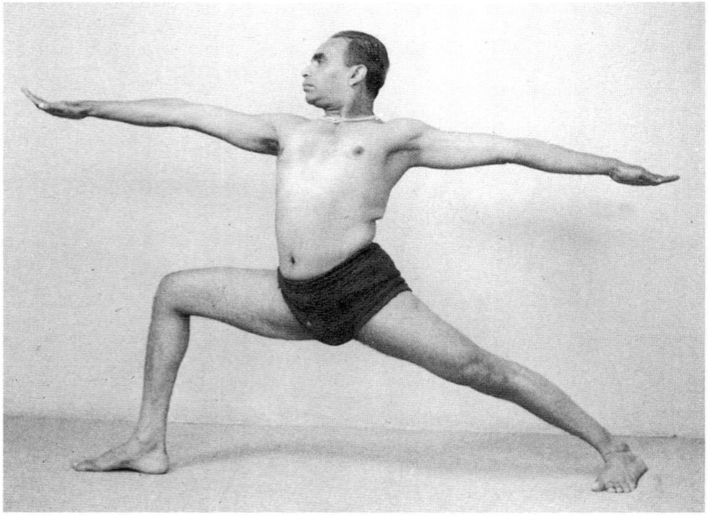

图 15

功效：

通过练习这个体式，可以使腿部肌肉更为匀称，强健。同时它也缓解小腿和大腿肌肉痉挛，增强腿部和背部肌肉弹性，同时加强腹部器官。

通过让学生掌握这些站立的体式，使他们对今后更为高难度的向前曲体式做好准备，到那时就可以较容易地完成了。

9. Vīrabhadrāsana Ⅲ　战士第三式（图 17）

难度系数 5

这一体式是战士第一式（图 14）更为强烈的后续体式。

功法：

1. 以山式站立（图 1）。

2. 深吸气，跳着分开双腿 4~4$\frac{1}{2}$英尺（约 120~135 厘米）（图 3）。

3. 在右侧进行战士第一式的最后一式（图 14）。

4. 呼气，身体向前弯曲，胸部抵住右大腿。手臂伸直，双掌相合（图 16）。在这个体式上保持两个呼吸。

5. 现在呼气，身体稍向前摆，同时抬起左腿离地，右腿伸直，像棍子一样笔直。向内转左腿使左腿前部与地板保持平行（图 17）。

6. 保持这个体式 20~30 秒，保持深长的呼吸。

7. 保持平衡的同时，除了右腿，整个身体要与地板平行。右腿应该完全伸展并绷直，与地面保持垂直。尽量拉伸右大腿后部，伸展双臂和左腿，感觉仿佛有两个人从不同方向把你向两边拽。

8. 呼气，回到战士第一式（图 14）。

9. 在左侧重复这一体式。

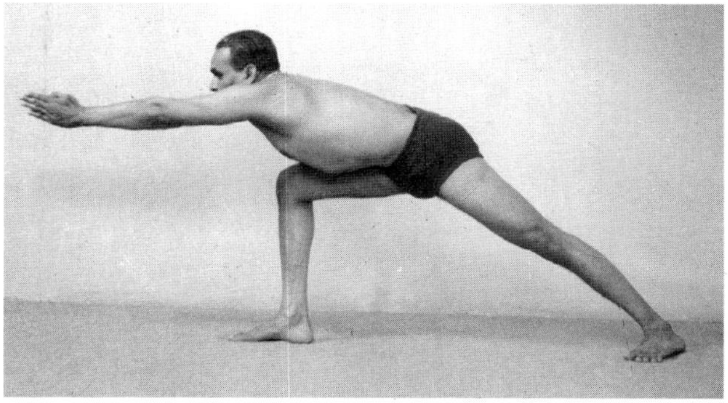

图 16

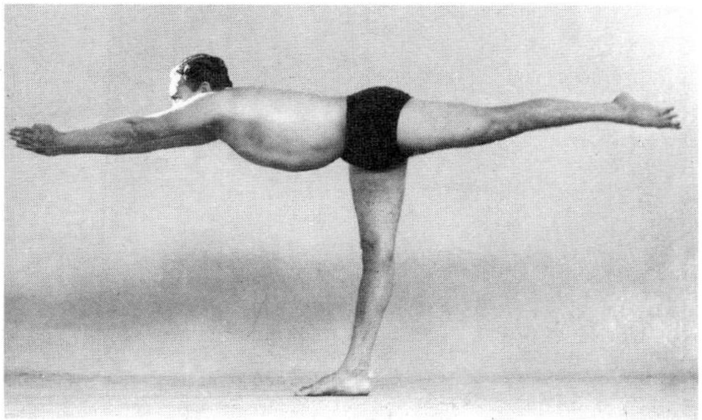

图 17

功效：

如图所示（图 17），通过练习这个体式，传达的是一种和谐、均衡与力量。它能帮助收缩和加强腹部器官，使腿部肌肉更为匀称和强健。这个体式也能够激发身体的活力和促进身体的敏捷，因此推荐跑步者练习。

战士第三式的所有动作可以促进人的举止仪态。当我们把重心放在脚跟上错误地站立时，我们阻碍了身体均衡的增长以及脊椎的弹性。站立时，重心放在脚跟还会导致胃部突出，降低了身体和精神的警敏。这个体式可以帮助人们以双脚脚底牢固地站立，保持胃部肌肉紧缩，使全身和大脑都保持警敏。

10. Ardha Chandrāsana　半月式（图 19）

难度系数 5

Ardha 的意思是半，Chandra 的意思是月亮。这个体式如同半月，因此得名。

功法：

1. 以山式站立（图 1）。然后按照前面所讲述的技巧做三角伸展式（图 4）。
2. 当右侧成三角式后，呼气，弯曲右膝，把右掌放在离右脚一英尺（约 30 厘米）的地方，同时左脚接近右脚（图 18）。
3. 保持这个体式两个呼吸。然后呼气，从地面抬左腿，脚趾向上。伸展右手和右腿。
4. 左手手掌放在左臀上，向上伸展，保持肩部伸展向上。胸部向左侧翻转，保持平衡（图 19）。
5. 身体重量放在右脚和右臀上。右手只是作为保持身体平衡的支撑。
6. 保持这个体式 20~30 秒，深长均匀地呼吸。然后逐步地放下左腿，回到三角式（图 4）。
7. 在左侧重复这个体式。

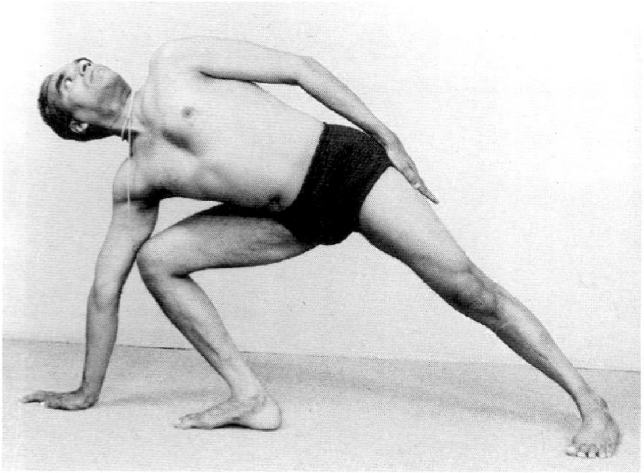

图 18

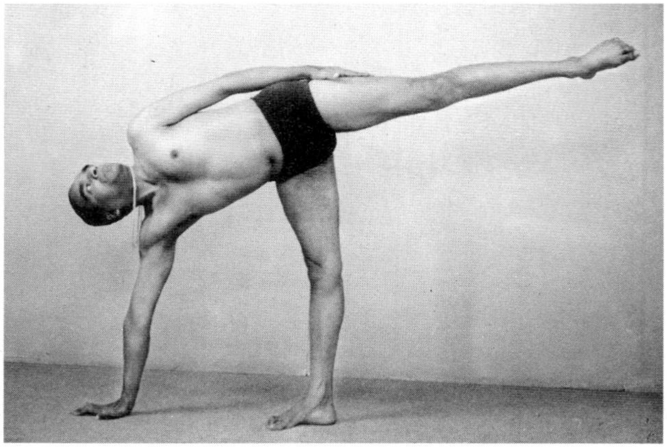

图 19

功效：

这个体式对于那些腿部受过伤或者感染过的人非常有益。它强健脊椎骨的下部区域，与腿部肌肉相连的神经和膝部。该体式与其他站立体式一起练习，将有助于治疗胃部疾患。

注意：那些感到身体虚弱、练习站立体式感到筋疲力尽的人应该只练习三角伸展式（图 4）和侧角伸展式（图 8），这两个体式将有助于强健身体。只有当习练者通过这些练习身体强健起来并有足够的弹性之后，才能开始练习其他的站立体式。

11. Utthita Hasta Pādāngusṭhāsana 单腿站立伸展式（图 23）

难度系数 16

Utthita 的意思是伸展。Hasta 的意思是手。Pādānguṣṭha 的意思是大脚趾。这个体式是通过单腿站立，另一条腿向前伸展，用手抓住伸展腿的大脚趾，然后把头部靠在腿上。

功法：

1. 以山式站立（图 1）。
2. 呼气，弯曲右膝，抬右腿，以右手的拇指、食指及中指抓住右脚大脚趾。
3. 左手放在左臀上，保持平衡（图 20），保持两个呼吸。

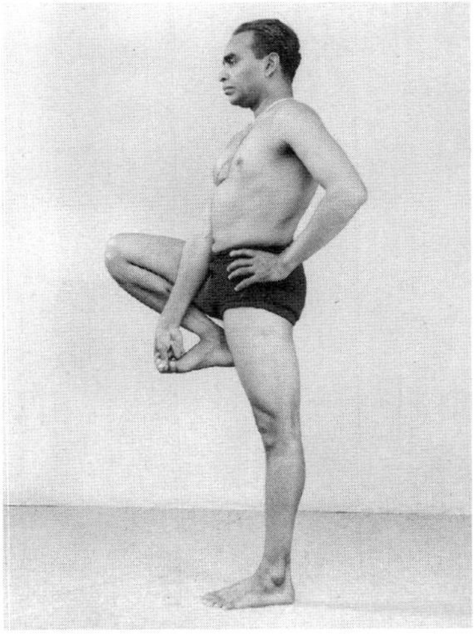

图 20

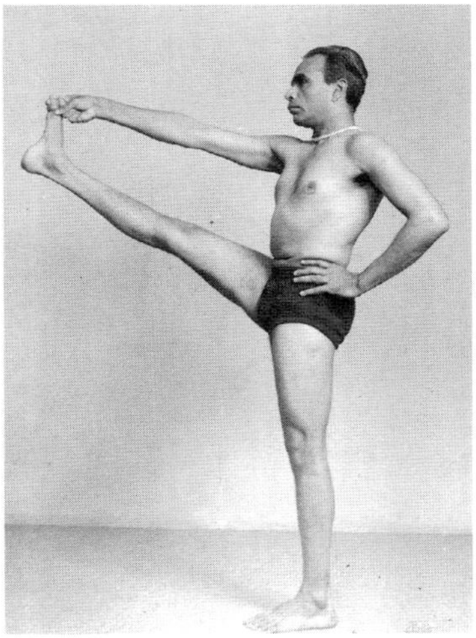

图 21

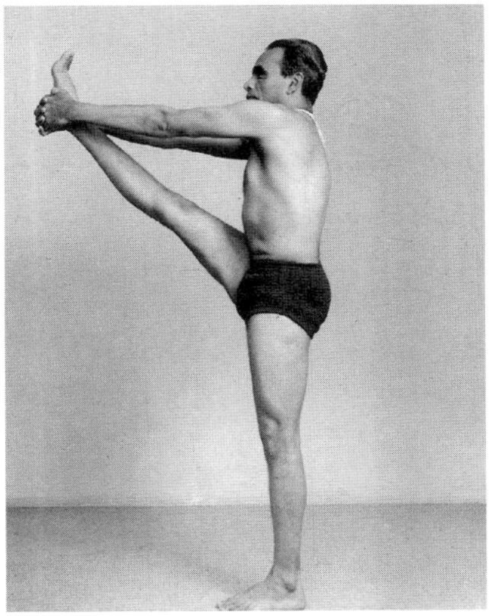

图 22

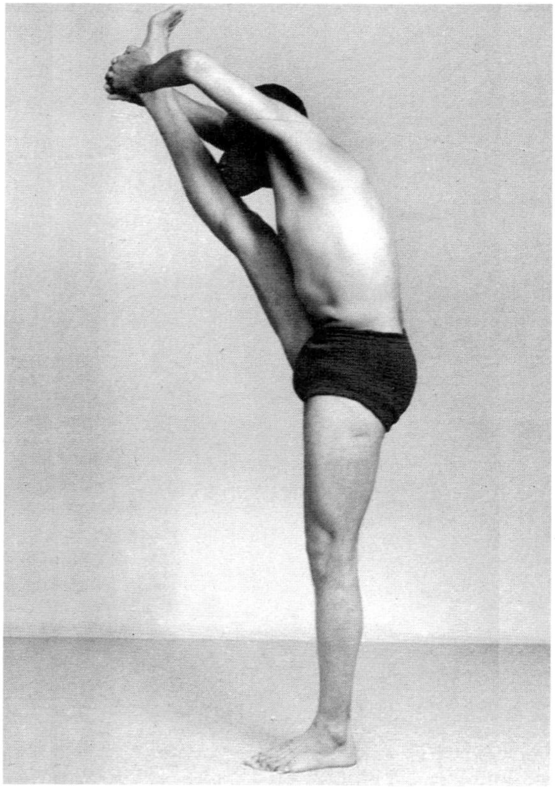

图 23

4. 呼气，向前伸展并拉动右腿（图 21）。保持两个呼吸。

5. 当你在这个体式上稳定后，用两手握住右脚，向上拉得更高（图 22）。保持两个呼吸。

6. 现在，在呼气的同时，把头部，然后鼻子，最后下巴依次贴近右膝。保持这个体式几个深长的呼吸（图 23）。

7. 呼气，松开双手，逐步放低右腿到地面，回到山式（图 1）。

8. 在另一侧重复这一体式，保持右腿在地板上，抬左腿。

9. 在第 5 和第 6 步保持身体平衡是有难度的，只有掌握了第 4 步，才能达到。

功效：

这个体式使腿部肌肉更为强健，身体的平衡也将使人更为均衡和稳定。

12. Pārśvōttānāsana 加强侧伸展式（图 26）

难度系数 6

Pārśva 的意思是侧面。Uttāna（Ut= 紧张，tān= 伸展）的意思是伸展。这个体式使胸侧得到非常强的伸展。

功法：

1. 以山式站立（图 1）。吸气，身体向前伸展。

2. 双掌在背部相合，肩部和肘部尽量向后伸展。

3. 呼气，腕部翻转，双掌向上接近胸后的中部，手指在肩胛骨的位置。现在你正在行合十礼（namaste）（印度人通过双手合十表示尊敬），只不过你是双手在背后行礼（图 24）。

4. 吸气，跳步分开双腿 3~3 $\frac{1}{2}$ 英尺（约 90~105 厘米）。保持在这个体式，呼气。

5. 吸气，身体转向右侧。右脚右转 90 度，使脚趾和脚跟与身体保持一条直线；左脚朝右转 75~80 度，左脚完全伸展，双膝收紧，头部朝后仰（图 25）。

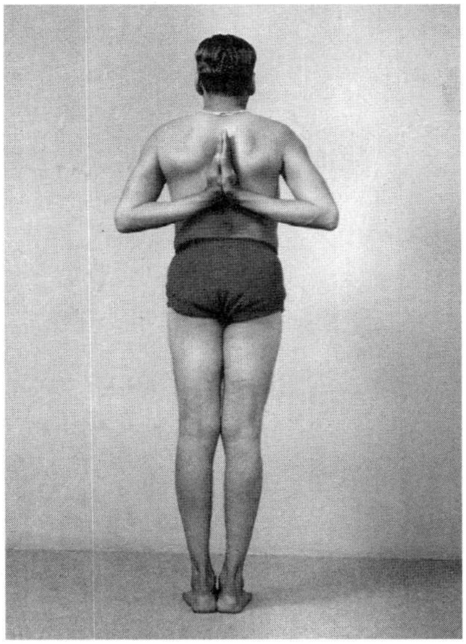

图 24

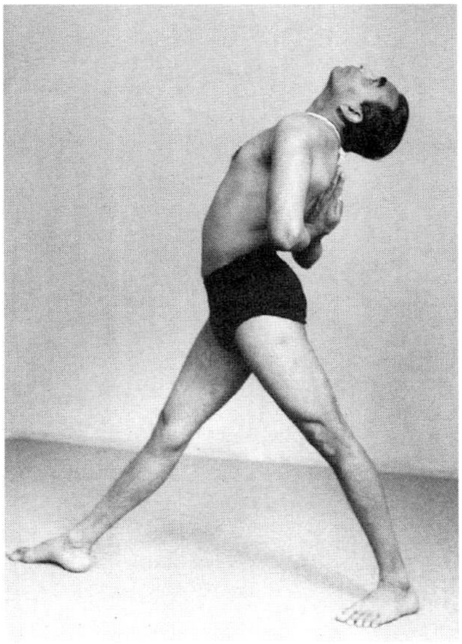

图 25

6. 呼气，身体前曲，把头放在右膝上。伸展背部，逐渐地伸展颈部直到鼻子，然后嘴唇，最后下巴碰触并超过右膝（图 26）。通过上提膝盖，收紧双腿。

7. 保持这个体式 20~30 秒，正常呼吸。然后绕髋摆动躯干，缓慢地将头部和躯干朝向左膝，同时把左脚左转 90 度，右脚也向左转 75~80 度。现在抬躯干和头都尽量向后仰，注意不要弯曲右腿。整个动作应该在一个吸气内完成。

8. 呼气，躯干前曲，头部放左膝上，然后拉伸颈部（参照步骤 6）逐渐地伸展下巴超过左膝。

9. 保持这个体式 20~30 秒，正常地呼吸，然后吸气，头部回到中心，脚回到原来的位置，这样脚趾朝向前方，然后抬起躯干。

10. 呼气，跳回到山式（图 1），手从背后松开。

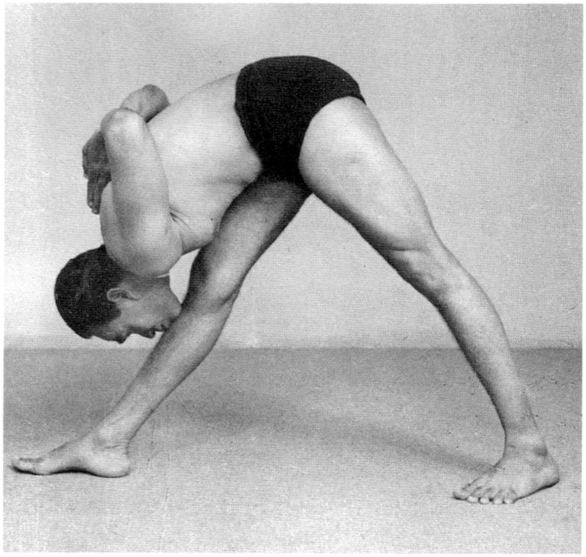

图 26

11. 假如你不能在身体背后双手合十，那么就先握住手腕做上面的体式（图 27 和图 28）。

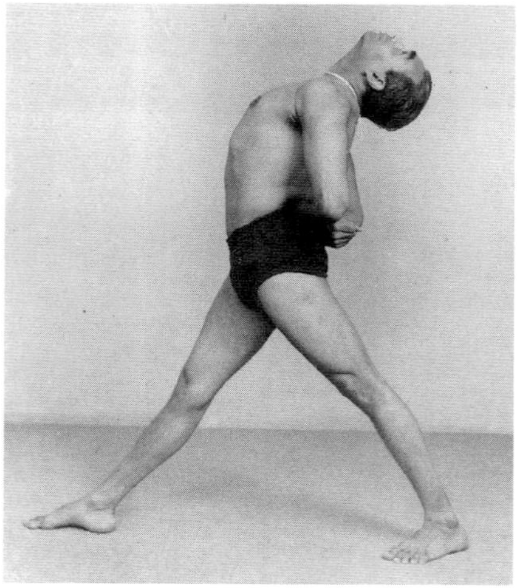

图 27

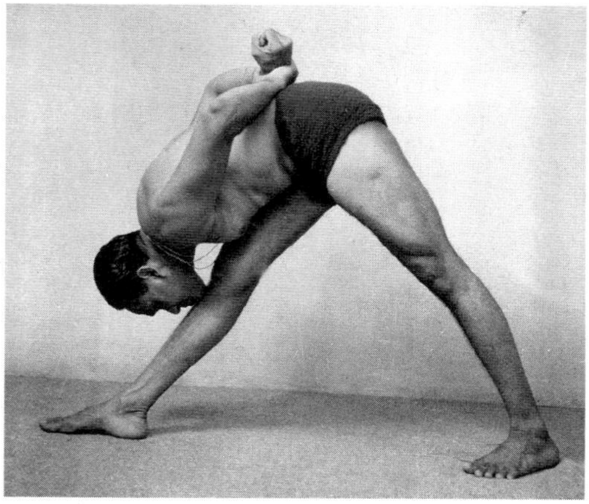

图 28

功效：

这个体式能够缓解腿部和臀部肌肉的紧张和僵硬，使髋关节和脊椎骨更富有弹性。当头部放在膝盖上，腹部器官也得到收缩和加强，手腕得以自由地移动，任何该区域的僵硬都会消失。这个体式还可以纠正肩部下垂。在正确的体式中，肩部向后伸展，使得深度呼吸更为容易。

13. Prasārita Pādōttānāsana Ⅰ　双角第一式（图 33、图 34）

难度系数 4

Prasārita 的意思是扩张、伸展和延伸。Pāda 的意思是脚。这个体式使双腿得到充分的伸展。

功法：

1. 以山式站立（图 1）。
2. 吸气，双手放在腰间，分开双腿 $4\frac{1}{2}$~5 英尺（约 120~150 厘米）（图 29）。

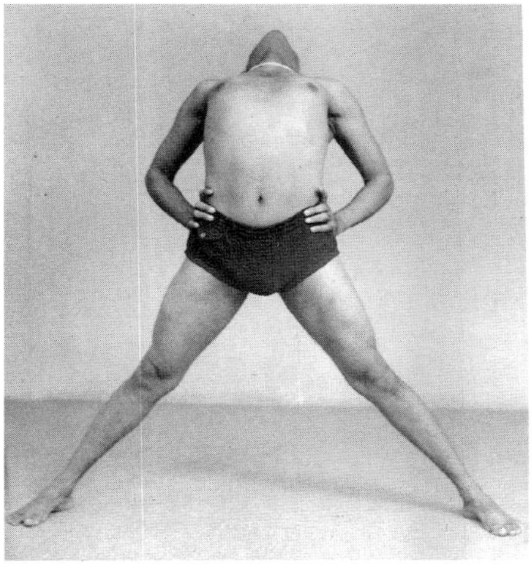

图 29

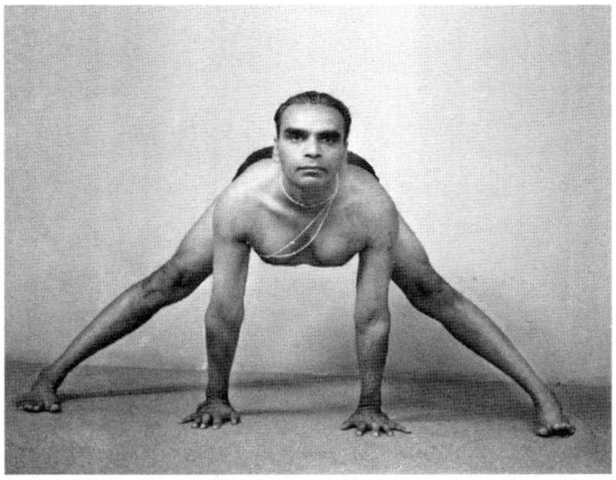

图 30

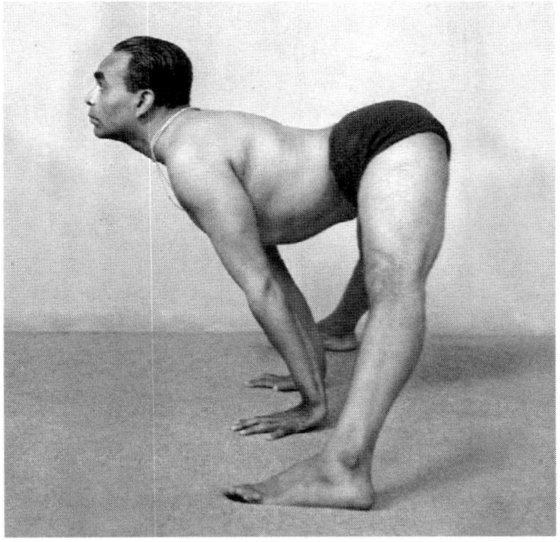

图 31

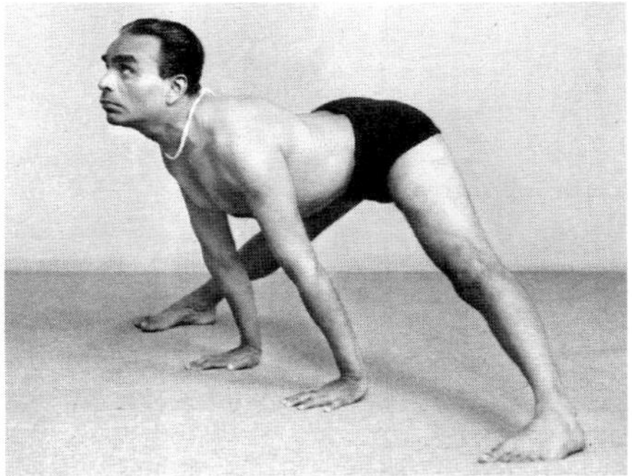

图 32

3. 膝盖上提，收紧双腿。呼气，手掌放在地板上，在两腿之间，与肩部同宽（正视图 30）。
4. 吸气、抬头，背部下凹（侧视图 31 和图 32）。

5. 呼气，弯曲肘部，头顶接触地面，身体重量放在两腿上（图 33 和图 34）。不要把身体重量放在头上。双脚和双手以及头部应该在一条直线上。

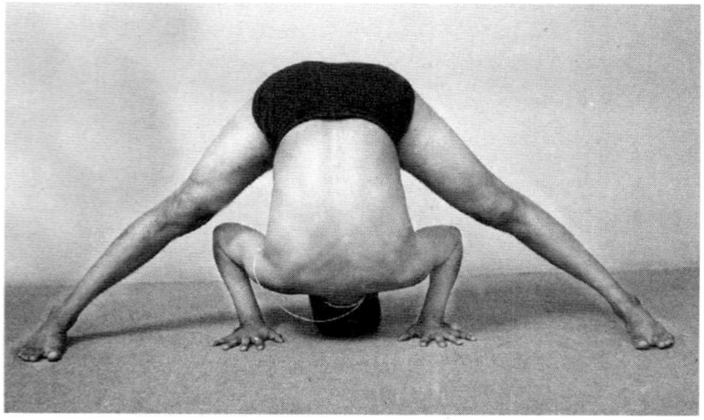

图 33

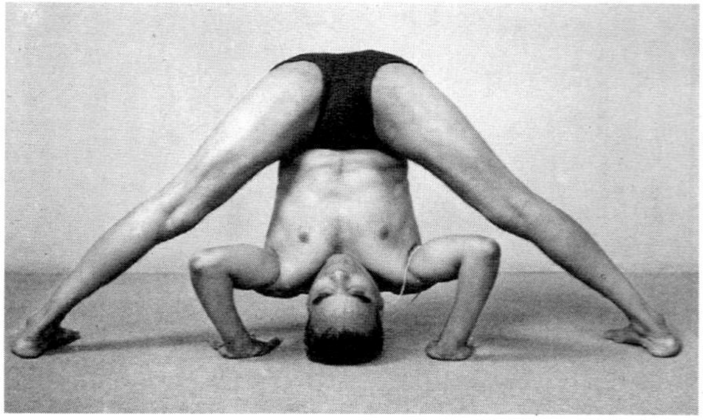

图 34

6. 保持这个体式半分钟，深长均匀地呼吸。
7. 吸气，从地面抬头，伸直手臂。保持头部上抬，同时背部如第 4 步那样下凹（图 30）。
8. 呼气，回到第 2 步（图 29）。
9. 跳回到山式站立（图 1）。

14. Prasārita Pādōttānāsana Ⅱ 双角第二式（图 35、图 36）

难度系数 4

这一体式比前面的体式更进一步。在这个体式中，手放在腰部而不是地面上（图 35），或者双手在背后相合，就像在背后行合十礼（图 36）。在这个体式中，腿部伸展更加强烈。

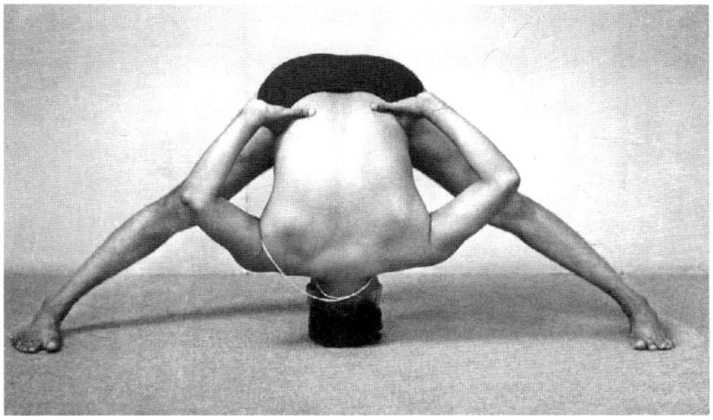

图 35

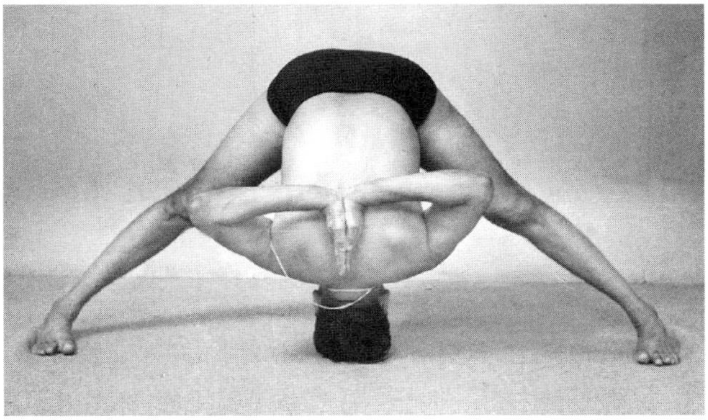

图 36

功效：

在这个体式中，腿部筋腱和外展肌得到完全的伸展，与此同时血液也流到了躯干和头部。那些无法完成头倒立式（Śīrṣāsana）（图 184）的人可以从这个体式中受益，这个体式还能增强消化功能。

上面提到的所有站立体式对于初学者都非常必要。随着习练者的提高，身体灵活性增强，站立体式可以不作为必做体式。但是我仍然建议一个星期最好做一次。所有这些站立体式都有助于减轻体重。

15. Parighāsana 门闩式（图 39）

难度系数 4

Parighā 的意思是用于锁门的横梁或者横木。在这个体式中，身体姿势仿佛是用于锁门的交叉横梁，因此得名。

功法：

1. 跪在地上，脚踝相靠。
2. 右腿向右侧伸展，伸出的右腿保持与躯干和左膝在一条直线上。右脚朝向右，保持右腿笔直在膝关节。
3. 吸气的同时，双臂侧平举与肩平（图 37）。保持两个呼吸。
4. 呼气，躯干和右臂向下朝伸展腿移动（图 38）。右前臂和手腕分别放在右腿胫骨和脚踝处，右手手掌向上。右耳紧贴右上臂，左手手臂举过头与右手掌相触，左耳贴近左上臂（图 39）。
5. 保持这个体式 30~60 秒，正常地呼吸。
6. 吸气，移动躯干和手臂回到第 3 步，曲右腿跪在地面上，使双脚脚踝再次相靠。
7. 在另一侧重复上面的体式。注意，在两侧保持体式的时间要相同。

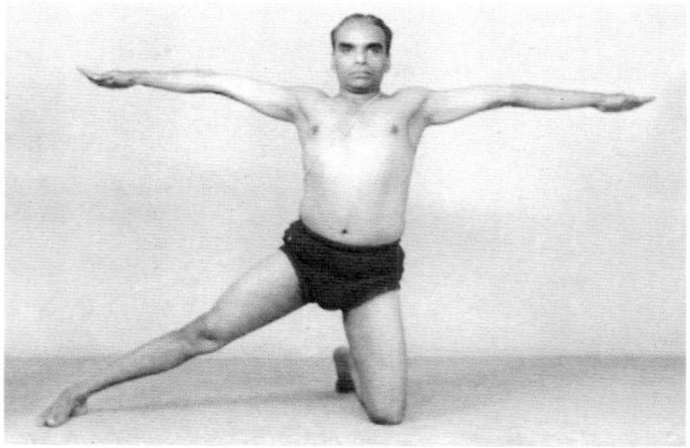

图 37

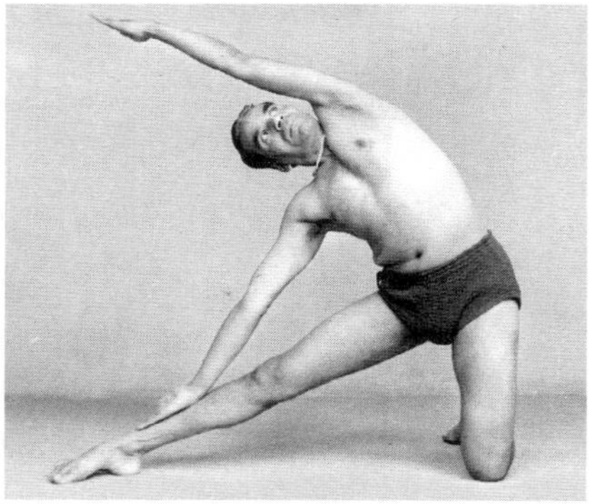

图 38

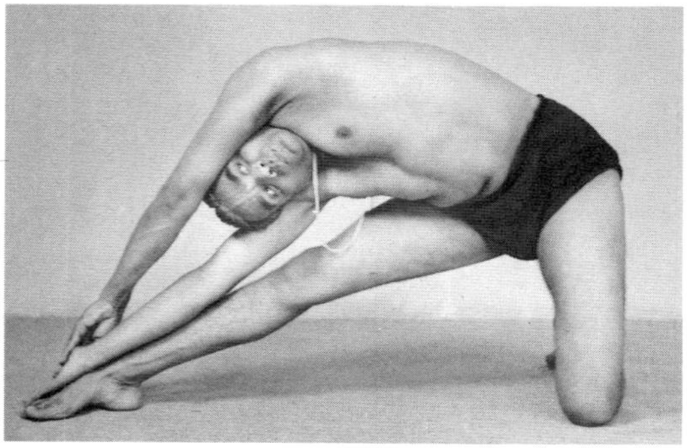

图 39

功效：

在这个体式中，骨盆区域得到伸展，当腹部一侧得到伸展的同时，另一侧则侧弯。这将使腹部肌肉和器官保持良好状态，腹部皮肤则始终保持健康而不会松弛下垂。脊椎侧弯动作有助于那些背部僵硬的人。

16. Uṣṭrāsana　骆驼式（图 41）

难度系数 3

Uṣṭra 的意思是骆驼。

功法：

1. 跪在地面上，两大腿和两脚靠拢，脚趾朝后放在地面上。
2. 手掌放在臀上。伸展大腿，脊柱后弯，肋骨延展（图 40）。
3. 呼气，把右手手掌放在右脚跟上，左手手掌放在左脚跟上，如果可能，把双手手掌尽量放在脚底上。
4. 手掌下压脚底，使头部向后，脊柱尽量向大腿方向推，同时大腿应该始终与地面保持垂直。
5. 收缩臀部，进一步伸展背部脊柱和尾骨区域，颈部始终向后伸展（图 41）。

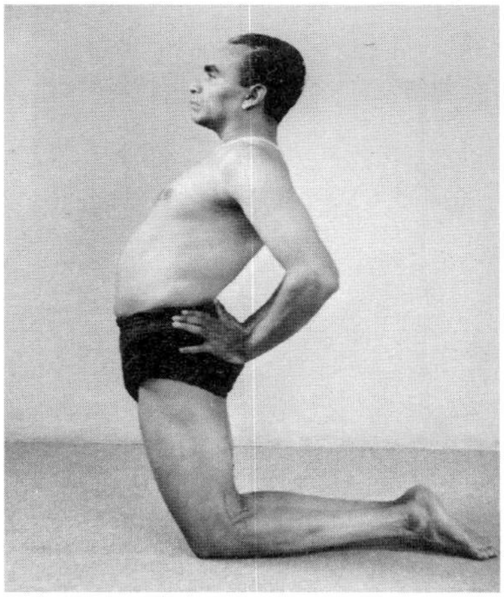

图 40

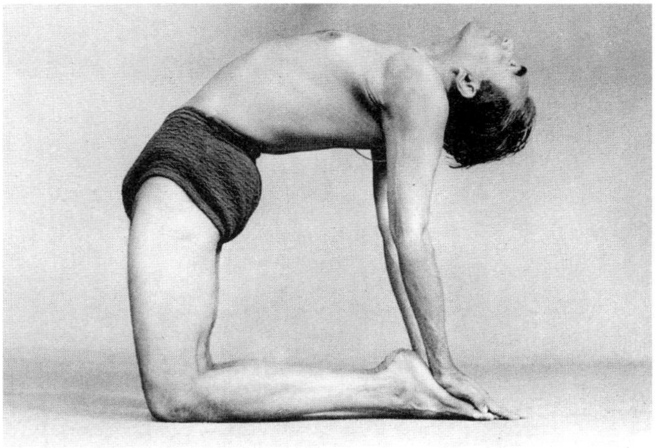

图 41

6. 保持这个体式半分钟，正常地呼吸。
7. 依次把双手重新放在臀部（图 40）。然后坐在地板上，放松。

功效：

那些肩部下垂以及背有些驼的人将得益于这个体式。

整个脊柱都得到充分的向后伸展和增强，这个体式即使对于那些年龄大一些甚至脊椎受过伤的人，也可以很方便地练习。

17. Utkaṭāsana 幻椅式（图 42）

难度系数 2

Utkaṭa 的意思是强大、猛烈和不均衡。这个体式如同坐在一把假想的椅子上。

功法：

1. 以山式站立（图 1）。伸直手臂过头，双掌相合（图 12）。
2. 呼气，曲膝，放低躯干直到大腿与地面平行（图 42）。
3. 身体不要向前弯曲，胸部尽量向后，正常地呼吸。
4. 保持这个体式数秒钟（30 秒就足够了）。在这个体式上保持平衡有难度。
5. 吸气，伸直双腿（图 12），手臂放下，回到山式（图 1），放松。

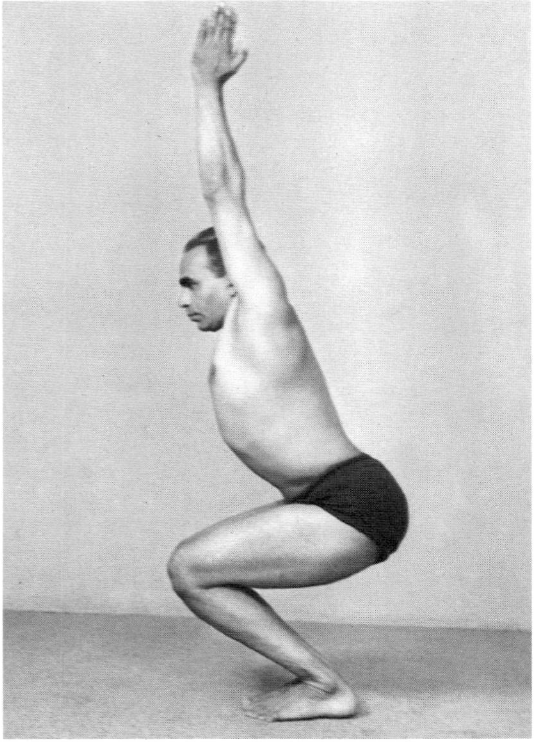

图 42

功效：

这个体式缓解肩部僵硬，纠正腿部任何细微的畸形。踝骨日益强壮，腿部肌肉也得到均衡的发展。提升横膈膜，心脏也得到轻柔的按摩。增强腹部器官和背部，完全扩展了胸部。对于那些经常骑马的人，这个体式很有益处。

18. Pādānguṣṭhāsana　手抓脚趾站立伸展式（图 44）

难度系数 3

Pāda 的意思是脚。Anguṣṭha 的意思是大脚趾。这个体式需要站立时抓住大脚趾，因此得名。

功法：

1. 以山式站立（图 1）。两腿分开。

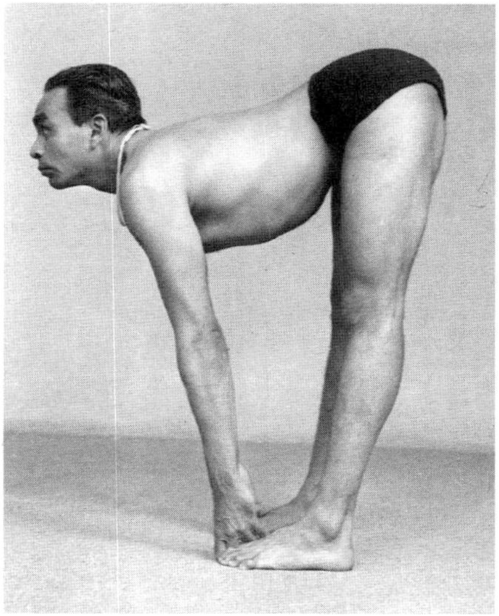

图 43

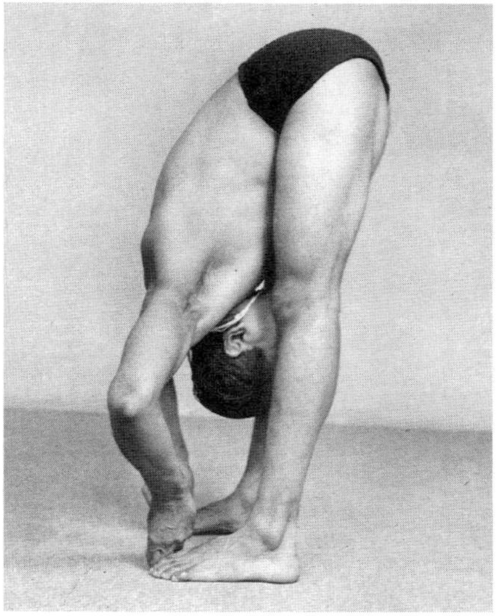

图 44

2. 呼气，身体前曲，以双手大拇指及食指和中指紧紧夹住双脚大脚趾，双掌相向（图 43）。
3. 头部向上，把横膈膜向胸部拉伸，背部尽量下凹。背部下凹是从骨盆区域开始弯曲，而不是从肩部向下。
4. 保持腿部绷直，不要放松对膝部和大脚趾的控制。伸展肩胛骨，在这个体式上做一到两个呼吸。
5. 现在呼气，通过绷紧膝部，伸展脚趾但不要让它们离开地面，把头部放在两膝之间（图 44）。保持这个体式 20 秒，正常呼吸。
6. 吸气，回到第 2 步（图 43）。松开脚趾站起来。回到山式（图 1）。

19. Pādahastāsana　手碰脚前曲伸展式（图 46）

难度系数 6

Pāda 的意思是脚。Hasta 的意思是手。这个体式需要身体向前弯曲，站在手上。

功法：

1. 以山式站立（图 1）。分开双腿。
2. 呼气，身体前弯，注意腿部不要弯曲，把手放在脚底下，使手掌碰到脚底（图 45）。
3. 保持头部抬起，后背尽量下凹。不要放松膝部，保持这个体式几秒钟。
4. 现在呼气，头部放在两膝之间，肘部弯曲，向上提拉脚掌（图 46）。保持这个体式 20 秒，正常呼吸。

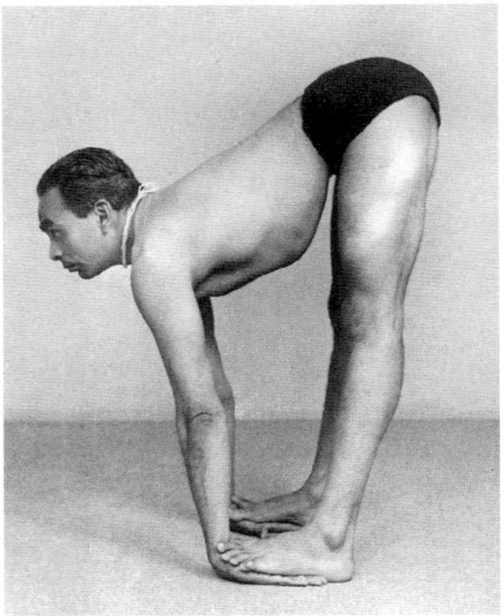

图 45

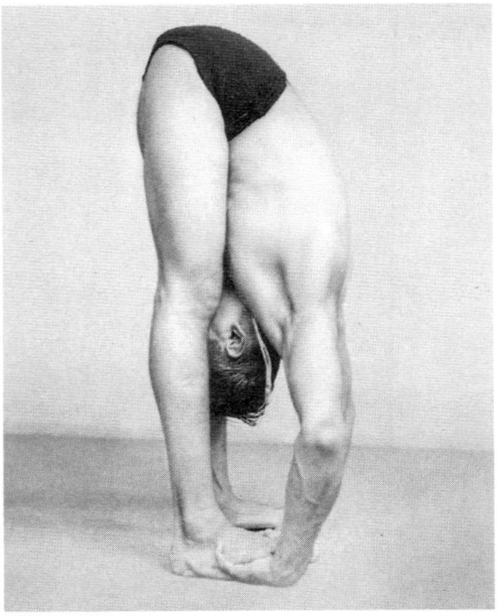

图 46

5. 吸气，抬头，回到第 2 步（图 45），头部保持抬起。两个呼吸。
6. 吸气，站起来，回到山式（图 1）。

手抓脚趾站立伸展式（Pādānguṣṭhāsana）和手碰脚前曲伸展式（Pādahastāsana）的功效：

后一种体式比前一种伸展更为强烈，但两者的功效相同。腹部器官都得到了增强，消化液分泌增加，同时肝、脾也增强了活力。那些经常感到腹部有鼓胀感或者胃部疾患的人都将从练习这两个体式中受益。

只有在如图 43 和图 45 中所示的背部下凹体位中椎间盘突出才能够得以调整。如果你存在椎间盘移位，那么就不要把头部放入两膝之间。我曾经针对那些患有椎间盘突出的人做过实验，背部凹陷体位对他们非常有益。在尝试这个体式之前，必须要在大师的指导下进行，因为背部凹陷体位很可能无法马上就掌握。练习者必须在尝试这个体式前先掌握其他较小的体式。

20. Uttānāsana　加强脊柱前曲伸展式（图 48）

难度系数 8

Ut 是一个小品词，意思是强烈。而动词 tān 的意思是伸展、延伸、伸长。在这个体式中，脊椎得到有意而强烈的伸展。

功法：

1. 以山式站立（图 1）。保持两膝收紧。
2. 呼气，身体前曲，把手指放在地板上。然后把手掌置于脚侧，放在脚后跟后。注意不要曲膝（图 47）。
3. 试着将头抬起，伸展脊柱。臀部稍向前从而使腿部与地面垂直。
4. 保持这个体式两个深长的呼吸。
5. 呼气，躯干靠近腿部，把头放在膝盖上（图 48）。
6. 膝盖不要松弛，膝盖骨上提。保持这个体式一分钟，均匀深长地呼吸。

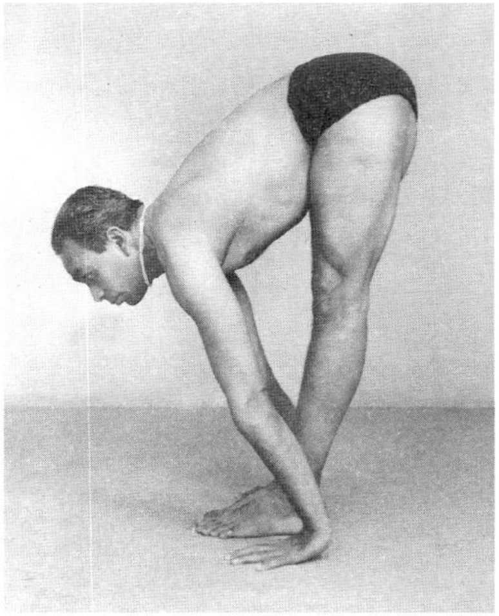

图 47

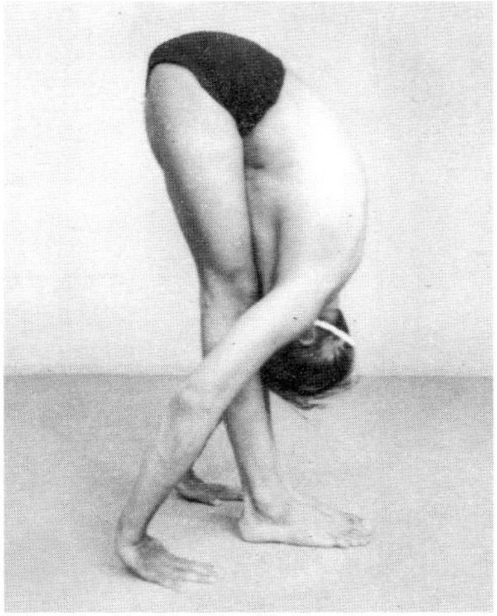

图 48

7. 吸气，抬起头，但是手掌不要离开地面（图 47）。
8. 两个呼吸后，深吸气，从地面上抬起双手，回到山式（图 1）。

功效：

这个体式可以缓解胃部疼痛，强健肝部、脾脏和肾脏；同时它也能够缓解月经期间的腹部疼痛，减缓心跳，使脊椎神经恢复活力。如果保持这个体式两分钟以上，任何精神上的抑郁都将消除。这个体式对于那些易于激动的人是一个福音，因为它能够舒缓脑细胞。做完这个体式后，人们将感觉平静和镇定，眼睛开始发亮，大脑获得平和。

那些在练习头倒立式（Śīrṣāsana）（图 184）时，感到头部沉重、脸部充血或者其他任何不适的人，应该先练习加强脊柱前曲伸展式（Uttānāsana），然后他们才能够轻松而舒适地练习头倒立式。

21. Ūrdhva Prasārita Ekapādāsana　单腿脊柱前曲伸展式（图 49）

难度系数 6

Ūrdhva 的意思是向上、在之上和高。Prasārita 的意思是延伸、伸展。Eka 的意思是一个，Pāda 的意思是脚。这个体式需要单腿站立，身体前曲，抬高另一条腿。

功法：

1. 以山式站立（图 1）。
2. 呼气，躯干前曲。左手抓住右脚脚踝。右手放在右脚旁边，头部或者下巴贴近右膝。
3. 尽量抬高左腿。双膝都要收紧。保持抬起腿脚趾朝上。腿部应该保持绷直，这样脚趾自然会直指向上，而不会倒向一侧（图 49）。

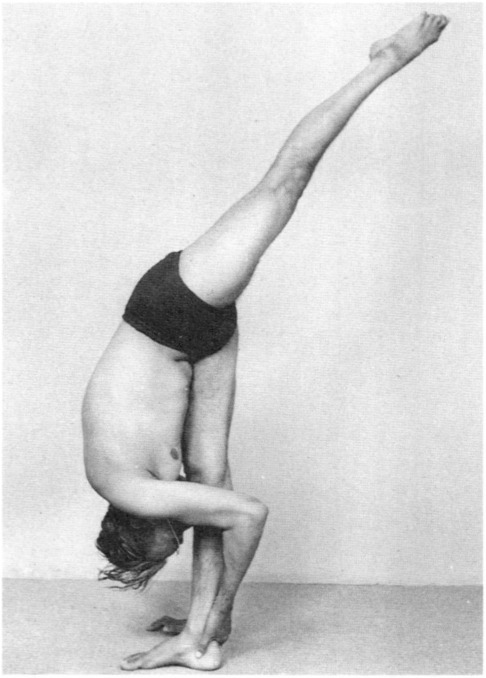

图 49

4. 保持这个体式 20 秒，均匀地呼吸。吸气，放下左腿，回到山式（图 1）。
5. 在另一侧重复这一体式，这次左腿放在地上，抬高右腿。两侧保持体式的时间相同。

功效：

这个体式可以增强腿部肌肉，并减少臀部的脂肪。

22. Ardha Baddha Padmōttānāsana　半莲花加强前曲伸展式（图 52）

难度系数 9

Ardha 的意思是半。Baddha 的意思是限制、克制、控制。Padma 的意思是莲花。Uttāna 的意思是强烈的伸展。

功法：

1. 以山式站立（图 1）。
2. 吸气，抬起右腿，弯曲右膝，把右脚脚背放在左大腿上。
3. 左手抓住右脚，右臂绕到身体背后，右手大拇指及食指和中指抓住右脚大脚趾（图 50）。
4. 松开左手。呼气，身体前曲，左手放在左脚旁（图 51），头部抬起，背部尽量下凹。保持数个呼吸。
5. 呼气，头部和下巴放在左膝上（图 52）。
6. 假如左手手掌无法全部接触地面，那就先从手指尖开始，然后逐步过渡到手指，最后是整个手掌放在地面上。头部的姿势也一样，先把前额贴近左膝，然后伸展颈部，把鼻尖贴近左膝，然后是嘴唇，最后是下巴。从头部到下巴的过程也表明身体越来越有弹性。

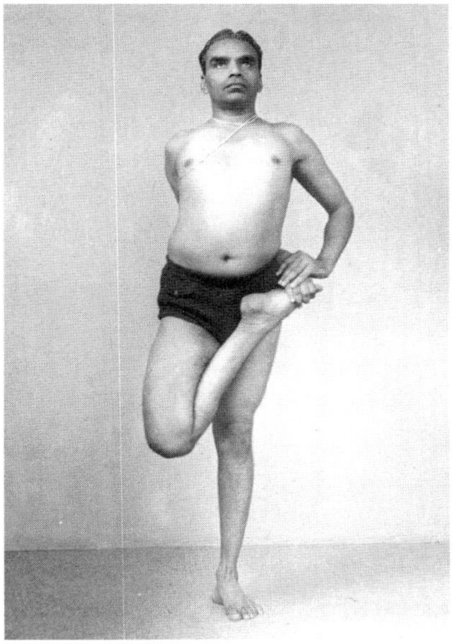

图 50

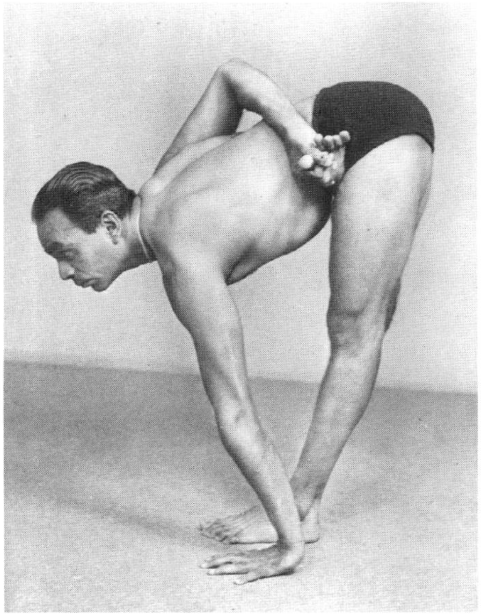

图 51

7. 在几个深长的呼吸后，吸气，抬起躯干回到第 4 步（图 51），两个呼吸。
8. 吸气，抬起左掌，回到第 3 步（图 50）。
9. 右手松开紧抓的右脚，回到山式（图 1）。
10. 在另一侧重复这一体式，右腿放在地上，弯曲左腿，把左脚放在右大腿处，左手从背后抓住左脚大脚趾，身体前曲，右手手掌放在地上（图 53）。
11. 如果你不能从背后用手抓住大脚趾，那就把双手手掌都放在地上，然后练习上面的体式（图 54、图 55）。

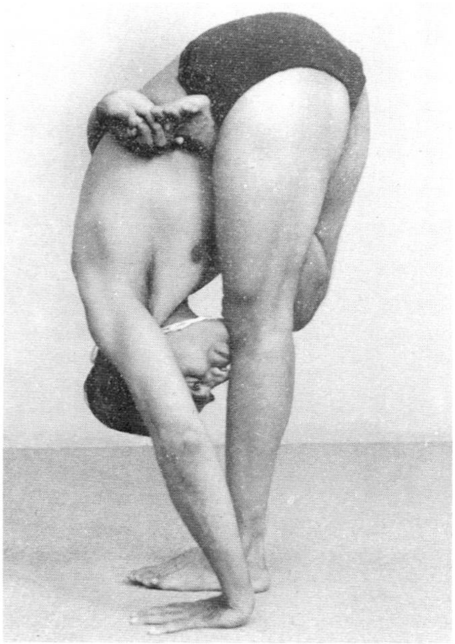

图 52

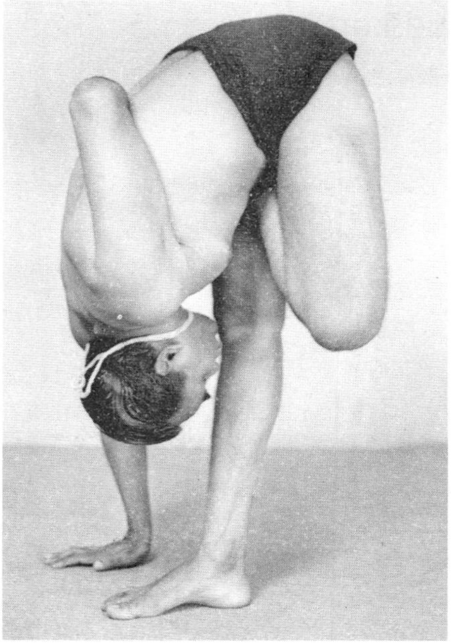

图 53

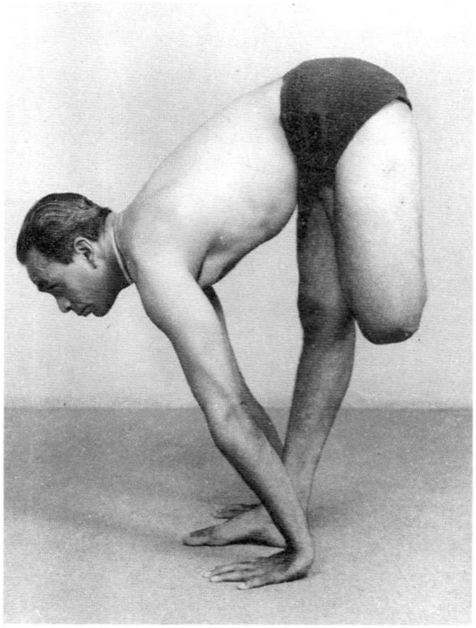

图 54

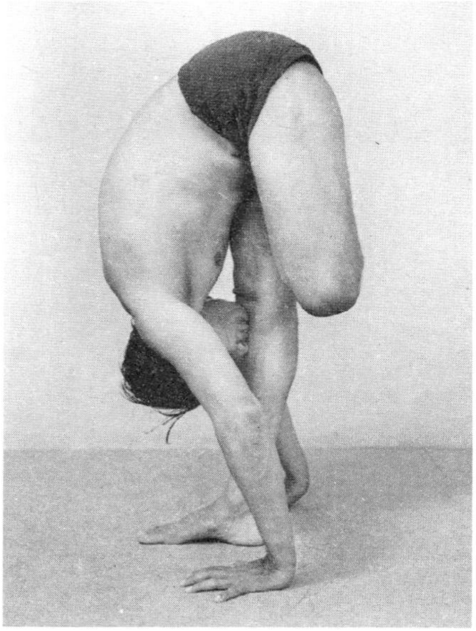

图 55

功效：

这个体式可以治疗膝部僵硬。由于腹部器官得到收缩和挤压，消化功能得到增强，增加其蠕动，帮助身体排除毒素。这个体式帮助人们肩部向后伸展，扩展胸部，帮助呼吸更为自由和深长。

23. Garuḍāsana 鸟王式（图 56）

难度系数 1

Garuḍa 的意思是鹰，也是众鸟之王的名字。Garuḍa 代表毗湿奴的坐骑，它白脸、长喙，有红色的翅膀和金色的身体。

功法：

1. 以山式站立（图 1）。弯曲右膝。

2. 把左腿绕过右膝，叠放在右大腿上。注意将左大腿的后部放在右大腿的前部上。

3. 然后把左脚放在右小腿后，使左腿胫骨紧贴右小腿，左脚大脚趾刚好钩住右脚脚踝内侧之上。左腿现在完全盘绕在右腿上。

4. 现在你全部的平衡都在右腿上，这需要一些时间来掌握。

5. 曲肘，抬手臂与胸平，把右肘放在左上臂的前部，接近肘关节处。然后移动右手向右，左手向左，双掌相合。现在左臂完全缠绕在右臂上（图 56）。

6. 保持这个体式几秒钟，比如 15~20 秒，同时保持深长的呼吸。然后松开手臂和腿，回到山式（图 1）。

7. 重复这个体式，左腿站立，右腿盘绕在左腿上，右臂盘绕在左臂上。两侧保持体式的时间相同。

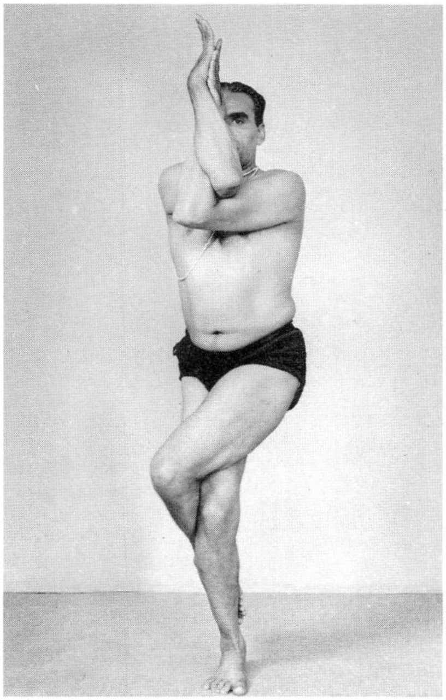

图 56

功效：

这个姿势可以强健脚踝，消除肩部僵硬。这个体式预防小腿肌肉抽筋，因此受到练习者欢迎。能够缓解腿部抽筋以及消除疼痛的姿势有鸟王式、英雄式（vīrāsana）（图 89）和蛙式（Bhekāsana），也叫做青蛙式（Maṇḍukāsana）（图 100），这将在随后的章节中详细讲述。

24. Vātāyanāsana　马面式（图 58）

难度系数 11

Vātāyana 的意思是马。这个体式像马的脸，因此得名。

功法：

1. 坐在地上，把左脚放在右大腿根部，成半莲花式（Padmāsana）。
2. 双手置于地，靠近臀部。呼气，从地面抬起躯干，并把左膝顶端抵在地面上。把右脚放在弯曲的左膝旁，右大腿与地面平行（图 57）。
3. 骨盆前送，使左大腿与地面垂直，抬起双手，挺直背部，保持身体平衡。注意在保持平衡的时候身体不要前曲，要保持背部笔直。
4. 弯曲肘部，抬起手臂与胸平，把右上臂后部贴近左上臂前部。使两者相互缠绕，双掌相合。保持这个体式 30 秒，正常地呼吸（前视图：图 58；侧视图：图 59）。
5. 松开双臂，坐回到地面上，伸直双腿。
6. 在另一侧重复这个体式。这次，把右脚放在左大腿根部，把左脚放在弯曲的右膝旁，在胸前缠绕双臂，以使在肘关节附近左臂放在右臂上。保持平衡，使左大腿平行于地面。注意在两侧保持这个体式的时间应该相同。然后放松。
7. 一开始，保持平衡很困难，膝部会感觉疼痛。随着练习的增加，疼痛会逐渐消失，平衡感也会逐渐获得。

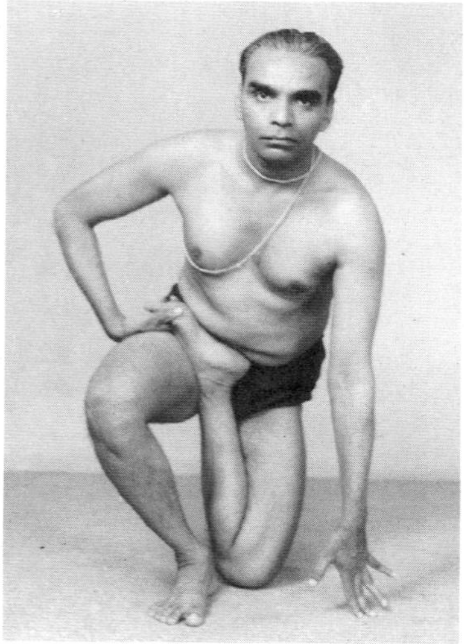

图 57

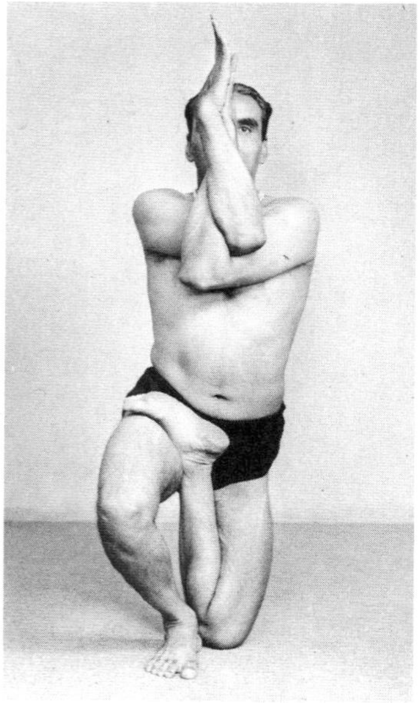

图 58

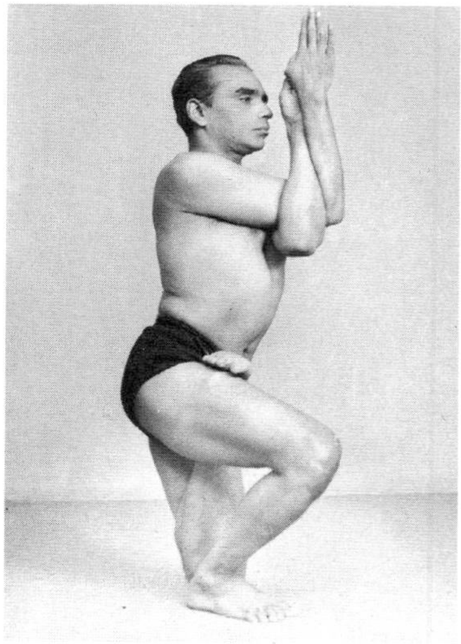

图 59

功效：

在这个体式中，髋关节获得了充分的血液循环，细小的臀部和大腿的畸形都能够得到纠正。这个体式对于缓解骶骨区域的僵硬也很有好处。

25. Śalabhāsana 蝗虫式（图 60）

难度系数 1

Śalabhā 的意思是蝗虫。这个体式就像一只趴在地上的蝗虫，因此得名。

功法：

1. 胃部紧贴地面，脸朝下俯卧。手臂向后伸展。
2. 呼气，头部、胸部和腿部同时离开地面，尽量抬高。手和肋骨不要放在地面上。只有腹部着地，承受着整个身体的重量（图 60）。
3. 收缩臀部，伸展大腿肌肉。保持双腿完全伸展和伸直，两大腿、双膝、两脚踝相碰触。
4. 不要把身体的重量放在手上，而要把手臂尽量向后伸展，从而锻炼上背部的肌肉。
5. 尽量保持这个体式，正常地呼吸。
6. 起初，胸部和腿部抬起会有困难，但是随着腹部肌肉日益强壮，练习这个体式将越来越容易。

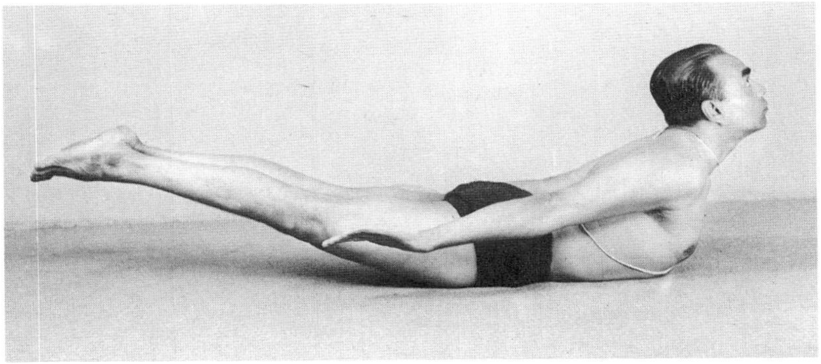

图 60

功效：

这个体式可以帮助消化，并能够消除胃部疾患和肠胃胀气。由于脊椎得到向后的充分伸展，因此有助于增强脊椎的弹性。这个体式还可以消除荐骨和腰部的疼痛。以我的经验，那些患有椎间盘突出的人经常练习这个体式可以获得很大的益处，从而可以不必被强制休息或者不得不进行手术治疗。膀胱和前列腺也能够通过练习这个体式获得益处，并保持健康。

另外，该体式的变体对消除下背部疼痛很有好处。在这个体式中，膝盖弯曲，大腿分开，与此同时，胫骨与地面保持垂直。然后呼气，大腿离开地面抬起，相互靠近直到双膝相碰，胫骨仍然保持与地面垂直（图 61）。

在《格拉达本集》（*Gheraṇḍa Saṁhitā*）一书的第二章第 40 节这样描述蝗虫式变化，如下页。

26. Makarāsana 蝗虫式变体（图 62）

脸朝下俯卧，胸部着地，双腿同时伸展，双手抱头。这个体式是蝗虫式变体，可以增加身体热量。也被称做鳄鱼式。

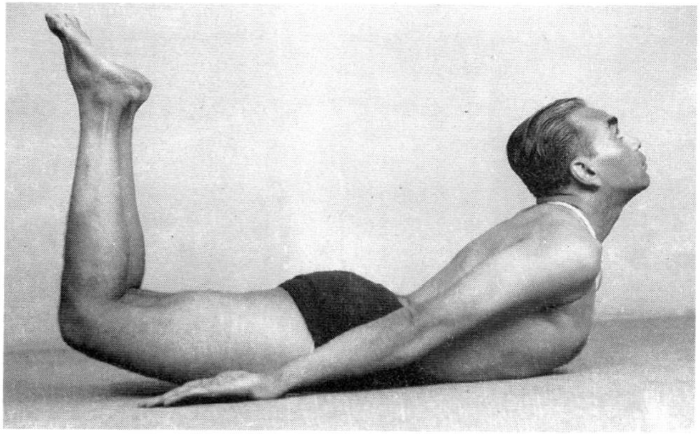

图 61

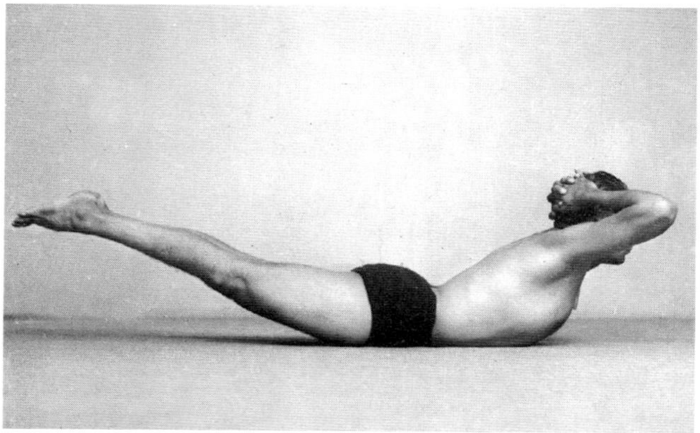

图 62

27. Dhanurāsana　弓式（图 63）

难度系数 4

Dhanu 的意思是弓。在这个体式中，手臂就像是弓弦，向上拉起头部、躯干和腿部，这个体式就像是一张拉开的弓。

功法：

1. 脸朝下，腹部贴地，俯卧。
2. 呼气，曲膝。两臂向后伸展，左手抓住左脚踝，右手抓住右脚踝。保持两个呼吸。
3. 现在完全地呼气，抬双膝离地，拉动双腿向上离地，同时带动胸部离地。手臂和手的动作犹如一根弓弦拉紧身体成弓形（图 63）。
4. 抬头，尽可能地向后仰。不要把肋骨或骨盆放在地面上。只有腹部支撑身体的全部重量。
5. 抬腿部的同时双膝不要并拢，因为如果膝部靠在一起的话，就无法使双腿抬到足够的高度。当腿部已经完全向上伸展后，再把左右大腿、膝盖和脚踝并拢。
6. 由于腹部伸展，呼吸将加快，但是不要担心。在这个体式尽你所能保持 20~60 秒。
7. 然后，呼气，松开脚踝，双腿伸直，头部和腿重新回到地面，然后放松。

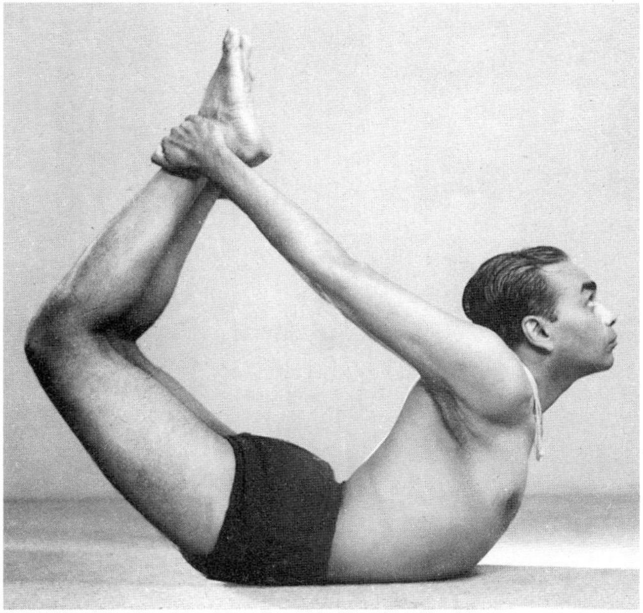

图 63

功效：

这个体式使脊椎向后得到充分的伸展。上了年纪的人由于不常做这个体式，因此他们的脊椎很僵硬。这个体式可以使脊椎重新恢复弹性，并增强腹部器官。以我的经验来看，那些患有椎间盘突出的人通过经常练习弓式和蝗虫式（图 60）可以缓解病痛，而不必被强制性休息或者不得不进行手术治疗。

28. Pārśva Dhanurāsana 侧弓式（图 64、图 65）

难度系数 4

Pārśva 的意思是侧面。在这个弓式的变体中，练习者通过侧卧来完成这个体式。

功法：

1. 练习弓式（图 63）。
2. 呼气，身体滚向右侧，伸展腿部和胸部（图 64）。
3. 吸气，回到第 1 步。然后呼气，身体滚向左侧（图 65）。
4. 根据你的能力在两侧保持体式的时间相同，保持正常的呼吸。吸气，回到弓式，放开双腿，放松。
5. 由于这个体式比前面的体式更为强烈，脚踝很容易从手部脱开，因此要用手牢固地抓住两脚脚踝。

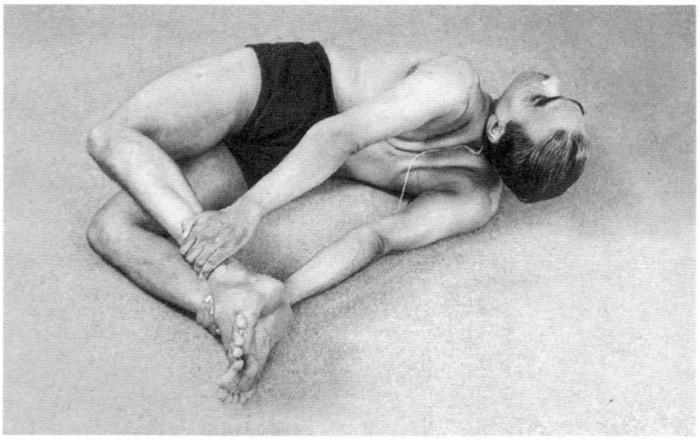

图 64

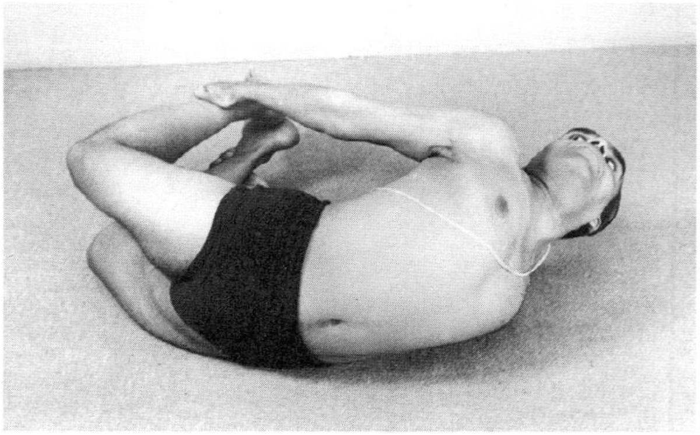

图 65

功效：

在这个体式中，体侧翻滚通过朝地面挤压按摩了腹部器官。

29. Chaturaṅga Daṇḍāsana　四肢支撑式（图 67）

难度系数 1

Chatur 的意思是四。Aṅga 的意思是肢或肢的一部分。Daṇḍa 的意思是棍子。脸朝下在地面平卧，身体重量放在手掌和脚趾上，呼气，使身体与地面平行，如一根棍子般笔直。支撑身体的是双手和双脚。这个体式与西方的体操很相似。

功法：

1. 脸朝下，平卧在地面上。
2. 肘部弯曲，手掌放于胸侧，双脚保持一英尺（约 30 厘米）的距离。
3. 呼气，把身体抬离地面几英寸，利用手和脚趾保持身体的平衡（图 66）。保持身体笔直像棍子，从头到脚后跟保持与地面平行，膝盖紧实。保持这个体式一段时间，正常地呼吸。

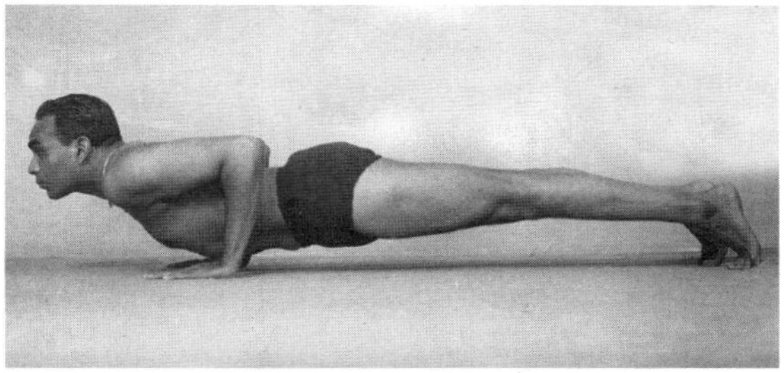

图 66

4. 然后逐渐向前伸展整个身体，从而使双脚的重心放在着地的脚趾上部区域（图 67）。
5. 保持这个体式大约 30 秒，正常呼吸。这个体式可以重复做几次。然后回到地面，放松。

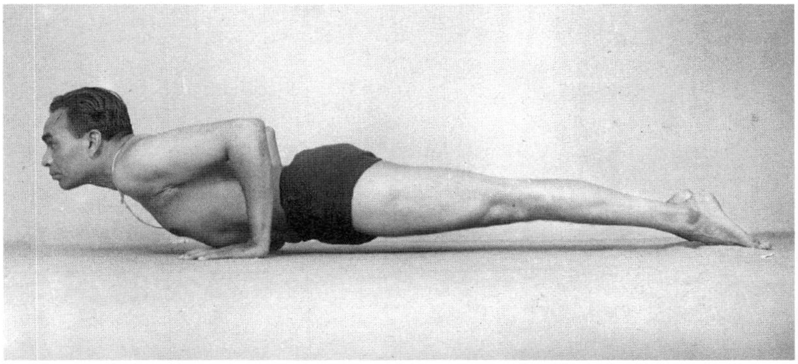

图 67

功效：

这个体式能够加强手臂，增加腕部的灵活性和力量。同时它也收缩和增强腹部器官。

30. Nakrāsana 鳄鱼式（图 68~71）

难度系数 6

Nakra 的意思是鳄鱼。这个体式包括几个很有活力的移动姿势，很像一条鳄鱼围捕猎物时的姿态，因此而得名。

功法：

1. 脸朝下，平卧在地面上。
2. 弯曲肘部，把双掌放于腰侧。
3. 双脚分开一英尺（约 30 厘米）。呼气，抬起整个身体，离地几英寸。用手掌和脚趾保持平衡。使身体笔直像一根棍子，膝部紧实。身体保持与地面平行（图 68）。
4. 保持几个呼吸，然后呼气，使身体向前跃一英尺（约 30 厘米），手和脚同时离地（图 69、图 70 和 71）。跃出一英尺（约 30 厘米）后，停留几个呼吸。然后呼气，再向前跃。
5. 重复向前跃 4~5 次。在每一次向前跃后，身体的体式应该回到第 3 步。上面的向前跃的体式如同一条鳄鱼在围捕其猎物时的动作。每次向前跃的动作结束后，要休息几秒钟，深呼吸。
6. 现在开始向后跃，呼气时，向后跃一英尺（约 30 厘米），直到回到原来开始这个动作时的位置。
7. 躯干回到地面上，放松。

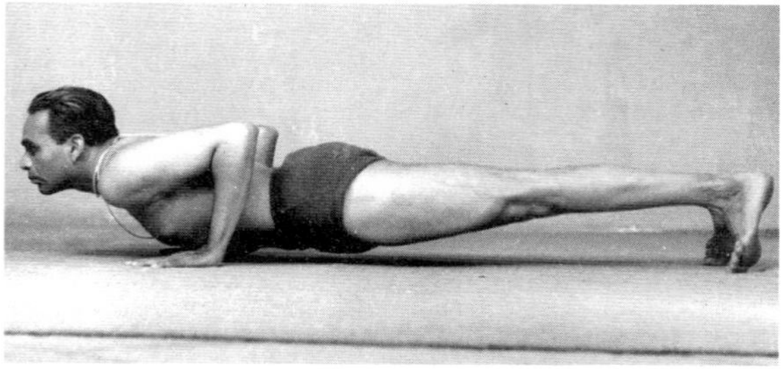

图 68

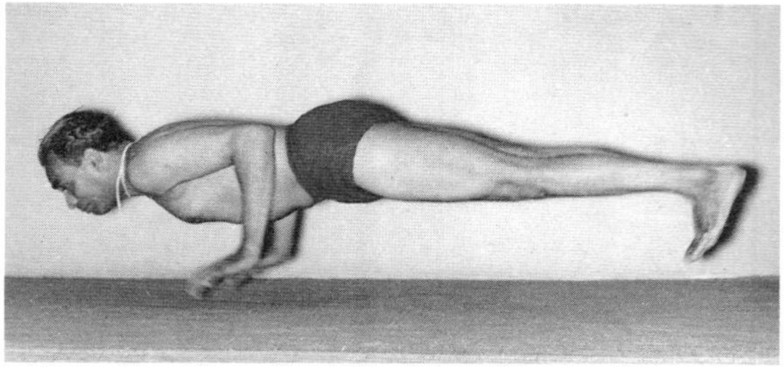

图 69

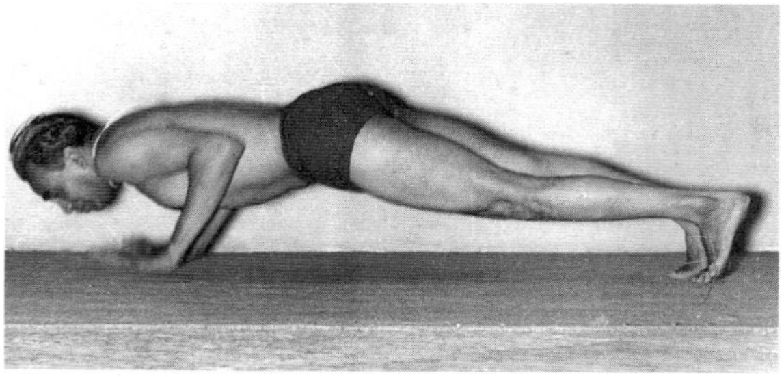

图 70

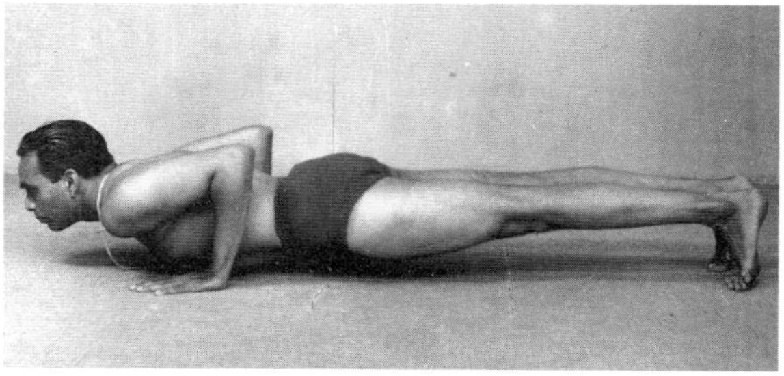

图 71

功效：

鳄鱼式强健腕部，消除身体和大脑疲劳，使身体恢复活力，使练习者感到充满生气和精力充沛。由于这个动作对腕部形成很大压力，因此建议循序渐进地练习这个体式，否则容易使腕部受伤。

31. Bhujaṅgāsana Ⅰ　眼镜蛇第一式（图 73）

难度系数 1

Bhujaṅga 的意思是大毒蛇。这个体式需要脸朝下平卧在地面上，身体从躯干向上抬起，头部尽量向后，如同一条正准备进攻的毒蛇。

功法：

1. 脸朝下平卧在地面上。伸直双腿，双脚相靠。双膝收紧，脚趾指向后。
2. 手掌放在骨盆区域附近。
3. 吸气，用手使劲按压地面，抬起躯干（图 72），停留两个呼吸。
4. 吸气，从躯干向上抬身体，直到耻骨接触地面，在这个体式停留，把身体重量放在两腿和两掌上（图 73）。
5. 收肛门和臀部，两大腿收紧。

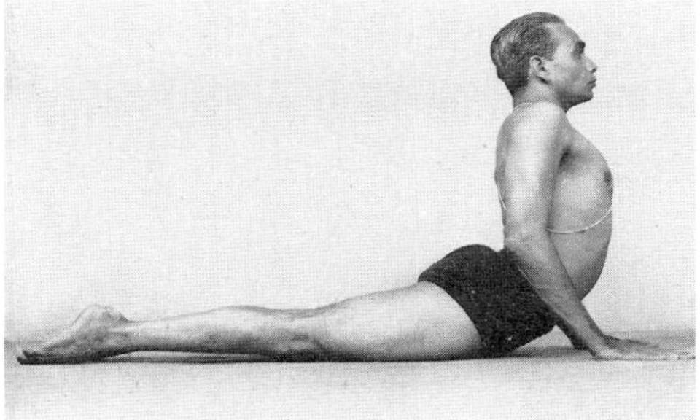

图 72

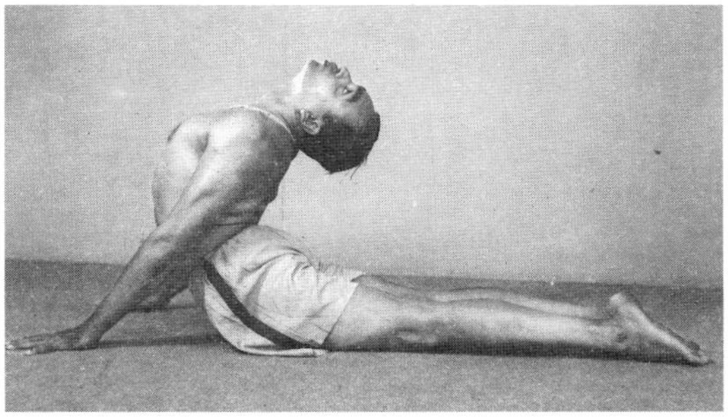

图 73

6. 保持这个体式 20 秒，正常地呼吸。
7. 呼气，肘部弯曲，躯干重新放回地面上。重复这个体式两到三次，然后放松。

功效：

这个体式对于那些脊椎曾受过伤的人几乎是万能药，另外那些椎间盘轻微移位的人通过练习这个体式使椎间盘逐步恢复到原来的位置，脊椎得到增强，胸部也得到完全的扩展。

32. Ūrdhva Mukha Śvānāsana　上犬式（图 74）

难度系数 1

Ūrdhva Mukha 的意思是嘴部向上。Śvāna 的意思是狗。这个体式像一只狗头部向上，在伸展自己的身体，因此得名。

功法：

1. 腹部贴地，脸朝下，平卧在地面上。
2. 两脚分开一英尺（约 30 厘米）。脚趾直指向后，手掌放于腰侧，手指指向头部。
3. 吸气，抬起头和躯干，完全伸展手臂，尽量把头部和身体向后仰，膝盖不要放在地面上。
4. 保持双腿伸直，在膝部收紧，注意不要把膝盖放在地面上。身体的重量应该只放在脚趾和手掌上（图 74）。
5. 脊柱、大腿和小腿应该完全地伸展，臀部紧缩。胸部向前推，颈部完全伸展，头部尽量后仰。同时感觉手臂后部也在伸展。
6. 保持这个体式半分钟到一分钟，深长地呼吸。
7. 弯肘，放松身体，回到地面上。

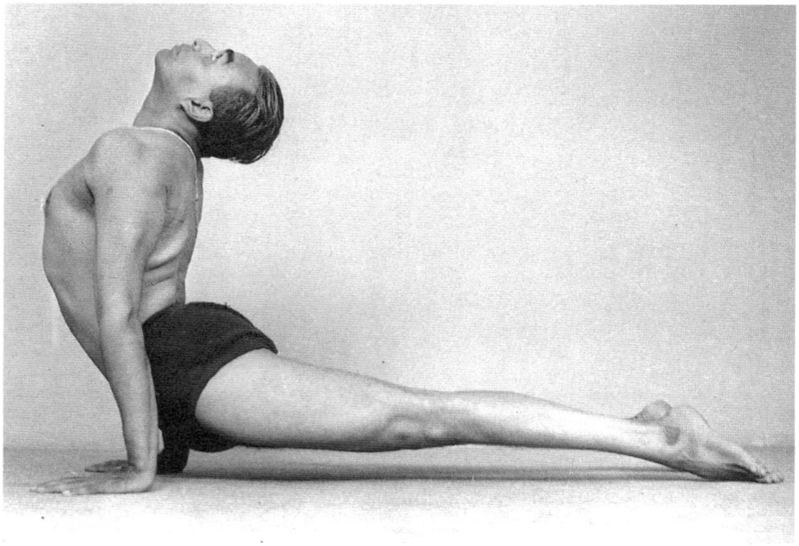

图 74

功效：

这个体式使脊椎恢复活力，尤其推荐给那些苦于背部僵直的人。这个体式对于腰部疼痛、坐骨神经痛以及椎间盘突出或脱出的人也有很好的效果。这个体式增强脊椎，治疗背部疼痛。由于胸部得到完全的扩张，因此增加肺部弹性。骨盆区域的血液也得到完全的循环，使其保持健康。

33. Adho Mukha Śvānāsana 下犬式（图 75）

难度系数 5

Adho Mukha 的意思是脸朝下。Śvāna 的意思是狗。这个体式像一只狗头部和前腿朝下、后腿向上，伸展身体，因此而得名。

功法：

1. 脸朝下，腹部贴地，卧在地面上。双脚分开一英尺（约 30 厘米）。
2. 双掌放于胸侧，手指伸直，指向头部的方向。
3. 呼气，身体从地面抬起。手臂伸直，头部向内，朝着脚的方向移动，头顶着地。肘部伸直，伸展背部（侧视图：图 75；前视图：图 76）。
4. 腿部绷直，膝盖不要弯曲，脚后跟下压。脚后跟和脚底应该完全放在地面上，双脚平行，脚趾朝向前方。
5. 保持这个体式一分钟，深长地呼吸。然后呼气的同时头部离开地面，躯干前伸，放低身体轻柔地回到地面上，放松。

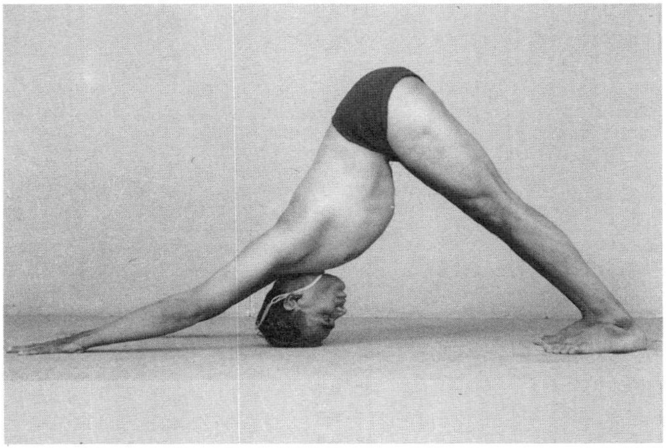

图 75

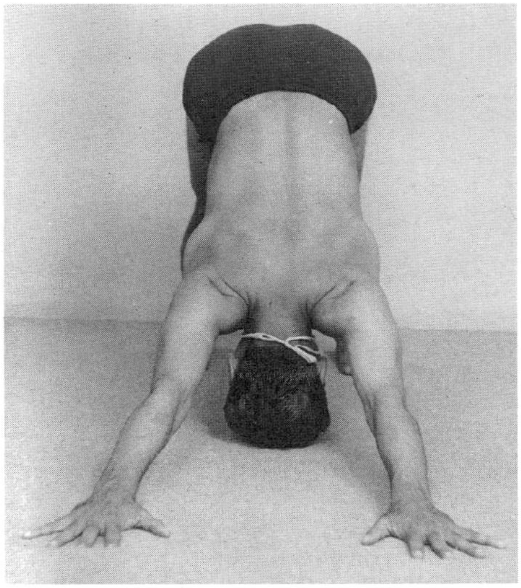

图 76

功效：

当一个人感到精疲力竭时，在这个体式保持更长时间可以消除疲乏，恢复失去的精力。这个体式对于那些刚刚跑完一场比赛感到疲乏的跑步者尤其有好处。这个体式有助于赛跑选手腿部轻盈，提高速度。这个体式还可以缓解脚跟的僵硬和疼痛，帮助软化脚后跟的跟骨刺。增强脚踝，使腿部更匀称。练习这个体式有助于根除肩胛骨区域的僵硬，肩关节的炎症也会得到缓解。腹部肌肉被向脊椎方向牵拉而得到增强。由于横膈膜被提升到胸腔，因此心跳速度减缓。这是一个令人愉快的体式。

那些不敢尝试头倒立式（Śīrṣāsana）（图 184）的人可以很方便地练习这个体式。躯干在这个体式中被放低而得到完全的伸展，健康的血液被输送到这个区域，而且对心脏没有造成任何压力。这个体式可以通过减轻疲乏，恢复脑细胞和脑部的活力。

那些患有高血压的人也可以练习这个体式。

34. Daṇḍāsana　手杖式（图 77）

难度系数 2

Daṇḍa 的意思是一根棍子或者手杖。

功法：

1. 坐在地面上，腿向前伸直。手掌放于臀侧，手指指向脚的方向。手部伸直，保持背部笔直。这个体式叫做手杖式。

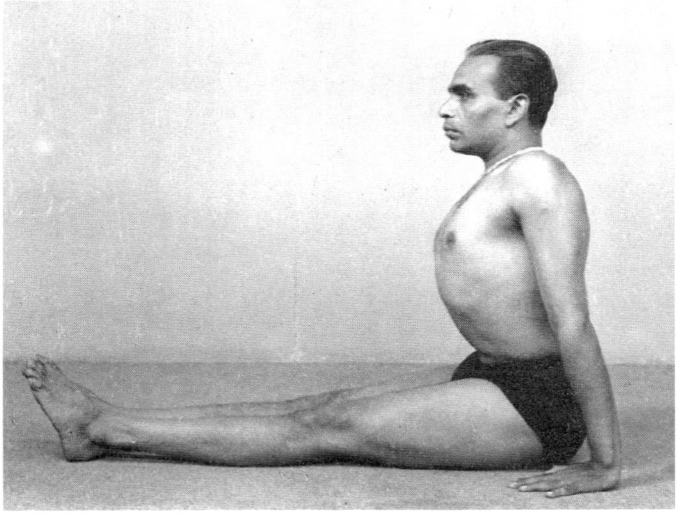

图 77

35. Paripūrṇa Nāvāsana 完全船式（图 78）

难度系数 2

Paripūrṇa 的意思是整体或者完全的。这个体式仿佛一艘带桨的船，因此而得名。

2. 呼气，躯干稍向后靠，同时从地面抬起双腿，膝部收紧，使其如一根棍子一样笔直，脚趾朝前。身体的平衡仅靠臀部保持，而脊柱的任何一部分都不能接触地面，腿部与地面保持在 60~65 度角。脚部的高度要超过头部，不要像在半船式（Ardha Nāvāsana）中，与头部保持水平（图 79）。

3. 双手离开地面，双臂向前伸展，与地面平行，靠近大腿。肩部和手掌应该在同一水平线上，手掌相向（图 78）。

4. 在这个体式保持半分钟，正常地呼吸。保持体式的时间可以逐步增加到一分钟。仅 20 秒后，练习者就可以感受到这个练习的效果。

5. 然后呼气，放下手臂，双腿回到地面上，躺下，放松。

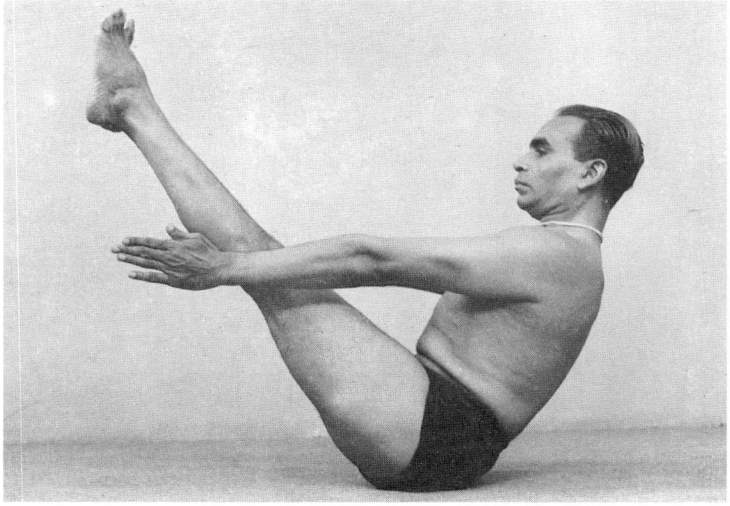

图 78

功效：

这个体式可以缓解腹部胀气，也可有助于减轻胃部疾患。这个体式还有助于消除腰部脂肪，增强肾脏。

36. Ardha Nāvāsana　半船式（图 79）

难度系数 2

Ardha 的意思是半。Nāva 是船或艇的意思。这个体式仿佛一只船的形状，因此而得名。

功法：

1. 坐在地面上。双腿前伸，保持伸直（图 77）。
2. 十指相交放于脑后，正在颈部上方。
3. 呼气，身体后仰，同时抬腿，保持膝盖收紧，脚趾伸直。身体的平衡靠臀部保持，脊柱的任何部位都不能接触地面（图 79）。练习者能够感觉到腹部和下背部肌肉的紧张。
4. 腿部与地面保持 30~35 度角，头顶与脚趾在同一条直线上。
5. 保持这个体式 20~30 秒，正常地呼吸。如果这个体式可以保持一分钟，那就意味着腹部肌肉强健有力。
6. 在练习这个体式时，不要试图屏息，尽管有些时候我们总是习惯于在做这个动作时吸气之后屏息。因为如果屏息，那么体式所作用的将是腹部肌肉而不是腹部器官。练习这个体式时，深呼吸会松弛腹部肌肉的紧张感。为了保持腹部的这种紧张感，吸气，呼气，然后保持这种呼吸，继续重复整个过程，但一定不要深呼吸。这种方式将不仅使腹部肌肉得到锻炼，而且腹部器官都得到了锻炼。
7. 半船式和完全船式这两种体式的区别应该注意，后一种体式，腿部抬得更高，而且腿部与腹部的距离更近。

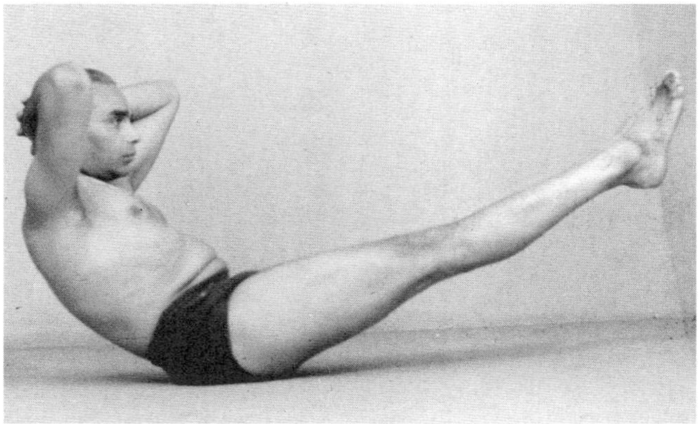

图 79

功效：

由于半船式和完全船式（图 78）这两种体式中腿部的位置不同，因此功效也不同。在完全船式中，练习的功效主要在肠部，而半船式功效则主要在肝脏、胆囊和脾脏。

起初，背部由于太虚弱以至于无法承受这个体式所带来的张力。当练习者能够保持这个体式时，那也就意味着背部力量的增强。背部柔弱在很多方面都会造成不便，尤其对于妇女更是如此，她们在怀孕时需要强健的背部。这两个体式与后面的脊柱扭转式一起练习将有助于加强背部。

假如我们注意观察那些上了年纪的人，当他们坐下、站起和走路时，有意或无意地都会用手撑着背，这表示背部虚弱，无法承受压力。我们就会感到保持强健的下背部对于我们是多么的重要。只要一个人感到背部很强壮，不需要任何支撑，那么即使年事已高，他也会感觉很年轻。这两个体式都将会给背部带来活力，使我们没有痛苦而优雅地变老。

37. Gomukhāsana 牛面式（图 80）

难度系数 2

Go 的意思是牛，Mukha 是脸的意思。Gomukha 的意思是长着酷似牛脸的人。同时它也是一种形似牛脸的乐器的名称。这种乐器一头较窄，另一端则较宽，像牛脸一样。

功法：

1. 坐在地面上，双腿向前伸直（图 77）。
2. 手掌放在地面，抬起臀部。
3. 左膝向后弯曲，坐在左脚上。把手掌从地面移开，抬右腿，右大腿放在左大腿上。抬起臀部，在双手的帮助下，把双脚的脚踝和脚后跟相靠。
4. 放松脚踝，保持脚趾指向后。
5. 抬起左臂过头，弯肘，把左手掌放在颈以下、两肩之间的位置。放低右臂，弯右肘，右前臂在背后向上抬起直到右手与两肩胛骨平，在背后、两肩之间双手紧扣（前视图：图 80；后视图：图 81）。
6. 保持这个体式 30~60 秒，正常地呼吸。保持颈部和头部笔直，眼睛注视正前方。
7. 松开双手，伸直腿部，在另一侧重复这一体式，并保持时间相同。然后松开双手，伸直双腿，放松。

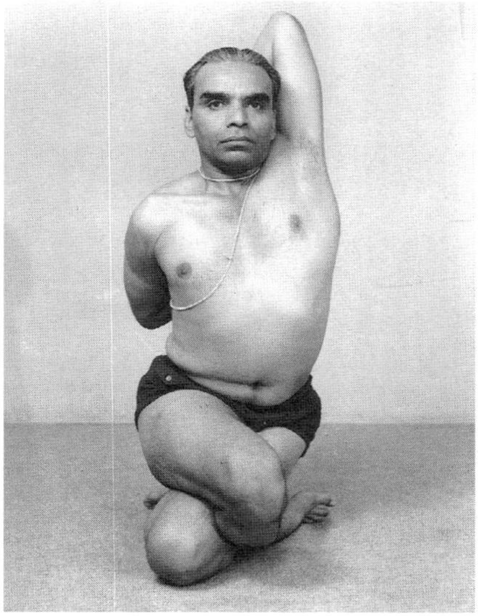

图 80

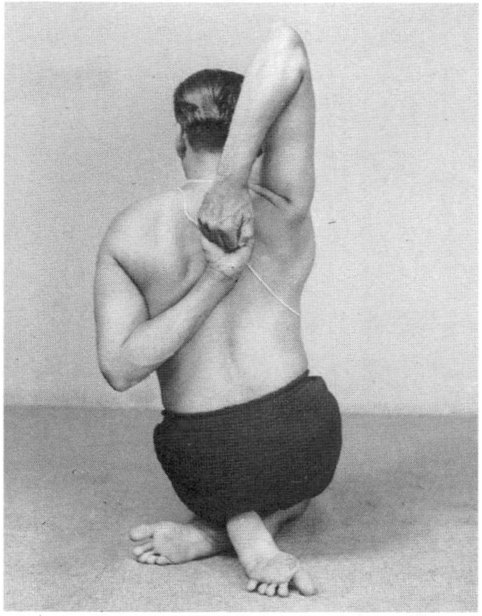

图 81

功效：

这个体式可以治愈腿部抽筋，使腿部肌肉保持弹性。胸部得到完全的扩展，背部更为笔直。肩关节活动更为自如，背阔肌获得完全的伸展。

38. Lolāsana　支撑摇摆式（图 83）

难度系数 6

Lola 的意思是颤动、前后摆动或像一只耳环一样摇摆。在这个体式中，腿部和脚的姿势同牛面式（Gomukhāsana）（图 80）。双手放在臀侧的地面上，身体抬起，支撑身体的只有手和手腕。然后练习者保持平衡，身体前后轻微摇摆，身体的这种运动就像摇晃的耳环。

功法：

1. 坐在地面上，双腿前伸（图 77）。
2. 双手放在臀侧。
3. 抬起臀部，向后弯曲右膝，把右脚脚底放在左臀下，身体坐于其上。
4. 左膝弯曲向后，再次抬起臀部，把左脚底放在右臀下，身体坐于其上。
5. 双脚交叉，这样才能使右胫骨放在左小腿上。保持脚趾向后指（图 82）。
6. 保持几个呼吸。呼气，抬起身体，双腿离开地面，用手保持身体平衡，伸展手臂（图 83）。柔和轻缓地前后摇摆躯干和腿部。正常地呼吸。
7. 身体回到地面，分开交叉的双腿。
8. 交换左右再次交叉双腿，用手保持平衡。
9. 尽量长时间地保持平衡。

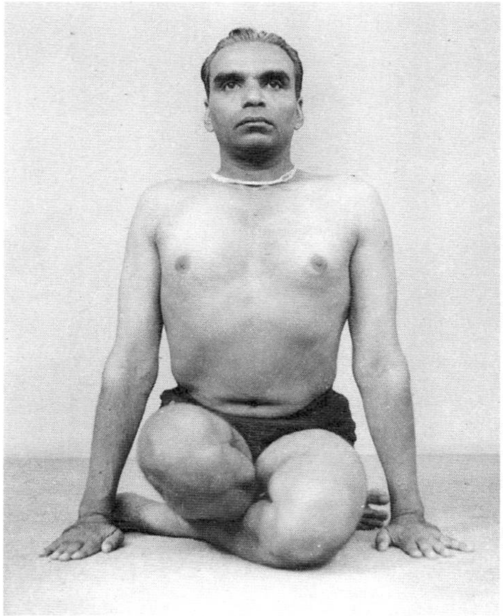

图 82

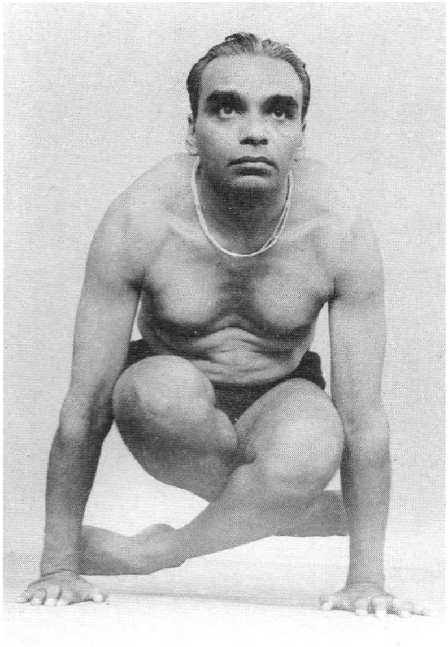

图 83

功效：

这个体式增强手腕和手部力量，加强背部肌肉和腹部器官。这个体式使腿部肌肉更有弹性，使臂部较小的肌肉也得到很好的锻炼和增强。

39. Siddhāsana　至善式（图 84）

难度系数 1

“悉达”（Siddha）的意思是半神人，他拥有至上的纯净和神圣，拥有超自然的能力，即瑜伽的神奇力量。悉达也指德高望重的圣人、先知和先哲。

“悉达者曾经说过在内制（niyama）中，最重要的是不要去伤害任何人；在制戒（yama）中，最重要的是适度的饮食；在体式中，最重要的则是至善式（Siddhāsana）。”

“在 84 个瑜伽体式中，应该经常练习至善式。它纯净了 72000 个能量通道（Nāḍī，是人体内神经能量运行的通道）。”

“瑜伽修行者进行对真我（Ātman）沉思，遵守适度的饮食，假如他能够练习至善式 12 年，他就能够修得瑜伽神通（yoga siddhis）。”（Ātman 的意思是真我和超灵。Siddhis 是超自然的能力）。

“当修行者掌握了至善式后，赋予人快乐的入定状态（Samādhi）将无须努力、自然而然地出现。”

精神有三种状态（avasthā）——清醒、睡梦、沉睡，以及将上述三种状态涵纳其中、也可以称为“第四”状态的“图里亚”（Turīya）。“第一种状态是清醒，此时自我能够意识到世界中的事物，并享受这些事物的快乐。这时，对身体的依赖是非常突出的。第二种状态是睡梦，此时自我享受着微妙的事物，把清醒状态中的事物重新加工成一个新的世界。这时精神脱离了身体的束缚自由地漫游。第三种状态是沉睡，此时我们既没有梦也没有欲望。这就叫做 suṣupti。在这时我们的灵魂据说与梵（Brahman）暂时合而为一，并享受极乐。在沉睡状态，我们超越了所有欲望，从精神的苦恼中解脱出来……灵魂的本源是神圣的，尽管它受到肉身的束缚。据说熟睡中，灵魂从身体的束缚中解脱出来并重新恢复它的本性……但是这种永恒的无梦之眠很容易与单纯的无意识相混淆……最高的境界并非这种无梦之眠，而是灵魂的第四种状态，即：纯意识状态，此时人不再感知外在或内在的事物。在沉睡中，精神并没有达到绝对的梵我合一。图里亚状态从沉睡状态的消极面中引出了积极面。”拉达克里希南（Radhakrishnan）在《奥义书的哲学》（*Philosophy of the Upanishads*）中指出。这第四种状态在《曼都卡奥义书》（*Māṇḍūkya Upanishad*）中是这样描述的：“圣哲说，第四种状态不是主观的体验，也不是客观的体验，更不是介于两者之间的体验，它也不是介于有意识与无意识之间的消极状态。它既不是对感官的认知，也不是相对或推断出的知识。既超越感官，也超越理解和所有表达方式的就是第四种状态。它是纯粹的一元意识，此时对物质世界与多元性的所有感知完全泯灭了。这是一种绝佳的状态，它是独一无二的。它是真我。仅仅知道它就足矣。”

“帝王瑜伽（Rāja-Yoga）、入定（Samādhi、Unmanī、Manomanī）、不朽（Immortality）、专注（Concentration）、似是而非（Śūnyāśūnya）、至高境界（Parama Pāda）、精神悬止状态（Amanaska）、非二元性（Advaita）、无支持（Nirālamba）、纯净（Niraṇjana）、解脱的状态（Jīvanmukti）、自然的状态（Sahajāvastha）以及‘图里亚’状态（Turīya，直译‘第四’），所有这些都指的是相同的事物。如同一粒盐撒入水中与水合为一体一样，精神与真我（Ātman）的相互融合就是入定（又称‘三摩地’）。当生命之气（Prāṇa）和精神（Manas）完全消失时，和谐就诞生了，随之而来的和谐状态叫做入定（又称‘三摩地’）。”（《哈他瑜伽之光》，第四章，第 3~6 节）

没有体式能与至善式（Siddha）媲美，没有屏息（kumbhaka）能与完美屏息（Kevala）媲美，没有收束法（mudrā）能与空中漫游契合法（Khecharī）媲美，也没有精神的专注（laya）能与内在神秘的声音——“纳达”（Nāda）媲美。

空中漫游契合法（Khecharī Mudrā）在《格拉达本集》（*Gheraṇḍa Saṁhitā*）一书中第三章第 25 节至第 28 节中对它有这样的描述：“切掉舌头下部的根腱，使舌头不间断地活动。用新鲜的黄油涂抹在舌头之上，用一个铁制工具拽出舌头，把它拉长。通过经常性这样的练习，舌头会变长，当它能够碰触眉心时，

空中漫游契合法 (Khecharī Mudrā) 就达成了。然后练习把拉长的舌头向上向后翻转去碰触上颚，直到它能够碰到口中与鼻孔相通的通道口。用舌头堵住这些通道口（即：停止吸气），两眼注视眉心。这就叫做空中漫游契合法。通过这个练习，修行者就不会感到虚弱、饥饿、口渴或懒惰。随之身体也就不会生病，腐烂或死亡。身体于是变得神圣了。”

纳达（Nāda）是人体内在的神秘声音。《格拉达本集》的第四章第 79 节至第 101 节用明喻法详细地描述了这种声音。瑜伽被定义为对精神纷扰的控制。为了控制精神，首先必须让它专注于某一事物，然后精神逐步从这个事物中撤出，转内专注于真我。瑜伽修行者被要求专注于内部的神秘声音。“精神就如同一条毒蛇，通过倾听纳达，修行者会忘记了精神所有的波动，精神不再四处漫游。”随着纳达逐渐隐匿，精神也会随之一同隐去。“火焰，在烧尽木头后，也与木头一同消失；同样地，精神与纳达一起逐渐消隐。”

功法：

1. 坐在地面上，双腿向前伸直（图 77）。
2. 弯曲左膝，用双手抓住左脚，把左脚后跟贴近会阴，左脚脚底抵着右大腿。
3. 现在弯曲右腿，把右脚放在左踝上，右脚脚后跟抵着耻骨。
4. 把右脚脚底放在左腿大腿和小腿之间。

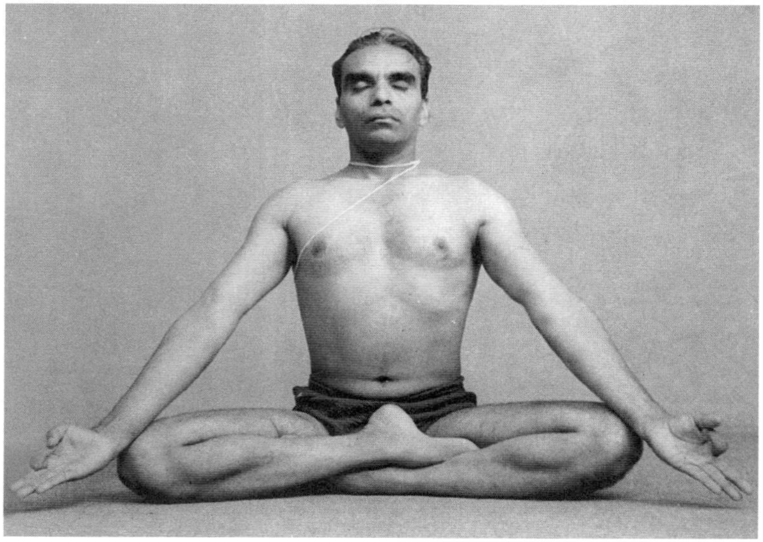

图 84

5. 不要把身体放在脚后跟上。
6. 双臂向前伸，手背放在两膝上使手掌朝上。拇指和食指并拢，颈部和头部挺直，视线向内仿佛在注视着自己的鼻尖。
7. 尽你所能保持这个体式，保持背部、颈部和头部挺直，视线向内仿佛在注视着自己的鼻尖。
8. 松开双脚，放松一会儿。然后重复这个体式，保持同样的时间。这次先把右脚脚后跟贴近会阴，然后再把左脚放在右脚脚踝上。

功效：

这个体式使耻骨区域保持健康。如莲花式（Padmāsana）（图 104）一样，它是所有体式中最为放松的一种。处于坐姿的身体得到了休息，与此同时，交叉的双腿和笔直的后背使大脑保持警醒。这个体式也推荐作为呼吸控制和冥想时的体式。

从纯身体的角度来看，这个体式对于治疗膝部和踝关节僵硬很有好处。在这个体式中，血液得以在腰部和腹部循环，从而增强了脊柱下部区域和腹部器官。

40. Vīrāsana 英雄式（图 88 和图 89）

难度系数 1

Vīra 的意思是英雄、战士和冠军。这个坐姿需要双膝并拢、双脚外展，臀部端坐其上。英雄式对于冥想和呼吸控制很有好处。

功法：

1. 跪在地上，双膝相靠，双脚分开 18 英寸（约 45 厘米）。
2. 臀部坐在地面上，而不是身体坐在脚上。双脚放在大腿侧，两小腿内侧要紧靠大腿外侧。脚趾朝后，放在地面上。手腕置于膝上，手掌朝上，大拇指和食指相合。其他手指伸直。背部挺直（后视图：图 88；前视图：图 89）。
3. 尽你所能保持这个体式，深长地呼吸。
4. 然后把手掌放在膝上休息一会儿（侧视图：图 90）。

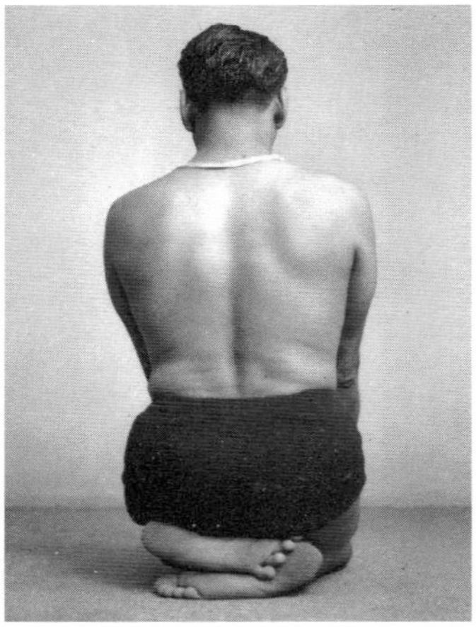

图 85

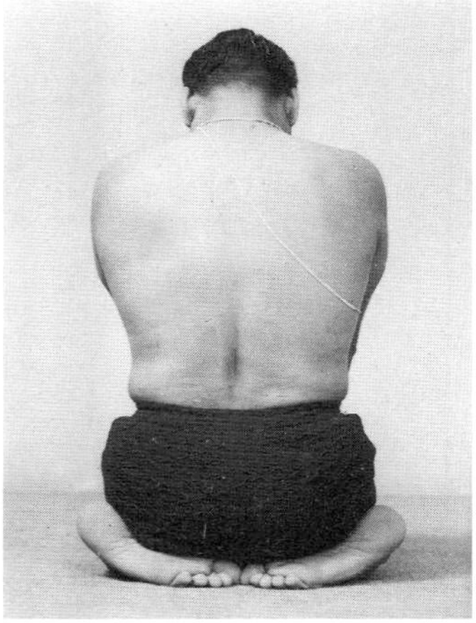

图 86

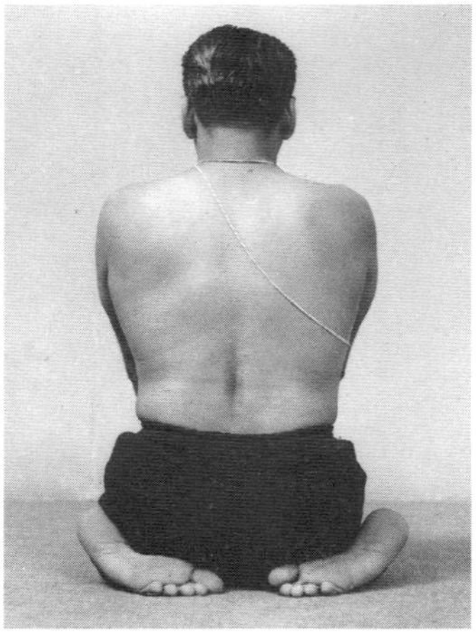

图 87

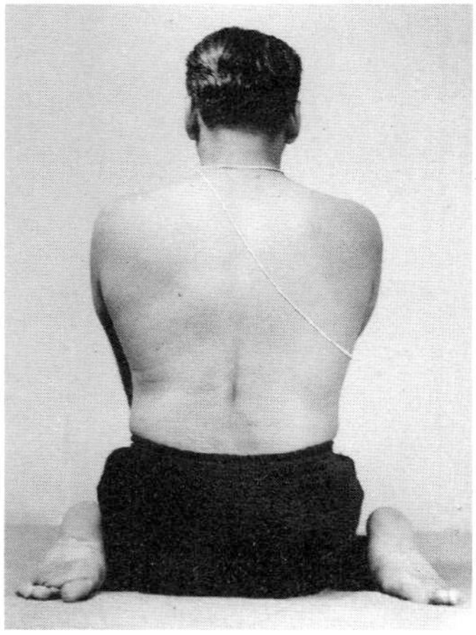

图 88

5. 现在手指相交，伸直手臂过头，掌心向上（图 91）。

6. 保持这个体式一分钟，深长地呼吸。

7. 呼气，松开双手，手掌放在脚底上，身体前弯，下巴置于膝上（图 92）。

8. 保持这个体式一分钟，正常地呼吸。

9. 吸气，身体抬起，双脚前伸，放松。

10. 如果你发现按照上面的步骤完成体式有困难，那么就试着把一只脚放在另一只脚上，并把臀部置于其上（图 85）。逐渐移动脚趾，直到双脚分开（图 86 和图 87），并放在大腿两侧。然后，此时臀部可以正确地放在地面上，而身体并没有坐在脚上。

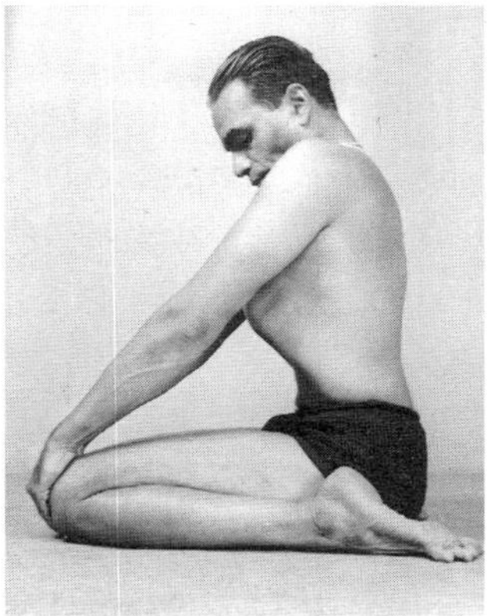

图 90

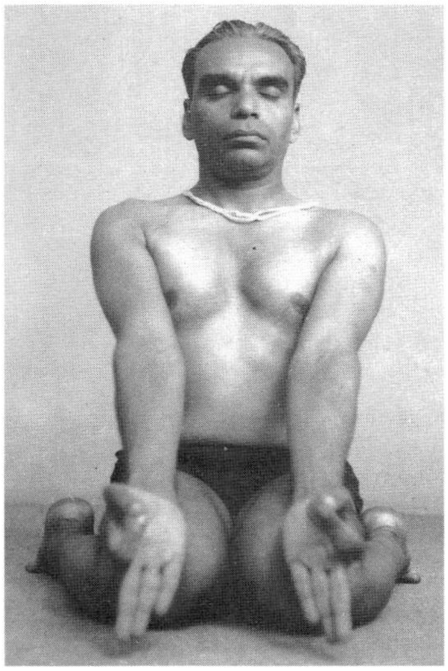

图 89

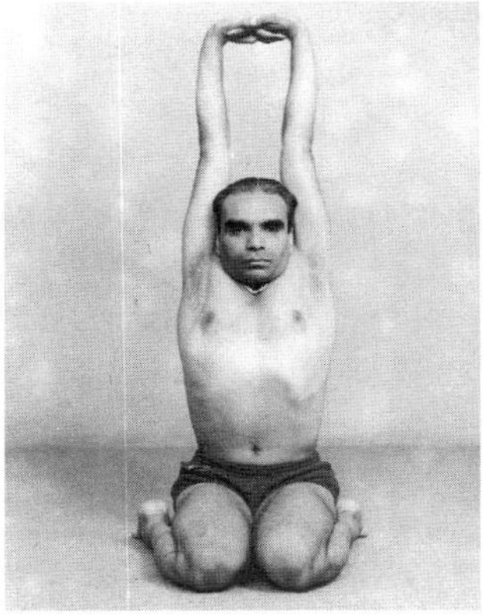

图 91

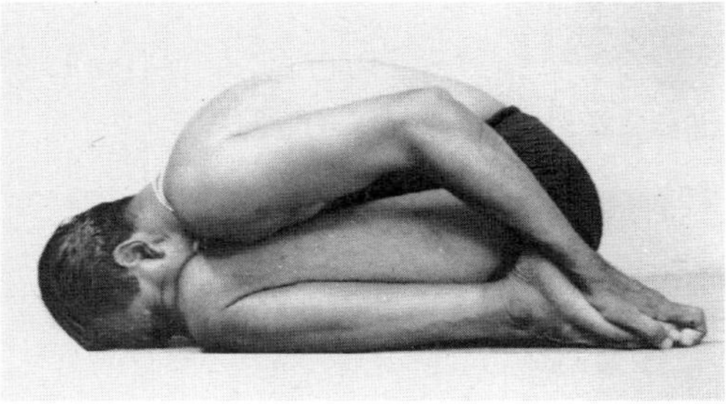

图 92

功效：

这个体式可以治疗膝关节风湿和痛风，对于平足也很有好处。由于脚踝和脚部得到伸展，因此有助于形成正确的脚弓。不过，这需要长期的练习，连续几个月每天都练习这个体式几分钟才会有效。那些脚后跟疼痛的人或者脚后跟长有跟骨刺的人通过练习也将缓解疼痛，骨刺将逐渐消失。

即使在刚刚就餐完也可以练习这个体式，它可以缓解胃部的坠胀。

41. Supta Vīrāsana 卧英雄式（图 96）

难度系数 2

Supta 的意思是躺下。在这个体式中，练习者身体向后躺在地面上，同时伸展双臂置于脑后。

功法：

1. 以英雄式坐下（图 89）。
2. 呼气，身体向后，双肘依次放在地面上（图 93）。
3. 依次伸展手臂，缓解地面上手肘的压力。
4. 首先以头顶接触地面（图 94）。逐步地将后脑，然后背部放在地面上（图 95）。举手臂过头伸直（图 96），尽你所能保持这个体式，深长地呼吸。然后把双臂置于躯干两侧，肘部下压地面坐起，呼气。
5. 双手可以伸展过头，也可以放在大腿两侧。当把双手伸展过头时，注意肩胛骨不要从地面抬起。
6. 初学者可以把膝盖分开。

功效：

这个体式伸展腹部器官和骨盆区域。腿部疼痛的人保持这个体式 10~15 分钟，可以有效地缓解疼痛，因此对于运动员以及那些常走久立的人都推荐练习这个体式。刚刚就餐完也可以练习，假如晚上休息前练习，第二天早上腿部会感到很轻松。我的几个在国家国防学院的学生长途拉练后，把这个体式和肩倒立第一式（Sarvāngāsana Ⅰ）（图 223）一起练习，很好地缓解了疲劳。

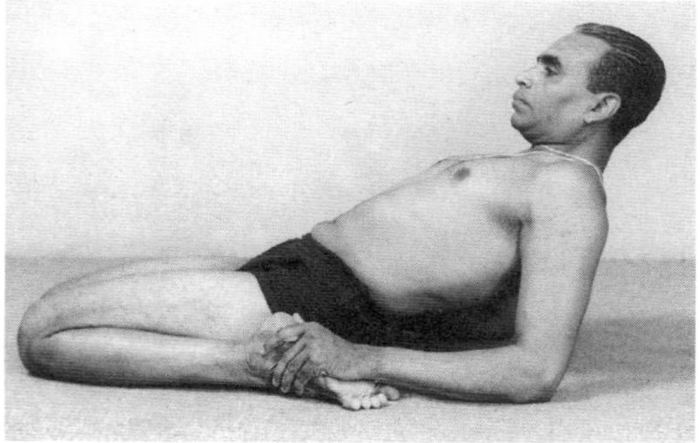

图 93

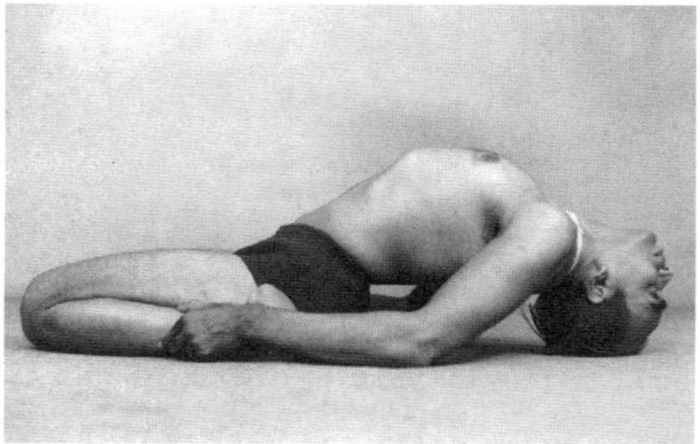

图 94

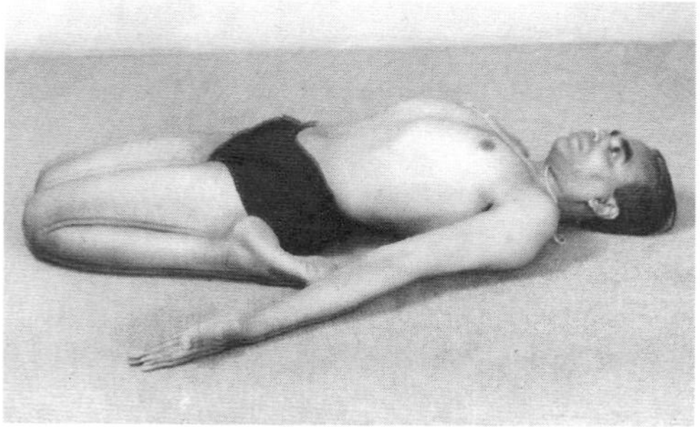

图 95

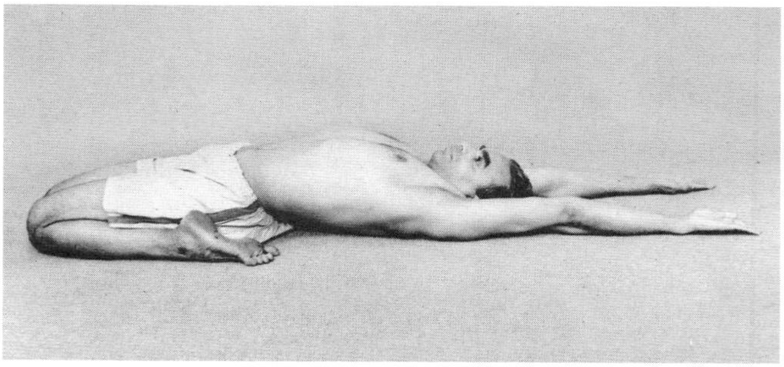

图 96

42. Paryankāsana　榻式（图 97）

难度系数 2

Paryanka 的意思是榻、躺椅或沙发。这个体式是卧英雄式（Supta Vīrāsana）的继续（图 96）。在这个体式中，身体像一张躺椅，因此而得名。

功法：

1. 以英雄式坐下（图 89）。
2. 呼气，身体后仰（图 93）。抬颈部和胸部，背部向上成弓形，只有头顶放在地面上（图 94）。躯干的任何其他部分都不要接触地面。
3. 肘部弯曲，右手抓住左上臂靠近肘部的地方，左手则抓住右上臂靠近肘部的地方。把交叉的双臂放在脑后的地板上（图 97）。
4. 在这个体式上保持一分钟，均匀地呼吸。
5. 吸气，躯干和颈部回到地面休息，松开双手，以英雄式坐起（图 89）。
6. 然后依次伸直双腿，平躺在地面上，放松。

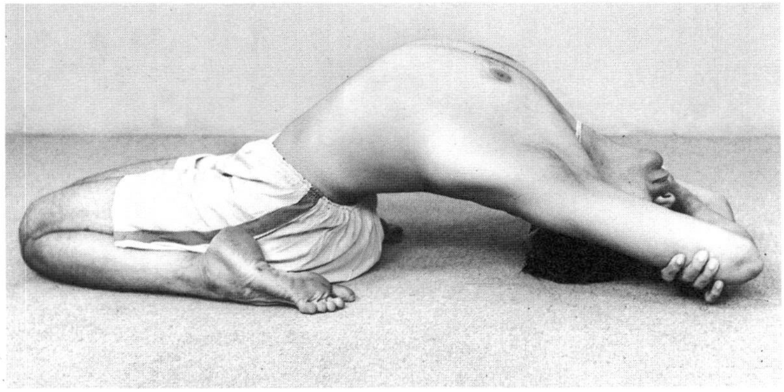

图 97

功效：

如同在鱼式（Matsyāsana）（图 113）和榻式中一样，背部得到完全的伸展，因此肺部也得到很好的扩张。颈部肌肉得到拉伸，刺激甲状腺和副甲状腺从而使其能够正常工作。那些无法完成鱼式的人可以通过练习榻式获得相同的功效。

尽管英雄式（Vīrāsana）和卧英雄式（Supta Vīrāsana）（图 96）这两个体式可以在任何时候练习，即使是刚吃过饭也可以，但是榻式不能在就餐之后立刻练习。

43. Bhekāsana 蛙式（图 100）

难度系数 4

Bheka 的意思是青蛙。这个体式中的动作很像青蛙，因此而得名。

功法：

1. 腹部贴地俯卧在地面上，脸朝下。手臂伸展向后。
2. 呼气，膝部弯曲，脚后跟朝臀部移动。右手抓住右脚，左手抓住左脚（图 98）。两个呼吸。然后呼气，从地面抬起头和躯干，向上看。
3. 现在翻转手部，使手掌接触到脚上部，脚趾和手指都指向头的方向（图 99）。手进一步下压，从而使脚趾和脚后跟尽量接近地面。保持手臂从腕部到肘部垂直（图 100）。当膝部和踝关节更加灵活之后，脚后跟可以接触到地面。
4. 保持这个体式 15~30 秒，但是不要屏住呼吸。呼气，松开双手，伸展双腿，放松。

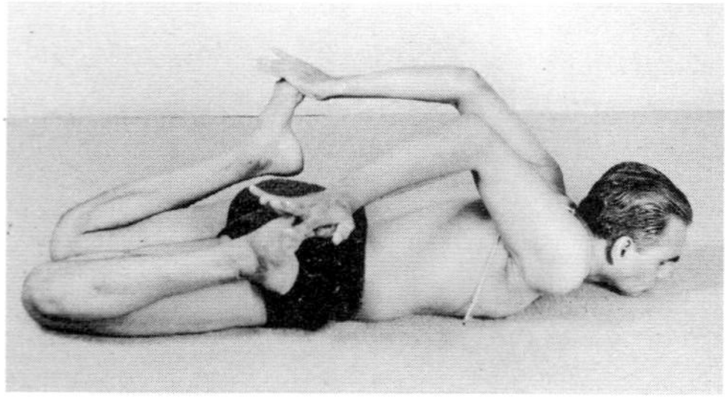

图 98

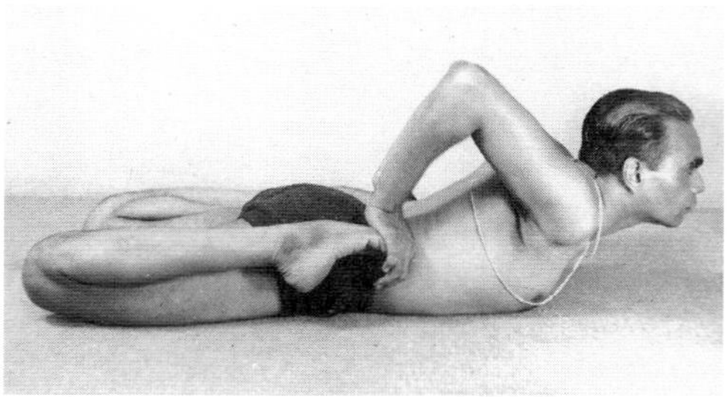

图 99

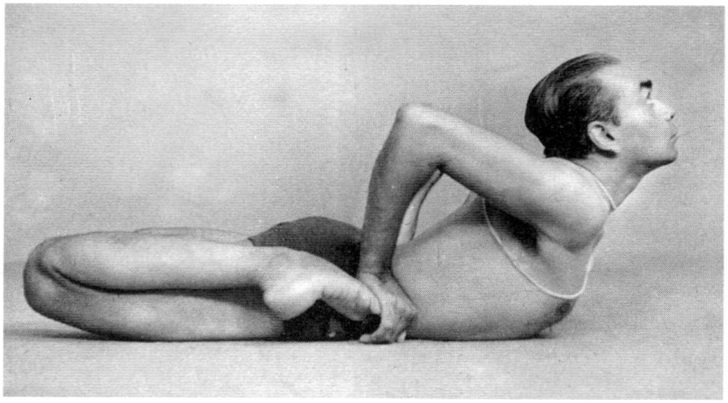

图 100

功效：

这个体式对腹部器官很有益处，这是因为在练习时，腹部器官被朝着地面方向按压。膝部变得更为结实，缓解由于风湿和痛风所引起的膝关节疼痛。它还可以缓解任何膝关节的内部紊乱。手对脚所施加的压力形成一个恰当的弓形，因此可以治愈平足。同时它也帮助治疗和强健扭伤的脚踝，增强脚踝。这个体式缓解脚后跟的疼痛。通过不断练习，脚后跟可以变得更加柔软。那些患有脚后跟骨刺的人可以通过练习蛙式获得益处，就像在英雄式中一样（图 89）。

44. Baddha Koṇāsana 束角式（图 102）

难度系数 3

Baddha 是抓住，限制的意思。Koṇa 是角的意思。在这个体式中，练习者坐在地面上，脚后跟贴近会阴，抓住双脚，分开大腿，直到两膝都碰触地面。这是印度补鞋匠的坐姿。

功法：

1. 坐在地面上，两腿向前伸直（图 77）。
2. 弯曲膝盖，使双脚贴近躯干。
3. 双脚脚跟、脚掌相合，用手抓住双脚脚趾，脚后跟靠近会阴。双脚外侧应该放在地面上，脚后跟的后部应该紧靠会阴。
4. 大腿分开，膝盖放低，直到膝部接触地面。
5. 手指相扣，牢牢抓住脚趾，脊柱挺直，双眼注视前方或者内视鼻尖（图 101）。尽你所能保持这个体式。
6. 把肘部抵住大腿下压。呼气，身体前曲，依次把头，然后鼻子，最后下巴放在地面上（图 102）。保持这个体式半分钟到一分钟，正常地呼吸。
7. 吸气，躯干从地面抬起，回到第 5 步（图 101）。
8. 然后松开双脚，伸直双腿，放松。

功效：

这个体式尤其推荐给那些小便失调的人练习。骨盆和腹部以及背部得到足够的血液供应，并得到了刺激。这个体式可以使肾脏、前列腺和膀胱保持健康。众所周知，在印度，修鞋匠很少患尿道疾病，就是由于他们整天都以束角式坐着的缘故。

这个体式可以缓解坐骨神经痛，防止疝气。假如定期练习，可以缓解睾丸的疼痛和坠胀。

这个体式对于女性来说也很有益处，与肩倒立第一式（Sarvāṅgāsana Ⅰ）（图 223）以及该体式的其他系统体式一起练习（从图 235 到图 271），可以调整不规则的经期，促进卵巢功能正常。而且我们还发现，怀孕的女性每天以束角式坐几分钟，将有助于减少分娩时的疼痛，而且还可以避免静脉曲张［在格兰特利·迪克·瑞德博士（Grantly Dick Reed）的《无恐惧分娩》（*Childbirth Without Fear*）一书中就推荐怀孕女性练习这个体式］。

与莲花式（Padmāsana）（图 104）和英雄式（Vīrāsana）（图 89）一样，束角式可以作为呼吸控制和冥想时的体式。当以束角式坐着冥想时，手掌应该在胸前相合（图 103），但是后背要保持挺直，这需要多加练习。即使是在刚刚吃过饭，也可以不用担心地练习，只是练习时注意头部不要放在地面上。

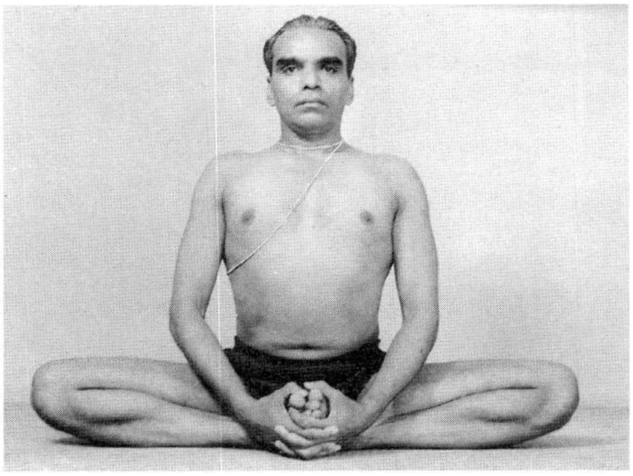

图 101

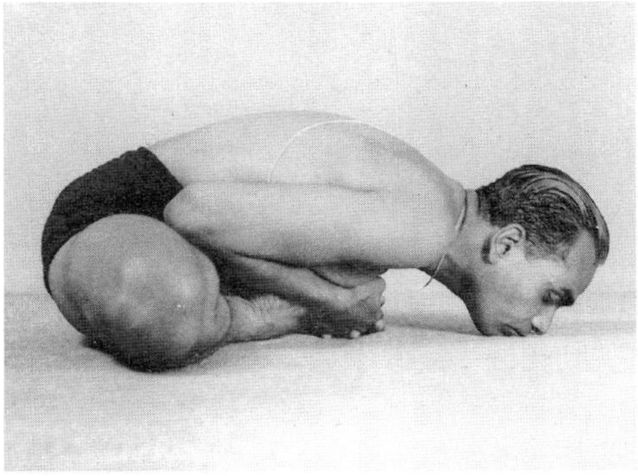

图 102

45. Padmāsana 莲花式（图 104）

难度系数 4

Padma 的意思是“一朵莲花”，Padmāsana 是莲花式，也是瑜伽体式中最为重要和有用的体式之一。这个体式主要用于冥想，佛陀（释迦牟尼）常被描述成以莲花式盘坐的形象。

在《哈他瑜伽之光》一书的第一章第 48 节，对于莲花式以及在以莲花式为坐姿练习呼吸控制法时这样写道：“以莲花式盘坐，掌心相合，下巴固定在胸骨之上，默想梵天，经常性地收缩肛门使‘阿帕那’息风上升；以同样的方式收缩喉部使‘普拉那’息风下沉。以此练习者通过昆达里尼（Kuṇḍalinī，体内神性能量，通过这一过程被唤醒）的协助从而获得无与伦比的知识。”

昆达里尼是人体内的神圣宇宙能量。这种能量被象征性地描绘为一条盘起来熟睡着的蛇，位于脊柱基座人体最低的能量中心处。这种潜在的能量必须被唤醒，使之通过脊柱上行穿越神经能量运行的主要通道——中脉（Suṣumnā Nāḍī）以及人体内的、精妙的能量中心——六大气轮到达大脑。关于唤醒昆达里尼，在亚瑟·阿瓦隆（Arthur Avalon）、约翰·伍德罗夫爵士（John Woodroffe）所著的《蛇力》（*The Serpent Power*）一书中有详细的描述。

作为基础体式之一，莲花式经常被用于头倒立式（Śīrṣāsana）和肩倒立式（Sarvāṅgāsana）的变体中。

功法：

1. 坐在地面上，两腿伸直（图 77）。

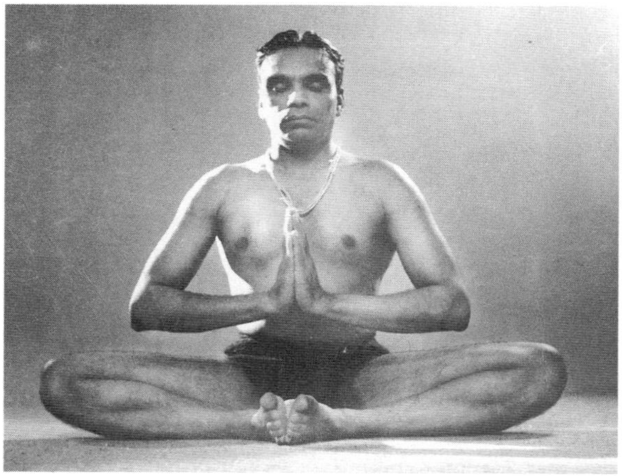

图 103

2. 弯曲右膝，用手抓住右脚使其尽量靠近左大腿的根部，从而使右脚脚跟靠近脐部。

3. 现在弯曲左腿，用手抓住左脚放在右大腿上尽量靠近右大腿根部，脚跟靠近脐部。脚心翻转向上。这是最基本的莲花式（Padmāsana）（图 104）。

4. 那些不习惯于坐在地上的人中很少有膝关节灵活的。因此起初他们将感到膝部疼痛难忍。通过坚持不懈的练习，疼痛将逐渐消失，于是他们就可以很舒适地长时间保持这一体式。

5. 从身体底部到颈部，脊柱应该始终保持挺直。手臂可以向外伸展，右手放在右膝上，左手放在左膝上。弯曲双手食指和拇指相合。另一种手的放法是在中间，双腿相交处把一手掌叠放在另一手掌上（图 105）。

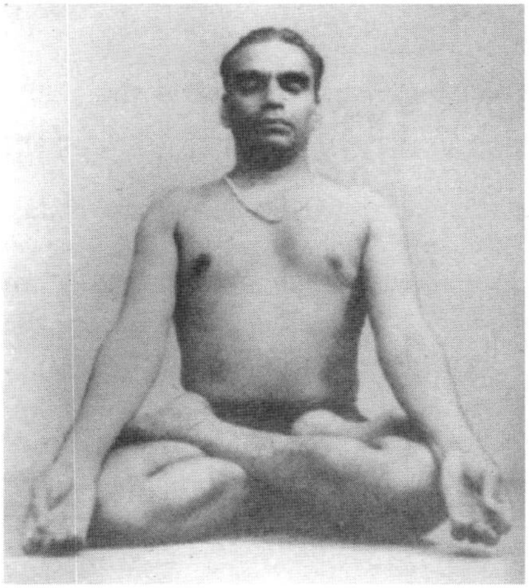

图 104

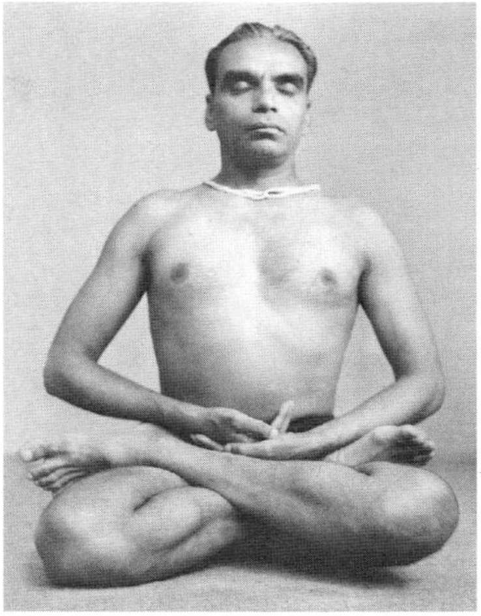

图 105

6. 通过把左脚放在右大腿上，右脚放在左大腿上交换腿部位置。这将有助于腿部均衡发展。

功效：

在克服了最初的膝部疼痛之后，就会感觉到莲花式是最放松的体式之一。此时身体处于坐姿，在获得休息的同时身体却并没有感到慵懒。在莲花式中，交叉的双腿和挺直的背部使大脑始终保持专注与警醒。因此这也是练习呼吸控制时的推荐体式之一。

单纯从身体角度来说，这个体式对于治疗膝盖和踝关节僵硬都有好处。由于促进了腰部和腹部区域的血液循环，因此脊柱和腹部器官也得到增强。

46. Ṣaṇmukhī Mudrā 六头战神式（图 106）

难度系数 4

Ṣaṇ 的意思是六，mukha 是嘴的意思。Ṣaṇmukha 是六头战神的名字，它也被称做迦帝羯耶（Kārtikeya）。Mudrā 的意思是封条或者封闭。

这个体式也被叫做脸朝内式（Parāngmukhī Mudrā）、桑巴维式（Sāmbhavī Mudrā）[桑胡 (Sambhu) 是湿婆 (Śiva) 的名字，迦帝羯耶 (Kārtikeya) 的父亲，因此，桑巴瓦 (Śāmbhava) 是湿婆的后裔]，也被称做是胎息手印（Yoni Mudrā）。Yoni 的意思是子宫、源头。之所以如此命名是由于上进的人从自身寻找自己的本源。

功法：

1. 以莲花坐姿坐下（图 104）。保持脊柱挺直，头部水平。

2. 把手抬高到脸部，肘部与肩平，拇指放在耳孔处从而隔绝外部声响。如果拇指放在耳孔处感觉疼痛，那么就用拇指朝耳孔按压耳珠（即外耳口处的小型突出物）。

3. 眼球朝上，合眼帘。把食指和中指放在相合的眼睑上，从而使这两指按压在整个眼球上。不过注意不要按压角膜。用中指把眼皮向下拉。利用食指把眉毛下方的上眼睑向上推。温柔地在双侧的眼角按压眼部。

4. 在耳朵和眼睛上按压的力度应该相同。

5. 双手无名指均匀地按压左右鼻孔。鼻孔因此而缩小，呼吸变得缓慢、深长、稳定、有节律和稀薄。

6. 小指放在上唇，可以感受到呼吸时有节律的气流。

7. 尽你所能保持这个体式，把视觉和想象收向内（图 106）。

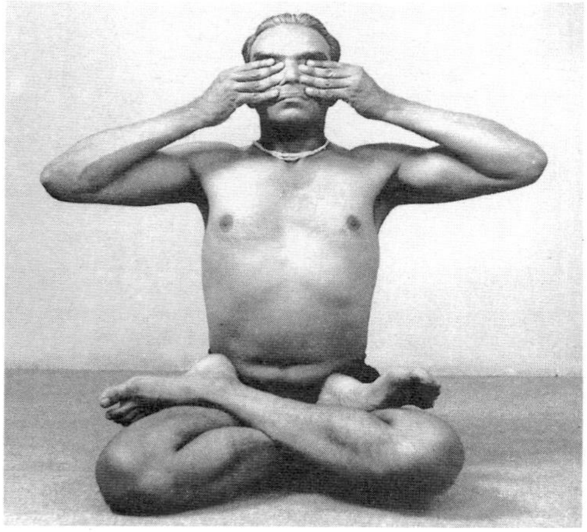

图 106

功效：

感官被转向内部，有节律的呼吸可以镇定大脑的漫游。这个体式可以使练习者获得内心的平和，聆听到自己内心深处的神圣声音，“看这里，看身心之内，而不是之外，因为这里才是一切内心平和的本源”。这个体式使练习者能够为进入瑜伽第五阶段，即制感（Pratyāhāra）做好准备，在这个阶段，练习者试图从感官的奴役中解放出来，避免总是追逐他们的欲望。

47. Parvatāsana 坐山式（图 107）

难度系数 4

Parvata 的意思是山。在这个莲花式的变体中，手臂伸展过头，手指相扣。

功法：

1. 以莲花坐姿坐下（图 104）。
2. 手指相扣，双手垂直举过头顶。头部向前弯曲，下巴抵在胸骨上。
3. 手臂从背阔肌（即靠近浮肋的背部区域）和肩胛骨处向上伸展。手掌朝上（图 107）。
4. 保持这个体式一分钟，或者两个深长而均匀的呼吸。调换交叉的双腿和相扣的双手，重复这个体式，保持背部笔直。

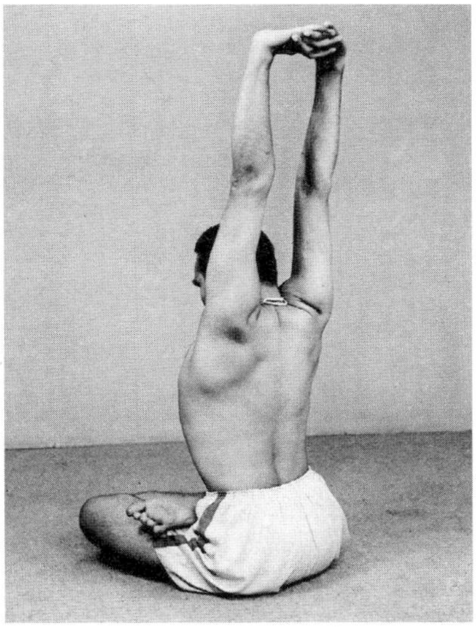

图 107

功效：

这个体式可以缓解肩部的风湿疼以及僵硬，有助于加强身体的灵活，也强健了胸部。腹部器官被向内拉伸，胸部得到完全的扩展。

48. Tolāsana　莲花支撑式（图 108）

难度系数 4

Tola 的意思是秤盘。这个体式像天平的秤盘，因此而得名。

功法：

1. 以莲花坐姿坐下（图 104）。
2. 手掌放在臀部两侧，呼气，躯干抬起，身体仅靠双手保持平衡，手臂伸展（图 108）。
3. 身体回到地面休息，交叉的双腿松开。调换双腿交叉的位置，再次用双手保持身体的平衡。
4. 尽可能长地保持平衡。

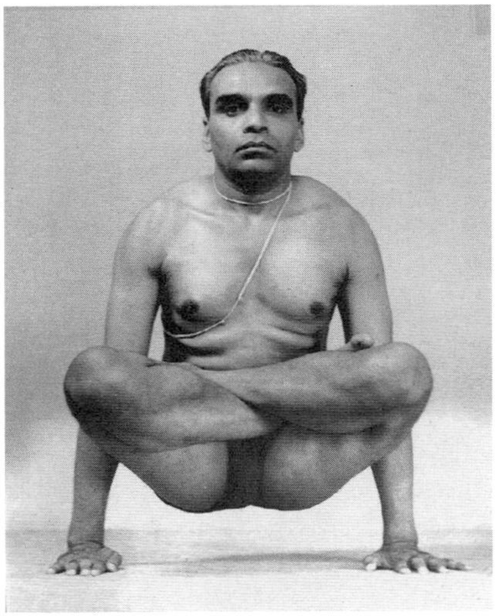

图 108

功效：

这个体式可以增强腕部、手部和腹壁的力量。

49. Siṃhāsana I 狮子第一式（图 109）

难度系数 1

Siṃha 的意思是狮子。这个姿势是献给 Narasiṃha（Nara= 人；Siṃha= 狮子），即毗湿奴的人狮化身的。据说恶魔国王希兰亚·卡西普（Hiraṇya Kaśipu）曾获得了梵天的恩惠，保证他无论是白天或黑夜，在屋外还是屋内，在水上还是陆地上，都不会被神、人或兽所杀。恶魔国王于是开始肆无忌惮地迫害众神和人类，甚至包括他自己虔诚奉教的儿子普拉拉达（Prahlāda），普拉拉达是毗湿奴最虔诚的信徒。为此普拉拉达受尽了各种暴行和折磨，但是在毗湿奴的关照下，他毫发未损，并以更大的虔诚和精力讲道布教，宣扬毗湿奴的无所不在以及全知全能。盛怒之下，希兰亚·卡西普问他的儿子，假如毗湿奴无所不在，为什么他无法在宫殿门廊的柱子里看到这位神呢？这位恶魔国王轻蔑地踢了柱子一脚来向他的儿子证明他信仰的荒谬。当普拉拉达向毗湿奴寻求帮助时，毗湿奴突然以一种令人畏惧的身形冲破柱子而出，他上半身为狮身而下半身则是人身。那时候正值黄昏，既非白天也非黑夜。毗湿奴把希兰亚·卡西普举到半空中，然后坐在门槛处，把恶魔国王放在大腿上撕成了碎片。半人半狮化身（Narasiṃha Avatār）经常出现在印度雕塑中，规模最大的一组位于埃洛拉石窟。

这个体式有两个变体，第一个将在下面的功法中描述，比第一个更为激烈但也更具益处的第二个变体将在后面的狮子第二式（图 110）中详述。

功法：

1. 坐在地面上，双腿向前伸直（图 77）。
2. 抬起臀部，弯曲右膝，把右脚放在左臀下。然后弯曲左膝，把左脚放在右臀下。左脚脚踝应该放在右脚脚踝下。
3. 身体坐在脚后跟上，趾尖朝后。
4. 然后把身体重量移到大腿和膝盖处。

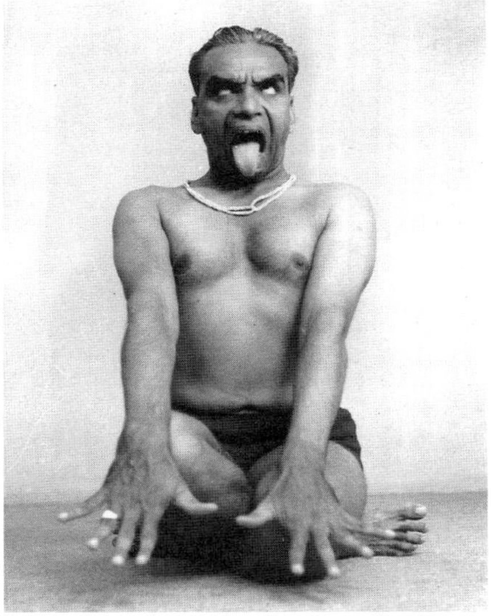

图 109

5. 躯干前伸，保持背部笔直。

6. 把右手手掌放在右膝上，左手手掌放在左膝上。双臂伸直并保持收紧。手指分开，抵住膝盖。

7. 张大口，尽可能地将舌头朝下巴伸展（图 109）。

8. 双眼注视眉心或者鼻尖。保持这个体式 30 秒，用嘴呼吸。

9. 舌头重新收回嘴里，双手从膝盖上移开，伸直双腿。然后重复这个体式，首先把左脚放在右臀下，然后把右脚放在左臀下。

10. 两侧保持体式的时间相同。

功效：

这个体式可以治疗口臭和清洁舌头。坚持练习，讲话会更加清晰，因此这个体式尤其推荐那些患有口吃的人练习。这个体式还有助于练习者掌握三种收束法（参见第三部分）。

50. Siṃhāsana Ⅱ　狮子第二式（图 110）

难度系数 6

功法：

1. 以莲花坐姿坐下（图 104）。
2. 双臂朝前伸展，手掌放在地面上，手指向前。
3. 以膝盖支撑身体立起，然后骨盆尽量朝地面按压。
4. 收臀部使后背伸展，手臂完全伸展。身体的重量完全放在手掌和膝盖上。张开嘴，伸出舌头尽量朝下巴靠（前视图：图 110；侧视图：图 111）。
5. 双眼注视眉心或者鼻尖。保持这个体式 30 秒。用嘴呼吸。
6. 以莲花坐姿坐下（图 104）。然后双手离地，调换双腿的位置，再次以莲花坐姿坐下，以相同的时间重复上述体式。

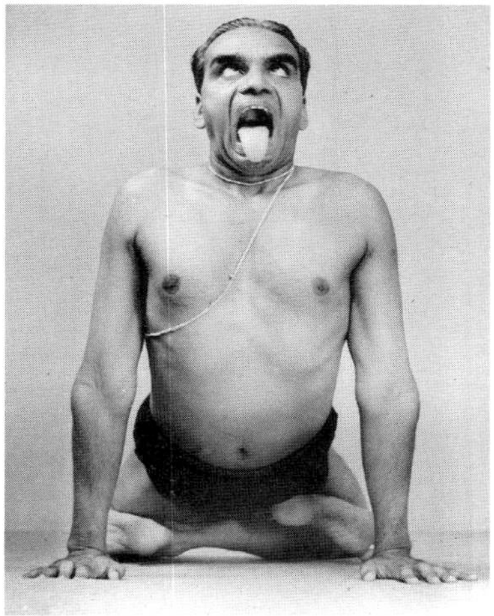

图 110

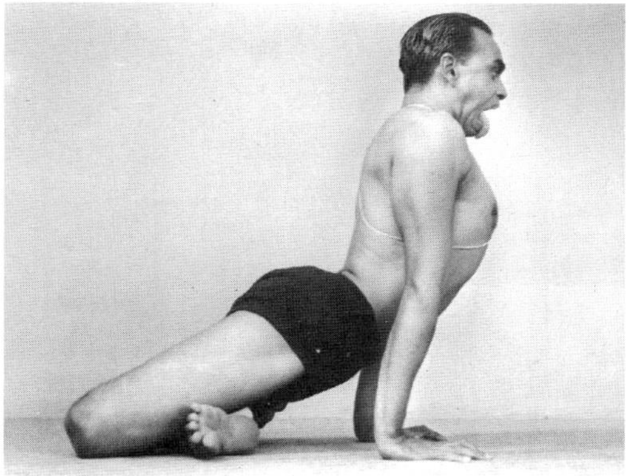

图 111

功效：

这个体式可以锻炼肝脏，控制胆汁的分泌。这个体式还可以治疗口臭，舌头将更为洁净，吐字更为清晰，因此推荐口吃者练习。

这个体式还可以缓解尾骨的疼痛，有助于恢复错位的尾骨。

51. Matsyāsana　鱼式（图 113）

难度系数 5

Matsya 的意思是鱼。这个体式是献给毗湿奴的鱼形化身的，他是宇宙和所有事物的本源以及维护者。据说从前整个地球即将被一场大洪水淹没，毗湿奴化作鱼身去警告摩奴（Manu，印度的亚当）即将来临的灾难。于是鱼把摩奴、他的家人以及七位伟大的圣哲带到一条船上，然后把船牢牢地套在自己的鳍上逃离了洪灾。它还从洪水中救出了吠陀（Vedas）。

功法：

1. 以莲花坐姿坐下（图 104）。
2. 向后平躺在地上，腿部始终放在地面上。
3. 呼气，抬颈部和胸部，拱起后背，头部向后，头顶抵住地面。通过抓住交叉的双腿进一步使头部向后，增加拱起的弧度（图 112）。

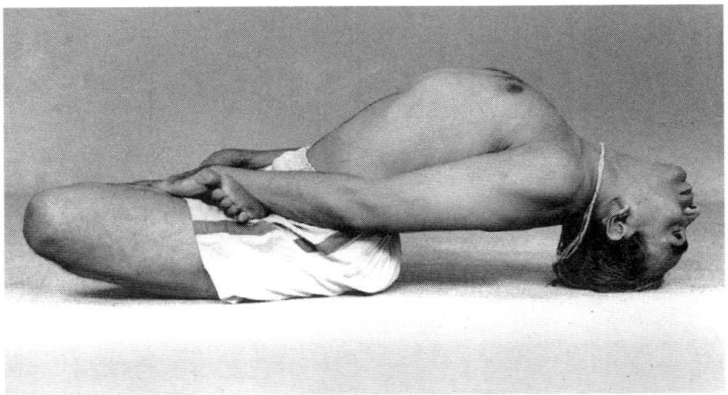

图 112

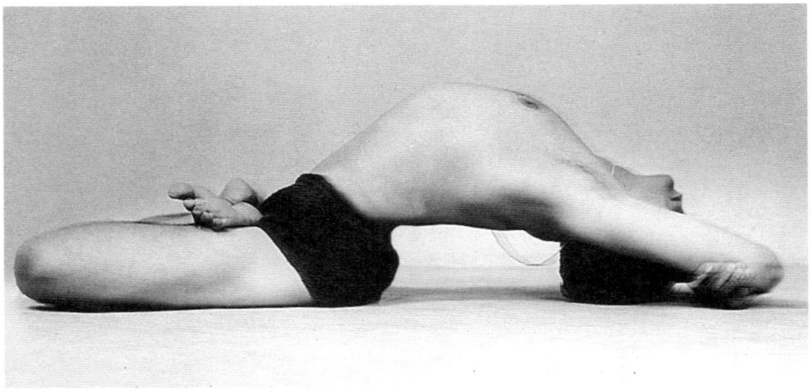

图 113

4. 现在把手从腿部移开，弯曲手臂，双手交叉抱住肘部，把前臂放在靠近脑后的地面上（图 113）。
5. 保持这个体式 30~60 秒，深长地呼吸。

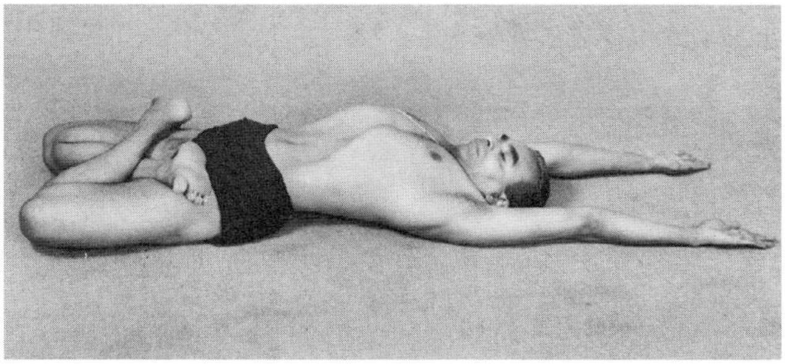

图 114

6. 头后部放在地面上平躺，吸气，然后身体抬起回到莲花坐姿，放松双腿休息。
7. 调换双腿的位置，重复这个体式同样的时间。
8. 如果感觉第 3 和第 4 步的体式难以掌握，那么就平躺在地面上，把双臂伸直过头（图 114）。

功效：

在这个体式中，背部区域都得到完全的伸展，胸部也得到很好的扩展。呼吸变得更加完全。由于练习这个体式的时候颈部得到伸展，所以对甲状腺也很有好处。骨盆关节变得更有弹性，这个体式还可以缓解肿胀发炎和流血的痔疮。

52. Kukkuṭāsana　公鸡式（图 115）

难度系数 6

Kukkuṭa 的意思是公鸡，由于这个体式很像公鸡而得名。

功法：

1. 以莲花坐姿坐下（图 104）。
2. 把双手插到大腿和小腿中间靠近膝盖的区域。先是手指，然后逐渐地下压双手，直到双肘。
3. 吸气，抬起身体离地，身体靠手掌保持平衡，双手拇指相靠。正常呼吸，尽你所能保持住身体的平衡（图 115）。

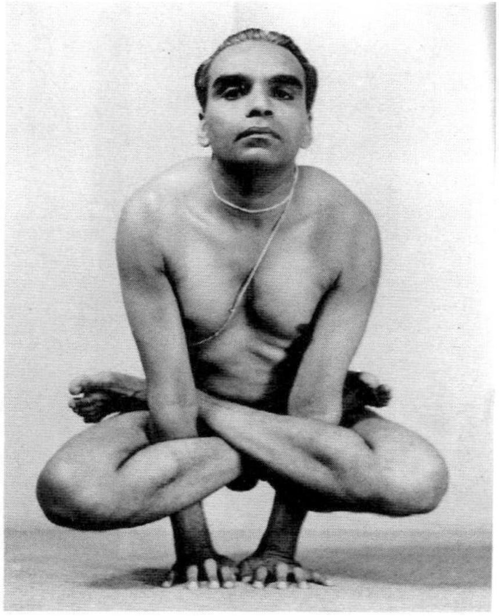

图 115

4. 身体回到地面，放松双手，调换相交的双腿，重复上述体式。

功效：

这个体式可以增强腕部和腹壁。

53. Garbha Piṇḍāsana 胎儿式（图 116）

难度系数 7

Garbha Piṇḍa 的意思是子宫中的胎儿（garbha= 子宫；piṇḍa= 胎儿）。在这个莲花式的变体体式中，双手和双臂插入到小腿和大腿间，直到双肘可以弯曲。手臂随后弯曲向上，双手贴近耳朵。这个体式就像子宫里的胎儿，区别只是在于子宫中的胎儿头朝下腿朝上，而且双腿没有盘成莲花式。这个体式的名称表明，古代的圣哲们已经了解人体胚胎在母亲子宫内的生长及发育，尽管当时他们的医疗仪器非常有限。

功法：

1. 以莲花坐姿坐下（图 104）。
2. 把双手插到同一侧的大腿和小腿间。
3. 手臂向前推，直到手肘可以自由弯曲。
4. 然后呼气，抬大腿离地，身体靠尾骨保持平衡，双手抓住耳朵（图 116）。

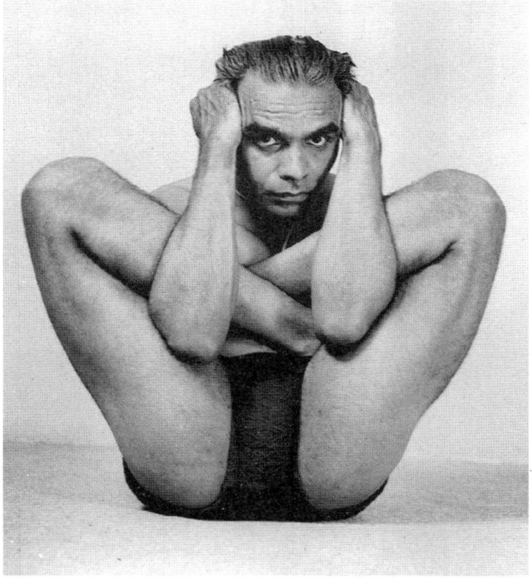

图 116

5. 保持这个体式 15~30 秒，正常地呼吸。腿部放低，依次松开双手，伸直双腿，放松。
6. 调换相交的双腿，重复上述体式。

功效：

在这个体式中，腹部器官得到挤压，增强了这一区域的血液循环，从而使腹部保持健康。

54. Gorakṣāsana　牧牛式（图 117）

难度系数 10

Gorakṣa 的意思是牧牛者。这是一个有难度的平衡体式，即使在这个体式上保持平衡几秒钟也足以让习练者感到兴高采烈了。

功法：

1. 以莲花坐姿坐下（图 104）。双臂朝前伸展，放在地面上。
2. 双手撑地，从地面抬起臀部。
3. 躯干垂直向上伸展，以双腿膝盖上部抵地立起。
4. 大腿伸直，双手依次从地面抬起，逐步使身体保持平衡。
5. 当身体平衡后，双手在胸前相合，尽你所能保持这个体式（图 117）。

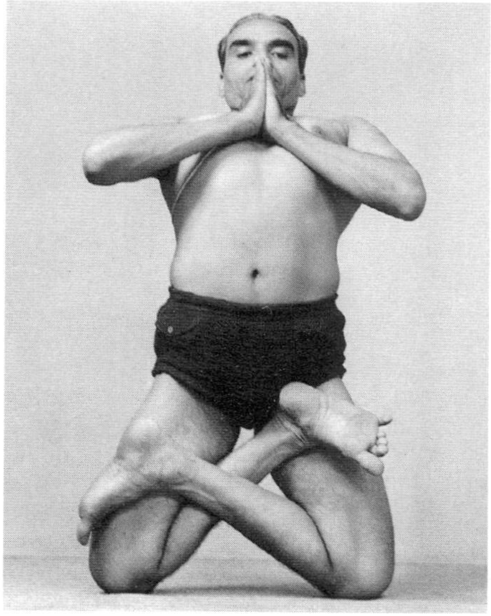

图 117

6. 双手再次放在地面上，坐下，松开双腿。
7. 调换双腿，重复上述体式，保持同样的时间。

功效：

除了可以获得和莲花式（图 104）相同的益处之外，习练者还可以获得平衡感。尾骨通过该体式的练习而增加弹性。

55. Baddha Padmāsana　控制莲花式（图 118）

难度系数 6

Baddha 的意思是抓住、限制。在这个体式中，双手交叉在背后抓住双脚大脚趾。身体在前面交叉的双腿和背后交叉的双手之间被限制，因此而得名。

功法：

1. 以莲花坐姿坐下（图 104）。
2. 呼气，左臂从肩部向后摆，使左手靠近右臀，抓住左脚大脚趾。保持这个姿势，吸气。
3. 同样，呼气，右臂从肩部向后摆，右手靠近左臀，抓住右脚大脚趾（前视图：图 118；后视图：图 119）。

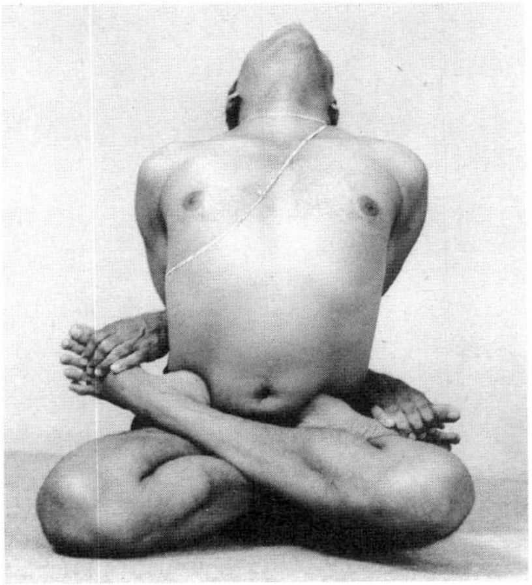

图 118

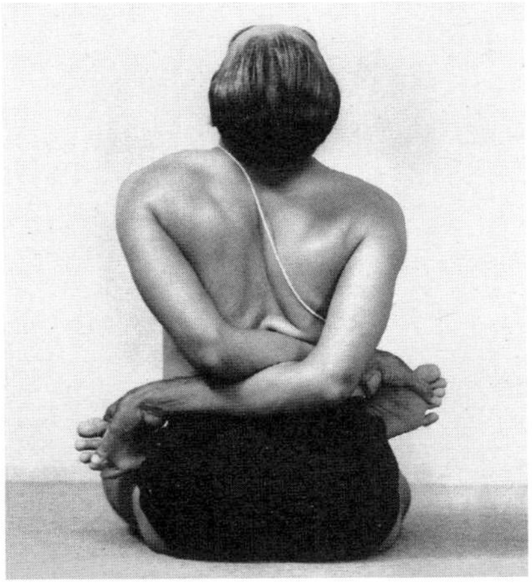

图 119

4. 如果脚趾难以抓到，就把肩部尽量向后伸展，从而使两侧肩胛骨尽量地靠近。练习呼气的时候手臂后摆将有助于练习者抓住自己的大脚趾。
5. 如果先是右脚放在左大腿上，左脚放在右大腿上，那么先抓住左脚大脚趾再抓住右脚大脚趾。如果相反，先是左脚放在右大腿上，右脚放在左大腿上，那么就先抓住右脚大脚趾然后再抓住左脚大脚趾。总是先抓住放在最上面的那只脚的大脚趾。
6. 头部尽量向后仰，保持几个呼吸。
7. 深深地吸气，然后呼气，躯干从臀部开始向前弯曲，把头放在地面上，脚趾不要从手中松开。头部以控制莲花式（Baddha Padmāsana）（图 118）的姿势向前弯曲，直到碰触地面（图 120）。这个体式被称为瑜伽身印。

56. Yoga Mudrāsana　瑜伽身印（图 120）

难度系数 6

这个体式尤其有助于唤醒昆达里尼（Kuṇḍalinī）。

8. 呼气时，把头部交替放在右膝和左膝上（图 121 和图 122）。

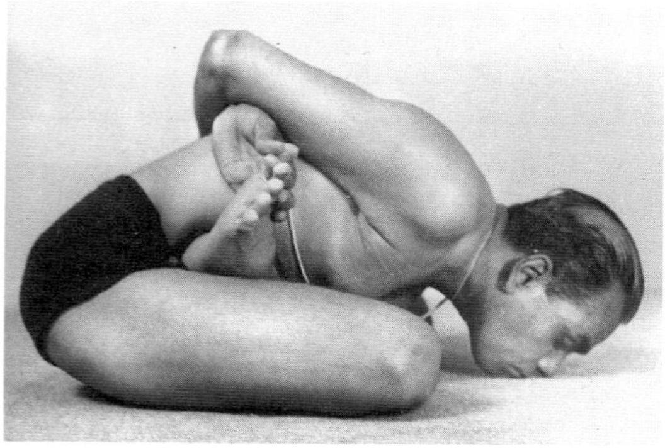

图 120

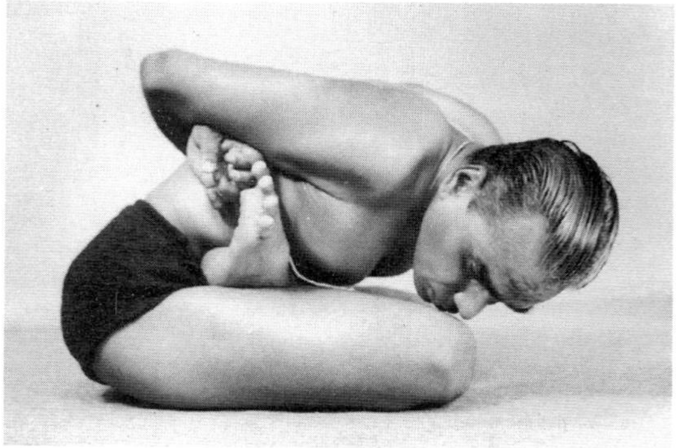

图 121

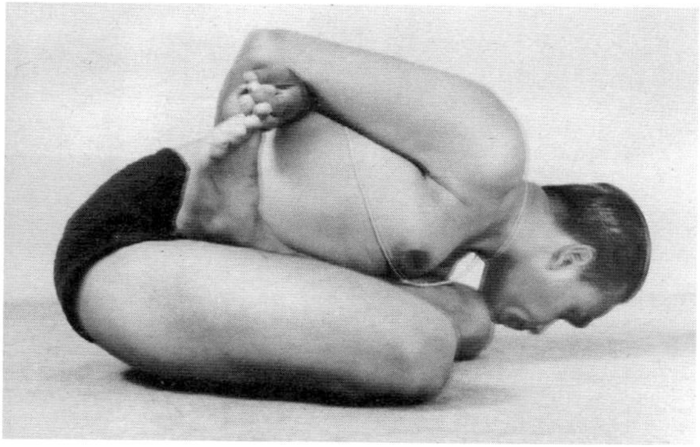

图 122

功效：

在背后交叉双手扩展胸部并增加肩膀的活动范围。瑜伽身印（Yoga Mudrāsana）（图 120）增强肠胃蠕动，使大肠积累的废物向下运行，因此有助于缓解便秘，增强消化功能。

57. Supta Vajrāsana 卧雷电坐（图 124）

难度系数 12

Supta 的意思是躺下。Vajra 的意思是雷电，是因陀罗（Indra）的武器，因陀罗是众神之王。这是个有难度的体式，需要长时间的练习。

功法：

1. 以莲花坐姿坐下（图 104）。然后练习控制莲花式（Baddha Padmāsana）（图 118）。
2. 呼气，抬膝，大腿离开地面，然后身体后仰到地面（图 123）。保持两个呼吸。
3. 向后伸展颈部，把头顶抵在地面上，胸部和躯干向上拱起。
4. 整个过程中都不要松开抓住的脚趾，呼气，膝盖放低，大腿回到地面（图 124）。此时头部、双肘和交叉放在背后的手臂以及臀部是身体唯一接触地面的部位。
5. 保持这个体式几秒钟。呼气，松开抓着的脚趾，以及背后交叉的双手，重新回到莲花坐姿（图 104）。然后伸直双腿，放松。
6. 交换双腿，重复上述体式。

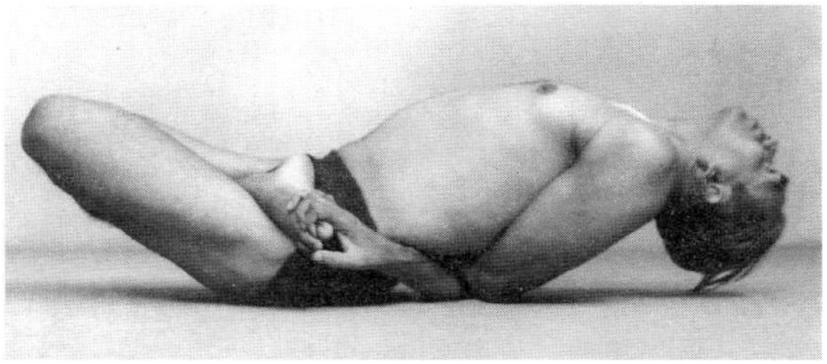

图 123

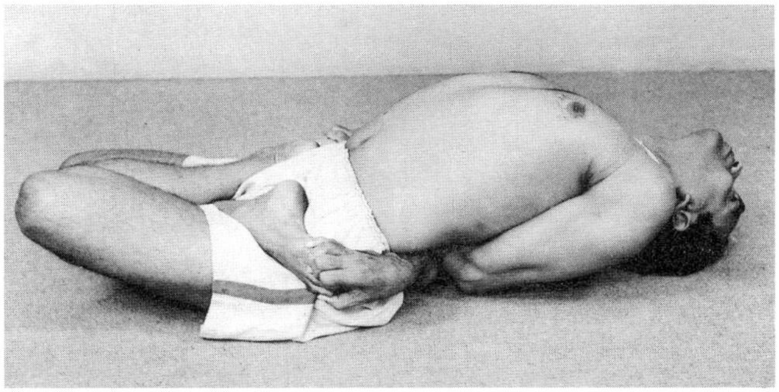

图 124

功效：

在这个体式中背部和胸部都得到完全的伸展。由于颈部获得伸展，因此对甲状腺也很有益处。骨盆关节变得更加有弹性。一旦掌握了这个体式，鱼式（Matsyāsana）（图 113）就如同儿戏，轻而易举。

58. Mahā Mudrā　内女式（图 125）

难度系数 5

Mahā 的意思是伟大和尊贵。Mudrā 的意思是封闭。在这个坐姿中，躯体顶部和底部的缝隙都被牢牢地封闭住了。

功法：

1. 坐在地上，双腿向前伸直（图 77）。
2. 曲左膝，移左腿向左，保持左大腿外侧和左小腿接触地面上。
3. 把左脚脚后跟抵住左大腿内侧靠近会阴处。左脚大脚趾碰到右大腿的内侧。伸展的右腿与弯曲的左腿之间应该呈 90 度。
4. 手臂朝右脚方向伸展，大拇指和食指钩住大脚趾。
5. 头部向躯干方向降低，直到下巴放在胸骨上的两锁骨之间。
6. 脊柱应该完全伸展，注意不要让右腿向右侧倾斜。
7. 完全吸气，从肛门到横膈膜的整个腹部区域都要收紧。把腹部尽量朝向脊柱方向后拉，同时也朝向横膈膜方向上提。
8. 放松紧张的腹部，然后呼气，再次吸气，屏住呼吸，保持腹部紧缩。然后如上所述保持这个体式 1~3 分钟（图 125）。
9. 放松紧张的腹部，呼气，抬起头，放松双手，伸直弯曲的那条腿。
10. 在另一侧重复上述动作，这次左腿伸直、右腿弯曲，在这一侧保持体式的时间与另一侧相同。

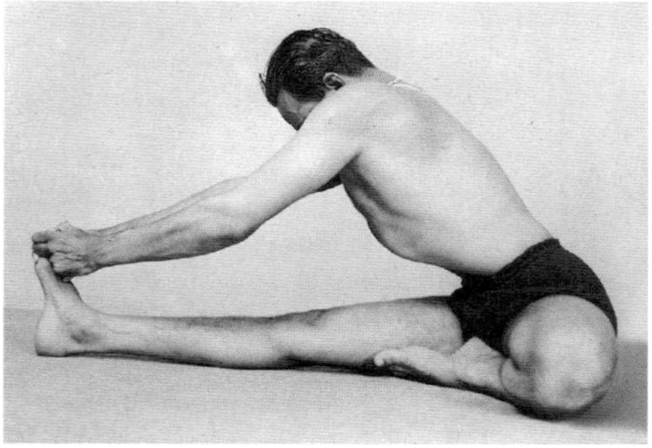

图 125

功效：

内女式增强了腹部器官、肾脏以及肾上腺。那些患有子宫下垂的女性练习这个体式可以得到缓解，因为子宫被牵拉到了原来的位置。那些患有脾部疾患以及前列腺增生的人通过练习在内女式上保持更长的时间将获得益处。这个体式还可以治疗消化不良。

“内女式摧毁了死亡以及其他疼痛”，“人们没有任何东西不能吃或者必须去避免（假如他练习了这个体式后），任何食物不管其味道如何，甚至连致命的毒药也会被消化”，“那些练习内女式的人可以克服肺病、麻风病、痔疮、脾增大、消化不良以及其他长期疾病。”（《哈他瑜伽之光》，第 3 章，第 14 节和第 17 节）

59. Jānu Śīrṣāsana　头碰膝前曲伸展坐式（图 127）

难度系数 5

Jānu 的意思是膝盖。Śīrṣa 的意思是头。在这个体式中，坐在地面上一条腿伸直，另一条弯曲。然后双手抓住向前伸出的那只脚，把头放在膝盖上。

功法：

1. 坐在地面上，双腿伸直（图 77）。

2. 弯曲左膝，移左腿向左，保持左大腿外侧和左小腿接触地面。

3. 把左脚后跟抵在左大腿内侧靠近会阴处。左脚大脚趾应该碰到右大腿的内侧，双腿应该成钝角。不要让左膝和左大腿在一条直线上，并与伸展的右腿成直角。试着尽量把左膝向后推，这样身体才能从弯曲的腿部获得伸展。

4. 双臂朝右脚伸展，双手抓住右脚。先抓住右脚脚趾，然后逐步抓住脚掌，接着是脚后跟，最后手臂完全伸展，并用一只手抓住另一只手的手腕，超出向外伸展的腿部（图 126）。

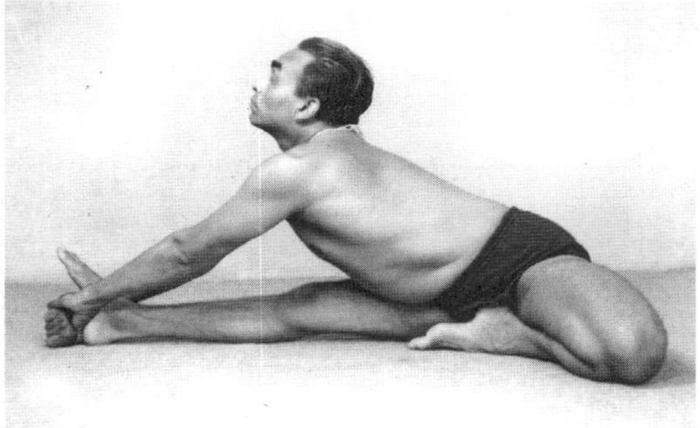

图 126

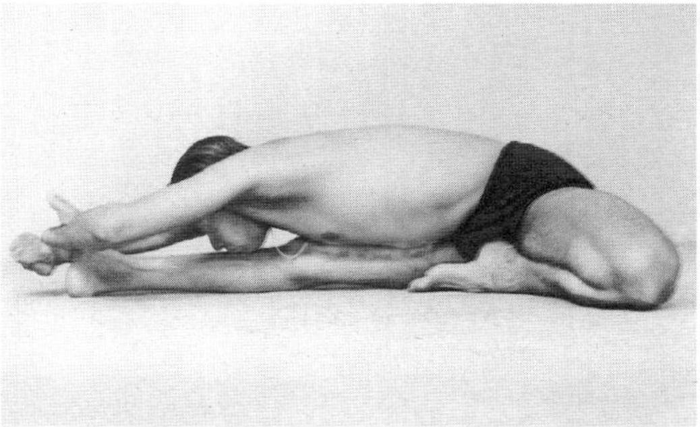

图 127

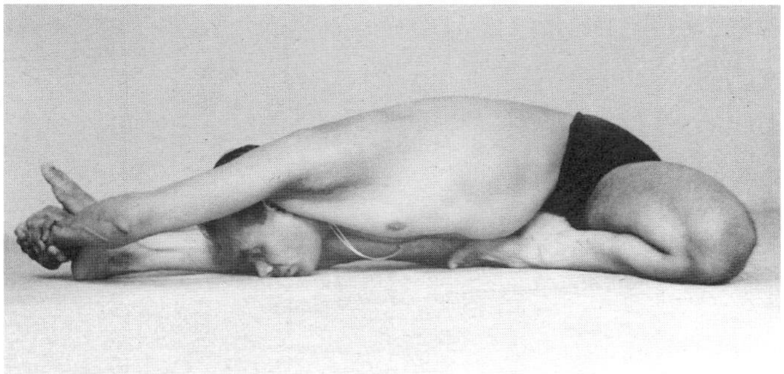

图 128

5. 收紧右膝以保持右腿始终伸展。注意，右腿膝后部放在地面上。

6. 呼气，弯曲并向两侧扩展肘部推动身体前弯，依次把前额、鼻子、嘴唇最后是下巴超出右膝（图 127）。然后放在右膝的任一侧（图 128、图 129）。起初右脚会向右侧倾斜，注意不要让腿倾斜。

7. 背部完全伸展，躯干向前拉伸，让胸部抵住右大腿。
8. 保持这个体式半分钟到一分钟，深长地呼吸。练习者也可以在每次呼气屏住呼吸做这个体式。

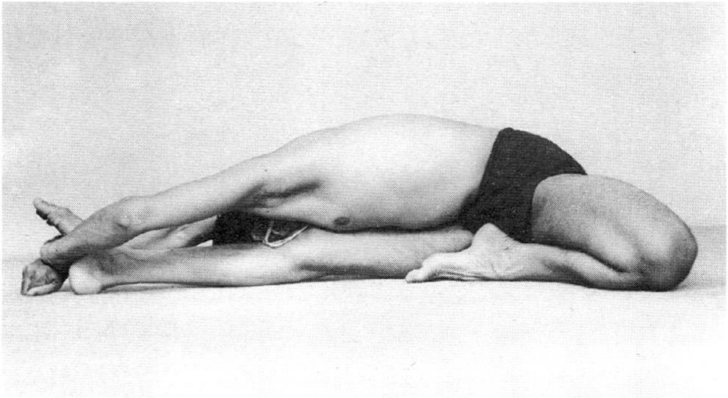

图 129

9. 吸气，抬起头部和躯干，手臂伸直，眼睛向上看几秒钟，脊柱伸展，试着使脊柱下凹（图 126）。
10. 松开抓住右脚的双手，伸直右腿，回到第 1 步。
11. 左腿伸直，弯曲右腿重复上述体式。注意两侧保持相同的时间。

功效：

这个体式增强肝脏和脾脏，因此帮助消化。该体式还可以增强与刺激肾脏活力，如果练习者能够按照上述方法练习的话，就可以感觉到这种功效。

那些患有前列腺增生的人可以通过在这个体式上保持更长时间获得益处。他们应该把该体式与肩倒立式（Sarvāngāsana）（图 223）一起练习。

对于那些长时间低烧的人，也推荐练习这个体式。

60. Parivṛtta Jānu Śīrṣāsana 头碰膝扭转前曲伸展坐式（图 132）

难度系数 9

Parivṛtta 的意思是转身，Jānu 的意思是膝盖，śīrṣa 的意思是头。在这个头碰膝前曲伸展坐式的变体体式中，练习者的一条腿在地面上伸展，另一条腿弯曲，躯干扭转，双手抓住伸出的那只脚，通过向后弯曲脊柱使头后部放在伸出那条腿的膝盖上。

功法：

1. 坐在地面上，腿部向前伸直（图 77）。

2. 弯曲左膝，并向左移，保持左大腿的外侧和左小腿接触地面。

3. 把左脚脚后跟抵住左大腿内侧靠近会阴处。左脚大脚趾应该触碰到右大腿内侧。两腿应该成钝角。尽你所能把你的左膝向外伸展。

4. 扭转躯干向左。

5. 伸展右臂朝向伸出的右腿。翻转右前臂和手腕以使右手大拇指向下而右手小拇指则朝上。然后，右手抓住右脚内侧（图 130）。

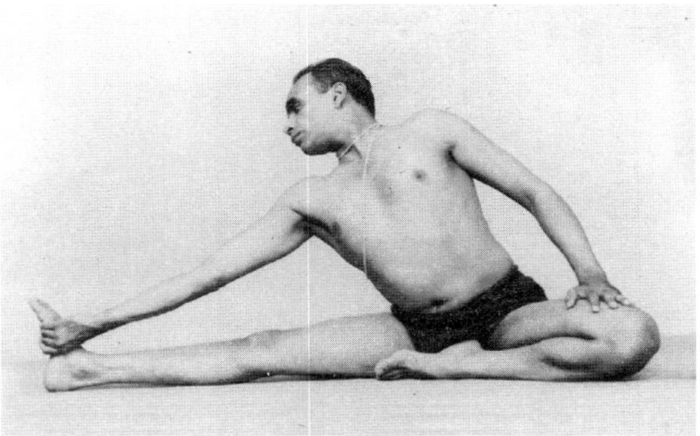

图 130

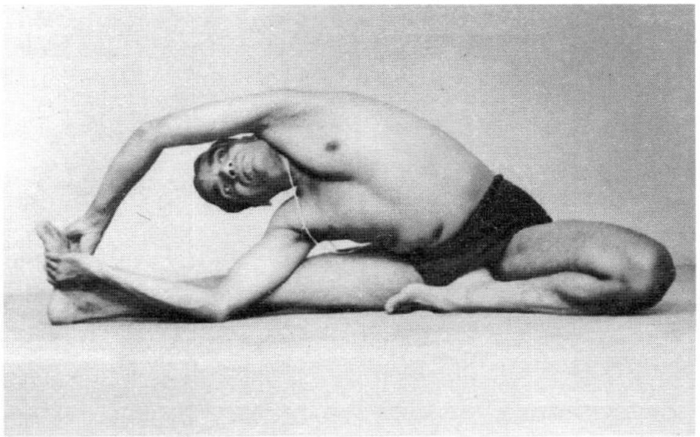

图 131

6. 躯干向后仰，左臂伸展过头，手腕向上，左手抓住右脚外侧。同样左手大拇指向下，而小拇指向上（图 131）。

7. 弯曲并扩展肘部。呼气，躯干翻转朝上，把头放到两臂间，头后部放在右膝上。试着用右肩后部去碰触右膝关节的内侧，这样右侧肋骨的后部就可以放在右膝上了。进一步伸展弯曲的左膝和左侧的肋骨（图 132）。

8. 保持这个体式 20 秒左右。由于腹部的收缩，呼吸会变得短促。

9. 吸气，松开双手，躯干回到原来的位置，那么你将朝向伸出的右腿，抬起头，伸直左腿，回到第 1 步。

10. 在另一侧重复上述体式。弯曲右膝，左腿伸直。躯干向右一直扭转到你朝向弯曲的右膝为止，朝左脚伸展左臂。然后翻转左前臂和左手腕使左手大拇指朝下。左手抓住左脚内侧，右臂伸展过头然后抓住左脚外侧接近脚后跟处。然后把头后部放在左膝上，试着用左肩后部去碰触左膝内侧，从而使左侧肋骨的后部放在左膝上，并伸展肋骨右侧。在这一侧保持体式的时间与另一侧相同。

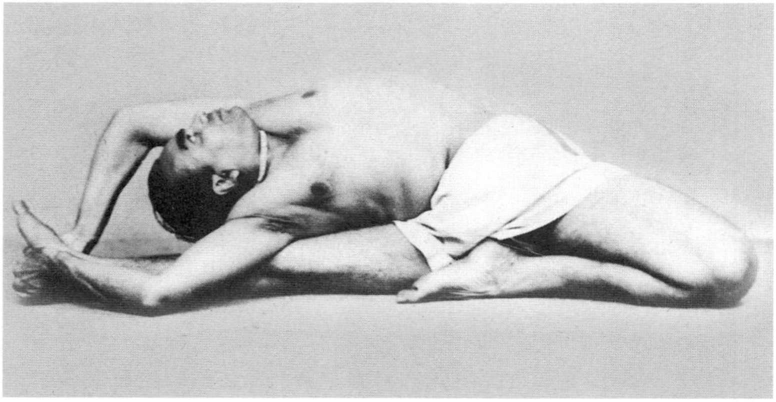

图 132

功效：

除了具有头碰膝前曲伸展坐式（图 127）所述的功效以外，这个体式还可以刺激脊柱的血液循环并缓解背痛。在头碰膝前曲伸展坐式中，腹部器官是收缩的，而在这个体式中腹部器官则是在两侧都得到了伸展。这是一个非常鼓舞人的体式。

61. Ardha Baddha Padma Paschimottānāsana
半莲花加强背部前曲伸展坐式（图 135）

难度系数 8

Ardha 的意思是一半，Baddha 的意思是抓住、限制，Padma 的意思是莲花。在背部前曲伸展坐式（Paschimottānāsana）（图 160）中，整个身体的后部都得到了强有力的拉伸。

功法：

1. 坐在地面上，腿部向前伸直（图 77）。
2. 弯曲左膝，把左脚放在右大腿上。左脚脚后跟应该按在肚脐处，脚趾伸展。这是一个半莲花坐。
3. 左臂从后面绕过背部，呼气的同时抓住左脚大脚趾。假如无法轻松地抓住脚趾，把左肩向后展。
4. 抓住左脚脚趾后，推动弯曲的左膝靠近伸展的右腿。右臂向前伸展，用右手抓住右脚，手掌碰触脚掌（图 133 和图 134）。

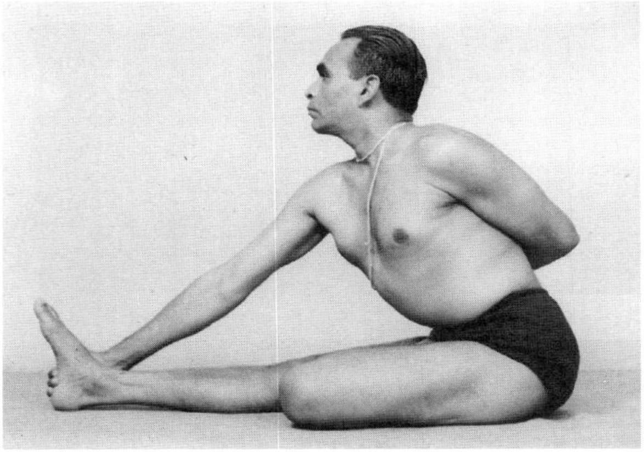

图 133

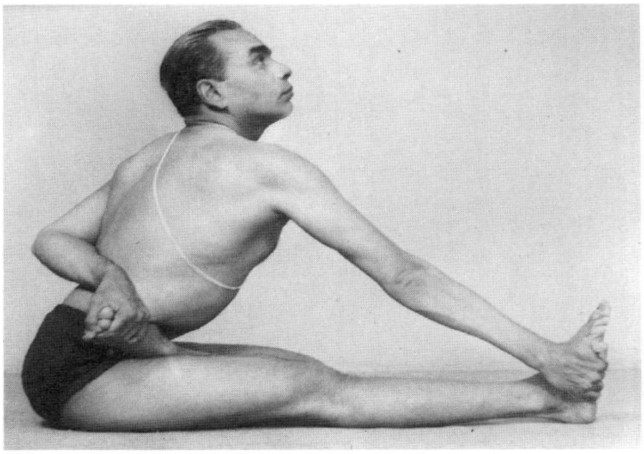

图 134

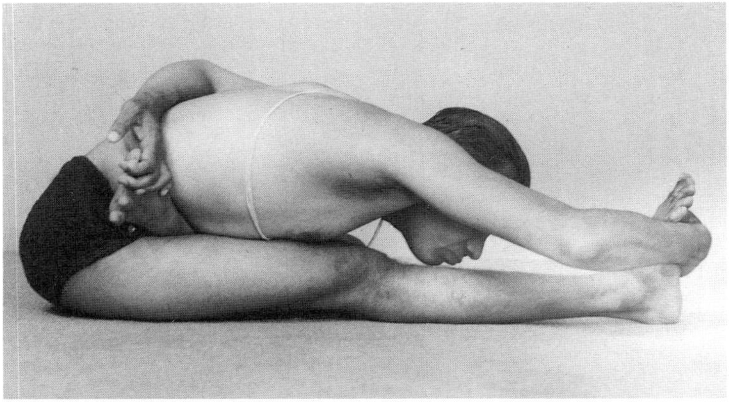

图 135

5. 吸气，伸展背部，眼睛向上看几秒钟，不要松开抓着的左脚大脚趾。

6. 呼气，通过向外弯曲右肘使躯干向前推。把前额、然后鼻子、然后嘴唇、最后下巴依次放在右膝上（图 135）。

7. 在刚开始的阶段，伸展腿的膝部会离开地面。一定要绷紧大腿肌肉，使整个右腿的后部都放在地面上。

8. 保持这个体式 30~60 秒，均匀地呼吸。

9. 吸气，抬起头和躯干，松开双手，伸直左腿，回到第 1 步。

10. 在另一侧重复这个体式，左腿伸直，弯曲右腿，把右脚放在左大腿上。两侧保持体式的时间相同。

11. 假如你无法从后面用手抓住脚趾，那么就用双手抱住伸展腿并按照上述要领进行练习（图 136 和图 137）。

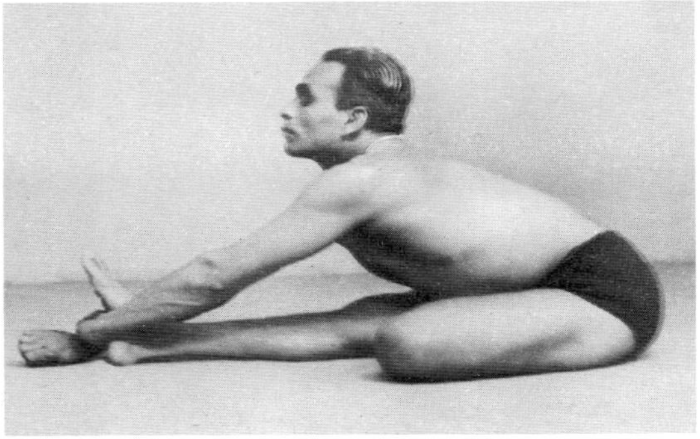

图 136

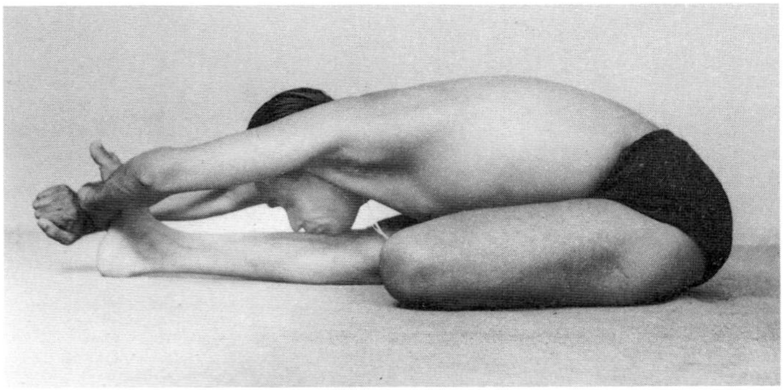

图 137

功效：

练习半莲花式，因此膝盖会日益变得足够灵活以练习完全莲花式。当把下巴放在伸展腿的膝盖上时，弯曲的膝盖被尽量拉向伸展腿，这就使脐部和腹部器官得到很好的拉伸，同时也使血液得以在脐部和生殖器官循环。推荐那些肩部下垂的人练习这个体式。

62. Triaṅg Mukhaikapāda Paschimottānāsana 半英雄前曲伸展坐式（图 139）

难度系数 5

Triaṅga 的意思是三个肢体或者类似的部位。在这个体式中，这三个部位分别是脚、膝盖和臀部。Mukhaikapāda（这是三个词的组合，mukha= 脸，eka= 一个，pāda= 腿或脚）对应的是触碰伸展腿的脸（或者嘴）。在背部前曲伸展坐式（Paschimottānāsana）（图 160）中，整个身体的后部都得到了很强的拉伸。

功法：

1. 坐在地面上，双腿向前伸直（图 77）。
2. 弯曲右腿，向后移动右脚。把右脚放在右髋关节旁，脚趾向后放在地面上。右小腿的内侧碰触右大腿的外侧。
3. 在这个体式上保持平衡，把身体的重量放在弯曲的膝盖上。起初，身体会向伸展腿倾斜，伸展腿的脚部也会向外侧倾斜。试着学会在这个体式上保持平衡，始终保持脚和脚趾伸展并指向前方。
4. 现在用双手手掌抓住左脚脚底的两侧。假如可以的话，尽量把躯干前伸，勾手腕环绕住伸展的左脚（图 138）。保持两个呼吸。练习者通常需要几个月的时间才能勾手腕完成这个体式，因此在做最初的尝试时，不要灰心和气馁。

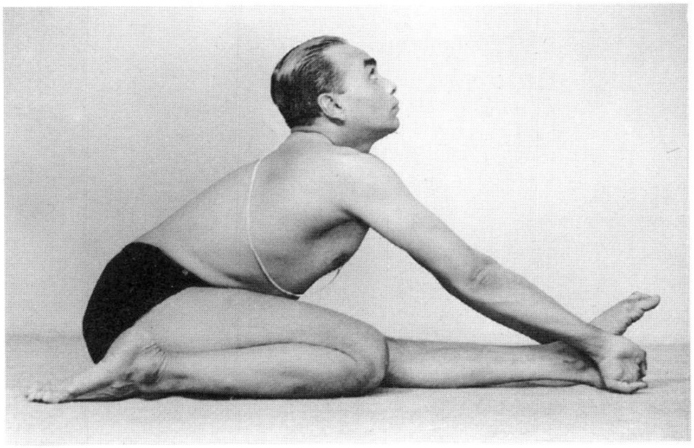

图 138

5. 并拢双膝，呼气，向前弯曲。依次把头、鼻子，然后嘴唇，最后是下巴放在左膝上（图 139）。为了完成这个体式，扩展肘部，呼气时把躯干尽力向前推。
6. 不要把左肘放在地面上。起初，练习者会很容易失去平衡，身体会倒向伸展腿一侧。因此练习的时候，躯干应该稍稍朝弯曲的膝盖一侧倾斜，身体的重量应该放在弯曲的膝盖上。
7. 保持这个体式半分钟到一分钟，均匀地呼吸。
8. 吸气，抬起头和躯干，松开双手，伸直右腿，回到第 1 步。
9. 在另一侧重复这个体式，右腿伸直，弯曲左膝，把左脚放在左髋关节处。在两侧保持体式的时间相同。

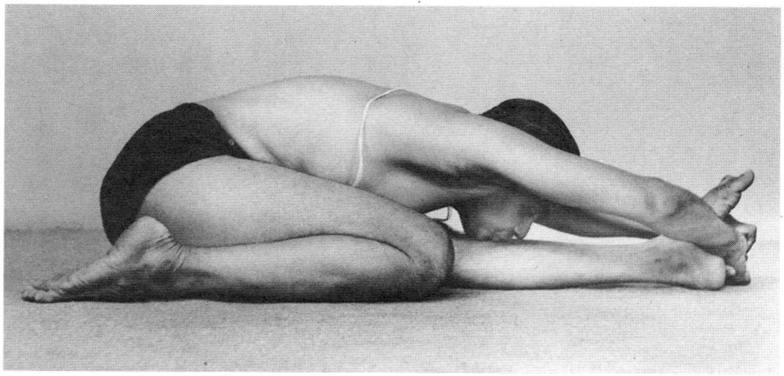

图 139

功效：

那些患有平足的人推荐练习这个体式。它可以治疗踝关节扭伤、膝关节的损伤以及减轻腿部的任何肿胀。

与头碰膝前曲伸展坐式 (Jānu Śīrṣāsana)（图 127）和半莲花加强背部前曲伸展坐式 (Ardha Baddha Padma Paschimottānāsana)（图 135）一样，这个体式可强健腹部器官，防止其衰弱和停滞。由于过于放任或者不得不遵守社交礼节等因素，常使我们的腹部器官被滥用。腹部器官可以引起很多疾病，因此古时圣哲都强调，腹部器官的健康对于长寿、心灵愉悦以及精神的安宁至关重要。这些前曲的体式使腹部器官保持健康和活力。除了使肌肉更为有形以外，它们也作用于身体的器官。

63. Krounchāsana 鸳鸯式（图 141、图 142）

难度系数 10

Krouncha 的意思是苍鹭，也是一座山的名字。据说这座山是喜马拉雅的孙子，被战神迦帝羯耶 (Kārtikeya) 和毗湿奴的第六个化身穿过。在这个坐姿中，一条腿向后弯，脚抵在髋关节处，当另一条腿向上垂直抬起的时候，用双手抓住脚。然后下巴放在抬起腿的膝盖上。抬起腿仿佛是苍鹭伸出的脖颈和头，也可以说是悬崖，因此而得名。

功法：

1. 坐在地面上，双腿向前伸直（图 77）。
2. 弯曲右膝，右脚向后移。把右脚放在右侧髋关节处，脚趾朝后，放在地面上。右小腿的内侧会碰到右大腿的外侧。双膝合拢。
3. 呼气，弯曲左膝，用双手抱住左脚，垂直向上抬起左腿（图 140）。

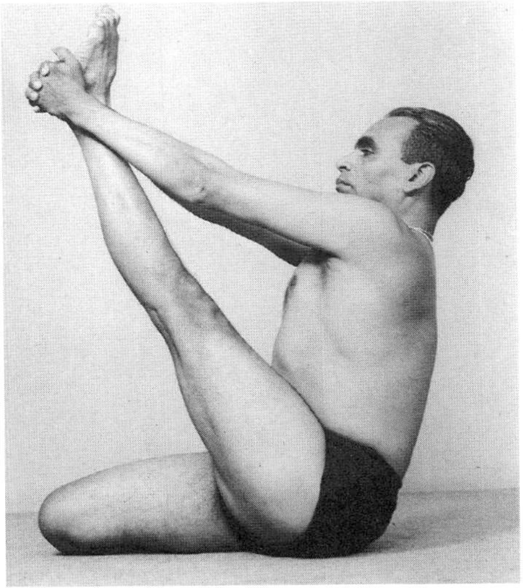

图 140

4. 左腿完全伸展，保持背部笔直。在这个位置上保持几个呼吸后，呼气，头和躯干向前的同时，试着把左腿向身体靠近，把下巴放在左膝上（图 141 和图 142）。
5. 保持这个体式 20~30 秒，深长地呼吸。当下巴靠在左膝上时不要把弯曲的右膝从地面上抬起。
6. 吸气，头和躯干后仰（图 140），放下左腿，松开双手，右腿伸直，回到第 1 步。
7. 在另一侧重复上述体式，弯曲左膝，把左脚放在左髋关节处，抬右腿。在这一侧也保持和另一侧相同的时间。

功效：

这个体式可以作为半英雄前曲伸展坐式（Triaṅg Mukhaikapāda Paschimottānāsana）（图 139）的延伸练习。练习这个体式要比背部前曲伸展坐式（Paschimottānāsana）（图 160）更难，因此它的功效也更大。这个体式使腿部获得完全的伸展，腿部肌肉也得到了很好的锻炼。腹部器官也恢复了活力。

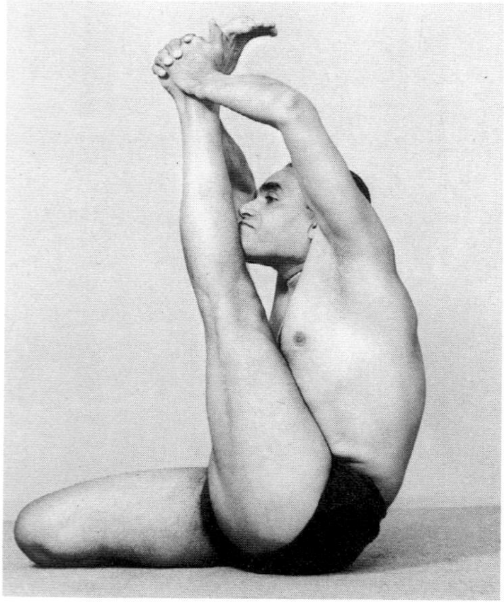

图 141

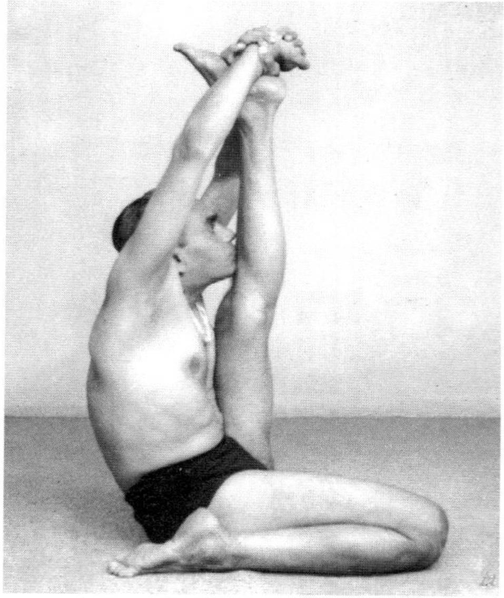

图 142

64. Marīchyāsana Ⅰ　圣哲玛里琪第一式（图 144）

难度系数 5

这个体式是献给圣哲玛里琪（Marīchi）的，他是创造之神梵天（Brahmā）的儿子。玛里琪是太阳神苏亚（Sūrya）的祖父。

功法：

1. 坐在地面上，双腿向前伸直（图 77）。
2. 弯曲左膝，把左脚脚底和脚后跟平放在地面上。左腿胫骨应该与地面成直角，小腿应该碰到大腿。把左脚脚后跟靠近会阴处。左脚内侧应该触碰到伸展的右大腿内侧。
3. 左肩向前伸直到左腋抵住垂直于地面的左腿胫骨。把左臂环绕住左腿胫骨和左大腿，弯曲左肘，左前臂摆到背后接近腰的高度。然后右手摆到背后握住左手手腕，反之亦然。如果无法完成这个动作，就握住手掌或者手指（图 143）。
4. 现在，脊柱转向左，保持伸出的右腿始终伸直。保持这个体式的同时眼睛看着伸出的右脚大脚趾，保持几个呼吸。
5. 呼气，弯曲向前，依次把前额、鼻子、嘴唇最后下巴放在右膝上（图 144）。在练习这个体式时，双肩应该和地面保持平行，正常地呼吸。保持这个体式 30 秒，注意伸出腿后部自始至终要放在地面上。
6. 吸气，从右膝上抬头（图 143），松开双手，伸直左腿，回到第 1 步。
7. 在另一侧重复上述体式，保持体式的时间相同。

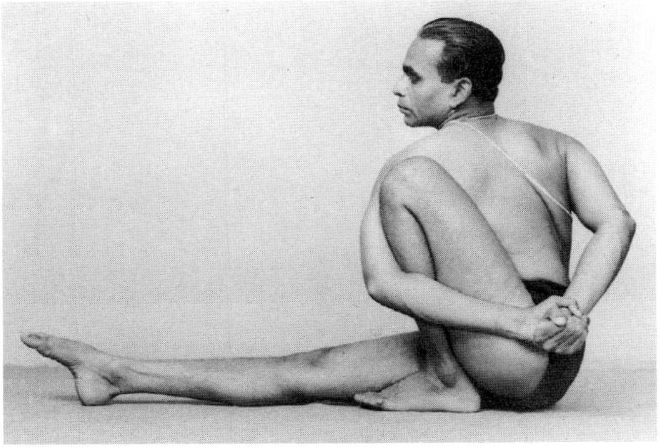

图 143

功效：

通过练习这个体式，手指可以获得力量。在前面的体式［也就是头碰膝前曲伸展坐式（Jānu Śīrṣāsana，图 127）、半莲花加强背部前曲伸展坐式（Ardha Baddha Padma Paschimottānāsana）（图 135）和半英雄前曲伸展坐式（Triaṅg Mukhaikapāda Paschimottānāsana）（图 139）］中，通过双手抓住一条腿使腹部器官得到挤压。在这个体式中，双手并没有抓住腿，但是通过身体前曲，把下巴放在伸出腿的膝盖上从而使腹部器官得到很好的挤压和收缩，这就使腹部器官附近的血液循环活跃，保持了它们的健康。起初，在从背后抓住手后，很难把身体弯下去，但是通过练习就可以达到。脊柱区域也得到很好的锻炼。

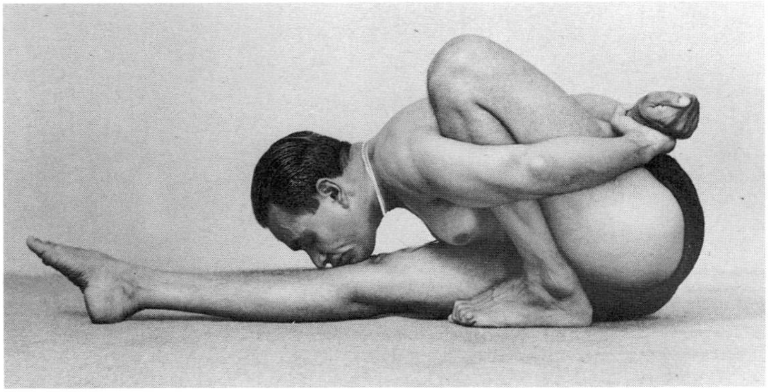

图 144

注意头碰膝前曲伸展坐式（Jānu Śīrṣāsana）、半莲花加强背部前曲伸展坐式（Ardha Baddha Padma Paschimottānāsana）、半英雄前曲伸展坐式（Triaṅg Mukhaikapāda Paschimottānāsana）和圣哲玛里琪第一式这四个体式都是为正确练习背部前曲伸展坐式（Paschimottānāsana）（图 161）的准备体式。对于很多练习者来说，在背部前曲伸展坐式（图 160）中抓住脚会感到很困难，即使多次尝试后也是如此。这四个预备体式可以使练习者的背部和腿部获得足够的弹性，从而为逐步正确地练习背部前曲伸展坐式（图 161）做好准备。一旦可以轻松完成该体式后，这四个体式就可以每星期练习一两次，而不是每天一次。

65. Marīchyāsana Ⅱ　圣哲玛里琪第二式（图 146、图 147）

难度系数 6

功法：

1. 坐在地面上，双腿向前伸直（图 77）。

2. 弯曲左膝，把左脚放在右大腿根部。左脚脚后跟应该抵在肚脐处，脚趾伸展。左腿现在处于半莲花式。

3. 弯曲右腿。把右脚脚底和脚后跟平放在地面上。使右腿胫骨与地面垂直，右大腿和右小腿相碰，右脚脚后跟触碰会阴处。

4. 身体稍向前弯，右肩向前直到腋窝抵住右腿胫骨。呼气，右臂环绕右腿胫骨和右大腿，弯曲右肘，把右前臂摆到背后与腰同高。然后伸左手摆到身后握住右手手腕（图 145）。

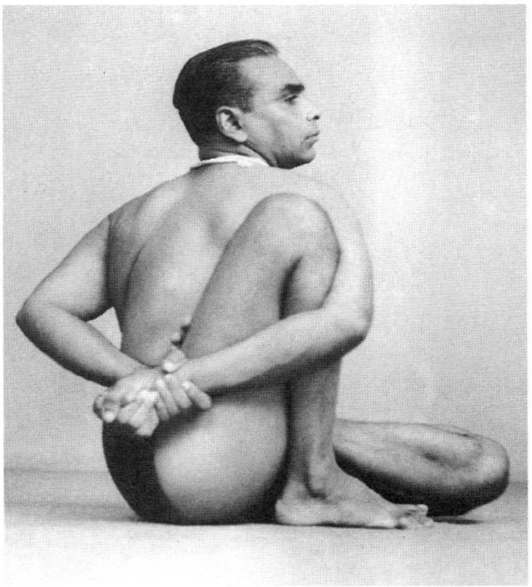

图 145

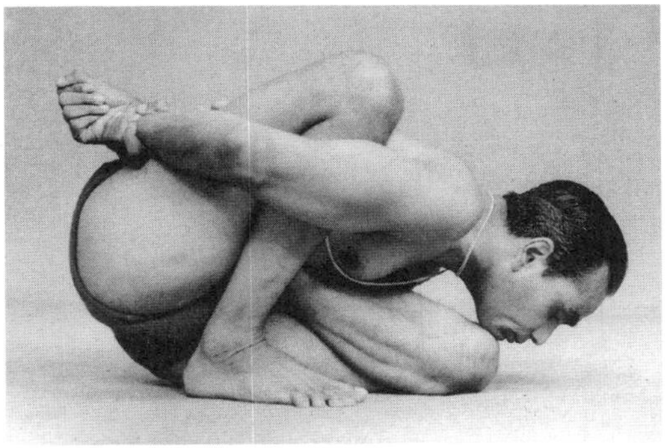

图 146

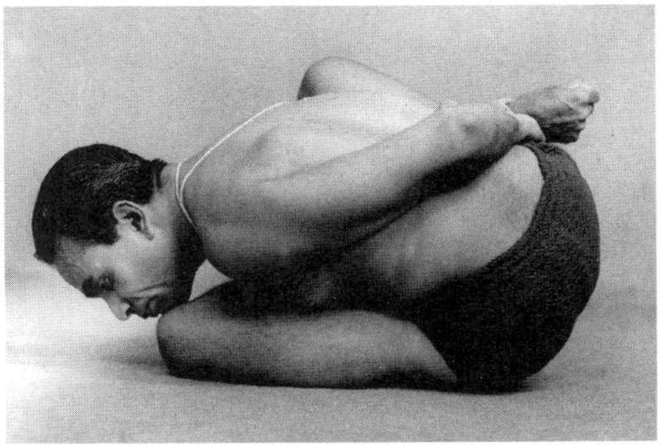

图 147

5. 脊柱向上伸展，保持这个体式几秒钟，深长地呼吸。

6. 呼气，躯干和头部向前移，把头放在弯曲的左膝上。然后伸展颈部，把下巴放在左膝上（图 146 和图 147）。重复这一体式三到四次，躯干向上时吸气，向下时呼气。

7. 吸气，头部和躯干抬起，松开双手，伸直双腿，然后在另一侧重复上述体式，练习时间相同。

功效：

由于这个体式是圣哲玛里琪第一式（图 144）的加强式，因此它的功效也更大。抵在脐部的脚后跟对腹部形成额外的压力，因此有助于增强腹部器官和消化功能。

66. Upaviṣṭha Koṇāsana　束角坐式（图 151）

难度系数 9

Upaviṣṭha 的意思是坐下，Koṇa 的意思是角。

功法：

1. 坐在地面上，双腿向前伸直（图 77）。
2. 双腿依次尽可能地向两边打开。注意自始至终都要保持双腿伸展，双腿整个腿的后部紧贴地面。
3. 用拇指、食指和中指抓住大脚趾。
4. 保持脊柱挺直，扩展肋骨。横膈膜向上拉伸，保持这个体式几秒钟，深长地呼吸（图 148）。
5. 呼气，身体前弯，把头放在地面上（图 149）。然后伸展颈部，把下巴放在地面上（图 150）。
6. 然后双手抓住双脚，试着把胸部贴在地面上（图 151）。保持这个体式 30~60 秒，正常地呼吸。
7. 吸气，躯干从地面抬起（图 148），松开双手，双脚并拢，放松。

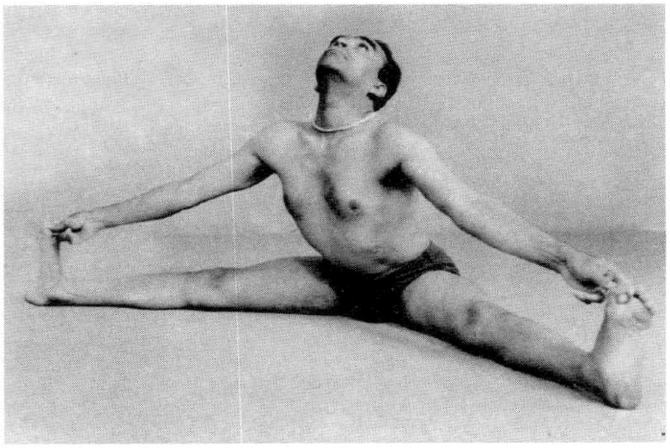

图 148

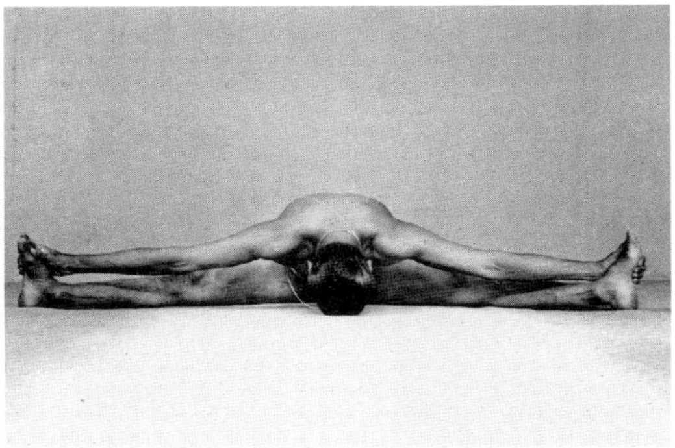

图 149

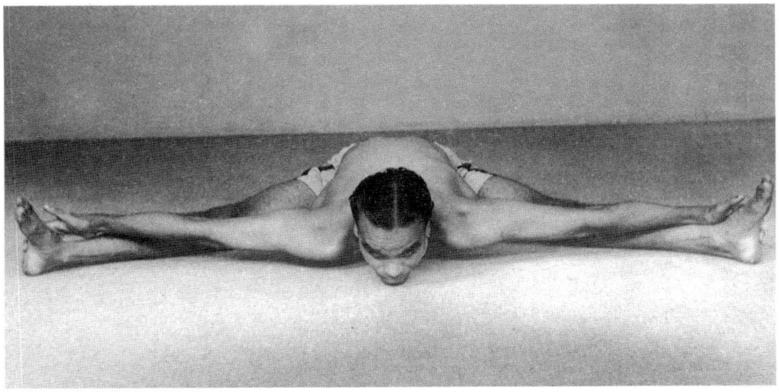

图 150

8. 双手抓住左脚，呼气，把下巴放在左膝上（图 152）。吸气，抬起头和躯干。现在抓住右脚，呼气的时候把下巴放在右膝上。吸气，抬起头和躯干，松开双手，双脚并拢，放松。

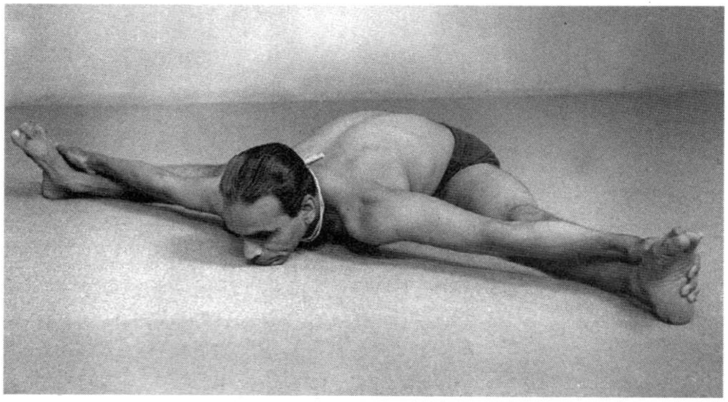

图 151

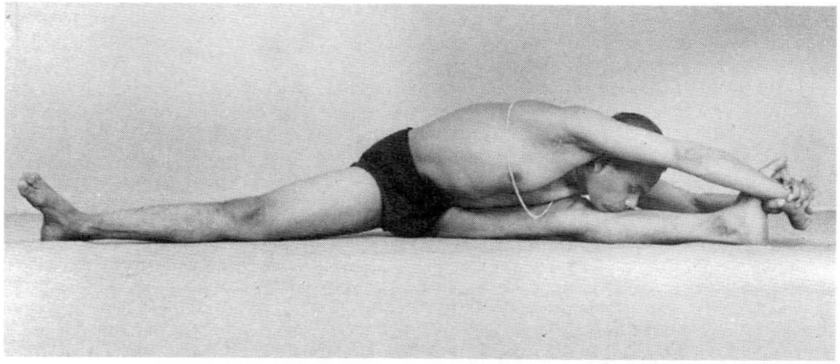

图 152

功效：

这个体式伸展腿部筋腱，促进骨盆区域的血液循环，使其保持健康。它防止疝气的形成，治疗轻微疝气，缓解坐骨神经痛。由于该体式可以控制和规律月经流量，同时也可以刺激子宫，因此对于女性很有益处。

67. Paschimottānāsana　背部前曲伸展坐式（图 160）

难度系数 6

（这个体式也叫做 Ugrāsana 或者 Brahmacharyāsana。）

Paschima 字面上的意思是西方。它也指整个身体后部从头到脚后跟的部分。前面或者东方就是身体从脸向下到脚趾的部分。头顶是上部或者北方，而脚底和脚后跟则组成了身体的底部和南方。在这个体式中，整个身体的后部都得到了很强的伸展，因此而得名。

Ugra 的意思是令人敬畏的，强大的和尊贵的。Brahmacharya 的意思是宗教研究、自我克制和独身生活。

功法：

1. 坐在地面上，双腿向前伸直。把手掌放在臀部两侧的地面上。深呼吸几次（图 77）。

2. 呼气，伸展双手抓住脚趾，分别用左手和右手的大拇指、食指和中指夹住左脚和右脚的大脚趾（图 153）。

3. 伸展脊柱，试着使背部下凹。一开始背部有可能会像一个驼峰。这是由于只是从肩部区域伸展脊柱造成的。学着完全从背部骨盆区域弯曲身体，同时从肩部伸展双臂。之后背部突起的驼峰就会消失，背部将如图 153 所示的那样平展。深呼吸几次。

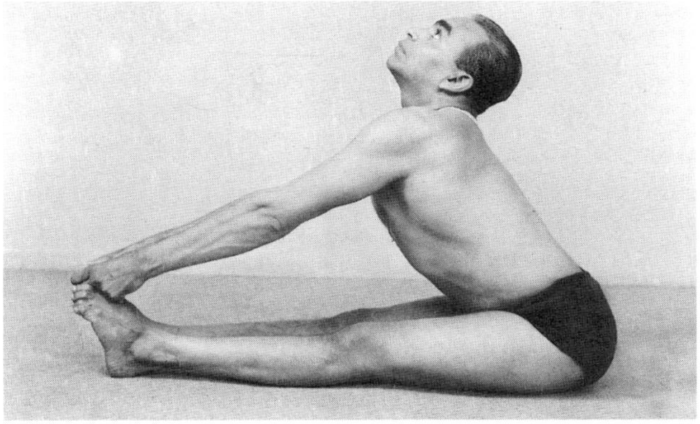

图 153

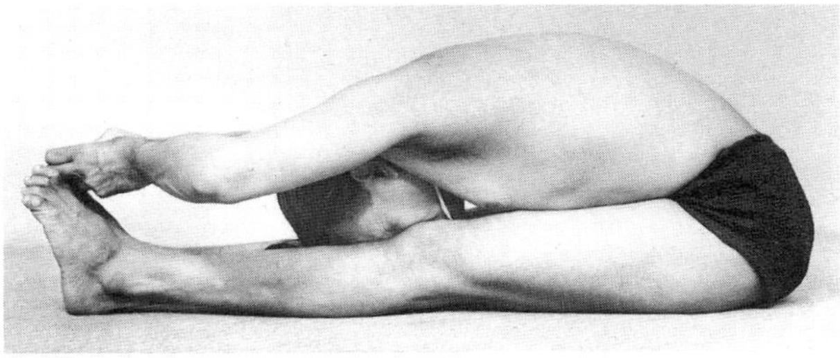

图 154

4. 现在呼气，曲肘，用它们作为控制杆把躯干向前拉伸，让前额贴在膝盖上（图 154）。逐步把双肘放在地面上，伸展颈部和躯干，用鼻子贴近膝盖，然后是嘴唇（图 155）。

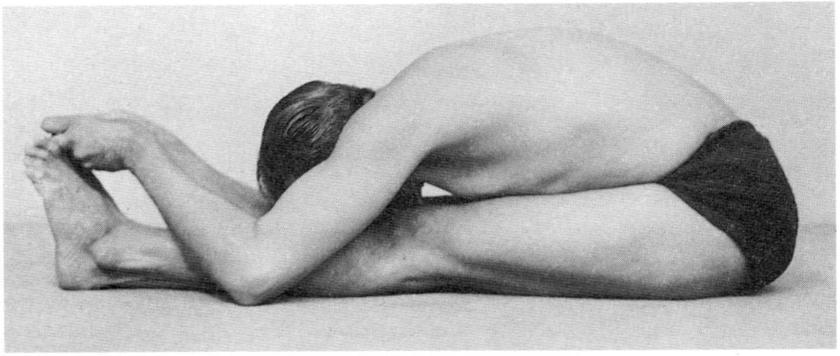

图 155

5. 当可以轻松完成这个动作之后，进一步抓住脚底，把下巴放在膝盖上（图 156）。

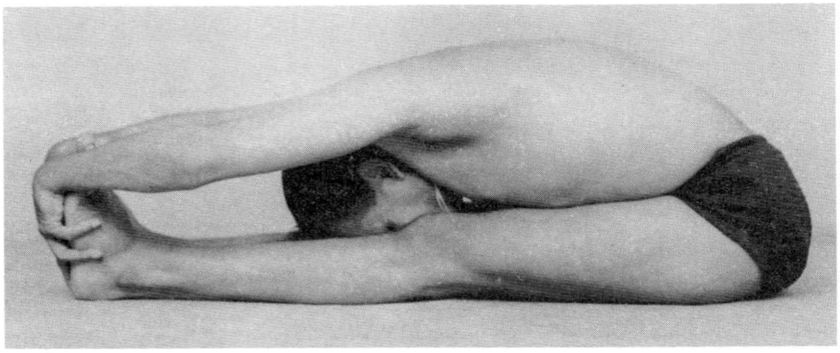

图 156

6. 当这个动作也可以轻松完成之后，就把双手手指相扣，然后把下巴进一步延伸出去超过膝盖（图 157）。

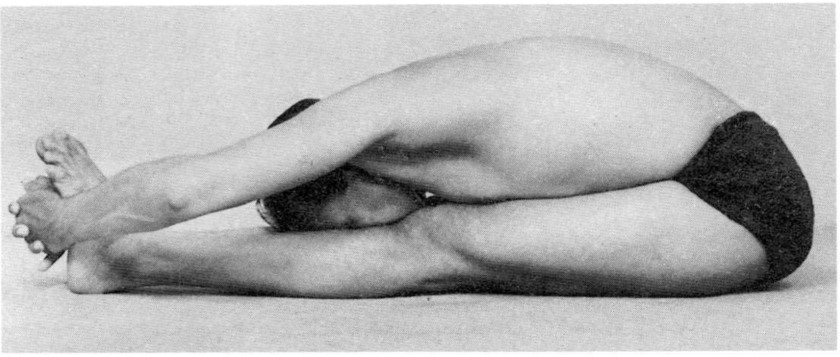

图 157

7. 当第 6 步可以轻松完成之后，就用左手抓住右手，或者相反，放在脚后，保持背部下凹（图 158）。深呼吸几次。

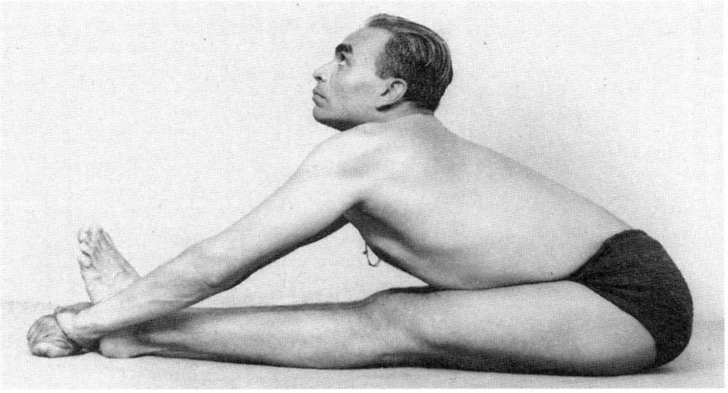

图 158

8. 呼气，把下巴放在胫骨上（图 159）。

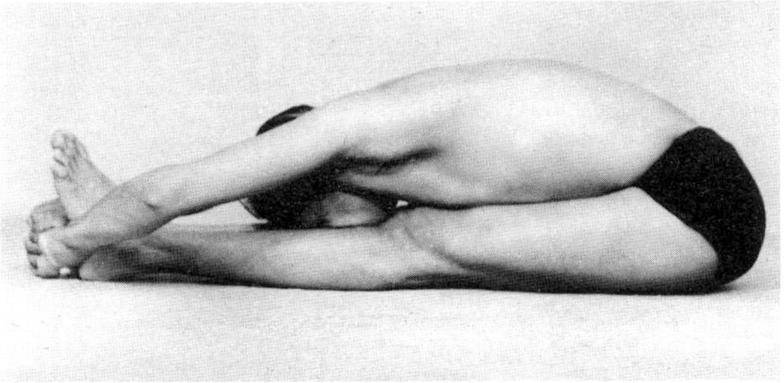

图 159

9. 假如可以轻松完成第 8 步的动作，就用左手握住右手手腕，或者相反，然后把下巴放在胫骨上（图 160）。

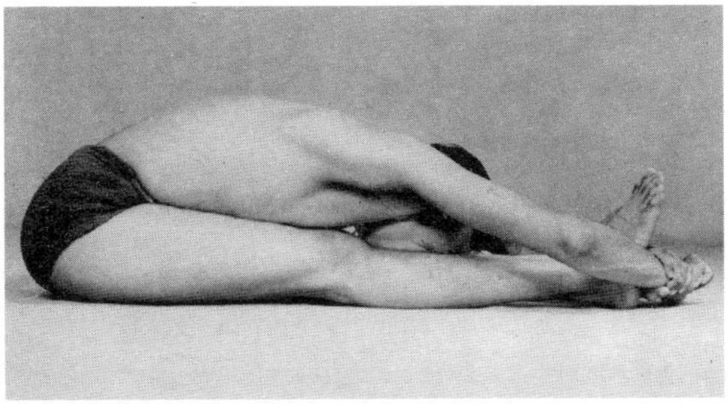

图 160

10. 注意腿窝要紧紧贴在地面上。在开始的时候，膝盖会离开地面。绷紧大腿后部的肌肉，把躯干向前拉伸。然后腿窝自然就会紧贴地面。

11. 试着尽量保持体式 1~5 分钟，均匀地呼吸。

12. 高级阶段的练习者可以把双手向前伸直，手掌放在地面上，大拇指相交放在脚后，把下巴延伸出去，超过膝盖（图 161）。保持这个体式一到两分钟，均匀地呼吸。

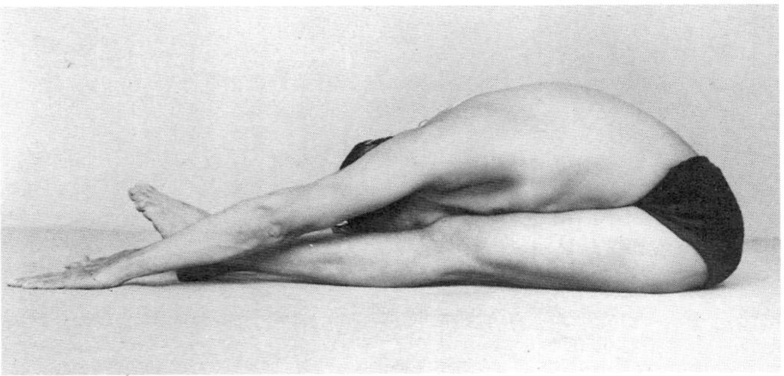

图 161

13. 吸气，从膝盖上抬起头，放松。
14. 如果正确练习背部前曲伸展坐式（图 162），练习者不会感到任何背部的负担。

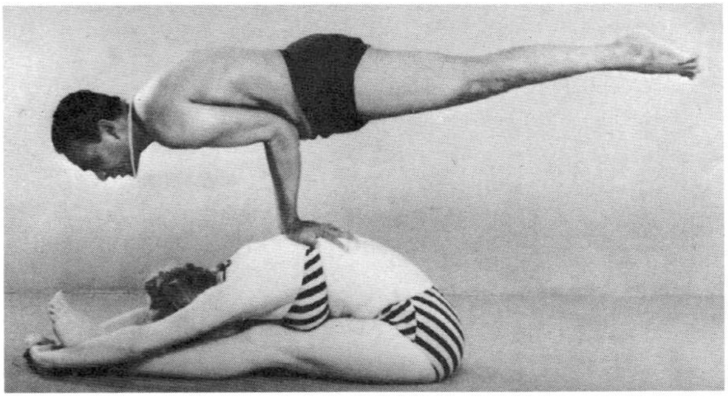

图 162

功效：

这个体式可以增强腹部器官，使其保持活力。它还可以强健肾脏，活跃整个脊柱，并且改善消化功能。

动物的脊柱是水平的，心脏在脊柱以下。这就使它们能够保持健康，更富有耐力。人类的脊柱是垂直的，心脏高于脊柱，因此，脊柱和心脏很快会由于费力而感觉疲劳，这样也容易招致心脏疾病。在背部前曲伸展坐式中，脊柱保持挺直和水平，心脏低于脊柱。在这个体式上保持较长的时间可以按摩心脏、脊柱和腹部器官，精神也得到休息。由于骨盆区域得到额外的伸展，因此更多充满氧气的血液被输送到这个区域，性腺可以从这些血液中吸收到充足的营养。这可以增加活力，有助于治疗性无能，并达到控制性的能力。因此，这个体式被叫做自我克制式（Brahmacharyāsana）。Brahmacharya 的意思是独身生活，而 Brahmachāri 是指那些能够掌控性欲望的人。

68. Parivṛtta Paschimottānāsana 坐立前曲扭转式（图 165）

难度系数 9

Parivṛtta 的意思是转身、扭转。Paschima 字面上的意思是西方，指整个身体后部从头到脚后跟的部分。Uttāna 的意思是强烈的伸展。在这个背部前曲伸展坐式（Paschimottānāsana）的变体中，躯干向一侧扭转。

功法：

1. 坐在地面上，双腿向前伸直。双膝收紧，双腿的膝盖、脚踝、脚后跟和大脚趾要相靠（图 77）。
2. 呼气，右臂朝左脚方向伸展。扭转右前臂和右手手腕使右手大拇指指向地面，小指朝上。然后右手抓住左脚外侧。保持一个呼吸。
3. 现在呼气，左臂越过右前臂伸展，保持左手手腕向上。翻转左前臂和左手手腕使左手大拇指指向地面，小指朝上。左手抓住右脚外侧（图 163），保持一个呼吸。

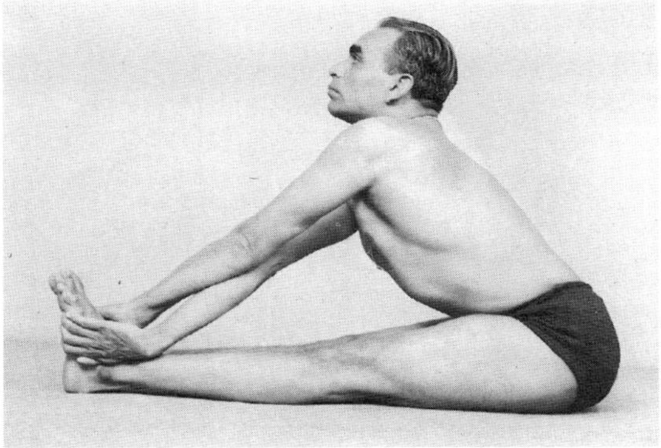

图 163

4. 呼气，弯曲并向外撑两肘，使躯干向左扭转约 90 度，保持一个呼吸（图 164）。吸气，呼气，在两臂间移动头部并向上看。右上臂后部接近腋窝处放在左膝上。试着把右侧肋骨放在左大腿上（前视图：图 165；后视图：图 166）。由于躯干侧面的扭转，因此呼吸会变得急促。保持这个体式 20 秒。

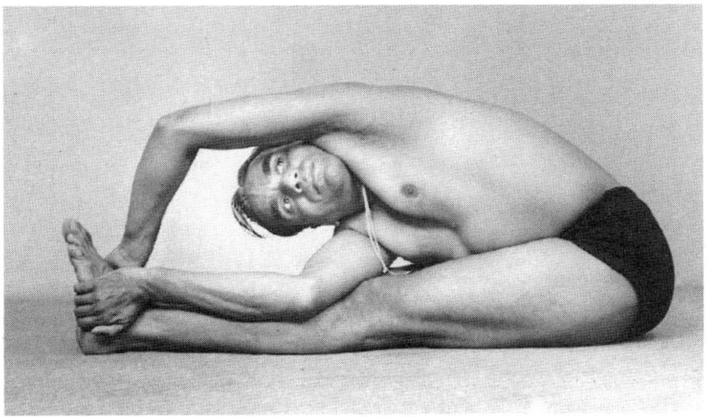

图 164

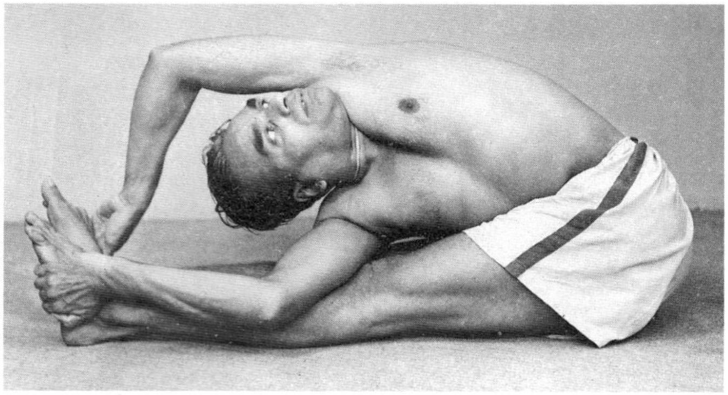

图 165

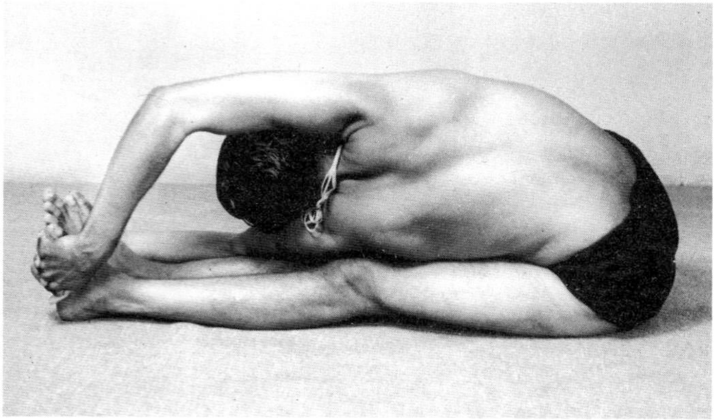

图 166

5. 吸气，松开双手。躯干回到原来的位置（图 163）。
6. 现在向右侧扭转躯干，按照上面的技巧在另一侧重复上述动作，时间相同。

功效：

这个体式有助于增强腹部器官，使它们保持活力。同时它也增强肾脏，恢复整个脊柱的活力，消化功能也得到增强。躯干侧面的扭转刺激脊柱的血液循环，缓解背部疼痛。由于骨盆区域的伸展使更多携氧的血液被输送到那里，性腺从这些血液中可以吸收到充足的营养。这将增强生命力，有助于治疗性无能，提高性控制能力。

69. Ubhaya Pādānguṣṭhāsana　直立手抓脚伸展式（图 168）

难度系数 3

（Ubhaya= 两者都；Pādānguṣṭha= 大脚趾。）

功法：

1. 坐在地面上，双腿向前伸直（图 77）。
2. 弯曲双膝，把脚靠近臀部。
3. 用手抓住脚趾，呼气，举起双腿，膝部伸直，膝盖骨上提，靠臀部保持平衡，脊柱尽量下压。这个体式叫做直立手抓脚伸展式。

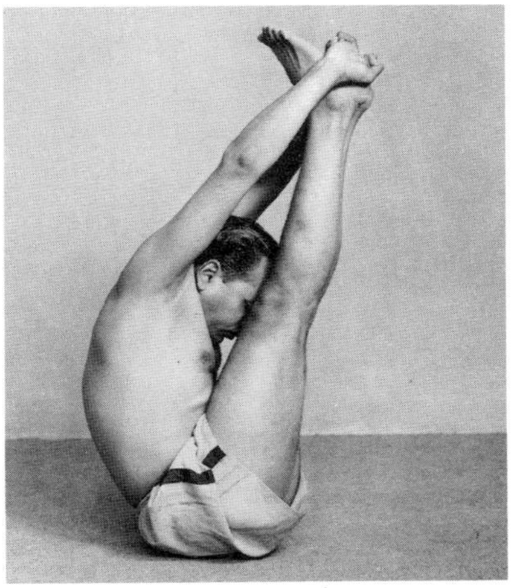

图 168

70. Ūrdhva Mukha Paschimottānāsana I　脸朝上背部伸展第一式（图 167）

难度系数 10

Ūrdhva（向上）和 Mukha（脸、嘴）两个词连在一起用的时候表示把脸朝上。Paschimottānāsana 即背部强烈伸展的背部前曲伸展坐式。

一开始，练习者向后翻滚，这需要一段时间的练习，试着仅靠臀部保持身体的平衡。保持这个体式 30~60 秒，正常地呼吸。

4. 在掌握平衡之后，松开脚趾，抓住脚后跟。
5. 在可以轻松完成这个体式后，手指相锁放在伸出的脚后，保持平衡。然后在不影响腿部位置的情况下，把头和躯干向两腿靠近，颈部向上伸展，呼气的同时把前额放在膝盖上（图 168）。现在进一步把双腿和脊柱向上伸展到极限。保持这个体式 30 秒，正常地呼吸。
6. 吸气，松开双手，弯曲双腿，放在地面上，休息。

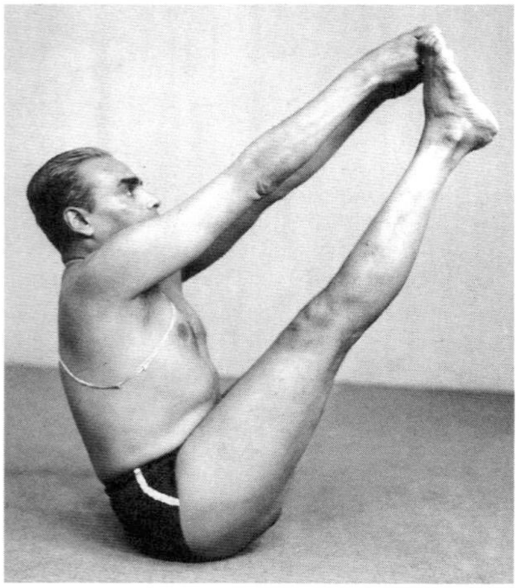

图 167

71. Ūrdhva Mukha Paschimottānāsana II 脸朝上背部伸展第二式（图 170）

难度系数 10

功法：

1. 平躺在地板或者地毯上，双手伸展过头（图 276）。
2. 双腿伸直，两膝伸直，深呼吸几次。
3. 呼气，缓缓抬起双腿过头。
4. 手指相锁，握住脚底，双腿向上伸直，两膝伸直。整个背部都要放在地面上（图 169）。深呼吸三次。

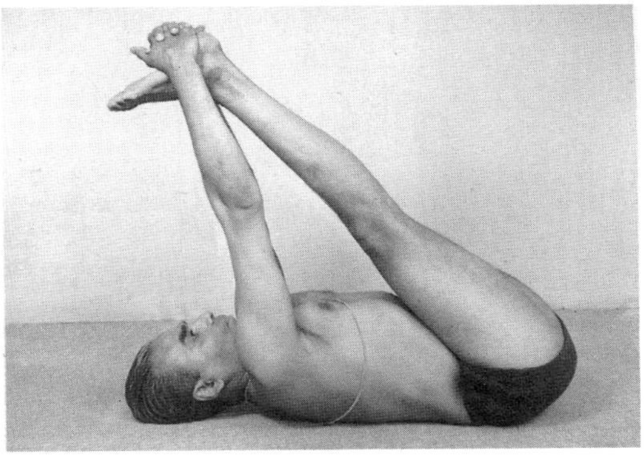

图 169

5. 呼气，向外撑双肘，双腿过头并朝地板的方向放下。试着尽可能使骨盆靠近地面。整个体式中，双腿膝盖都要绷紧。把下巴放在膝盖上（图 170）。
6. 保持这个体式 30~60 秒，均匀地呼吸。
7. 呼气，双腿回到原来的位置（图 169）。
8. 吸气，松开双手，双腿回到地面伸直（图 276），放松。

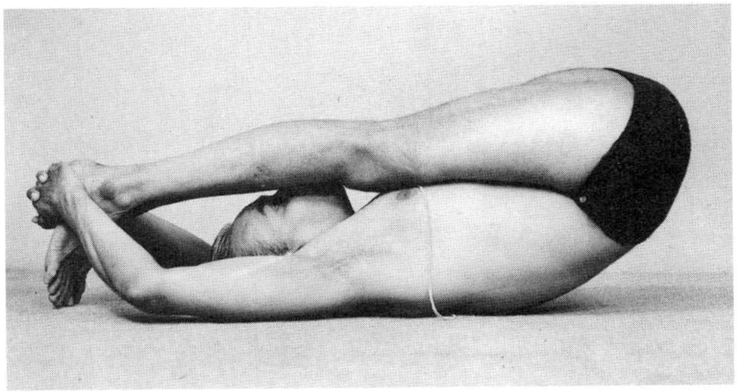

图 170

功效：

这个体式有助于平衡。双腿得到完全的伸展，使大腿和小腿更加匀称。这个体式的功效与背部前曲伸展坐式（Paschimottānāsana）（图 160）一样。除此以外，这个体式还可以防止疝气，缓解严重的背痛。

72. Pūrvottānāsana　后仰支架式（图 171）

难度系数 1

Pūrva 字面上的意思是东方。它也指整个身体的前部，从前额到脚趾。Uttāna 的意思是强烈的伸展。在这个体式中，整个身体的前部都得到强烈的伸展。

功法：

1. 坐在地面上，双腿向前伸直。手掌放在臀部两侧的地面上，手指与脚趾的方向相同（图 77）。
2. 弯曲膝盖，脚掌和脚后跟放在地面上。
3. 把身体的压力放在双手和双脚上，呼气，抬起身体。伸直双臂和双腿，保持两膝和双肘伸直（图 171）。

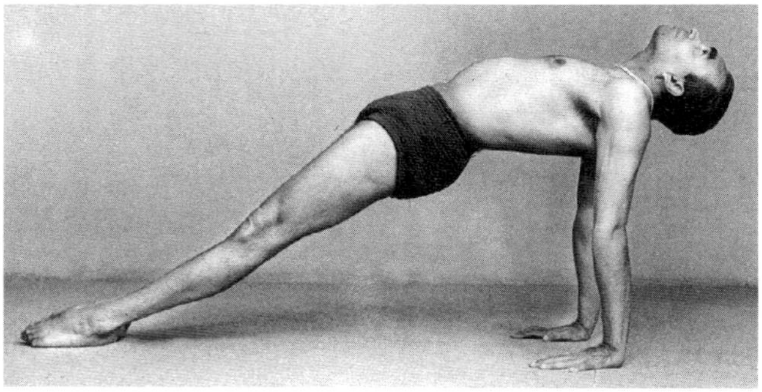

图 171

4. 手臂与地面垂直，从肩膀到骨盆的整个躯干与地面平行。
5. 伸展颈部，把头尽量后仰。
6. 保持这个体式 1 分钟，正常地呼吸。
7. 呼气，弯曲双肘和膝盖。身体放低，重新坐回到地面上，放松。

功效：

这个体式可以增强手腕和脚踝，改善肩关节的活动，胸部也得到完全的伸展。同时，它也缓解由于练习其他更为强烈的前曲体式所造成的疲乏。

73. Ākarṇa Dhanurāsana 拉弓式（图 173、图 175）

难度系数 11

Karṇa 的意思是耳朵。前缀 ā 表示接近，朝向。Dhanu 的意思是弓。在这个体式中，向上拉伸左脚，直到脚后跟碰到耳朵为止，就好像弓箭手拉开弓弦一样。与此同时，另一只手抓住右脚大脚趾，右腿则伸直放在地面上。在第二个体式中，笔直向上举腿，直到几乎与地面垂直为止，整个过程中，大脚趾都被紧紧抓住，就像一张拉开的弓。

这个体式包括以下两个动作。

功法：

1. 坐在地面上，双腿向前伸直（图 77）。

2. 用右手大拇指、食指和中指钩住右脚大脚趾。左脚大脚趾也用相同的体式抓住（图 153）。

3. 呼气，弯曲左肘，弯曲膝盖的同时抬起左脚（图 172）。保持一个呼吸。现在呼气，向上拉伸左脚，直到脚后跟贴近左耳，同时拉动左臂从肩部向后（图 173），不要让右脚大脚趾滑脱。整个体式中始终保持右腿伸直，注意腿后部要始终放在地面上，不要离开，右膝盖不能弯曲。

4. 保持这个体式 15~20 秒，正常地呼吸。这是第一个体式。

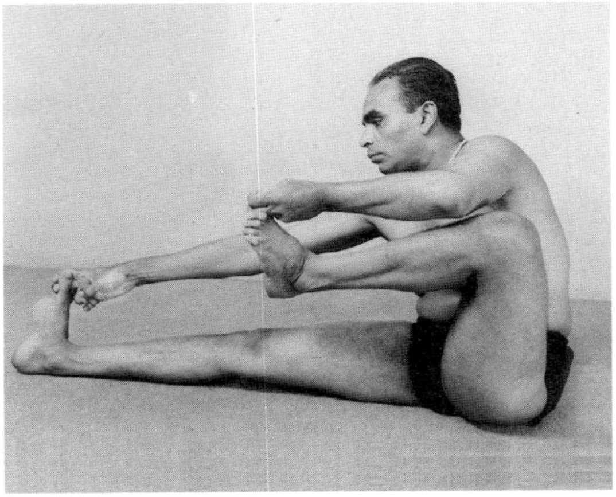

图 172

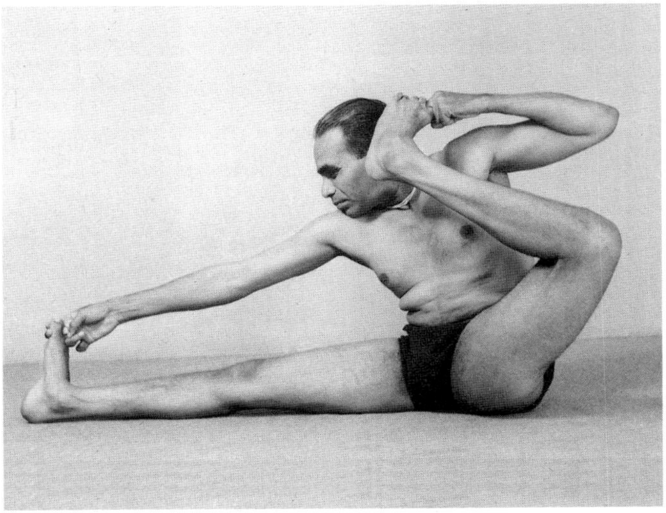

图 173

5. 现在呼气，左腿向上伸展（图 174）。保持一个呼吸。呼气，继续向后拉左腿，直到碰到左耳（图 175）。继续抓住双脚脚趾，双腿完全伸展，膝盖不要弯曲。一开始，需要一段时间才能掌握在这第二个体式中保持平衡。保持这个体式 10~15 秒，正常地呼吸。

6. 呼气，弯曲左腿，把左脚脚后跟重新拉回到左耳边，像在第 3 步中一样（图 173）。然后左腿放下回到地面，双腿伸展放在地面上（图 153）。

7. 在右侧重复这个体式，把右脚朝右耳拉伸，抬起右腿贴近右耳，同时保持左腿始终伸直放在地面上。不要松开抓住脚趾的手，在两侧保持体式的时间相同。然后松开双手，休息。

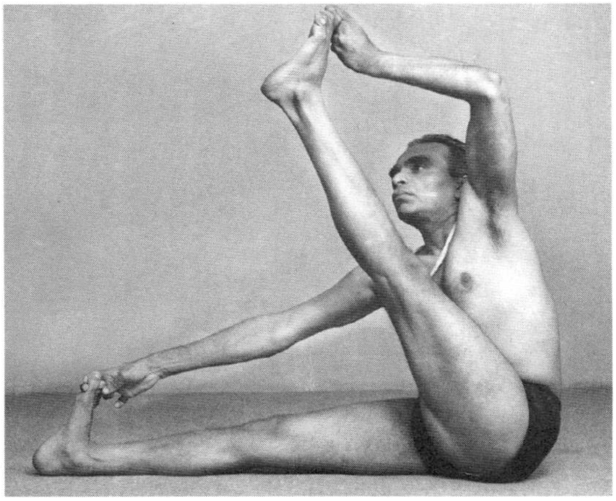

图 174

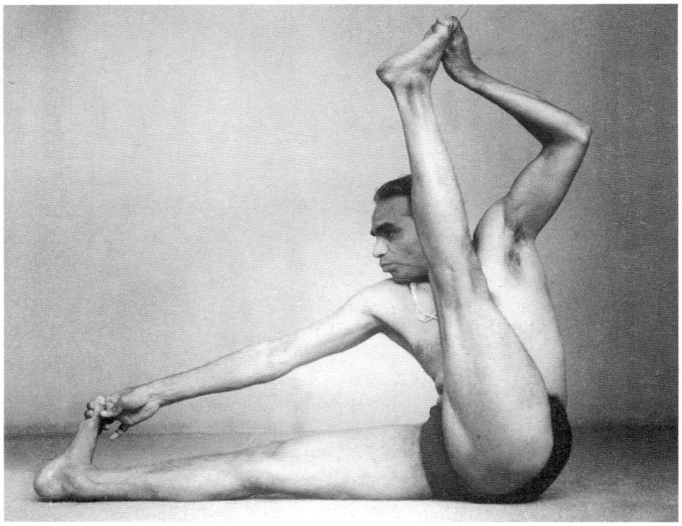

图 175

功效：

练习这个体式可以使腿部肌肉更加灵活。腹部肌肉也得到收缩，这有助于肠部蠕动。髋关节的轻微畸形可以得到矫正。脊柱下部得到很好的锻炼。这个体式很优美，练习者应该一直坚持练习，直到可以毫不费力地完成这个体式，就好像一个受过训练的射手正准备从拉开的弓上把箭射出去。

74. Sālamba Śīrṣāsana Ⅰ　头倒立第一式（图 184、图 185、图 190）

难度系数 4

Sālamba 的意思是支持。Śīrṣa 的意思是头。这是一个以头做支撑的体式，也是瑜伽体式中最重要的体式之一。它是一个基本体式，还包括几个不同的变体，后面将在介绍头倒立式系统时再详细解释。掌握了这个体式可以增加练习者身心的平衡感与自制力。练习这个体式的功法将分为两个部分详述。第一部分是为初学者准备的，第二部分则是为那些已经掌握了在这个体式中保持平衡的练习者讲述的。练习者必须特别注意这两部分之后对头倒立式（Śīrṣāsana）的有关提示。

初学者功法：

1. 把一张毯子四折后铺在地面上，然后跪在毯子旁边。

2. 把前臂放在毯子的中心。在做这个动作时注意两肘之间的距离不要超过肩宽。

3. 双手手指相锁（图 176）使手掌成杯形，把小指一侧的手掌放在毯子上。在用头向上支撑身体或者平衡时，手指要始终保持紧紧相锁。假如它们松开的话，那么身体的重量就会压在手指上，手臂会感到疼痛，因此记住手指始终要保持紧紧相锁。

4. 仅把头顶放在毯子上，使头后部抵在双手相成的杯形中（图 177）。注意不要把前额或者头后部放在地毯上，只有头顶接触地毯。把膝部向头部移动来完成这个动作。

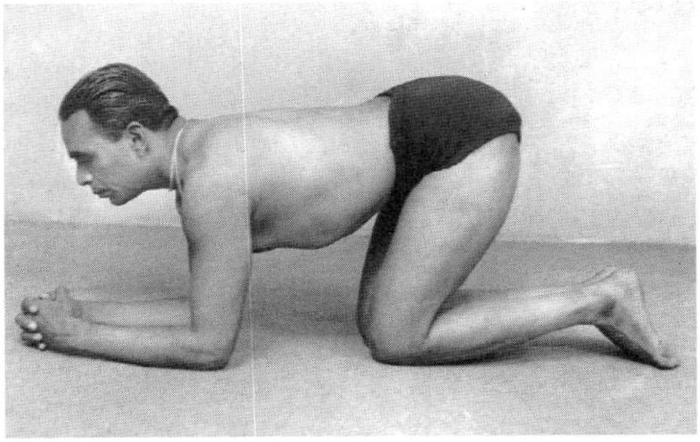

图 176

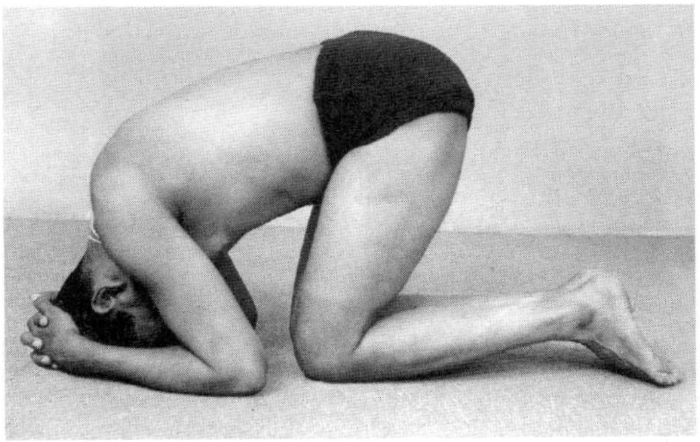

图 177

5. 在头部位置放好之后把脚趾向头部靠拢，使双膝从地面抬起（图 178）。

6. 呼气，轻柔地一摆，膝盖弯曲着把腿从地面上抬起（图 179）。注意摆脚时要使双脚同时离开地面。一旦完成了这个动作，就可以逐步练习下面的几个腿部不同的体式（图 180、图 181、图 182、图 183）。

7. 伸展双腿，以头部倒立，整个身体与地面垂直（前视图：图 184；后视图：图 185；侧视图：图 190）。

8. 在最后的位置上尽量保持 1~5 分钟，然后放松膝盖，身体按照刚才完成动作的反方向顺次回到地面（如图 183、图 182、图 181、图 180、图 179、图 178 和图 177）。

9. 初学者必须有朋友的辅助或者背靠墙进行这个体式的练习。在背靠墙练习时，练习者的头部与墙之间的距离不应该超过 2~3 英寸（约 5~7.5 厘米）。假如距离太大，脊柱会弯曲，腹部则会突出。身体的重量将压在肘部，头的位置就会移动。脸看上去会充血涨红，眼睛则会感到紧张或肿胀。因此，建议初学者选择墙角进行练习，把头放在两墙之间，距离每面墙 2~3 英寸（约 5~7.5 厘米）。

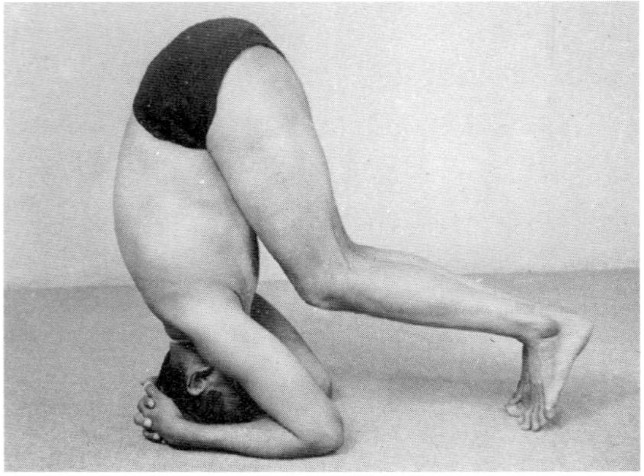

图 178

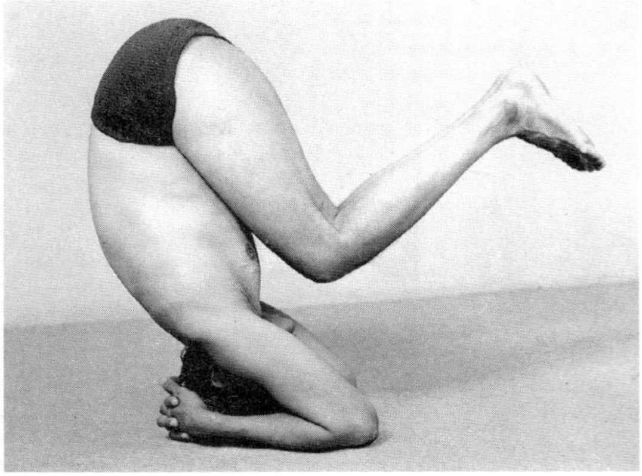

图 179

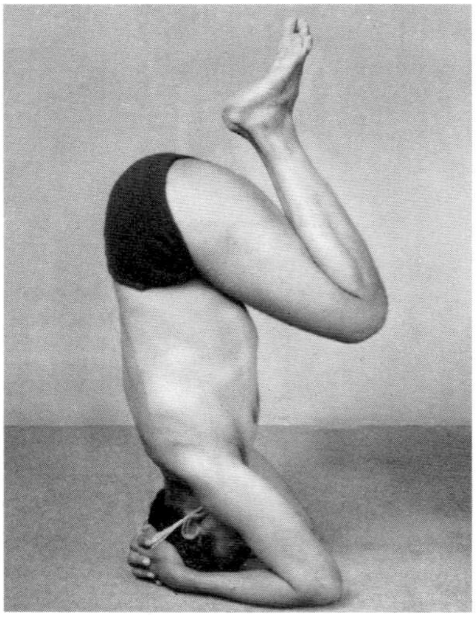

图 180

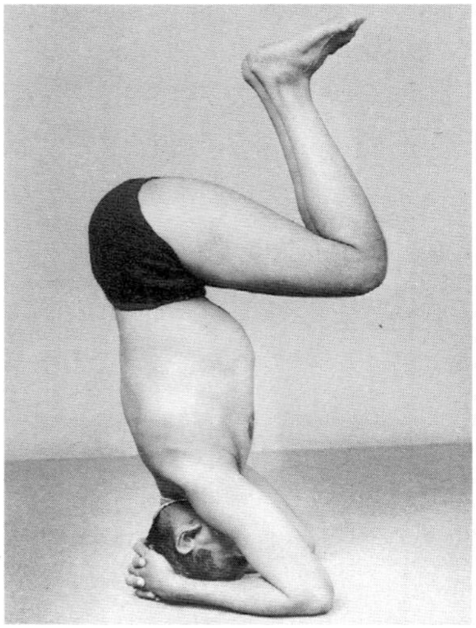

图 181

10. 靠墙或在墙角倒立的时候，初学者应该呼气，然后向上摆腿，靠在墙上的一侧支撑髋部，再把脚向上移。如果在墙角，练习者就可以用脚后跟抵着两边的墙。随后背部向上伸展，逐渐离开墙的支持，试着掌握平衡。当垂直从墙上下来时，练习者可以将脚和髋部靠着墙，滑下并跪地，膝盖回到地面。抬起和放下的动作都应该在呼气中完成。

11. 对于初学者来说，利用墙角平衡的好处是，他的头和腿与墙面形成正确的角度，以确保正确的体式。但是如果单靠一面墙进行练习就无法保证这一点。由于当他的平衡无法得到保证时，他可能从墙上倒下，或者他的身体可能朝更强壮的一侧倾斜，他的腿可能还抵着墙，而腰或髋部却已经弯曲。由于初学者所处的位置，他无法知道自己已经朝一侧倾斜，因此很少会去纠正自己的动作。随着练习时间的增加，他可以掌握用头保持平衡，但是由于习惯的原因，他的身体可能仍然倾斜或者他的头也可能无法保持伸直。纠正用头部倒立时的错误体式和纠正坏习惯一样难。此外，错误的体式还会导致头部、颈部、肩部和背部的疼痛。但是如果练习者选择在墙角练习的话，墙角的两面墙将帮助初学者保持体式均衡对称。

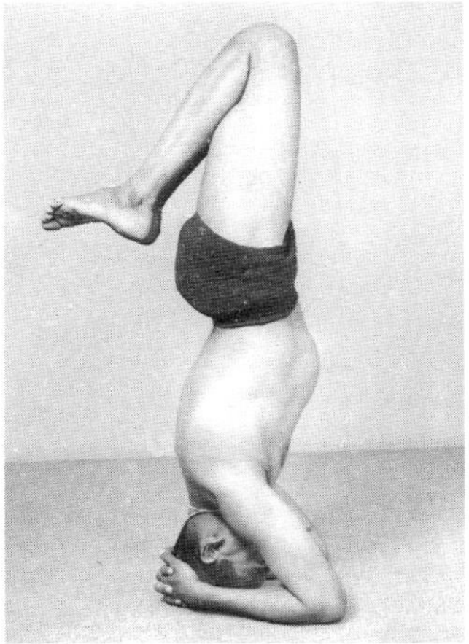

图 182

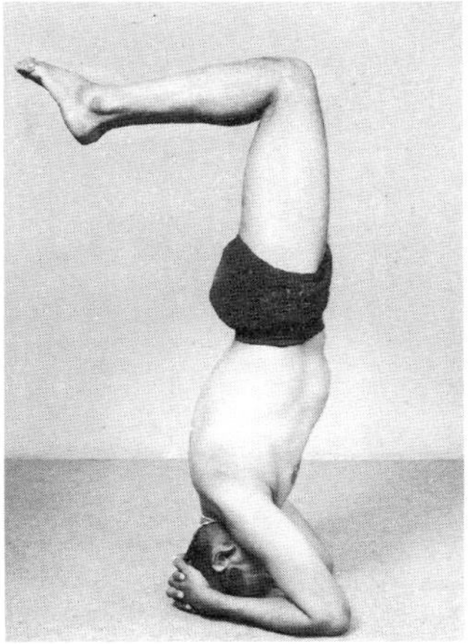

图 183

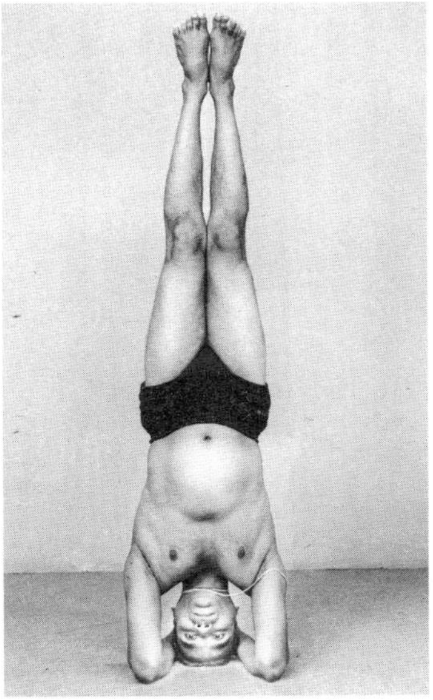

图 184

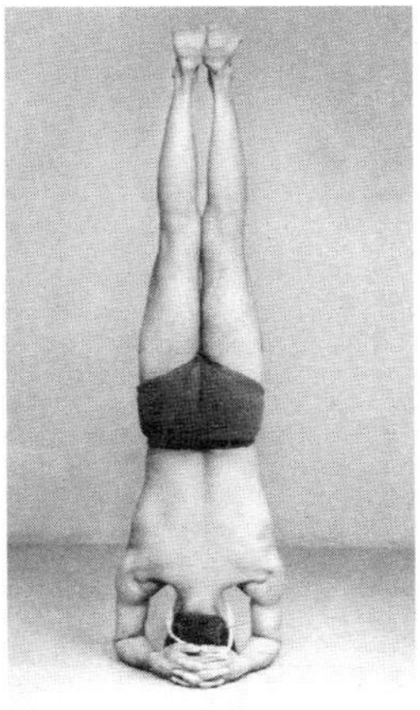

图 185

12．一旦掌握平衡后，建议回到地面时双腿伸直（即膝盖不能弯曲），髋部向后移动。起初，抬起和放下时，双腿不弯曲的话几乎无法完成动作。但是应该学会正确的方法。一旦初学者对头部倒立有信心后，他就会发现通过双腿并拢伸直带动身体抬起和放下的好处，而不是靠急拉猛拽。

13．初学者需要花一些时间去适应头倒立时周围的环境。起初周围的每件东西看起来都非常陌生，他会对方向和指令感到迷惑，发现清晰的思考或者合乎逻辑的行动都很费力，这一切都是因为我们恐惧跌倒。克服恐惧的最好方法就是镇定地去面对自己所恐惧的情况。练习者在获得正确的看法后，就不会再害怕了。练习头倒立时摔倒并不像我们想象的那么可怕。如果身体失去平衡，就应该记得松开紧锁的双手，放松，弯曲膝盖。然后练习者就会发现自己只是翻滚过去，一笑而已。假如手指没有松开，那么他们会因受到跌落的拉拽而感到疼痛。假如我们在下落时无法使身体放松和柔软，那么我们就会硬邦邦地摔在地板上。假如我们弯曲膝盖，就不会在摔倒时擦伤它。在我们掌握了靠一面墙或者墙角保持平衡后，练习者就应该试着在房子中间用头部倒立。练习者会摔倒几次，但是他必须掌握上述的下落技巧。学会在房屋中间练习头倒立式（Śīrṣāsana）可以给初学者以很大的信心。

给那些已经掌握平衡的练习者的技巧：

难度系数 8

1. 按照上面描述的技巧完成从 1 到 4 的步骤。
2. 头部体式固定后，从地面上抬起双膝使双腿伸直。移动脚趾靠近头部，试着朝地板压脚后跟，保持后背笔直（图 186）。

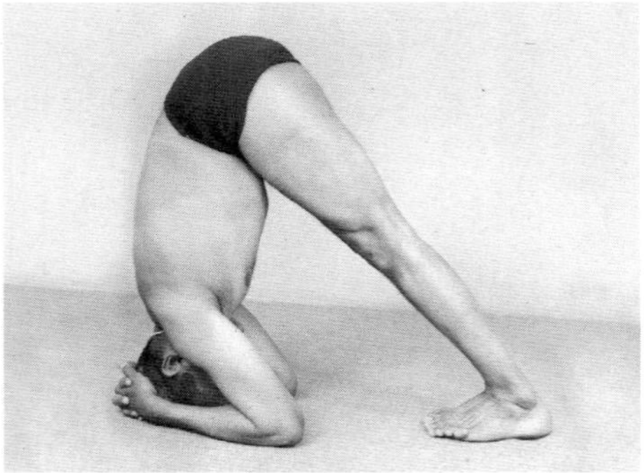

图 186

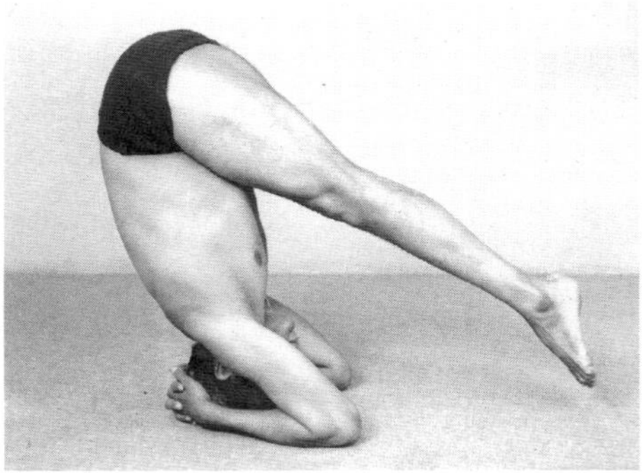

图 187

3. 伸展背部或脊柱中部区域，保持这个体式 30 秒，均匀地呼吸。
4. 呼气，抬脚后跟，臀部向后，同时脚趾离开地面。双腿同时抬起，保持双腿笔直（图 187）。保持一个呼吸。
5. 呼气，同时抬双腿直到它们与地面平行。这个体式就叫做头倒立双腿 90 度。

75. Ūrdhva Daṇḍāsana　头倒立双腿 90 度（图 188）

难度系数 8

（Ūrdhva= 上，daṇḍa= 棍子。）

保持这个体式 10 秒，正常地呼吸。

6. 呼气，双腿向上抬（图 189），然后带动双腿向上直到与地面垂直（侧视图：图 190）。保持这个体式 1~5 分钟，均匀地呼吸。

7. 逐步放下身体，按照上述技巧次序倒过来就可以（图 189、图 188、图 187 和图 186）。双脚回到地面，弯曲膝盖，从地板上或毯子上把头抬起。

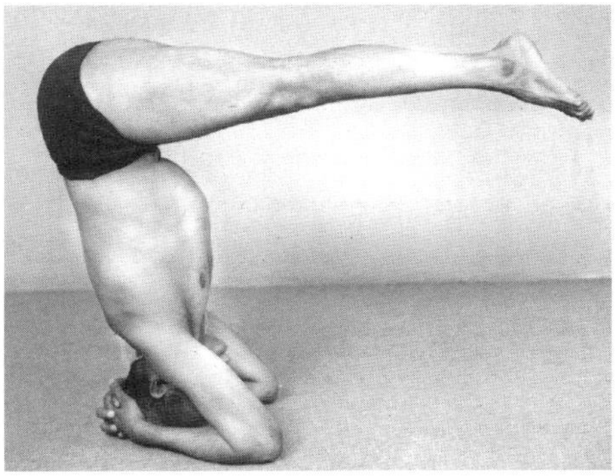

图 188

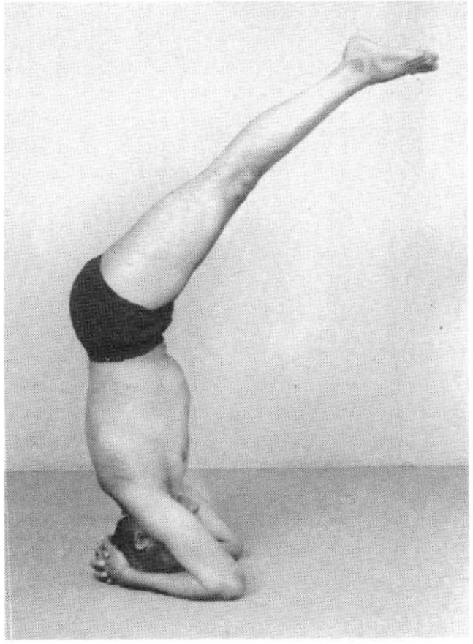

图 189

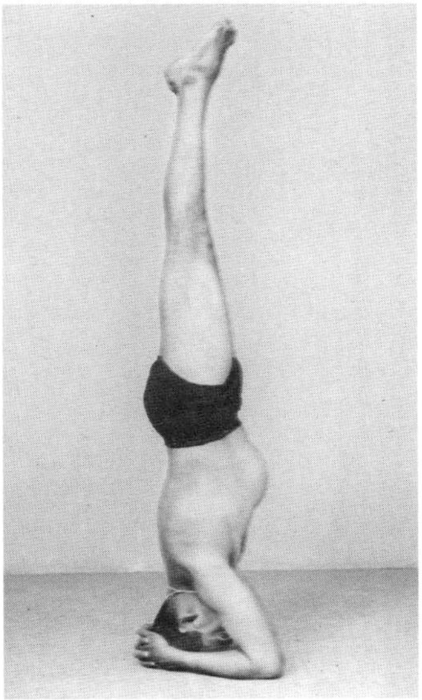

图 190

8. 身体放下的时候，建议在头倒立双腿 90 度 (Ūrdhva Daṇḍāsana) 中尽自己所能保持到一分钟，正常地呼吸。在这个体式中，颈部、肩膀和躯干不是与地面垂直，而是轻微向后倾斜。颈部、肩膀和脊柱承受着相当大的压力，开始阶段练习者在腿部与地面平行时几乎无法停留几秒钟。随着颈部、肩膀、腹部和脊柱日益强健，练习者保持体式的时间自然会更长。

头倒立式（Śīrṣāsana）的提示：

1. 在头倒立式中，单独平衡并不重要。练习者必须不时地观察进行各种细微的调整。当我们以脚站立时，我们不需要费力或注意什么，因为这对我们来说很自然。但是正确的站立方式影响着我们的姿态，因此我们非常有必要按照我在山式（Tāḍāsana）注意事项中所指出的那样去掌握正确的站立体式。在头倒立式中也一样，练习者应该掌握正确的体式，因为错误的体式会导致练习者头部、颈部和背部的疼痛。

2. 身体的整个重量应该仅由头部承受，而不应该放在前臂和双手上。前臂和双手只起到支撑的作用，以防身体失去平衡。在正确的体式中，你会感到头部大约印度卢比大小的一圈接触到地面的毯子上。

3. 头后部、躯干、大腿后部和脚后跟应该同在一条直线上，与地面垂直，不要向一侧倾斜。喉咙、下巴和胸骨应该在一条线上，否则头会朝一侧歪斜或者向前移动。相锁的双手置于头后，手掌不应该紧贴着头部，手掌上侧和下侧应该在一条线上，否则头顶就无法正确地放在地面上。

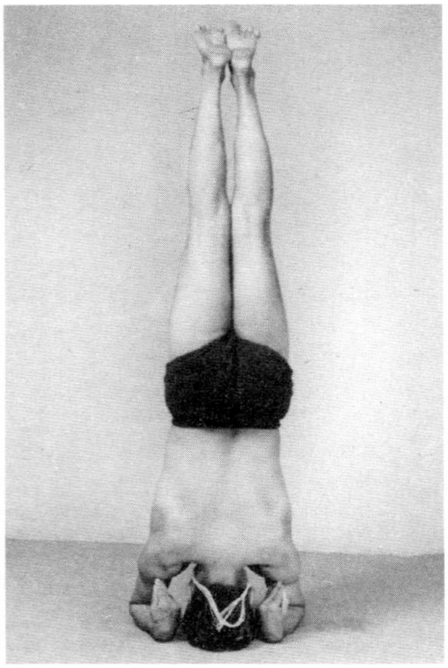

图 191

4. 肘部和肩膀应该在一条直线上，肘部不要向两边撑开。肩膀向上、向两侧伸展，尽可能高地离开地面。为了掌握正确的肩部伸展体式，松开双手，把手从脑后移开，从前臂开始向外撑手腕，肘部保持不动。手掌朝上把手腕放在地面上，用手指触肩，手腕始终放在地面上，保持平衡（图 191）。这不仅会增强平衡能力，而且也为你练习后面将要讲述的其他头倒立做准备。

5. 至于躯干的位置，背部应该在向上的同时也向前推。腰部和骨盆不应该向前送，从肩部到骨盆部分的躯干应该保持垂直。假如骨盆向前突出就表明你现在身体的重量并不是仅仅放在头部，而也放在了肘部，这是由于你没有正确伸展背部（胸部）造成的。如果从侧面看，从颈部到脚后跟整个身体应该是直的。

6. 尽量试着并拢大腿、膝盖、脚踝和脚趾。完全地伸展双腿，尤其是膝盖和大腿后面的部位。假如双腿向后摆，那就绷紧膝盖和会阴上方腹部中心稍下的部分，这将使腿部保持垂直。脚趾指向上。假如双腿朝前摆，伸展背部，骨盆轻微向后推直到它与肩膀成一条直线。此时身体就会感到轻松，体式也就会令人愉悦。

7. 当身体向上或者保持头倒立时，眼睛不应该充血。如果练习者的眼睛充血的话，那么他的体式就是错误的！

我曾经把这个体式教给一个 65 岁患有青光眼的老妇人。现在她感到双眼获得完全的休息，眼部的疼痛也减轻了。医学检查发现眼球的压力和紧张减弱了。我在这里提这些是为了证明正确的头部倒立体式的价值。

8. 保持头倒立的时间限制由练习者的个人能力和时间安排决定，练习者可以舒适地保持这个体式 10~15 分钟。初学者可以保持 2 分钟，然后逐步增加到 5 分钟。对于初学者来说，保持 1 分钟平衡也是困难的，但是一旦成功，他就能确信从此以后他将可以很快掌握头倒立式。

9. 当身体抬起和放下的时候，双腿要一起一点点移动。所有的动作应该在呼气的时候完成。在等待下一个动作时吸气。放下和抬起时腿部绷直不弯曲的功效在于动作得以和谐轻缓，头部血流也得到控制，脸不会因为急拉猛提而涨红，同时腰部和腿部的血流也得到控制。然后，当练习者从倒立恢复到双腿站立时，就不会因为眼花或脚麻而失去平衡。随着时间的推移，整个抬起、保持和放下的动作将变得越来越轻松、毫不费力。在完美的头倒立体式中，你的身体感觉到完全的伸展，而且与此同时，你也体验到完全放松的感受。

10. 在尝试头倒立式之前，先把肩倒立式（Sarvāngāsana）（图 223）练好会更为安全。假如练习者像前面描述的那样掌握好站立的体式（从图 1 到图 36）、肩倒立式和犁式（图 234 至图 271）后，那么掌握头倒立式就不会太费力了。假如这些基础体式没有学好，那么掌握头倒立式将花费更长的时间。

11. 在练习者掌握了在头倒立式中保持平衡后，最好在练习其他体式前把头倒立式和其变体式（图 190 到图 218）先练好。这是由于如果身体因为练习其他体式而筋疲力尽或者如果呼吸变得急促，那么练习者就无法保持平衡或者保持头部倒立。一旦身体感到疲劳或者呼吸不再感到轻松自如，那么身体将会颤动，而且难以保持平衡。所以初学者从头倒立式开始练习比较好。

12. 头倒立式及其体式系统之后总是接着练习肩倒立式（Sarvāngāsana）及其体式系统。根据观察，那些仅仅练习头倒立式而不练习肩倒立式的人很容易为一些小事而发怒。肩倒立式与头倒立式的练习相配合制止了这种倾向。假如肩倒立式是母亲的话，那么头倒立式就可以被看做是所有体式的父亲。就像在一个家庭中父母需要安宁和谐一样，这两种体式的练习对于保证身体的健康以及精神的宁静与平和至关重要。

头倒立式的功效：

古代典籍中把头倒立式（Śīrṣāsana）称做是所有瑜伽体式之王，原因并不难发现。当我们出生时，正常的情况下，我们都是头先出来，而后才是四肢。头骨包裹着大脑，而这里是控制神经系统以及感觉器官的中枢。大脑是智慧、知识、辨别力、学识以及力量之所，它也是梵天，即精神之地。一个国家如果没有一位胜任的国王或宪法拥护的首脑领导，就无法兴盛；同样，人的身体如果没有一个健康的大脑，也就无法充满活力。

在《薄伽梵歌》中说："和谐（悦性 sattva）、机敏（动性 rajas）、惰性（tamas），这些与生俱来的属性，它们很快就会联合，噢，伟大的阿朱那啊，这些身体内不可毁灭的驻留者。"（第 14 篇论著，第 5 节）所有这些品性来源于大脑，有时候一种属性会占上风，有时候则是其他属性占上风。大脑是悦性属性的中心，它控制着人的辨别力；躯干为动性属性，它控制着情感和行为；腹部横膈膜以下部分则是惰性属性，它控制着人的感官享乐，诸如饮食之悦乐，性爱之刺激与快感。

有规律地练习头倒立式使健康纯净的血液流入脑细胞。这可以使脑细胞更加活跃，因此思维能力也得到增强，思维更为清晰。这个体式对于那些大脑很快就会疲劳的人来说是很好的滋养，它也保证脑下垂体以及松果体得到充足的血液供应。我们的成长、健康以及活力都有赖于这两个腺体的良好功能。

那些患有失眠、记忆力衰退以及缺乏活力的人，都可以通过有规律和正确地练习这个体式得到康复。它也就成为了能量的源泉。它增强了肺部适应任何气候和任何工作的能力，而这也就使练习者远离感冒、咳嗽、扁桃腺炎、口臭、心悸等疾患。它还可以使身体保持温暖。与肩倒立式（图 234 到图 271）一起练习，对于那些患有便秘的人很有益处。定期练习头倒立式可以使血液中的血红素显著增加。

当患有高血压或低血压时，建议不要从头倒立式和肩倒立式开始练习。

定期正确地练习头倒立式可以强健身体、训练大脑、开阔精神视野。练习者会更为平衡和自持地看待痛苦和愉悦、失去和得到、耻辱和名誉、成功和失败。

头倒立式体式系统中，在练习者依自己所能在头倒立第一式（Sālamba Śīrṣāsana Ⅰ）（图 184）中保持至少 5 分钟后，可以不间断地一并练习其他动作。练习者可以练习 5~15 分钟，然后练习其他动作并在每一侧保持 20~30 秒。

76. Sālamba Śīrṣāsana Ⅱ　头倒立第二式（图 192）

难度系数 5

功法：

1. 把毯子四折铺在地面上，跪在毯子旁边。

2. 右手手掌放在右膝外侧，左手手掌放在左膝外侧。手掌相互平行，手指直指头部方向。放在地面上的手掌之间的距离不应该超过肩宽。

3. 膝盖朝头部移动，头顶放在毯子中心。

4. 在头部位置摆好后，从地面抬膝，伸直双腿。脚趾进一步靠近头部，朝地面下压脚后跟，保持背部挺直。

5. 向前挺胸使背部伸展，保持这个体式几秒。呼吸 3~4 次。

6. 呼气，膝盖弯曲从地面上轻柔地向上摆腿。双脚应该同时离开地面。当这个体式稳固后，把双腿向上伸展，呼气，脚趾向上，双膝收紧，保持平衡（图 192）。

7. 在这个平衡里，只有头顶和两手放在地面上，从手腕到肘部的整个前臂应该与地面垂直，相互平行。从肘部到肩膀整个上臂应该与地面平行并且相互平行。

8. 掌握了平衡后，按照头倒立第一式（Sālamba Śīrṣāsana Ⅰ）的要领进行练习。

9. 掌握头倒立式的这个变体对于学习其他像起重机式（Bakāsana）（图 410）、上公鸡式（Ūrdhva Kukkuṭāsana）（图 419）、格拉威亚式（Gālavāsana）（图 427 和图 428）、圣哲康迪亚式（Kouṇḍinyāsana）（图 438）等高级体式至关重要。

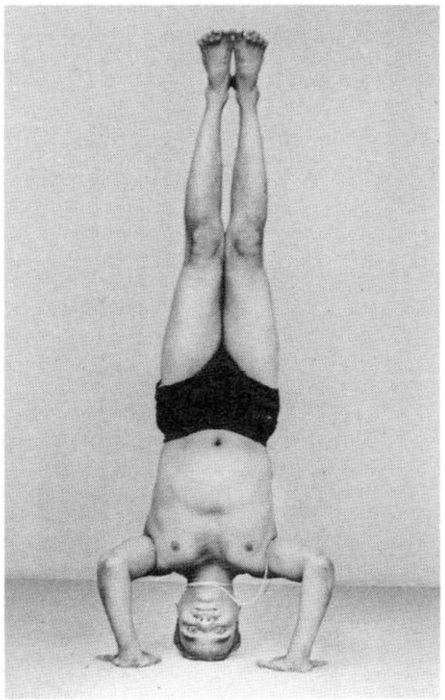

图 192

77. Sālamba Śīrṣāsana Ⅲ　头倒立第三式（图 194、图 195）

难度系数 8

功法：

1. 跪在地面上靠近毯子。两膝分开约一英尺（约 30 厘米）。

2. 手掌翻转向内，放在两膝之间，手指指向脚的方向。从手腕到肘部的整个前臂应该与地面垂直，相互平行。两手掌间的距离不应该超过肩宽。

3. 把头顶抵在毯子上，正在手腕后。前额朝向手腕内侧。头部应该放在两手间中心位置，因此头顶与两手掌的距离应该相同。

4. 稳定地下压手腕和手掌，呼气，抬双脚，直到与地面垂直，保持平衡。不要向两边撑开双肘，而应该试着让双肘尽量靠近（图 193）。

5. 在这个体式上保持平衡 1 分钟，正常地呼吸，然后呼气，轻柔地放下双腿回到地面。

6. 掌握了在头倒立式变体中保持平衡后，试着把双手尽可能地靠近，直到双手手掌侧面和小指相碰（前视图：图 194；侧视图：图 195）。也试着学习不曲膝而是双腿伸直地抬起或放下（图 196 和图 197）。这个头倒立式的变体将带给练习者在平衡时的稳固和信心。

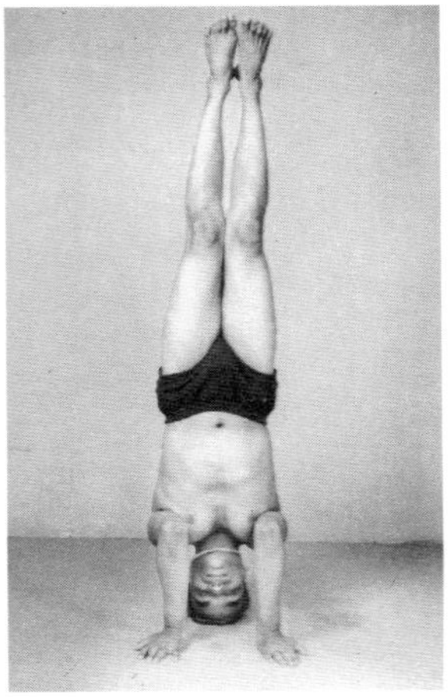

图 193

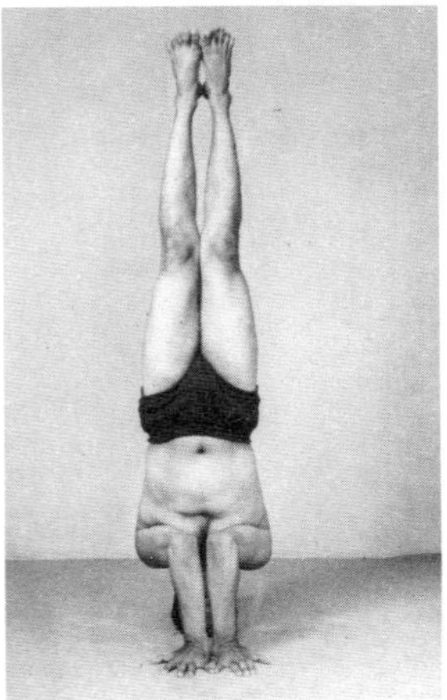

图 194

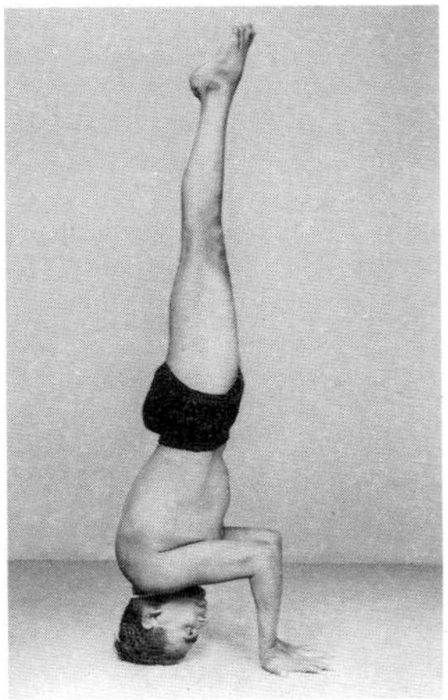

图 195

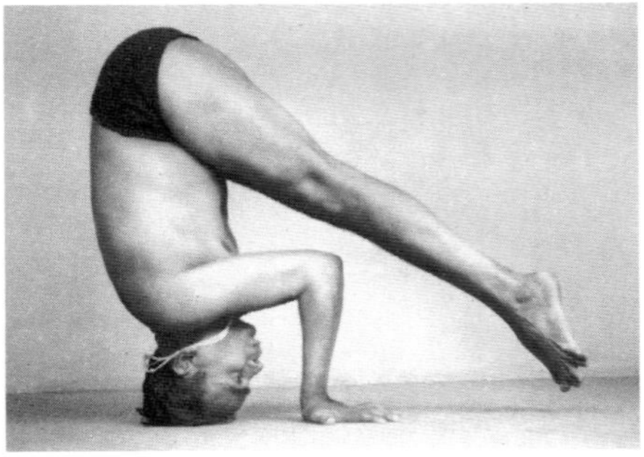

图 196

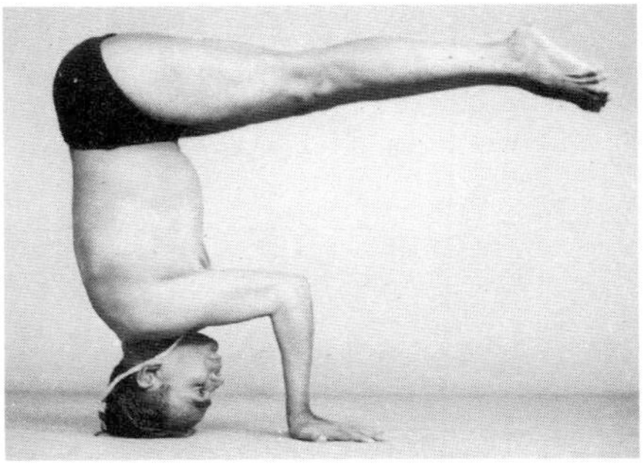

图 197

78. Baddha Hasta Śīrṣāsana　束手头倒立式（图 198）

难度系数 4

Baddha 的意思是联结、束缚和限制。Hasta 的意思是手。这是头倒立式的变体。

功法：

1. 把毯子四折后铺在地面上，跪在毯子附近。

2. 双臂在胸前交叉，左手抓住右上臂靠近肘部附近，同样，右手抓住左上臂靠近肘部附近。

3. 把双肘和交叉的前臂放在毯子上。身体前曲，把头顶放在毯子上交叉的前臂后。此时前额刚好在相互交叉的前臂后。

4. 从地面抬双膝，双腿伸直。

5. 把身体重量放在头部和肘部后，向下压前额，呼气，轻柔地把躯干稍向后倾，与此同时，双手紧抓双臂，双腿向上伸直（图 198）。

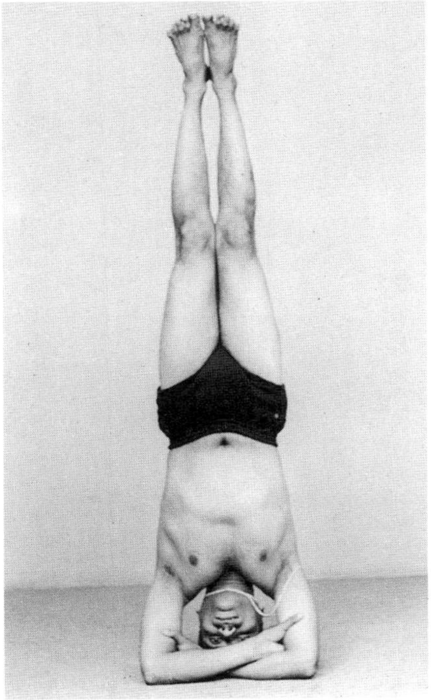

图 198

6. 双腿与地面垂直后，颈部承受身体重量，感到紧张。向上抬双腿直到颈后部和前臂感到轻松，同时把背部向前伸展。当你感觉轻松时，要保证身体是直的。对于那些可以保持平衡的练习者，可以按照头倒立第一式（Sālamba Śīrṣāsana Ⅰ）的要领和提示完成动作。

7. 保持倒立体式 1 分钟。然后呼气，在不移动双肘的情况下把臀部稍向后，轻柔地放下双腿回到地面。试着放下身体的时候，保持双腿伸直，不要弯曲膝盖。

79. Mukta Hasta Śīrṣāsana　无手支撑头倒立式（图 200、图 201）

难度系数 6

Mukta 的意思是自由，Hasta 的意思是手。这是头倒立式变体中最难掌握的一种。练习者能够舒适轻松地完成这个体式，就表明练习者已经很好地掌握了头部倒立体式。在这个体式中保持平衡相对较容易，但是在不曲膝并保持双腿挺直的情况下抬起和放下身体却非常难。

功法：

1. 把毯子四折后铺在地面上，跪在毯子旁边。
2. 身体前曲，头顶放在毯子上。
3. 双臂从胸前朝脚的方向伸直，手腕背部放在地面上。肘部绷直，手掌向上。两手腕的距离应与肩同宽。
4. 抬躯干直到与地面垂直，手腕轻柔地按压地面，呼气，抬起双脚（图 199）。注意双腿收紧，缓缓抬起直到它们与地面垂直（侧视图：图 200）。

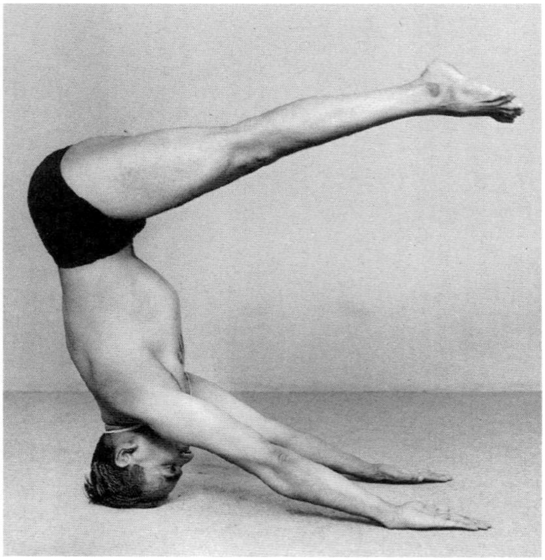

图 199

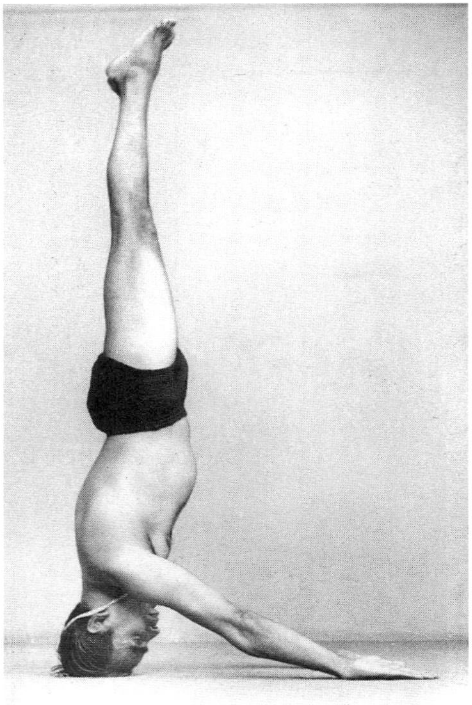

图 200

5. 保持这个体式 1 分钟，正常地呼吸。保持手臂伸直，肘部伸展，向上展肩，尽量远离地面。注意不要移动手腕的位置（前视图：图 201）。
6. 呼气，臀部稍向后摆，双腿逐步放下回到地面，身体重量稍放在手腕上。
7. 然后头部离开地面，坐下，放松。

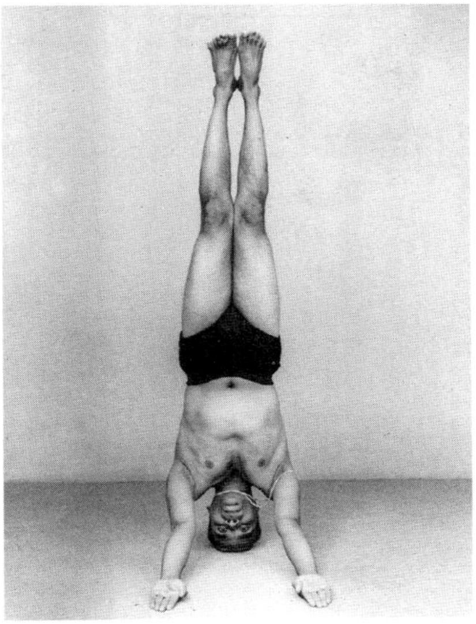

图 201

注意：

一旦掌握了头倒立式的变体式，练习者仅以头部保持平衡就有可能改变手的位置。这样练习者就不需要放下身体改变双手的位置。练习者应该循序渐进地掌握该体式，否则练习者会感到颈部和肩膀紧张。

80. Pārśva Śīrṣāsana 扭转侧倒立式（图 202、图 203）

难度系数 8

Pārśva 的意思是侧面。在这个头倒立式的变体中，躯干和双腿在不改变头部或双手位置的情况下朝一侧扭转。

功法：

1. 从直立的头倒立第一式（Sālamba Śīrṣāsana Ⅰ）（图 184）开始，呼气，脊柱朝右扭转，除头部和手以外，身体朝一侧扭转（前视图：图 202；后视图：图 203）。

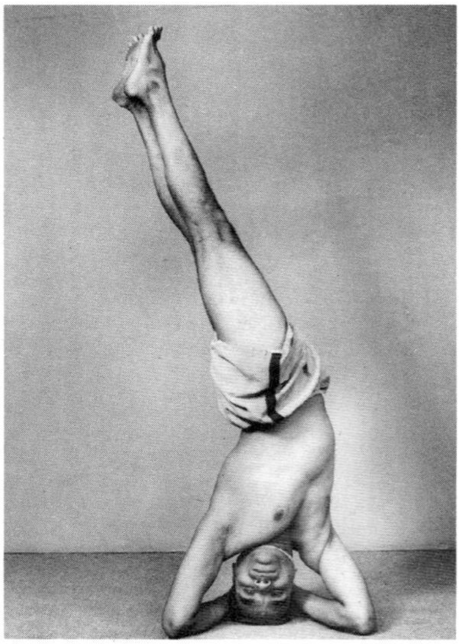

图 202

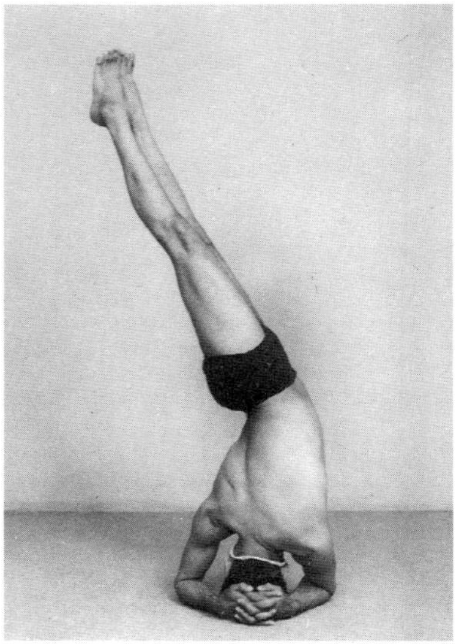

图 203

2. 双腿和肚脐中心应该如图所示从其原来的位置朝一侧扭转 90 度。练习者应该感到肋骨区域的伸展。
3. 保持这个体式 20~30 秒，正常地呼吸。
4. 呼气，回到直立的头倒立第一式。保持一个呼吸。呼气，在左侧以同样的时间重复上述动作。呼气，回到头倒立第一式。

功效：

这个体式增强脊柱，并增加其弹性。

81. Parivṛttaikapāda Śīrṣāsana 扭转倒立式（图 205、图 206、图 207）

难度系数 10

Parivṛtta 的意思是扭转。Eka 的意思是一，pāda 的意思是腿。在这个头倒立式的变体中，双腿分开，躯干和双腿朝侧面扭转，在不改变头部和手部位置的情况下保持平衡。

功法：

1. 在完成扭转侧倒立式 (Pārśva Śīrṣāsana)（图 202）后，把双腿分开，右腿朝前，左腿朝后（图 204）。然后呼气，向左扭转脊柱使双腿顺时针扭转 90 度（侧视图：图 205）。
2. 扭转时，通过收紧腿部肌肉、膝盖和小腿保持双腿像棍子一样直。
3. 双腿进一步分开，保持这个体式 20~30 秒，试着正常地呼吸。

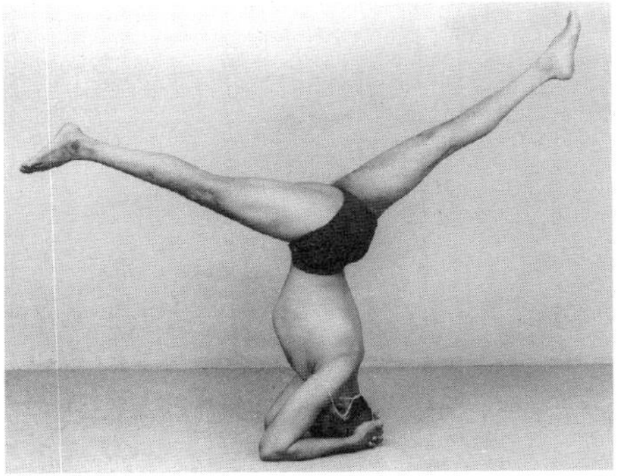

图 204

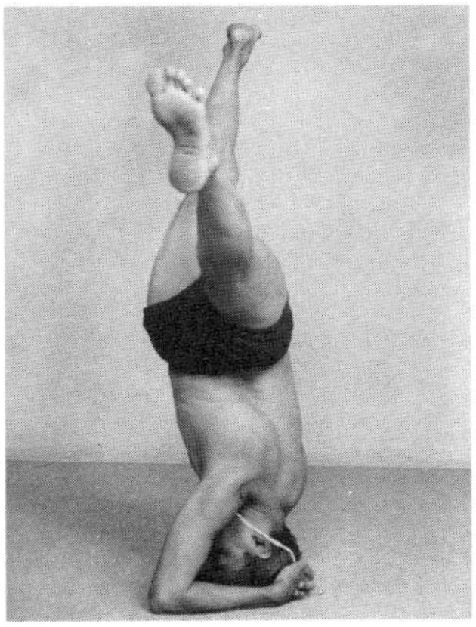

图 205

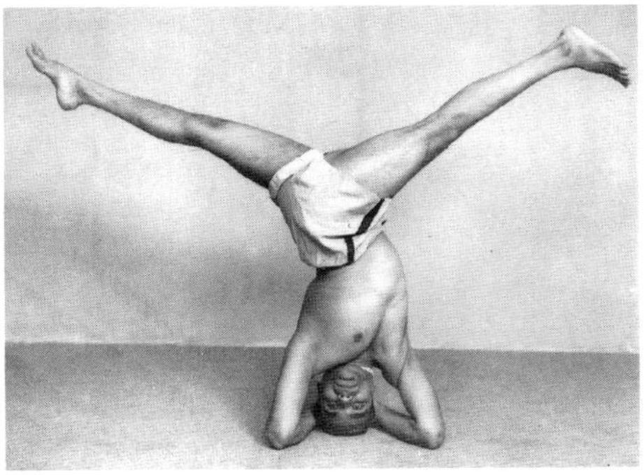

图 206

4. 呼气，回到头倒立第一式。现在把左腿朝前，右腿朝后，朝右侧扭转脊柱使双腿向逆时针方向扭转 90 度（前视图：图 206；后视图：图 207）。保持这个体式的时间与另一侧相同。呼气，回到头倒立第一式。

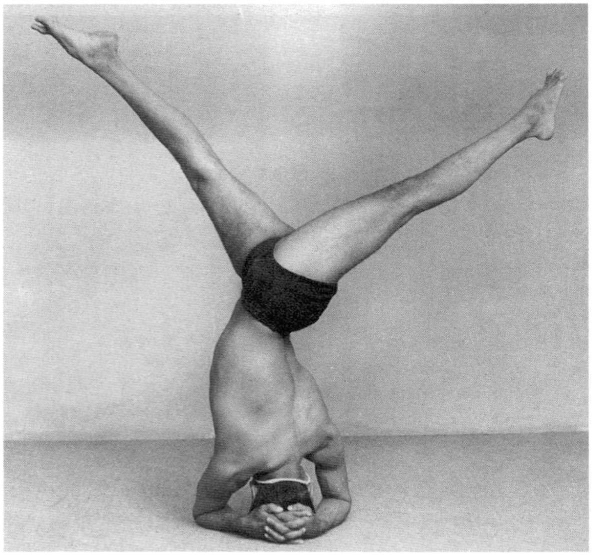

图 207

功效：

这个体式可以强健腿部肌肉，增强肾脏、膀胱、前列腺和肠胃。

82. Eka Pāda Śīrṣāsana　单腿倒立式（图 208、图 209）

难度系数 11

Eka 的意思是一，Pāda 的意思是腿。这个头倒立式的变体是在头部前面放下一条腿的同时，保持另一条腿直立。

功法：

1. 在尽你所能保持头倒立第一式（Sālamba Śīrṣāsana Ⅰ）后，呼气，放低右腿在头的前方（侧视图：图 208）。
2. 右腿放下时，左腿应该如头倒立式中一样保持垂直向上。
3. 一开始颈部会感到巨大的压力。左腿也被朝前下方拽。为了避免这些情况，保持双腿绷直，双腿大腿后部的肌肉伸展。同时下腹中部区域的肌肉也要绷紧。
4. 膝盖和脚趾应该在一条直线上，而不要向一侧倾斜。
5. 保持这个体式 10~20 秒，深长地呼吸。呼气，抬起右腿向上回到头倒立式。
6. 在保持头倒立式一会儿后，放低左腿（前视图：图 209），保持体式的时间与另一侧相同。呼气，回到头倒立式。

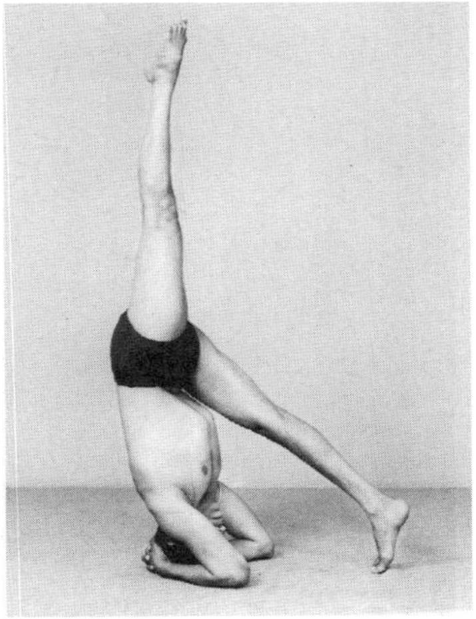

图 208

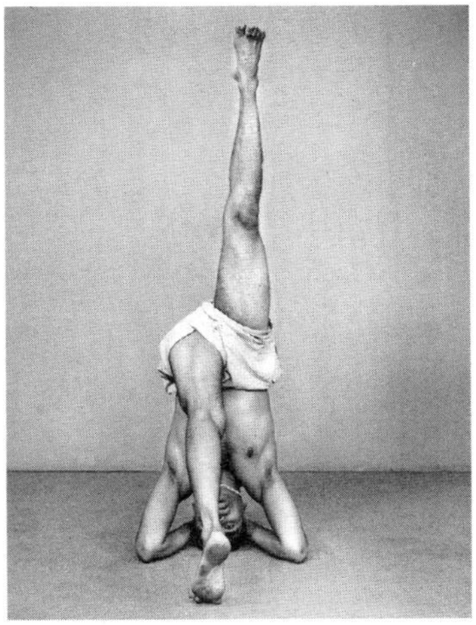

图 209

7. 在放下和抬起双腿的时候，注意保持腿部笔直，不要弯曲膝盖。假如膝盖弯曲，练习者就会失去平衡。

功效：

这是个有难度的体式，因此一开始，练习者也许无法单腿碰触地面。逐渐地随着腿部更富弹性以及背部更为强壮，双腿就会在不失去平衡的情况下接触到地面。这个体式加强颈部以及腹壁。腹部器官也得到紧缩，有助于增强腹部器官的功能。

83. Pārśvaika Pāda Śīrṣāsana　侧单腿倒立式（图 210）

难度系数 12

Pārśva 的意思是侧面。Eka 的意思是一，pāda 的意思是腿。在这个体式中，一条腿朝一侧放低到地面与头部成一条直线，而另一条腿则垂直向上。

功法：

1. 在按照上述技巧完成图 208 和图 209 所示体式后做这个体式。
2. 呼气，右腿朝右侧放低到地面，并与头部成一条直线（图 210）。保持左腿在头倒立式中那样向上直立。

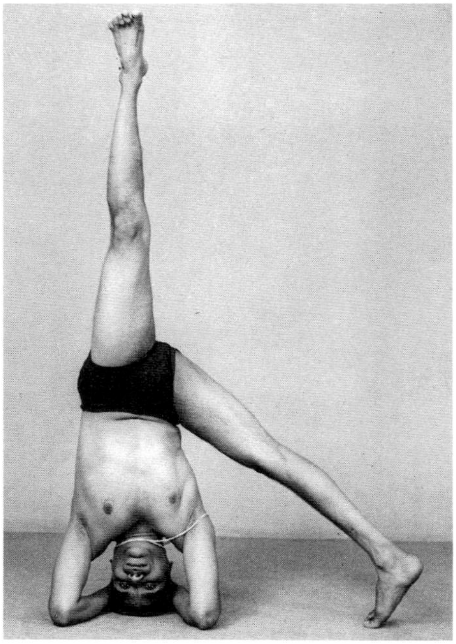

图 210

3. 以这个体式保持头部倒立要比在单腿倒立式（Eka Pāda Śīrṣāsana）中还要难。为了在这个体式中保持平衡，伸展双腿后部肌肉，收紧膝盖，收紧放低腿一侧腹股沟的肌肉。
4. 保持这个体式 10~20 分钟，深长地呼吸。伸展腿筋和大腿，呼气的同时抬起左腿回到头倒立式。
5. 保持头倒立式一会儿，然后呼气，左腿朝左侧放低到地面，并与头部成一条直线。保持这个体式的时间与另一侧相同。然后呼气，回到头倒立式。
6. 在放低和抬起双腿或者你将要失去平衡时不要弯曲膝盖。

功效：

这个体式可以使颈部、腹壁和大腿更加有力。它增强了肠和脊柱。

84. Ūrdhva Padmāsana in Śīrṣāsana　上莲花倒立式（图 211）

难度系数 6

Ūrdhva 的意思是上。Padmāsana（图 104）是前面所描述的莲花式。在这个变体中，在头倒立中完成莲花式。

功法：

1. 在完成了单腿倒立式（Eka Pāda Śīrṣāsana）（图 208 和图 209）以及侧单腿倒立式（Pārśvaika Pāda Śīrṣāsana）（图 210）后，做这个体式，双腿交叉如在莲花式中一样。先把右脚放在左大腿上，再把左脚放在右大腿上。
2. 两膝尽量靠近，大腿向上垂直伸展（图 211）。
3. 保持这个体式 1 分钟，深长均匀地呼吸。然后呼气，把大腿尽可能地向后伸展（图 212）。
4. 松开交叉的双腿，回到头倒立式。现在换方向交叉双腿，先把左脚放在右大腿上，然后把右脚放在左大腿上。保持这个体式 1 分钟，然后把大腿向后伸展。
5. 伸展大腿时，注意不要改变头部或颈部的位置。

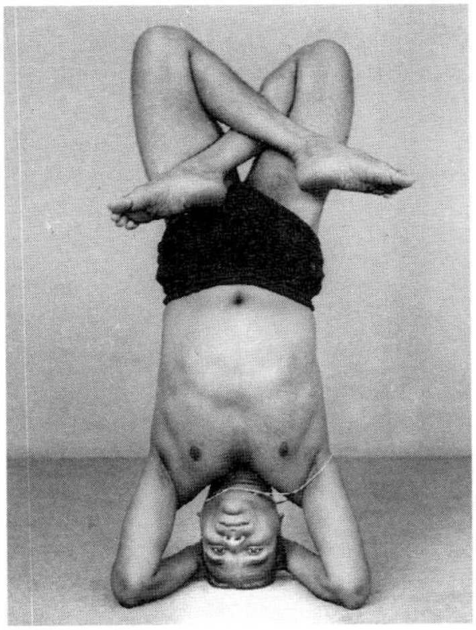

图 211

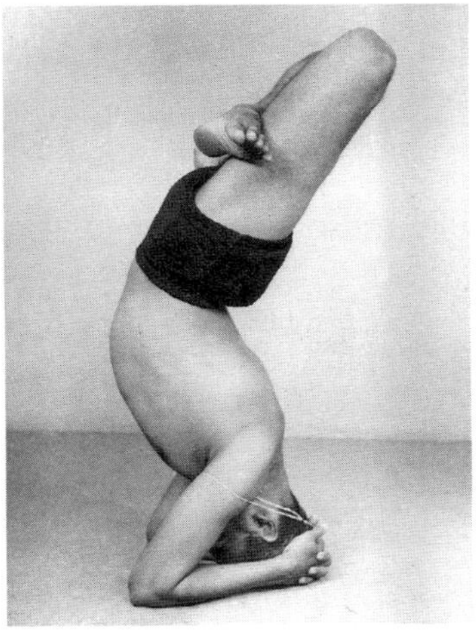

图 212

功效：

这个体式可以给背部、肋骨和骨盆额外的拉伸，因此，胸部得到完全的伸展，骨盆区域的血液循环也更为顺畅。要想进一步增加伸展感，练习者可以在做头倒立时把躯干向一侧扭转，这就叫做侧上莲花倒立式。

85. Pārśva Ūrdhva Padmāsana in Śīrṣāsana

侧上莲花倒立式（图 213、图 214、图 215、图 216）

难度系数 7

Pārśva 的意思是侧面。

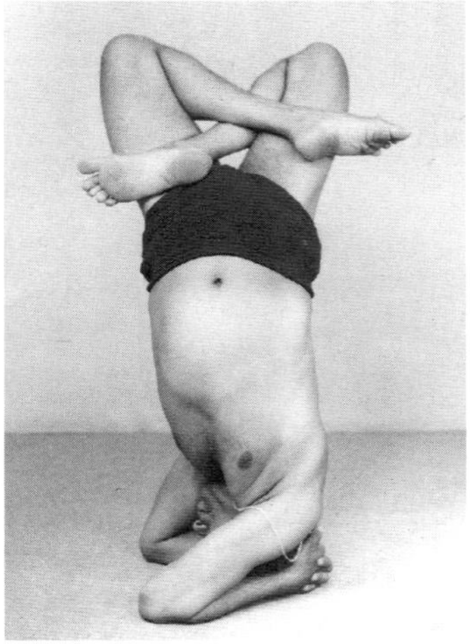

图 213

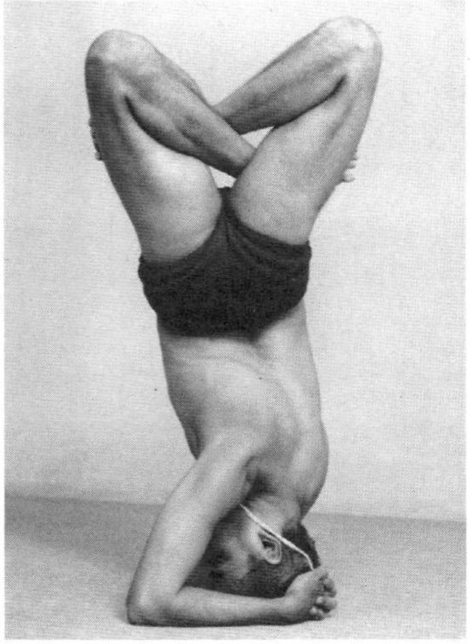

图 214

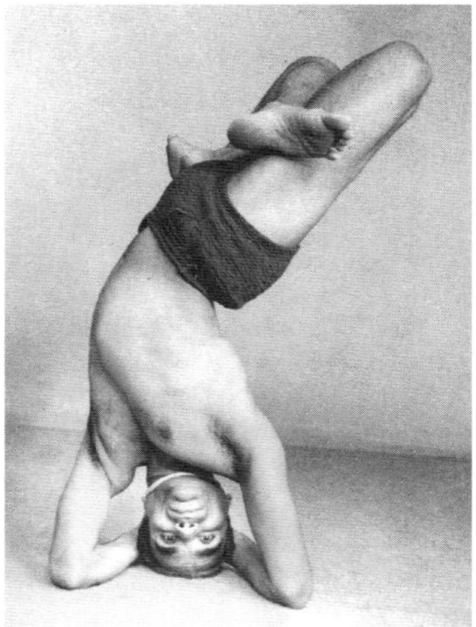

图 215

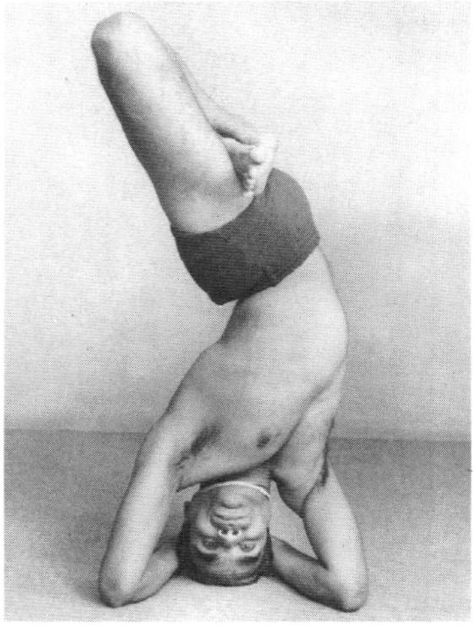

图 216

86. Piṇḍāsana in Śīrṣāsana 胎儿倒立式（图 218）

难度系数 6

Piṇḍa 的意思是胎儿。从莲花式（Padmāsana）开始以头倒立（图 211），髋部弯曲，双腿降下直到碰触腋窝。

功法：

1. 按照上面的技巧练习莲花式（图 211）。然后呼气，弯曲髋部（图 217），配合两个呼吸。呼气时，腿部降下直到它们碰到双臂腋窝附近的部位（图 218）。

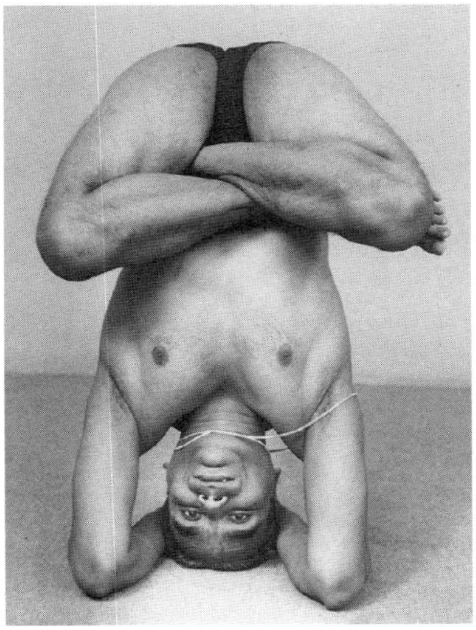

图 217

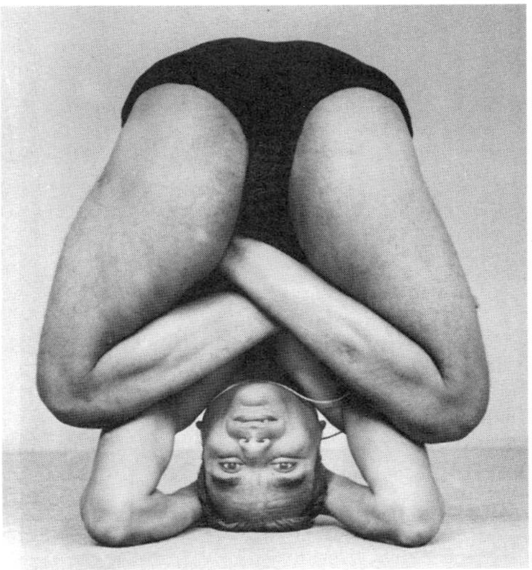

图 218

2. 保持这个体式 20~30 秒，正常地呼吸。
3. 吸气，回到上莲花倒立式（Ūrdhva Padmāsana），松开双腿，在头倒立式上保持一会儿，然后交换前面交叉双腿，重复上述动作。
4. 依次松开双腿，回到头倒立式，然后呼气逐步放低双腿，回到地面伸展。

功效：

这个体式与前面的体式有着相同的功效，而且，腹部器官通过收缩得到增强，也增加了该区域的供血。

87. Sālamba Sarvāngāsana Ⅰ　肩倒立第一式（图 223、图 224、图 234）

难度系数 2

Ālamba 的意思是支撑，支持。sa 的意思是一起。因此 Sālamba 的意思就是支持或者支撑起来。Sarvāngā（Sarva= 所有，整个，全部；anga= 肢体）的意思是整个身体或者全部肢体。在这个体式中，整个身体都通过练习获得益处，因此而得名。

初学者功法：

1. 背部朝下平躺在毯子上，双腿伸展，在膝部收紧。双手放在腿侧，手掌朝下（图 219）。保持几次深呼吸。
2. 呼气，弯曲膝盖，膝盖朝胃部移动直到大腿压到胃部（图 220）。配合两个呼吸。

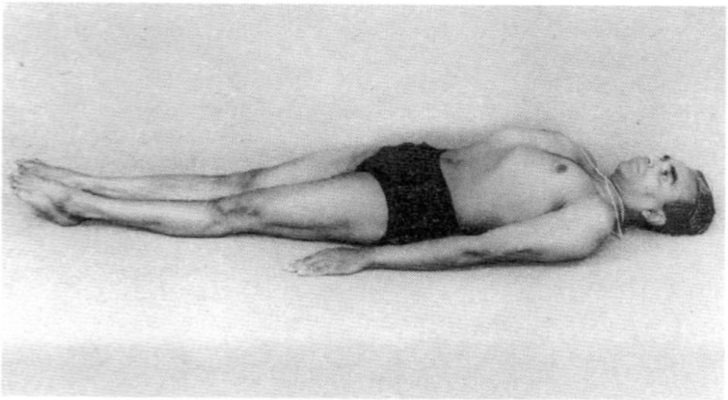

图 219

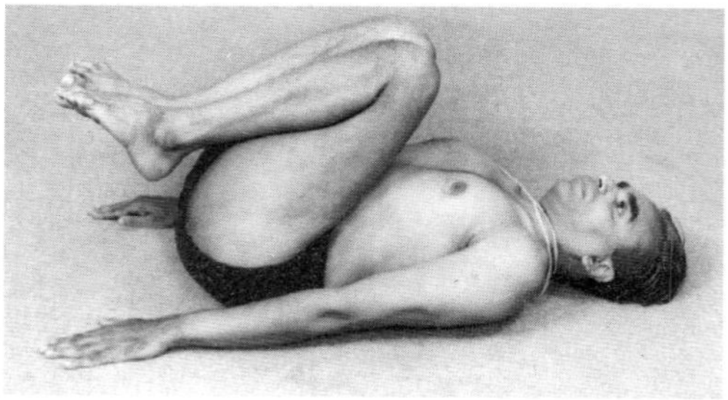

图 220

3. 呼气时臀部抬起，弯肘，把手放在臀部上（图 221）。配合两个呼吸。
4. 呼气，用手支撑着躯干垂直向上抬起，直到胸部碰到下巴（图 222）。

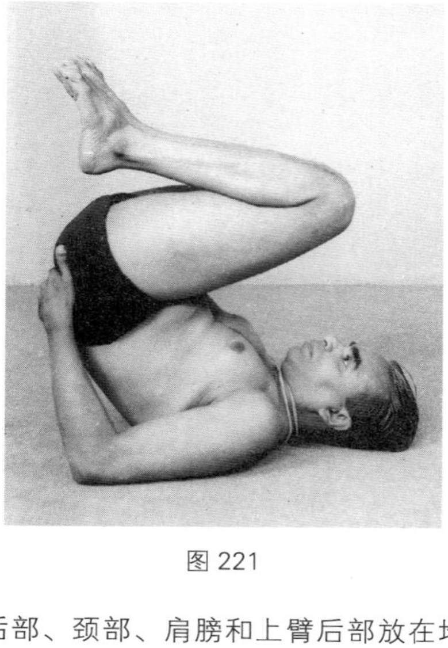

图 221

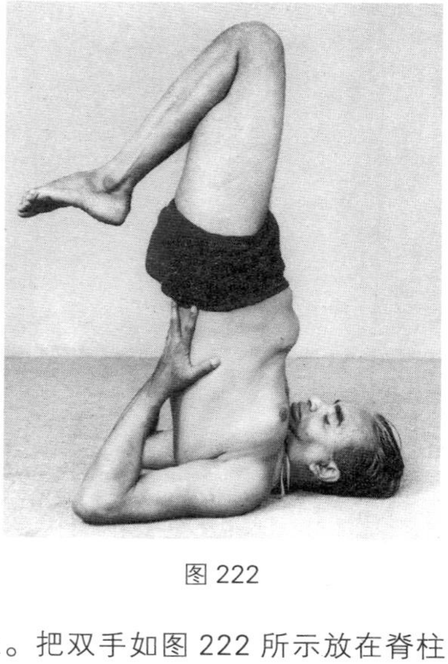

图 222

5. 只有头后部、颈部、肩膀和上臂后部放在地面上。把双手如图 222 所示放在脊柱中央。配合两个呼吸。

6. 呼气，双腿向上伸直，脚趾朝上指（前视图：图 223；后视图：图 224）。
7. 保持这个体式 5 分钟，均匀地呼吸。
8. 呼气，逐渐放下双腿，松开双手，平躺在地面上，放松。
9. 假如没有支撑你无法完成这个体式，那么你可以用一张凳子，然后按上面所述的技巧进行练习（图 225）。

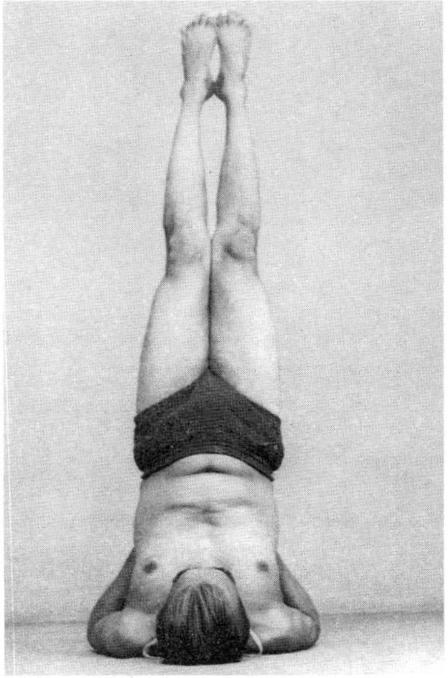

图 223

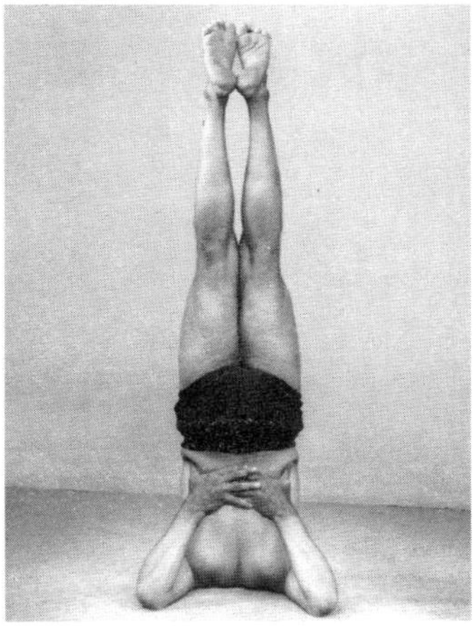

图 224

高级练习者功法：

1. 背朝下平躺在毯子上。
2. 双腿伸展，在膝部收紧。双手放在腿侧，手掌朝下（图 219）。
3. 深呼吸几次，然后呼气，同时抬双腿，使其与身体成直角如图 226、图 227 和图 228 所示。保持这个体式，吸气，保持双腿稳固不动。

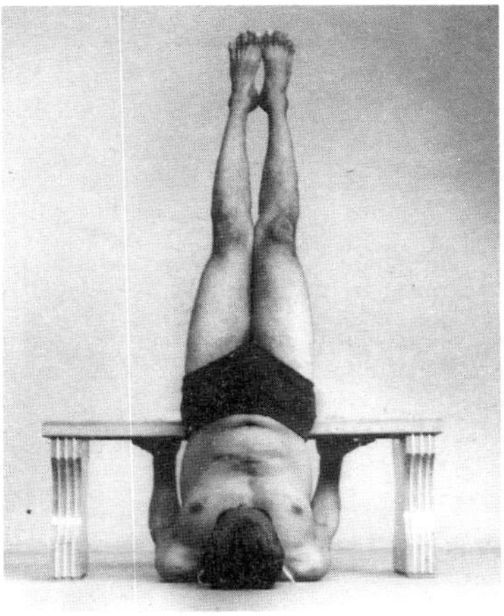

图 225

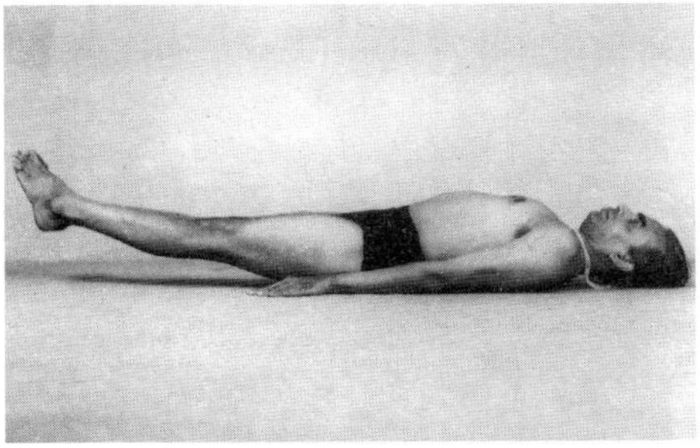

图 226

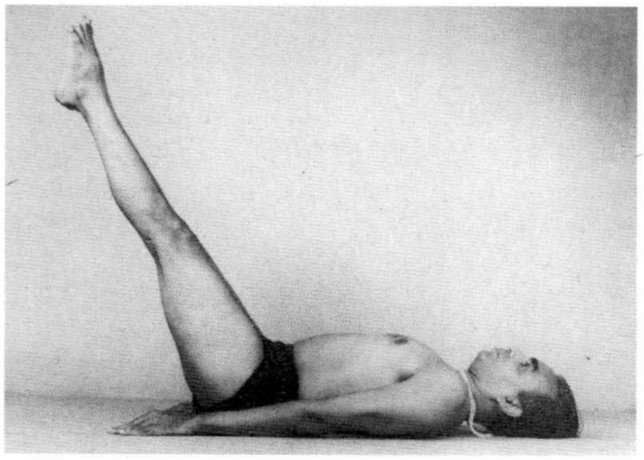

图 227

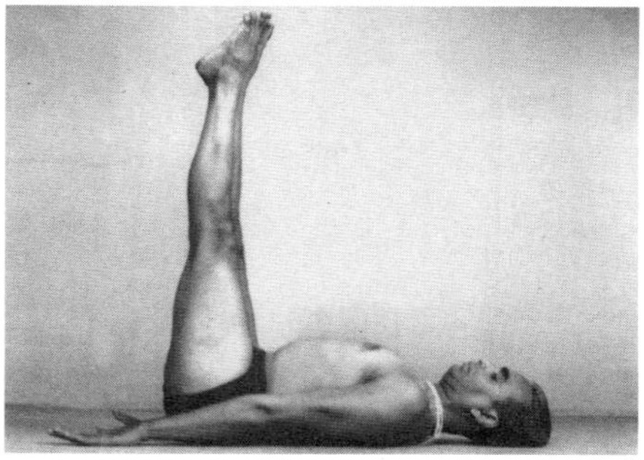

图 228

4. 呼气，抬高臀部和背部，再次向上抬双腿，手掌轻压地面如图 229、图 230 和图 231 所示。
5. 当整个躯干从地面抬起，弯肘，把手掌放在肋骨后，肩膀仍放在地面上（图 232）。

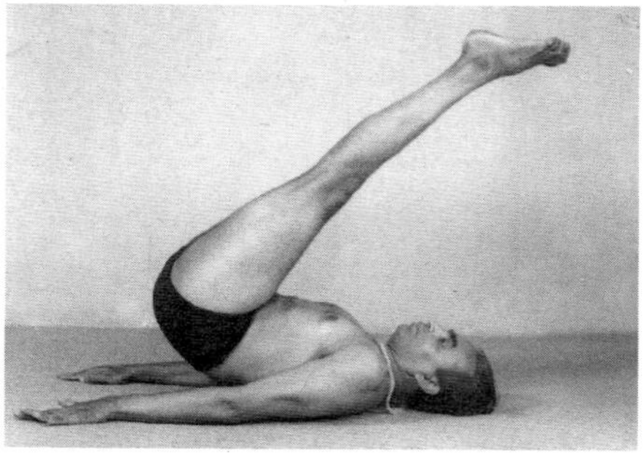

图 229

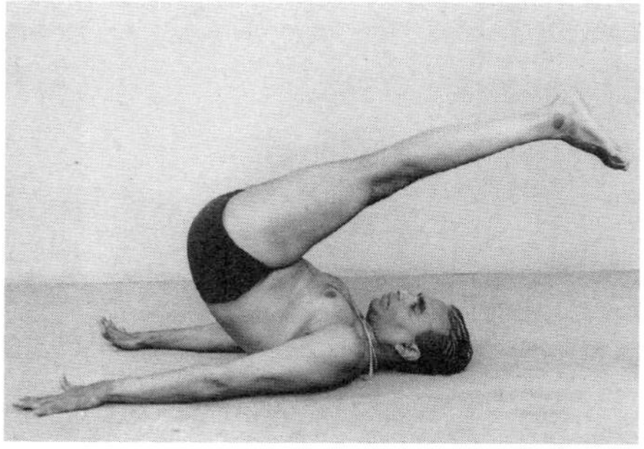

图 230

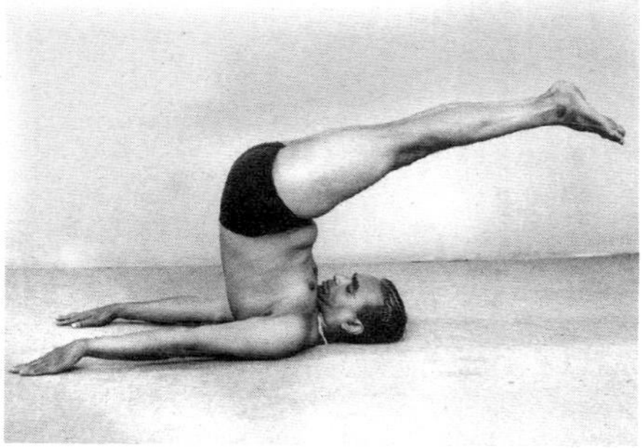

图 231

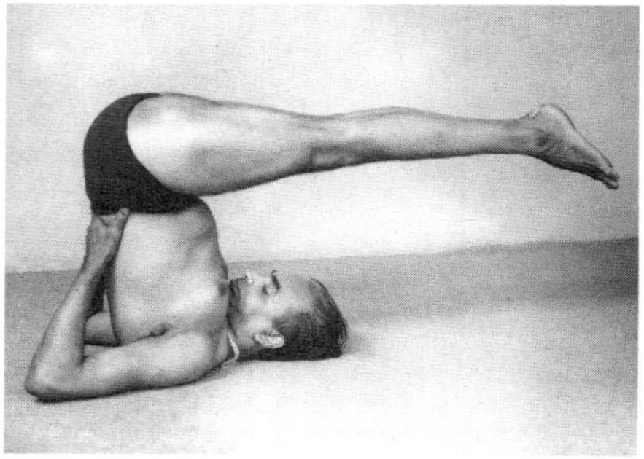

图 232

6. 利用手掌的压力抬起躯干，双腿垂直向上抬起如图 233 所示，直到胸骨抵住下巴从而形成一个稳固的下巴锁定的体式，这被称做是下巴锁定或收颔收束法（Jālandhara Bandha）。注意把胸骨向前碰触下巴而不是把下巴向胸骨靠。假如你做的是后者，那么脊柱就无法获得完全的伸展，你也就无法感受到这个体式的功效了。

7. 只有头的后部、颈部、肩部以及上臂的后部放在地面上。身体的其他部位应该成一直线，与地面垂直。这是最终的位置（侧视图：图 234）。

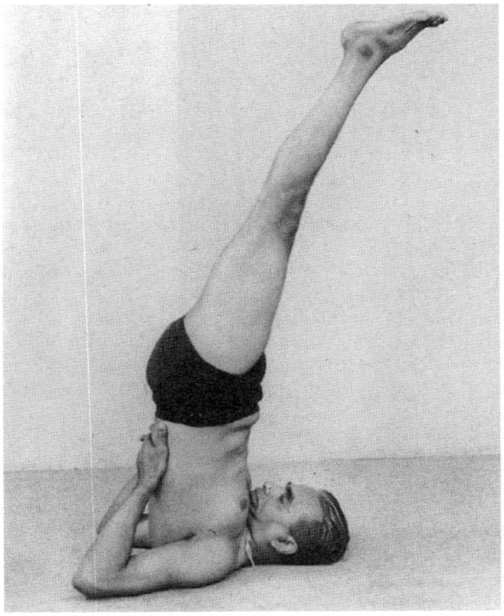

图 233

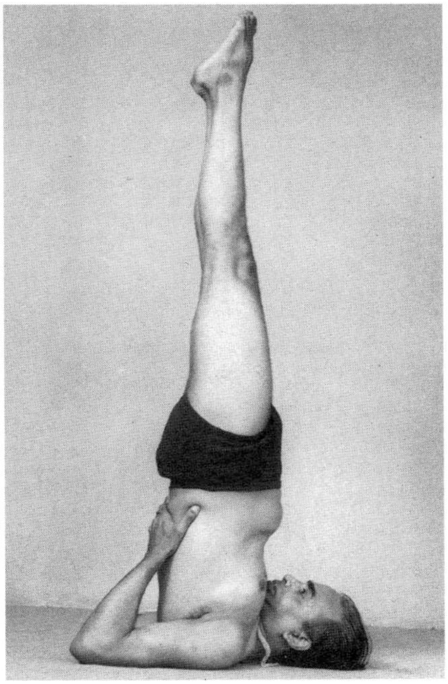

图 234

8. 一开始，双腿摇摆，无法与地面垂直。要想纠正这个动作，必须绷紧大腿后部肌肉，垂直向上伸展。

9. 两肘之间的距离不应该超过肩宽。试着把双肩从颈部向后伸展，并把双肘尽量靠近。假如肘部撑开，躯干就无法正确地拉伸，体式看起来就是不完美的。另外，注意颈部应该对准抵在胸骨上的下巴的中心。一开始，颈部会朝一侧斜，假如不去纠正将导致颈部疼痛，并损伤颈部。

10. 保持体式不少于 5 分钟。逐步增加保持体式的时间到 15 分钟，这不会有什么不良影响。

11. 松开双手，身体回到地面，平躺，放松。

由于整个身体的重量都放在颈部和肩膀上，而双手被用作支撑身体的重量，因此这个体式叫做肩倒立式（Sālamba Sarvāngāsana）。在肩倒立式中，有各种动作可作为上述基本体式的变体。

功效：

肩倒立式的重要性怎么强调也不为过，它是古代的圣哲给予人类最伟大的恩惠之一。肩倒立式是所有瑜伽体式之母，如同一个家庭中为和谐和欢乐努力的母亲。肩倒立式是为了人类的欢乐与和谐而服务的，是大多数普通疾病的万能药。人体的内分泌系统以及无管腺都浸润在血液中，吸收血液中的营养，分泌荷尔蒙，促进身体和大脑的和谐与健康。假如腺体无法正常工作，那么荷尔蒙也就无法正常产生，身体健康就会开始恶化。足以令人惊奇的是，很多体式都对腺体有直接的作用，有助于腺体正常的工作。肩倒立式作用于脖子附近的甲状腺和副甲状腺，这是由于这个体式中的紧锁下巴增加了脖子附近的血液供应。而且，由于身体倒立，因此静脉血液在重力的作用下毫不费力地流向心脏，从而让健康的血液在颈部和胸部区域循环。因此，那些患有气喘、心悸、哮喘、支气管炎以及喉部疾病的人都可以从肩倒立式中得到缓解。由于头部在这个倒立体式中保持固定，头部的血液供应受到下巴锁定的调节，神经系统得到舒缓，头疼即使是慢性头疼也会随之消失。持续练习这个体式，可以根除普通感冒以及其他鼻部疾患。由于它对神经的舒缓作用，那些患有高血压、神经衰弱，以及性急易怒和失眠的人都可以通过该体式的练习得到缓解。身体重力的变化也影响到腹部器官，使肠道蠕动自如，便秘也就随之消失。由此身体中没有了堆积的毒素，人也感到精力充沛。建议那些小便失调、子宫异位、月经失调、有痔疮以及疝气的人练习肩倒立式。这个体式也有助于缓解癫痫和贫血。毫不夸张地说，如果练习者有规律地练习肩倒立式，他将感到充满了新的活力和力量，并满怀信心和喜悦。生命之气正在他的体内流动，他的大脑也获得了平和宁静，他将感受到生命的快乐。大病初愈后，每天两次定期练习这个体式可以使身体恢复活力。肩倒立式的系列体式活跃了腹部器官，使胃痛、肠溃烂、腹部剧痛以及大肠炎得到缓解。

那些患有高血压的人只有在先练习了犁式（Halāsana）（图 244）后，并能够在犁式中保持不少于 3 分钟的情况下，才能练习肩倒立第一式（Sālamba Sarvāngāsana Ⅰ）。

犁式的技巧在图 244 有具体的叙述。

肩倒立系列体式：

在肩倒立第一式（Sarvāngāsana Ⅰ）（图 223）中保持 5~10 分钟或依据自己的能力保持更长时间后，可以一并练习以下的肩倒立系列体式；除犁式应该保持 3~5 分钟外，以下的其他体式都是每一次保持 20~30 秒。

88. Sālamba Sarvāngāsana Ⅱ 肩倒立第二式（图 235）

难度系数 3

肩倒立第二式比第一式还要难。

功法：

1. 完成肩倒立第一式（图 223）。

2. 从背部放下双手，手指相锁，翻转手腕，伸展整个手臂。然后大拇指触碰地面，手掌朝外（图 235）。此时头部和双臂分别处于垂直向上伸展的身体的两侧。

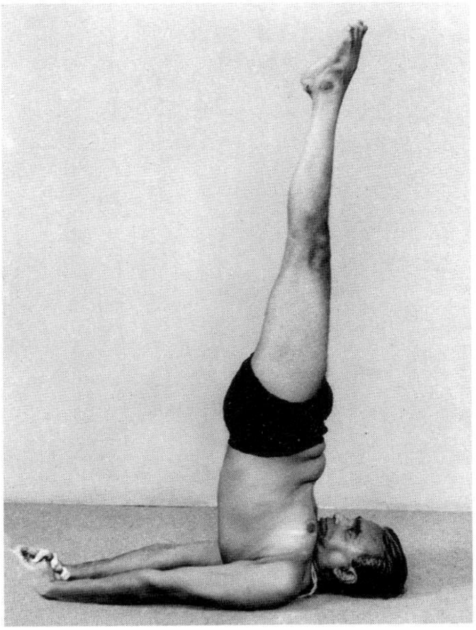

图 235

3. 尽量保持双腿和背部体式的稳固。

4. 在完成肩倒立第一式后，这个体式可以保持 1 分钟。

功效：

由于在这个体式中，通过伸展背部肌肉身体保持平衡，而整个身体的重量都放在颈后，因此背部和颈部都得到增强，臂部肌肉也得到强健。

89. Nirālamba Sarvāngāsana Ⅰ 无支撑肩倒立第一式（图 236）

难度系数 3

Ālamba 的意思是支撑、支持，而 nir 则有远离、没有的意思，因此 Nirālamba 的意思就是没有支持。这个肩倒立式的变体比前面两个体式更难，这是因为在这个体式中身体没有手臂的支撑，身体重量和平衡只靠颈部、背部以及腹部的肌肉来承受和保持，因而这些部位也得到了增强。

功法：

1. 完成肩倒立第一式（Sālamba Sarvāngāsana Ⅰ）（图 223）。
2. 松开双手伸展过头，把伸展的手臂放在地面上，与垂直向上的身体以及头部在同一侧。保持平衡（图 236）。
3. 这个体式也可以保持 1 分钟。

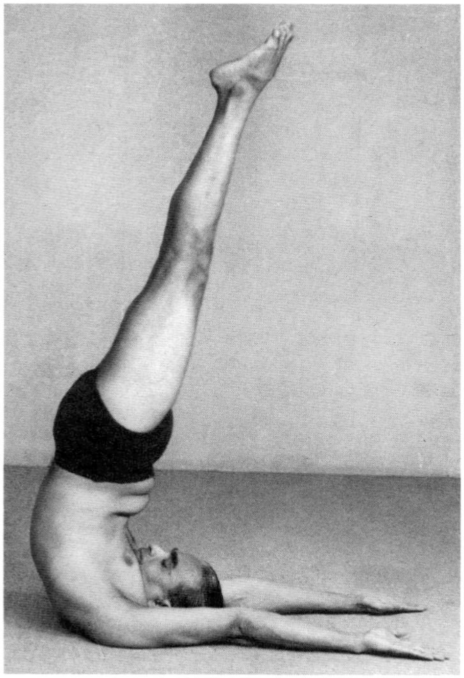

图 236

90. Nirālamba Sarvāngāsana Ⅱ　无支撑肩倒立第二式（图 237）

难度系数 4

这是肩倒立式中最难的一种。它使练习者的脊椎骨比在其他肩倒立式中都更加伸展，因此也有助于练习者达到完美的肩倒立式（图 223）。

功法：

1. 从前面的体式开始，抬起双手，把手掌放在膝盖上或者膝盖两侧（图 237）。不要把双腿靠在手掌上。

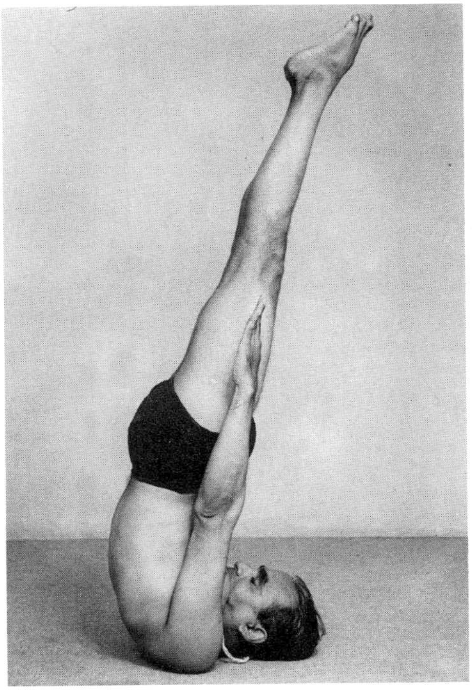

图 237

2. 保持这个体式 1 分钟。然后转换到肩倒立第一式一段时间，再回到犁式（图 244），然后再继续依次练习其他肩倒立式。

功效：

通过练习这些不同的肩倒立式，血流量增加，生成毒素的物质也得以清除，因此整个身体都得到增强。如同滋补品补养身体，在身体康复期，练习者可以通过练习这些体式尽快地从虚弱中恢复过来。

91. Halāsana 犁式（图 244）

难度系数 4

Hala 的意思是犁，这个体式如同一副犁，因此而得名。这是肩倒立第一式中的一部分。

功法：

1. 完成肩倒立第一式（Sālamba Sarvāngāsana Ⅰ）（图 223），下巴锁定。
2. 放开锁定的下巴，躯干稍放低，把手臂和大腿伸过头部，将脚趾放在地面上（图 238）。
3. 拉伸大腿后部肌肉，收紧膝盖，把躯干抬起（图 239）。

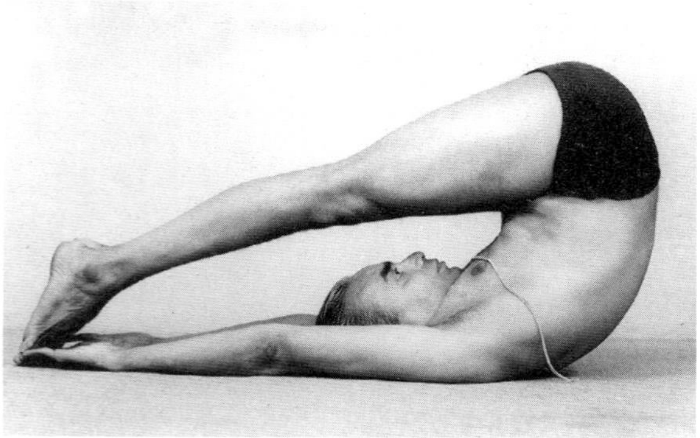

图 238

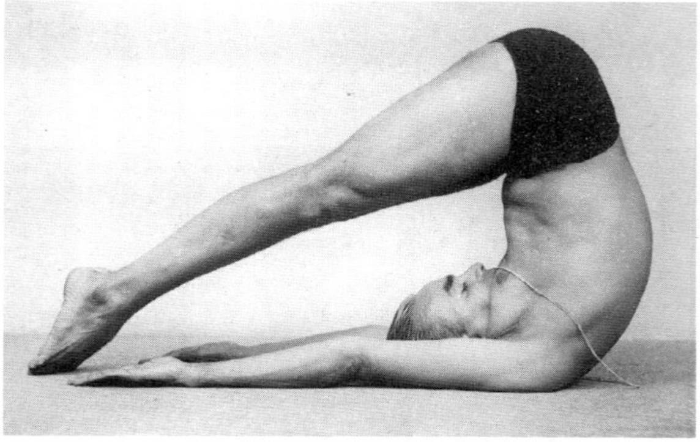

图 239

4. 把双手放在背部中央，双手按压使躯干与地面垂直（图 240）。
5. 把手臂向双腿反方向伸展（图 241）。

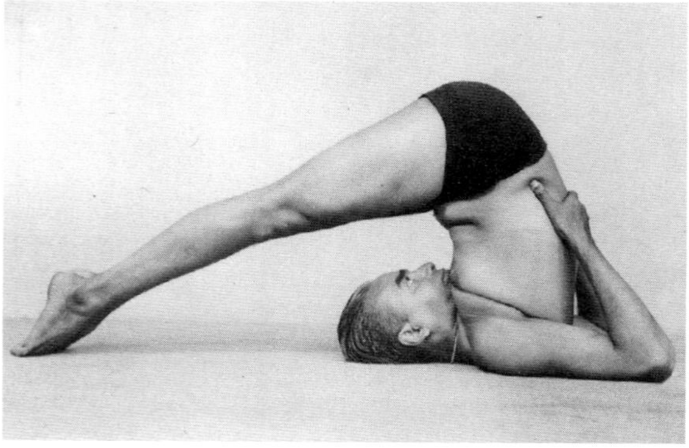

图 240

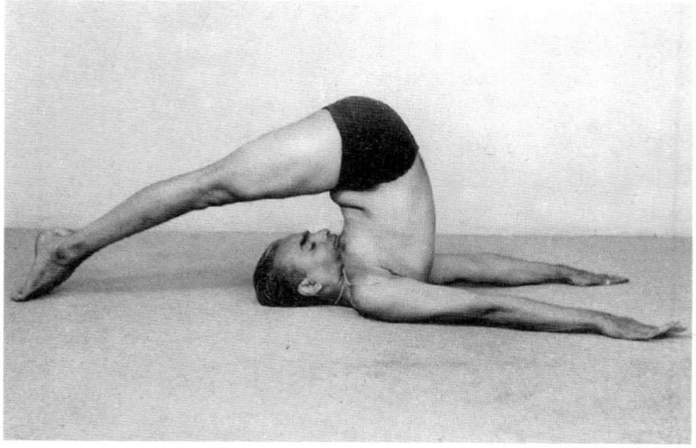

图 241

6. 双手拇指钩住，伸展双臂和双腿（图 242）。

7. 手指相锁（图 243），翻转手腕使大拇指放在地面上（图 244）。手掌与手指一起伸展，在肘部收紧双臂，把它们尽量从肩部拉伸。

8. 双腿和双手在朝两个相反的方向拉伸，这个体式使脊柱得到完全的伸展。

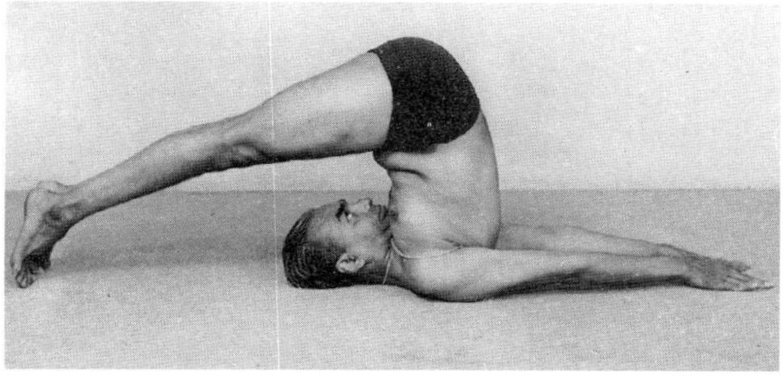

图 242

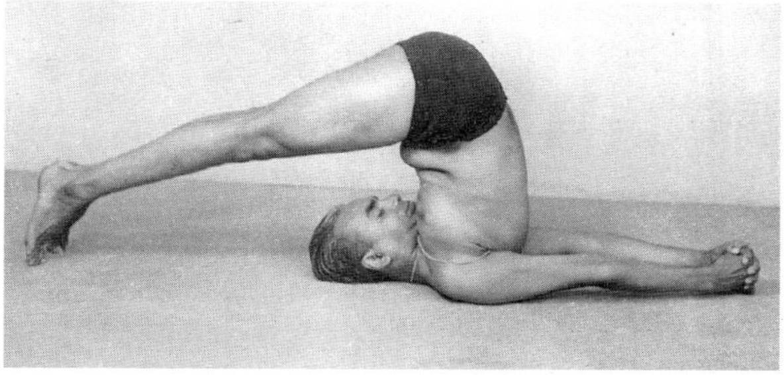

图 243

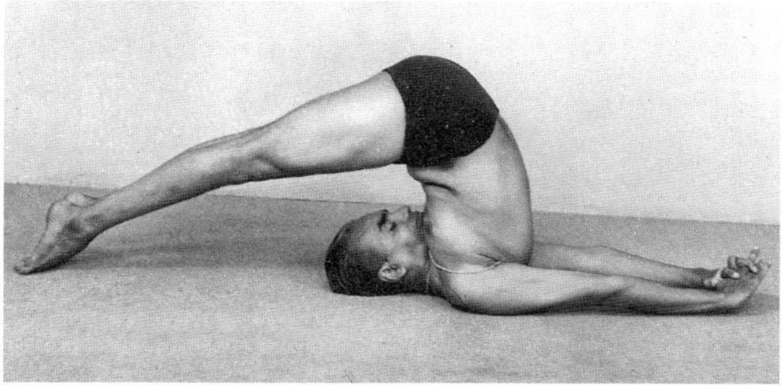

图 244

9. 紧锁手指时，建议练习者变换手指相锁的姿势。先把右手拇指碰到地面，保持这个体式 1 分钟，然后松开手指，再让左手拇指先碰地面，然后手指依次相锁，向外伸展手臂，保持同样的时间。这可以使双肩、双肘和两手手腕获得和谐一致的增强。

10. 一开始，双手相锁会很难。逐渐地通过练习上面提到的体式，你就可以很轻松地把双手手指相锁了。

11. 起初，要保持脚趾稳固地放在地面上也会很难。假如你在转换到犁式之前，增加保持肩倒立第一式（图 223）的时间和伸展感，那么你的脚趾就可以保持在地面上更长一些时间。

12. 保持这个体式 1~5 分钟，正常地呼吸。

13. 松开双手。抬起双腿回到肩倒立第一式，逐步放下身体回到地面。背部朝下平躺在地面，放松。

功效：

犁式的功效和肩倒立第一式（图 223）相同。除此以外，腹部器官由于收缩恢复活力。脊柱由于前曲而获得额外的血液供应，这有助于缓解头痛。手部的痉挛可以通过手指相锁和手掌、手指的伸展得到治愈。患有肩肘僵硬、腰痛和背部关节炎的人可以通过这个体式得到缓解。由于风寒而引起的胃部疼痛也可以通过练习得到缓解，马上就会感到轻松。

这个体式对于那些有高血压倾向的人也有好处。如果先练习犁式，然后再练习肩倒立第一式，他们就不会感到血液急流或者有头部充胀的感觉。

犁式是练习背部前曲伸展坐式（Paschimottānāsana）（图 160）的预备体式。如果练习者在犁式中得到增强，背部的灵活将使练习者更好地去练习背部伸展式。

注意，对于那些患有高血压的人，建议在尝试练习肩倒立第一式之前遵从下面的技巧进行练习。

功法：

1. 背朝下平躺在地面上。
2. 呼气，缓缓地抬双腿与地面垂直，保持这个体式 10 秒钟，正常地呼吸。
3. 呼气，把双腿伸过头顶，脚趾触碰地面。保持双腿伸直，脚趾放在地面上。
4. 如果把脚趾放在地面上有困难的话，那么就放一把椅子或凳子在头的后方，把脚趾放在椅子上。
5. 如果呼吸变得急促或沉重，那么就不要把脚趾放到地面上，而是放在凳子或椅子上。然后头部就不会感到压力和充胀。
6. 伸展手臂过头，把它们放在地面上，保持这个体式 3 分钟，正常地呼吸。
7. 整个体式中，双眼闭合，盯着自己的鼻尖。

92. Karṇapīdāsana 膝碰耳犁式（图 246）

难度系数 1

Karṇa 的意思是耳朵。Pīda 的意思是疼痛，不舒适或者压力。这是犁式的变体，可以一起练习。

功法：

1. 完成犁式（图 244），在完成规定的时间后，弯曲双膝，把右膝放在右耳边，左膝放在左耳边。
2. 双膝应该放在地面上并按压双耳。
3. 保持脚趾伸展，双脚脚后跟和脚趾并拢。把双手放在肋骨后（图 245），或者双手手指相锁，双臂伸展（图 246），像在犁式中一样。
4. 保持这个体式半分钟或者一分钟，正常地呼吸。

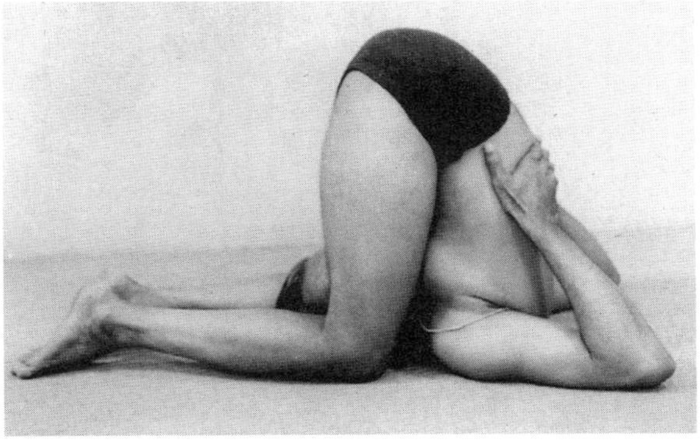

图 245

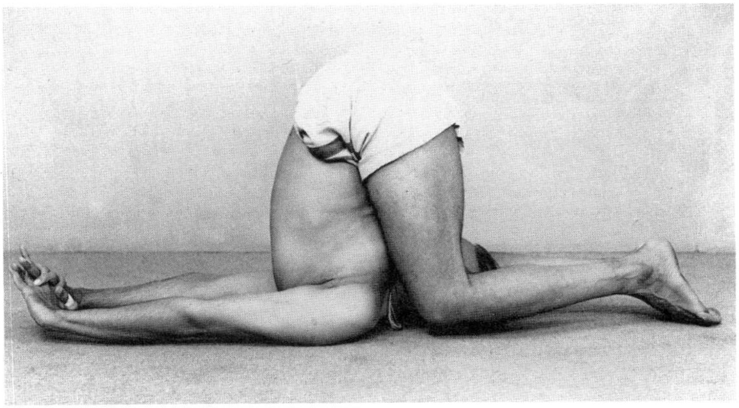

图 246

功效：

这个体式使躯干、心脏和双腿得到休息。脊柱在弯曲双膝时得到更多伸展，这有助于腰部的血液循环。

93. Supta Koṇāsana 双角犁式（图 247）

难度系数 2

Supta 的意思是躺下，Koṇa 的意思是角。这是犁式的变体，在这个体式中双腿分开。

功法：

1. 从膝碰耳犁式（Karṇapīdāsana）（图 246）开始，双腿伸直，尽你所能把双腿大大地分开。
2. 向上提拉躯干，收紧双膝。
3. 用右手抓住右脚脚趾，左手抓住左脚脚趾，使脚后跟提起。抓住脚趾后进一步向上提升胸柱，伸展腿部腘绳肌（图 247 和图 248）。
4. 保持这个体式 20~30 秒，正常地呼吸。

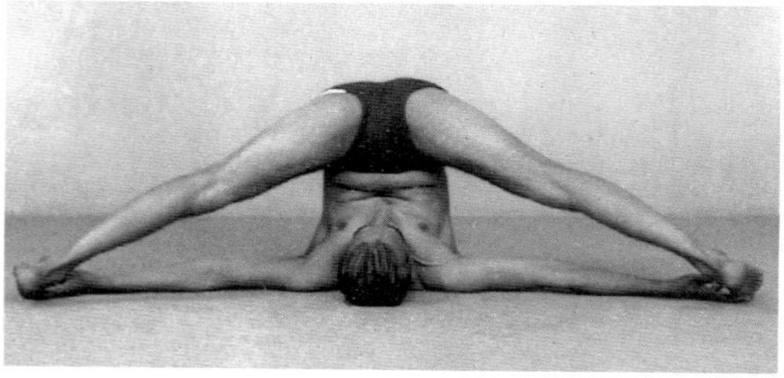

图 247

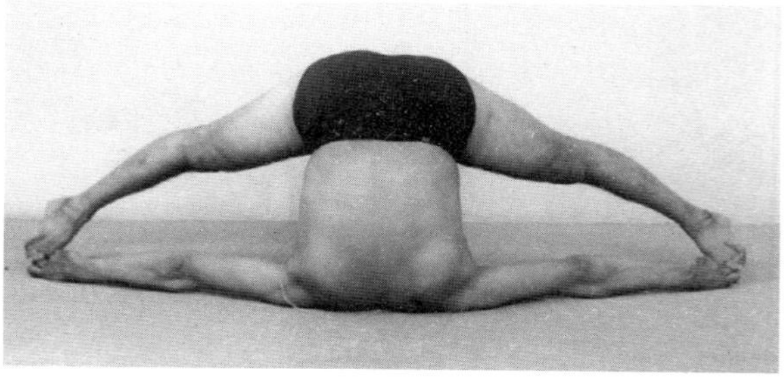

图 248

功效：

这个体式加强双腿，有助于收缩腹部器官。

94. Pārśva Halāsana　侧犁式（图 249）

难度系数 4

在犁式（图 244）中，双腿放在脑后。在这个体式中，将双腿放在头侧，并与头部成一条直线。这就是侧犁式。

功法：

1. 完成双角犁式（Supta Koṇāsana）（图 247），然后回到犁式。
2. 把手掌放在肋骨后（图 240）。
3. 把双腿尽你所能移向左侧。
4. 收紧双膝，在手掌的帮助下撑起躯干并伸展双腿（图 249）。

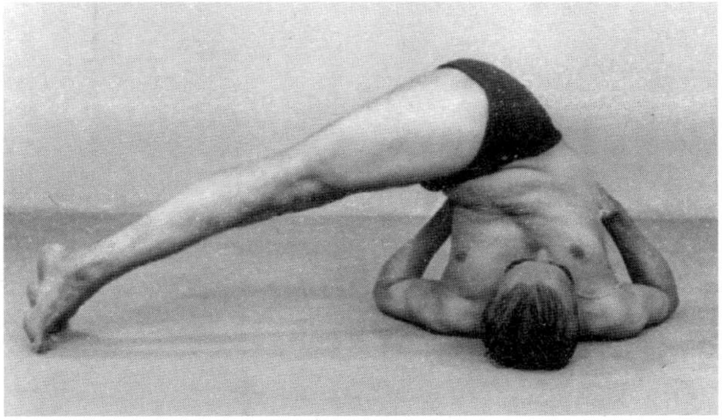

图 249

5. 保持这个体式半分钟，正常地呼吸。
6. 呼气，把双腿移向右侧直到它们与头部成一条直线，保持这个体式半分钟。在移动双腿时不要改变胸部和躯干的位置。胸部和躯干应该始终保持像在肩倒立第一式或犁式中一样。

功效：

在这个体式中，脊柱向侧面移动，变得更有弹性。在此体式中大肠因被倒转而得到锻炼，从而完成了身体的排毒。那些患有急性或者慢性便秘的人可以从中获得很大的益处。便秘是多种疾病之源，假如垃圾倾倒在我们自家门口，我们会感到恶心。那么试想一下，当生成毒素的废物在我们体内积蓄时，我们会是什么感觉？假如废物没有被清除，疾病就会像窃贼一样进入我们的身体，掠夺我们的健康。假如内脏无法自由活动，大脑就会变得愚钝，人就会感到沉重和易怒。这个体式有助于使我们的内脏自由，因此能够为我们赢得宝贵的健康。

95. Eka Pāda Sarvāngāsana 单腿肩倒立式（图 250）

难度系数 5

Eka 的意思是一。Pāda 的意思是脚。在这个肩倒立式的变体中，一条腿如犁式中一样放在地面上，另一条腿则与躯干一起与地面垂直。

功法：

1. 完成肩倒立第一式（Sarvāngāsana Ⅰ）（图 223）。

2. 在肩倒立式体式中保持左腿上抬。呼气，右腿放下与犁式中一样（图 250）。右腿应该保持收紧和伸直，膝盖不要弯曲。

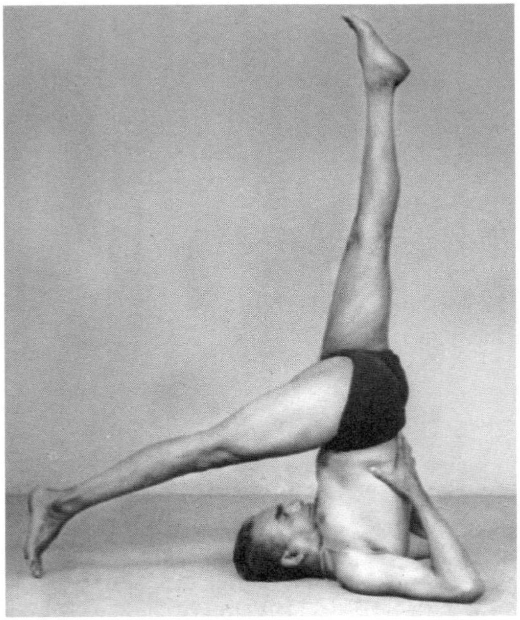

图 250

3. 右腿放在地面上的时候，左膝应该保持紧实，不要让它向一侧倾斜。左腿应该保持伸直，朝向头部。

4. 保持这个体式 20 秒，正常地呼吸。

5. 呼气，抬起右腿回到肩倒立式，然后把左腿放下接触地面如犁式中一样，保持右腿垂直向上并挺直。单腿从地面抬起回到肩倒立式比把两条腿都放下成犁式，可使腹部器官得到更多的锻炼。

6. 左右两侧保持体式的时间相同。

功效：

这个体式强肾和强健腿部肌肉。

96. Pārśvaika Pāda Sarvāṅgāsana 单腿侧着地肩倒立式（图 251）

难度系数 6

Pārśva 的意思是侧面。在单腿肩倒立式（Eka Pāda Sarvāṅgāsana）（图 250）中，放下的腿置于脑后，但在这个体式中，放下的腿则在侧面与躯干成一条直线。

功法：

1. 按照上面的技巧在两侧练习单腿肩倒立式（Eka Pāda Sarvāṅgāsana），然后回到肩倒立式。
2. 呼气，把右腿朝侧面放下直到与躯干成一条直线（图 251）。保持右腿伸直和收紧，膝盖不要弯曲。

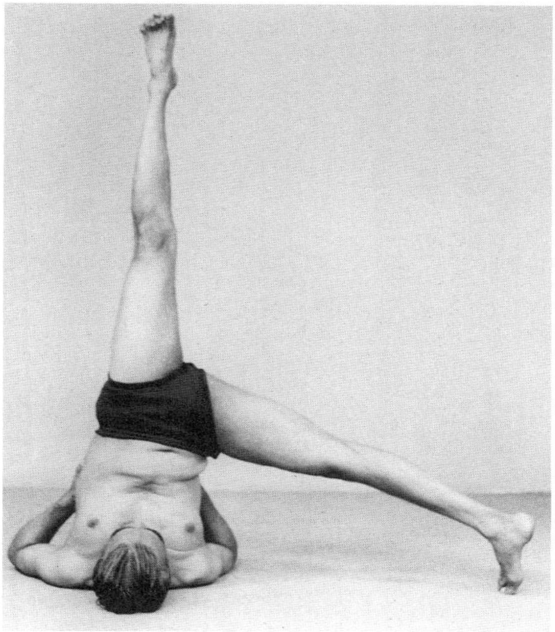

图 251

3. 垂直向上的左腿应该保持伸直，不要向右侧倾斜。肋骨应该在手掌的帮助下提升，使胸部完全地扩展。
4. 保持这个体式 20 秒，正常地呼吸。呼气，回到肩倒立式。以另一条腿重复这个体式，保持相同的时间，然后回到肩倒立式。

功效：

这个体式缓解便秘，同时可以强肾。

97. Pārśva Sarvāngāsana 侧扭转肩倒立式（图 254）

难度系数 9

Pārśva 的意思是侧面。这个肩倒立式的变体使躯干向侧面扭转。

功法：

1. 从肩倒立第一式（Sālamba Sarvāngāsana Ⅰ）（图 223）开始，扭转躯干并使双腿向右。
2. 把左手手掌放在左臀上，从而使尾骨置于手腕上（图 252）。放低身体置于左手上，把身体的重量放在左肘和左手手腕上（图 253）。

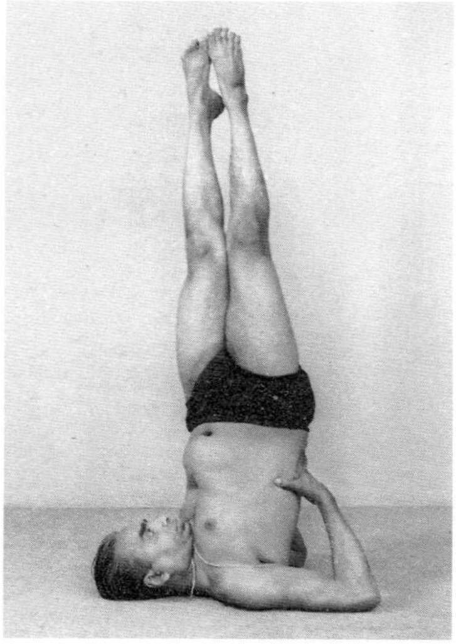

图 252

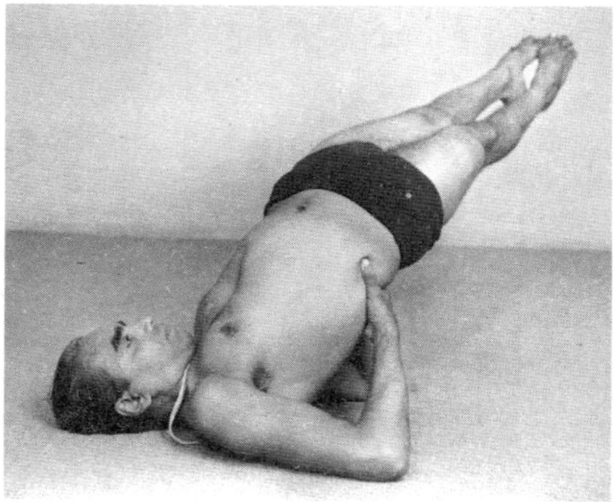

图 253

3. 右手手掌保持在肩倒立式中那样放在背部区域。
4. 双腿向左移动，过左手手掌并成一个角度（图 254）。保持这个体式 20 秒，正常地呼吸。

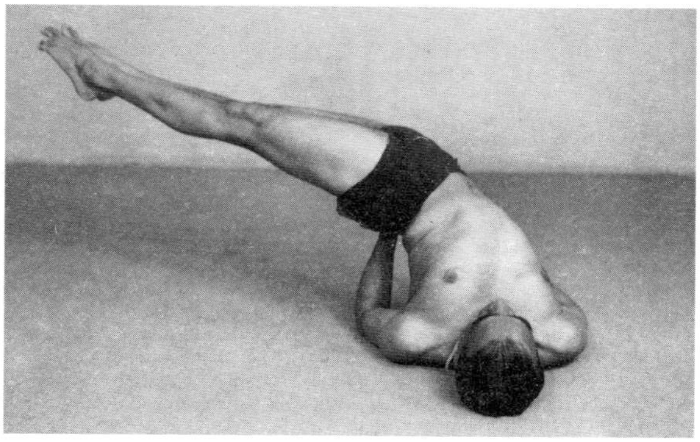

图 254

5. 呼气，回到肩倒立第一式，在右侧重复这个体式，保持同样的时间（图 255）。

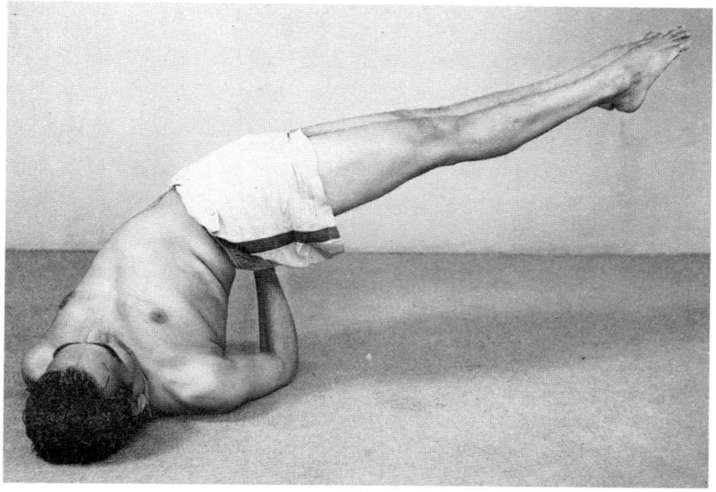

图 255

功效：

这个体式加强腕部，也锻炼了肝脏、胰腺和脾脏，保证这些部位获得充足的血液供应。这些器官因此也得以保持健康。

98. Setu Bandha Sarvāngāsana（Uttāna Mayūrāsana） 桥式肩倒立（图 259）

难度系数 10

Setu 的意思是桥，Setu Bandha 的意思是形成或建造一座桥。在这个体式中，身体拱起支撑在肩膀、脚底和脚后跟上。这个拱形靠支在腰上的双手支撑。

Ut 的意思是强烈，tān 的意思是伸展。这个体式仿佛一只开屏的孔雀（Mayūra），因此而得名。

功法：

1. 完成肩倒立式（Sālamba Sarvāngāsana）（图 223）。

2. 手掌撑在背上，脊柱向上提升，双腿伸直向后（图 256），或者弯曲膝盖（图 257），向后放腿越过手腕落在地面上（图 258）。双腿伸展且保持并拢（图 259）。

3. 整个身体形成一座桥，身体的重量放在双肘和手腕上。身体与地面接触的部位只有头、颈、肩膀、双肘以及双脚。保持这个体式半分钟到一分钟，正常地呼吸。

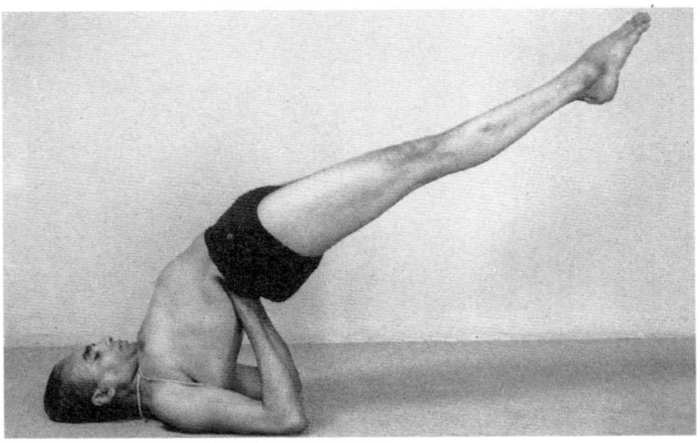

图 256

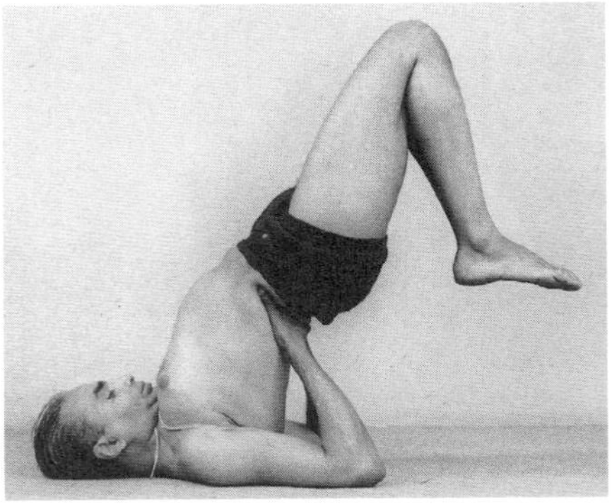

图 257

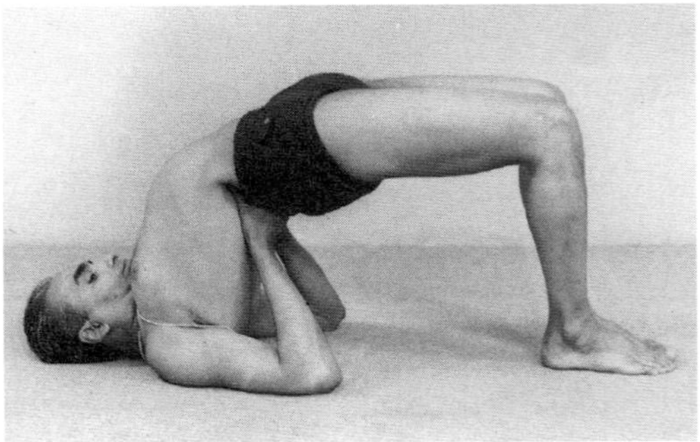

图 258

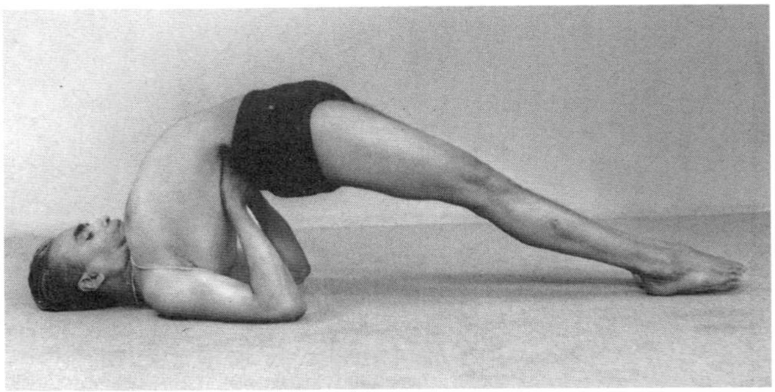

图 259

4. 通过把脊柱朝颈部伸展可以减轻对肘部和手腕的压力，注意保持脚后跟牢牢地贴放在地面上。

99. Eka Pāda Setu Bandha Sarvāngāsana (Eka Pāda Uttāna Mayūrāsana) 单腿桥式肩倒立（图 260）

难度系数 11

Eka 的意思是一，Pāda 的意思是脚。这是前一体式的变体，一条腿向空中抬高。

功法：

1. 在保持桥式肩倒立 (Setu Bandha Sarvāngāsana)（图 259）后呼气，右腿抬起与地面垂直（图 260）。完全地伸展双腿，保持这个体式 10 秒。

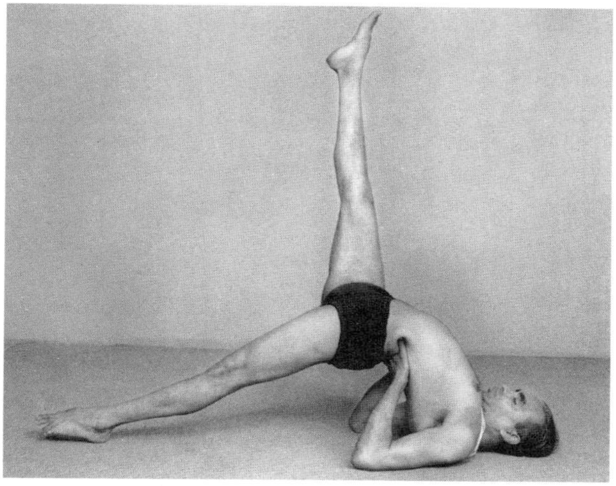

图 260

2. 吸气，右腿回到地面，呼气，抬起左腿与地面垂直，双腿完全伸展。保持同样的时间。吸气，左腿回到地面。

3. 呼气，把双腿向后摆如肩倒立式（图 223）中一样，然后双手从背后移开，逐步放下双腿回到地面，躺在地面上休息。

桥式肩倒立（Setu Bandha Sarvāngāsana）**和单腿桥式肩倒立**（Eka Pāda Setu Bandha Sarvāngāsana）**的功效：**

这两个体式给脊柱一个后弯的动作，消除了由其他各种肩倒立式所造成的颈部紧张。

健康和灵活的脊柱意味着健康的神经系统。如果神经系统是健康的，那么人就会保持身体和大脑的健康。

100. Ūrdhva Padmāsana in Sarvāngāsana 上莲花肩倒立式（图 261）

难度系数 4

Ūrdhva 的意思是上面。Padma 的意思是莲花。在这个肩倒立式的变体中，双腿不是保持向上挺直而是在膝盖处弯曲并交叉，使右脚放在左大腿上，左脚放在右大腿上如在莲花式（图 104）中一样。

功法：

1. 从肩倒立式 (Sālamba Sarvāngāsana)（图 223）开始，弯曲双腿并交叉。先把右脚放在左大腿上，再把左脚放在右大腿上。
2. 垂直向上伸展交叉的双腿，两膝尽量靠近，双腿尽量从骨盆区域向后延伸（图 261）。

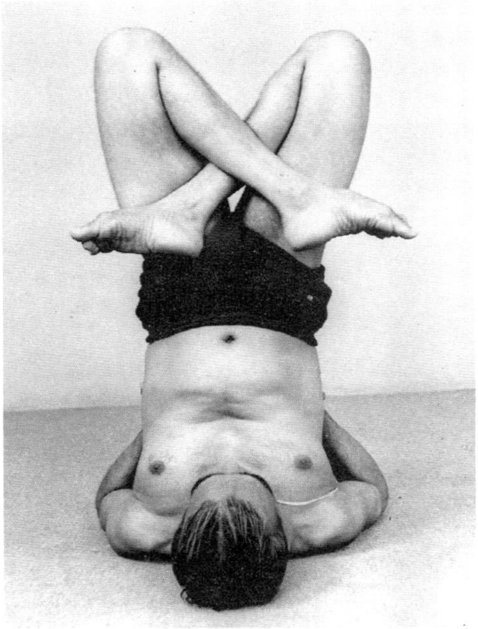

图 261

3. 保持这个体式 20~30 秒，深长而均匀地呼吸。
4. 为了增加伸展感，可以按照侧扭转肩倒立式 (Pārśva Sarvāngāsana)（图 254）中的技巧把躯干向一侧扭转。这就叫做侧上莲花肩倒立式（图 262~265）。

101. Pārśva Ūrdhva Padmāsana in Sarvāngāsana
侧上莲花肩倒立式（图 262~265）

难度系数 7

Pārśva 的意思是侧面。

5. 在每一侧保持 10~15 秒，正常地呼吸。

6. 呼气，回到上莲花肩倒立式（Ūrdhva Padmāsana），休息一会儿。

7. 现在，呼气，按照桥式肩倒立（Setu Bandha Sarvāngāsana）（图 259）中所述的技巧把躯干重新拱起（图 266）。逐步把大腿向后延展直到膝盖碰到地面，通过双手的支撑形成一座桥。这叫做加强莲花孔雀式（图 267）。

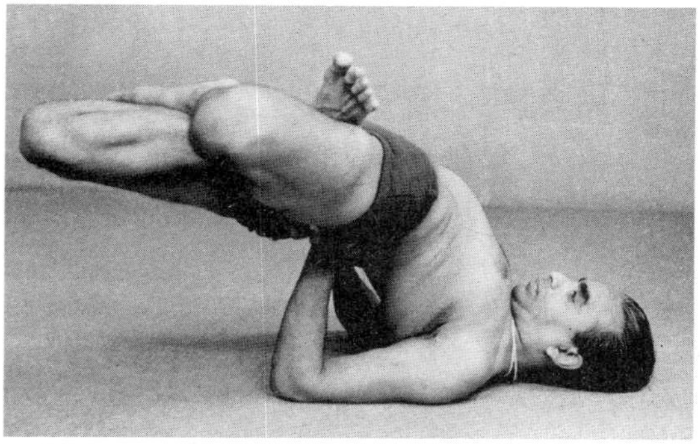

图 262

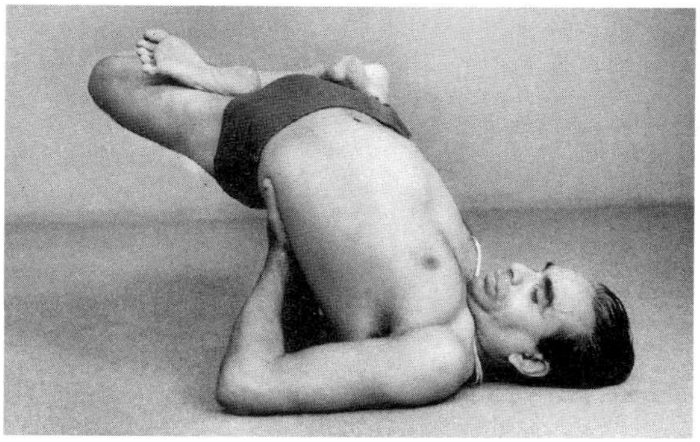

图 263

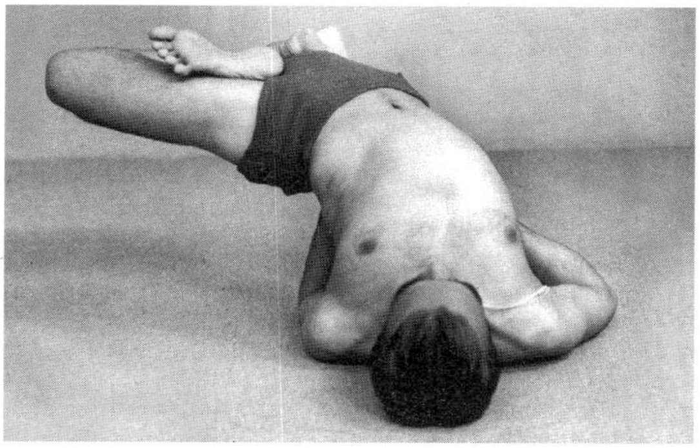

图 264

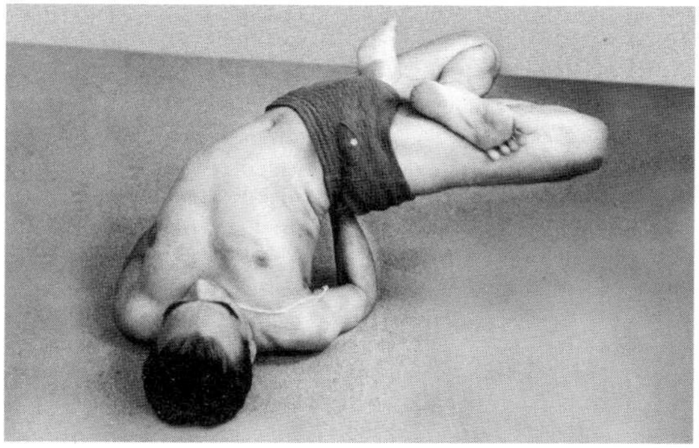

图 265

102. Uttāna Padma Mayūrāsana 加强莲花孔雀式（图 267）

难度系数 25

Uttāna 的意思是强烈的伸展，padma 的意思是莲花，mayūra 的意思是孔雀。

8. 保持这个体式 10~15 秒，正常地呼吸。
9. 呼气，回到上莲花肩倒立式（Ūrdhva Padmāsana）。
10. 分开双腿回到肩倒立式（Sālamba Sarvāngāsana），交换双腿重复这一体式，先把左脚放在右大腿上，再把右脚放在左大腿上。保持体式的时间与前面所有这些位置上保持的时间相同。

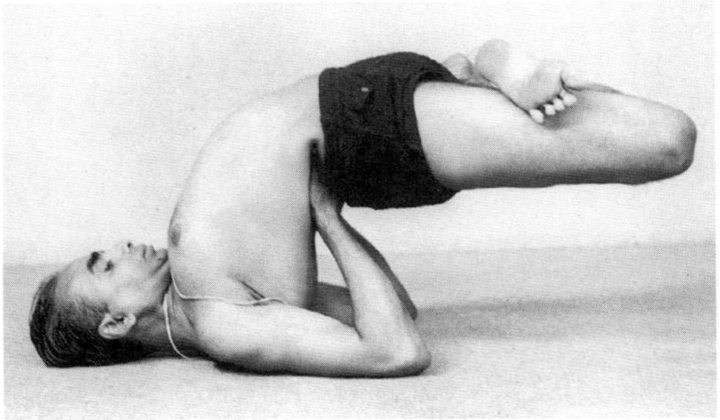

图 266

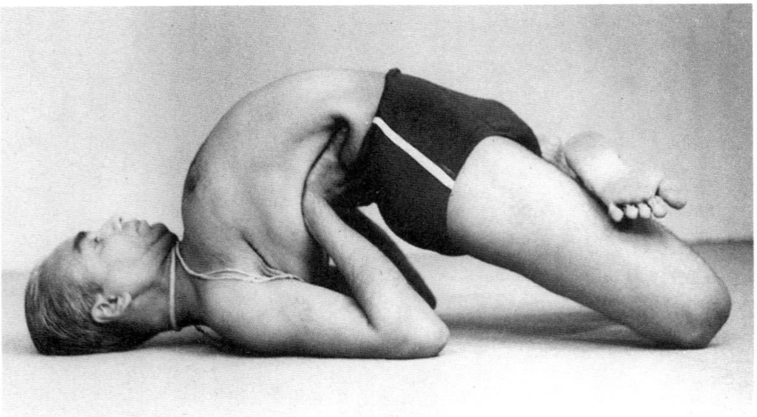

图 267

103. Piṇḍāsana in Sarvāngāsana 胎儿肩倒立式（图 269）

难度系数 5

Piṇḍa 的意思是胎儿。在这个肩倒立式的变体中，弯曲和交叉的双腿被拉向下直到放在头上。这个体式像一个胎儿在子宫里，因此而得名。

功法：

1. 从肩倒立式中的上莲花肩倒立式（Ūrdhva Padmāsana）（图 261）开始，呼气，从髋部开始朝头部弯下交叉的双腿。
2. 把双腿放在头上（图 268）。

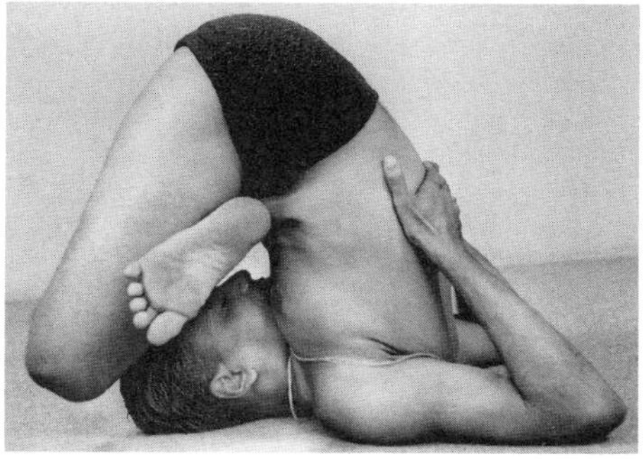

图 268

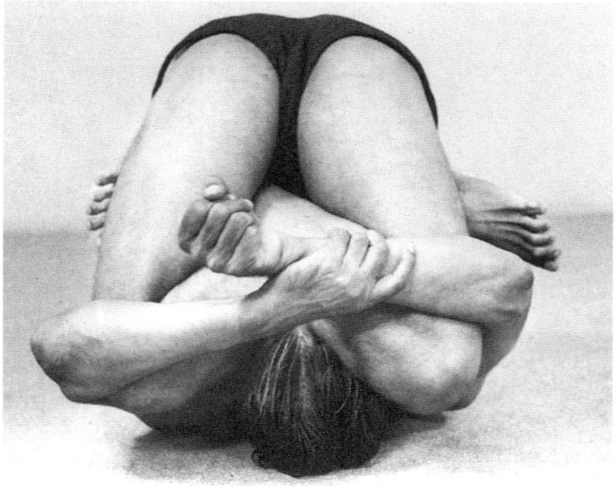

图 269

3. 从背后松开双手，紧紧抱住双腿（图 269）。与此同时，把躯干贴向颈部，使双腿更好地放在头上。
4. 保持这个体式 20~30 秒，正常地呼吸。然后回到上莲花肩倒立式（Ūrdhva Padmāsana）。

104. Pārśva Piṇḍāsana in Sarvāṅgāsana 侧胎儿肩倒立式（图 270、图 271）

难度系数 8

Pārśva 的意思是侧面。在这个前一体式的变体中，弯曲的双膝朝一侧移动，放在与躯干同一侧的地面上。这是肩倒立式中的侧胎儿式。

功法：

1. 从胎儿肩倒立式（Piṇḍāsana）（图 269）中松开紧握的双手，把双手重新放到背后，手掌放在肋骨后部（图 268）。
2. 把髋部向右侧扭转，呼气，放低双膝到地面。左膝应该放在右耳侧（图 270）。
3. 起初，左肩会离开地面。把左肩向地面压，用左手牢牢地抵住背部。假如不这么做，你就会失去平衡而翻滚到另一侧。
4. 由于侧面的扭转，横膈膜在这个体式中受到挤压，因此呼吸会变得急促而困难。
5. 一开始，靠近耳朵的膝盖可能放不到地面，但这只是需要长时间的练习便可做到。
6. 保持这个体式 20~30 秒，正常地呼吸。
7. 呼气，从右侧抬起交叉的双腿并把它们移到左侧，这样左脚就放在左耳旁（图 271）。保持这个体式同样的时间。
8. 回到上莲花肩倒立式（Ūrdhva Padmāsana）（图 261），松开交叉的双腿回到肩倒立式（Sālamba Sarvāṅgāsana）。

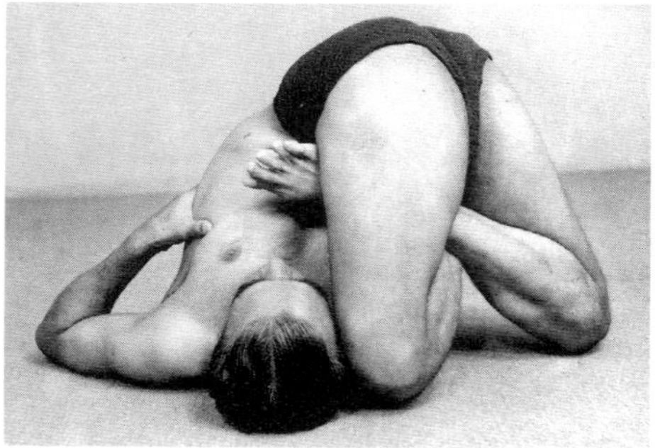

图 270

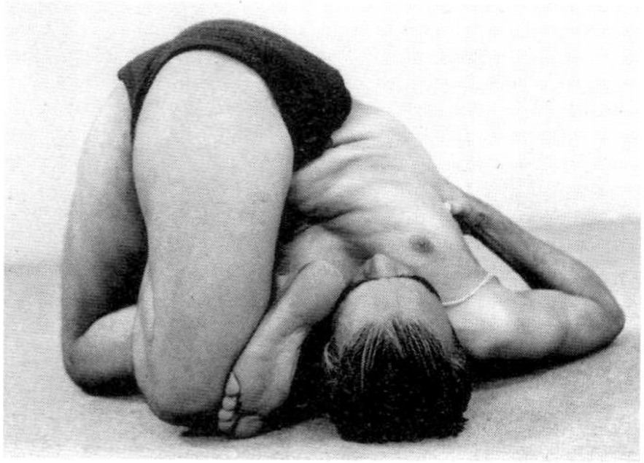

图 271

9. 现在交换双腿的位置。先把左脚放在右大腿上，再把右脚放在左大腿上。
10. 在两侧重复上述体式。

上莲花肩倒立式（Ūrdhva Padmāsana）和侧胎儿肩倒立式（Pārśva Piṇḍāsana）的功效：

变换交叉双腿的位置使腹部和大肠两侧都得到相同的压力，缓解了便秘。对于那些患有慢性便秘的人，建议在侧胎儿肩倒立式（Pārśva Piṇḍāsana）中多停留一些时间，每一侧保持 1 分钟将更为有效。胃部绞痛也可以通过这些体式得到缓解。

那些膝盖非常灵活的人可以很轻松地练习这些体式。但是对于很多人来说，在莲花式（Padmāsana）中交叉双腿都会感到困难，对于这些练习者，建议在侧犁式（Pārśva Halāsana）（图 249）中停留更长的时间（即在该体式中脊柱和躯干向同一侧扭转，但是双腿保持伸直）。

在所有这些体式中，起初都会感到呼吸急促和费力。尝试保持自然的呼吸。

注意：在这些肩倒立式的各种变体中，脊柱获得了向前、向一侧和向后的运动。在犁式 (Halāsana)、单腿肩倒立式 (Eka Pāda Sarvāngāsana)、膝碰耳犁式（Karṇa Pīdāsana）和胎儿式（Pinḍāsana）中，脊柱朝前移动。在单腿侧着地肩倒立式（Pārśvaika Pāda Sarvāngāna）、侧犁式（Pārśva Halāsana）和侧胎儿肩倒立式（Pārśva Pinḍāsana）中，脊柱向侧面移动，与在侧扭转肩倒立式（Pārśva Sarvāngāsana）和侧上莲花式（Pārśva Ūrdhva Padmāsana）中一样。在桥式（Setu Bandhāsana）和加强莲花孔雀式（Uttāna Padma Mayūrāsana）中，脊柱则向后移动。这些体式从各个方面强健了脊柱，使其保持健康。

据说在宇宙的第一时期——奎塔年代（Kṛta Age），一群恶魔（Dānavās）在弗栗多（Vṛtra）的带领下战无不胜，天神（Devas）被迫四处逃散。当众神意识到只有摧毁弗栗多才能重获力量时，众神来到始祖梵天（Brahmā）面前寻求帮助。梵天指示他们去向毗湿奴求救。毗湿奴让他们去取一位名叫达希恰（Dadhīcha）的圣贤的骨头，用他的骨头做成杀魔的武器。众神于是来到达希恰面前，并根据毗湿奴的指示乞求他的施恩。为了众神，达希恰牺牲了自己的身体。神们利用达希恰的脊柱做成雷电（Vajra），众神之王因陀罗（Indra）用它制服并杀死了弗栗多。

这个故事是象征性的。恶魔代表了人的惰性（tāmasic，愚昧的品性）和疾病。天神则代表了健康、和谐和安宁。为了摧毁我们的各种愚昧品性和由其引起的疾病，以便享受到健康与快乐，我们必须使我们的脊柱像后来变成雷电的达希恰的脊柱一样强壮。然后我们将享受到源源不断的健康、和谐和快乐。

105. Jaṭhara Parivartanāsana 卧扭转放松式（图 274、图 275）

难度系数 5

Jaṭhara 的意思是胃部，腹部。Parivartana 的意思是翻转、扭转。

功法：

1. 背朝下平躺在地面上（图 219）。
2. 双臂向两侧伸展，与肩成一条直线，使身体像一个十字。
3. 呼气，双腿一起抬起直到与地面垂直。双腿应该挺直，不要曲膝（图 272）。
4. 保持这个体式几个呼吸。然后呼气，把双腿朝左侧（图 273）放低，直到左脚脚趾几乎碰到伸出的左手指尖（图 274）。试着保持背部放在地面上。一开始，右肩会离开地面。为了避免这一点，请朋友帮忙把它往下压，或者在双腿朝左侧扭转时用右手抓住一件重一些的家具。
5. 双腿应该一起放下，膝盖始终收紧。尽可能地保持腰部放在地面上，只从臀部扭转双腿。当双腿接近伸展的左手，把腹部向右移。
6. 保持这个体式 20 秒，始终保持双腿笔直。然后在呼气时把笔直的双腿缓缓地放回到与地面垂直的位置（图 272）。
7. 保持两腿与地面垂直几个呼吸，然后把双腿向右侧放低，腹部向左侧移动（图 275）。保持相同的时间，呼气时，回到双腿与地面垂直的位置（图 272），然后轻柔地把双腿放低回到地面（图 219），放松。

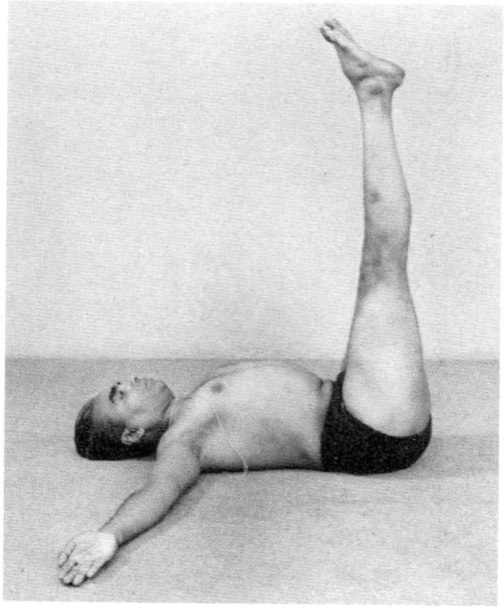

图 272

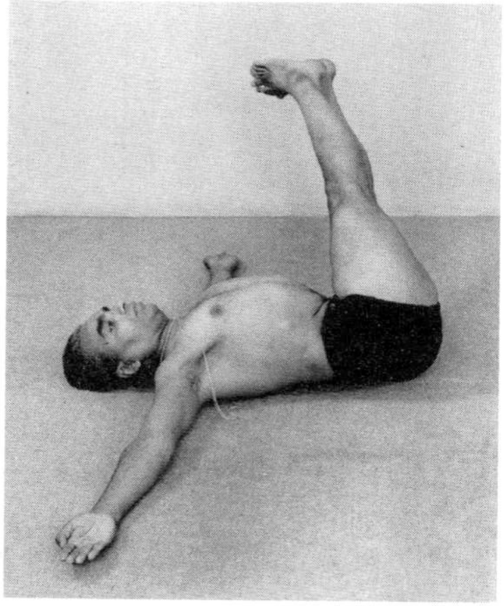

图 273

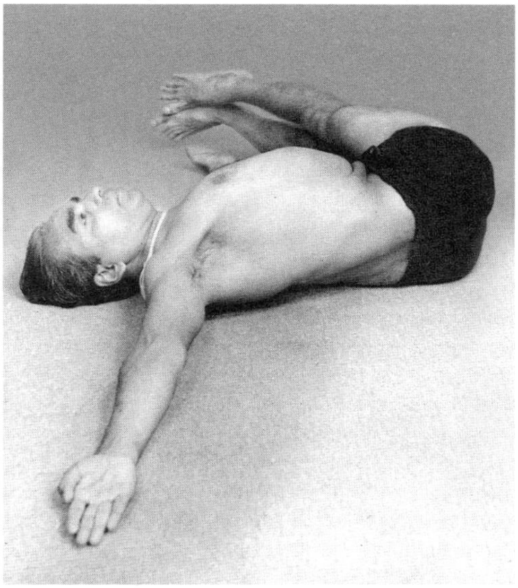

图 274

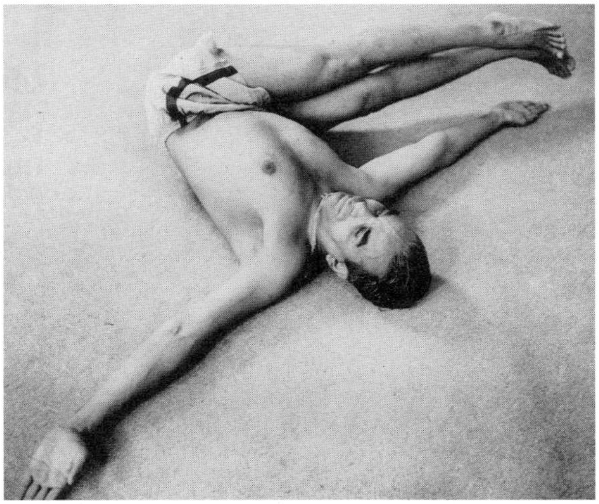

图 275

功效：

这个体式对于去除多余的脂肪非常有效。它加强肝脏、脾脏和胰腺并消减其不适。这个体式也治疗胃炎和增强肠部。通过定期练习，使所有的腹部器官保持健康。它还有助于缓解下背部和臀部区域的扭伤和病痛。

106. Ūrdhva Prasarita Pādāsana 上伸腿式（图 276~279）

难度系数 1

Ūrdhva 的意思是向上。Prasarita 的意思是伸展。Pāda 的意思是脚。

功法：

1. 背朝下平躺在地面上，双腿伸展，双膝收紧。双手放在腿侧（图 219）。
2. 呼气，把双臂伸展过头（图 276）。配合两个呼吸。
3. 呼气，双腿上抬到 30 度（图 277），保持这个体式 15~20 秒，正常地呼吸。
4. 呼气，把双腿上抬到 60 度（图 278），保持 15~20 秒，正常地呼吸。
5. 再次呼气，把双腿上抬到与地面垂直（图 279），保持这个体式 30~60 秒，正常地呼吸。
6. 现在呼气，缓缓放低双腿回到地面，放松。
7. 重复从第 2 步到第 6 步的姿势。

提示：假如你无法一次完成上面所有的三个动作。那么就分三次做这三个动作，间隔时休息。

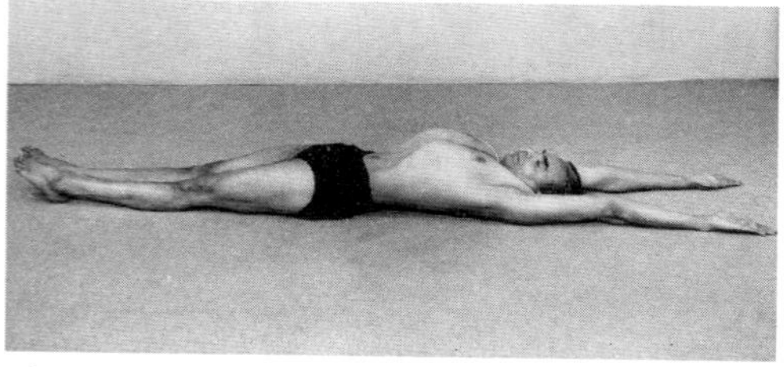

图 276

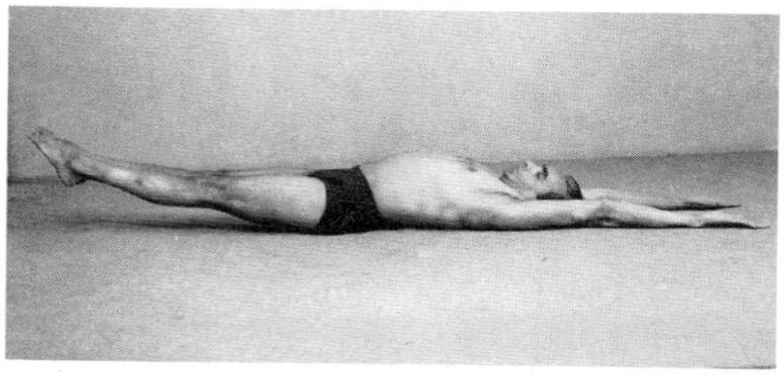

图 277

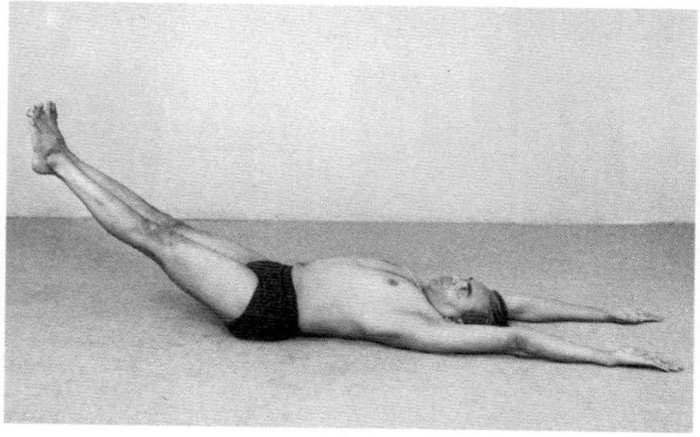

图 278

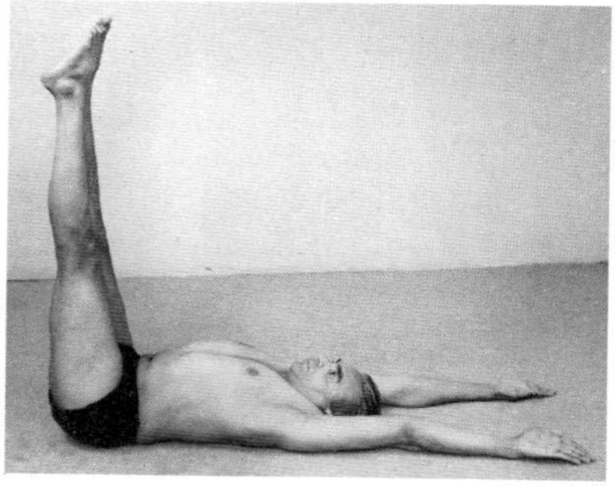

图 279

功效：

这个体式是一个对于腹部减肥非常好的练习。它可以增强腰部，加强腹部器官，缓解胃部胀气等疾患。

107. Chakrāsana　车轮式（图 280~283）

难度系数 4

Chakra 的意思是车轮。在这个体式中，身体平躺在地面上，双腿一同垂直向上抬起并过头如同在犁式中一样（图 239）。把双手放在耳侧，然后头部翻滚。这个翻滚的动作就像车轮的运动，因此而得名。

功法：

1. 背朝下平躺在地面上（图 219）。
2. 呼气，双腿一同抬起过头，使脚趾放在地面上如同在犁式中一样（图 239）。配合 2~3 个呼吸。
3. 双手过头，弯肘，手掌向下放在肩侧，手指的方向与脚的方向相反（图 280）。
4. 呼气，手掌按压地面，同时提颈后部，双腿向更远处伸展，并翻滚头部如图 281、图 282 和图 283 所示。
5. 现在双臂伸展，成下犬式（Adho Mukha Śvānāsana）（图 75）。
6. 弯曲肘部，放低躯干回到地面，翻转身体背部朝下，放松。

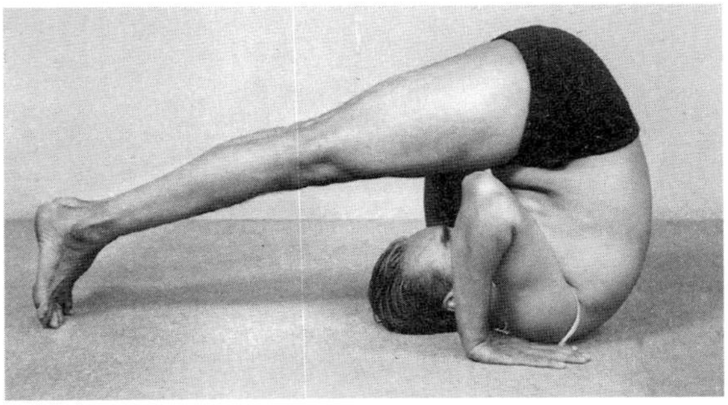

图 280

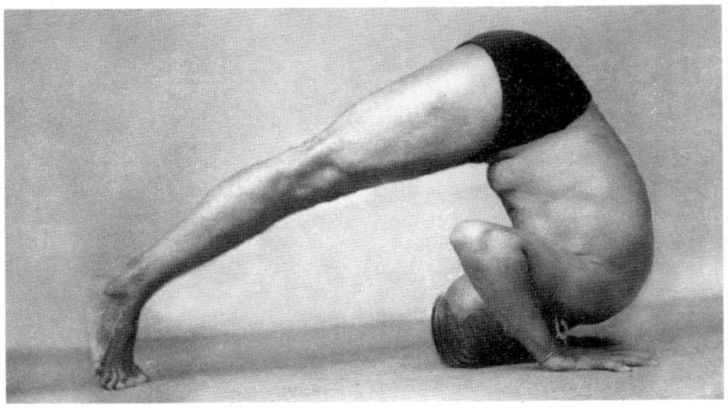

图 281

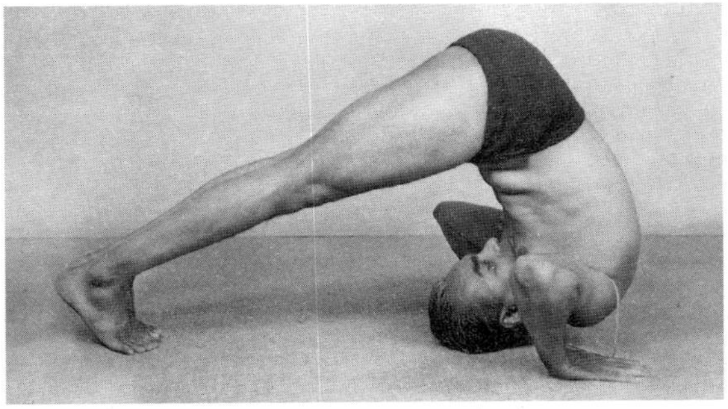

图 282

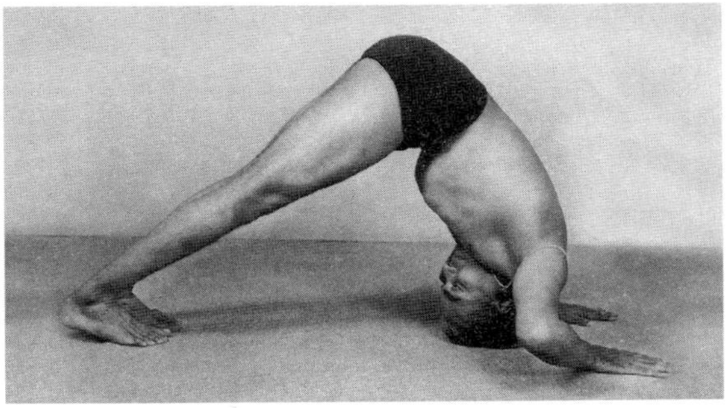

图 283

功效：

这个体式加强腹部器官和脊柱。由于翻滚的动作，增加脊柱的血液循环，从而恢复脊柱活力。对于那些患有胃病和肝部不适的人也很有益处。

108. Supta Pādānguṣṭhāsana 卧手抓脚趾腿伸展式（图 285）

难度系数 13

Supta 的意思是躺下。Pāda 的意思是脚。Anguṣṭha 的意思是大脚趾。这个体式里包含了三个动作。

功法：

1. 背朝下平躺在地面上，双腿伸展，保持双膝紧收（图 219）。
2. 吸气，抬左腿直到与地面垂直。保持右腿在地面上完全伸展，右手放在右大腿上。
3. 抬起左臂，用左手大拇指、食指和中指钩住左脚大脚趾（图 284）。配合三或四次深呼吸。
4. 呼气，抬起头和躯干，弯曲左肘，把左腿向头部方向拉伸，不要弯曲左膝。向下拉左腿，同时头和躯干一起向上抬起，把下巴放在左膝上（图 285）。保持这个体式约 20 秒，与此同时保持右腿在地面上完全伸展，正常地呼吸。
5. 吸气，头和躯干回到地面，左腿重新与地面垂直（图 284）。这样就完成了第一个动作。

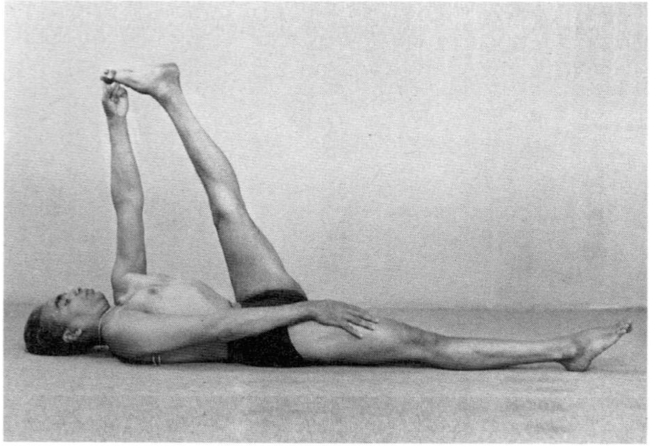

图 284

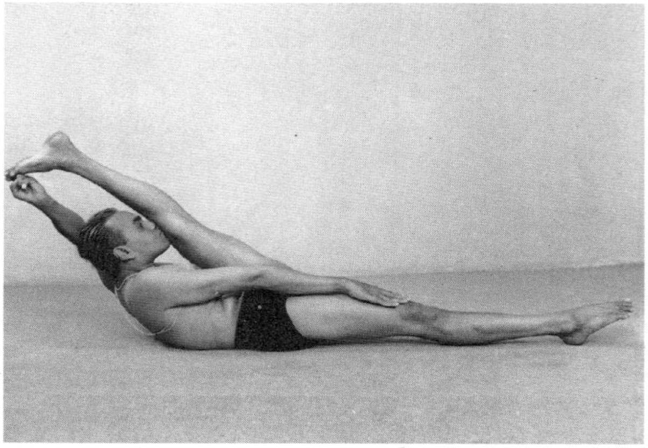

图 285

6. 呼气，抓住左脚大脚趾，弯曲左膝，抓住的左脚脚趾朝右肩移动。弯曲左肘，在脑后伸展左臂，头抬起放在左前臂和左胫骨之间（图 286）。配合几次深长的呼吸。
7. 吸气，头回到地面上，把左臂放在头前，伸直左臂和左腿。左腿回到与地面垂直的姿势，始终抓住脚趾（图 284）。在这个动作中，右腿也要在地面上完全伸展，右手放在右大腿上。这样就完成了第二个动作。
8. 呼气，在不改变头和躯干位置以及右腿不离开地面的情况下，把左臂和左腿向左侧扭转直到触碰地面（图 287）。不要松开抓着的脚趾，使左臂与肩平。保持这个体式约 20 秒，左腿不要弯曲。正常地呼吸。
9. 现在吸气，左腿不要弯曲，把它拉回到与地面垂直的姿势，不要松开抓住的大脚趾，右腿也不要离开地面（图 284）。
10. 呼气，松开脚趾，把左腿放在地面上，左手放在左大腿上。这样就完成了第三个动作。一开始，在这三个动作中保持右腿在地面上挺直很难。因此请朋友帮你按压膝盖上方的大腿，使腿下压到地面，或者你可以用脚抵住墙练习。
11. 在左侧完成这三个动作后，深呼吸几次，然后在右侧重复这三个动作。

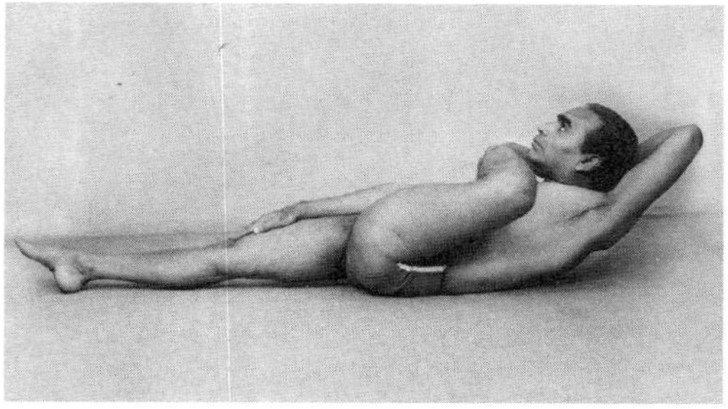

图 286

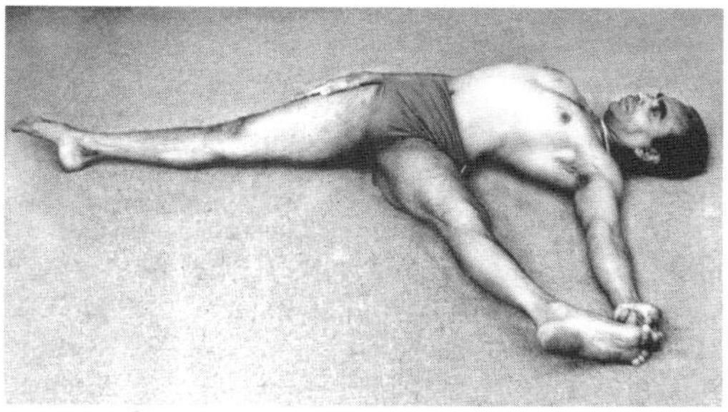

图 287

功效：

双腿通过练习这个体式得到均衡的发展。那些患有坐骨神经痛和腿部麻痹的人将从中获得很大的益处。腿部和髋部的血液得到很好的循环，神经也因此恢复了活力。这个体式可以消除髋关节的僵硬，防止疝气。无论男女都可以练习。

109. Anantāsana 毗湿奴式（图 290）

难度系数 9

阿南塔（Ananta）是毗湿奴（Viṣṇu）的一个名字，也指毗湿奴的坐骑——毒蛇舍沙（Śeṣa）的名字。根据印度神话，在远古的海洋中毗湿奴睡在他的坐骑千头毒蛇舍沙上。睡梦中，一朵莲花从他肚脐处生出。从那朵莲花里诞生了创造了整个世界的梵天（Brahmā）。梵天创世后，毗湿奴醒来并统治了天堂（Vaikuṇṭha）。这一体式是在南印度的特里凡得琅（Trivandrum）的一所神庙中被发现。这所神庙敬拜的是"阿南塔•帕德玛那哈"神（Lord Ananta Padmanābha；padma= 莲花，nābha= 肚脐）。

功法：

1. 仰卧在地面上（图 219）。呼气，身体转向左侧。
2. 抬头，伸展左臂过头与身体成一条直线，曲左肘，抬左前臂，用左手掌撑着头，左掌应该在左耳之上（图 288）。保持这个体式几秒钟，配合正常或深长的呼吸。
3. 曲右膝，用右手大拇指、食指和中指钩住右脚大脚趾（图 289）。
4. 呼气，伸展右臂与右腿，同时向上，垂直于地面（图 290）。保持这个体式 15~20 秒，正常地呼吸。
5. 呼气，弯曲右膝，回到第 2 步体式。
6. 放下头部，翻转身体回到地面平躺（图 219）。
7. 在另一侧重复这个体式，保持体式的时间相同，然后放松身体。

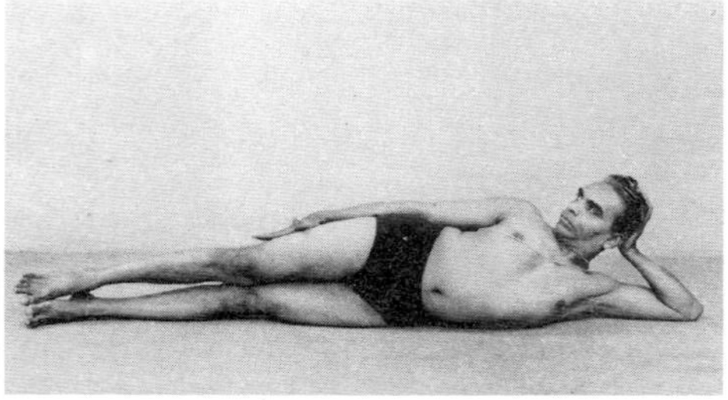

图 288

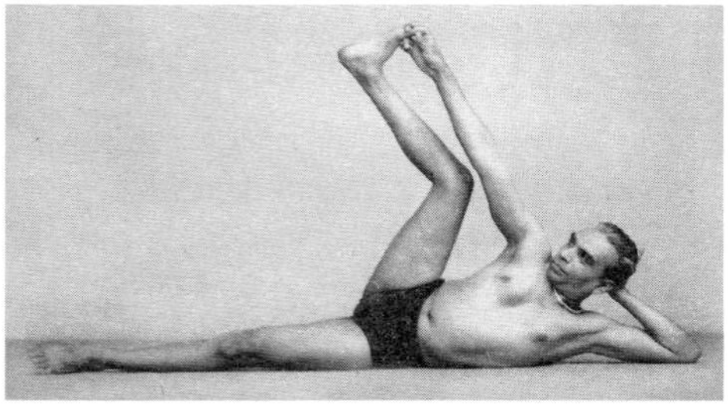

图 289

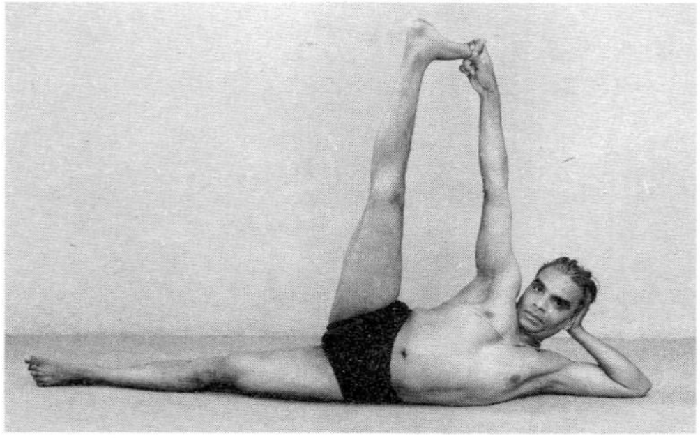

图 290

功效：

骨盆区域得益于这个练习，也强健了腿部筋腱。这个体式还可以缓解背痛，防止疝气。

110. Uttāna Pādāsana 拱背伸腿式（图 292）

难度系数 9

Uttāna 的意思是伸展或者脸朝上躺在地面上。Pāda 的意思是腿。

功法：

1. 背部朝下平躺在地面上，双脚并拢，两膝收紧（图 219）。深呼吸三到四次。

2. 呼气，抬背部离开地面，同时颈部伸展，头部尽量向背部移动直到头顶抵在地面上（图 291）。假如把头顶放在地面上感到困难，那就把双手放在头的两侧，抬颈部，通过背部和腰部提起，尽量把头部向后向远处拉伸。然后双臂回到体侧，呼吸两到三次。

3. 伸展背部，呼气的同时向上抬腿直到腿与地面形成 45~50 度角。抬双臂，双掌相合，使它们与双腿平行（图 292）。手臂和腿应该伸直，不要在肘部和膝盖处弯曲。双腿从大腿、膝盖、脚踝到双脚都要并拢。

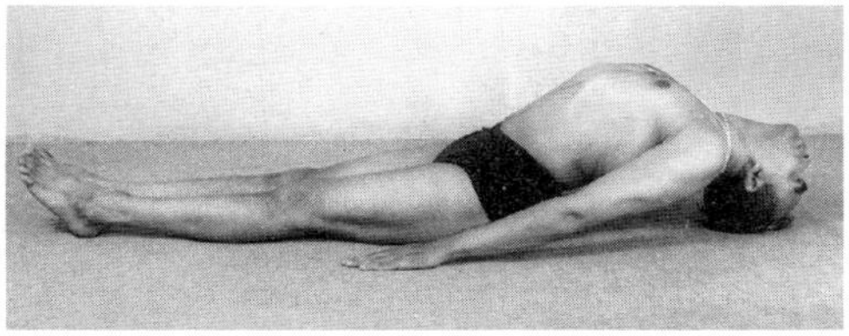

图 291

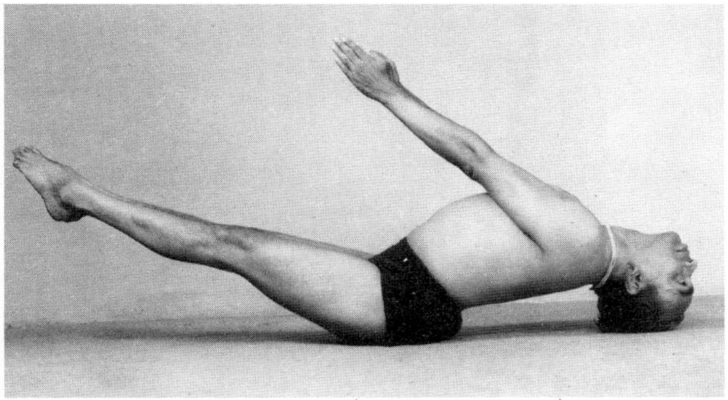

图 292

4. 肋骨完全伸展，保持这个体式半分钟，正常地呼吸。身体应该只靠头顶和臀部保持平衡。

5. 呼气，两腿放下，双臂回到地面，伸直颈部，头部放松，躯干放下，背部平躺在地面上放松。

功效：

这个体式使胸腔得到完全的扩展，使脊柱柔软和健康。加强颈部和后背，通过保证甲状腺得到健康的血液供应使甲状腺更健康。腹部肌肉也得到伸展和增强。

111. Setu Bandhāsana 桥式（图 296）

难度系数 14

Setu 的意思是桥。Setu Bandha 的意思是桥梁的建构。在这个体式中，整个身体形成一个拱形，两头分别靠头顶和脚支撑，因此而得名。

功法：

1. 背朝下平躺在地面上（图 219）。保持几次深呼吸。
2. 弯曲膝盖，分开双腿，把脚后跟向臀部移动。
3. 脚后跟并拢，双脚外侧要牢牢地放在地面上。
4. 双手放在头两侧，呼气时，抬起躯干，身体向上拱起使头顶抵住地面（图 293）。向上伸展颈部，将头部尽可能向后向远处拉伸，向上提背部和腰部离开地面。
5. 在胸前交叉双臂，用右手抓住左肘，左手抓住右肘（图 294）。保持 2~3 个呼吸。
6. 呼气，两髋向上提（图 295）。双腿伸展直到它们伸直（图 296）。并拢双脚并朝地面压双腿。现在，整个身体成桥状或者拱形。拱形的一侧靠头顶支撑，另一侧则靠双脚来支撑。
7. 保持这个体式几秒，正常地呼吸。
8. 呼气，松开双臂，双手重新回到地面，弯曲膝盖，放低双腿和躯干回到地面，头部放松，伸直颈部，背朝下平躺在地面上放松。

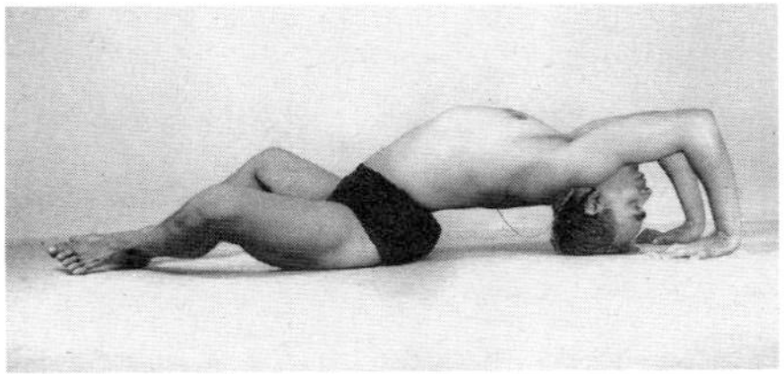

图 293

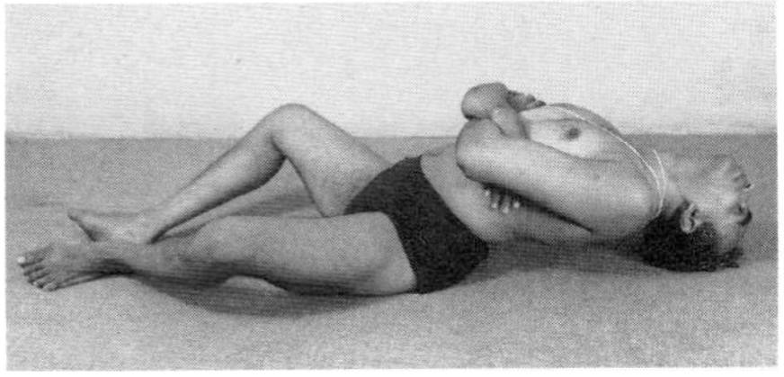

图 294

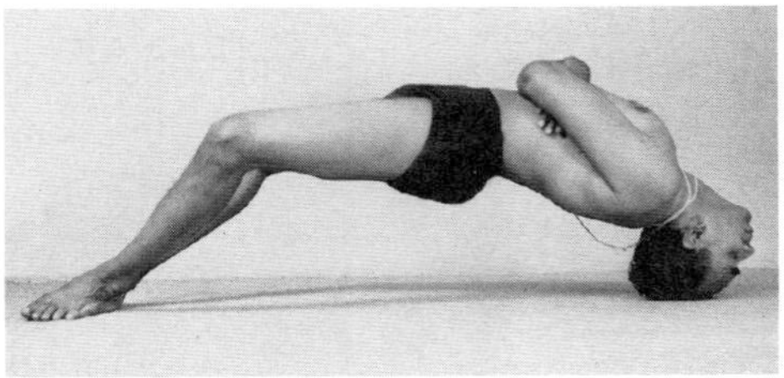

图 295

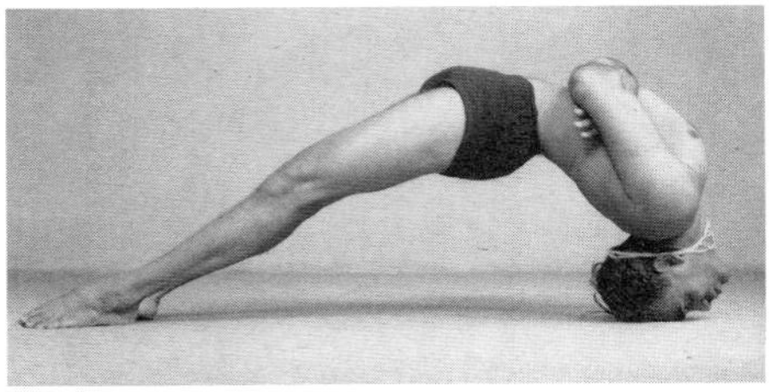

图 296

功效：

这个体式加强颈部，加强颈椎、胸椎、腰椎到荐骨的各个区域。背伸肌会更加有力，髋部也得到收缩和加强。松果腺、垂体、甲状腺和肾上腺沐浴在充足的血液中，因此也会更加健康。

112. Bharadvājāsana Ⅰ　巴拉瓦伽第一式（图 297、图 298）

难度系数 1

巴拉瓦伽（Bharadvāja）是贤者多罗那（Droṇa）的父亲，是俱卢族（Kauravas）和班度族（Pāṇḍavas）的军事教官，他曾参加过伟大的史诗《摩诃婆罗多》一书中描述的伟大战争。这个体式就是献给巴拉瓦伽的。

功法：

1. 坐在地面上，双腿向前伸直（图 77）。
2. 弯曲膝盖，双腿向后并把双脚向髋部右侧移动。
3. 臀部放在地面上，躯干向左转 45 度，伸直右臂，把右手放在左大腿靠近左膝的地方。然后把右手插到左膝下，手掌触地。
4. 呼气，左臂在背后从肩部后摆，弯曲左肘，左手抓住右上臂。
5. 脖子向右扭转，眼睛越过右肩向后看（图 297）。
6. 保持这个体式半分钟，深长地呼吸。
7. 松开双手，双腿伸直，在另一侧重复上述体式。这次，把双脚放在左臀附近，躯干向右侧扭转，伸直左臂，把左掌放在右膝下，从背后用右手抓住左上臂（图 298）。保持这个体式同样的时间。

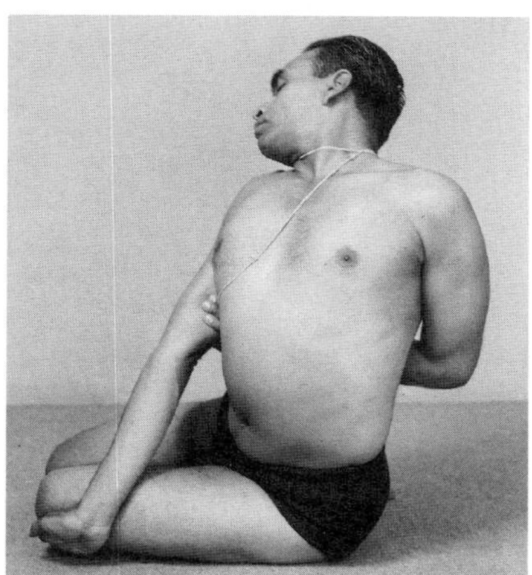

图 297

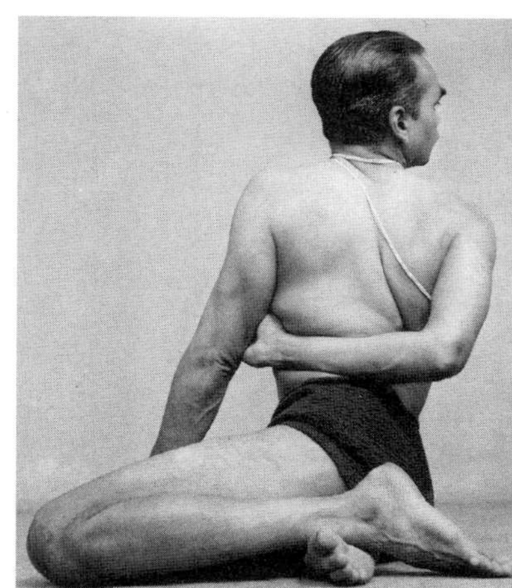

图 298

功效：

这个简单的体式作用于胸椎和腰椎。那些背部非常僵硬的人会发现其他侧面扭转体式特别难，这个体式有助于使背部柔软灵活。患有关节炎的人也会发现它很有效。

113. Bharadvājāsana Ⅱ 巴拉瓦伽第二式（图 299、图 300）

难度系数 2

功法：

1. 坐在地面上，双腿向前伸直（图 77）。

2. 弯曲左腿，双手抓住左脚，把它放在右大腿根部靠近骨盆，从而使左脚脚后跟靠近脐部中心。左腿现在成半莲花式。

3. 弯曲右腿，把右脚向后使右脚脚后跟放在右髋侧。右小腿内侧触碰右大腿外侧。保持双膝均在地面上，并相互靠近。

4. 呼气，左臂后摆，弯曲左肘，使左手靠近右髋，用左手抓住左脚。

5. 伸直右臂，把右手放在左大腿外侧靠近左膝附近。右手插入左膝下，手掌触碰地面，手指向右（图 299，图 300 为另一侧习练之后视图）。

6. 紧紧抓住左脚，躯干尽可能地向左扭转。颈部向任一侧扭转，双眼越过肩注视前方。

7. 保持这个体式半分钟到一分钟，正常或深长地呼吸。

8. 然后放松。在另一侧重复上述体式，保持相同的时间。这次右脚放在左大腿根部，右手从背后抓住右脚。左腿弯曲，左脚脚后跟放在左髋侧。左手放在右膝下，躯干尽量向右侧扭转。

9. 在两边都完成了这个体式后就伸展双腿，伸直双臂，休息。

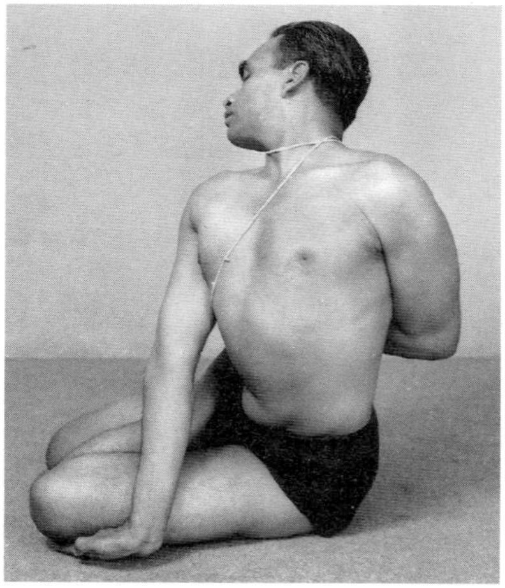

图 299

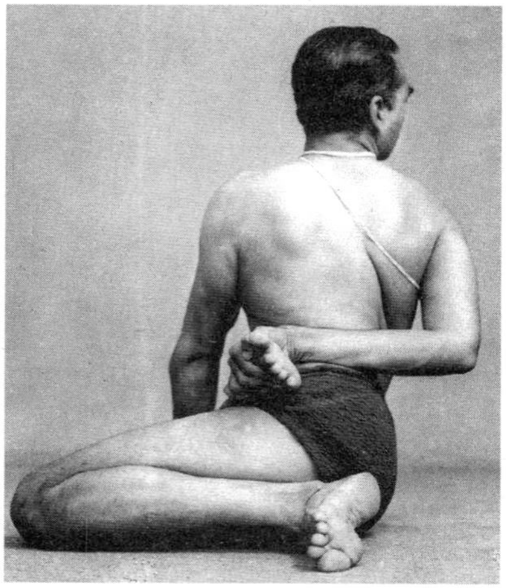

图 300

功效：

膝盖和肩膀通过练习这个体式会更加灵活。对于那些脊柱活动非常灵活的人不很奏效，但是对于那些患有关节炎的人却非常有益处。

114. Marīchyāsana Ⅲ　圣哲玛里琪第三式（图 303、图 304）

难度系数 10

这是坐式侧扭转体式中的一种。

功法：

1. 坐在地面上，双腿向前伸直（图 77）。

2. 弯曲左膝，把左脚脚底和脚后跟平放在地面上。左腿胫骨应该与地面垂直，左小腿应该触碰左大腿。把左脚脚后跟贴近会阴。左脚内侧应该触碰伸出的右大腿内侧。

3. 呼气的同时，脊柱向左侧扭转 90 度，使胸部越过弯曲的左大腿，把右臂放在左大腿上（图 301）。

4. 把右肩越过左膝，脊柱进一步向左扭转的同时右臂伸展，注意伸展右侧浮肋的后部区域（图 302）。配合两个呼吸。

5. 呼气，绕左膝扭转右臂，弯曲右肘，把右手手腕放在腰后。吸气，保持这个体式。

6. 深深地呼气，左臂从肩部后摆。从背后以右手握住左手，反之亦然（图 303，图 304 为另一侧习练之后视图）。一开始，练习者会感到向侧面扭转很困难，但是随着练习的增加，腋窝就可以碰到弯曲的膝盖了。练习者绕着膝盖扭转手臂后，会感觉两手手指难以相扣。当练习者逐步掌握双手手指相扣后，就让手掌相握，最后用一只手握住另一只手的手腕。

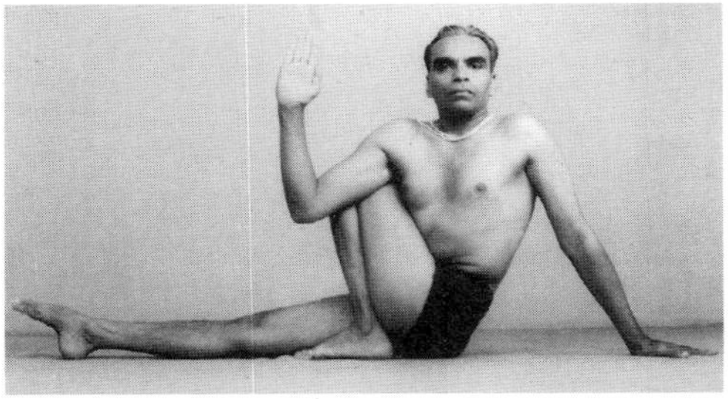

图 301

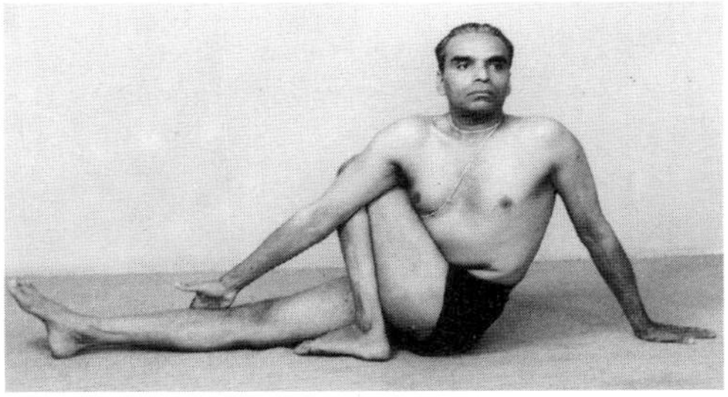

图 302

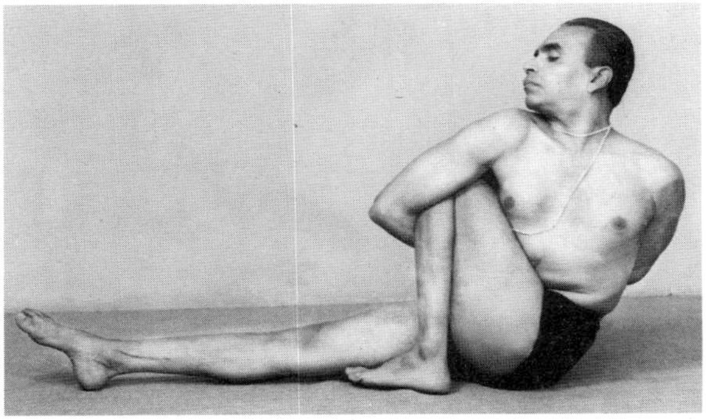

图 303

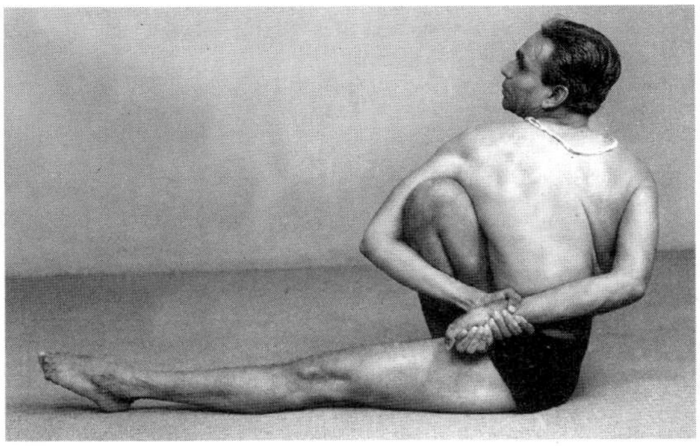

图 304

7. 右臂应该牢牢地抵住弯曲的左膝。右腋窝与弯曲的左膝间不应该有任何空隙。

8. 双手在背后相握后，牵拉相握的双手使脊柱进一步向左侧扭转。

9. 右腿应该始终挺直并牢牢地放在地面上，但是一开始你无法掌握这一点。收紧伸出腿的大腿肌肉从而使膝盖向上提升，同时也收紧小腿肌肉，这样伸出的右腿就可以牢牢地在地面挺直了。

10. 保持这个体式半分钟到一分钟，正常地呼吸。颈部可以朝任一侧扭转，双眼注视在地面上伸展腿的脚趾或者越过肩向前看。

11. 松开背后握着的双手。躯干回到原来的位置。弯曲的左腿回到地面，伸展。

12. 然后在另一侧重复这个体式。这次弯曲右膝，把右脚平放在地面上使右脚脚后跟贴近会阴，右脚内侧应该触碰伸出的左大腿内侧。呼气的同时，脊柱向右侧扭转 90 度，使左腋窝触碰弯曲的右膝。呼气时，扭转左臂环绕右膝，把左手手腕放在腰后。然后右臂后摆，弯曲右肘，从背后以右手握住左手。脊柱进一步向右侧扭转，双眼注视在地面上伸展的左腿的脚趾，或者越过肩向前看。两侧保持体式的时间相同。松开背后握着的双手。躯干回到原来的位置。弯曲的右腿回到地面伸展，放松。

功效：

通过定期练习这个体式，剧烈的背痛、腰痛以及臀部疼痛都很快消除。肝脏和脾脏得到收缩，从而强肝健脾，缓解不适。颈部肌肉得以强健。肩部的扭伤以及肩关节的移位得到缓解，肩膀活动也更加灵活。大肠也受益于这个体式。它的功效对于瘦的人会小一些，后面将提到更有效的体式。这个体式还有助于减少腹围。

115. Marīchyāsana Ⅳ 圣哲玛里琪第四式（图 305）

难度系数 11

这个变体体式结合了圣哲玛里琪第二式（Marīchyāsana Ⅱ）（图 146）和圣哲玛里琪第三式（Marīchyāsana Ⅲ）中的动作（图 303）。

功法：

1. 坐在地面上，双腿向前伸直（图 77）。
2. 弯曲右膝，把右脚放在左大腿根部，右脚脚后跟应该抵住脐部中心，脚趾应该伸展。右腿现在成半莲花式。
3. 弯曲左膝，把左脚脚底和脚后跟平放在地面上。左腿胫骨与地面垂直，使左大腿和左小腿相互触碰，左脚脚后跟触碰会阴。
4. 呼气，脊柱向左扭转 90 度，使右腋窝抵住左大腿外侧。
5. 把右肩越过左膝，通过伸展浮肋后部进一步向左扭转脊柱，使右臂向前伸展。保持一个呼吸。
6. 呼气，把右臂绕左膝，弯曲右肘，把右手放在腰后。左膝现在紧紧地固定在右腋窝下。保持一个呼吸。
7. 现在深呼气，在背后扭转左臂，左手握住右手。胸部伸展，向上拉伸脊柱（图 305、图 306 为另一侧习练之后视图）。
8. 保持这个体式 30 秒。呼吸会变得急促。
9. 松开双手，伸直双腿。
10. 然后在另一侧重复这个体式，把上面的提示词中的“右”换成“左”，把“左”换成“右”就可以了。两边保持体式的时间相同。松开双手，伸直双腿，放松。

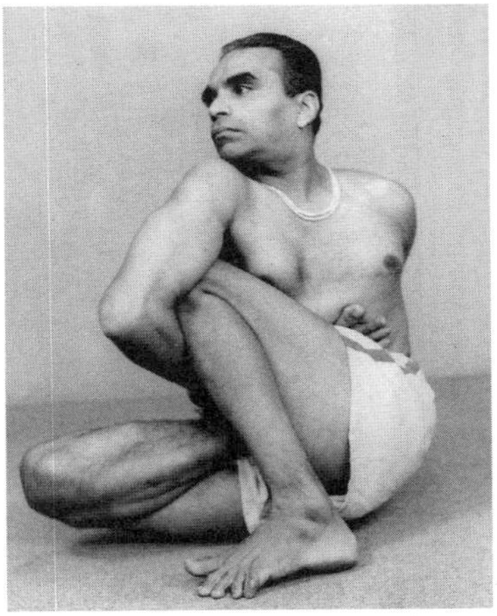

图 305

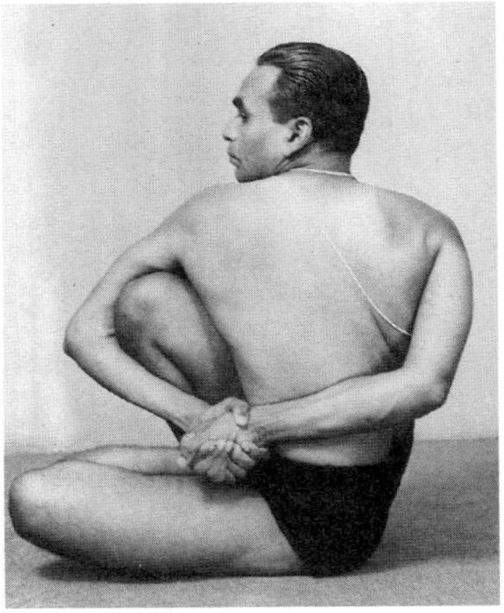

图 306

功效：

脚后跟抵住脐部的压力，以及两手在背后相握活跃了脐部附近的神经。它也调理了肝脏、脾脏和胰腺。肩关节的钙化得到消除，这个体式还有助于肩膀更加自由地活动。

116. Ardha Matsyendrāsana Ⅰ 半鱼王第一式（图 311、图 312）

难度系数 8

Ardha 意思是半。在《哈他瑜伽之光》中，鱼王（Matsyendra）是作为哈他瑜伽体系（Haṭha Vidyā）创立者之一而被提到的。据说，有一次湿婆神（Lord Śiva）曾经到一个孤岛上向他的妻子帕瓦蒂（Pārvati）解释瑜伽的秘密，岸边的一条鱼一动不动、专心致志地聆听湿婆神所讲述的一切。湿婆知道这条鱼已经了解瑜伽的真义，于是就把水洒在鱼的身上，立刻这条鱼获得神圣之形，变成了鱼王（Matsyendra），之后他便开始四处传播瑜伽的知识。在献给鱼王的完全鱼王式（Paripūrṇa Matsyendrāsana）（图 336 和图 339）中，脊柱得到了最大限度的侧扭转。半鱼王式（Ardha Matsyendrāsana）则是该体式较温和一些的版本。

功法：

1. 坐在地面上，双腿向前伸直（图 77）。

2. 弯曲左膝，大腿和小腿折叠，从地面抬起臀部，把左脚放在臀下，并坐在左脚上，使左脚脚后跟放在左臀下。被当做凳子的左脚应该保持水平放在地面上，脚踝外侧和小脚趾触地。假如脚不这么放，那么你就无法坐在脚上。在这个体式上保持平衡。

3. 然后弯曲右膝，抬起右腿，把它放在左大腿外侧，使右踝外侧触碰到放在地面上的左大腿外侧。在这个体式上保持平衡，使右腿胫骨与地面垂直（图 307）。

4. 躯干向右转 90 度直到左腋窝抵住右大腿外侧。把腋窝越过右膝（图 308）呼气，伸展左臂绕右膝扭转。弯曲左肘，左手手腕放在腰后。

5. 左臂应该紧紧锁定弯曲的右膝，在左腋窝和弯曲的右膝之间不应该留有任何空隙。为了达到这一点，呼气躯干向前移动。保持这个体式两个呼吸。

6. 现在深深地呼气，右臂从肩部后摆，弯曲右肘使右手于腰后握住左手，或以左手握住右手。一开始你可能只能抓住一两根手指，随着练习的增加，你就有可能握住整个手掌，然后在背后握住手腕（图 309）。

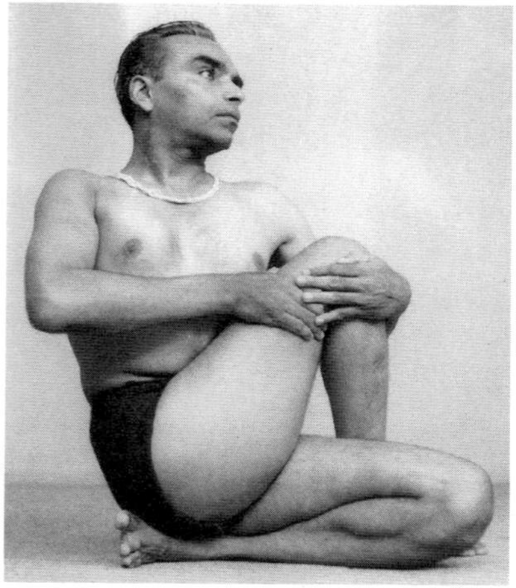

图 307

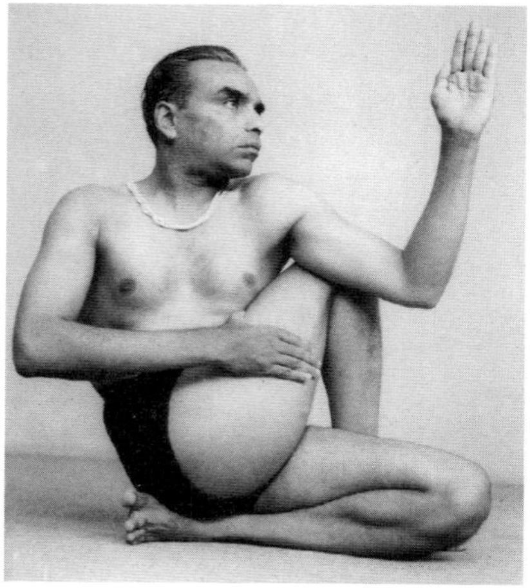

图 308

7. 颈部可以向左转，两眼越过左肩注视前方（图 310）。或者颈部向右转，双眼注视两眉中心（图 311 和图 312）。如果颈部朝左转，比朝右转时脊柱扭转的幅度更大。

8. 由于横膈膜受到脊柱扭转时的挤压，呼吸起初会变得急促。但是不要紧张，在经过一段时间练习后，练习者就可以在正常的呼吸下保持这个体式半分钟到一分钟了。

9. 松开双手，右腿伸直，然后左腿也伸直。

10. 在另一侧重复这个体式，并保持相同的时间。这次弯曲右腿，坐在右脚上使右脚脚后跟放在右臀下。把左腿绕过右腿，左脚放在地面上，使左脚脚踝外侧紧贴右大腿外侧。躯干向左转 90 度，把右腋窝绕过左膝，右臂绕左膝扭转。弯曲右肘，把右手摆到腰后。保持这个体式两个呼吸。完全地呼气，左臂后摆，弯曲左肘的同时两手相握。然后放松身体。

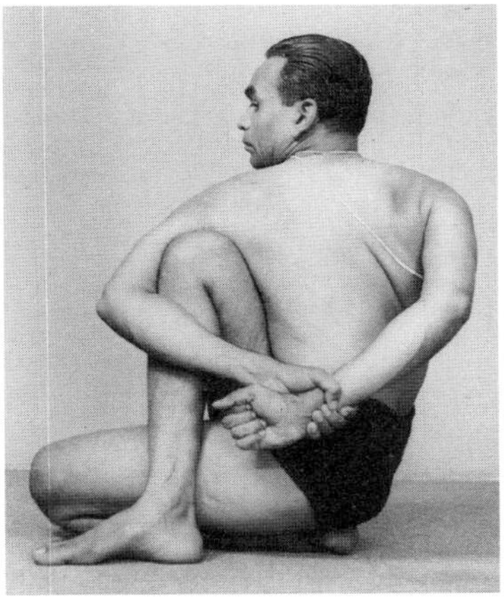

图 309

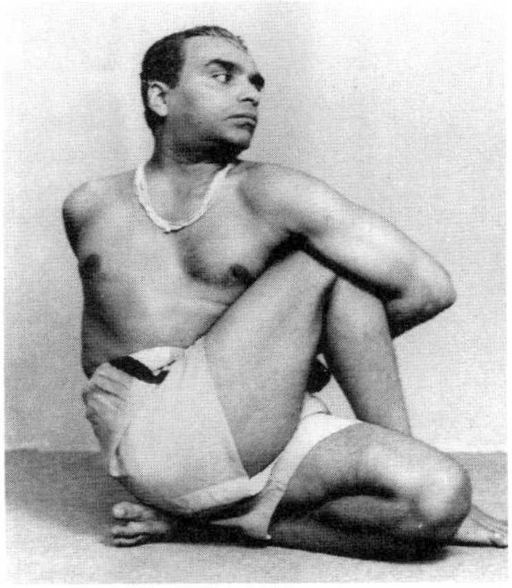

图 310

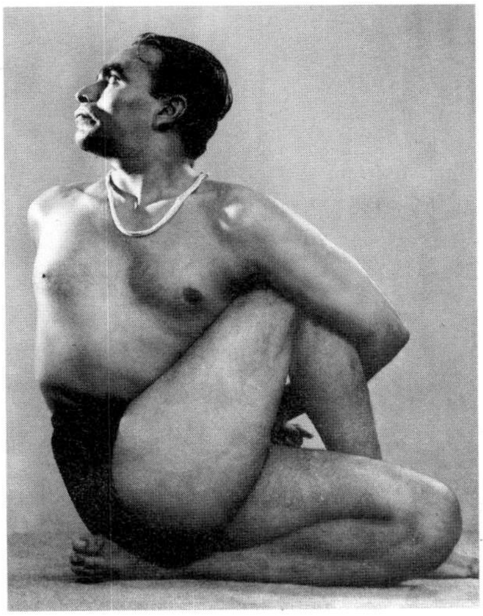

图 311

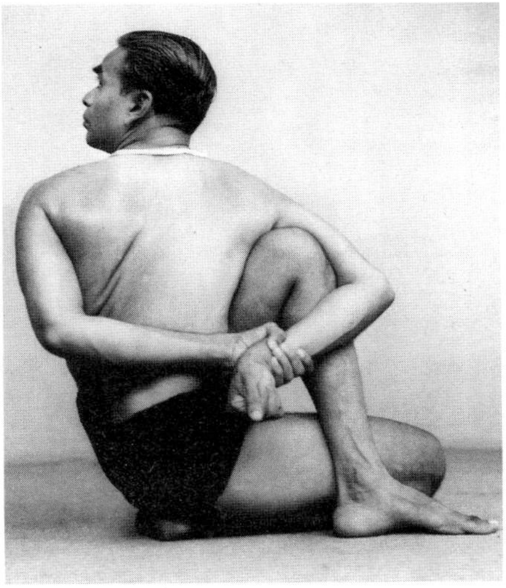

图 312

11. 一开始，练习者的手臂也许无法环绕另一侧的膝盖。在这种情况下试着抓住另一侧的脚，保持手臂伸直（图 313 和图 314）。在背后握住双手也需要一段时间的练习。手臂在背后的伸展会逐步地增加，练习者起初可以抓住手指，随后是手掌，最后是手腕。在掌握了这个体式后，练习者甚至可以抓住手腕以上的前臂。感到坐在脚上困难的初学者可以坐在地面上（图 315 和图 316）。

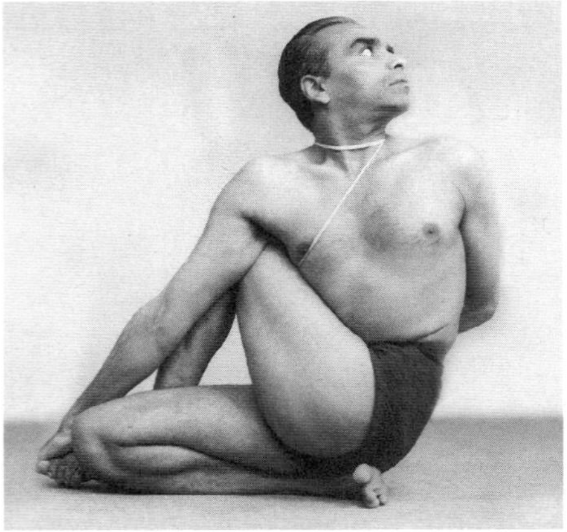
图 313

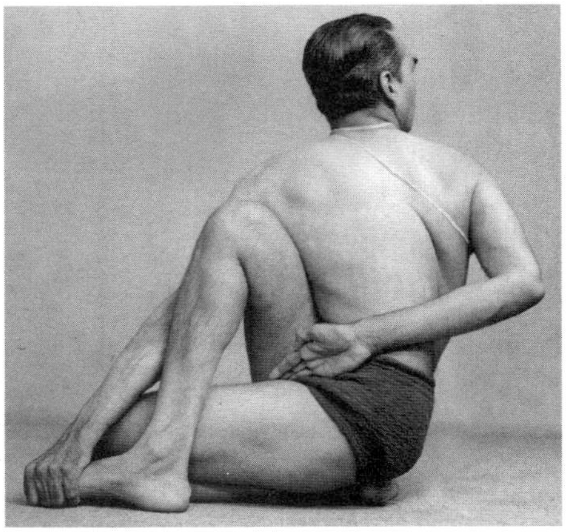
图 314

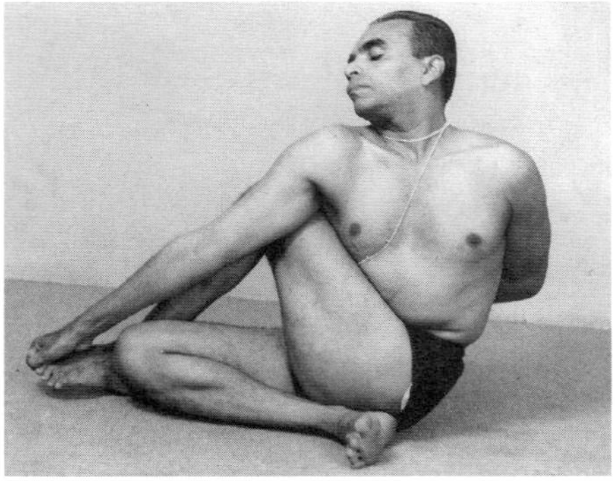
图 315

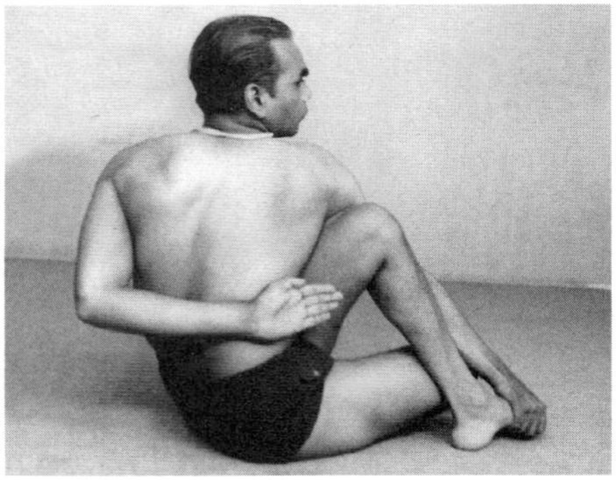
图 316

功效：

通过练习这个体式，练习者可以获得和圣哲玛里琪第三式（Marīchyāsana Ⅲ）中一样的功效（第 114 式和图 303）。但是，由于在这个体式中身体的活动范围更大，因此功效也就更大。在圣哲玛里琪第三式中，上腹部受到挤压。在这个体式中，则是下腹部获得益处。假如练习者定期练习，前列腺和膀胱都不会增大。

117. Mālāsana Ⅰ　花环第一式（图 321）

难度系数 8

Mālā 的意思是花环。

练习这个体式有两种不同的方法，下面会进行阐述。

功法：

1. 双脚并拢蹲在地面上。脚底和脚后跟应该完全地放在地面上。抬起身体，保持平衡（图 317）。
2. 现在分开双膝，躯干前曲。
3. 呼气，绕过弯曲的膝盖，把手掌放在地面上（图 318）。

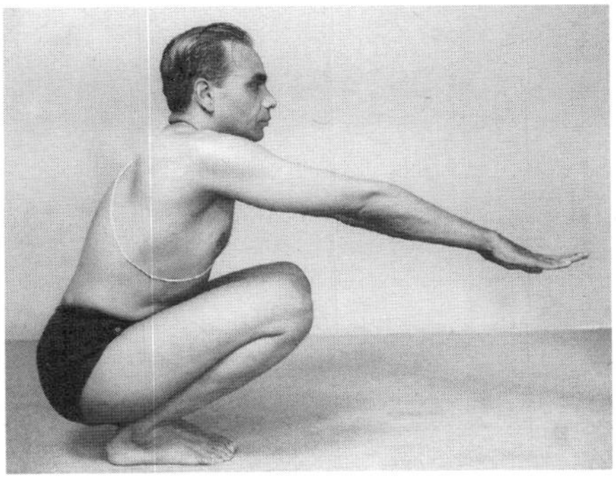

图 317

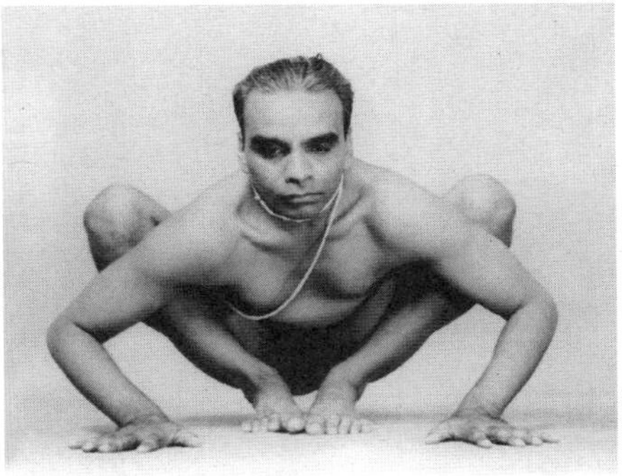

图 318

4. 依次把双手放在背后，双手手指相握（图 319 和图 320）。
5. 然后向上伸展背部和颈部。
6. 保持这个体式 30~60 秒，正常地呼吸。

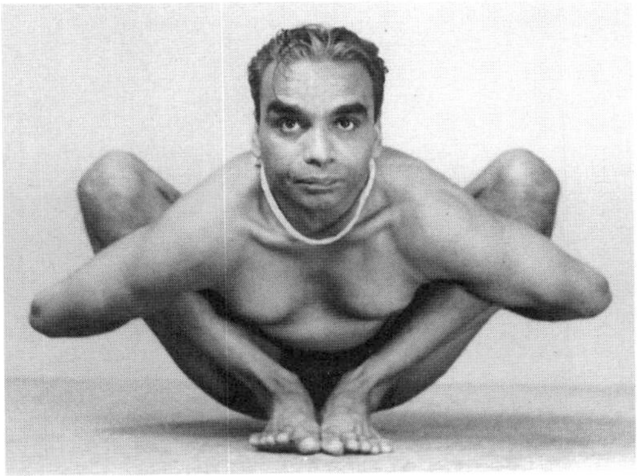

图 319

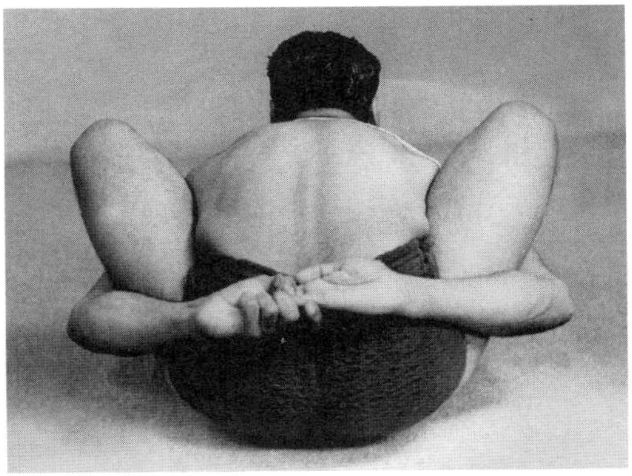

图 320

7. 现在呼气，身体前曲把头放在地面上（图 321）。保持这个体式 30~60 秒，正常地呼吸。
8. 吸气，从地面上抬起头，回到第 5 步。
9. 松开双手，在地面上休息。

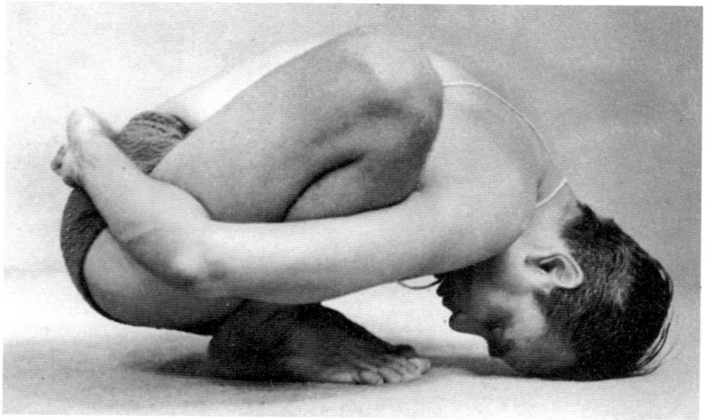

图 321

功效：

这个体式增强腹部器官，缓解背痛。

118. Mālāsana Ⅱ 花环第二式（图 322）

难度系数 2

功法：

1. 双脚并拢蹲在地面上。脚底和脚后跟应该完全地放在地面上。抬起臀部，保持平衡（图 317）。
2. 分开大腿和双膝，把躯干向前移动直到腋窝伸展超过双膝。
3. 身体前曲并抓住双脚脚踝后部。
4. 抓住脚踝后呼气，把头放低到脚趾，前额放在脚趾上（图 322）。
5. 保持这个体式一分钟，正常地呼吸。
6. 吸气，抬起头，松开脚踝，在地面上放松。

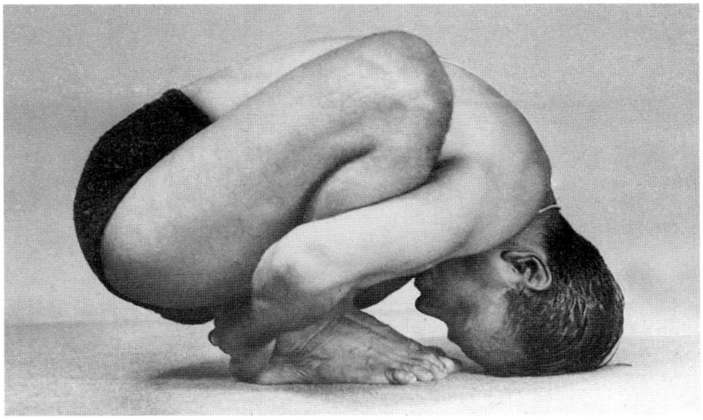

图 322

功效：

通过练习花环第二式，腹部器官得到锻炼和增强。那些在经期感到背痛的妇女可以通过这个体式得到缓解，背部会感到放松。

在这两个体式中，双臂如同一个花环，因此而得名。

119. Pāśāsana 套索扭转式（图 328、图 329）

难度系数 15

Pāśa 的意思是套索或绳索。在这个体式中，蹲在地面上，躯干向一侧扭转 90 度，手臂绕过两条大腿扭转，另一条手臂从肩部反转，两手手掌在背后相握。双臂如同一条绳索把躯干套在腿上，因此而得名。

功法：

1. 蹲在地面上，脚底和脚后跟放在地面上。
2. 保持双膝和双脚并拢，从地面上抬起臀部，保持平衡（图 317）。
3. 身体平衡后，躯干向右侧扭转 90 度，直到左腋窝抵住右膝附近右大腿外侧（图 323）。为了达到最大限度的扭转，左膝向前弯曲一英寸（约 2.5 厘米）。
4. 呼气，伸展左臂（图 324），在左腋窝和右大腿间不要留有任何空隙，扭转左臂绕右大腿，朝左腿弯曲左肘，把左手放在左髋附近。保持一个呼吸。

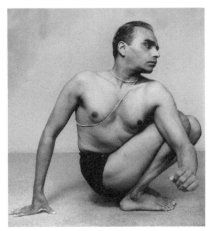

图 323

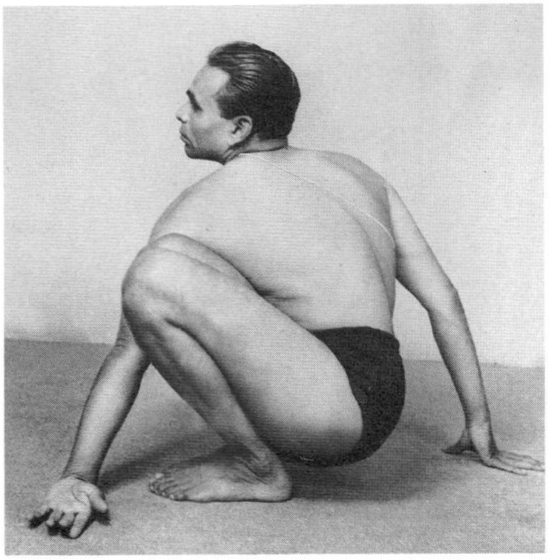

图 324

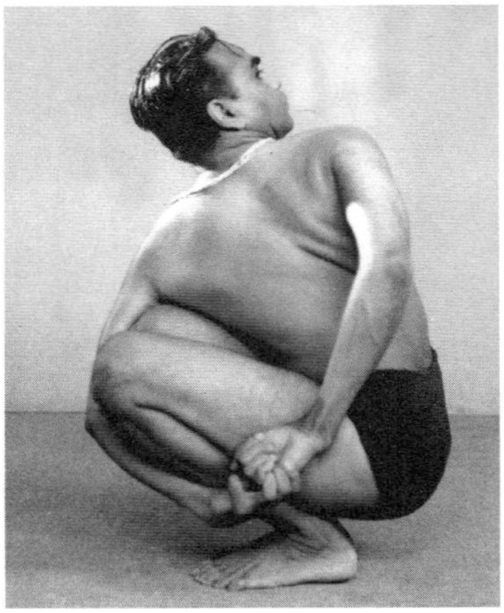

图 325

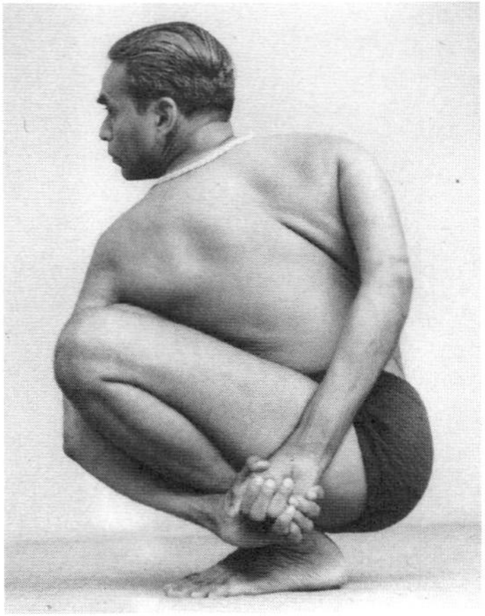

图 326

5. 呼气，从肩部开始右臂在背后扭转，弯曲右肘，在左髋附近钩住两手手指（图 325）。

6. 逐步握住双手手掌（图 326）。当这个动作可以很轻松地完成后，握住手腕（图 327、图 328 和图 329）。

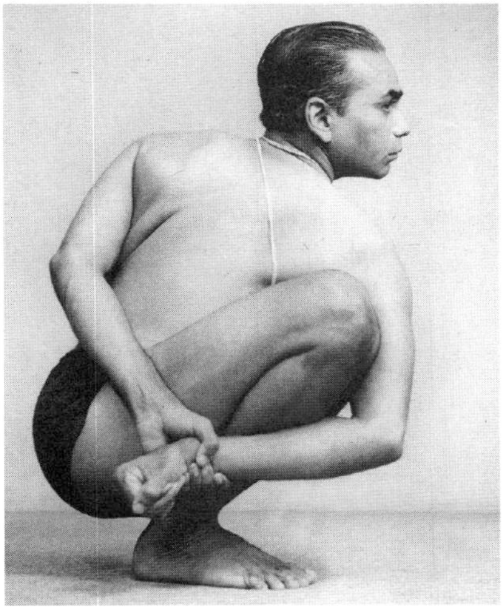

图 327

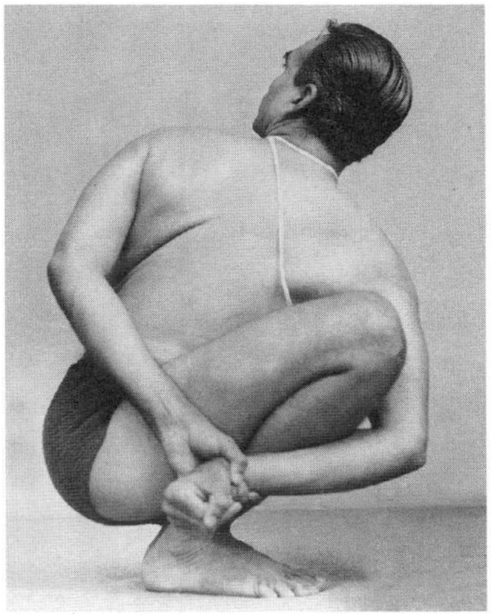

图 328

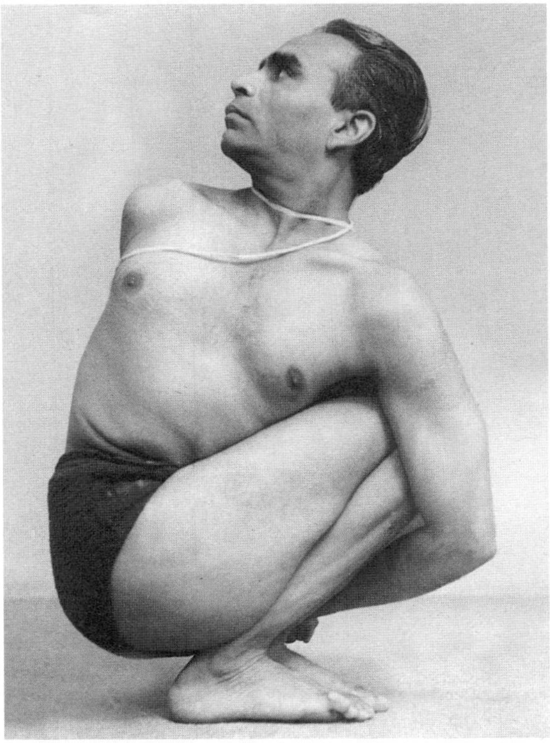

图 329

7. 绷紧小腿肌肉以保持平衡，尽你所能使躯干向右扭转，保持这个体式 30~60 秒，正常呼吸。扭转颈部，双眼越过肩膀注视前方。

8. 松开双手，在另一侧重复这个体式。这次，躯干向左扭转，右臂绕过左大腿，弯曲右肘，右手放在右髋附近。然后呼气的同时把左臂后摆，弯曲左肘，两手在右髋附近从背后相握。

功效：

这个体式增强脚踝的力量和弹性。那些必须长时间站立工作的人将从中使双脚得到休息。它还增强脊柱，使人更加敏捷灵活。肩膀更加自由地活动，同时变得更加灵活。这个体式可以减少腹部脂肪，按摩腹部器官的同时，也扩展了胸部。这个体式比半鱼王第一式和第二式（Ardha Matsyendrāsana Ⅰ & Ⅱ）（图 311 和图 330）更加强烈，因此功效也更大。这个体式对肝脏、脾脏以及胰腺也很有好处，尤其推荐那些患有糖尿病的人练习。它也有助于改善消化功能。

120. Ardha Matsyendrāsana Ⅱ　半鱼王第二式（图 330、图 331）

难度系数 19

这个体式是半鱼王第一式（Ardha Matsyendrāsana Ⅰ）（图 311）的变体，半鱼王第二式中脊柱向一侧扭转的幅度更大。

功法：

1. 坐在地面上，双腿向前伸直（图 77）。
2. 弯曲右膝，把右脚放在左大腿的根部，脚后跟抵住肚脐。
3. 呼气，躯干向左转 90 度，左臂后摆，弯曲左肘，用左手抓住右脚脚踝或胫骨。
4. 左腿应该始终在地面上保持挺直，右手应该抓住左脚脚底或者大脚趾，伸直右臂。一开始，练习者会感到左腿在地面上伸直有困难。在这种情况下，弯曲左膝，用右手抓住左脚大脚趾，然后伸直右臂和左腿。颈部向右转，双眼越过右肩注视前方（图 330 和图 331）。

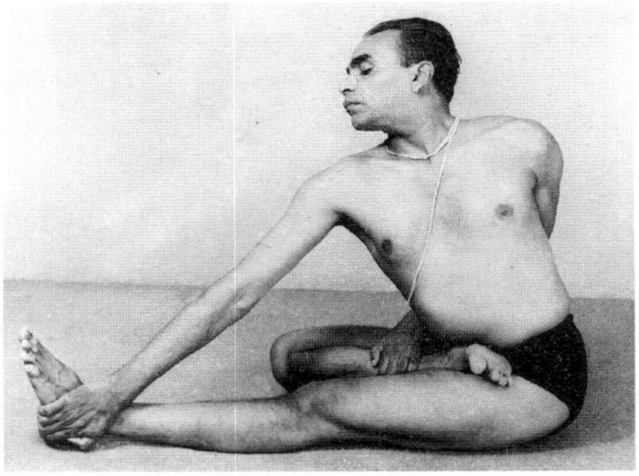

图 330

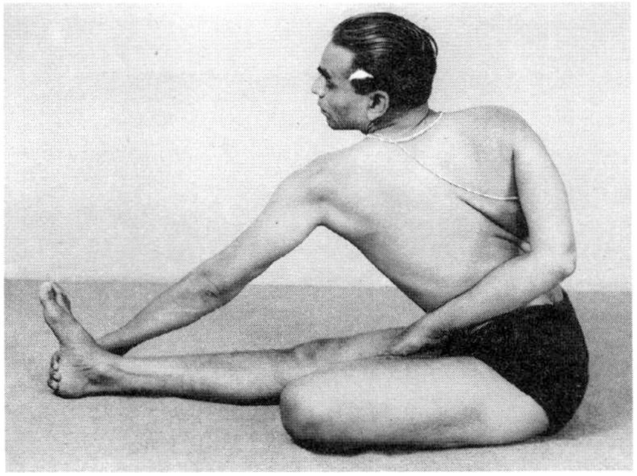

图 331

5. 两膝应该相互靠近，保持这个体式 30~60 秒，试着保持正常的呼吸。一开始，由于身体朝一侧扭转，呼吸会变得急促。
6. 松开双手，伸直双腿，然后在另一侧重复这个体式。
7. 在两侧保持体式的时间应该相同，然后放松。

功效：

在这个体式中，腹部一侧得到紧缩，另一侧则得到伸展，因此加强了腹部器官。由于脊柱朝一侧扭转，背痛、腰痛和髋关节的疼痛都会迅速消失。颈部肌肉变得更加有力，肩膀的活动更为自如。假如练习者定期练习半鱼王第二式的话，前列腺和膀胱都不会肥大。它也有助于练习者掌握完全鱼王式（Paripūrṇa Matsyendrāsana）（图 336 和图 339），在半鱼王第二式中脊柱侧扭转到了最大限度。

121. Ardha Matsyendrāsana Ⅲ　半鱼王第三式（图 332、图 333）

难度系数 22

功法：

1. 坐在地面上，双腿向前伸直（图 77）。
2. 弯曲左膝，把左脚放在右大腿根部，脚后跟抵住肚脐。
3. 弯曲右膝，右腿抬起放在左大腿外侧，使右脚脚踝外侧触碰到左大腿外侧。配合 2 或 3 次呼吸。
4. 呼气，躯干向右扭转 90 度，把左肩绕过右膝。不要让左腋窝和右大腿之间留有空隙，用左手抓住右脚。
5. 右臂后摆，弯曲右肘，右手放在背后。
6. 颈部向右扭转，抬起下巴，双眼注视两眉中心或者鼻尖（图 332，图 333 为另一侧习练的后视图）。
7. 保持这个体式 30~60 秒，依自己的能力而定。呼吸会变得急促，但是试着使呼吸正常。
8. 松开抓着的右脚，把它抬起绕过左大腿，然后伸直右腿。再松开左腿，伸直。
9. 在另一侧重复这个体式，保持体式的时间相同。然后放松。

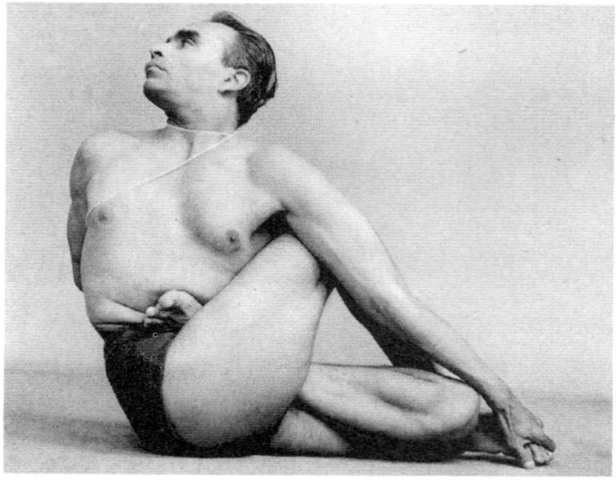

图 332

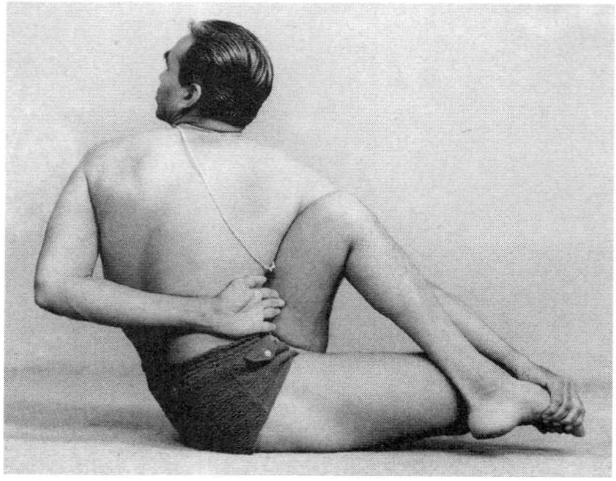

图 333

功效：

半鱼王第三式锻炼和按摩了腹部器官，使其保持健康，同时也加强脊柱，使其保持弹性。这个体式是完全鱼王式（Paripūrṇa Matsyendrāsana）（图 336 和图 339）的预备式。

122. Paripūrṇa Matsyendrāsana　完全鱼王式（图 336、图 339）

难度系数 38

Paripūrṇa 的意思是全部或者完全。鱼王（Matsyendra）是哈他瑜伽体系（Haṭha Vidyā）的创始人之一。《哈他瑜伽之光》的第 27 章中这样写道："鱼王式通过激发胃火增强食欲，同时摧毁身体内可怕的疾病；在练习这个体式时会唤醒生命能量昆达里尼（Kuṇḍalinī），从而使阴性能量更稳定。"

据说，右鼻孔中的气息是热的，而左鼻孔气息是冷的。因此，右鼻孔的气息叫做阳息（sun breath），右侧能量通道（Nāḍī，体内能量运行所通过的管状通道）叫做阳脉（piṇgalā，火的颜色），左鼻孔的气息叫做阴息（moon breath），左侧能量通道叫做阴脉（iḍā）。阴性能量穿行在阴脉中把甘露洒满整个身体系统，阳性能量则穿行于阳脉间烘干整个身体系统，因此人体被看做是一个微型宇宙。据说阴性能量位于上颚根部，其不断洒下的芬芳冰凉的甘露总是填进胃火，从而把这些甘露白白浪费掉了。鱼王式预防了这一点。

完全鱼王式是献给哈他瑜伽体系（Haṭha Vidyā）的创立者鱼王的。

功法：

1. 坐在地面上，双腿向前伸直（图 77）。
2. 弯曲右膝，把右脚放在左大腿根部，右脚脚后跟抵住肚脐。弯曲左膝向上，把它拉靠胸部。
3. 呼气，向左侧扭转躯干，左臂从肩膀开始向后绕过背部、用左手抓住右脚脚踝（图 334）。牢牢抓住脚踝，这是第一阶段。
4. 左脚跨过右大腿、落在地面上，靠近右膝外侧（图 335）。保持几次正常呼吸。这是第二阶段。

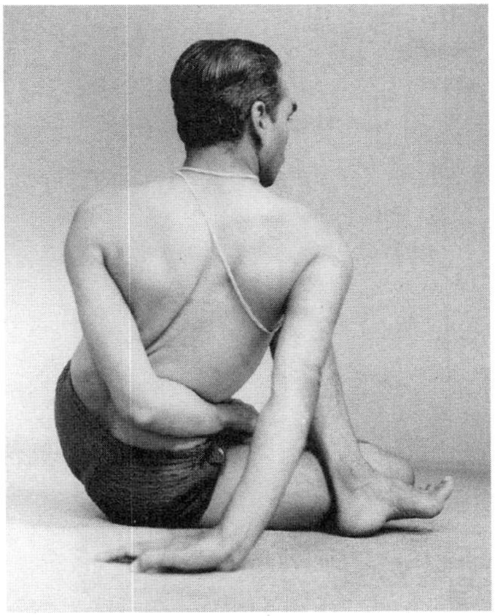
图 334

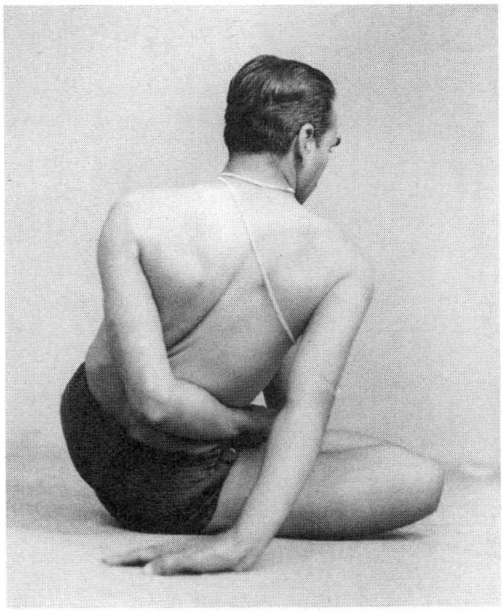
图 335

5. 再次呼气，上身向左侧扭转，把右肩绕过左膝，用右手抓住左脚。颈部向左扭转，抬起下巴，双眼向上看（图 336）。这是该体式的最后阶段。依照自己的能力，保持完全鱼王式 30~60 秒。由于横膈膜受到压力，因此呼吸会变得急促。

6. 先松开左脚，抬起左脚绕过右膝，左腿伸直。然后松开右脚脚踝，右腿伸直，放松。
7. 在完全鱼王式中，脊柱扭转到了极限，因此呼气时做所有这些动作会更轻松。

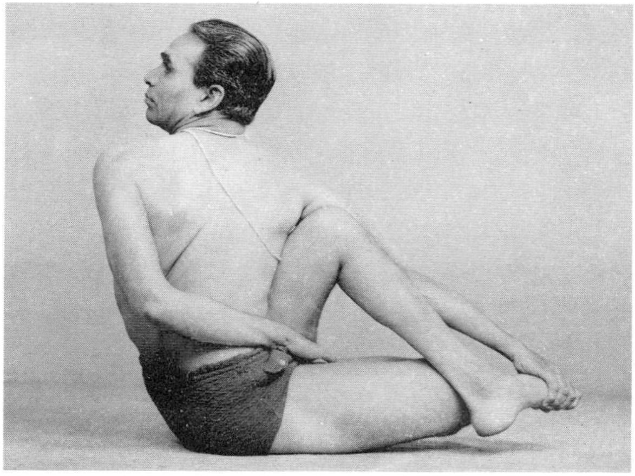

图 336

以下的技巧应该用于在另一侧的练习：

1. 坐在地面上，双腿向前伸直。弯曲左膝，把左脚放在右大腿根部，左脚脚后跟抵住肚脐。
2. 呼气，躯干向右侧扭转，右臂后摆，右手从背后牢牢抓住左脚脚踝，弯曲右腿（图 337）。这是第一阶段。
3. 抬起右脚绕过左大腿，把右脚放在左膝外侧（图 338）。配合几次呼吸。这是第二阶段。

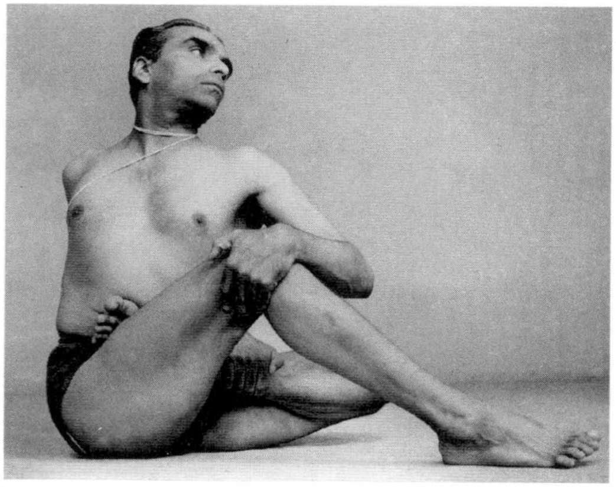

图 337

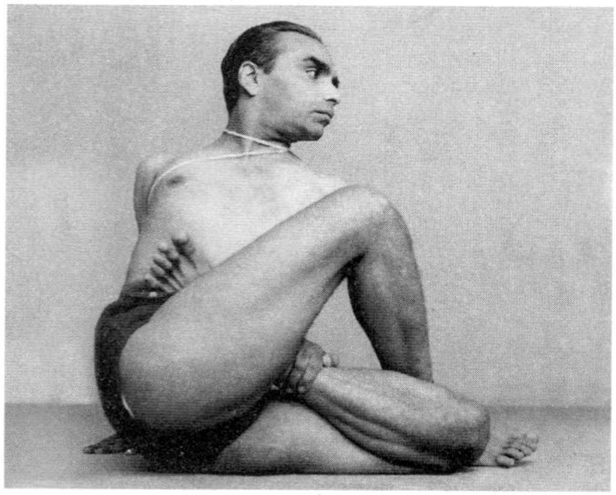

图 338

4. 再次呼气，躯干向右扭转，把左肩绕过右膝，用左手抓住右脚。颈部向右扭转，抬起下巴，两眼向上看（图 339）。这是最后阶段。保持体式的时间和另一侧相同。
5. 松开右脚，把右脚绕过左大腿，伸直右大腿。然后松开左脚脚踝，伸直左腿，放松。

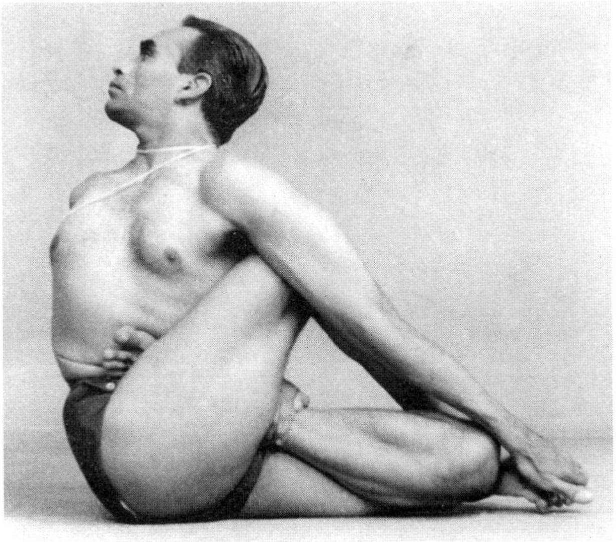

图 339

功效：

这个有难度的侧面扭转体式通过丰富的供血滋养了脊柱神经，从而加强了脊柱。它增加胃部的运动，有助于消化食物和排除毒素。脊柱和腹部保持健康，这也就保证了身体和精神的宁静。脊柱在完全鱼王式中得到最大限度的伸展。

123. Aṣṭāvakrāsana　圣哲阿斯塔瓦卡茹支撑式（图 342、图 343）

难度系数 13

这个体式是献给圣哲阿斯塔瓦卡茹（Aṣṭāvakra）的，他是米提拉（Mithilā）的阇那迦王（King Janaka）的灵性导师，也是希塔（Sītā）的父亲。据说，当圣哲还在他母亲肚子里的时候，他的父亲卡戈拉（Kagola 或 Kahola）在诵读圣典《吠陀》（*Vedas*）时出了些差错。尚未出生的圣哲听到后哈哈大笑。父亲非常生气，诅咒他的儿子生下来即为八处畸形（Aṣṭāvakra）。最终圣哲生下来就有八处畸形。这些畸形使他得到“阿斯塔瓦卡茹”这一名字（意为“八处畸形”）。这位圣哲的父亲在一次哲学论辩中被米提拉的宫廷学者梵迪（Vaṇḍi）击败。当圣哲还是一名孩童时，他就已经是一位伟大的学者，并在辩论中打败了梵迪，终于替自己的父亲一雪当年之耻，并成了阇那迦王的灵性导师。于是他的父亲祝福了他，他的所有畸形从此消失，他终于可以直立行走了。

这个体式分为两个阶段。

功法：

1. 双脚分开 18 英寸（约 45 厘米）站立。
2. 弯曲双膝，把右手手掌放在双脚之间，把左手手掌放在左脚外侧。
3. 把右腿绕过右臂，右大腿后侧放在右上臂外侧。把左腿向前移落于两臂间，但靠近右腿（图 340）。
4. 呼气，双腿离开地面。把左脚放在右脚脚踝上使双腿交叉（图 341），朝右侧伸展双腿（图 342）。右臂被夹在两大腿间，肘部稍弯。左臂应该伸直。在这个体式上靠双手支撑保持平衡一会儿，正常地呼吸。这是第一阶段。

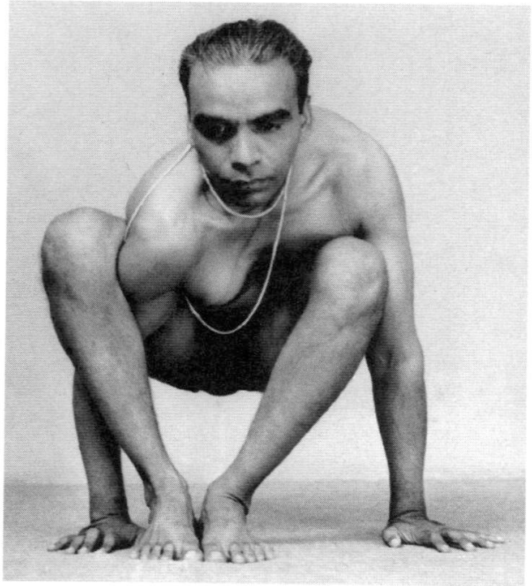

图 340

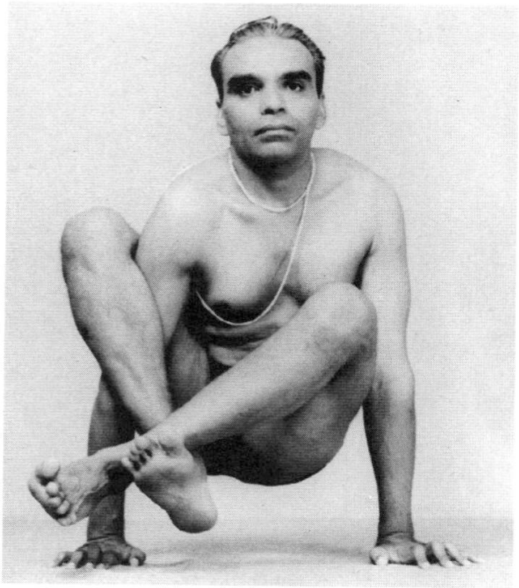

图 341

5. 现在呼气，弯曲肘部，下落上身和头部直到它们与地面平行（图 343）。保持正常呼吸，并将头部和上身从一侧转向另一侧，这是第二阶段。
6. 吸气，伸直手臂，抬起上身（图 342），松开交叉的双腿回到地面。

7. 在另一侧重复这个体式，把第 2 到第 5 步中的“左”和“右”互换（即“右手”换成“左手”）。

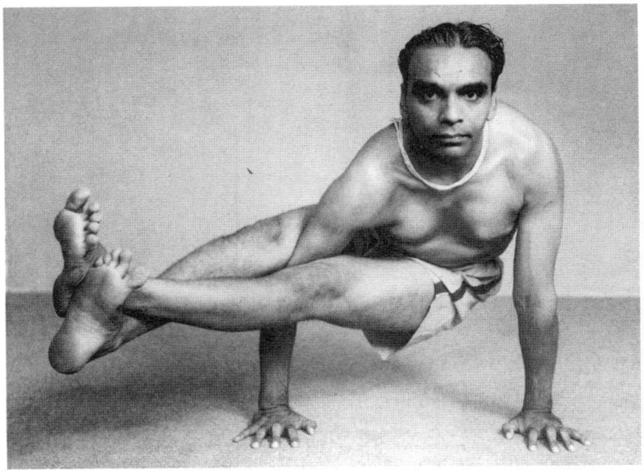

图 342

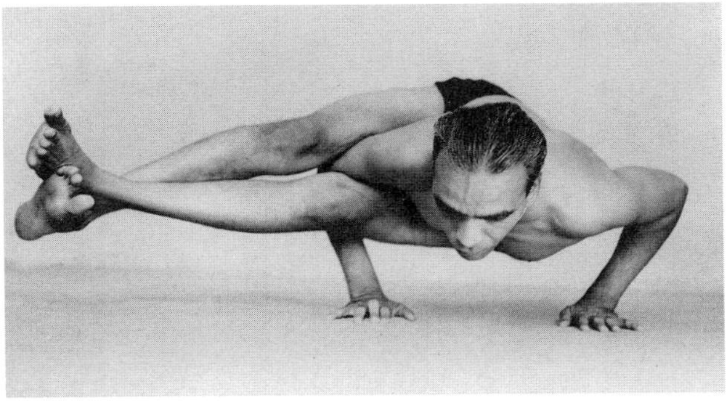

图 343

功效：

这个体式增强腕部和手臂，强健腹部肌肉。

124. Eka Hasta Bhujāsana　单臂支撑式（图 344）

难度系数 5

Eka 的意思是一。Hasta 意思是手。bhuja 是手臂的意思。

功法：

1. 坐在地面上，双腿向前伸直（图 77）。
2. 呼气，弯曲右膝，右手握住右脚脚踝，把右腿放在右上臂的后部。现在右大腿后部靠着右上臂后部。尽你所能把腿抬高。
3. 把双手手掌放在地面上，呼气，抬起整个身体高于地面，保持平衡（图 344）。

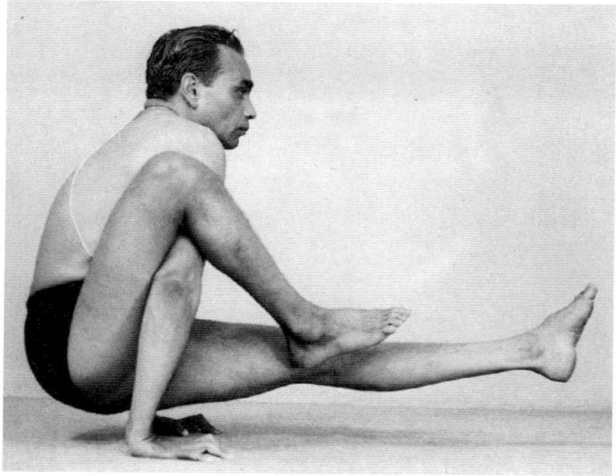

图 344

4. 保持这个体式 20~30 秒，正常地呼吸。
5. 在保持平衡时，左腿始终应该伸直并与地面平行。
6. 呼气，躯干回到地面，松开右腿，右腿回到地面伸直。在另一侧重复这个体式，保持相同的时间。

功效：

这个体式强健手臂，锻炼腹部器官。

125. Dwi Hasta Bhujāsana　脚并拢双臂支撑式（图 345）

难度系数 4

Dwi 的意思是两个或都。hasta 的意思是手。bhuja 的意思是手臂。这是单臂支撑式（Eka Hasta Bhujāsana）（图 344）的变体。

功效：

1. 站立时双脚分开 18 英寸（约 45 厘米）。
2. 弯曲双膝，把手掌放在双脚间。
3. 把右腿放在右臂上，右大腿的后部靠在右上臂后侧上。同样，左大腿后部靠在左上臂后侧上。
4. 呼气，双脚从地面抬起，用双手保持平衡。手臂伸直，双脚并拢，向上抬（图 345）。

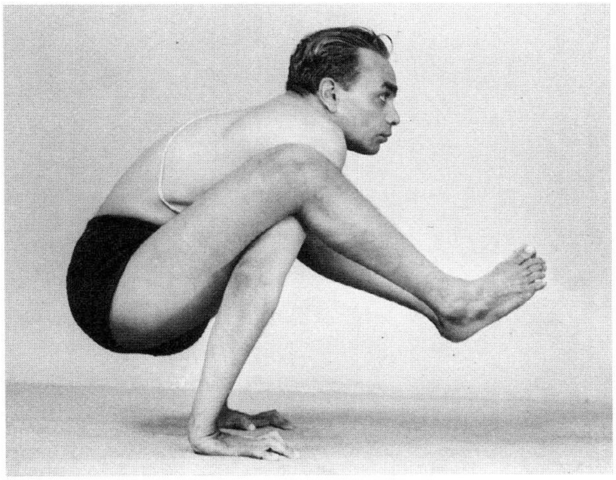

图 345

5. 保持这个体式 20~30 秒，正常地呼吸。
6. 呼气，弯曲双肘，身体放低回到地面，放松双腿，双腿回到地面伸展，放松。

功效：

这个体式的效果与单臂支撑式（Eka Hasta Bhujāsana）相同。

126. Bhujapīdāsana 脚交叉双臂支撑式（图 348）

难度系数 8

Bhuja 的意思是手臂或肩膀。Pīda 的意思是痛苦或压力。在这个体式中，把腿窝放在肩膀上，身体靠双手保持平衡，因此而得名。

功法：

1. 以山式站立（图 1）。双脚分开约两英尺（约 60 厘米）。
2. 向前弯腰，弯曲膝盖。
3. 把手掌放在双脚间，分开约一个半英尺（约 45 厘米）（图 346）。

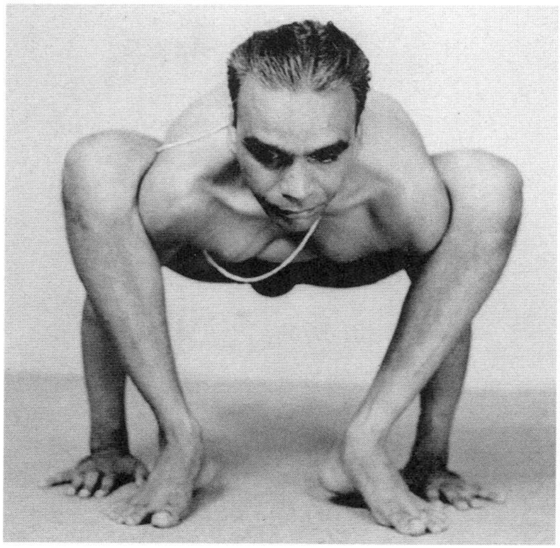

图 346

4. 把大腿后部靠在上臂后部，大腿放在上臂中间，即肩肘之间的位置。
5. 当把大腿放在这个位置时，初学者可以将脚跟抬起。
6. 呼气，缓缓抬起脚趾依次离开地面，用双手保持平衡（图 347）。然后把双脚在脚踝处交叉（图 348）。一开始，双腿会下滑，难以保持平衡。为了稳固平衡，试着尽你所能把大腿后部尽量地放在上臂高处。双肘会稍微弯曲。试着尽你所能地伸展双臂，头部向上抬。
7. 只要手腕可以承受住身体的重量，就尽量长时间地保持这个平衡的体式，正常地呼吸。然后依次把双腿后移，松开双脚（图 349 和图 350）。然后双脚回到地面上。双手从地面抬起，重新回到山式站立（图 1）。
8. 调换双脚交叉的位置，重复这个体式。假如一开始右脚放在左脚脚踝上，那么这次就把左脚放在右脚脚踝上。

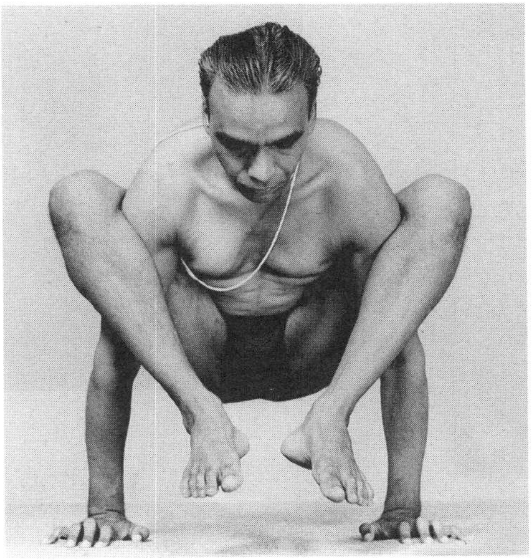

图 347

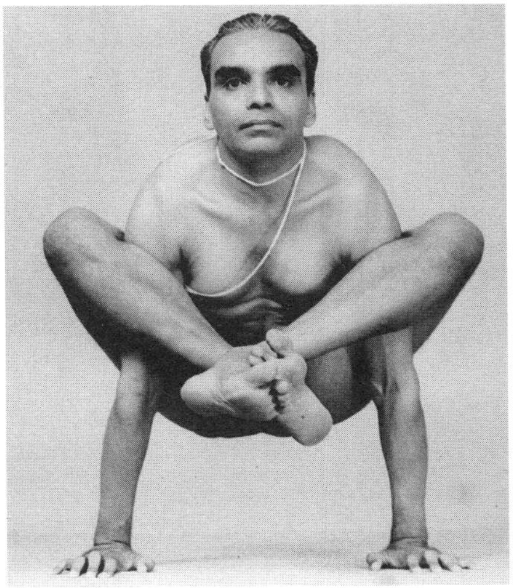

图 348

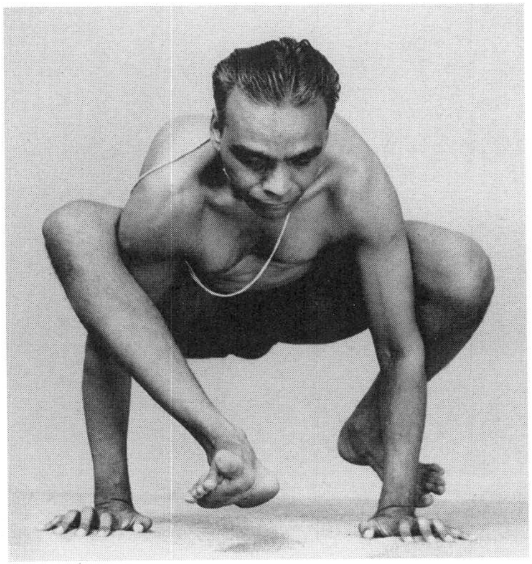

图 349

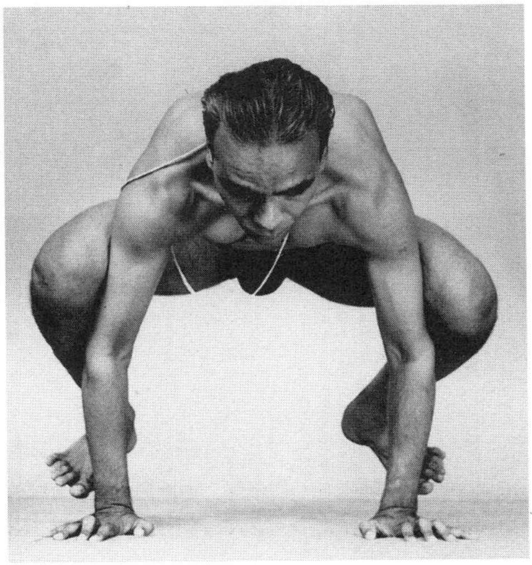

图 350

功效：

通过练习这个体式可以加强双手和手腕，由于腹部得到收缩，因此也增强了腹部肌肉。身体会感到轻便。臂部小肌肉也得到了锻炼和增强，而这并不需要任何特殊的器械或去健身房。身体的各个部位既提供重量也支撑重量。所需要的一切就是意志的力量。

127. Mayūrāsana 孔雀式（图 354）

难度系数 9

Mayūra 的意思是孔雀。

功法：

1. 双腿稍微分开，跪在地面上。
2. 身体向前弯曲，手掌向内翻转放在地面上。小手指应该并拢，手指指向脚的方向（图 351）。
3. 弯曲双肘并使前臂相靠。把腹部横膈膜支撑在双肘上，胸部则撑在上臂的后部上（图 352）。
4. 双腿依次伸展，两腿并拢并伸直（图 353）。
5. 呼气，把身体的重量放在手腕和手上，从地面抬起双腿（依次抬起或者两腿一起抬起），同时躯干和头部向前伸展。保持整个身体与地面平行，同时双腿伸直，双脚并拢（图 354）。

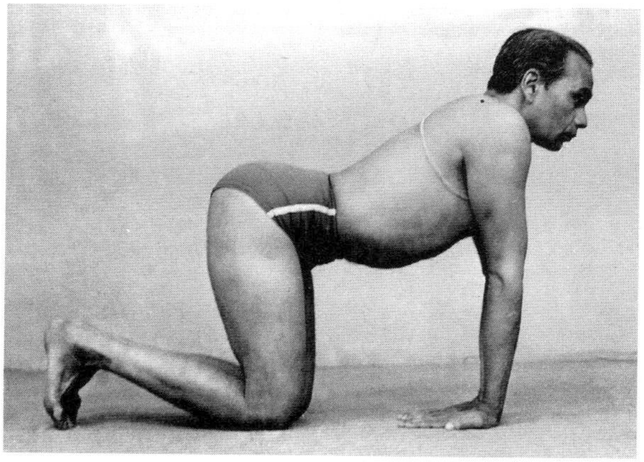

图 351

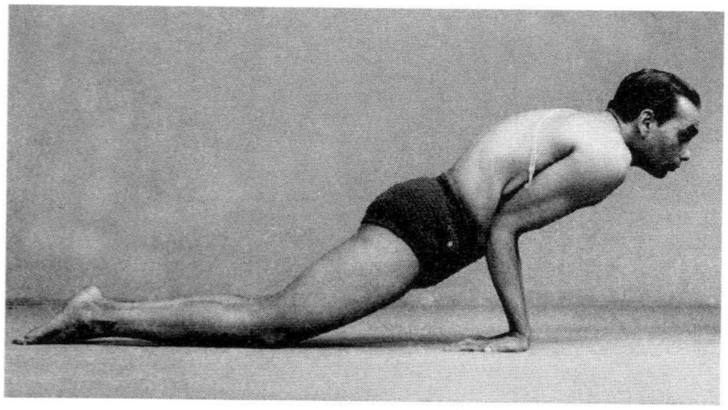

图 352

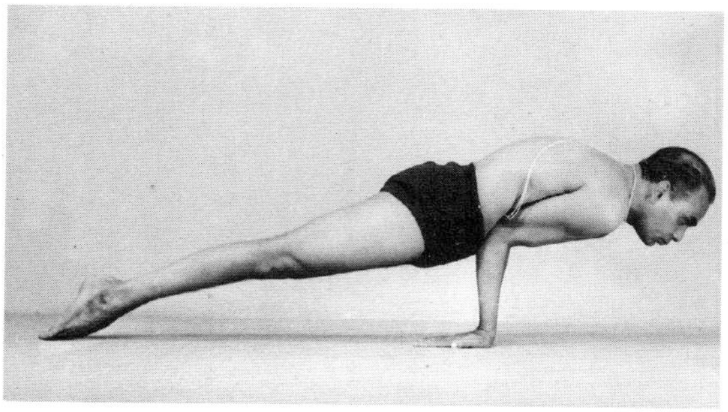

图 353

6. 尽你所能保持这个体式，逐渐把保持体式的时间从 30 秒增加到 60 秒。不要向肋骨施加压力。横膈膜受到挤压，呼吸会感到吃力。
7. 头部放低回到地面上，然后是双腿。把双膝放在双手旁边，然后抬起双手，放松。

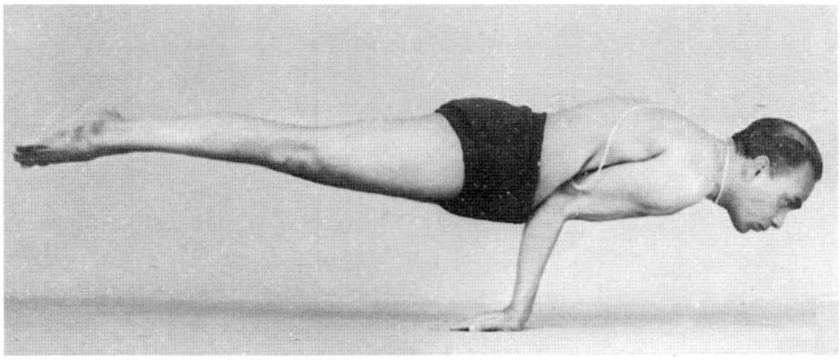

图 354

8. 在掌握了这个体式后，试着把双腿交叉成莲花式（Padmāsana）（图 104），而不是双腿伸直来练习这个体式。这个变体就叫做完全莲花孔雀式。

128. Padma Mayūrāsana　完全莲花孔雀式（图 355）

难度系数 10

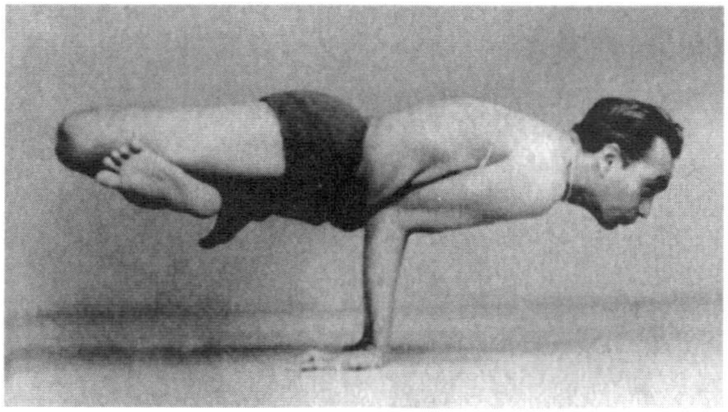

图 355

功效：

这个体式可以很好地增强腹部。由于双肘对腹部动脉的压力，腹部的血液得到很好的循环。这也改善了消化功能，治愈了胃部和脾脏的疾患，防止由于不良饮食习惯所导致的毒素堆积。那些患有糖尿病的人可以从这个体式中获得益处。就像孔雀消灭毒蛇一样，这个体式消除了我们体内的毒素，同时也强健了前臂、手腕和肘部。

129. Haṃsāsana 天鹅式（图 356）

难度系数 10

Haṃsa 的意思是天鹅。这个体式很像孔雀式（Mayūrāsana）（图 354），除了手放的位置不同。在孔雀式中，小手指并拢，手指指向脚的方向；但在天鹅式中双手则是这样放置的：拇指并拢，手指指向头的方向；天鹅式像现代体操中的平衡姿势。

功法：

1. 跪在地面上，双腿稍微分开。
2. 身体前弯，把手掌放在地面上。双手拇指相靠，手指指向前方。
3. 弯曲双肘，把两前臂并拢。横膈膜抵在肘上，胸部撑在上臂上。
4. 双腿依次伸直，保持并拢。
5. 呼气，躯干向前，把身体的重量放在手腕和双手上，抬起双腿，让双腿挺直的同时双脚并拢，与地面平行（图 356）。

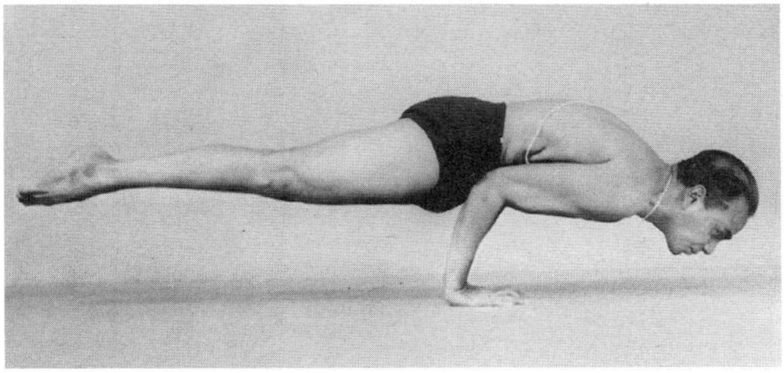

图 356

6. 尽你所能在不屏住呼吸的情况下在这个体式上保持平衡。由于手的位置使手腕承受巨大压力，以致前臂不能保持与地面垂直。在天鹅式中保持平衡要比在孔雀式中更难。由于横膈膜受压，呼吸会感到困难和吃力。和孔雀式中一样，前臂不承受身体的重量。
7. 呼气，头和脚趾回到地面。把膝盖放在双手旁，身体重量从双肘移开，抬起双手和头，放松。

功效：

这个体式加强腹部，由于双肘对腹部大动脉的压力，改善腹部器官的血液循环。它也增强消化功能，防止毒素在体内堆积。这个体式还强健了肘部、前臂和手腕。

130. Pīnchā Mayūrāsana 孔雀起舞式（图 357）

难度系数 12

Pīnchā 的意思是下巴或羽毛。Mayūra 的意思是孔雀。当雨季将近，孔雀就会起舞。当它们开始起舞时，抬起长长的尾羽，散开成扇形。在这个体式中，躯干和双腿离开地面，身体只靠前臂和手掌支撑。这个体式就像一只孔雀开始起舞的样子。

孔雀起舞式包括以下两个阶段：在第二个阶段，双手上举离开地面，手掌撑着下巴成杯形，身体的平衡仅靠双肘支撑。第二个阶段叫做撑下颌式肘倒立式（Śayanāsana）（图 358）。

功法：

1. 跪在地面上。身体向前弯曲，把双肘、前臂和手掌放在地面上。双肘间的距离不要超过肩宽。前臂和双手彼此平行。
2. 颈部伸展，头部尽可能地向上提升。
3. 呼气，双腿向上摆，试着在不使双腿朝头后落下的情况下保持平衡（图 357）。

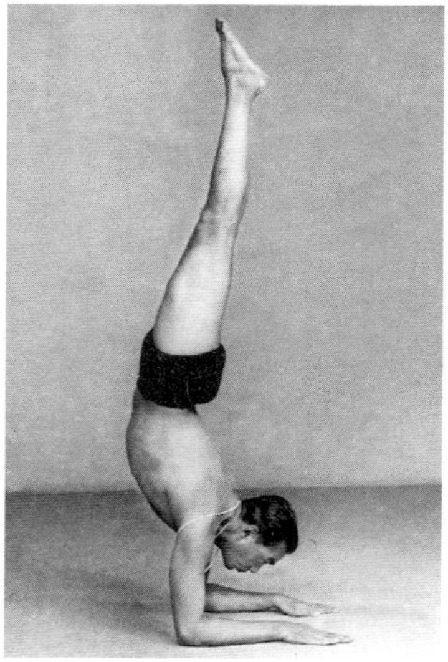

图 357

4. 胸部垂直向上扩展。保持双腿垂直向上伸展，膝盖和脚踝并拢。脚趾指向上。
5. 在髋关节和膝关节收紧腿部肌肉。保持平衡时，双肩向上伸展，保持两大腿紧实。保持平衡一分钟。这是第一阶段。一开始，为了保持身体平衡可以试着靠着墙练习这个体式，这样你就不会翻过了。逐渐地学着伸展脊柱和双肩并保持头部上抬，一旦掌握了平衡后就在房屋中间练习这个体式。
6. 在练好第一个阶段的练习后，保持身体平衡时，依次把双手从地面抬起，手腕并拢，手掌成杯形，把它们垫在下巴下。身体现在仅靠双肘保持平衡，这是第二阶段（图 358）。这会很难，但是通过持之以恒的定期练习就可以掌握。又被称做是休息式。

131. Śayanāsana 撑下颌式肘倒立式（图 358）

难度系数 15

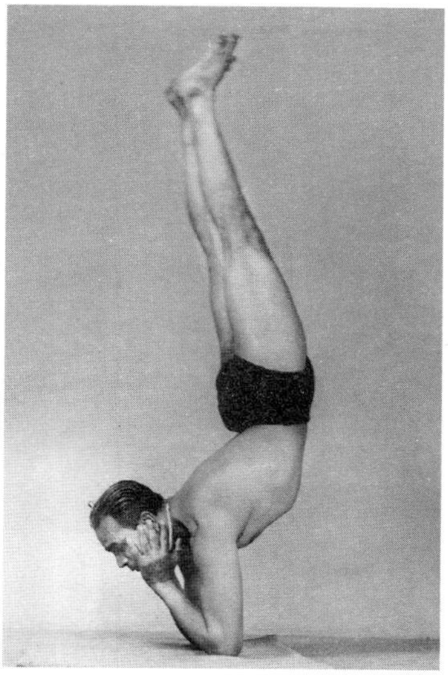

图 358

功效：

这个体式加强肩部和背部的肌肉。它也增强脊柱，伸展腹部肌肉。

132. Adho Mukha Vṛkṣāsana 手倒立式（图 359）

难度系数 10

Adho Mukha 的意思是脸朝下。Vṛkṣa 的意思是树。这个体式是现代体操中的完全臂部平衡。

功法：

1. 以山式站立（图 1）。身体前曲，把手掌放在地面上，离墙一英尺（约 30 厘米）的距离。双手之间的距离应该与肩同宽。双臂完全伸展。

2. 双腿向后，弯曲膝盖。呼气，双腿向上摆靠在墙上，保持平衡。假如双手距离墙较远，那么当腿靠着墙的时候，脊柱的弯曲会很大，这样将导致更多的压力。保持这个体式一分钟，正常地呼吸。

3. 掌握好靠墙的平衡后，双脚离开墙面。然后试着在房间中间练习这个体式。双腿完全伸展，脚趾朝上。尽你所能把头部向上抬（图 359）。

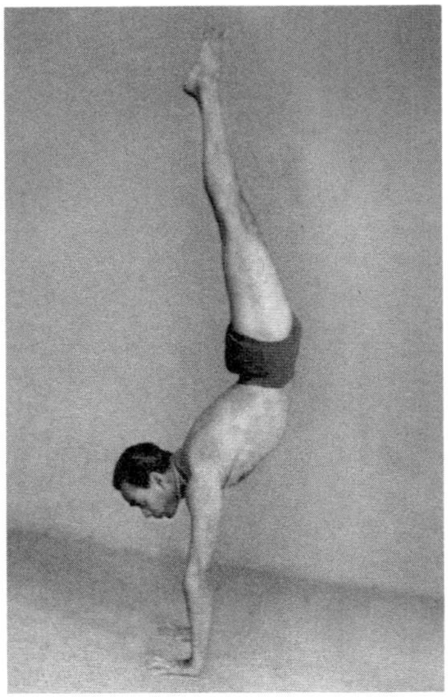

图 359

功效：

这个体式促进身体协调。加强肩部、手臂和手腕，胸部得到完全的扩展。

133. Kūrmāsana 龟式（图 363、图 364）

难度系数 14

Kūrma 的意思是乌龟。这个体式是献给毗湿奴（Viṣṇu）的乌龟化身（毗湿奴是宇宙的守护者）。许多神圣的宝物都在一场大洪水中丢失，其中包括使半神人保持青春永驻的甘露（amṛta）。为了重新找回这些丢失宝物，半神人与魔鬼达成联盟，准备一同搅动乳海。毗湿奴化作一只巨龟潜入海底。他的背上驮着的曼荼罗山（Mount Mandara）作为搅海的杵，山上盘绕着的蛇王瓦苏吉（Vāsuki）作为搅杵的搅绳。在半神人和恶魔合力之下，海水被搅动了。从搅动的海水中显露出甘露（amṛta）和其他各种各样的珍宝，其中有毗湿奴的配偶，才貌双全的吉祥天女拉珂斯米（Lakṣmī）。

龟式分三个阶段。最后一个阶段就像一只头部和四肢都缩在壳里的乌龟，因此被称做卧龟式（Supta Kūrmāsana）（图 368）。

功法：

1. 坐在地面上，双腿向前伸展（图 77）。双腿分开到一英尺半（约 45 厘米）。
2. 弯曲膝盖，把两脚拉向躯干使双膝抬高。
3. 呼气，躯干向前弯，双手依次插到双膝下（图 360 和图 361）。把双臂进一步插入到膝下伸出，并向两侧伸展。把肩膀放在地面上，同时双掌保持在地面上（图 362）。保持一个呼吸。

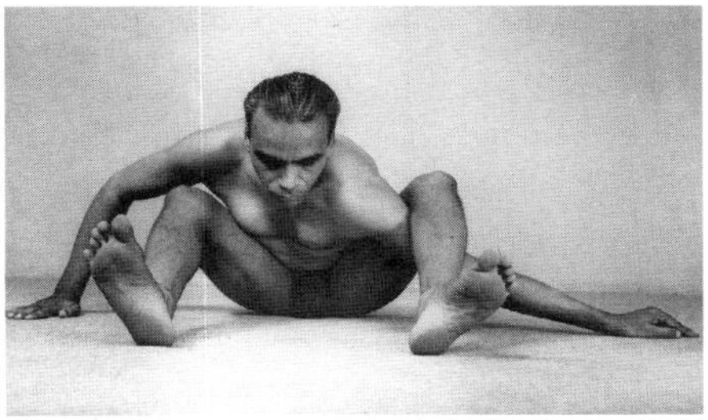

图 360

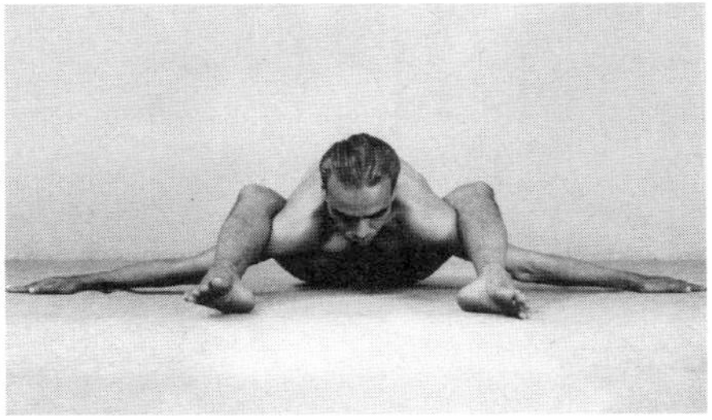

图 361

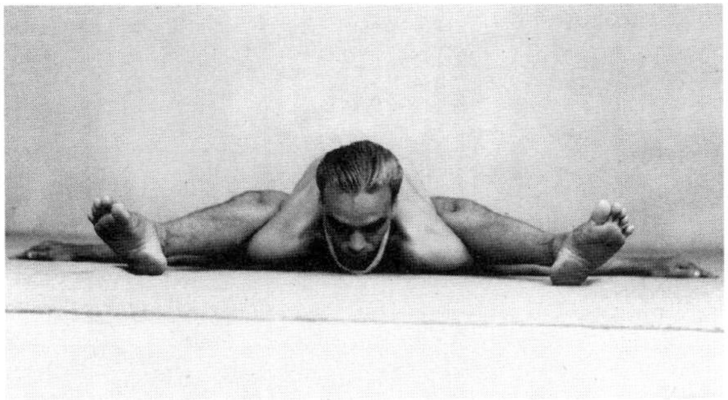

图 362

4. 呼气，伸展躯干和颈部，逐步把前额、下巴最后是胸部朝地面放低。然后双腿伸直（图 363 和图 364）。膝盖现在贴近腋窝，腿窝则贴着上臂后部。

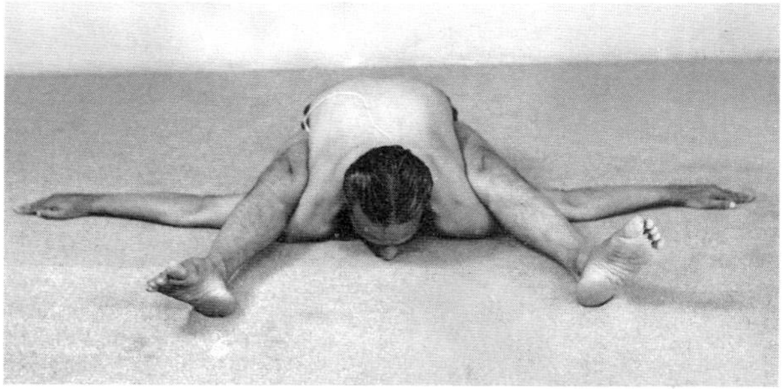

图 363

5. 逐渐加大伸展的幅度直到下巴和胸部放在地面上。双腿完全伸展，脚后跟按压地面。这是第一阶段。保持这个体式 30~60 秒。

6. 现在翻转手腕使手掌朝上，而双腿、躯干以及头部则保持原来的位置不变，双臂向后伸直使前臂贴近髋关节（图 365）。在不弯曲双肘的情况下保持这个体式 30~60 秒。这是第二阶段。

7. 弯曲双膝。然后胸部稍稍离开地面，双肘弯曲，双手在背后相握（图 366）。

8. 现在把双脚向头部移动。双脚在脚踝处交叉，把右脚放在左脚上或者相反（图 367）。

9. 呼气，把头插入到双脚之间，前额放在地面上。头后部应该贴着交叉双脚的脚踝处。这个最后阶段就叫做卧龟式。

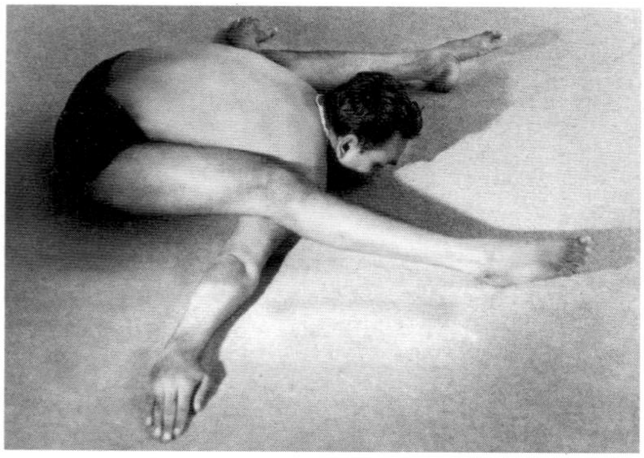

图 364

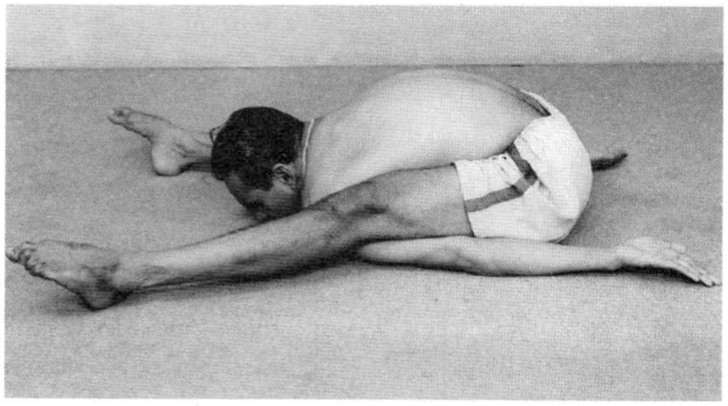

图 365

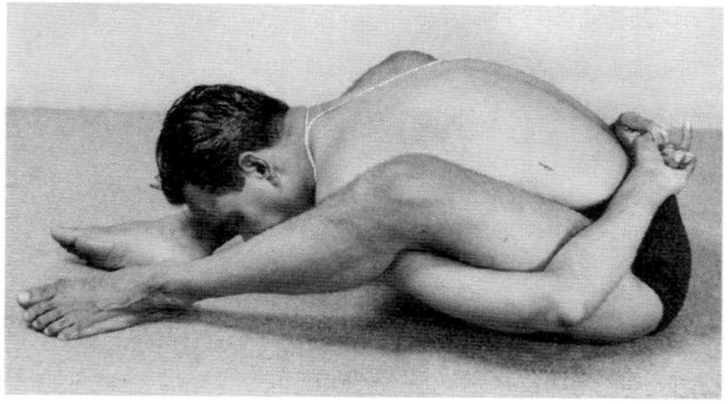

图 366

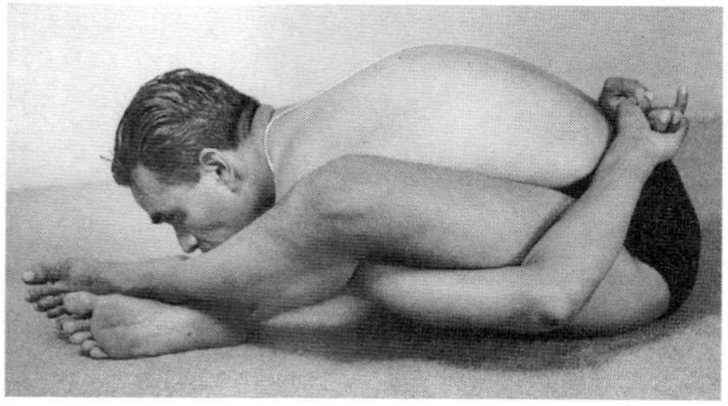

图 367

134. Supta Kūrmāsana 卧龟式（图 368）

难度系数 14

保持这个体式一到两分钟。建议调换双脚交叉的位置，如果一开始是右脚放在左脚上，那么就调换成左脚放在右脚上。这样有助于双腿均衡地发展。

10. 吸气，抬头，松开双手和双脚，双腿伸直放在地面上，放松。
11. 在上述三个阶段中，始终保持自然呼吸。

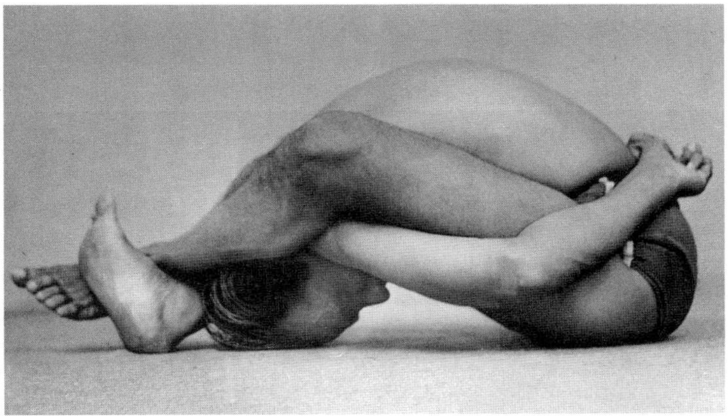

图 368

功效：

这个体式对于瑜伽师来说是神圣的。当至尊主向阿朱那描述内心平稳的人（sthita-prajñā）所拥有的品质时，他说："如同一只乌龟把四肢缩回，他把他的感官从各种感官事物中撤出，然后他的理解才会不偏不倚。"（《薄伽梵歌》，第二讲，第 58 节）在龟式中，四肢收回，身体如同一只乌龟。内心变得宁静、沉着，无论悲伤还是喜悦，练习者都会保持镇静，内心逐渐地摆脱了喜与悲，激情、恐惧与愤怒。

单纯从身体的角度来看，这个体式的功效也非常大。它强健了脊柱，刺激了腹部器官，使人保持活力和健康。它也能舒缓大脑神经，完成这个体式后，练习者感觉精神振奋，如同刚从长时间的酣睡中苏醒过来。

这个体式为练习者步入瑜伽练习的第五个阶段——制感（Pratyāhāra，从外界事物中收回感觉）做好准备。

135. Eka Pāda Śīrṣāsana　单腿绕头式（图 371）

难度系数 15

Eka 的意思是一。Pāda 的意思是腿或脚。Śīrṣa 的意思是头。

功法：

1. 坐在地面上，双腿向前伸直（图 77）。
2. 弯曲膝盖，左脚抬起，用双手抓住左脚脚踝把它拉向躯干（图 369）。
3. 呼气，左大腿向上向后拉伸，稍向前弯曲躯干，把左腿放在后颈上（图 370）。左小腿外侧刚好位于后颈上。
4. 抬起颈部和头部，背部伸直，放开左脚脚踝，双掌在胸前相合（图 371）。然后左大腿后部碰触左肩后部。假如头无法正确地抬起，左腿就会从颈后滑落。右腿应该挺直放在地面上。整个右腿的后部应该紧贴地面，脚趾指向前。
5. 保持这个体式 15~60 秒，深长地呼吸。

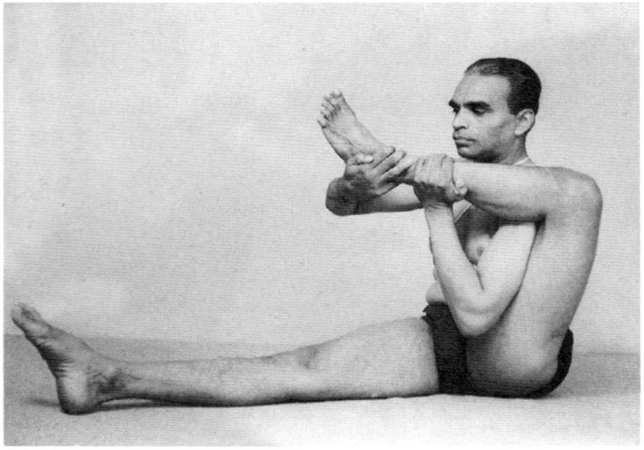

图 369

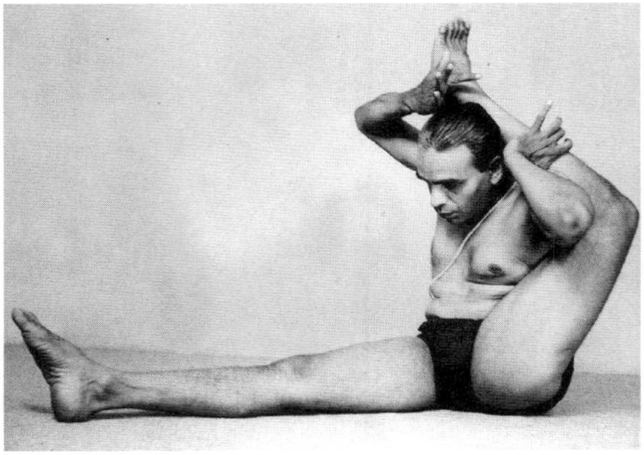

图 370

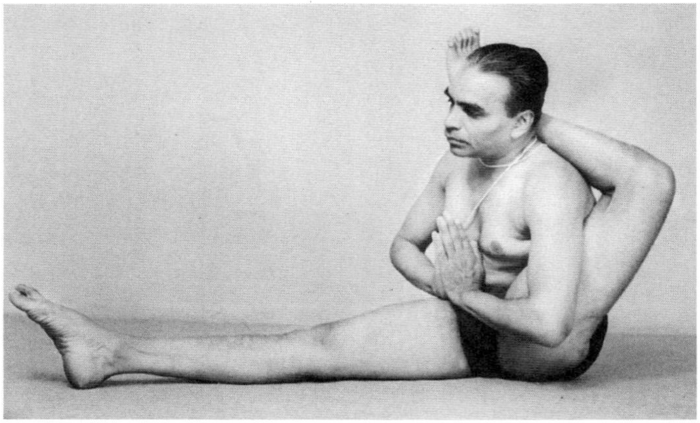

图 371

6. 分开手掌，双手抓住左脚脚踝，放低左腿回到地面，伸直。
7. 在右侧重复这个体式，把右腿放在颈后。左腿应该绷直放在地面上。两侧保持体式的时间应该相同。

功效：

通过练习这个体式，颈部和背部都得到增强，大腿和腿部肌肉也得到完全的伸展。腹部肌肉得到收缩，增强了消化功能。直到练习这个体式后，练习者才会感受到放在脖子上的腿的重量和压力。

单腿绕头式（Eka Pāda Śīrṣāsana）体式系统：

以下的这个体式可以作为单腿绕头式（Eka Pāda Śīrṣāsana）（图 371）在同一伸展上的延续体式进行练习，而无须分开练习。

首先完成单腿绕头式（Eka Pāda Śīrṣāsana）的整个过程，把一条腿放在脖子上。然后在保持一到两分钟后，以另一条腿重复这个体式。这些体式非常激烈，因此需要长时间的练习才能够掌握。

136. Skandāsana 战神室犍陀式（图 372）

难度系数 16

室犍陀（Skanda）是战神迦帝羯耶（kārtikeya）的名字，他的诞生构成了印度诗人迦梨陀娑（Kālidāsa）所创作的史诗《战神重生》（*Kumāra-saṁbhava*）的主题。半神人们曾经为魔鬼塔拉卡（Tāraka）所扰，而这个塔拉卡早已被预言，即只有湿婆（Śiva）和雪山神女帕瓦蒂（Pārvatī）所生的儿子才能消灭他。但是对半神人来说，期盼湿婆有个儿子似乎希望渺茫，因为自从妻子萨蒂（Satī）死后，湿婆就一直处于冥想之中。帕瓦蒂是萨蒂的转世化身，被半神人们派去侍候湿婆。尽管帕瓦蒂费尽心思希望获得湿婆的注意，但是湿婆根本就没有留意她。春天之神瓦散塔（Vasanta）以及爱神卡玛（Kāma）竭尽全力帮助帕瓦蒂赢取湿婆的心。卡玛把欲望之箭射向湿婆企图干扰他的冥想。湿婆睁开他的第三只眼，从这只眼中喷出的火焰把卡玛烧成了灰烬。为了赢得湿婆的心，帕瓦蒂决定和湿婆一样苦行。她去掉身上所有的装饰物，做了附近山巅上的一名隐修者。正是这样的做法使已经身中卡玛欲望之箭的湿婆注意到了她，并坠入爱河。湿婆和帕瓦蒂举行了盛大的婚礼，众神都前去参加。不久，帕瓦蒂生下了战神室犍陀，室犍陀长大后，杀死了恶魔塔拉卡。

功法：

1. 完成单腿绕头式（Eka Pāda Śīrṣāsana）（图 371）。
2. 呼气时，躯干前曲，用双手抓住在地面上伸展的右腿，如同在背部前曲伸展坐式（Paschimottānāsana）中一样（图 160）。把下巴放在右膝上。
3. 伸展下巴，防止右腿滑脱。
4. 保持这个体式大约 20 秒，深长地呼吸。

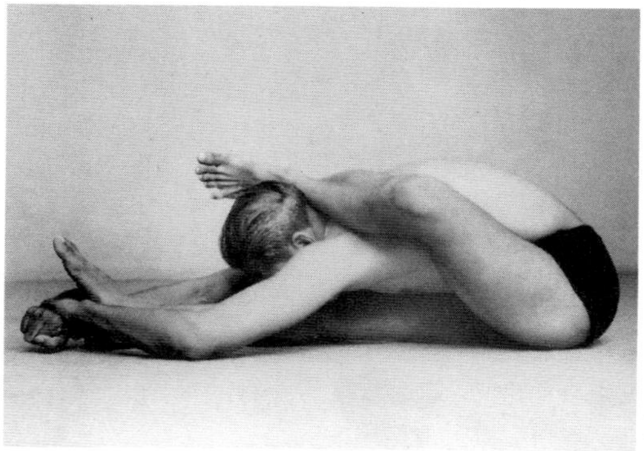

图 372

137. Buddhāsana　佛陀式（图 373）

难度系数 22

Buddha 的意思是启蒙，启发。这个体式是战神室犍陀式（Skandāsana）（图 372）的延续。

功法：

1. 从战神室犍陀式（Skandāsana）（图 372）开始，把左腿放在脖子上，吸气，抬起头和躯干。
2. 左手抓住左脚脚踝，进一步放低左腿。
3. 抬右臂向侧面延伸，右前臂向后绕过左脚脚踝（图 373）。
4. 保持这个体式 15 秒，深长地呼吸。吸气，抬起头和躯干。

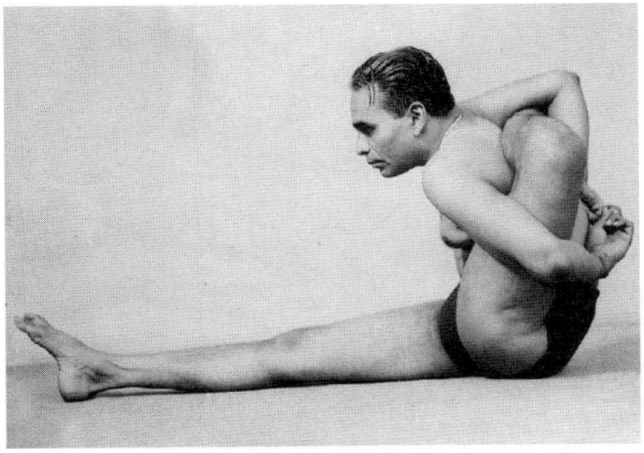

图 373

138. Kapilāsana　卡比里亚式（图 374）

难度系数 22

Kapila 是一位大哲人的名字，据说他是数论派（Sankhya）哲学的创始人。卡比里亚式是佛陀式（Buddhāsana）的延续（图 373）。

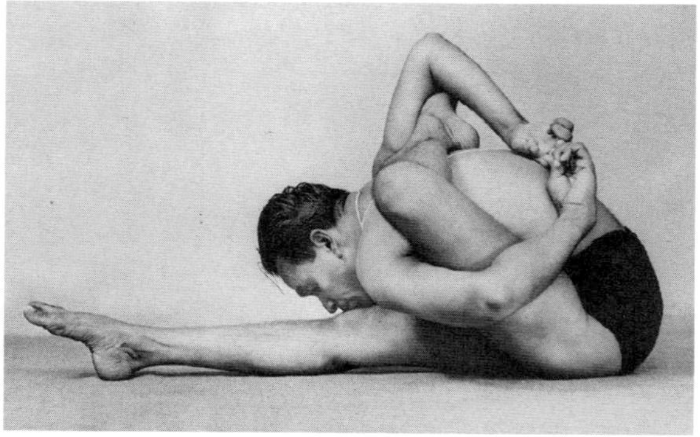

图 374

功法：

1. 继续保持在佛陀式（Buddhāsana）中，双手相扣的同时左腿放在颈后，呼气，躯干向前弯曲，把下巴放在伸展的右膝上，如在背部前曲伸展坐式（Paschimottānāsana）（图 160）中一样。
2. 保持这个体式 10~15 秒，深长地呼吸。吸气，抬起头和躯干，松开手。

139. Bhairavāsana 巴哈拉瓦式（图 375）

难度系数 16

Bhairava 的意思是可怕的，令人敬畏的。这是湿婆（Śiva）的八面之一。

功法：

1. 在卡比里亚式（Kapilāsana）（图 374）中松开双手，呼气，身体向后倾。
2. 双手在胸前合掌。保持右腿在地面上伸直（图 375）。
3. 保持这个体式 20 秒，深长地呼吸。

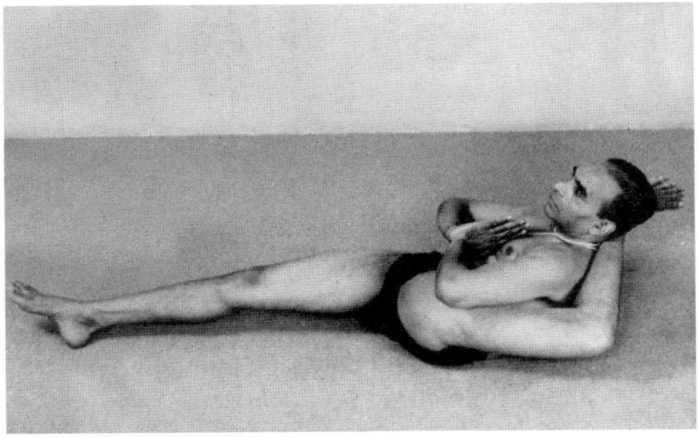

图 375

140. Kāla Bhairavāsana　卡拉巴哈拉瓦式（图 378）

难度系数 19

Kāla Bhairava 是湿婆作为宇宙毁灭者恐怖的一面，是破坏法则的化身。

功法：

1．在完成巴哈拉瓦式 (Bhairavāsana)（图 375）之后，双臂在胸前分开，手掌按压地面，回到单腿绕头式 (Eka Pāda Śīrṣāsana)（图 371）。手掌应该放在臀侧。

2．把右腿向右侧伸出。

3．呼气，身体从地面抬起（图 376），配合两个呼吸。

4．呼气，右臂离地，把躯干朝右转，把右手放在右大腿上（图 377）。配合两个呼吸。

5．现在右臂垂直向上伸展（图 378）。

6．整个身体靠左手手掌和右脚外侧侧向一边保持平衡，右腿与地面成 30 度角。

7．保持这个体式约 20 秒，深长地呼吸。

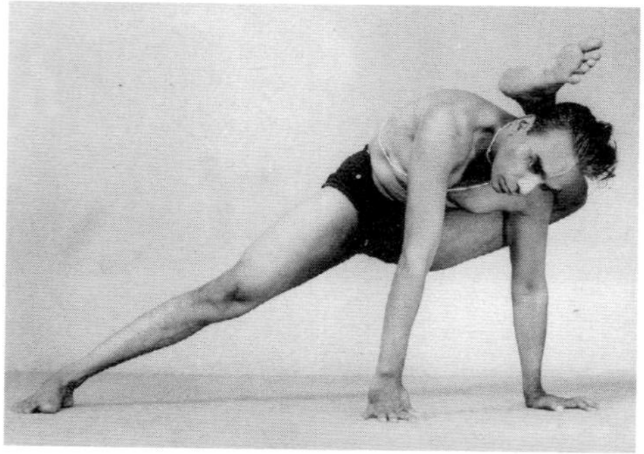

图 376

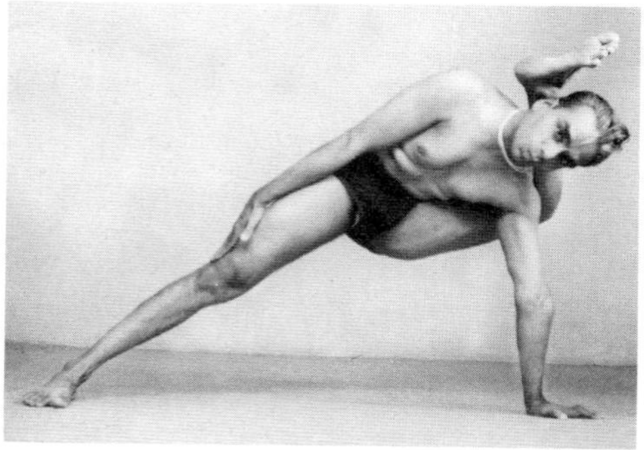

图 377

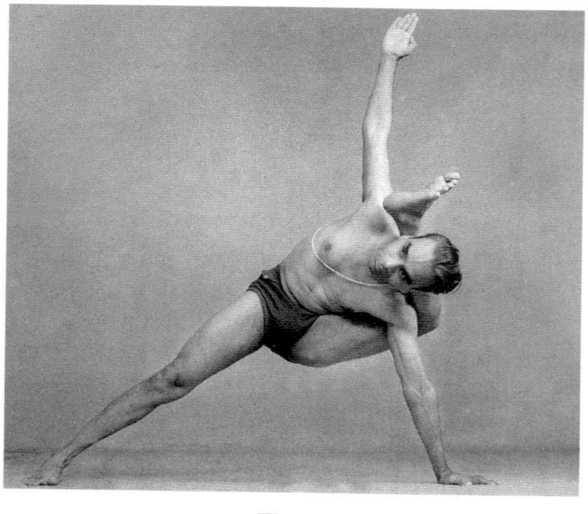

图 378

141. Chakorāsana 鸟式（图 379、图 380）

难度系数 20

Chakora 是指像鹧鸪的鸟，据说它以月光为食。

功法：

1. 从卡拉巴哈拉瓦式（Kāla Bhairavāsana）（图 378）开始，把右手手掌放在地面上，弯曲右膝的同时左腿仍放在脖子上，这样，回到单腿绕头式（Eka Pāda Śīrṣāsana）（图 371）。

2. 双手手掌在髋两侧按压地面。

3. 髋部从地面抬起，靠手掌保持身体平衡。提升伸展的右腿直到它与地面成 60~75 度角（图 379，图 380 为另一侧习练之视图）。依你所能保持这个体式，正常地呼吸。

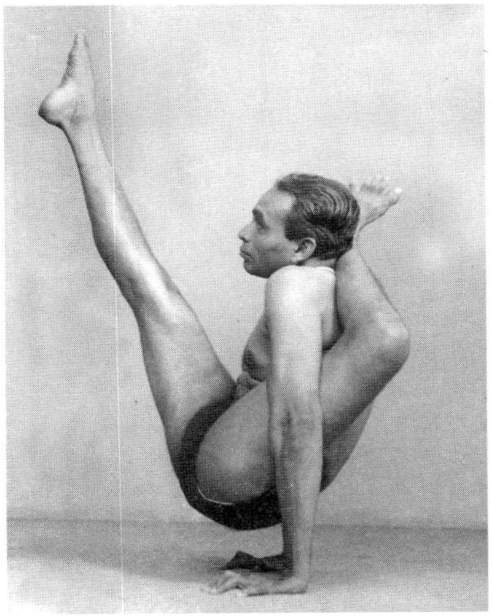

图 379

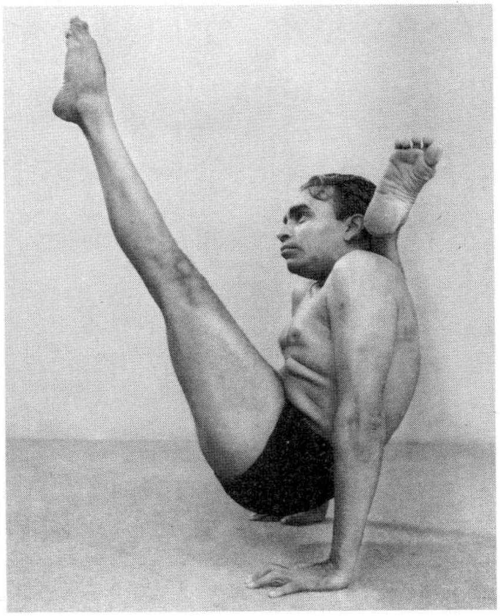

图 380

142. Dūrvāsāsana 杜尔瓦萨式（图 383）

难度系数 21

Dūrvāsa 是一位非常易怒的圣人的名字，他的暴躁脾气几乎家喻户晓。

功法：

1. 从鸟式 (Chakorāsana)（图 379）开始，把伸出的右腿放回到地面。弯曲右膝蹲在地上，双手手掌撑在地面上（图 381）。

2. 然后把双手手掌放在右大腿上。呼气，以手掌压大腿上，向上拉躯干，逐步靠右腿支撑站起来，收紧腿部肌肉使其笔直（图 382）。

3. 腰部和胸部向上拉，双手在胸前合掌，靠右腿保持身体平衡（图 383）。左腿放在颈后。试着正常地呼吸。

4. 尽你所能保持这个体式。因为这个体式难以保持平衡，因此刚开始时练习者可以靠墙，或者在朋友的帮助下完成动作。

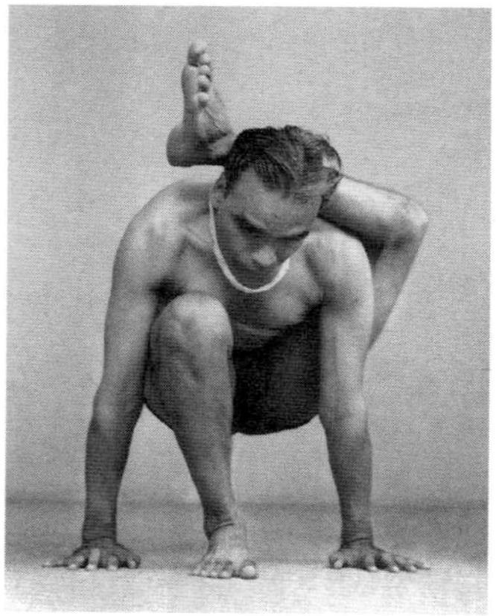

图 381

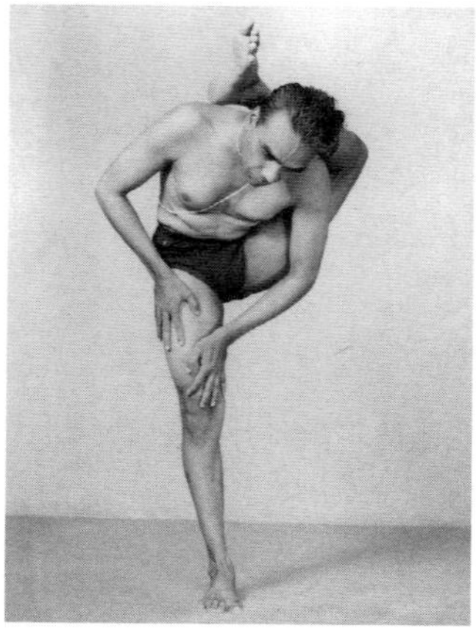

图 382

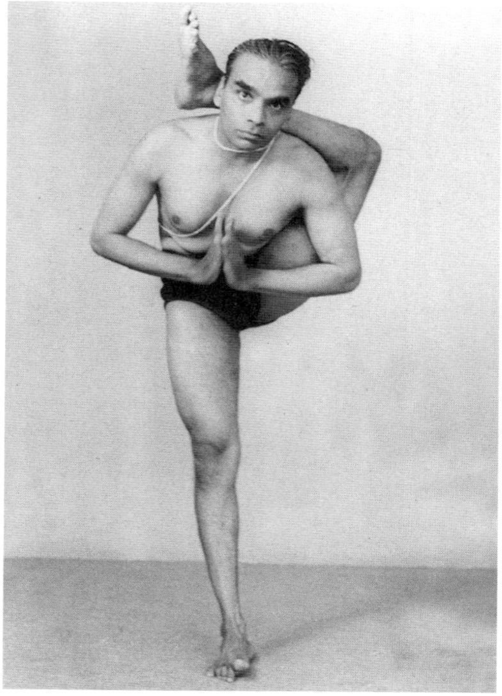

图 383

143. Ṛuchikāsana 里奇卡式（图 384、图 385）

难度系数 18

Ṛuchika 是一位圣哲的名字，他是博伽梵·帕拉苏茹玛（Bhagavān Paraśurāma）的祖父，毗湿奴 (Viṣṇu) 的第六个化身。

功法：

1. 在完成了杜尔瓦萨式（Dūrvāsāsana）（图 383）后，呼气，躯干向前弯曲，把手掌放在右脚两侧（图 384 和图 385）。

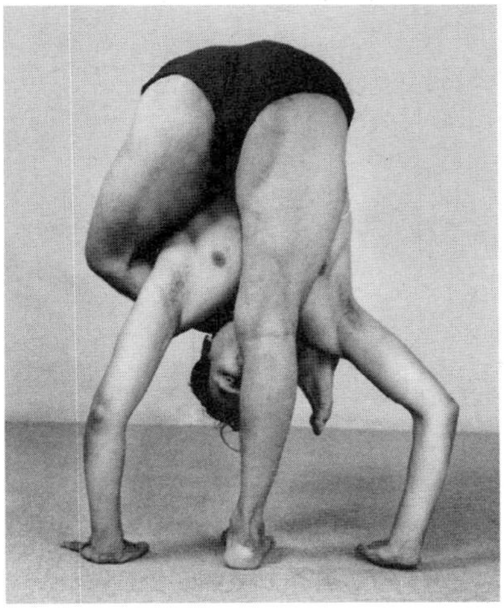

图 384

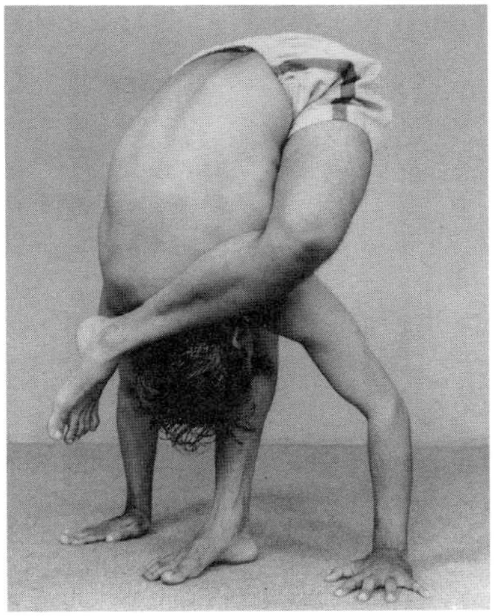

图 385

2. 在不让左腿从颈部滑落的情况下，把头放在右膝上。然后逐步伸展颈部直到下巴碰到右膝，如在加强脊柱前曲伸展式（Uttānāsana）（图 48）中一样。
3. 保持这个体式大约 15 秒，正常地呼吸。
4. 弯曲右膝，坐在地面上，左腿从颈后放下，放松。
5. 然后把右腿放在颈后，重复上面的体式。

以上为单腿绕头式（Eka Pāda Śīrṣāsana）系统的体式。

功效：

在这个体式系统中的各种变体增强肌肉以及整个身体的神经和循环系统。脊柱获得充足的血液供应，从而增加器官中气轮（脊柱内的各种神经丛）的神经能量。这些体式强健胸部，使呼吸更加完全，身体更加强壮；它们阻止身体的神经性颤动和预防这类疾病。通过向身体的各个部位提供纯净的血液，使充足的血液流回心脏和动脉，净化身体，从而有助于清除毒素。通过练习这些体式，血液中的血红素增加，身体和精神变得更有活力，工作的能力也随之增加。

144. Viranchyāsana Ⅰ 威宛恰第一式（图 386、图 387）

难度系数 19

威宛恰（Virancha）或者威宛琪（Viranchi）是至上者梵天名字中的一个，是印度三位一体神中的第一个神，他被委派创造世界。

功法：

1. 坐在地面上，双腿向前伸直（图 77）。

2. 弯曲右膝，把右脚放在左大腿根部，成半莲花式。

3. 弯曲左膝，把左脚拉近躯干，用双手抓住左脚脚踝，呼气，向上向后拉左大腿，躯干稍向前弯把左腿放在后颈上。左腿外侧、踝关节以上碰触颈后。

4. 头和颈部抬起，后背挺直，放开左脚脚踝。

5. 现在左臂垂直向上抬起，弯曲左肘向后，越过颈后的左腿，放在颈后。放低右臂，肘部弯曲，向上抬右前臂直到右手与两肩胛骨平。然后双手在背后相握（图 386 和图 387）。

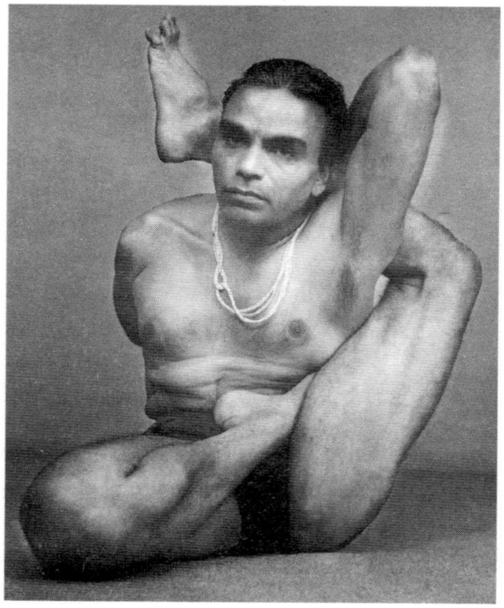

图 386

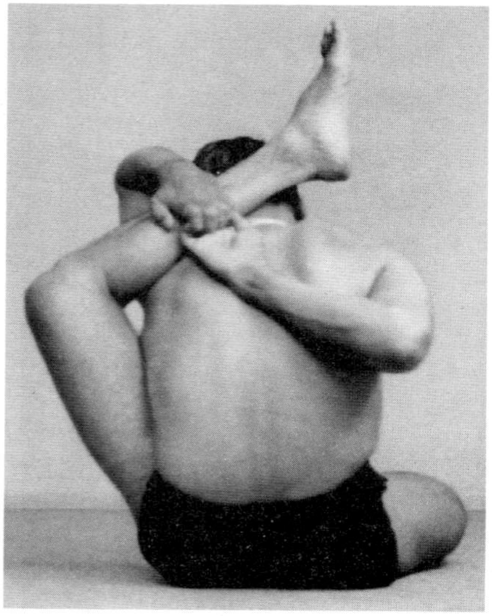

图 387

6. 保持这个体式 10~20 秒，正常地呼吸。松开双手，放低左腿，伸直右腿，回到第 1 步。

7. 在另一侧重复这个体式，保持同样的时间。

145. Viranchyāsana Ⅱ　威宛恰第二式（图 388）

难度系数 10

功法：

1．坐在地面上，双腿向前伸直（图 77）。

2．左腿向后弯曲。把左脚放在髋关节旁边，保持脚趾向后指。左腿现在成英雄式（Virāsana）（图 86）。

3．然后按照在威宛恰第一式（Viranchyāsana Ⅰ）（图 386）中所述的技巧完成体式。

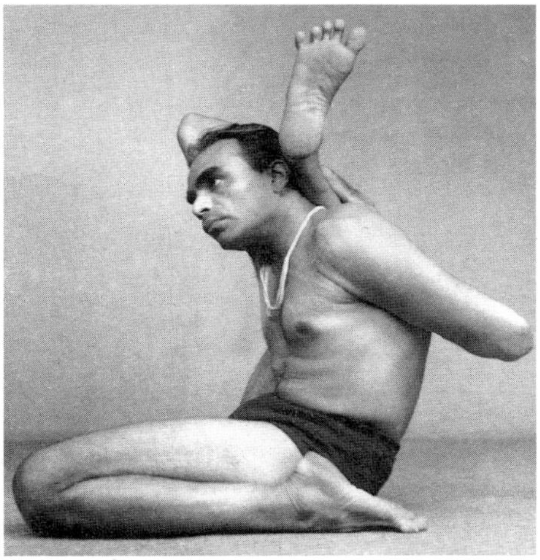

图 388

功效：

这些体式可以强健背部和颈部，肩膀的活动也更加灵活自如。大腿肌肉和腿部腱肌得到完全伸展，腹部肌肉得到收缩，因而消化能力增强。

146. Yoganidrāsana　瑜伽睡眠式（图 391）

难度系数 18

Nidrā 的意思是睡眠。Yoganidrā 是处于清醒与睡眠之间的状态。它也指在每一个年代（Yuga）末期毗湿奴（Viṣṇu）的沉睡。

在这个体式中，双腿在脖子后交叉，双手则在背后相握，背部着地。双腿成为瑜伽修行者的枕头，背部则是他的睡椅。这个体式的练习可以非常迅速地暖身。因此这个体式被那些居住在高海拔地区的瑜伽修行者们用来保暖。

功法：

1. 仰卧在地面上（图 219）。
2. 双膝弯曲，双腿越过头部。
3. 呼气，用双手抓住右脚，把右腿从右肩后拉到颈后，如在单腿绕头式（Eka Pāda Śīrṣāsana）（图 389）中一样。
4. 保持右腿的这个位置，配合几次呼吸。
5. 呼气，在左手手掌的帮助下，把左腿从左肩后拉到右腿下面（图 390）。双脚在踝骨处相交。
6. 双肩抬起，把手臂移到背后，手指相握（图 391）。上臂的后部与大腿后部相靠。保持几次呼吸。
7. 呼气，胸部挺起，脖子向后伸展。这是最终体位［该体式是卧龟式（Supta Kūrmāsana）（图 368）的反转体式］。保持这个体式 30~60 秒，尝试着正常地呼吸。

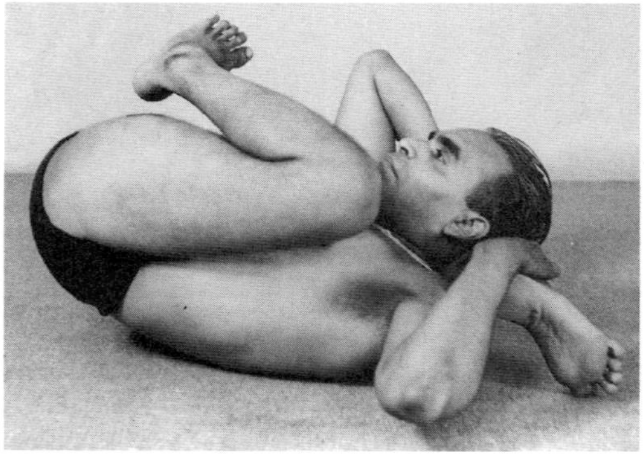

图 389

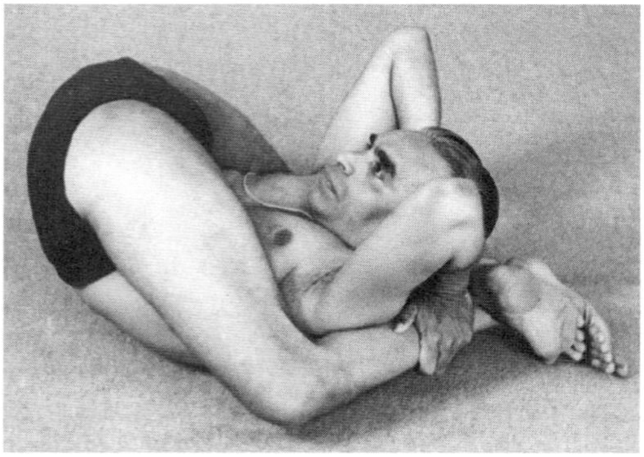

图 390

8. 呼气，松开双手和双腿。
9. 在地面上放松，双腿伸展一会儿。
10. 然后再次重复这个体式，保持相同的时间，一开始先把左腿放在颈后，然后再把右腿放在左腿下面。
11. 体式完成后，松开双腿和双手，仰卧、放松。
12. 不要一开始就先交叉双腿把它们放在脖子后面。这种方式无法获得这个体式的正确感受。记住，先把一条腿放在脖子后，然后再把另一条腿放在前面那条腿的下面。在把交叉的双腿放在脖子后面之前，先提升脖子和背部的区域，同时也要伸展两肩，这样肩膀就不会在胸部和两腿之间成楔形。这将确保体式的正确。

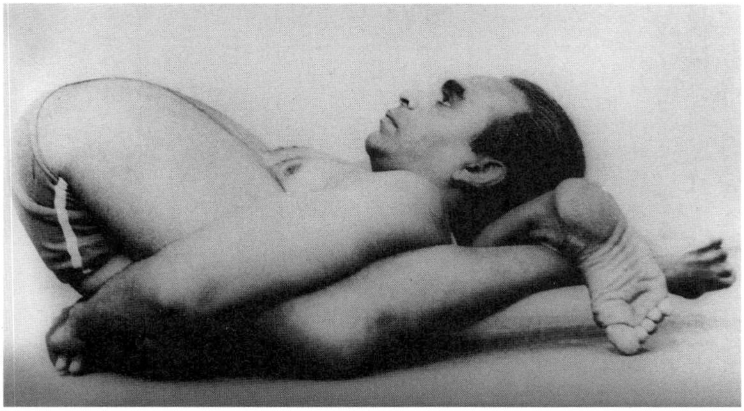

图 391

功效：

在这个体式中，脊柱获得向前的完全伸展，练习者会感到背部的舒畅。这也是最佳的前曲体式。即使背部前曲伸展坐式（Paschimottānāsana）（图 160）中使脊柱得到最大限度的伸展，也无法获得正确练习瑜伽睡眠式（Yoganidrāsana）时所获得的那种舒适和身体完全得到休息的感受。

在后弯的体式中，肺部和腹部肌肉得到最大限度的扩张。而在这个体式中，肺部和腹部则得到了完全的收缩。练习这个体式可加强肾脏、肝脏、脾脏、肠、胆囊、前列腺以及膀胱。持续练习这个体式，腹部器官将免除疾病之苦。它也锻炼生殖腺，释放人体系统中的能量和活力。神经系统得到休息，能量得以储存在身体内部以便更好地思考和工作。

147. Dwi Pāda Śīrṣāsana 双腿绕头合十式（图 393）

难度系数 24

Dwi Pāda（dwi= 两个或都；pāda= 腿或脚）的意思是双脚。在单腿绕头式（Eka Pāda Śīrṣāsana）（图 371）中，一条腿放在颈后。而在这个体式中，双腿都放在颈后，双手则在胸前合掌，身体凭借臀部靠近尾骨的一小部分区域保持平衡。这个体式有难度，练习者倾向于朝后倒。这个体式与瑜伽睡眠式（Yoganidrāsana）（图 391）非常相似，但前者身体是垂直的，而后者背部是放在地面上的。

功法：

1. 坐在地面上，双腿向前伸直（图 77）。
2. 弯曲双膝，把双脚朝身体拉近。
3. 呼气，双手抓住右脚脚踝，右大腿向上向后拉伸，躯干稍向前弯曲，把右大腿放在颈后如单腿绕头式（Eka Pāda Śīrṣāsana）。然后右大腿后部碰触右肩后面。松开双手，保持几次呼吸。
4. 呼气，用左手抓住左脚脚踝，左大腿向上向后拉伸，用上面的方法把左腿放在右腿上。松开左手，双脚在脚踝处相交。双手放在髋两侧，靠近髋部、尾骨附近的区域保持身体平衡（图 392）。这需要多加练习。试着保持正常的呼吸。
5. 双手离开地面，在胸前合掌（图 393），保持平衡几秒，或者尽你所能保持 10~30 秒。这是最终位置。
6. 然后手掌回到地面放在髋侧，呼气，伸直双臂，靠双手撑起身体。不要松开交叉的双脚（图 394）。尽你所能保持这个体式 10~20 秒。
7. 分开双脚，双腿垂直向上伸展，靠双手保持平衡，这就叫做双臂反抱腿式。

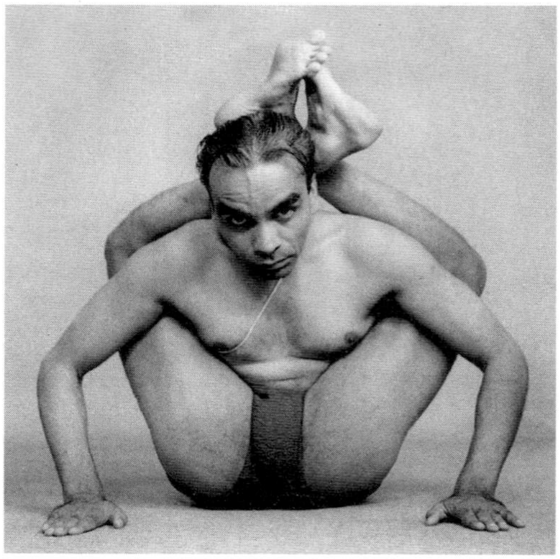

图 392

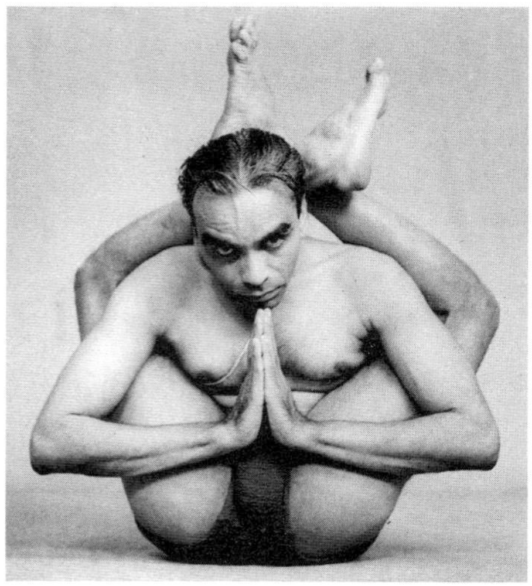

图 393

148. Ṭiṭṭibhāsana 双臂反抱腿式（图 395）

难度系数 22

Ṭiṭṭibha 是像萤火虫一样的昆虫。

在保持这个体式几秒钟后，弯曲双膝，身体放低，回到地面上，把双腿从手臂上松开，双腿向前伸直，休息几秒钟。

8. 以另一种方式重复这个动作，保持同样的时间。这次先把左腿放在颈后，然后把右腿放在左腿上。最后，在地面上放松。

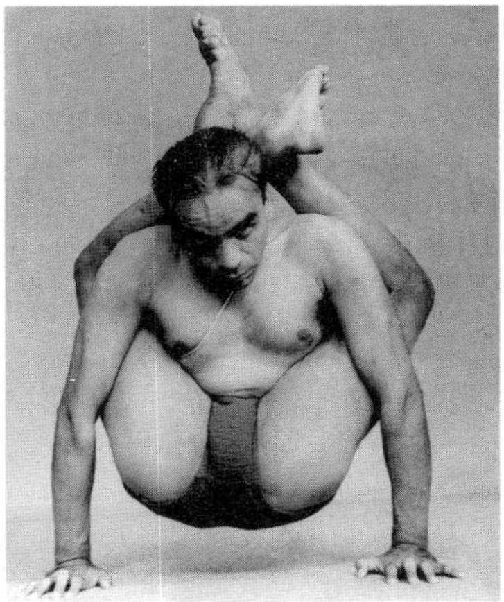

图 394

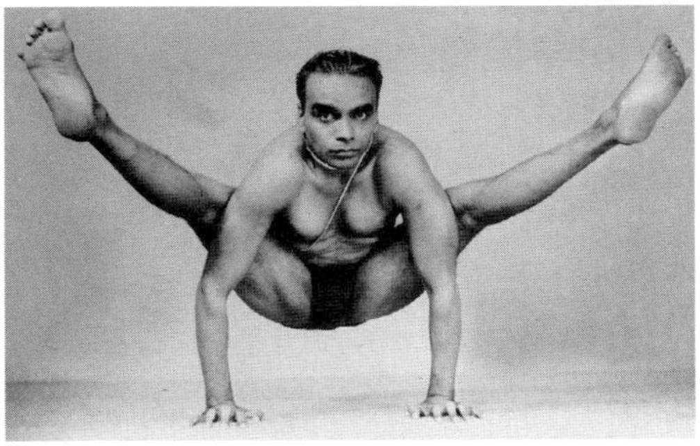

图 395

功效：

在这个体式中，肺部和腹部肌肉获得强烈的紧缩。脊柱也得到完全的向前伸展，腹部器官会从这个练习中很快获得益处。这个体式和瑜伽睡眠式（Yoganidrāsana）（图 391）具有相同的功效，但是在这个体式中，大腿的伸展更为强烈，颈部、骶腰椎和腹部也感到更大的压力。

149. Vasiṣṭhāsana　侧板式（图 398）

难度系数 18

婆吒（Vasiṣṭha）是一位著名的圣人或先知，太阳族王的家庭牧师，也是包括第七《圣传的曼荼罗》（*Maṇḍala of the Ṛg Veda*）在内的好几部吠陀赞美诗的作者。婆吒是婆罗门尊贵和权力的典型代表，也被视为大熊七星的七圣贤之一。他与另外一位圣贤毗奢蜜多罗（Viśvāmitra）之间的相互敌对成为很多神话的主题。毗奢蜜多罗是刹帝利（印度种姓之一，即武士），他通过自身的虔诚和苦行把自己提升为婆罗门阶层。

这个体式是献给圣贤婆吒（Vasiṣṭha）的。

功法：

1. 以山式站立（图 1）。身体向前弯曲，把双手放在地面上，双腿向后 4~5 英尺（120~150 厘米），就好像你正在练习下犬式（Adho Mukha Śvānāsana）（图 75）。

2. 整个身体向右倾斜，仅靠右手和右脚保持平衡。右脚外侧应该牢牢地放在地面上。把左脚放在右脚上，左手手掌放在左髋上，保持平衡，整个身体要笔直（图 396）。为了学会在这个体式上掌握平衡，可以靠近墙练习，使右脚内侧抵住墙。

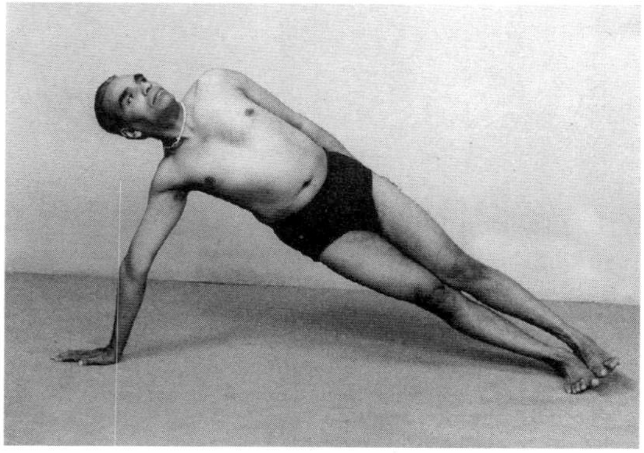

图 396

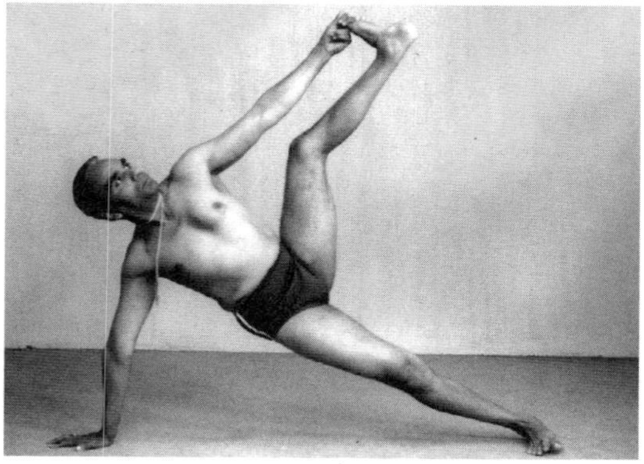

图 397

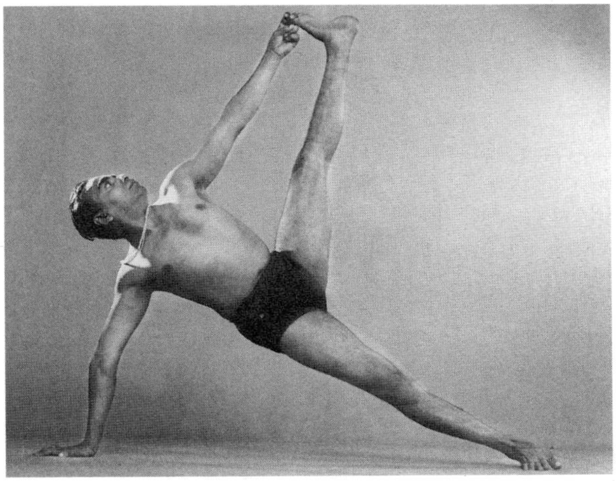

图 398

3. 呼气，弯曲左腿，身体稍向前，用左手大拇指、食指和中指钩住左脚大脚趾（图 397）。垂直向上拉伸左臂和左腿（图 398）。抓住脚趾的体式很像前面描述的卧手抓脚趾腿伸展式（Supta Pādānguṣṭhāsana）（图 284）。在这个体式上保持平衡 20~30 秒，双臂、双腿绷直，深长地呼吸。

4. 松开脚趾，把左脚再次放在右脚上，左手放回左髋上。

5. 呼气，把身体朝左侧倾斜，仅靠左手和左脚保持身体平衡。在这一侧按照上面的技巧重复上述体式，保持同样的时间。

功效：

这个体式强健手腕，锻炼腿部，加强腰部和尾骨区域。

150. Kaśyapāsana 卡西雅伯式（图 399、图 400）

难度系数 19

这个体式是献给圣哲卡西雅伯（Kaśyapa）的。他是圣哲玛里琪（Marīchi）的儿子（玛里琪则是梵天的众子之一）。他在创造世界中承担重要的角色。据说卡西雅伯娶了达刹（Dakṣa）的第 13 个女儿，另外，他与阿底提（Aditi）一共生了 12 名阿底提亚（Adityas，半神人），他与迪提（Diti）生了一群迪提亚（Daityas，恶魔）。通过与不同的妻子结合，他留下了很多后裔，比如毒蛇、爬虫、小鸟、月亮星座的仙女们，等等。卡西雅伯是太阳神苏亚（Sūrya）以及所有生物之父，他常被称为“万物之神”（Prajāpati）。

功法：

1. 以山式站立（图 1）。身体向前弯曲，手掌放在地面上如同在加强脊柱伸展式（Uttānāsana）（图 47）中一样，把双腿向后移 4~5 英尺（约 120~150 厘米），如同你在练习下犬式（Adho Mukha Śvānāsana）（图 75）。

2. 把整个身体向右倾斜，仅靠右手和右脚保持平衡。右脚外侧应该牢牢地放在地面上。左脚放在右脚上，左手放在左臀上，保持身体挺直（图 396）。

3. 呼气，弯曲左膝，把左脚放在右大腿的根部成半莲花式。左臂从肩膀开始向后绕过背部，用左手抓住左脚大脚趾。这是最终体位（图 399，图 400 为另一侧习练的后视图）。深呼吸的同时保持这个体式一会儿。整个胸部和伸展的右臂应该在一个平面上。

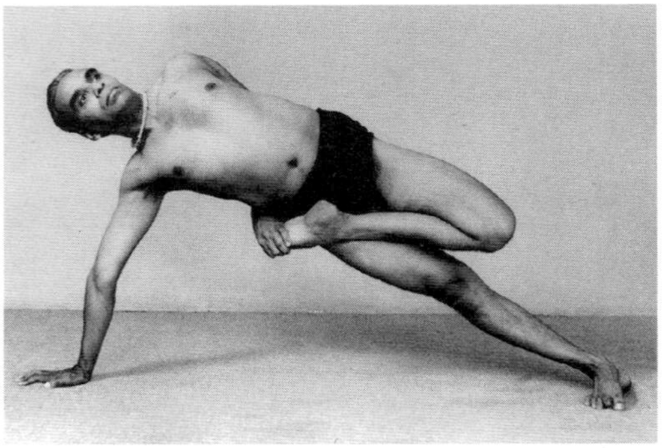

图 399

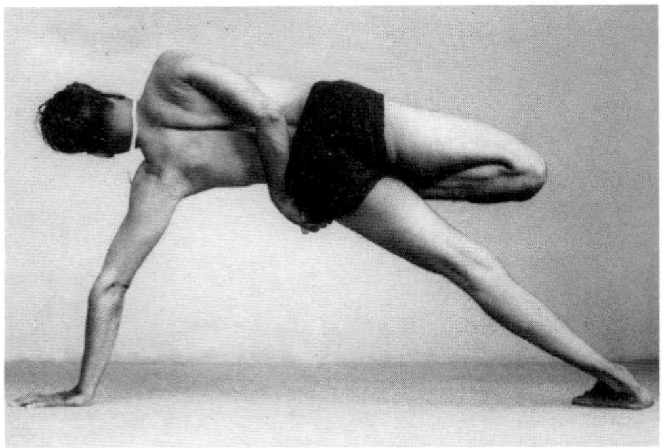

图 400

4. 呼气，松开左脚，把它再次放在右脚上，左手放在左大腿上（图 396）。保持几次深长的呼吸。

5. 呼气，身体转向左侧，靠左手和左脚保持平衡。把右脚放在左大腿的根部成半莲花式，在背后用右手抓住右脚大脚趾。在两侧保持体式的时间相同。

6. 呼气，松开右脚，把它放在左脚上，右手放在右大腿上。

7. 右手放到地面上，回到加强脊柱伸展式（Uttānāsana）（图 47），保持几次呼吸，然后呼气，回到山式站立（图 1）。

功效：

这个体式强健双手，缓解骶骨的疼痛和僵硬。

151. Viśvāmitrāsana 毗奢蜜多罗式（图 403）

难度系数 20

毗奢蜜多罗（Viśvāmitra）是一位著名的圣哲。他曾经是个刹帝利（印度种姓的一种，武士阶层），也是羯若鞠阇国（Kanyākubja）的国王。他一天外出打猎，来到圣哲婆吒（Vasiṣṭha）隐居的偏僻寺院。在那里他看到了卡玛丹奴（Kāmadhenu，一头天牛），他于是提出给圣哲数不清的珍宝来换取她。他的要求遭到拒绝后，国王企图以武力强夺卡玛丹奴。经过长时间的较量，国王被击败了。尽管非常恼怒，但他对婆罗门教与生俱来的力量印象深刻。于是国王投身于最为严格的苦行，直到他成功获得了皇家圣哲（Rājarṣi）、圣哲（Riṣi）、伟大的圣哲（Maharṣi）以及最终的婆罗门圣哲（Brahmarṣi）的地位和称号，但是直到婆吒（Vasiṣṭha）本人也称他为“婆罗门圣哲”时，他才感到满足。在他艰难的苦修过程中，仙女梅娜卡（Menakā）诱惑了他，并怀孕生下了沙恭达罗（Śakuntalā）——一位名剧中的女主人公，印度诗人迦梨陀娑（Kalidasa）名剧中的英雄。

这个体式是献给毗奢蜜多罗的。

功法：

1. 以山式站立（图 1）。身体向前弯曲，把手掌放在地面上，双腿向后移 4~5 英尺（约 120~150 厘米），如同在下犬式（Adho Mukha Śvānāsana）（图 75）中一样。
2. 呼气，右腿纵身一跃，落于右手前方，把右大腿内侧靠在右上臂外侧（图 401）。
3. 马上把身体向左转，把左臂放在左大腿上，保持平衡（图 402）。

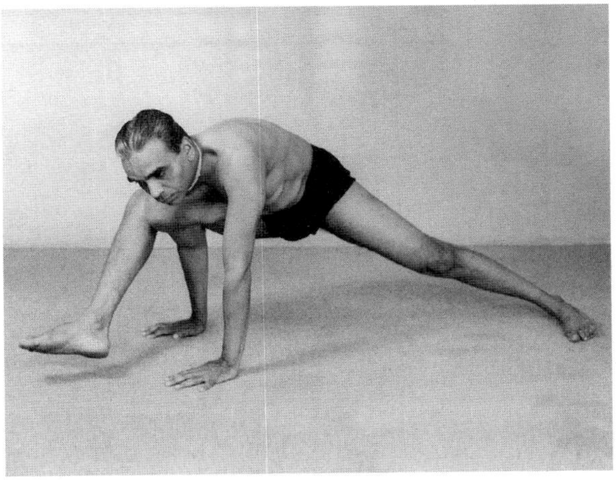

图 401

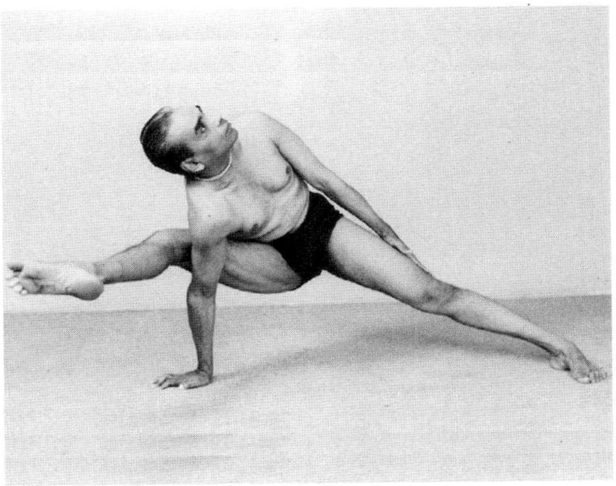

图 402

4. 左脚侧转，脚心和脚后跟按地。
5. 右腿向上伸直，保持两个呼吸。
6. 呼气，左臂从肩膀开始垂直向上伸展，双眼注视伸出的左手（图 403）。
7. 保持这个体式 20~30 秒，深长地呼吸。
8. 呼气，放松右腿，回到第 1 步。
9. 在另一侧重复这一体式，保持相同的时间。

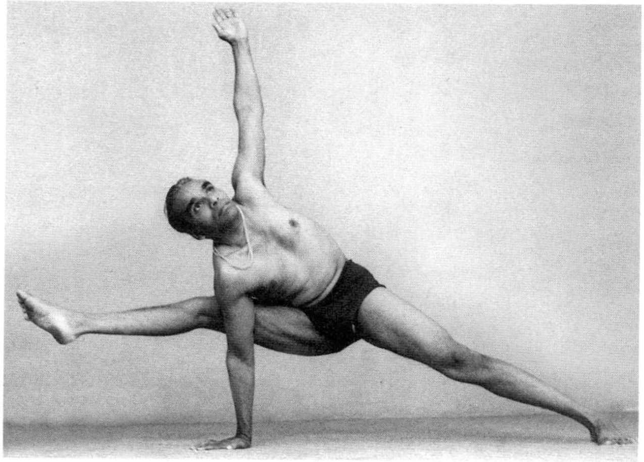

图 403

功效：

这个体式增强双手和腹部器官，锻炼大腿肌肉。

152. Bakāsana　起重机式（图 406、图 410）

难度系数 9

Baka 的意思是起重机。

在这个体式中，身体像一只鹤正在涉过池塘，因此而得名。

下面的技巧以两种不同的方式给出，一个是针对初学者，另一个则是针对高级练习者。

初学者功法：

1. 双脚并拢，蹲坐在地面上。脚底和脚后跟应该完全地放在地面上。从地面上抬起臀部，保持平衡（图 317）。
2. 双膝向两侧分开，躯干向前弯曲。
3. 呼气，双臂绕过弯曲的双膝，双手手掌放在地面上（图 318）。
4. 弯曲双肘，脚后跟离地，躯干进一步向前弯曲，把胫骨靠在上臂后部，靠近腋窝附近（图 404）。配合两或三次呼吸。
5. 呼气，身体前倾，脚趾离开地面抬起（图 405）。
6. 双臂伸直，整个身体靠双手保持平衡（图 406）。

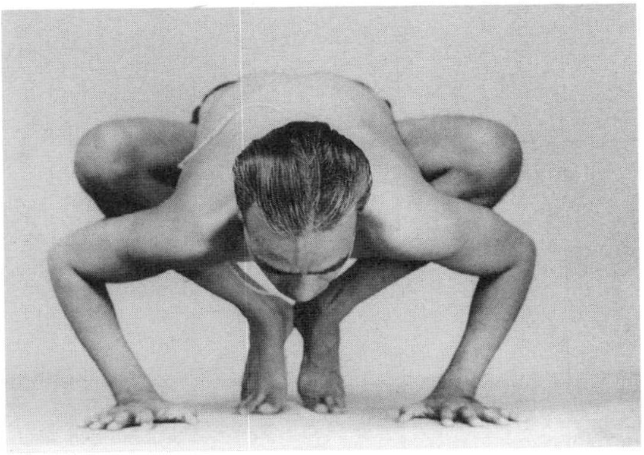

图 404

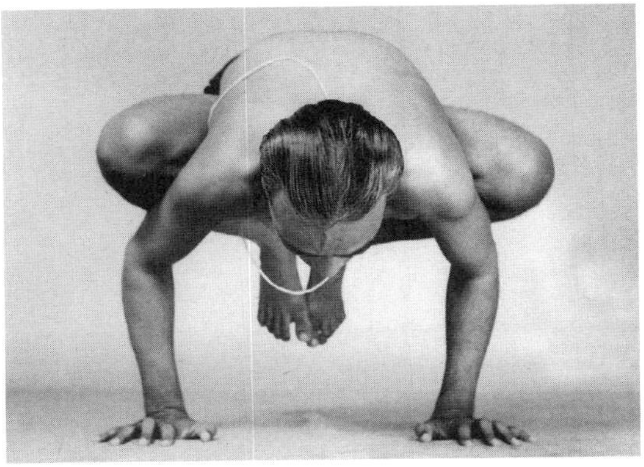

图 405

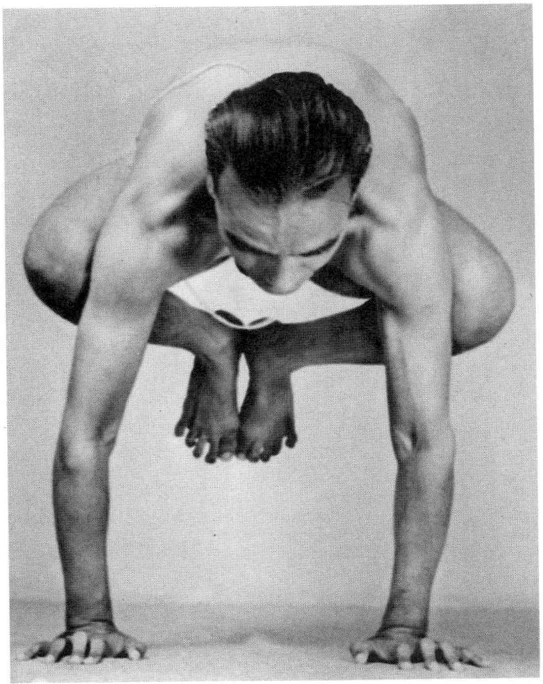

图 406

7. 保持这个体式 20~30 秒，正常地呼吸。
8. 呼气，弯曲双肘，躯干放低，放松双腿，蹲坐在地面上放松。

高级练习者功法：

1. 完成头倒立第二式（Sālamba Śīrṣāsana Ⅱ）（图 192）。
2. 呼气，弯曲双膝．双腿放低，使大腿碰触胃部和胸部。
3. 把右膝尽可能地放在右上臂靠近腋窝处，然后左膝同样放在左臂上。双脚应该并拢（图 407）。稳固这个体式，保持平衡，均匀地呼吸。
4. 呼气，躯干向上提，头部抬离地面（图 408）。伸直双臂，臀部提升（图 409）。颈部伸展，尽可能地抬高头部（图 410）。
5. 紧缩横膈膜区域的肌肉，靠双手保持这个体式平衡几秒钟。试着正常地呼吸。
6. 呼气，头部放在地面上，回到头倒立第二式。然后放低双腿回到地面，休息。高级练习者可以在从头倒立第二式放下双腿后练习轮式（Ūrdhva Dhanurāsana）（图 486），然后以山式站立（图 1）。在练习者已经掌握了反转轮式（Viparīta Chakrāsana）（图 488 到图 499）后，这个体式可以作为练习轮式（Ūrdhva Dhanurāsana）的舒缓练习。

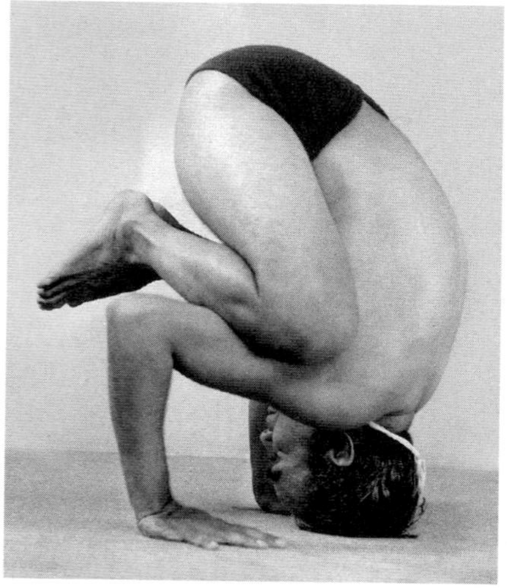

图 407

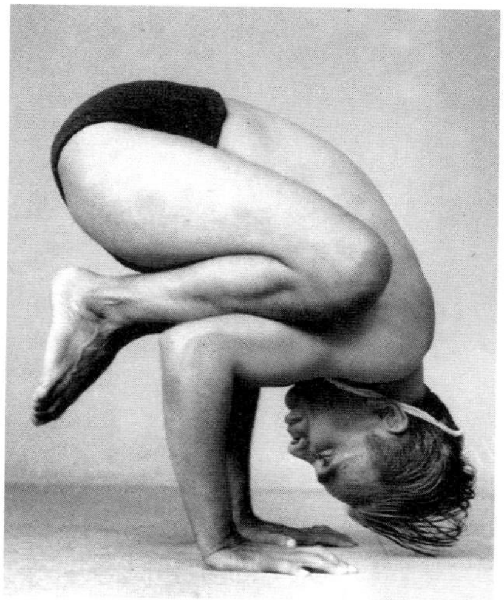

图 408

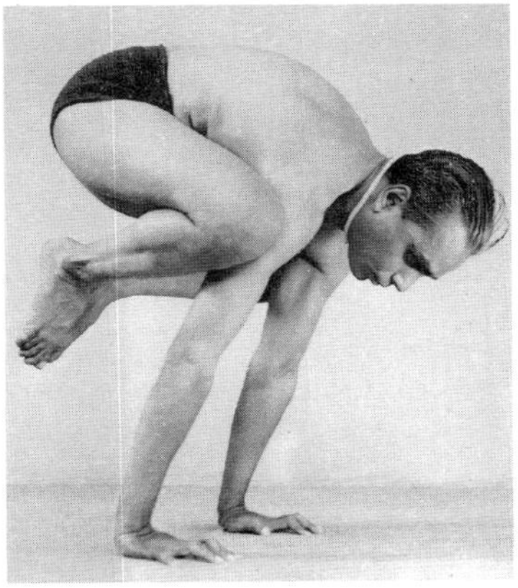

图 409

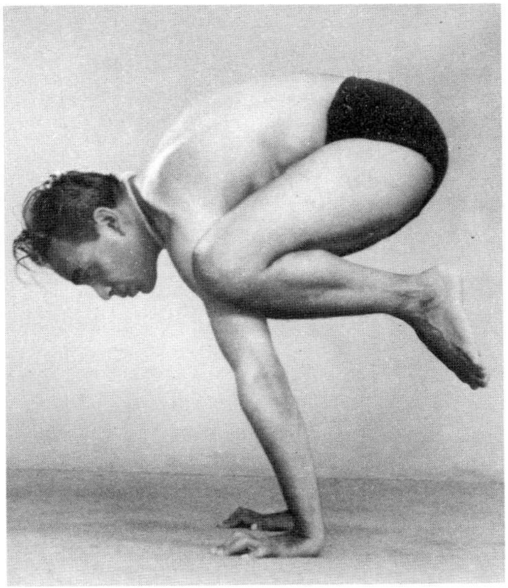

图 410

功效：

这个体式强健双臂和腹部器官，因为腹部器官在这个体式中得到收缩。

153. Pārśva Bakāsana　侧起重机式（图 412）

难度系数 16

Pārśva 的意思是侧面或倾斜。Baka 的意思是起重机或涉水的鸟。在这个体式中，双腿放在侧面的位置。

功法：

1. 完成头倒立第二式（图 192）。
2. 呼气，弯曲双膝，使大腿碰触胃部和胸部。
3. 双膝和双脚并拢。把弯曲的双腿和躯干向右侧扭转。把左大腿放在右上臂后部，尽可能地靠近腋窝处（图 411）。配合几次深呼吸，保持平衡。
4. 然后呼气，头部离开地面，收紧腹部横膈膜附近的肌肉，伸直双臂，靠双手保持平衡（图 412）。保持这个体式几秒钟，均匀地呼吸。双臂会感到很大的压力。
5. 弯曲双肘，把头放回到地面上（图 411）。再次回到头倒立第二式。

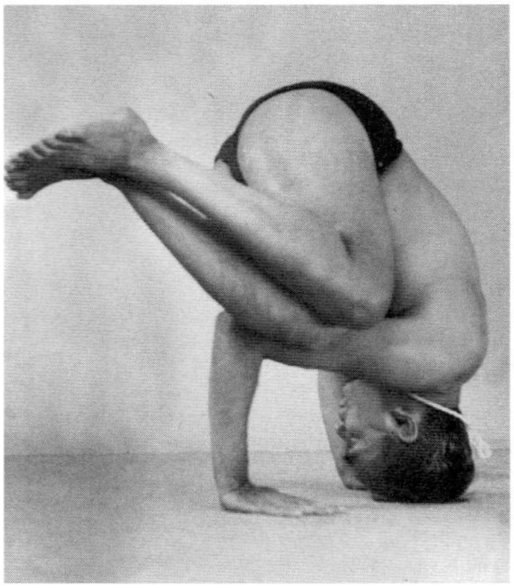
图 411

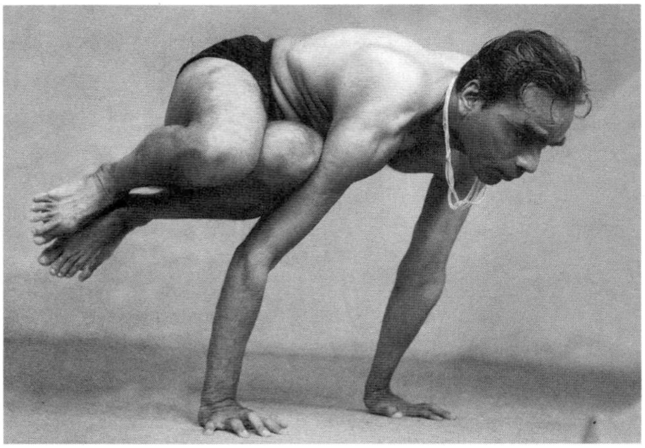
图 412

6. 然后弯曲双膝，把弯曲的双腿向左侧扭转。把右大腿放在左上臂后部，尽可能地靠近腋窝处。呼气，抬头，像第 4 步那样保持身体的平衡。
7. 把头重新放在地面上，再次回到头倒立第二式。然后把双腿放低，回到地面放松或者继续练习轮式（图 486），然后以山式站立（图 1）。当练习者掌握了反转轮式（Viparīta Chakrāsana）（图 488 到图 499）后，这个体式可以作为轮式后的舒缓练习。

功效：

这个体式强健双臂。通过不断的练习，腹部两侧的肌肉都得到锻炼，也将变得更加强健。

154. Ūrdhva Kukkuṭāsana　上公鸡式（图 417、图 418、图 419）

难度系数 18

Ūrdhva 的意思是向上。Kukkuṭa 的意思是公鸡。在这个体式中，身体像一只昂首阔步的公鸡，因此而得名。

功法：

1．完成头倒立第二式（图 192）。

2．在身体稳固后，把右脚放在左大腿根部，左脚放在右大腿根部成莲花式（图 413）。然后呼气，与此同时，双腿弯曲放在上臂后部，尽可能地靠近腋窝处（图 414）。稳固这个体式，保持平衡，均匀地呼吸。

3．呼气，双手手掌牢牢地按压地面，使躯干提升，头部离开地面，接着身体按照图 415 和图 416 的步骤移动。双臂伸直，提升臀部。颈部伸展，尽可能地抬高头部（图 417、图 418 和图 419）。

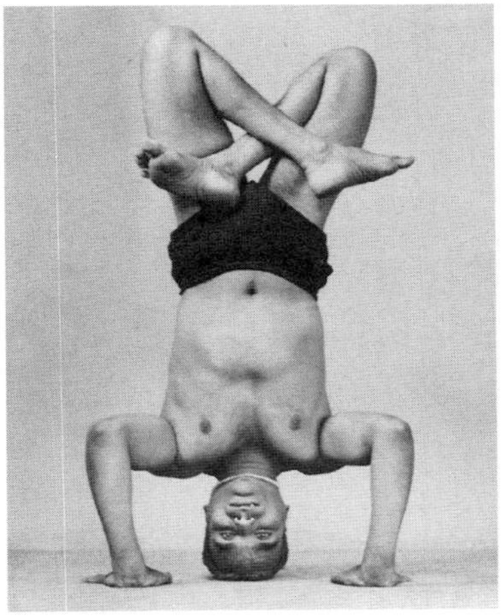

图 413

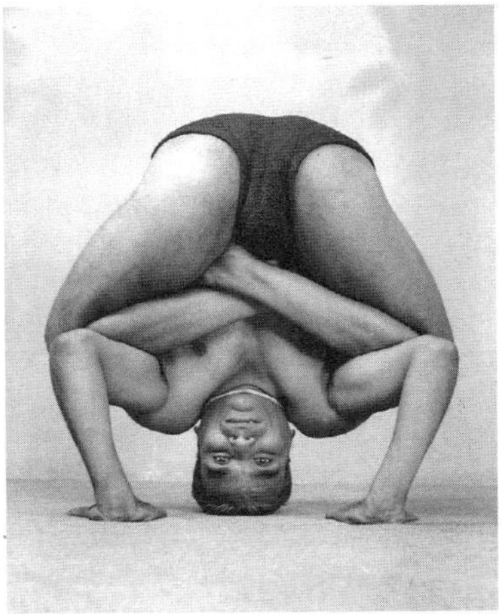

图 414

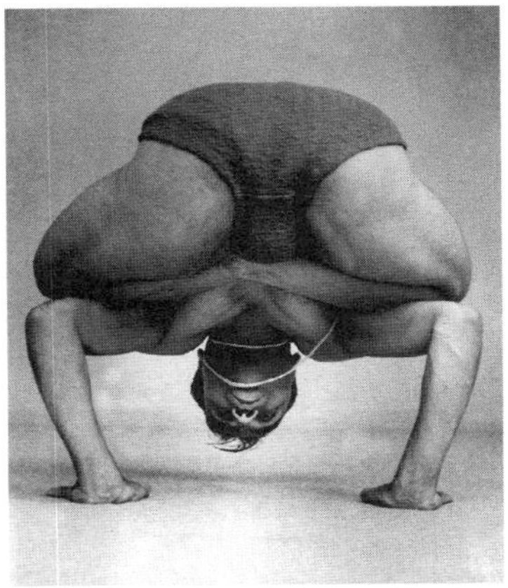

图 415

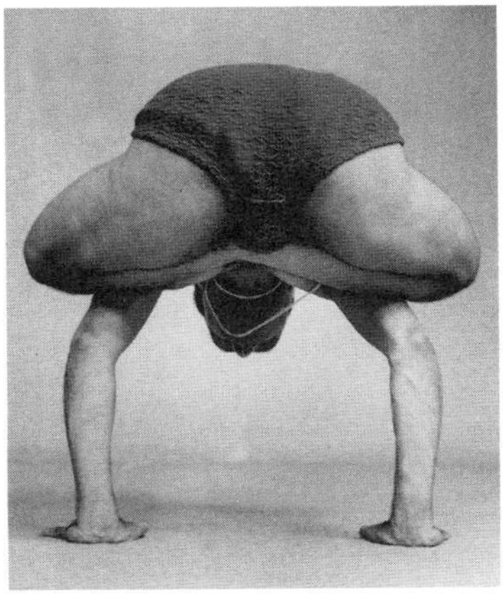

图 416

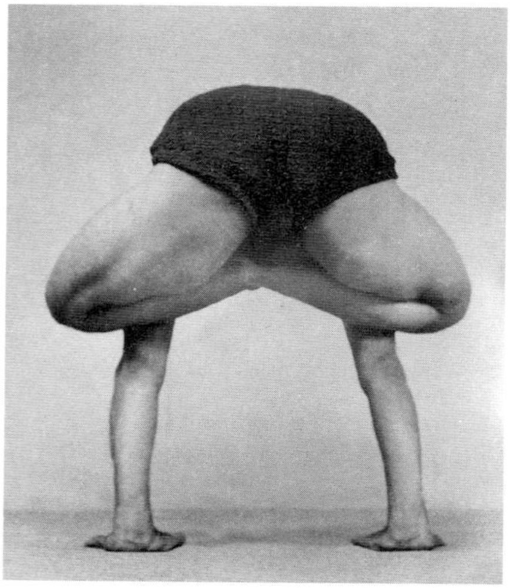

图 417

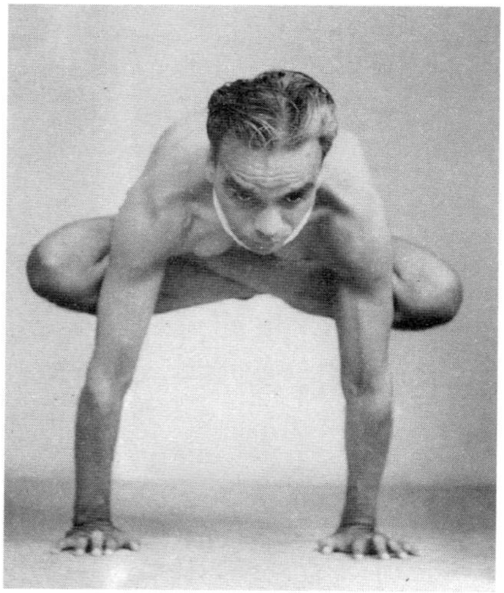

图 418

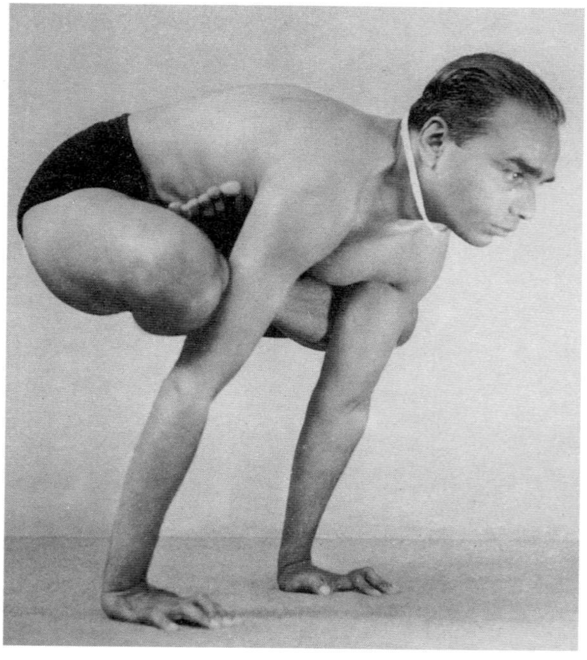

图 419

4. 紧收腹部横膈膜区域的肌肉，在这个体式上靠双手保持平衡几秒钟。试着正常地呼吸。

5. 呼气，弯曲双肘，按图 414 和图 413 所示头部放低，回到地面上，松开交叉的双腿，回到头倒立第二式。

6. 双腿再次成莲花式，这次先把左脚放在右大腿根部，右脚放在左大腿根部。然后按照上面的技巧重复这个体式。

7. 在两侧保持相同的时间，回到头倒立第二式，放低双腿回到地面，放松。高级练习者也可以继续练习轮式（Ūrdhva Dhanurāsana）（图 486），放下双腿，伸直双臂，然后以山式站立（图 1）。当练习者掌握了反转轮式 (Viparīta Chakrāsana)（图 488 到图 499）后，这个体式可以作为练习轮式后的舒缓体式。

功效：

脊柱得到完全的伸展，在非常短的时间内获得背部前曲伸展坐式 (Paschimottānāsana)（图 160）的功效。双臂和腹部器官变得强壮。

所有这些复杂困难的体式比简单的体式见效更快。当身体变得更加柔软后，简单的体式将变得几乎功能很小或者没有功效了。因此，明智的练习者抛弃这些简单体式而去练习复杂的体式，就好像学者不再每日重复字母表一样。但正如舞蹈家每天练基本功而不舍弃它们一样，瑜伽练习者也应该继续每天练习头倒立式及其体式系统（图 184 到图 218）、肩倒立式及其体式系统（图 234 到图 271）。

155. Pārśva Kukkuṭāsana　侧公鸡式（图 424 和图 424a；图 425 和图 425a）

难度系数 24

Pārśva 的意思是侧面。Kukkuṭa 的意思是公鸡。

功效：

1. 完成头倒立第二式（图 192）。

2. 把右脚放在左大腿根部，然后左脚放在右大腿根部成莲花式（图 413）。在体式稳固后，呼气，把躯干转向右侧（图 420），放低双腿使左大腿放在右上臂（图 421）。稳固这个体式并保持平衡一段时间，配合均匀较快的呼吸，这是由于躯干侧面扭转所造成的。

3. 这是一个有难度的体式，最难的地方就是把大腿放在另一侧的胳膊上。开始时，练习者会感到稳固大腿位置时难以保持平衡，而且练习者也会经常硬邦邦地跌落到地面上。

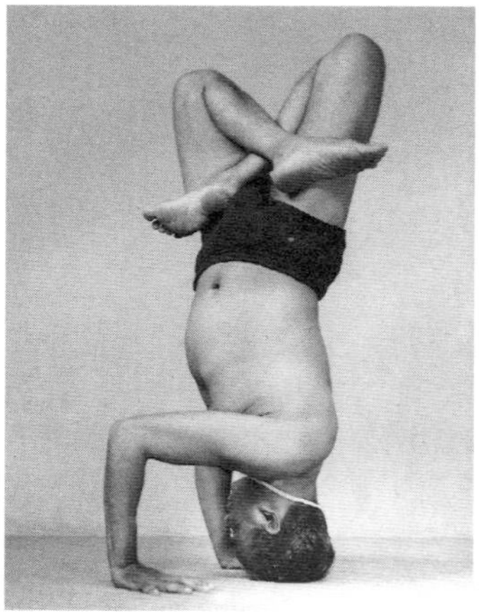

图 420

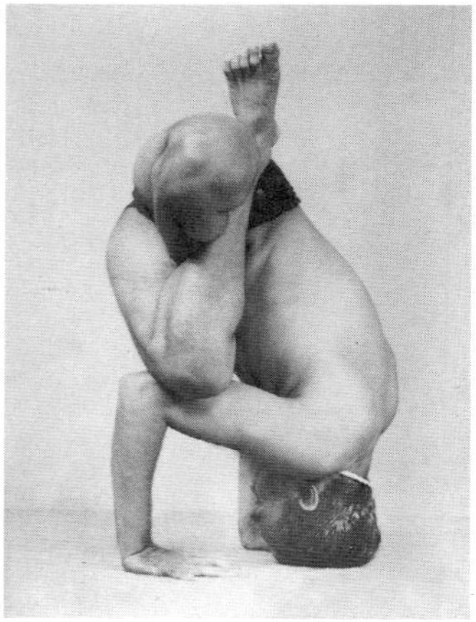

图 421

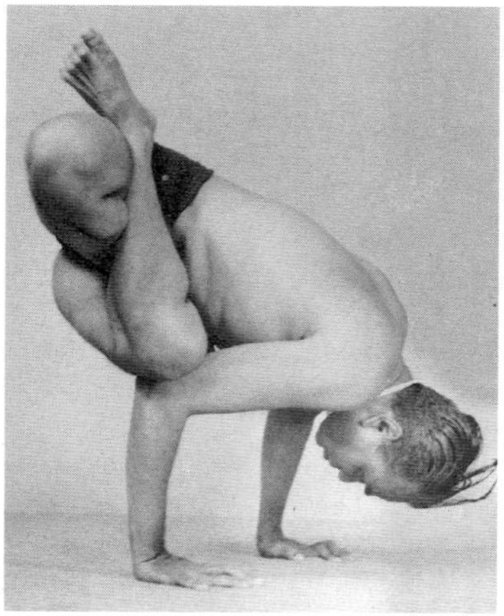

图 422

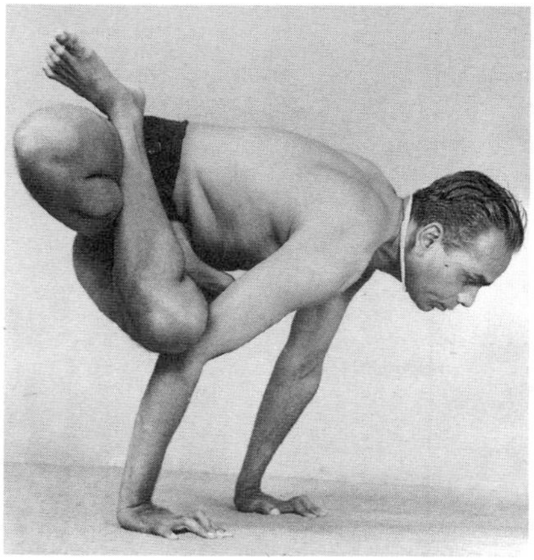

图 423

4. 呼气，双手牢牢地按压地面，向上抬头（图 422），拉伸躯干（图 423）。伸直双臂并提升臀部。颈部向前伸展，尽你所能抬高头部（图 424）。

5. 这是最终体位。身体靠双手平衡，尽你所能保持几秒钟。左臂会感到很大的压力。

6. 呼气，弯曲双肘，头部回到地面上，再次回到头倒立第二式（Śīrṣāsana Ⅱ）。然后分开双脚的莲花式。

7. 在头倒立式上休息一会儿。再次进入莲花式，这次先把左脚放在右大腿的根部，然后把右脚放在左大腿的根部，在左侧重复这个体式（图 425）。这次右腿放在左上臂后上。身体在左侧保持平衡的时候，有必要调换一下双腿莲花式的位置。假如不调换双腿的位置，那么把大腿放在另一侧的胳膊上就会特别困难。

8. 两侧保持体式的时间相同。

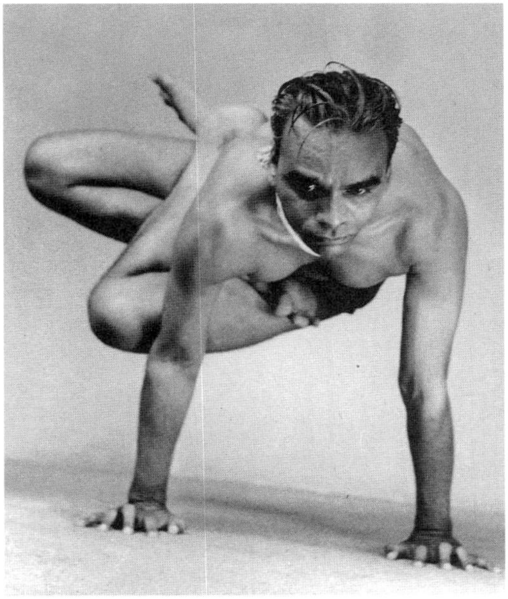

图 424

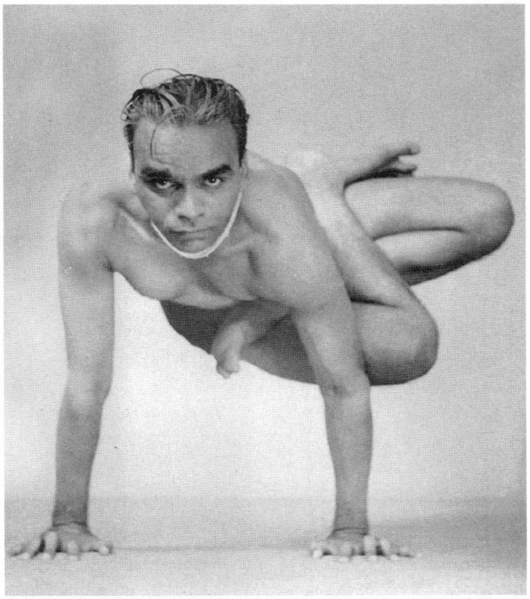

图 425

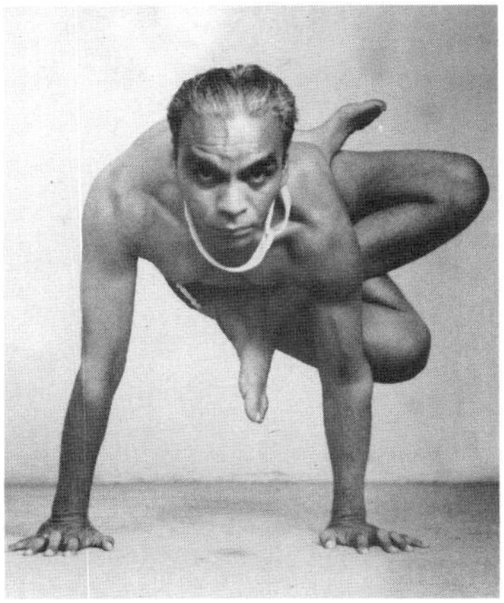

图 424a

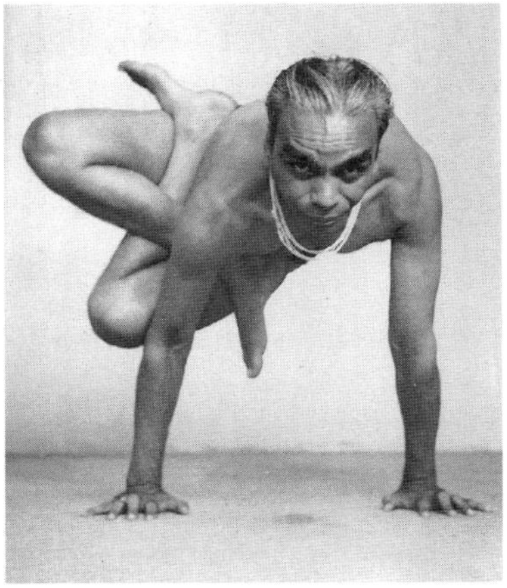

图 425a

9. 在按照第 4 和第 7 段所述的技巧很好地完成这个体式后，可以试着在不分开第 6 段交叉的双脚的情况下身体向左扭转，右大腿放在左上臂上，从地面上抬起头并保持平衡（图 424a）。

10. 回到头倒立第二式。然后在完成第 7 段的体式后，把身体转向右侧，不改变双腿的交叉。试着把左大腿放在右上臂上，从地面上抬起头，保持平衡（图 425a）。

11. 保持这些体式的时间相同。然后回到头倒立第二式，双腿放低回到地面，放松。或者继续练习轮式（Ūrdhva Dhanurāsana）（图 486），或者以山式站立（图 1）。当练习者掌握了反转轮式（Viparīta Chakrāsana）（图 488 到图 499）后，这个体式可以作为练习轮式之后的悦性练习。

功效：

除了能够获得上公鸡式 (Ūrdhva Kukkuṭāsana)（图 419）的功效外，在这个变体中，脊柱获得侧面扭转，从而得到增强。胸部、双臂和腹部肌肉及器官更为强健，增强生命力。

156. Gālavāsana 格拉威亚式（图 427、图 428）

难度系数 16

格拉威亚（Gālava）是一位圣哲，他是毗奢蜜多罗（Viśvāmitra）的学生之一。这个体式就是献给他的。

功法：

1. 完成头倒立第二式（图 192）。
2. 然后双腿成莲花式（即把右脚放在左大腿根部，左脚放在右大腿根部，图 413），呼气，躯干弯曲使大腿碰触胃部和胸部。
3. 保持几个呼吸，然后躯干向右侧扭转，呼气的同时放低交叉的双腿，把两腿胫骨交叉的地方放在右上臂尽可能靠近腋窝处（图 426）。稳固这个体式，配合几个呼吸，保持身体平衡。
4. 呼气，从地面上抬起头，身体向上拉伸，绷紧腹部横膈膜区域的肌肉，伸直双臂，以双手保持平衡（图 427）。依你所能保持这个体式几秒钟。在这个体式中，左肩和双臂会感到很大的压力。
5. 弯曲双肘，把头放到地面上，再次回到头倒立第二式，不要分开交叉的双脚。
6. 呼气，弯曲躯干，把双腿放在左上臂后部上，保持身体平衡（图 428）。

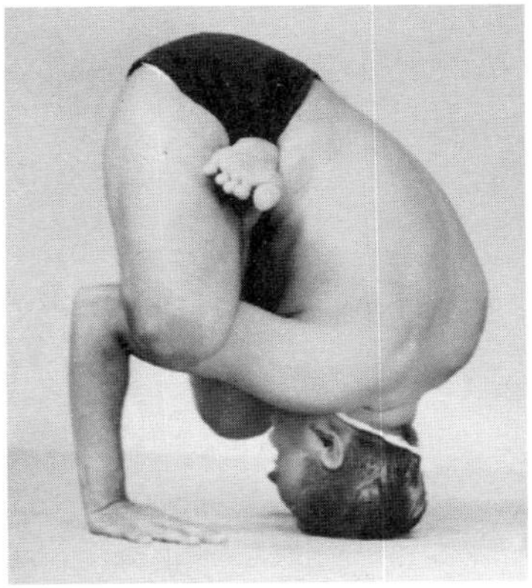

图 426

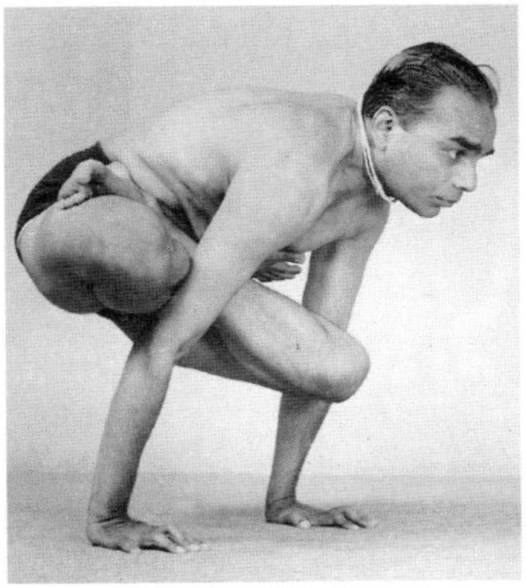

图 428

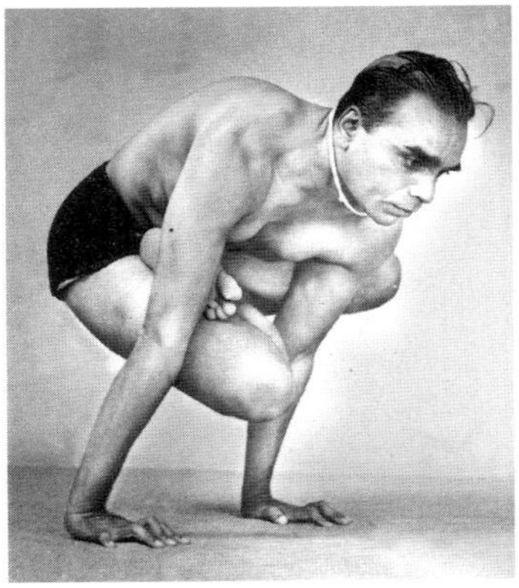

图 427

7. 弯曲双肘，把头部放在地面上，回到头倒立第二式，分开交叉的双腿。双腿再次成莲花式，这次先把左脚放在右大腿的根部，右脚放在左大腿根部，按照上面所述的技巧重复这个体式。
8. 头部放到地面上，再次回到头倒立第二式。然后放低双腿回到地面，放松或者继续轮式（Ūrdhva Dhanurāsana）（图 486），然后以山式站立（图 1）。当练习者掌握了反转轮式（Viparīta Chakrāsana）（图 488 到图 499）后，这个体式可以作为练习轮式后的舒缓体式。

功效：

通过不断练习这个体式，手腕和腹部器官将更加强健，腹部两侧的肌肉也得到很好的锻炼。脊柱会更有弹性，颈部和肩膀会更有力。这个体式结合了头倒立式（图 184）、莲花式（Padmāsana）（图 104）和背部前曲伸展坐式（Paschimottānāsana）（图 160）多个体式的功效。

157. Eka Pāda Gālavāsana　单腿格拉威亚式（图 431、图 433）

难度系数 21

Eka 的意思是一。Pāda 的意思是腿。格拉威亚（Gālava）是一位圣哲的名字。

功法：

1. 完成头倒立第二式（图 192）。

2. 呼气，把右脚放在左大腿根部成半莲花式，弯曲躯干直到双腿与地面平行。

3. 然后弯曲左腿。深呼吸几次。呼气时，把右脚放在左上臂上。放脚的时候，把脚翻转使脚趾与手指指向同一个方向。把右膝放在右上臂上（图 429）。

4. 稳固右腿姿势，配合几个呼吸。左腿伸直，使它与地面平行（图 430）。

5. 呼气，头部离开地面使身体上抬。左腿保持挺直并与地面平行。双肘保持弯曲，上臂与地面保持平行，前臂则与地面垂直（图 431）。

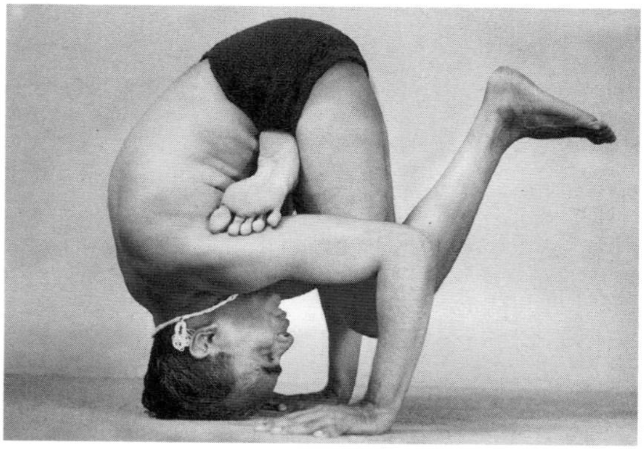

图 429

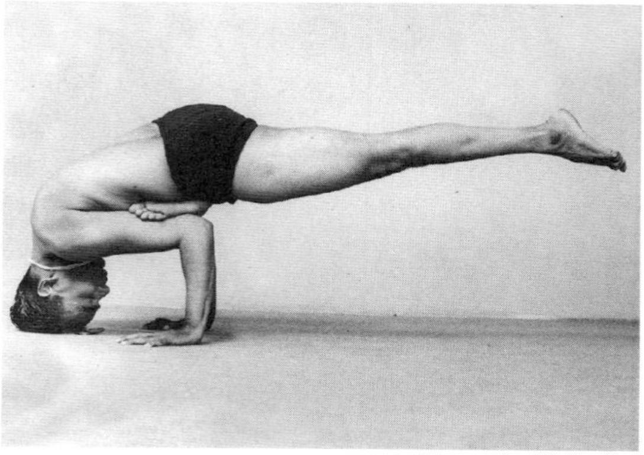

图 430

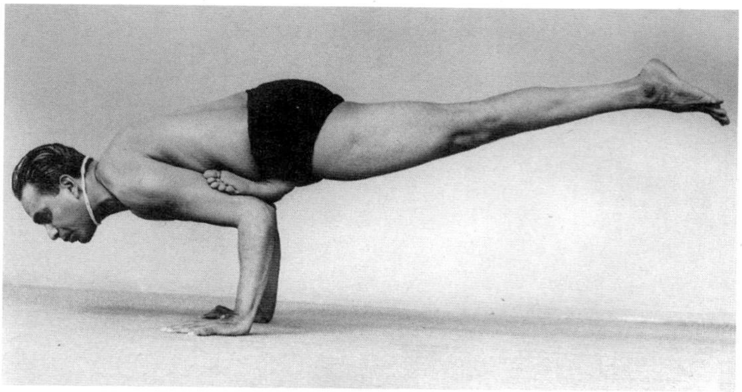

图 431

6. 颈部伸展，尽你所能把头抬高。保持这个体式几秒钟。由于横膈膜受到按压，因此呼吸会变得急促和吃力。

7. 弯曲左膝，把头放到地面上，再次回到头倒立第二式。

8. 深呼吸几次，重复这个体式，这次弯曲左腿成半莲花式，把左脚放在右上臂上，左膝放在左上臂上，然后头离开地面（图 432 和图 433）。两侧保持体式的时间相同。再次回到头倒立式。

9. 练习者可以以放低双腿回到地面完成这个体式，或者也可以继续练习轮式 (Ūrdhva Dhanurāsana)（图 486），然后以山式站立（图 1）。当练习者掌握了反转轮式（Viparīta Chakrāsana）（图 488 到图 499）后，这个练习就可以作为练习轮式后的悦性练习。

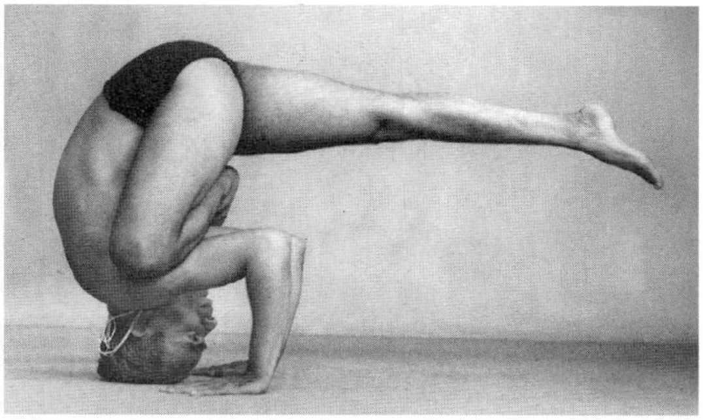

图 432

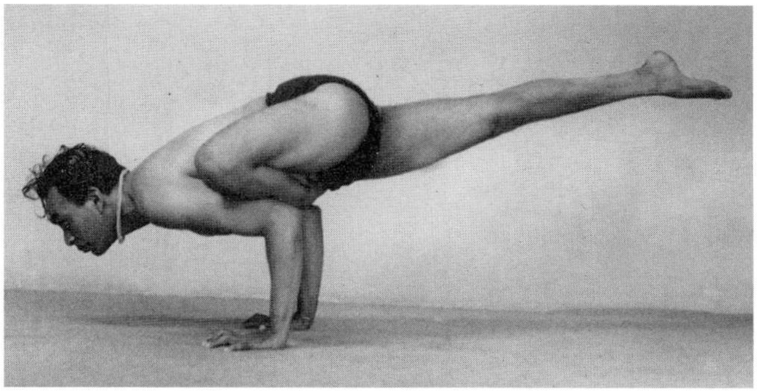

图 433

功效：

这个体式能加强手腕。脚抵住腹部的压力使腹部器官也得到按摩。

158. Dwi Pāda Kouṇḍinyāsana　八字扭转式或双腿圣哲康迪亚式（图 438）

难度系数 22

（dwi= 两个或者都；pāda= 腿或脚。）

康迪亚（Kouṇḍinya）是一位圣哲，他属于婆吒（Vasiṣṭha）家族，创立了康迪亚种姓（Kouṇḍinya Gotra）。这个体式就是献给他的。

功法：

1. 完成头倒立第二式（图 192）。

2. 呼气，双腿挺直并在一起，放低双腿直到它们与地面平行（图 434）。停留在这，保持几个呼吸。

3. 呼气，躯干稍向右转，双腿移向右侧（图 435）。双腿一起放低到右臂上，使膝上部左大腿外侧尽可能地靠在右臂后部近腋窝处（图 436）。

4. 保持平衡，配合几次呼吸。然后呼气，双手手掌牢牢地按压地面，头抬离地面（图 437）。然后躯干抬起，伸展颈部（图 438）。这是最后的体式，此时双腿应该在半空中几乎与地面平行，由于躯干的扭转，呼吸会变得急促。尽你所能保持这个体式 10~20 秒。左肩和左臂会感到巨大的压力。

5. 弯曲膝盖，把头放到地面上，再次回到头倒立第二式。休息一会儿，然后在左侧重复这个体式。这次把右大腿放在左上臂上。两侧保持体式的时间相同。再次回到头倒立式。

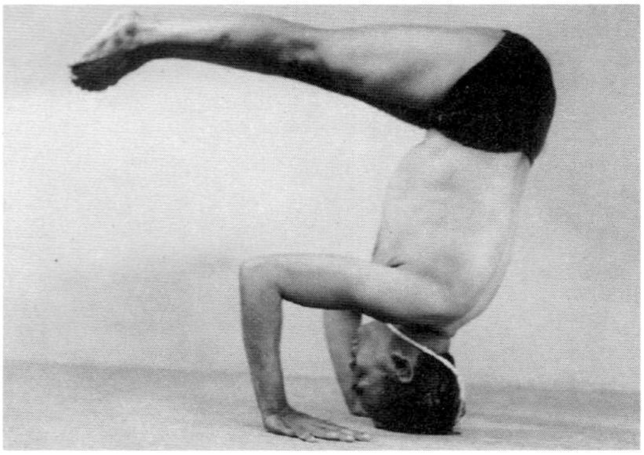

图 434

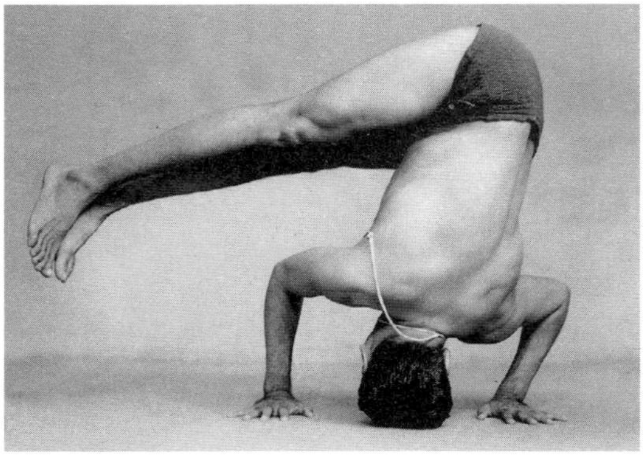

图 435

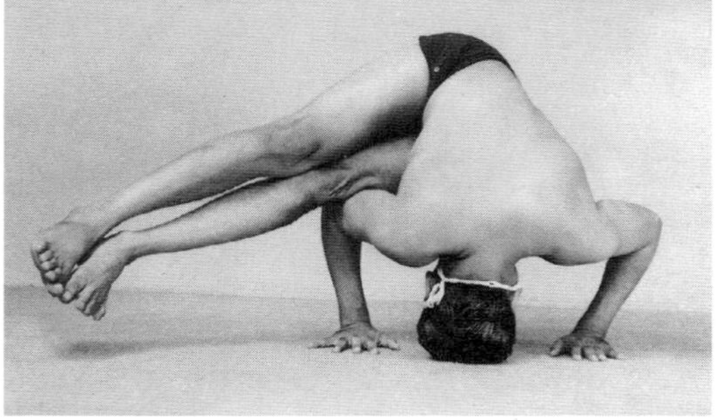

图 436

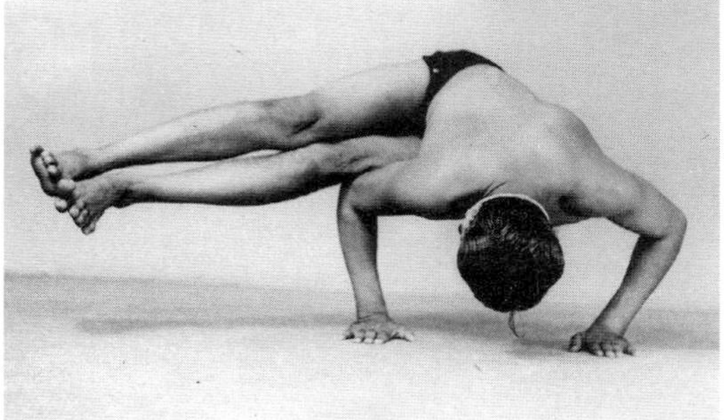

图 437

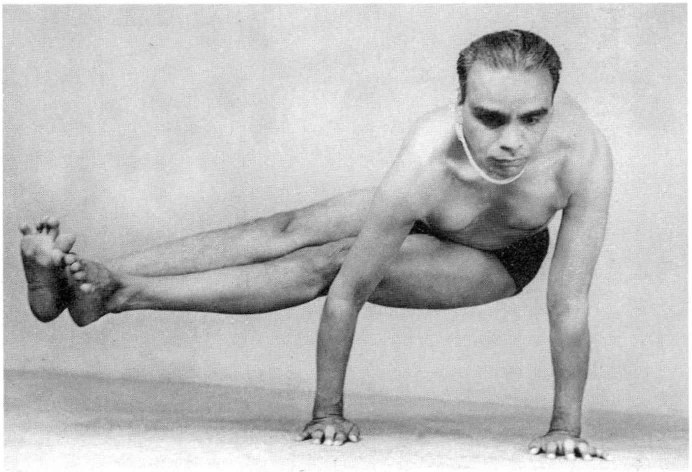

图 438

6. 有两种方式完成这个体式，可以放低双腿回到地面，然后放松。或者继续练习轮式（Ūrdhva Dhanurāsana）（图 486），然后以山式站立（图 1）。当练习者掌握了反转轮式（Viparīta Chakrāsana）（图 488 到图 499）后，这个练习就可以作为练习轮式后的悦性练习。

功效：

这个体式可以加强腹部器官，使肠得以很好地蠕动，从而排除体内毒素。要想在双腿完全伸展的情况下保持平衡，这需要一些经验。侧面的动作使脊柱变得更有弹性，颈部和手臂变得更为有力。

159. Eka Pāda Kouṇḍinyāsana Ⅰ 单腿圣哲康迪亚第一式（图 441）

难度系数 23

Eka 的意思是一。Pāda 的意思是腿或脚。康迪亚（Kouṇḍinya）是一位圣哲的名字。

功法：

1. 完成头倒立第二式（图 192）。

2. 呼气，双腿伸直一起放低，直到它们与地面平行（图 434）。在这里停留一下，配合几次呼吸。

3. 呼气，弯曲双腿，把左腿朝右侧移。把左腿放在右上臂后部上，使膝盖以上左大腿外侧尽可能地靠近右腋窝（图 439）。配合几次呼吸，保持平衡。

4. 左腿朝侧面伸直，右腿向后伸直（图 440）。保持两个呼吸。

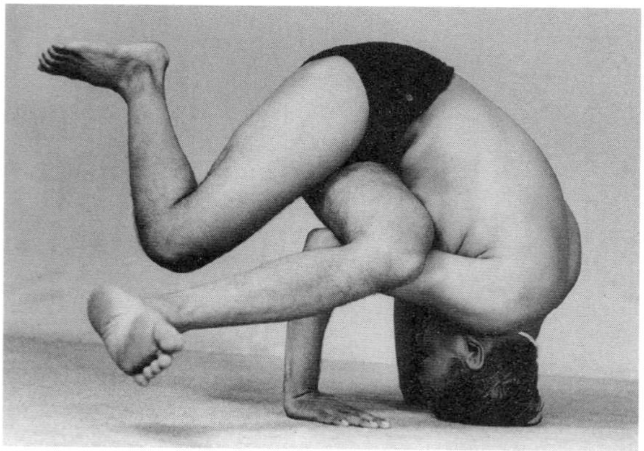

图 439

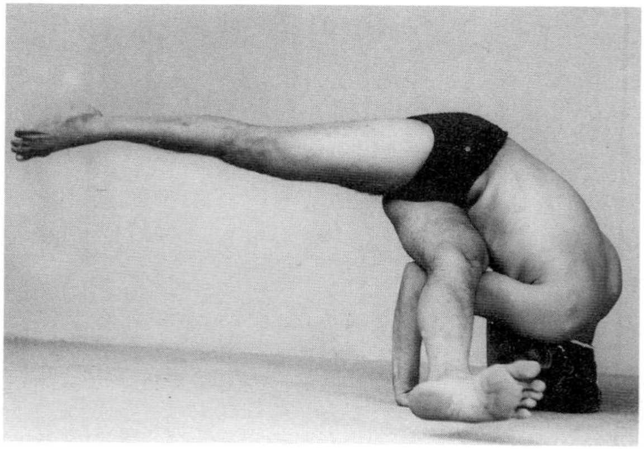

图 440

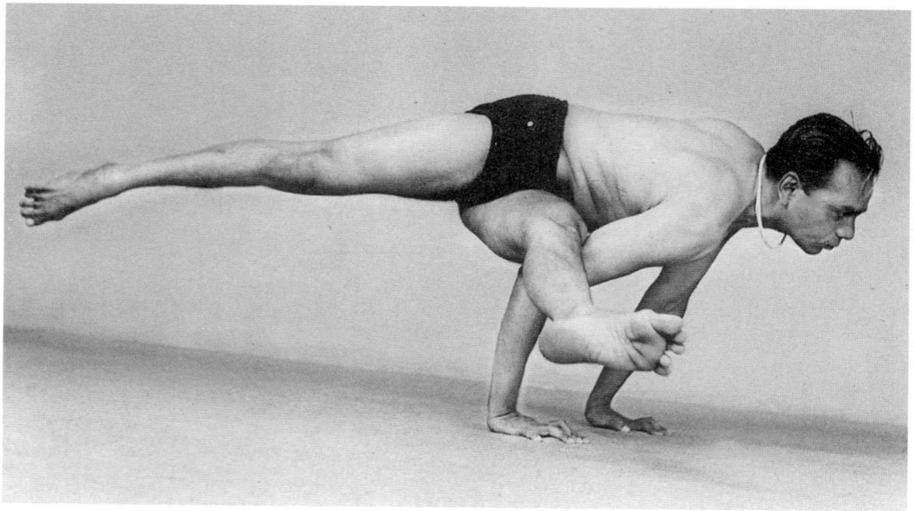

图 441

5. 呼气，头部从地面抬起，手臂伸展，靠双手保持平衡。保持双腿伸直，膝盖收紧（图 441）。这是最终体位。尽你所能保持这个体式到 30 秒，正常地呼吸。

6. 弯曲双膝，呼气，把头放在地面上，再次回到头倒立式。休息一会儿，正常地呼吸。

7. 在另一侧重复这个体式，保持同样的时间。这次把右大腿放在左上臂上，左腿向后伸直。然后再次回到第 6 步的头倒立式。

8. 完成这个体式有两种方式，可以放低双腿回到地面，然后放松，也可以继续练习轮式（Ūrdhva Dhanurāsana）（图 486），然后以山式站立（图 1）。当练习者掌握了反转轮式（Viparīta Chakrāsana）（图 488 到图 499）后，这个练习就可以作为练习轮式后的悦性练习。

功效：

在这个体式中双腿对腹部的压力按摩腹部器官。脊柱的扭转则活跃和加强了脊柱。手臂和颈部也变得有力。

160. Eka Pāda Kouṇḍinyāsana Ⅱ 单腿圣哲康迪亚第二式（图 442、图 443）

难度系数 24

功法：

1. 完成毗奢蜜多罗式（Viśvāmitrāsana）（图 403），右腿放在右上臂上。

2. 呼气，左手手掌放在地面上。头和躯干朝地面移动。弯曲双肘，使身体与地面平行，双腿伸直，脚趾离开地面。尽你所能靠双手保持平衡。左腿朝后伸直，右腿则向右伸直。右大腿的内侧放在右上臂后部上（图 442 和图 443）。

3. 这个体式非常强烈，需要坚持不懈的努力才能掌握。呼吸会变得急促和吃力。伸展颈部，保持头部抬起。

4. 把左腿放低回到地面上，右腿从右臂上移开，放松一会儿。

5. 在另一侧重复这个体式，这次把左腿放在左上臂后部上，右腿向后伸直。两侧保持体式的时间相同。

6. 高级练习者可以从头倒立第二式（图 192）开始，按照单腿圣哲康迪亚第一式（Eka Pāda Kouṇḍinyāsana Ⅰ）（图 441）体式的技巧进行练习，把一条腿放在同一侧的手臂上，如图 444 所示，然后头离开地面，双腿伸直，与地面平行。

7. 在另一侧重复这个体式，然后回到头倒立第二式（Śīrṣāsana Ⅱ）（图 192），继续练习轮式（Ūrdhva Dhanurāsana）（图 486），之后以山式站立，或者练习反转轮式（Viparīta Chakrāsana）（图 488~499）。

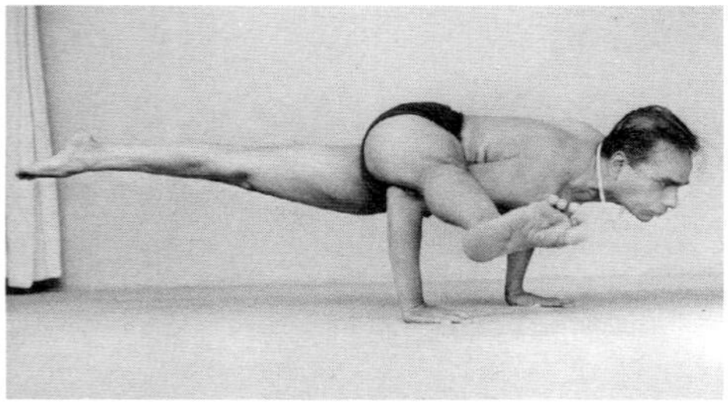

图 442

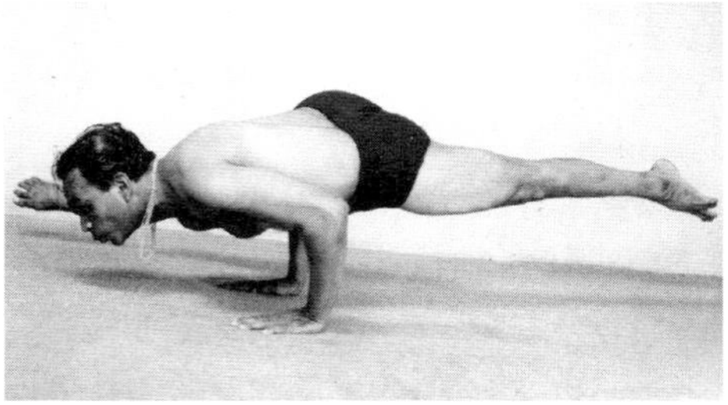

图 443

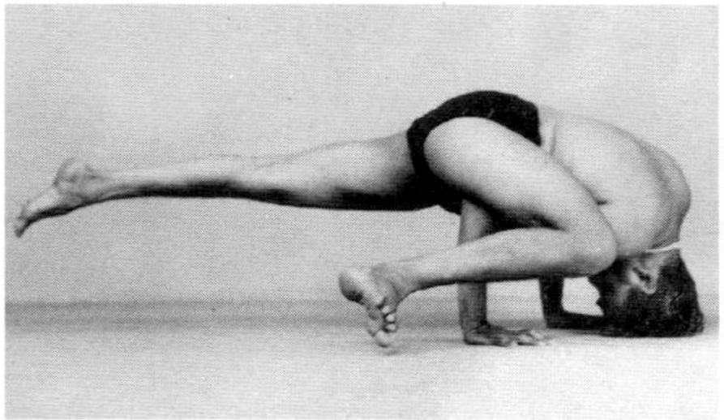

图 444

功效：

这个体式强健手臂、腹部器官和大腿肌肉。

161. Eka Pāda Bakāsana Ⅰ 单腿起重机第一式（图 446、图 447）

难度系数 26

Eka 的意思是一。Pāda 的意思是腿或脚。Baka 的意思是起重机。

功法：

1. 完成头倒立第二式（图 192）。

2. 呼气，放低双腿直到它们与地面平行（图 434）。弯曲右膝，把右胫骨尽可能地放在右上臂靠近腋窝处。左腿在半空中与地面平行（图 445）。稳固这个体式保持平衡，均匀地呼吸。

3. 呼气，躯干向上抬，头部离地，颈部向前伸展。试着保持身体与地面平行，不要把身体任何部位放在左肘上（图 446 和图 447）。

4. 脊柱和左腿完全伸展，保持这个体式 10~20 秒。试着正常地呼吸。这是一个很难的平衡体式。

5. 弯曲左腿，把头放到地面上。呼气时，回到头倒立第二式。

6. 在左侧重复这个体式，保持同样的时间，右腿在空中挺直与地面平行。

7. 回到头倒立第二式，放低双腿回到地面，然后休息。高级练习者可以继续练习轮式（Ūrdhva Dhanurāsana）（图 486），之后以山式站立。当练习者掌握了反转轮式（Viparīta Chakrāsana）（图 488~499）后，这个练习就可以作为练习轮式后的悦性练习。

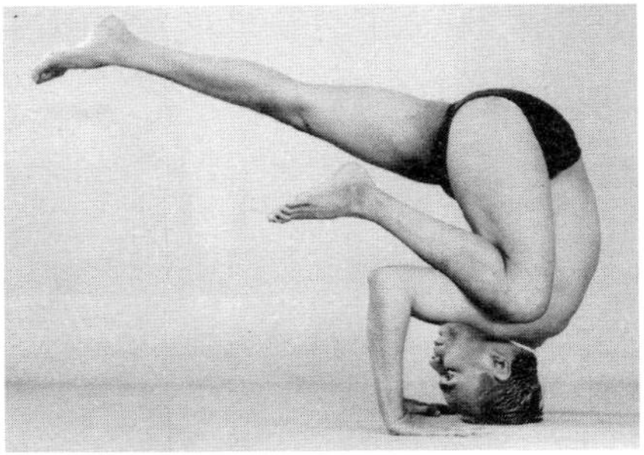

图 445

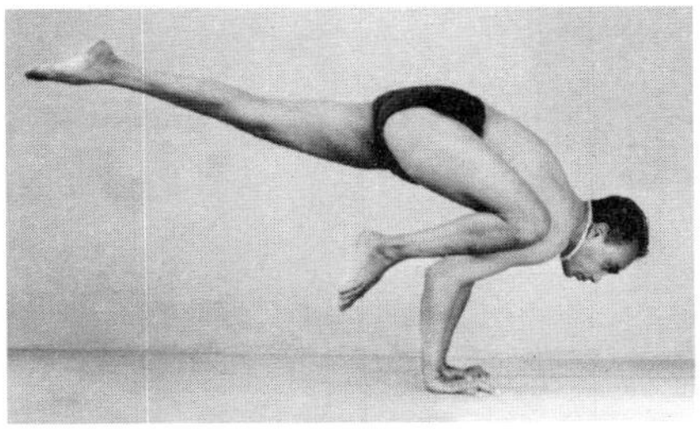

图 446

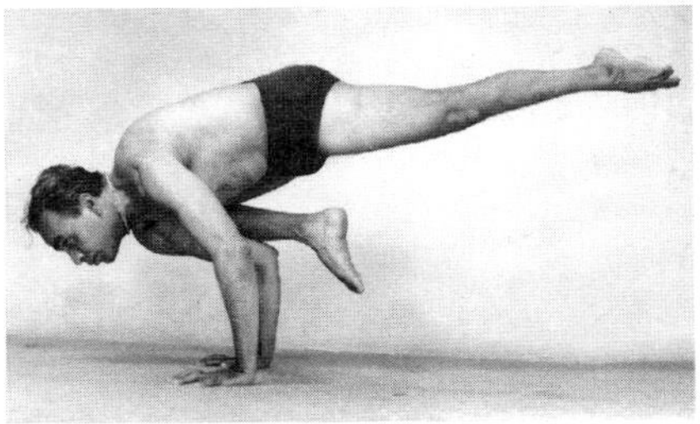

图 447

功效：

在这个体式中，腹部器官的一侧收缩，而另一侧则伸展。在这个体式中保持平衡时，腹部肌肉和器官得到的锻炼比手臂要大。

162. Eka Pāda Bakāsana Ⅱ　单腿起重机第二式（图 451、图 452）

难度系数 25

功法：

1. 完成头倒立第二式（图 192）。

2. 呼气，放低双腿直到它们与地面平行（图 434）。弯曲左膝，把左胫骨放在左上臂靠近腋窝处，尽可能和在起重机式（Bakāsana）（图 410）中一样。把右腿向右移直到右腿伸展超过右臂，这样，右大腿内侧贴近右上臂后部（图 448）。

3. 呼气，躯干向上抬，头部离开地面，颈部向前伸展（图 449 和图 450）。现在右腿向前伸直，不要碰触地面。手臂伸直，保持平衡（图 451）。

4. 保持这个体式 10~20 秒，脊柱和右腿要完全伸展。试着正常地呼吸。

5. 弯曲右膝，把头放在地面上，回到头倒立第二式（图 192）。

6. 在另一侧重复这个体式，保持同样的时间，左腿向前伸直，弯曲的右腿放在右上臂上（图 452）。

7. 完成这个体式有两种方式。你可以弯曲向前伸展腿，然后回到头倒立式，放低双腿。一旦你掌握了这个方式，你就可以试试另一种方式。这次你保持那条腿向前伸直。然后弯曲双肘，把弯曲的那条腿向后伸直，不要碰到地面而是与地面平行。保持整个身体和头部离开地面。你现在就是在单腿圣哲康迪亚第二式（Eka Pāda Kouṇḍinyāsana Ⅱ）体式中了（图 442 和图 443）。然后呼气，把头放到地面上，弯曲双腿，回到头倒立第二式。然后继续依次练习轮式（Ūrdhva Dhanurāsana）（图 486）和反转轮式（Viparīta Chakrāsana）（图 488 到图 499）。

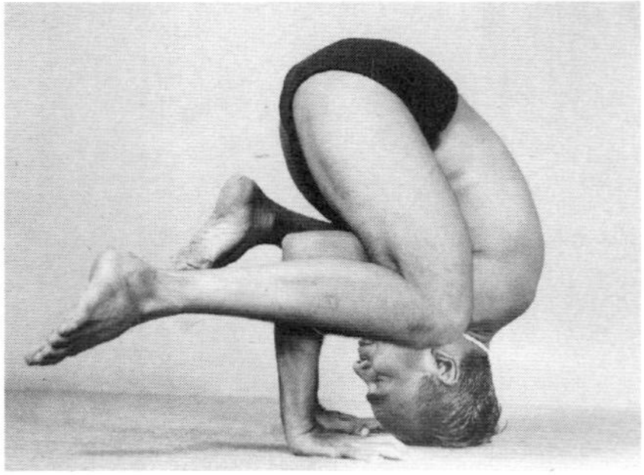

图 448

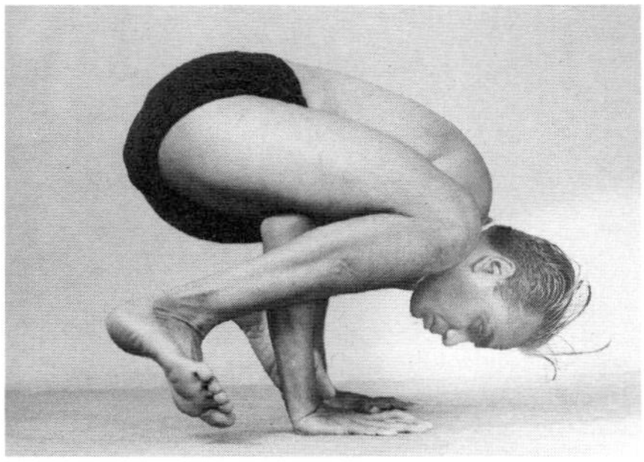

图 449

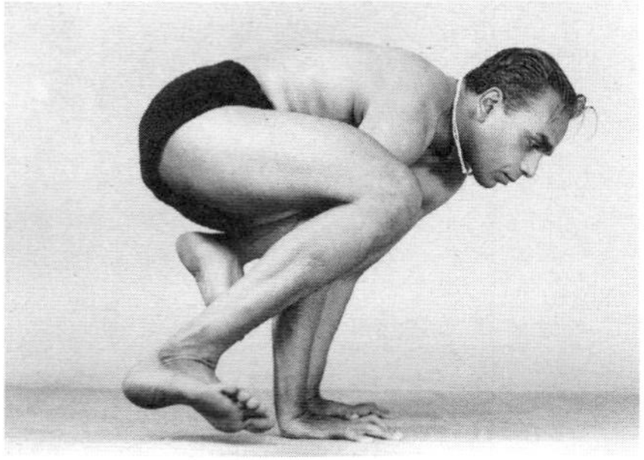

图 450

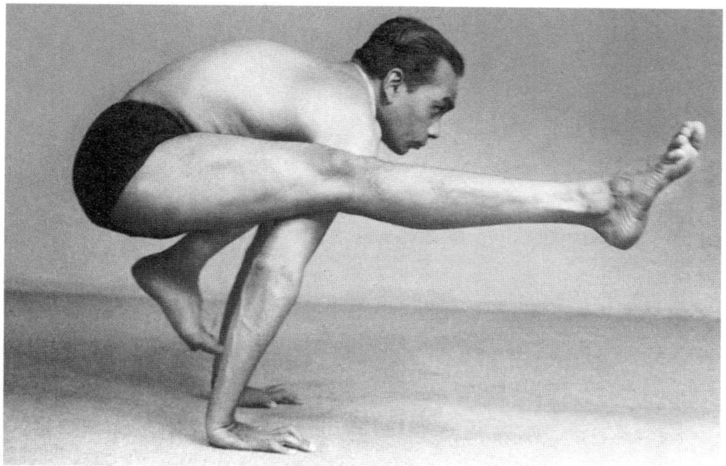

图 451

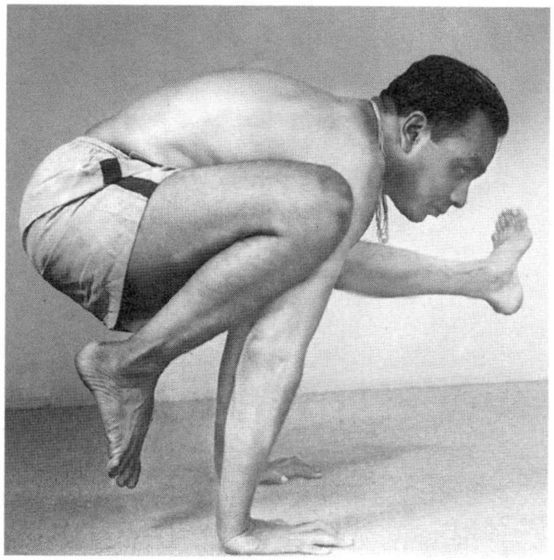

图 452

功效：

腹部器官和肌肉，以及手部、胸部和背部变得更为强壮。在这个体式中，我们自己的身体就好像一架起重设备一样，当它朝不同方向移动时，身体的不同部位承受重量，因此这些部位变得更加有力。

163. Yogadaṇḍāsana 瑜伽拐杖式（图 456）

难度系数 19

Yogadaṇḍa 的意思是瑜伽修行者的拐杖。在这个体式中，瑜伽修行者坐着，用一条腿放在腋下作为拐杖，因此而得名。

功法：

1. 坐在地面上，两腿向前伸直（图 77）。
2. 弯曲右膝，右脚放在右臀侧。右腿现在成英雄式（Vīrāsana）（图 86）。
3. 左腿向左移，加宽两大腿间的距离，弯曲左腿使左脚贴近右膝（图 453）。
4. 用右手抓左脚。躯干转向右侧，呼气，左脚朝胸部翻转向上，保持左膝着地。保持几次呼吸，呼气，左脚放在左腋下。现在左脚放在左腋下，脚底碰触左腋，如同一把拐杖（图 454）。

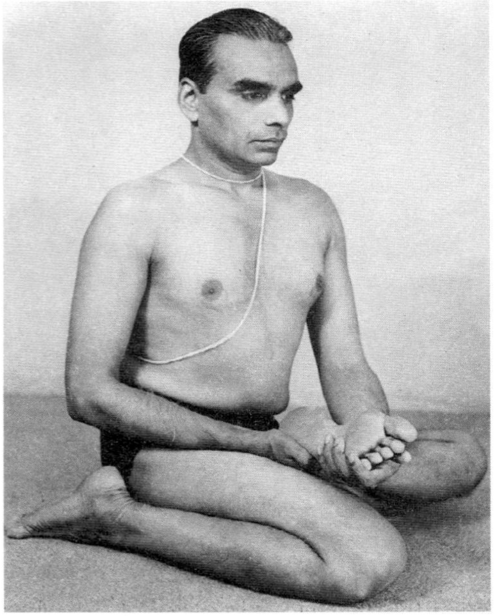

图 453

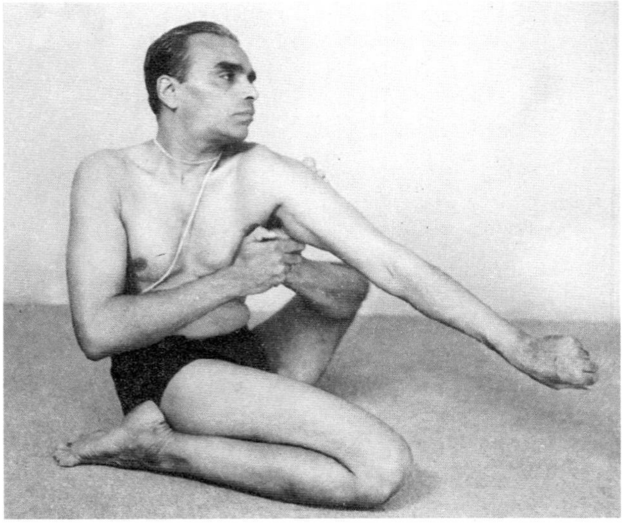

图 454

5. 保持几次呼吸后，呼气，左臂绕着左脚摆到背后（图 455）。右臂后摆，右手抓住左前臂，头转向左侧，抬下巴，双眼注视上方（图 456）。
6. 保持这个体式 30 秒，深长地呼吸。
7. 松开双手，伸直双腿，放松。
8. 在另一侧重复这个体式，保持相同的时间。现在，弯曲左腿使左脚放在左臀侧，右脚放在右腋窝下如同一个拐杖，然后在背后用左手握住右前臂。
9. 需要一段时间的练习才能够在这个体式中感到舒适自如，但是一旦练习者达到，那么这个体式就非常有用。

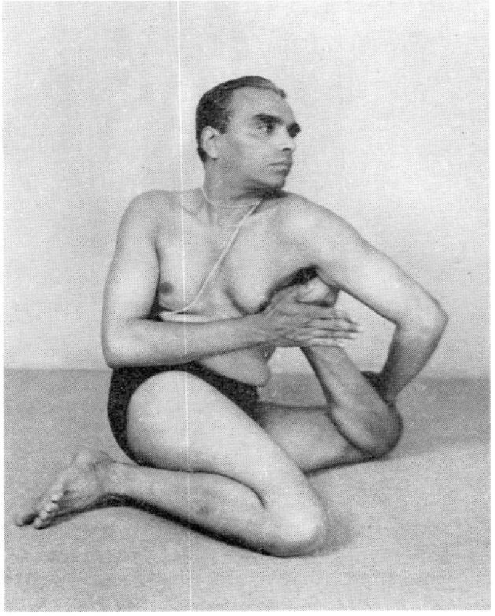

图 455

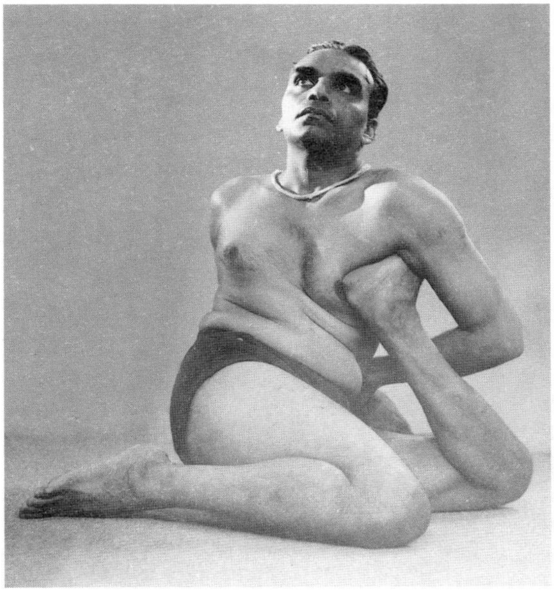

图 456

功效：

在这个体式中，脊柱得到休息，身体也得到放松。它使膝盖和脚踝活动起来更为灵活。

164. Supta Bhekāsana 卧蛙式（图 458）

难度系数 21

Supta 的意思是躺下，Bheka 的意思是青蛙。这个体式是蛙式（Bhekāsana）（图 100）的反向体式。

功法：

1. 以英雄式坐下（图 86）。
2. 手掌朝上双手分别插入两脚下。向上推双脚离开地面，身体向后躺下。保持几次呼吸。
3. 呼气，臀部抬起离开地面（图 457），大腿向上拉伸，身体拱起，头顶抵在地面上（图 458）。
4. 身体靠头顶和肘部、膝部支撑。前臂应该与地面垂直，双手抓住两脚外侧靠近小脚趾处。试着提脚趾与髋关节平。
5. 保持这个体式 20~30 秒，正常地呼吸。
6. 抬起头，双手从脚上移开，这样双腿落放下成卧英雄式（Supta Vīrāsana）（图 96）。
7. 以英雄式坐起，伸直双腿，放松。

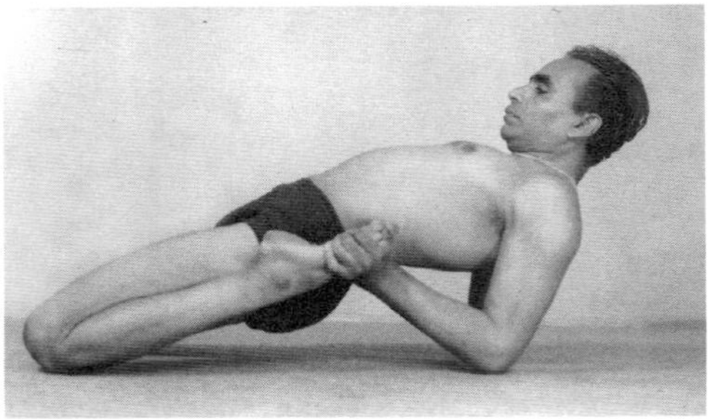

图 457

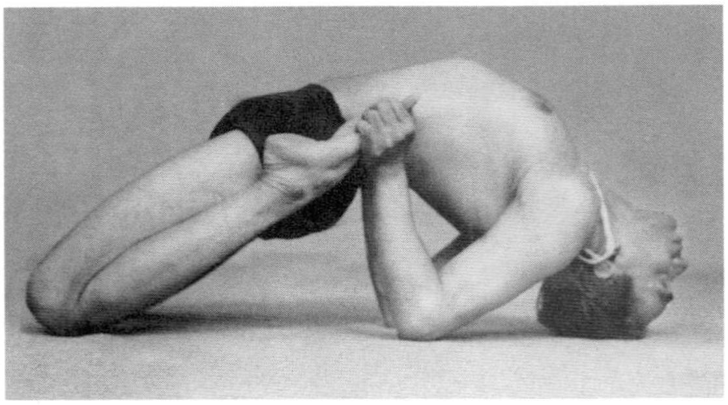

图 458

功效：

这个体式增强脊柱。在这个体式中，膝盖、脚踝、髋部以及颈部的血液得到了很好的循环，背疼减轻。它也解决了膝关节不完全脱位问题。双手对双脚形成的压力增强脚弓，对治疗平足很有益处。腿部肌肉萎缩以及其他腿部疾患都可以通过不断练习这个体式得到治愈。肺部得到完全的伸展，对腹部器官也很有好处。

165. Mūlabandhāsana　双脚并拢根式（图 462、图 463）

难度系数 32

Mūla 的意思是脚、基础或根基。Bandha 的意思是脚镣、联结物或体式。

功法：

1. 以束角式（Baddha Koṇāsana）坐下（图 101）。
2. 把双手插入两大腿和小腿之间，分别抓住双脚。
3. 把双脚脚底和脚后跟相靠。抬起双脚脚后跟，脚趾仍然放在地面上，把双脚拉近会阴处（图 459）。

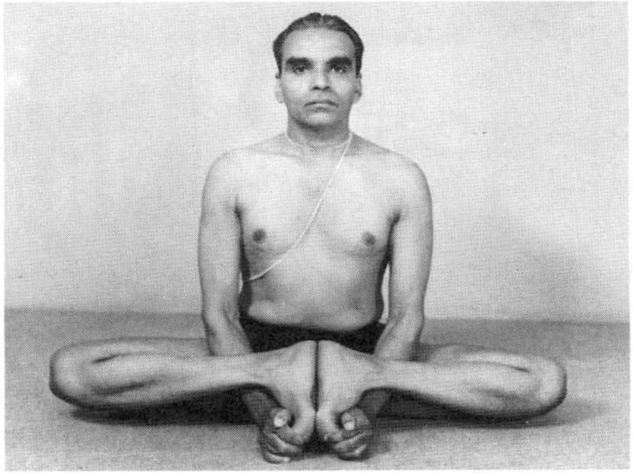

图 459

4. 保持这个体式，拿开双手，把双掌放在两髋后（图 460）。

5. 在双手的帮助下使身体离开地面，臀部向前送（图 461）。同时，翻转双脚和双膝，在不移动脚位置的情况下把脚跟向外压。

6. 把身体放在脚趾和两膝上，保持这个体式（图 462、图 463）30~60 秒，深长地呼吸。

7. 结束动作时，双手放到身前，把身体的重量移到手上。抬起躯干，脚后跟还原着地，接着伸直双腿。在结束动作的过程中，不要把任何重量放在双腿上。

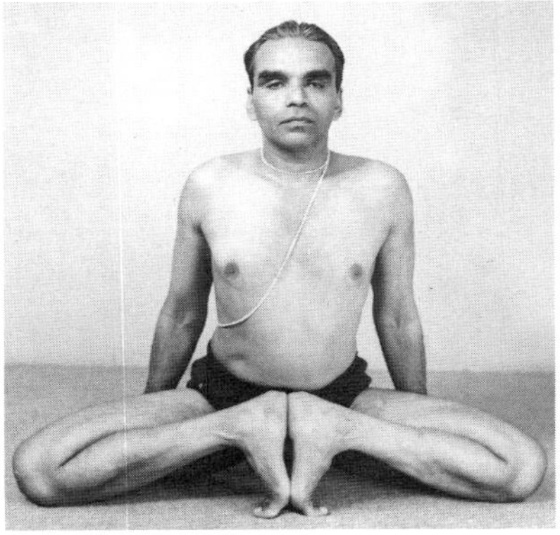

图 460

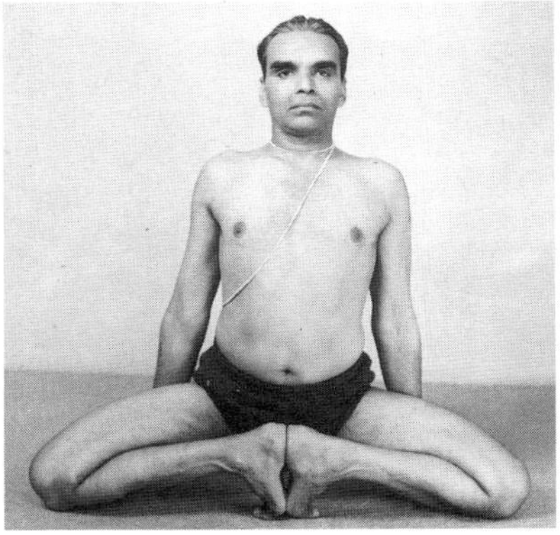

图 461

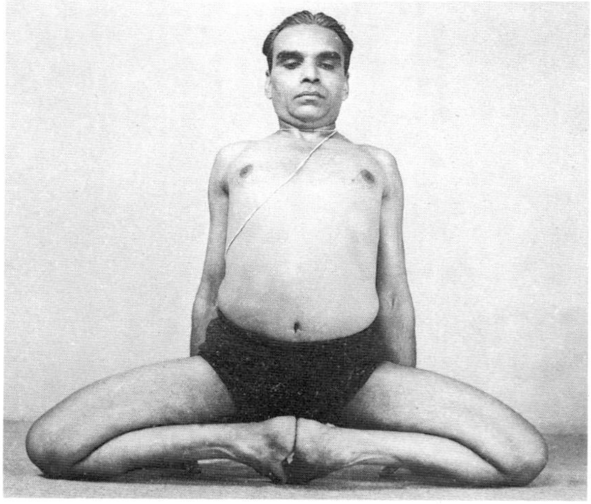

图 462

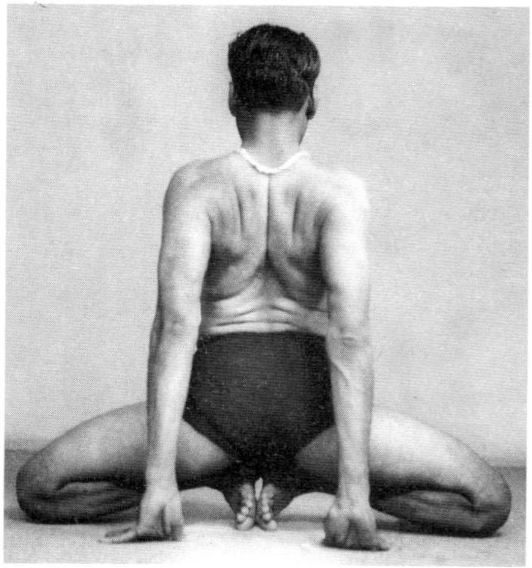

图 463

功效：

这个体式使脊根轮（Mūlādhāra Chakra）、前列腺和性腺都得到锻炼。它对控制过度的性欲、保存身体能量也有很好的效果。因此它非常有助于控制并平静内心。

“精神是感官（Indriyas）之王；生命之气（prāṇa）是精神之王；专注（Laya）是生命之气之王；而专注则有赖于‘纳达’（Nāda）——内在神秘的声音。当精神专注时，这被称为灵魂的最终解脱（Mokṣa）；当生命之气与精神都专注如一时，一种无法言表的快乐就出现了。”（《哈他瑜伽之光》第四章，第 29 和 30 节）

束角式（Baddha Koṇāsana）（图 101）和双脚并拢根式（Mūlabandhāsana）对于那些性欲过度旺盛的人来说很有好处。当性欲得到控制后，能量得以升华，练习者才能够体会到生命的真正快乐是无限的。

166. Vāmadevāsana Ⅰ　圣哲涡摩提婆第一式（图 465）

难度系数 15

涡摩提婆 (Vāmadeva) 是一位圣哲的名字，也是湿婆的名字，他是印度三位一体神的第三个神，他被委派摧毁世界。

功法：

1. 以束角式（Baddha Koṇāsana）坐立（图 101）。
2. 把右手插入到右大腿和小腿间。保持右脚趾触地，抬起脚后跟，把脚拉近会阴。移开右手，向前朝地面推脚后跟，身体抬起离开地面，右髋移向前，把右膝放在地面上。现在，右脚成双脚并拢根式（Mūlabandhāsana）（图 464）。
3. 现在把左脚放在右大腿根部，成莲花式（图 104）。
4. 左臂后摆，呼气，抓住左脚大脚趾。用右手抓住左脚脚背。
5. 脖子向右扭转（图 465），保持平衡 30 秒，深长地呼吸。
6. 从这个体式放松，回到束角式。按照上述技巧在另一侧重复这个体式，保持同样的时间。

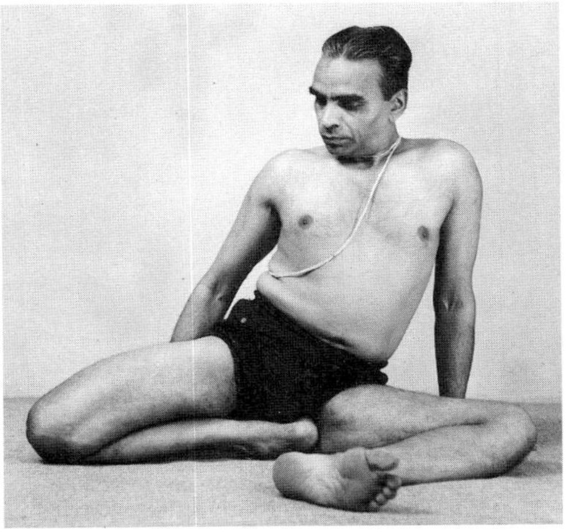

图 464

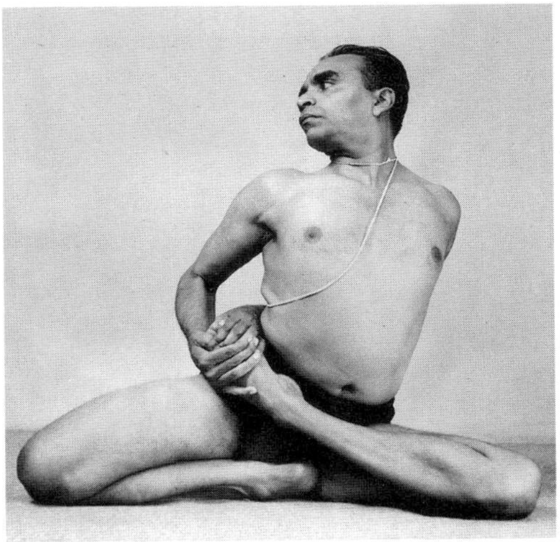

图 465

功效：

这个体式治疗腿部僵硬，缓解疼痛。它还能使生殖器官保持健康。同时这个体式增强脊柱，有助于消化。

167. Vāmadevāsana Ⅱ　圣哲涡摩提婆第二式（图 466）

难度系数 15

功法：

1. 坐在地面上，大腿向两侧分开。
2. 弯曲左膝，使左小腿贴着左大腿背部。
3. 左手提左脚向上，直到左脚脚后跟碰到左髋关节。左手像在蛙式（Bhekāsana）中那样抓住左脚。
4. 右手抓右脚把它放到左大腿根部，如同在莲花式（图 104）中一样。
5. 用双手把双脚脚底朝一起压，直到两脚相碰（图 466）。

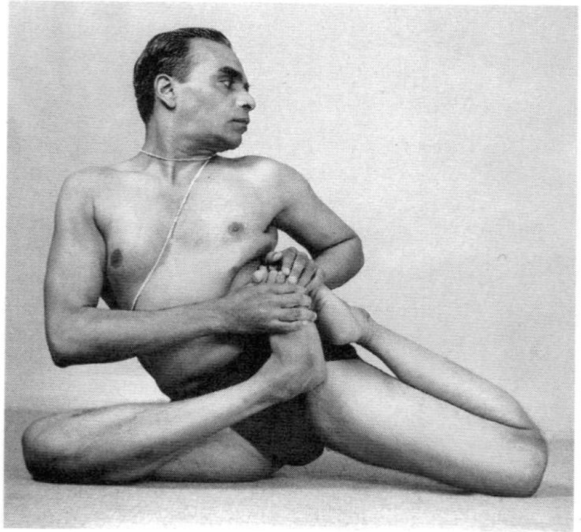

图 466

6. 躯干如同在莲花式中一样会朝前倾斜。抓牢双手保持平衡，保持这个体式 30 秒，深长地呼吸。

7. 放松双手和双腿，在另一侧重复这个体式，把右脚成蛙式（Bhekāsana），左脚成半莲花式。两侧保持体式的时间相同。

功效：

这个体式缓解疼痛，治疗腿部僵硬，使生殖器官保持健康。它也增强脊柱，改善消化功能。

168. Kandāsana 根茎式（图 470、图 471、图 471a、图 471b）

难度系数 39

Kanda 的意思是球状根茎，树结。《哈他瑜伽之光》的第三章第 107 和第 113 节中这样谈到康达（kanda）：

第 107 节："昆达里尼（Kuṇḍalinī）睡在康达（Kanda）（肚脐附近区域，nāḍīs 在这里分合）。它带给瑜伽修行者解脱，给愚昧者带来束缚。那些了解它的人才能了解瑜伽。"

第 113 节："康达（Kanda）位于肛门上方 12 英寸（约 30 厘米），并以此为原点向上下延伸各 4 英寸（约 10 厘米）的区域。它被描述为圆形，仿佛用一块白布盖着（文章中使用的词是 vitasti，意思是 12 指宽，相当于伸展的拇指与小指之间的距离）。"

功法：

1. 坐在地面上双腿向前伸直（图 77）。弯曲膝盖，分开两大腿，把两脚贴近躯干直到脚后跟贴近会阴处，保持两膝放在地面上。这个体式与束角式（Baddha Koṇāsana）相似（图 101）。

2. 右手掌抓住右脚，左手掌抓住左脚。

3. 在双手的帮助下，把双脚朝躯干抬高，翻转脚踝（图 467），拉伸膝盖和大腿（图 468），把脚后跟和双脚外侧分别抵着肚脐和胸部（图 469）。一开始，双脚很容易下滑。练习这个体式几个星期，把双脚牢牢地抵住胸部。

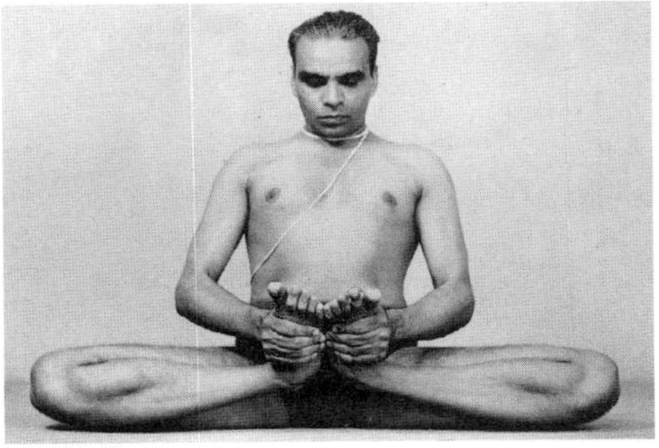

图 467

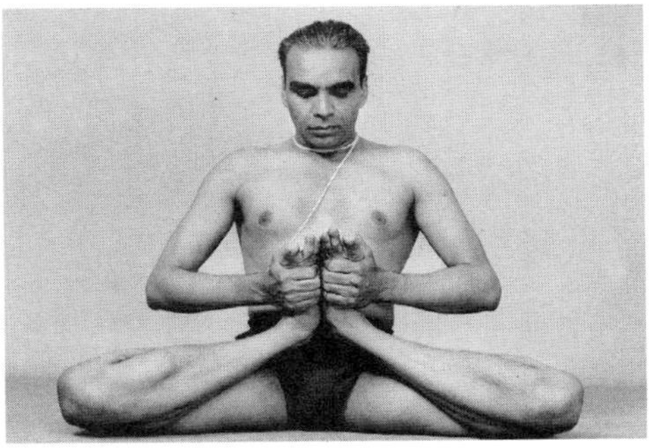

图 468

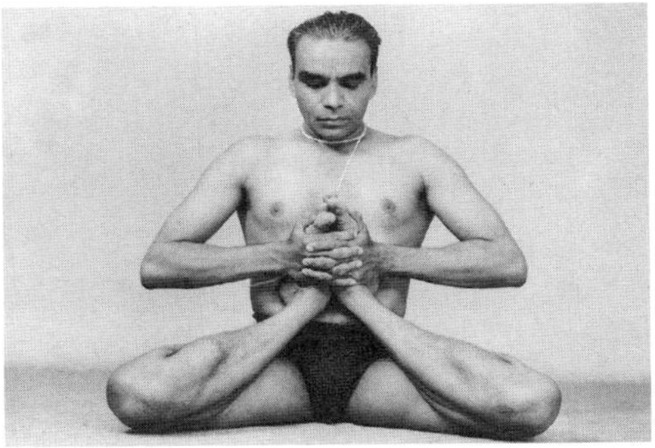

图 469

4. 松开双手，手臂伸展把手背分别放在双膝上（图 470），或者双手在胸前合掌（图 471）。保持背部挺直，保持这个体式 30 秒，深长地呼吸。

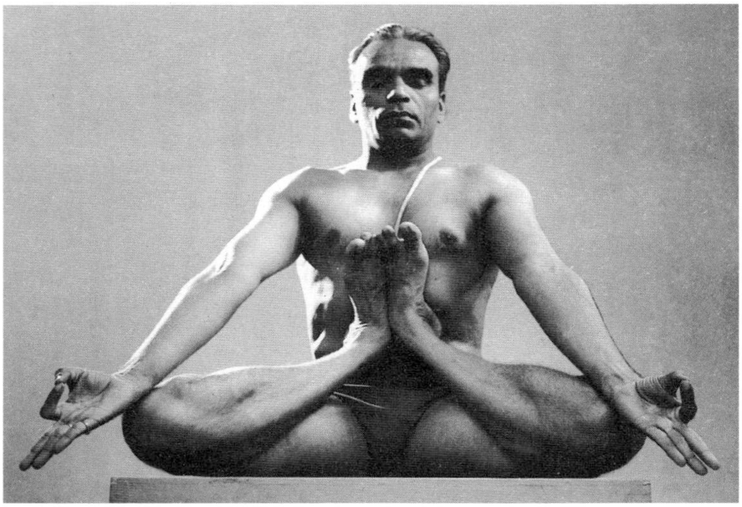

图 470

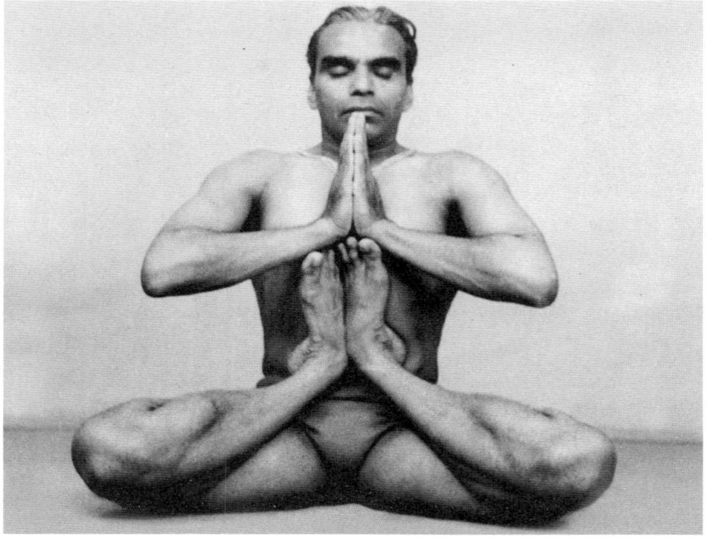

图 471

5. 高级练习者可以抬起双手，双手相合，举过头顶（图 471a）。然后试着在背后合掌，保持平衡（图 471b 所示）。这是这个体式中最困难的部分。

6. 用双手抓住双脚，把它们放回到地面，休息。

7. 由于骨盆和大腿的其他关节都是扭转的，因此需要长时间的练习才能掌握这个体式。

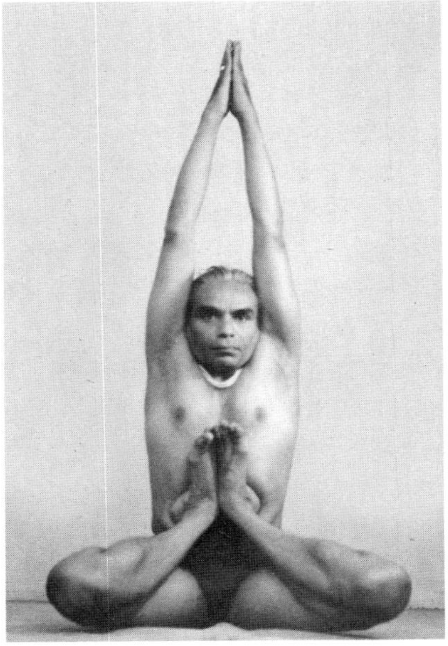

图 471a

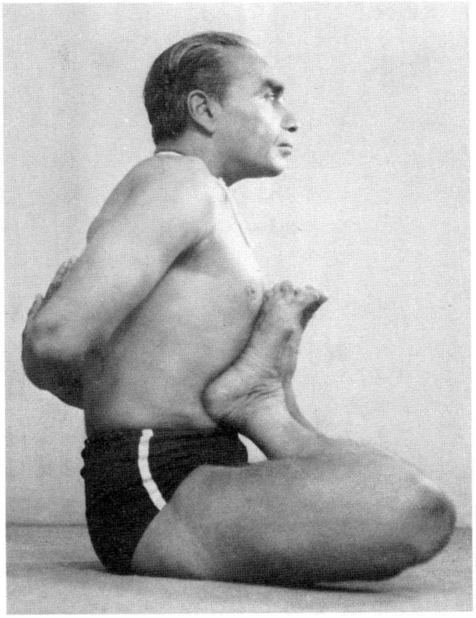

图 471b

功效：

脐下的每块肌肉都得到了锻炼。这个体式治疗髋部、膝盖和踝关节的僵硬。它恢复性能量，控制性欲。这个体式也锻炼腹轮（Svādhiṣṭhāna Chakra）和脐轮（Maṇipūraka Chakra），因此有助于消化。

169. Hanumānāsana 神猴哈努曼式（图 475、图 476、图 476a）

难度系数 36

哈努曼（Hanumān）是一只拥有超凡力量的神猴。他是风神伐由（Vāyu）和安迦娜（Anjāna）的儿子，也是毗湿奴的第七个化身——罗摩（Rāma）最忠实的仆人和朋友。有一次，罗摩和他的妻子希塔（Sītā）以及兄弟罗什曼那（Lakṣmaṇa）被放逐在丹达喀（Daṇḍaka）森林隐居，楞枷城（Lankā，现在的斯里兰卡）的恶毒之王罗瓦那（Rāvaṇa）假扮成苦行修道者来到他们隐居处，趁罗摩和兄弟罗什曼那外出打猎，罗瓦那抢走希塔，把她掠夺到了锡兰。两兄弟到处寻找希塔，最后向众猴之王苏奎瓦（Sugrīva）和他的将军哈努曼求助。于是哈努曼前去寻找希塔，他一步就跨过了海峡，在罗瓦那的宫殿找到了希塔。他马上把这个消息告诉了罗摩。在大批猴军和熊的帮助下，罗摩修建了一条穿越大海通往楞枷城的石道。经过一场激烈的战斗，罗瓦那被杀死了，罗摩救出了希塔。在战斗中，罗摩的兄弟罗什曼那中了一箭，倒在地上不省人事。据说只有喜马拉雅山上的一种药草的汁才能救活他。哈努曼只一大步就跨过了大海，到达喜马拉雅山。他从山顶摘回药草，终于救活了罗什曼那。这个体式就是献给哈努曼的，以纪念他那神奇的一跃。在这个体式中，练习者双腿着地，大大地劈开，与此同时双手在胸前合十。这个体式有点像西方芭蕾舞中的劈叉动作。

功法：

1. 跪在地面上（图 40）。
2. 手掌分开一英尺（约 30 厘米），放在地面上于身体两侧。
3. 膝盖提升，使右腿向前，左腿朝后（图 472）。呼气，试着把双腿伸直，保持髋部上提（图 473）。然后把双腿和两髋压向地面，把身体的重量放在双手上（图 474）。

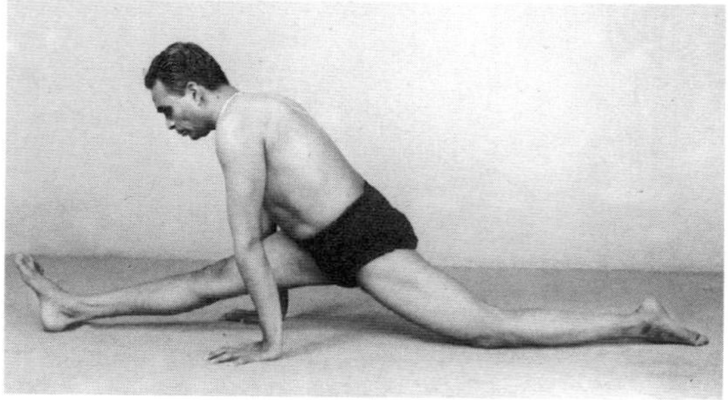

图 472

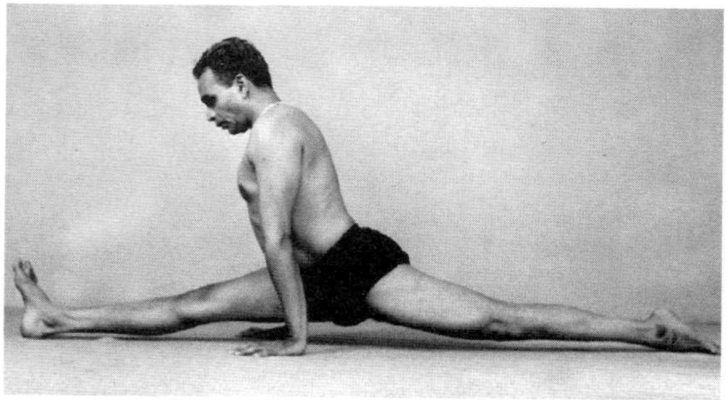

图 473

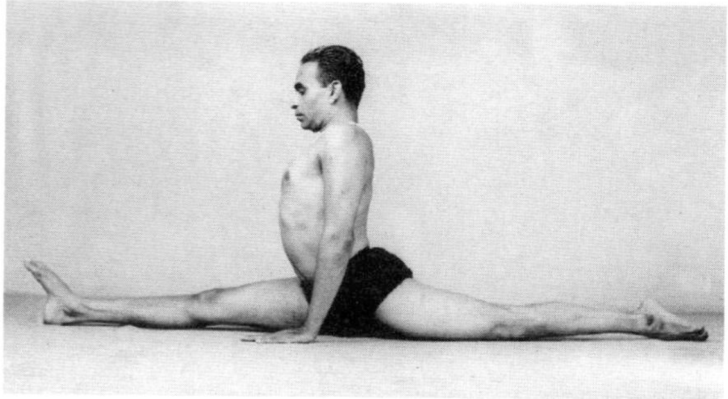

图 474

4. 掌握这个体式需要很长的时间，练习者必须每天做一些努力，臀部着地，双腿伸直放在地面上。前腿的后部和后腿的前部应该紧贴地面。

5. 一旦双腿可以伸直，就坐在地面上，双手抬起，在胸前合掌，保持平衡（图 475）。保持这个体式10~30 秒，正常地呼吸。

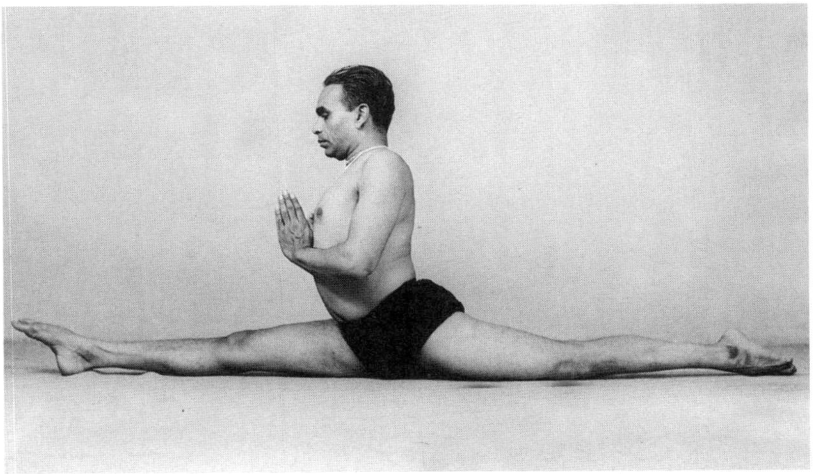

图 475

6. 然后在双手的帮助下，抬起髋部，重复这个体式，保持相同的时间，即保持左腿在前，右腿在后（图 476）。

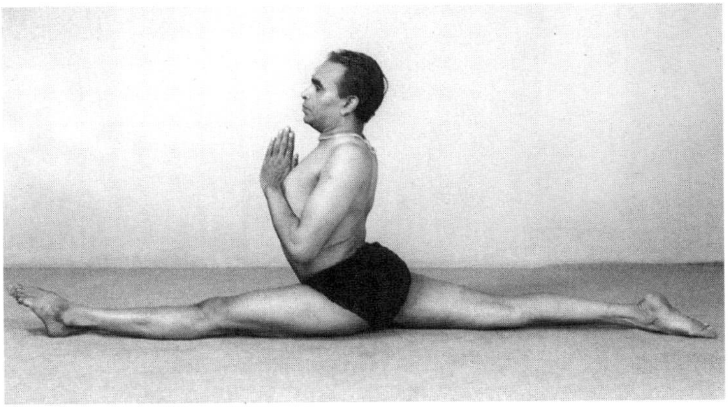

图 476

7. 记住，前腿膝关节后部和后腿的膝盖应该贴在地面上。

8. 高级练习者可以把双手举过头顶，向上伸展，手掌相合，保持平衡（图 476a）。这就使双腿获得额外的伸展，缓解背部张力。

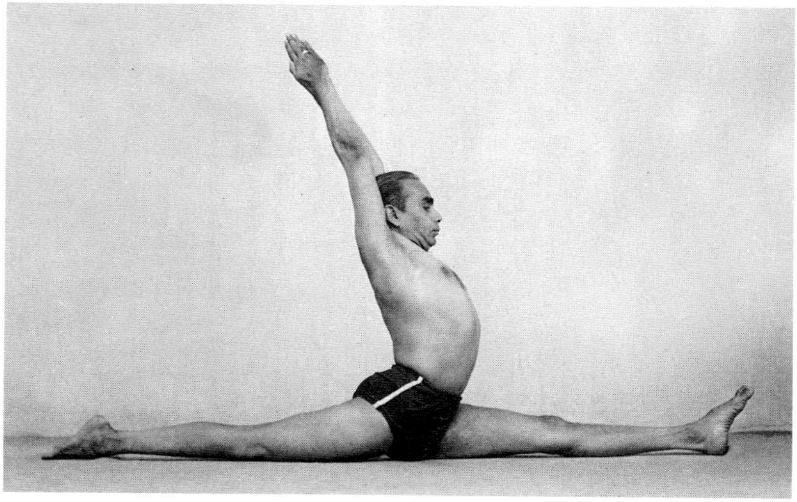

图 476a

功效：

这个优美的体式有助于治疗坐骨神经痛和其他腿部疾患。它也增强腿部肌肉，保持腿部健康，建议跑步者和赛跑运动员定期练习这个体式。它放松和强健了大腿的展肌。

170. Samakoṇāsana　直角式（图 477）

难度系数 38

Sama 的意思是同样，相像，甚至，或者笔直。Koṇa 的意思是角，罗盘上的一点。在这个体式中，双腿朝两侧劈开，双手在胸前合掌。这个体式比神猴哈努曼式（Hanumānāsana）还要难（图 475）。双腿和身体的骨盆区域成一条直线。

功法：

1. 以山式站立（图 1）。把双手放在髋侧，双腿尽你所能朝两侧分开（图 29）。

2. 把手掌放在地面上（图 30），呼气，尽可能伸展双腿，直到你坐在地面上，双腿向两侧打开成一条直线。整个腿的背部，尤其是膝盖背部应该放在地面上。

3. 双手在胸前合十（图 477），在这个体式上，保持几秒钟。

4. 把手掌放在地板上，抬髋部，尽量地两腿彼此拉近，直到你能用加强脊柱前曲伸展式（Uttānāsana）（图 47）站起。然后以山式站立（图 1），放松。

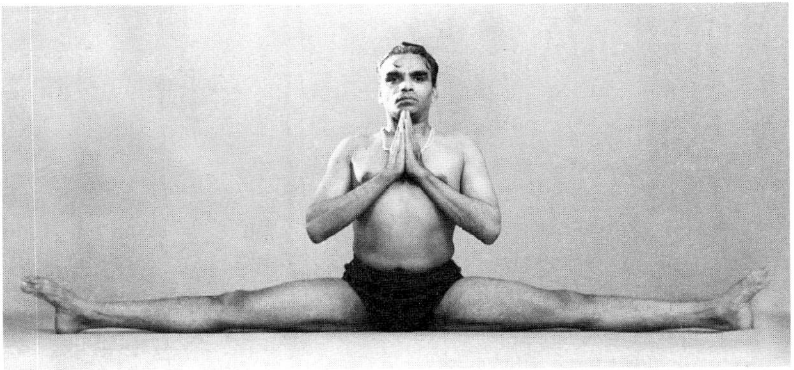

图 477

功效：

这个体式使髋关节得到锻炼，双腿朝各个方向都可以活动自如。脊柱得到伸展，脊柱下部区域的疾患都可以得到治愈。这个体式像神猴哈努曼式（图 475）一样，它加强腿部肌肉，使双腿更为匀称。它防止疝气，缓解坐骨神经痛。它还有助于骨盆区域和生殖器官的血液循环，使它们保持健康。

171. Supta Trivikramāsana 卧毗湿奴式（图 478）

难度系数 39

Supta 的意思是后仰。帝利吠伽罗摩（Trivikrama）（tri= 三；vikrama= 一步）是毗湿奴（Viṣṇu）的名字。这个体式是献给毗湿奴的侏儒人形化身瓦曼那瓦塔尔（Vāmanāvatār）的。据说恶魔之王帕拉达（Prahlāda）的孙子巴里（Bali）掌控了世界。巴里苦修使他的力量增大以至于威胁到众神，使他们不得不向毗湿奴求救。于是毗湿奴下到人间托生于婆罗门圣哲卡西雅伯（Kaśyapa）和他妻子阿底提（Aditi）所生的侏儒儿子。在巴里举行的一次祭牲大会上，毗湿奴化身为侏儒瓦玛纳（Vāmana）出现在巴里面前，并向巴里要求，他跨三步，三步内的土地都归他所有。一向以慷慨著称的巴里听了这个要求毫不犹豫地答应了。于是侏儒变成高大强壮的身形，走了三大步。第一步覆盖了整个人间，第二步则覆盖了天堂。结果已经没有任何地方可以再迈出第三步了，于是，巴里让毗湿奴将迈出的脚踩在自己的头上。于是毗湿奴把他遣送到了地狱（Pātāla），让他做了地狱的统治者。这样整个宇宙再次归于众神。

这个体式比神猴哈努曼式（Hanumānāsana）（图 475）更难。在这个体式中，练习者仰卧在地面上，然后劈开双腿，握住一只脚的脚后跟放在头侧，而另一只脚的脚后跟仍旧放在地面上。

功法：

1. 仰卧在地面上，双腿伸直（图 219）。
2. 右腿抬起。双手相锁成杯形，握住右脚脚后跟，手臂伸展。
3. 呼气，将右腿直接拉靠头后方，使右脚大脚趾触地，双手依旧握着脚后跟（图 478）。右小腿内侧贴着右耳，双肘稍向两侧展开。左腿应该始终保持伸直在地面上。

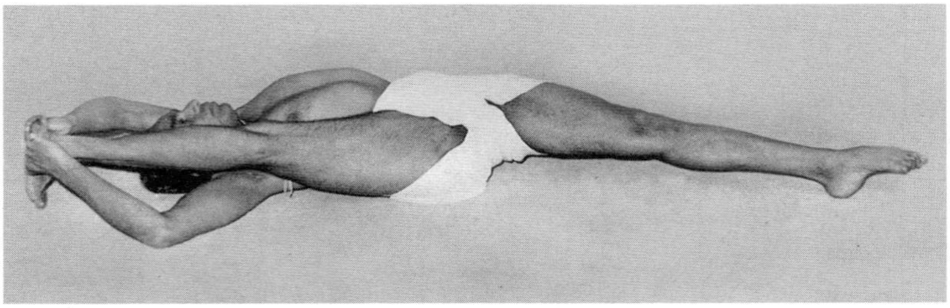

图 478

4. 尽你所能保持这个体式，正常地呼吸。
5. 松开右脚脚后跟，右腿放回到左腿旁。
6. 重复这个体式，保持同样的时间。现在把握住左脚脚后跟，右腿保持在地面上。
7. 在完成这个很强烈的体式后，放松休息一会儿。

功效：

在这个体式中，双腿完全伸展。它预防和治疗疝气。它也可以减少性欲，从而使精神保持平和宁静。

172. Ūrdhva Dhanurāsana Ⅰ　轮式第一式（图 482）

难度系数 7

Ūrdhva 的意思是向上。Dhanu 的意思是弓。在这个体式中，身体向后成拱形，靠手掌和脚掌支撑。

初学者功法：

1. 背朝下身体平躺在地面上（图 219）。
2. 弯曲并抬双肘，把双手手掌放在两肩旁。双手之间的距离不应该超过肩宽，手指向后指向脚的方向。
3. 弯曲双膝，把双脚贴近髋部（图 479）。
4. 呼气，躯干抬起，使头顶抵住地面（图 480）。两次呼吸。
5. 现在呼气，抬躯干和头，背部成拱形，身体的重量仅靠手掌和脚掌支撑（图 481）。
6. 双臂伸展直到两肘伸直，同时向上拉伸大腿肌（图 482）。

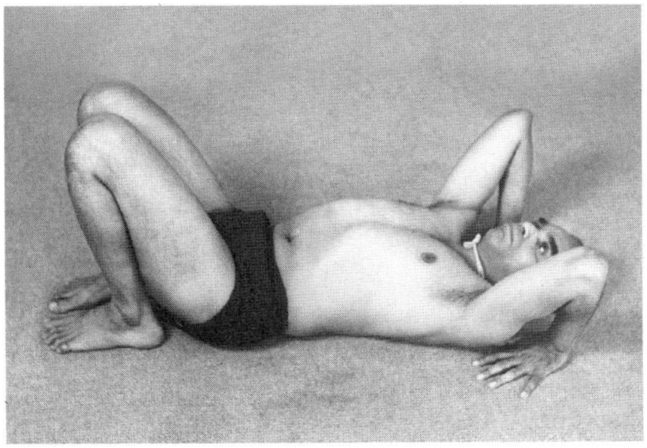

图 479

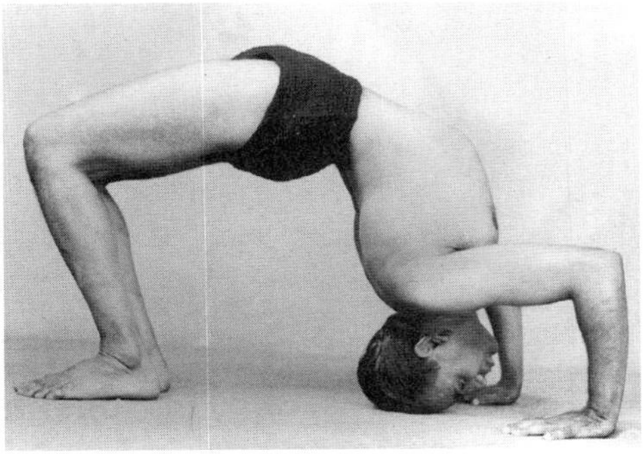

图 481

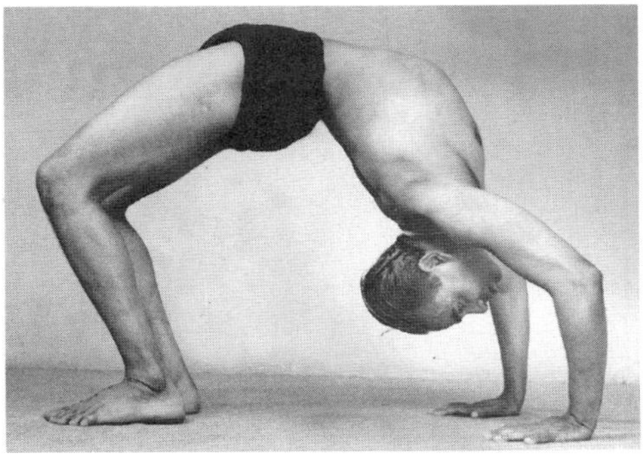

图 482

7. 为了更好地伸展身体，呼气，提脚后跟离开地面，使大腿肌肉进一步拉伸。胸部扩展，脊柱荐骨区域伸展直到腹部肌肉如鼓一样收紧，然后脚后跟回到地面，保持脊柱的伸展感。

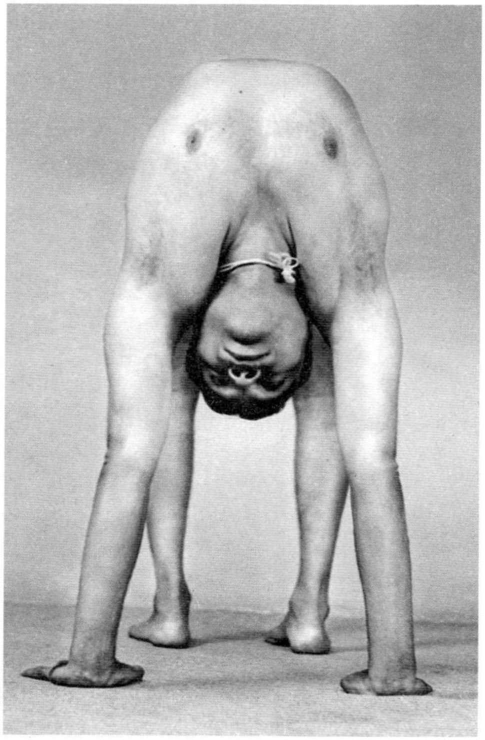

图 480

8. 保持这个体式半分钟到一分钟，正常地呼吸。
9. 呼气，弯曲两膝和双肘，身体放低回到地面上。

172a. Ūrdhva Dhanurāsana Ⅱ　轮式第二式（图 486）

难度系数 15

高级练习者功法：

1. 双脚分开一英尺（约 30 厘米）站立，手掌放在臀部上。
2. 骨盆稍向前推（图 483），呼气，躯干向后弯曲使大腿和脚趾感受到身体的重量（图 484）。
3. 抬起双臂过头，然后把双手够向地面（图 485）。马上伸直双臂，把手掌放在地面上（图 486）。假如手掌触地时，双肘不能马上伸直，那么练习者很可能会磕碰到头。
4. 在稳固这个体式之后，伸直双腿和双臂（图 487）。

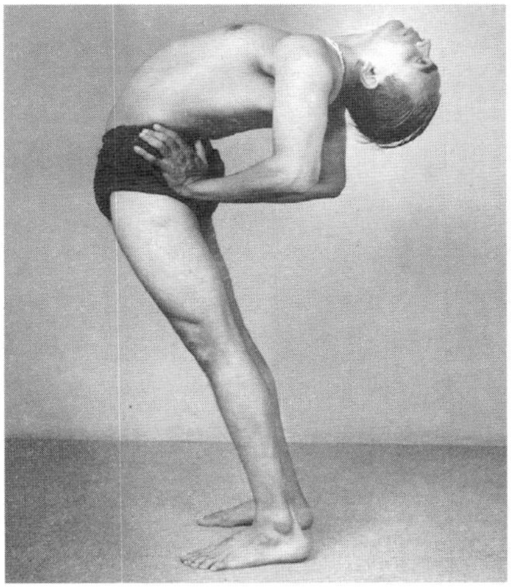

图 483

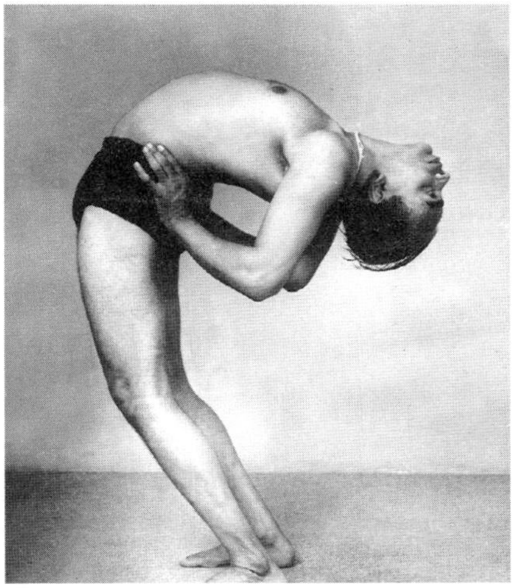

图 484

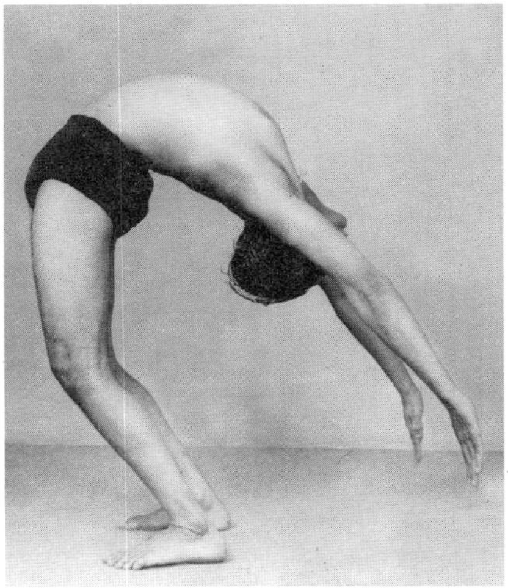

图 485

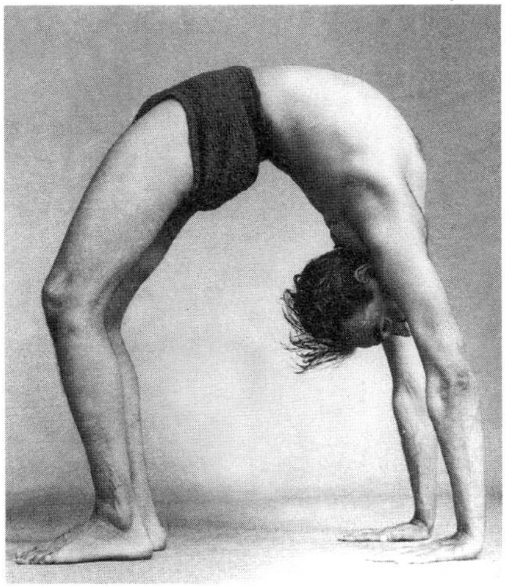

图 486

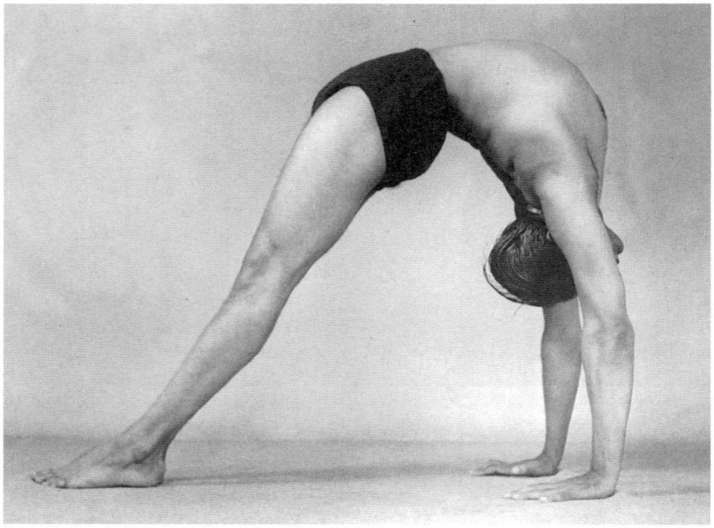

图 487

5. 练习这个体式时，请朋友帮忙或者靠着墙练习会很有帮助。背靠墙站立，与墙之间保持三英尺（约 90 厘米）的距离。身体向后弯曲，头部朝墙移动，举起手臂过头，手掌放在墙上。骨盆向前送使大腿感受到身体的重量，放在墙壁上的手掌进一步向下移直到手掌触到地面。抬起身体时，也可以用同样的方式靠着墙抬起。在掌握了这个体式后，你可以在身体已经抬起一半后再依靠墙的帮助。最后试着在房屋中间不依靠墙练习这个体式。

173. Viparīta Chakrāsana in Ūrdhva Dhanurāsana 反转轮式（图 488~499）

难度系数 26

高级练习者功法：

1. 身体直立。身体向前弯曲，把手掌放在地面上。呼气，双腿上摆仿佛你在做手臂倒立（图 359）。双膝弯曲，背部成拱形，在头后方放下双腿（图 486）。

2. 当双腿从头前到头后逐渐放下时，两髋内收，背部向上延展，伸展肋骨和腹部，在手肘处伸直双臂。除非你按照这样的方式练习，否则你就会跌坐地面上。

3. 当你掌握了这些体式后，试着练习从图 488 到图 499 所示的双腿反方向运动，这样练习者的双腿在做反向翻筋斗的动作。这个反向翻筋斗的动作就叫做反转轮式（Viparīta Chakrāsana）（Viparīta= 反向，反转；chakra= 轮子）。不过，很多人只有在有经验的导师的帮助下才能够学会这个体式。

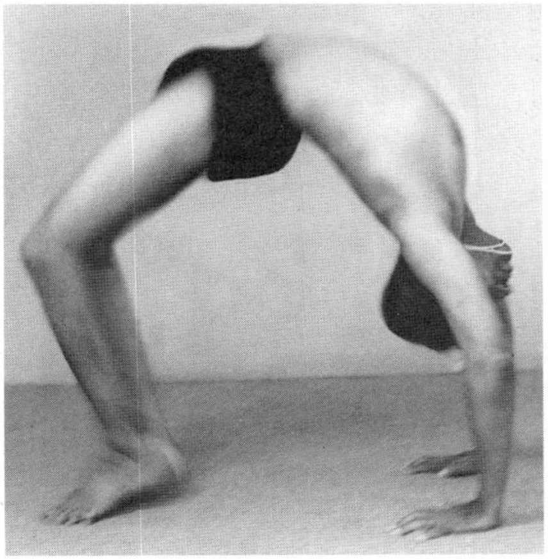

图 488

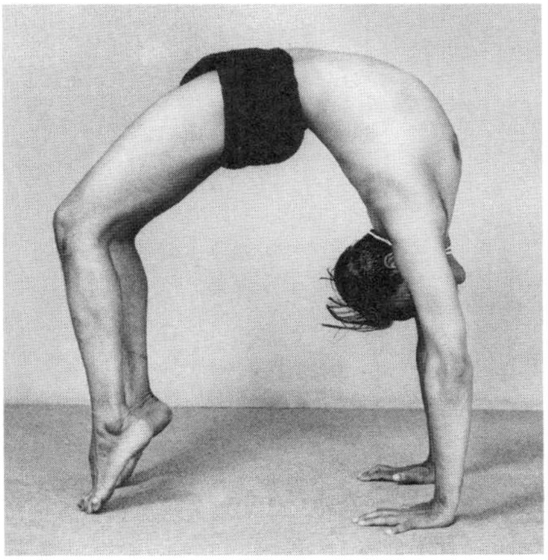

图 489

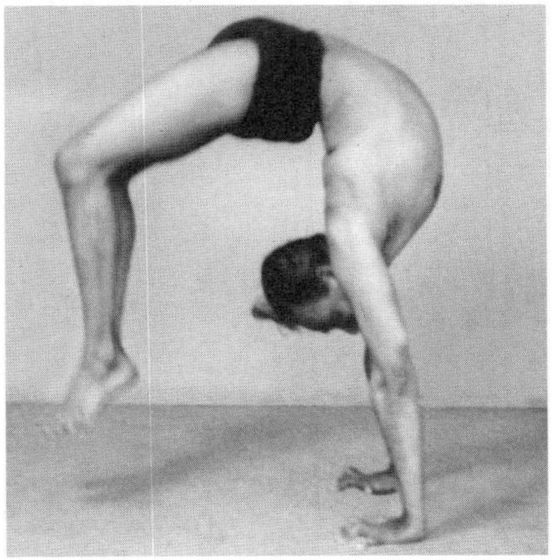

图 490

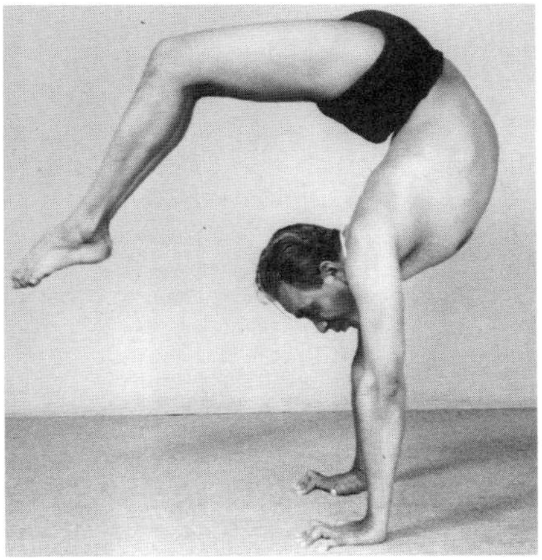

图 491

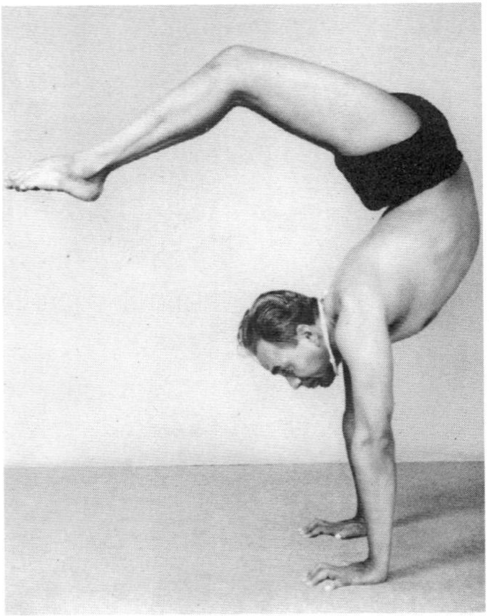

图 492

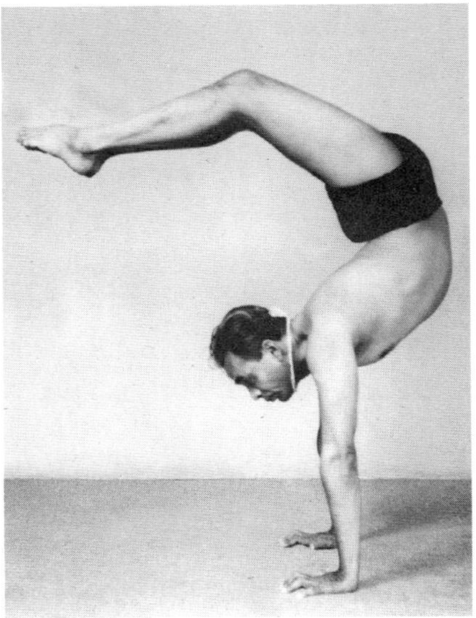

图 493

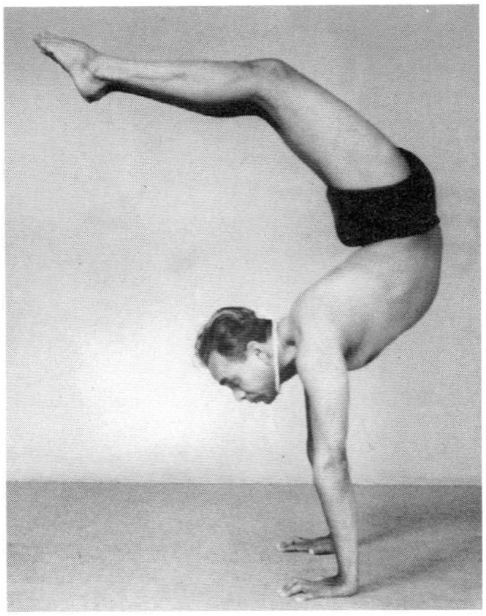

图 494

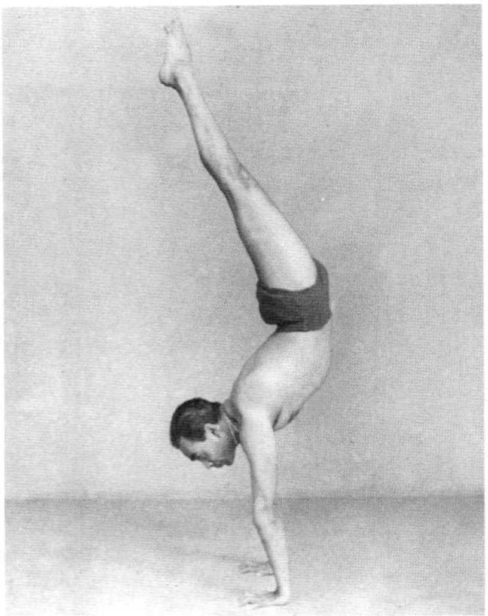

图 495

4. 假如没有导师可以请教，那么你要相信自己，你可以试着按下面的方式练习反向翻筋斗动作。靠着墙完成轮式，脚朝墙，距离大约一英尺（约 30 厘米）。呼气，把躯干朝肩部移动，使身体的重量放在腕部和两肩上。然后抬起一条腿，把脚放在墙上，离地两英尺（约 60 厘米）。用那只脚按压墙面，抬另一条腿，呼气，抬双腿过头，向后翻筋斗。在多次尝试后，你就会获得信心。你将学会把身体向前和向后翻转以及利用双腿向后的运动，即反向翻筋斗的方式，使躯干朝肩膀后摆。当掌握了这个体式后，就可以试着在房屋中间不靠墙练习反转轮式（Viparīta Chakrāsana）。我就是这样学会反转轮式中的反向翻筋斗动作的。

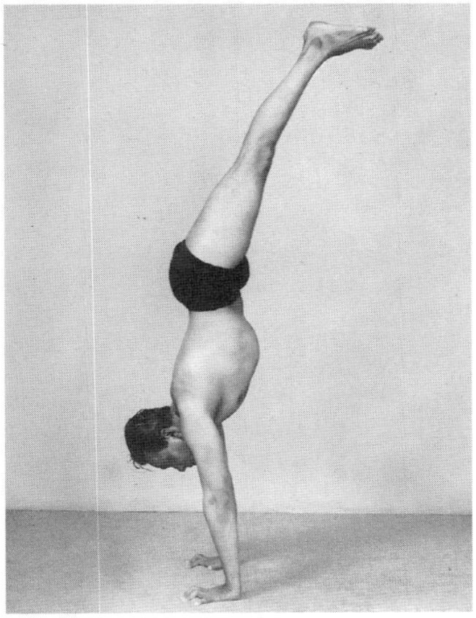

图 496

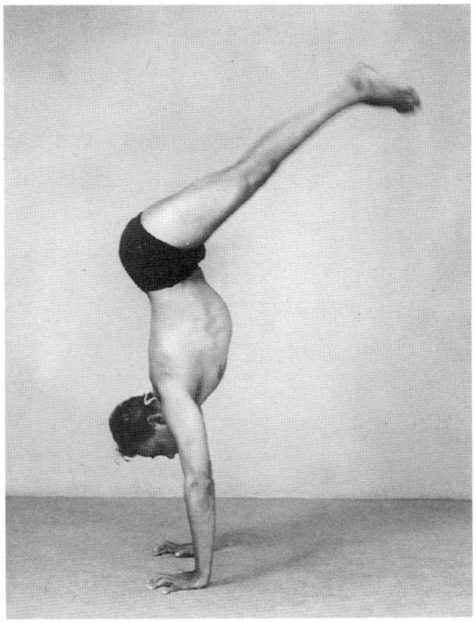

图 497

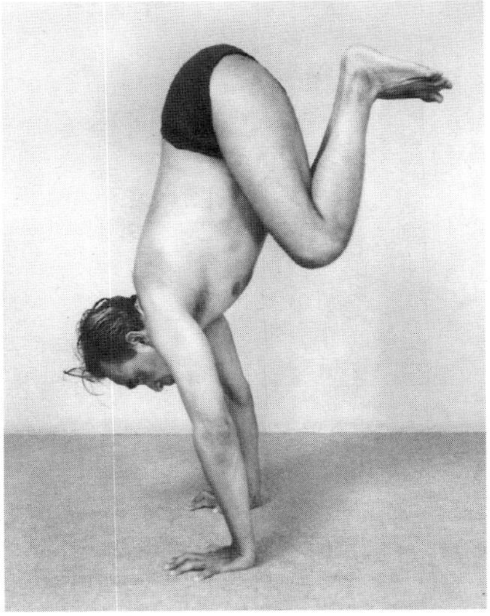

图 498

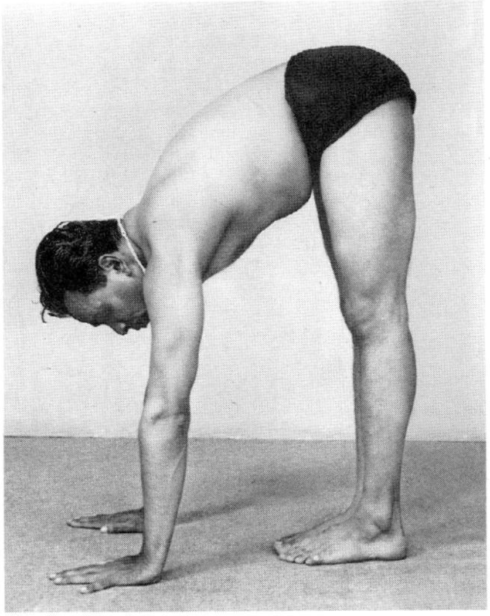

图 499

功效：

这个体式是高级而有难度的后弯体式的预备体式。脊柱获得完全的伸展，因而得到增强，这也使身体保持柔软和敏捷。背部会感觉强健有力，充满活力。该体式增强双臂和手腕，对于头部有很好的舒缓效果。一旦掌握了反转轮式（Viparīta Chakrāsana），练习者可以一天练习几次这个体式。它可以给人带来旺盛的精力和能量，身体也会感觉轻松舒畅。

174. Eka Pāda Ūrdhva Dhanurāsana 单腿轮式（图 501、图 502）

难度系数 12

Eka 的意思是一。Pāda 的意思是腿。Ūrdhva 的意思是向上，Dhanu 的意思是弓。

功法：

1. 完成轮式（Ūrdhva Dhanurāsana Ⅱ）（图 486）后，呼气，右腿从地面抬起。
2. 右腿伸直，使它与地面成 45 度角（图 500）。
3. 然后右手离开地面，放在右大腿上（图 501）。身体现在靠左手和左脚保持平衡。保持这个体式 10~15 秒，正常地呼吸。
4. 呼气，放低右手和抬起的右腿，回到轮式。
5. 重复这个体式，抬起左腿，把左手放在左大腿上，身体靠右手和右腿保持平衡（图 502）。保持这个体式相同的时间。

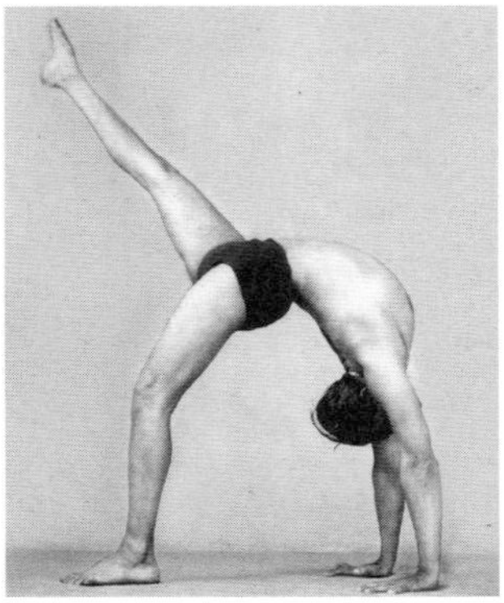

图 500

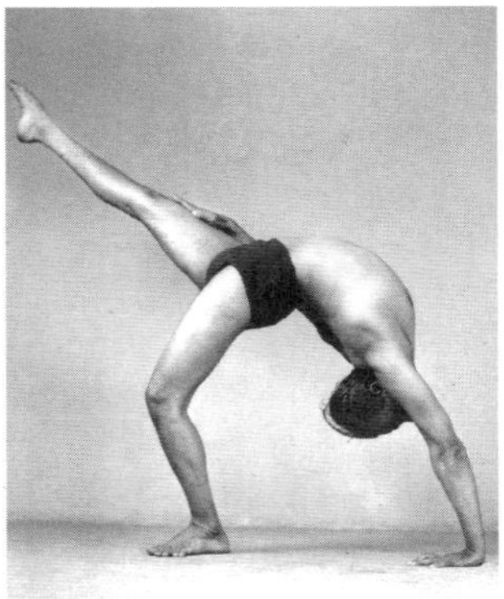

图 501

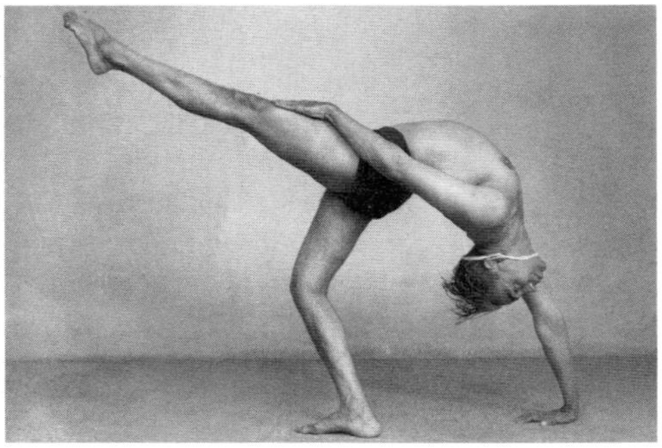

图 502

功效：

除了可以获得和练习轮式（Ūrdhva Dhanurāsana Ⅱ）（图 486）相同的功效以外，这个优美的体式促进了平衡感，使体态更为优雅和均衡。

175. Kapotāsana 鸽子式（图 507、图 512）

难度系数 21

Kapota 的意思是鸽子。在这个体式中，胸部挺起如同一只凸胸鸽，因此而得名。

功法：

1. 以英雄式坐在折叠的毯子上（图 90）。

2. 身体后仰躺在毯子上，成卧英雄式（Supta Vīrāsana）（图 95）。双臂伸展过头，弯曲双肘，把手掌放在双耳边，手指向后指向肩（图 503）。

3. 把身体的重量放在手掌上，呼气。手臂伸展，伸展大腿，从膝部开始抬起整个身体，然后两膝并拢（图 504）。

4. 收缩臀部，伸展整个脊柱，弯曲双肘，抓住脚趾（图 505）。然后把双肘放到地面上（图 506）。由于横膈膜完全收缩，呼吸会变得急促和吃力。

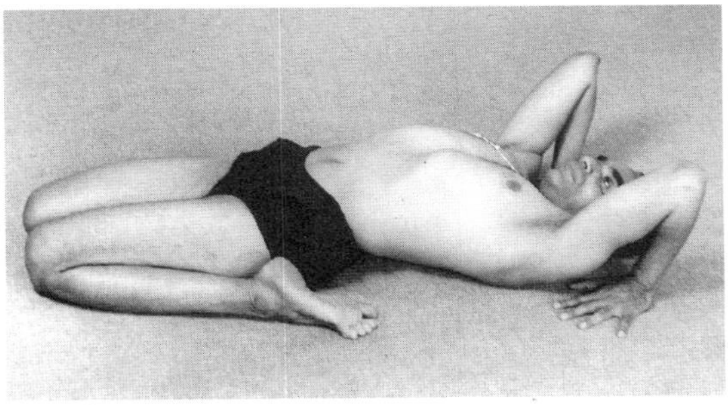

图 503

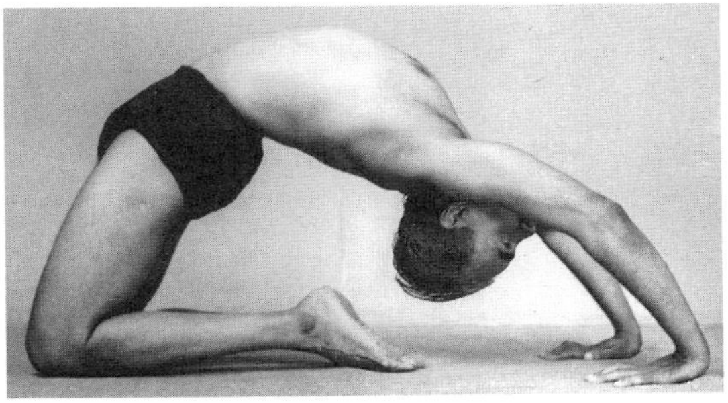

图 504

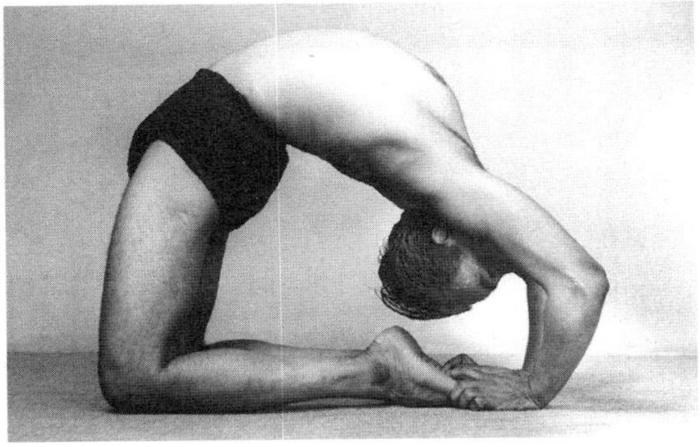

图 505

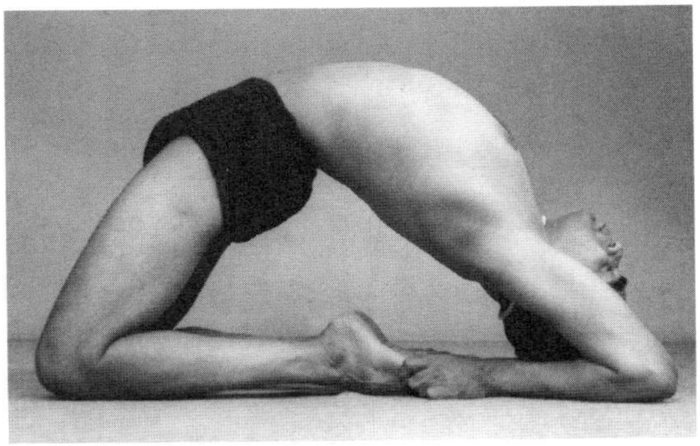

图 506

5. 保持几次快速的呼吸，呼气，收紧大腿肌肉使骨盆区域抬起。逐渐地把双手贴近双脚脚后跟，头移向双脚，用双手抓住双脚。现在把头顶放在脚底上（图 507）。

6. 保持这个体式几秒。逐渐地依你的能力增加保持体式的时间，直到 1 分钟。

7. 呼气，松开双脚，头部和身体放低，直到你再次回到卧英雄式（图 95）。依次伸直双腿，在地面上放松。

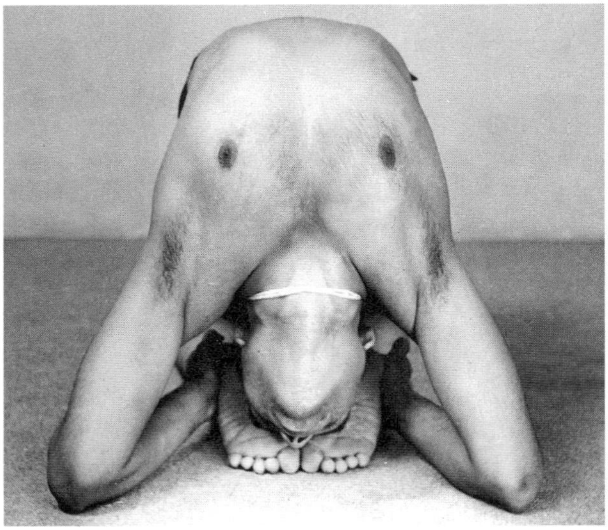

图 507

高级练习者功法：

1. 双脚两膝并拢，跪在折叠的毯子上。把双手放在臀上，伸展大腿，使大腿与地面垂直（图 40）。

2. 呼气，伸展整个脊柱，如图 508 和图 509 所示的那样把身体向后弯。双臂过头朝向脚的方向，把手掌放在脚后跟上，抓住它们（图 510）。呼吸会变得急促和吃力。保持几次快速的呼吸。

3. 呼气，脊柱进一步向后伸展，双肘弯曲放在地面上（图 511）。

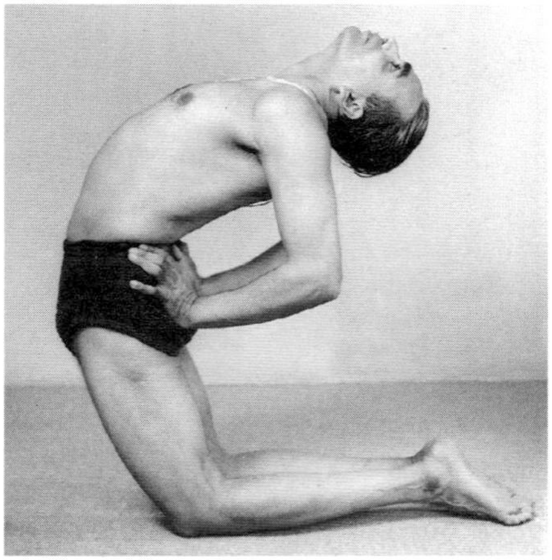

图 508

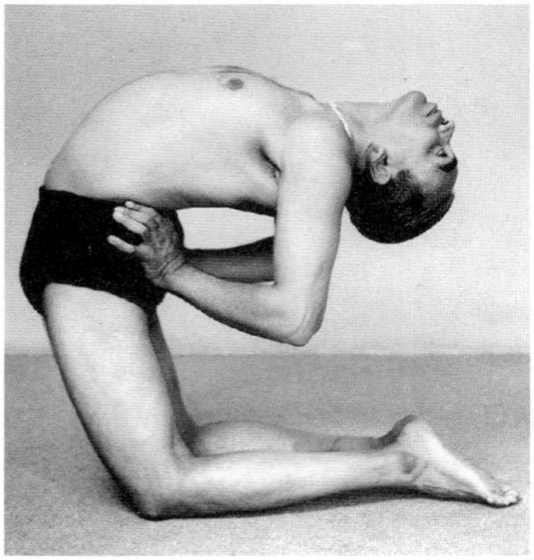

图 509

4. 颈部向后伸展，头顶放在脚底上。收缩臀部，抬高骨盆，伸展大腿，抓住脚踝（图 512）。

5. 尽你所能保持这个体式约 60 秒，有节律地呼吸。

6. 松开双脚，双臂伸展，身体向前直到再次回到膝盖跪地的姿势。然后在地面上休息，放松。

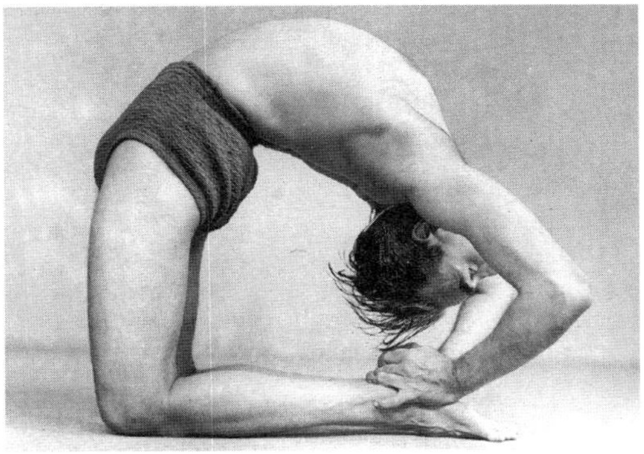

图 510

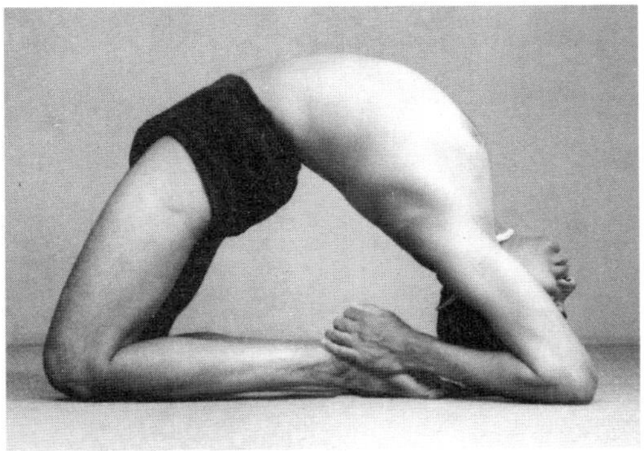

图 511

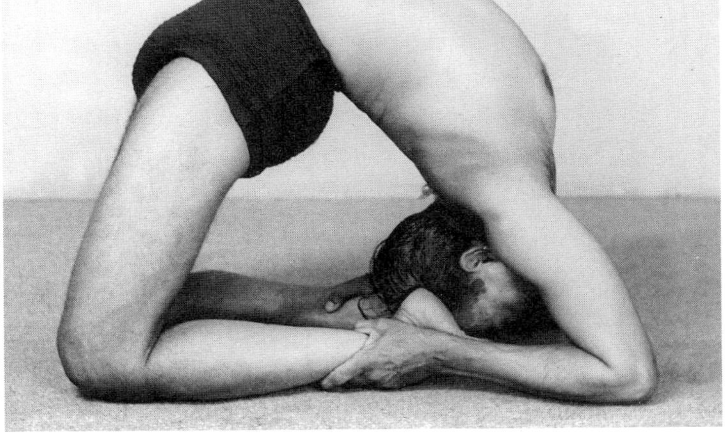

图 512

功效：

这个体式增强整个脊柱区域，血液在脊柱得到很好的循环。由于骨盆区域的伸展，因此生殖器官也得以保持健康。横膈膜得到提升，从而轻柔地按摩了心脏，有助于增强心脏功能。胸部也得到完全伸展。在练习更难的背部后弯体式前有必要先掌握鸽子式，这是因为如果你没有掌握鸽子式（Kapotāsana）、内收直棍式（Viparīta Daṇḍāsana）（图 516）和环式（Maṇḍalāsana）（图 525 到图 535），那么那些更难的后弯动作就根本无法完成。

176. Laghu Vajrāsana　小雷电式（图 513）

难度系数 23

Laghu 的意思是小、单纯可爱、优美、潇洒。Vajra 的意思是雷电，众神之王因陀罗（Indra）的武器。

功法：

1. 双脚双膝并拢跪在地面上。双手手掌放在腰两侧（图 40）。
2. 呼气，脊柱后弯成拱形，同时收紧大腿肌肉（图 508 和图 509）。
3. 髋部向前推，保持脊柱后弯直到头顶放在脚上。想获得必要的脊柱灵活需要大量的练习。身体的重量仅靠膝部来支撑。
4. 上述体式达到后，双手从腰部拿开，双臂伸直，双手分别抓住两膝（图 513）。

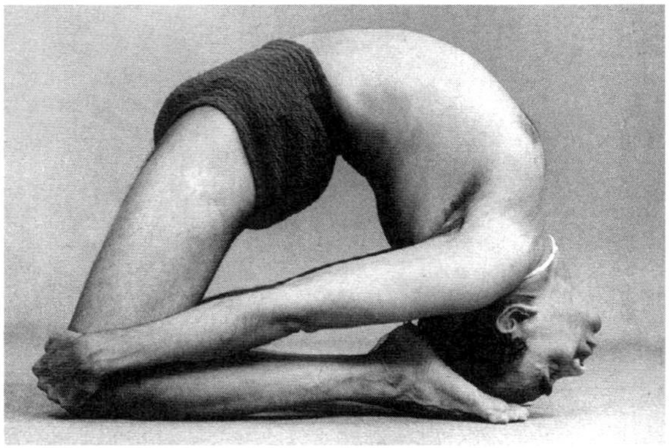

图 513

5. 由于脊柱伸展和腹部的压力，呼吸会变得急促和吃力。试着保持这个体式 10~15 秒，正常地呼吸。
6. 呼气，保持双膝稳固，抬起头和躯干直到回到两膝跪立的姿势。然后坐在地面上休息。

功效：

这个体式增强脊柱神经，锻炼尾骨。如果定期练习该体式，可以缓解脊柱下部区域的疼痛和椎间盘错位。由于身体成拱形，腹部肌肉和胸部也得到完全的伸展。

177. Dwi Pāda Viparīta Daṇḍāsana 双脚内收直棍式（图 516）

难度系数 24

Dwi Pāda 的意思是双脚。Viparīta 的意思是翻转。Daṇḍa 的意思是棒子或拐杖，一种象征，权威或惩罚，以及身体和俯卧。印度教的信徒在真神面前脸朝下俯卧在地面上，双手向外伸展。瑜伽修行者则以下述优美的反转拱形的姿势致敬。

初学者功法：

1. 背朝下平躺在地面上（图 219）。
2. 双臂伸展过头，双肘弯曲，把手掌放在肩膀下，手指向后指向脚。弯曲并抬起，把双脚贴近臀部。放在地面上（图 479）。
3. 呼气，同时抬起头和躯干，把头顶抵在地面上（图 480）。配合几次呼吸。
4. 呼气，延展双腿依次伸直，把重量放在双手、头部和颈部（图 514）。
5. 左手离开地面放在脑后，把左肘放在地面上（图 515）。保持两次呼吸。
6. 现在右手离开地面放在脑后，右肘放在地面上。双手手指相锁成杯形放在脑后。这是最终体位（图 516）。在这个体式中，双手的体式与头倒立第一式（Sālamba Śīrṣāsana Ⅰ）（图 190）中一样。
7. 由于横膈膜紧缩，因此呼吸会变得急促。配合几次呼吸，然后呼气，尽你所能抬高肩膀，同时也提升胸部、躯干、臀部、大腿和小腿。从盆骨到脚踝伸直双腿。脚后跟抵住地面，尽你所能保持这个体式 1~2 分钟。
8. 双脚朝头部贴近，弯曲膝盖，松开相锁的手指，头部从地面抬起，躯干放低回到地面，放松。

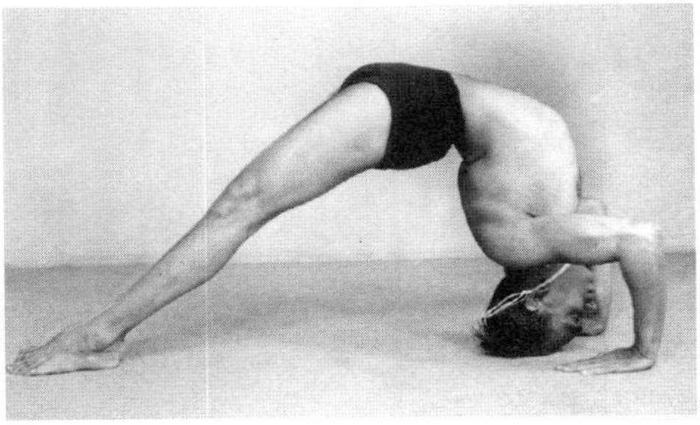

图 514

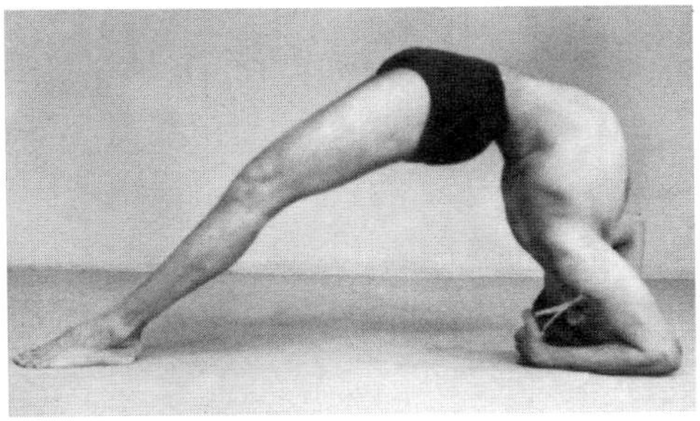

图 515

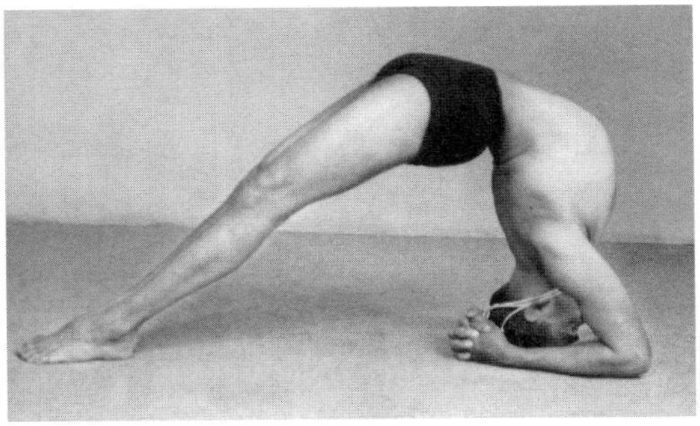

图 516

9. 颈部、胸部和肩膀应该完全地伸展，骨盆区域尽可能地抬高。一开始，颈部无法像应该的那样保持与地面垂直，而且头和前额有容易滑动的倾向。因此把双脚抵着墙，并请你的朋友帮忙按压你的双肘，直到双脚与头之间的距离得到适当的调整，使脊柱和双腿完全伸展。

高级练习者功法：

1. 完成头倒立第一式（Sālamba Śīrṣāsana Ⅰ）（图 190），两膝弯曲，按照图 517、图 518 和图 519 所示把双腿向后放低到地面上。
2. 在做上述动作时，双肘不要离开地面，也不要移动头在地面上的位置。
3. 现在，双腿依次伸直（图 520 和图 516），同时抬起并伸展胸椎和腰椎。脚后跟稳固地按压地面。
4. 收缩臀部，向上抬骨盆区域，收紧两膝、大腿和小腿。
5. 试着保持这个体式一到两分钟，正常地呼吸。
6. 然后弯曲两膝，呼气，双腿上摆回到头倒立第一式（Sālamba Śīrṣāsana Ⅰ）。休息几秒钟，深长地呼吸，然后放低双腿回到地面。松开双手，头部从地面抬起，放松，或者练习轮式（Ūrdhva Dhanurāsana）（图 486），并以山式站立（图 1），或者练习反转轮式（Viparīta Chakrāsana）（图 488 到图 499）。

功效：

这个愉悦的体式使脊柱保持健康，而且胸部完全扩展。练习者也会感受到头倒立式的功效。要想缓解尾骨区域的疼痛，建议练习这个体式。

这个体式对于精神有很好的舒缓作用，因此当人们受到情感的困扰时会发现它很有益处。

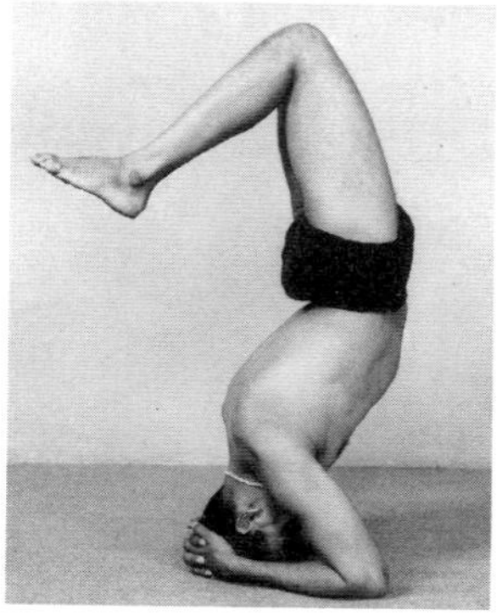
图 517

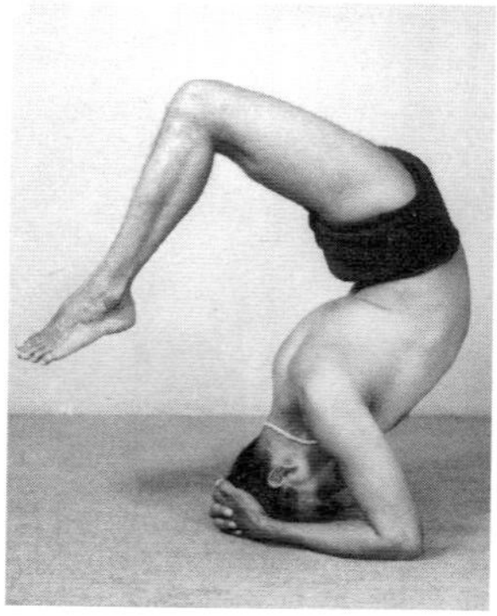
图 518

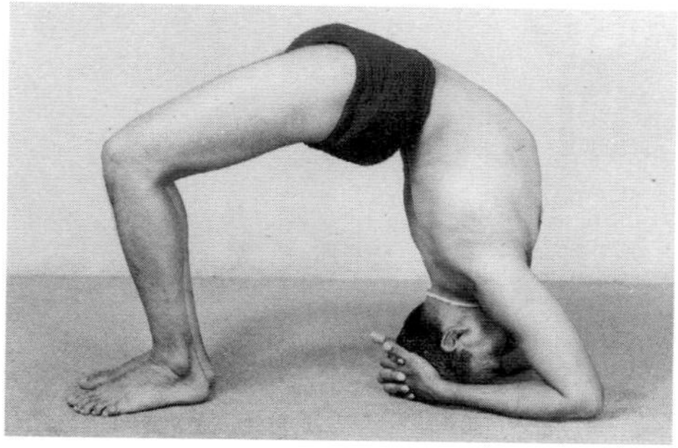
图 519

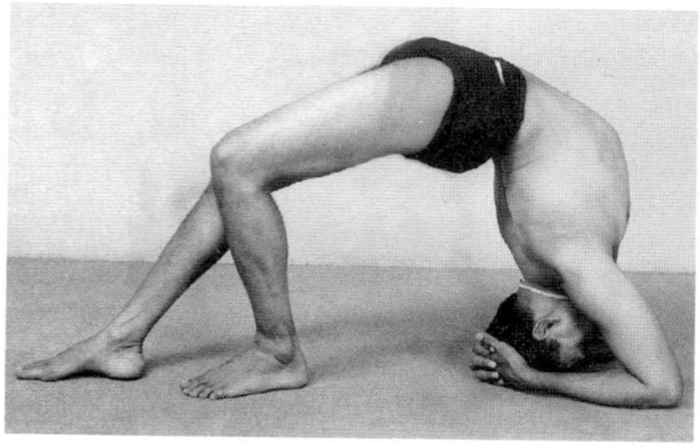
图 520

178. Eka Pāda Viparīta Daṇḍāsana Ⅰ　单脚内收直棍第一式（图 521）

难度系数 26

Eka 的意思是一，Pāda 的意思是一条腿或一只脚。Viparīta 是翻转的意思。Daṇḍa 的意思是一根棍子或拐杖，一种权威或惩罚的象征，同时它也代表了身体。这个体式是双脚内收直棍式（Dwi Pāda Viparīta Daṇḍāsana）（图 516）的高级体式。

功法：

1. 完成双脚内收直棍式（Dwi Pāda Viparīta Daṇḍāsana）（图 516）。
2. 呼气，左腿垂直向上抬起，同时右腿放在地面上成内收直棍式（Viparīta Daṇḍāsana）（图 521）。
3. 保持这个体式 10 秒钟，正常地呼吸。
4. 放低左腿，回到内收直棍式（Viparīta Daṇḍāsana）。然后呼气，重复这个体式，这次右腿与地面垂直。保持同样的时间。
5. 回到内收直棍式（Viparīta Daṇḍāsana），然后在地面上放松。
6. 高级练习者可以在呼气时，把双腿上摆到头倒立第一式（Sālamba Śīrṣāsana Ⅰ）（图 190），然后放低双腿回到地面，放松，或者继续练习轮式（Ūrdhva Dhanurāsana）（图 486），并以山式站立（图 1），继续练习反转轮式（Viparīta Chakrāsana）（图 488 到图 499）。

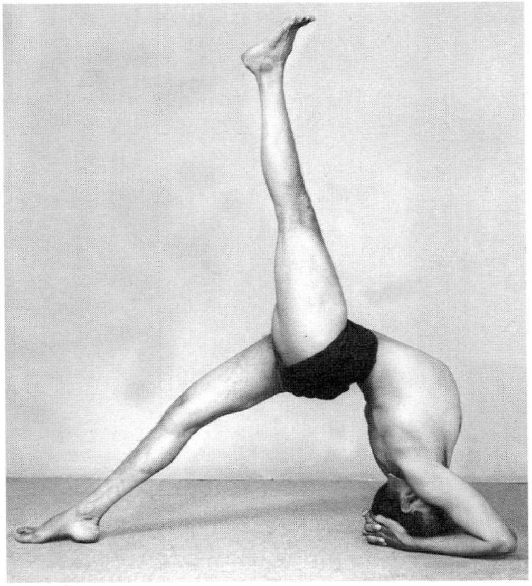

图 521

功效：

这个体式增强脊柱，也使胸部获得完全扩展。它同样具有头倒立式（图 190）的功效。这个令人愉悦的体式也使精神得到舒缓。

179. Eka Pāda Viparīta Daṇḍāsana Ⅱ 单脚内收直棍第二式（图 523）

难度系数 29

这是一个比前面的体式更为强烈的体式。

功法：

1. 完成双脚内收直棍式（Dwi Pāda Viparīta Daṇḍāsana）（图 516）。
2. 双脚贴近头部。
3. 松开双手，分开两手手腕，把双手手掌放在地面上。
4. 呼气时，头部离开地面，颈部朝脚的方向伸展，右腿进一步贴近双手。
5. 用双手抓住右脚脚踝，把整个脚都放在地面上（图 522）。
6. 当双手牢牢地抓住脚踝后，呼气，向上展肩，伸展脊柱，把左腿垂直向上抬起。保持膝盖收紧（图 523）。
7. 保持这个体式 10~15 秒。由于腹部肌肉的收缩，呼吸会变得急促和吃力。
8. 把左腿放回到地面。
9. 松开右脚脚踝，抓住左脚脚踝。像上面那样重复这个体式，把右腿垂直向上抬起。保持这个体式的时间与另一侧相同。然后放低右腿。
10. 松开左脚脚踝，呼气时，双腿上摆回到头倒立第一式（Sālamba Śīrṣāsana Ⅰ）（图 190），然后双腿放低回到地面，放松。或者继续练习轮式（Ūrdhva Dhanurāsana）（图 486），并以山式站立（图 1）。也可以再继续练习反转轮式（Viparīta Chakrāsana）（图 488 到图 499）。

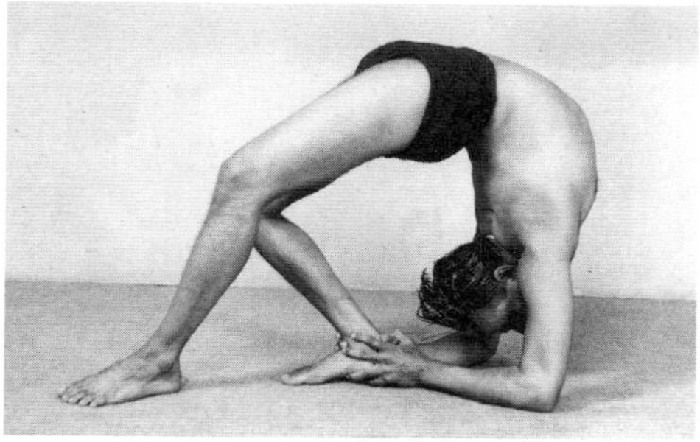

图 522

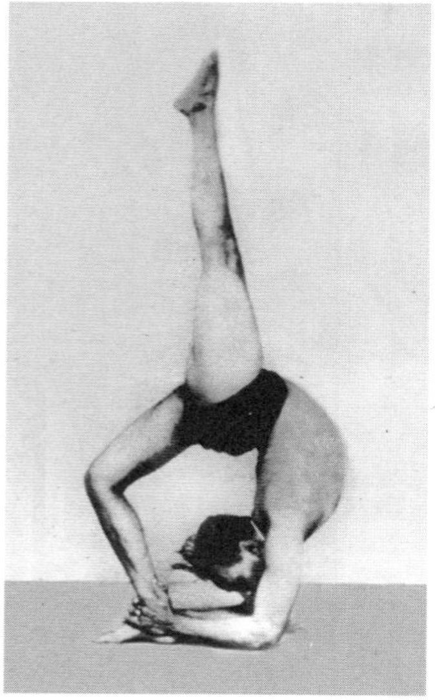

图 523

功效：

在这个体式中，腹部肌肉得到锻炼，脊柱也得到加强。由于伸展更为强烈，因此功效也相应的更大。

180. Chakra Bandhāsana 飞轮式（图 524）

难度系数 31

Chakra 是人体内的瑜伽经络交会点，也称为气轮。Bandha 的意思是脚镣或者束缚。这些气轮位于脊椎内经络通道（nāḍīs）的交会处。在人体内有 7 个主要的气轮，它们是：（1）脊根轮（Mūlādhāra Chakra）（位于骨盆神经丛）；（2）腹轮（Svādhiṣṭhāna Chakra）（位于下腹部神经丛）；（3）脐轮（Maṇipūraka Chakra）（位于太阳神经丛）；（4）心轮（Anāhata Chakra）（位于心脏神经丛）；（5）喉轮（Viśuddha Chakra）（位于咽喉神经丛）；（6）眉心轮（Ājñā Chakra）（位于两眉之间神经丛）；（7）顶轮（Sahasrāra Chakra）（千瓣莲花，大脑顶部能量中心）。这些气轮非常精微，因此不容易被人们所意识到。尽管我在这里把这些气轮与不同的神经丛相对应，但是不应该简单地认为神经丛本身就是气轮。

功法：

1. 完成双脚内收直棍式（Dwi Pāda Viparīta Daṇḍāsana）（图 516）。
2. 呼气时，双脚向头部贴近。
3. 松开双手，手腕平展，把前臂放在地面上，手指朝向脚的方向。保持两个呼吸。
4. 呼气时，头部离开地面，颈部朝腿的方向伸展，把双脚进一步靠近双手。
5. 然后右手抓住右脚脚踝，左手抓住左脚脚踝，两脚都放在地面上。保持两个呼吸。
6. 牢牢地抓住两脚脚踝，呼气时，双脚和双肘向地面下压，伸展两肩和大腿，使躯干拱起（图 524）。
7. 保持这个体式 10~15 秒。呼吸会变得急促。
8. 双手松开脚踝，把头顶抵住地面，双手在脑后十指相交。呼气时，双腿向上摆至头倒立第一式（Sālamba Śīrṣāsana Ⅰ）（图 190），然后双腿放低回到地面，并且放松身体；或者继续练习轮式（Ūrdhva Dhanurāsana）（图 486），以及反转轮式（Viparīta Chakrāsana）（图 488 至图 499）；或者以山式站立（图 1）。

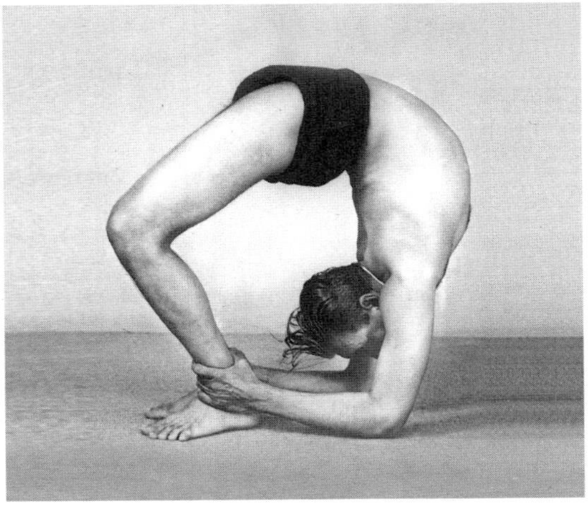

图 524

功效：

所有的气轮都得到了刺激。这个体式有助于使肾上腺保持健康。直肠、肾脏、脖子和眼肌也得到了锻炼。

181. Maṇḍalāsana 环式（图 525~535）

难度系数 27

Maṇḍala 的意思是轮子、圆环或轨道。头和双手成头倒立第一式（Sālamba Śīrṣāsana Ⅰ）（图 190），身体绕着头成顺时针，然后再成逆时针。在这个体式中，你的头保持不动，你的脚则绕着头形成一个圈或轮子。

功法：

1. 完成双脚内收直棍式（Dwi Pāda Viparīta Daṇḍāsana）（图 525）。

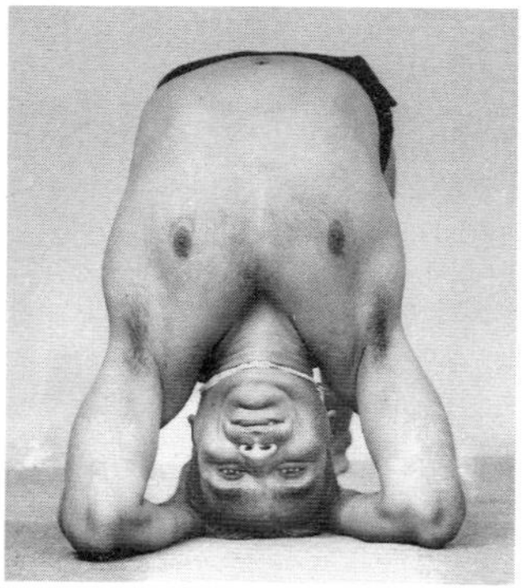

图 525

2. 保持头的位置不动的情况下，两肩和胸部尽量向上抬起。
3. 双腿依次地朝侧面移动，与头成顺时针的圈。当双腿到 3 点和 9 点的位置时，把相反的肩稍抬起，胸部向上向前提，把躯干如图 525 到图 535 所示的那样翻转。脊柱获得 360 度的完全旋转。

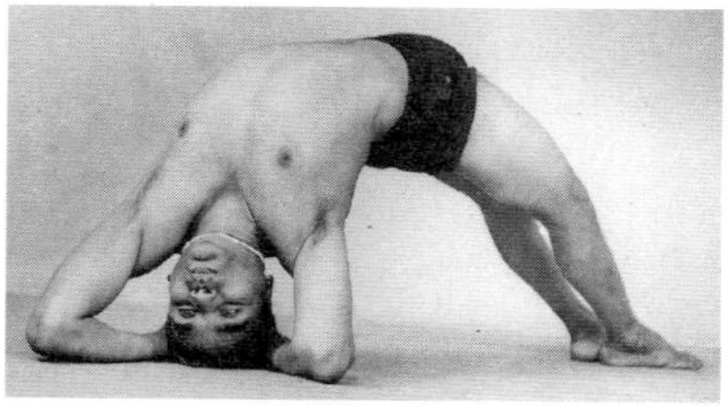

图 526

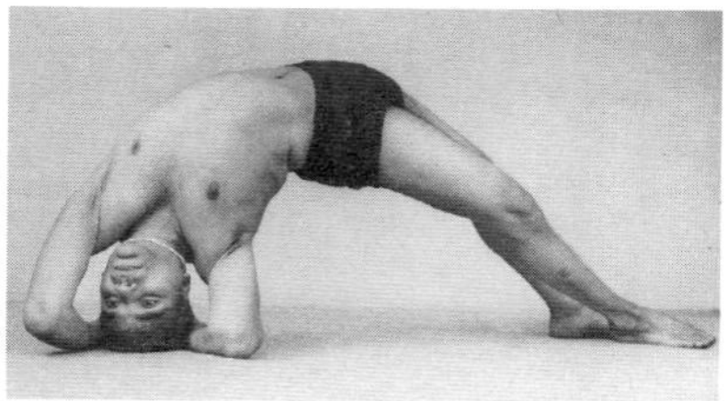

图 527

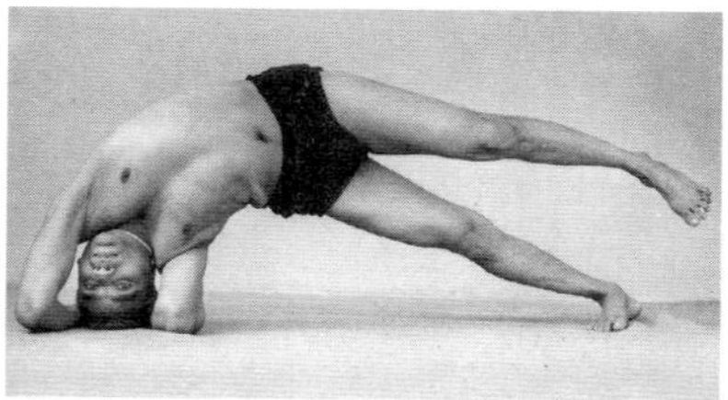

图 528

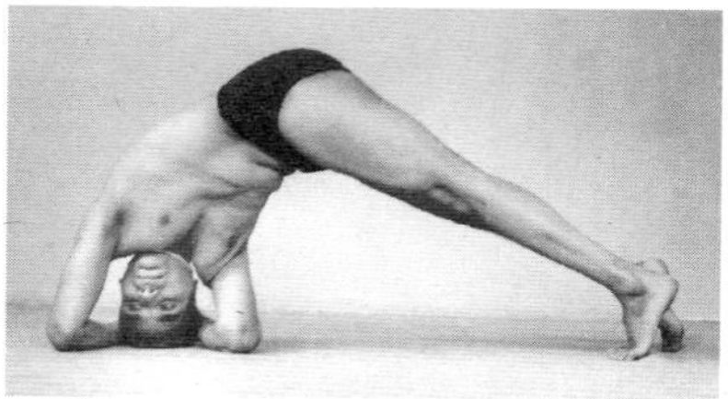

图 529

4. 在完成一个整个顺时针环绕后，休息一会儿，配合几次深长的呼吸。然后按照图示完成逆时针环绕。

5. 为了获得练习这个体式所需的足够的弹性，有必要先通过练习反转轮式（Viparīta Chakrāsana）（图 488 到图 499）和轮式（Ūrdhva Dhanurāsana）（图 486）使脊柱变得柔软。一开始，脖子和肩膀会朝地面往下垂。随着脖子和肩膀足够有力和背部更有弹性后，这个体式就会变得很容易了。

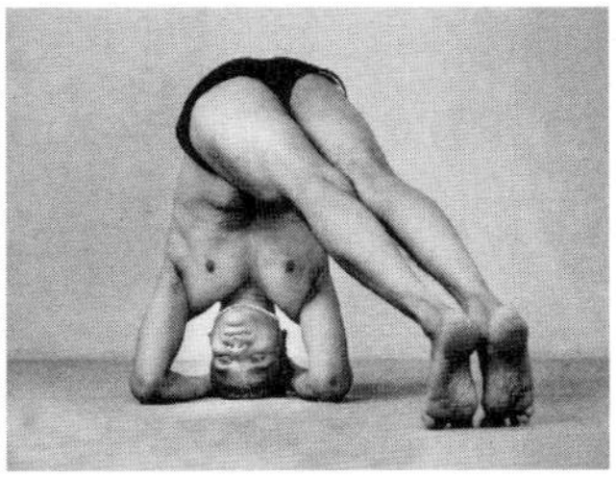

图 530

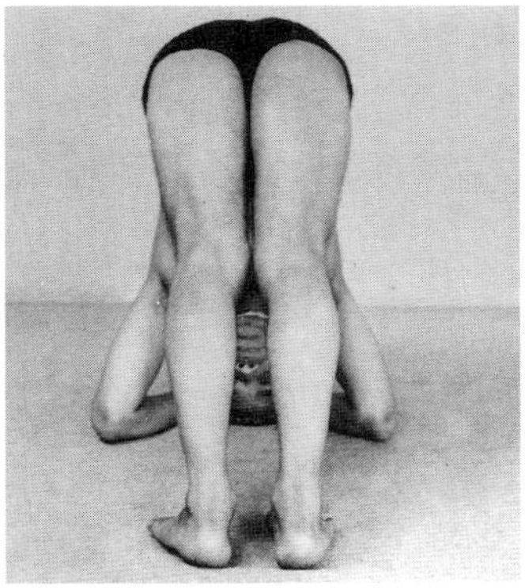

图 531

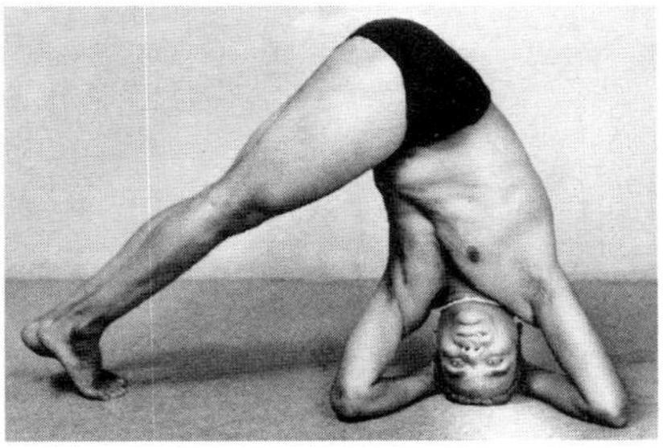

图 532

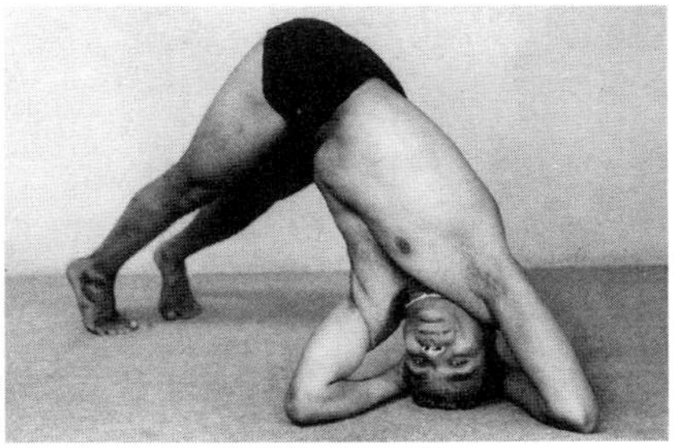

图 533

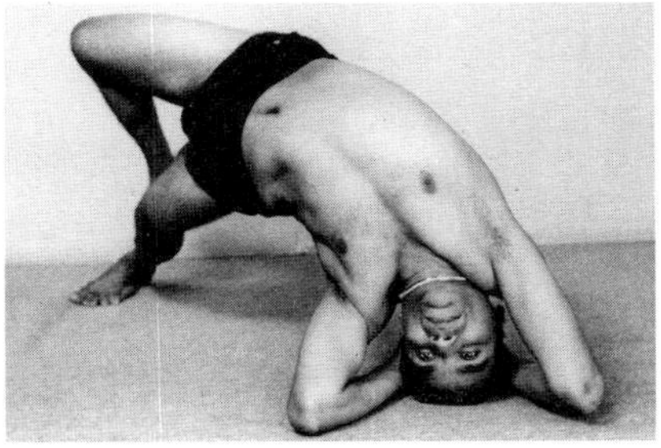

图 534

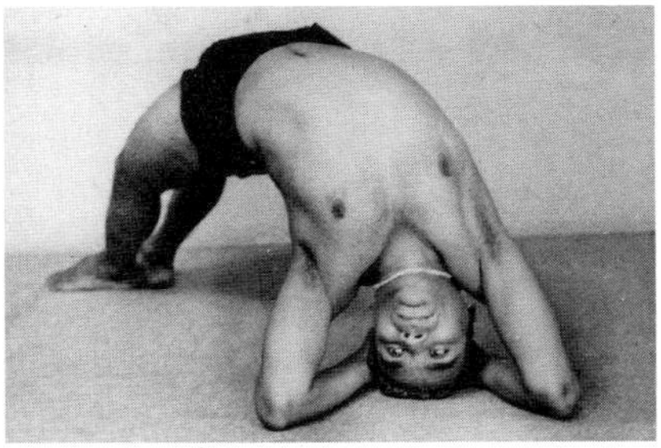

图 535

功效：

在旋转过程中，躯干和腹部在一侧收缩，在另一侧则得到了伸展。这样，使脊柱和腹部器官保持健康，从而使人们长寿。

182. Vṛśchikāsana Ⅰ　蝎子第一式（图 536、图 537）

难度系数 32

Vṛśchika 的意思是蝎子。为了刺到猎物，蝎子会把尾巴拱起高过背部，然后越过头部朝前猛击。这个体式就如同一只正在攻击猎物的蝎子，因此而得名。

功法：

1. 跪在地面上，身体前弯，把双肘、前臂和手掌放在地面上，相互平行。两前臂之间的距离不要超过肩宽。
2. 颈部伸展，尽你所能把头部抬高离开地面。
3. 呼气，双腿和躯干上摆，试着保持平衡，不要让双腿下落超过头部。胸部垂直向上伸展，上臂与地面垂直。垂直向上伸展双腿，并保持平衡。这是孔雀起舞式（Pīncha Mayūrāsana）（图 357）。
4. 靠前臂保持平衡后，呼气，弯曲两膝，尽你所能把颈部和头部抬高超过地面，从肩部脊柱伸展，放下双脚直到脚后跟放在头顶上（前视图：图 536）。在你掌握了这个体式后，试着使两膝和两脚脚踝并拢，脚趾前指（侧视图：图 537）。两腿从脚后跟到膝盖，应该与头垂直。胫骨和上臂应该彼此平行。

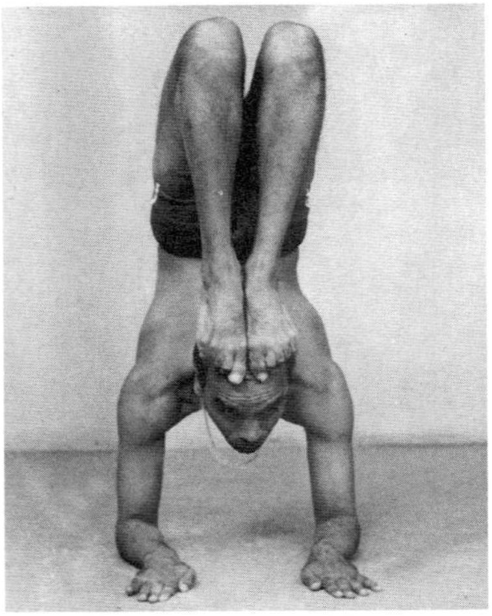
图 536

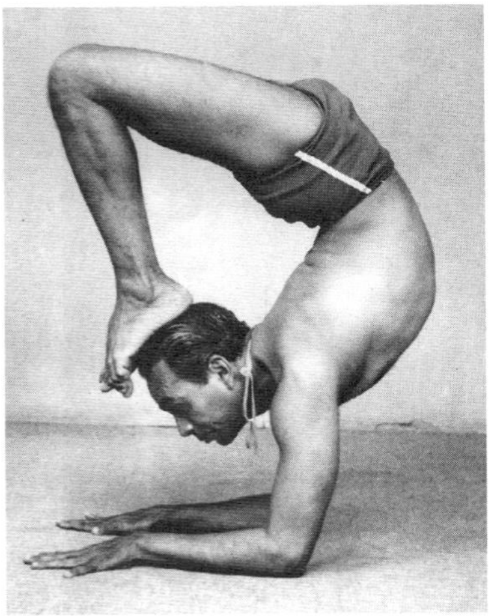
图 537

5. 在这个体式中，由于脖子、两肩、胸部、脊柱和腹部都得到伸展，因此呼吸会变得非常急促和沉重。试着正常地呼吸，尽你所能保持这个体式约 30 秒。
6. 尽你所能保持之后，双腿越过头放下，回到地面，提双肘离开地面，伸直双臂成轮式（Ūrdhva Dhanurāsana）（图 486）。
7. 然后以山式站立（图 1），或者练习反转轮式（Viparīta Chakrāsana）（图 488~499）。
8. 为了缓解由蝎子式（Vṛśchikāsana）引起的背部紧张，身体向前弯曲，在不曲膝的情况下手掌触地，即成加强脊柱前曲伸展式（Uttānāsana）（图 48）。

183. Vṛśchikāsana Ⅱ　蝎子第二式（图 538）

难度系数 33

这是一个比前面更难的体式，因为这个体式是在进行完全手平衡即手倒立式（Adho Mukha Vṛkṣāsana）的同时来完成的（图 359）。

功法：

1. 以山式站立（图 1）。身体向前弯曲，把手掌放在地面上。两手之间的距离应与肩宽，保持两臂完全伸展。
2. 双腿抬起，弯曲两膝。呼气，躯干和双腿垂直上摆，身体靠双手保持平衡。尽你所能抬高脖子和头超过地面。这是手倒立式（图 359）。
3. 在平衡稳固后，呼气，弯曲两膝，伸展脊柱和胸部，放低双脚直到脚后跟放在头顶上。保持双脚前指。保持平衡的同时，试着让两膝和脚踝并拢。胫骨应该与头垂直，两臂与地面垂直。胫骨和两臂彼此应该平行（图 538）。
4. 在这个体式上保持平衡非常困难，比在前面讲过的孔雀起舞式（Pīncha Mayūrāsana）（图 357）更难。
5. 这个体式要求手腕非常的强而有力，同时要有坚决和持之以恒的努力才能掌握。呼吸会变得急促和吃力，这是由于脖子、肩膀、胸部和脊柱伸展，以及腹部收缩造成的。试着正常地呼吸，尽你所能保持这个体式 10~15 秒。
6. 然后双腿越过头放下回到地面，完成轮式（Ūrdhva Dhanurāsana）（图 486），以山式站立（图 1），或者进行反转轮式（Viparīta Chakrāsana）（图 488~499）。
7. 为了缓解由蝎子式（Vṛśchikāsana）引起的背部紧张，身体前曲，在不曲膝的情况下手掌触地，即成加强脊柱前曲伸展式（Uttānāsana）（图 48）。

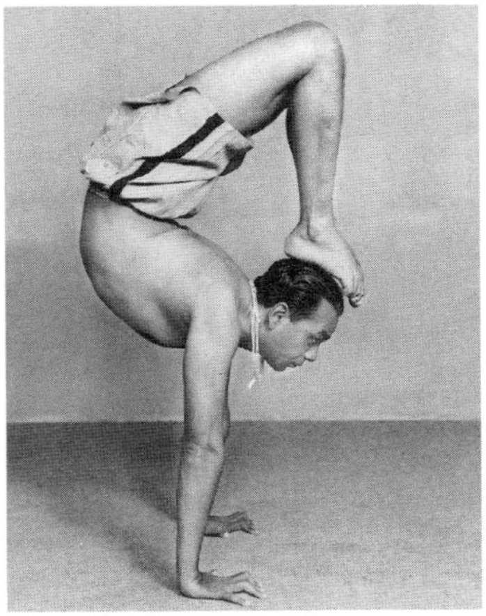

图 538

功效：

肺部完全扩张，同时腹部肌肉则得到拉伸。整个脊柱得到加强，从而保持健康。这个体式也具有很好的心理功效。作为知识和力量发源地的头脑，也是我们骄傲自满、愤怒、仇恨、嫉妒、褊狭和怨恨的所在。这些负面情绪比蝎子毒刺里的毒还要致命。瑜伽修行者通过以双脚按压头部，试图根除这些自我毁灭的情绪和强烈的情感。通过踢打自己的头，瑜伽修行者寻求发展自己谦卑、平和和宽容的品性，从而得到自我的解脱。这种自我平息带来和谐与快乐。

184. Eka Pāda Rājakapotāsana Ⅰ　单腿鸽王第一式（图 542）

难度系数 28

Eka 的意思是一。Pāda 的意思是腿或脚。kapota 是鸽子的意思。Rājakapota 的意思是鸽王。在这个体式中，胸部前挺像一只凸胸鸽，因此而得名。

功法：

1. 坐在地面上，双腿向前伸直（图 77）。
2. 弯曲右膝，把右脚放在地面上，使右脚脚后跟贴着左侧腹股沟。右膝保持在地面上。
3. 把左腿向后，完全放在地面上伸直。左大腿前部、膝盖、胫骨和左脚脚趾上部应该贴在地面上。
4. 把手掌放在腰上，胸部向前推，伸展颈部，头部尽可能地向后仰，保持平衡在这个预备体式上一段时间（图 539）。
5. 现在把双手放在前方的地面上，弯曲左膝，左脚向上抬贴近头部。左腿从膝盖到脚踝应该与地面保持垂直，为了达到这样，绷紧左大腿肌肉。
6. 呼气时，举右臂过头顶，用右手抓住左脚（图 540）。配合几个呼吸。然后再次呼气，左手抓住左脚，把头抵在左脚上（图 541）。
7. 向前推胸部，把双手进一步下移，抓住左脚脚踝，放低头部使上唇触碰到左脚脚后跟（图 542）。保持这个体式大约 10 秒钟。由于胸部完全扩张和腹部的收缩，因此呼吸会变得急促。试着正常地呼吸。

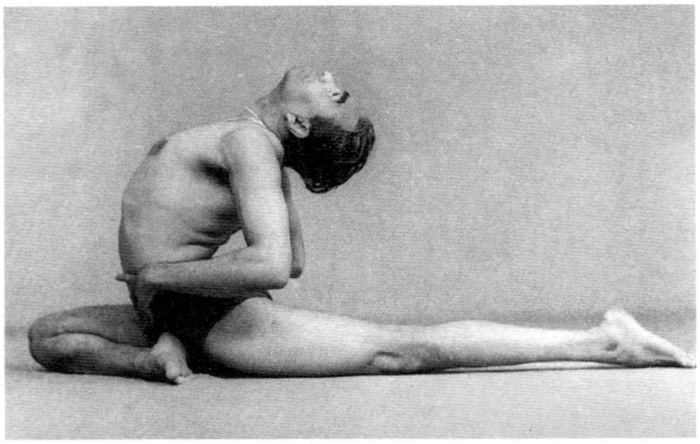

图 539

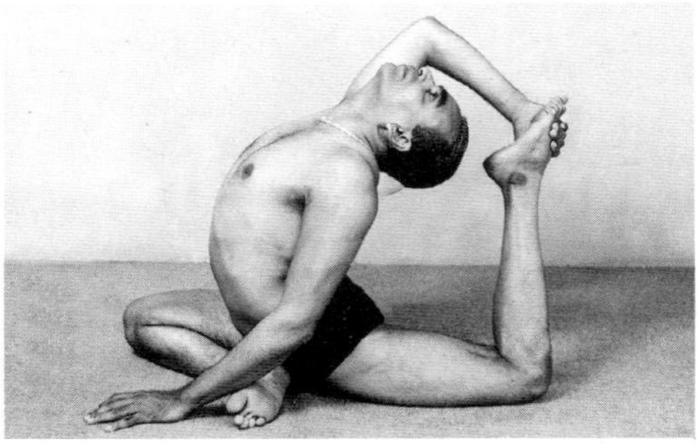

图 540

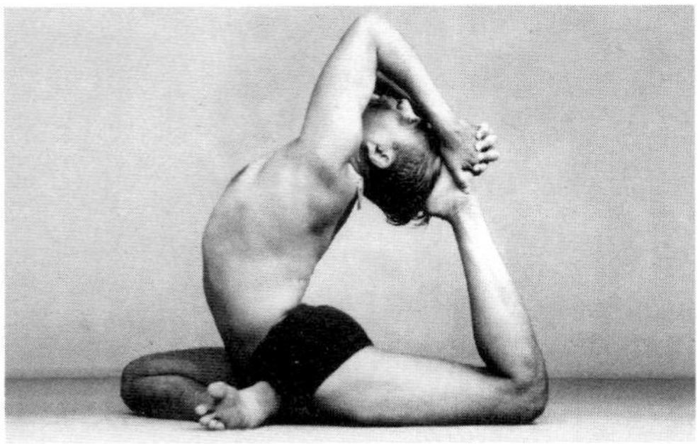

图 541

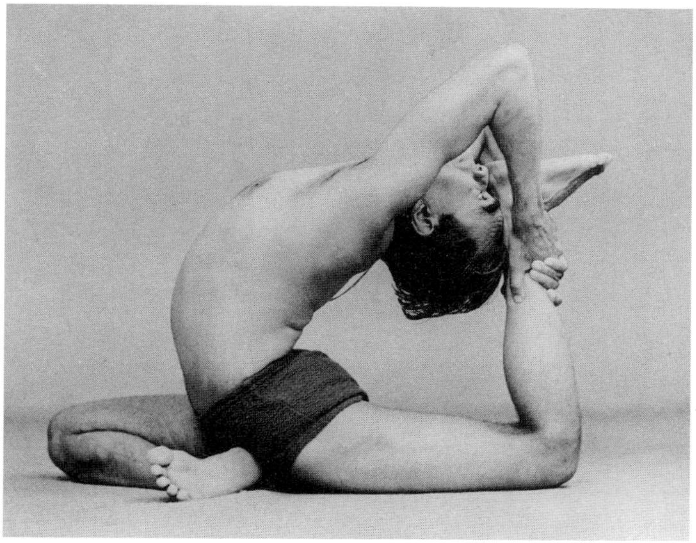

图 542

8. 依次松开双手，手掌放回到地面上。伸直左腿回到身体前方，然后伸直右腿。

9. 在另一侧重复这个体式，保持同样的时间。这次，左脚放在右侧腹股沟处，右大腿向后伸展，双臂伸展过头，抓住右脚。

185. Vālakhilyāsana 瓦拉克利亚式（图 544）

难度系数 45

瓦拉克利亚（Vālakhilya）是一种神圣的精灵，有一个拇指大小，由万物创造者身体生成。据说，他们在太阳战车之前，数量达到 6 万个，曾在印度诗人迦梨陀娑（Kālidāsa）的史诗《罗怙世系》（*Raghuvaṃśa*）中被提到。这个较难的体式是单腿鸽王第一式（Eka Pāda Rājakapotāsana Ⅰ）（图 542）的继续（除非你已经掌握了单腿鸽王第一式，而且能够轻松而优美地做好它，否则不要尝试这个体式）。

功法：

1. 完成单腿鸽王第一式（Eka Pāda Rājakapotāsana Ⅰ）（图 542）。在用双手牢牢地抓住左脚脚踝后，收缩臀部，提尾骨向上。不要松开脚踝，使左腿向后伸展（图 543）。保持几个呼吸。
2. 呼气，双臂进一步伸展，把左腿下压直到左腿平放在地面上。整个左腿前部从大腿到脚趾都应该贴在地面上（图 544）。
3. 保持这个体式几秒钟。由于胸部完全伸展和腹部器官收缩，因此呼吸会变得急促和吃力。
4. 松开脚踝，背部挺直，休息一会儿。
5. 在另一侧重复这个体式，保持同样的时间。

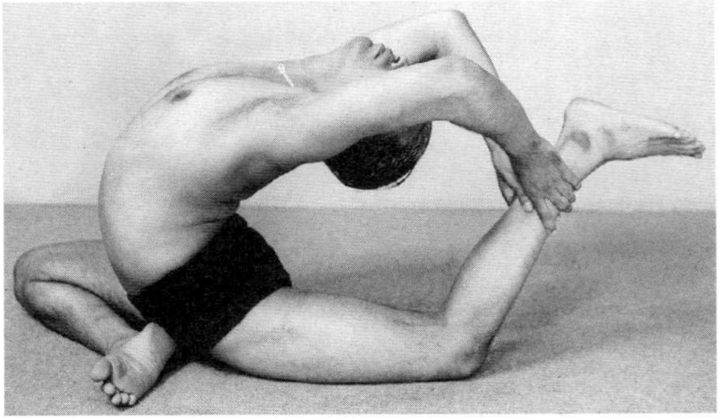

图 543

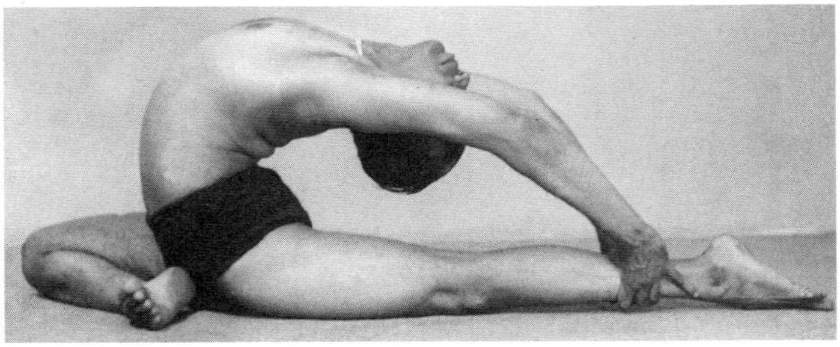

图 544

功效：

这个体式是头碰膝前曲伸展坐式（Jānu Śīrṣāsana）（图 127）的反向体式，它促进脊柱下部区域的活力。耻骨区域血液循环增加，使其保持健康状态。通过练习这个体式和其他鸽王式（Rājakapotāsana）体式系统，调理泌尿系统失调。颈部和肩膀的肌肉也得到完全的锻炼。甲状腺、副甲状腺、肾上腺和生殖腺都得到充足的血液供应，从而增强人体的活力。建议要控制性欲可以练习这个体式和鸽王式（Rājakapotāsana）体式系统中的其他体式。

186. Eka Pāda Rājakapotāsana Ⅱ 单腿鸽王第二式（图 545）

难度系数 29

功法：

1. 坐在地面上，两腿向前伸直（图 77）。

2. 弯曲右膝，把右脚脚底和脚后跟平放在地面上。右腿胫骨几乎与地面垂直，小腿贴着大腿后部。把右脚脚后跟贴近会阴处。右大腿现在成圣哲玛里琪第一式（Marīchyāsana Ⅰ）（图 144）。

3. 把左腿向后伸展，整个腿部紧贴在地面上。

4. 弯曲左膝直到左腿胫骨与地面垂直。靠右脚和左膝平衡身体。为了保持身体的平衡，把右膝向前推直到右大腿与地面平行，右腿胫骨几乎与地面成 40 度。

5. 呼气时，抬右臂过头顶，用右手牢牢地抓住左脚。配合几次呼吸，然后再次呼气后，抬左臂过头顶，用左手也抓住左脚。把头放在左脚上（图 545）。

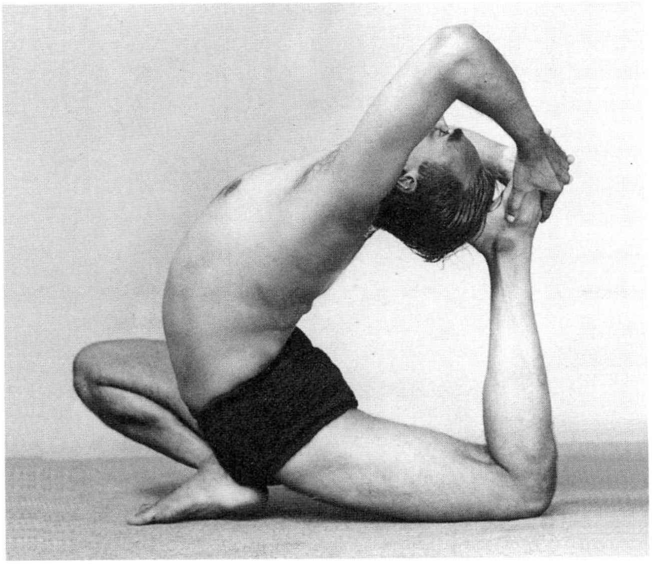

图 545

6. 胸部向前推，保持体式 15 秒。

7. 由于胸部的伸展和腹部的收缩，呼吸会变得急促。试着保持正常的呼吸。

8. 松开脚踝，伸直双腿。

9. 在另一侧重复这个体式。这次左腿成圣哲玛里琪第一式（Marīchyāsana Ⅰ），双手抓住右脚，头放在右脚上，保持平衡一会儿。两侧保持体式的时间相同。

10. 这个体式比前面的体式要容易，一旦掌握平衡，这个体式也就掌握了。

187. Eka Pāda Rājakapotāsana Ⅲ　单腿鸽王第三式（图 546）

难度系数 30

功法：

1. 坐在地面上，两腿向前伸直（图 77）。

2. 弯曲左膝使脚趾向后指，左臀着地。左小腿内侧应该贴着左大腿外侧，左膝保持在地面上。左腿成英雄式（Vīrāsana）（图 89）。

3. 右腿向后伸展，整条腿伸直放在地面上。

4. 把手掌放在地面上，呼气，弯曲右膝，右脚上抬贴近头部。右腿胫骨应该与地面垂直，为了达到这一点，绷紧右大腿肌。配合几次呼吸。

5. 呼气，伸展脊柱和颈部，头向后仰，双手依次举过头抓住右脚，把头放在右脚上（图 546）。保持平衡约 15 秒，试着正常地呼吸。

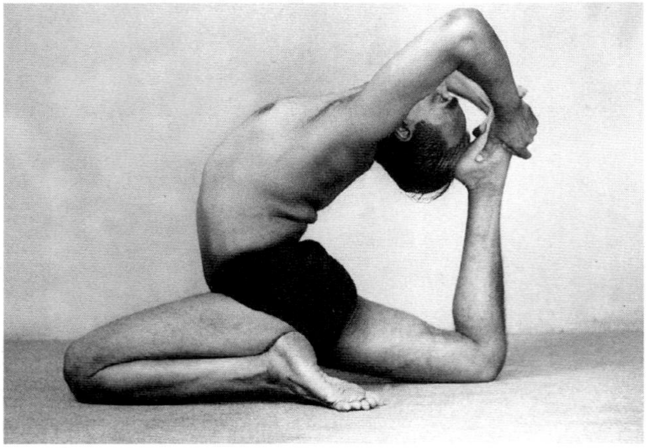

图 546

6. 松开双手，伸直双腿。

7. 在另一侧重复这个体式。现在右腿成英雄式，双手举过头抓住左脚，把头放在左脚上。

188. Eka Pāda Rājakapotāsana Ⅳ　单腿鸽王第四式（图 547）

难度系数 40

功法：

1. 跪在地面上，把手掌放在身体两侧。双膝抬起，右腿向前，左腿向后，呼气时双腿一起伸直。后腿的前部和前腿的后部应该贴在地面上。双腿现在成神猴哈努曼式（Hanumānāsana）（图 475），这个动作如同西方芭蕾中的劈叉。

2. 胸部向前挺，颈部伸展，把头尽你所能后仰。弯曲左膝，向上抬左脚贴近头部。左腿胫骨应该与地面垂直。

3. 呼气时，把左臂举过头顶，然后用左手抓住左脚。配合几次呼吸后，再次呼气，右臂举过头顶，右手也抓住左脚。把头靠在左脚上（图 547）。

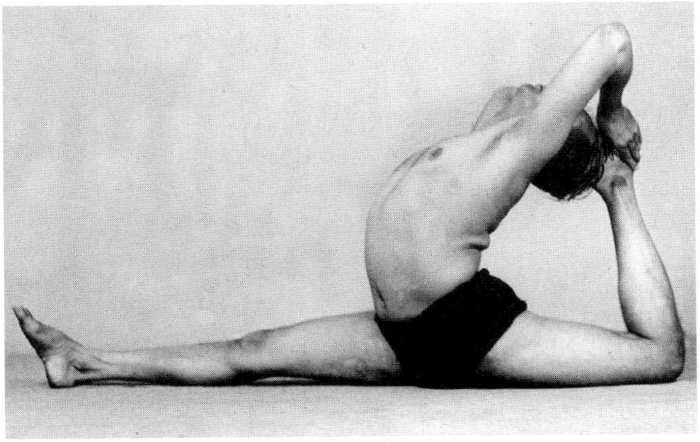

图 547

4. 保持这个体式大约 10 秒。松开双手，回到神猴哈努曼式（图 475）。手掌放在地面上，把臀部从地面抬起。

5. 现在回到神猴哈努曼式（图 475），这次左腿保持在地面上朝前伸展。弯曲右膝，右脚上抬贴近头部。

6. 双手依次抓住右脚，把头放在右脚上。保持体式的时间与另一侧相同。

单腿鸽王式（Eka Pāda Rājakapotāsana）体式系统的功效：

这些体式增加脊柱的腰椎和胸椎的活力。颈部和肩膀的肌肉得到完全的锻炼，各种腿的位置则强健大腿和脚踝。甲状腺、副甲状腺、肾上腺和生殖腺都得到充足的血液供应，从而增强活力。在这些体式中，耻骨区域的血液循环增加，从而保持健康。建议那些小便紊乱以及需要控制性欲的人练习这些体式。

189. Bhujaṅgāsana Ⅱ 眼镜蛇第二式（图 550）

难度系数 37

Bhujaṅga 的意思是毒蛇。这个体式是鸽王式（Rājakapotāsana）（图 551）的预备式，它像是一条毒蛇正准备攻击。

功法：

1. 腹部贴地平卧在地面上。弯曲双肘，把手掌放在腰两侧的地面上。
2. 呼气，头和躯干抬起向后仰，把双臂伸直，不要移动耻骨和双腿（图 73）。
3. 保持这个体式几秒，正常地呼吸。
4. 呼气，弯曲两膝，双脚抬起，骨盆、大腿和双手可以感受到身体的重量。保持几次呼吸。
5. 进一步加大右手的压力，左手从地面抬起，深呼气，左臂从肩部后摆，左手抓住左膝盖骨（图 548）。配合几次呼吸后，深呼气，然后右臂后摆，右手抓住右膝盖骨（图 549）。

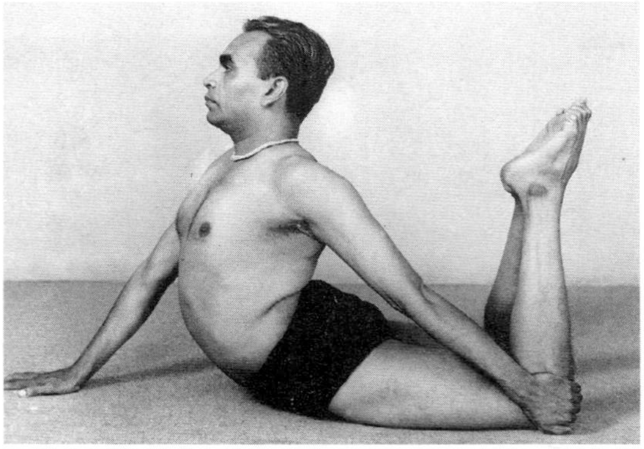

图 548

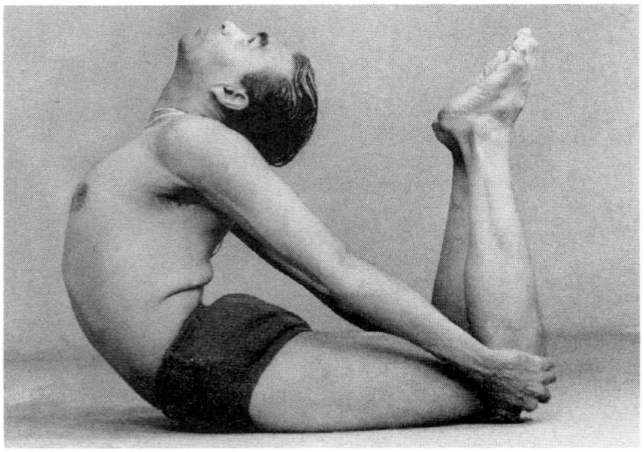

图 549

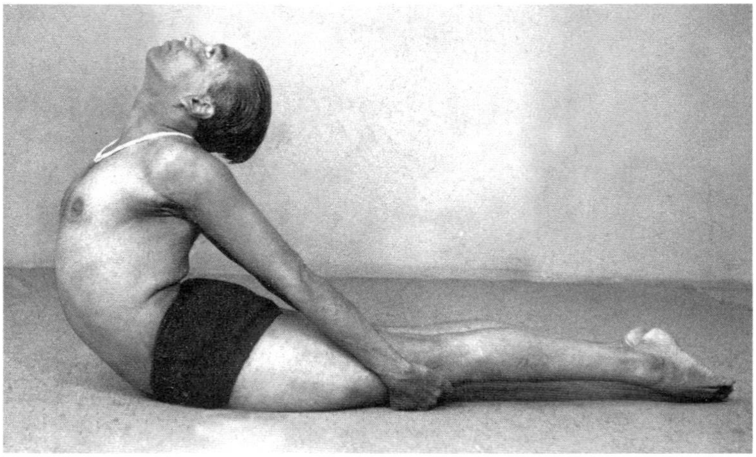

图 550

6. 两手不要松开双膝，把两腿再次伸直。颈部伸展，头部尽你所能向后仰（图 550）。逐渐地试着尽可能地把两膝相互贴近。

7. 肛门收缩，绷紧大腿，保持体式 15~20 秒。由于脊柱、胸部和两肩完全的伸展，以及腹部收缩，因此呼吸会变得急促而困难。

8. 弯曲双膝，依次松开双手，在地面上休息。

功效：

由于这个体式是眼镜蛇一式（Bhujaṇgāsana Ⅰ）（图 73）更为强烈的版本，因此功效也更大。这样，骶椎、腰椎和胸椎都得到锻炼，同时颈部和肩部肌肉也得到完全伸展。在这个体式中，耻骨区域血液循环增加，因此可以保持健康。甲状腺、副甲状腺、肾上腺和生殖腺都得到了充足的血液供应，从而增强身体活力。胸部也得到完全扩张。

190. Rājakapotāsana 鸽王式（图 551）

难度系数 38

Rājakapota 的意思是鸽王。这是一个非常有吸引力但也是非常难的体式。胸部向前挺起如同一只凸胸鸽，因此而得名。

功法：

1. 腹部朝下，平卧在地面上，弯曲两肘，把手掌放在腰两侧。
2. 呼气，两臂完全伸直使头和躯干抬起向后仰，不要移动耻骨和双腿。保持这个体式几秒，正常地呼吸。
3. 呼气，弯曲两膝，抬起双脚。骨盆和大腿可以感受到身体的重量。配合几次呼吸。
4. 压力放在右手上，左手离地，快速而深长地呼气后，把左臂后摆，左手抓住左膝盖骨（图 548）。配合几次呼吸，快速而深长地呼气后，把右臂后摆，用右手抓住右膝盖骨（图 549）。
5. 胸部抬起，利用双手抓住膝盖作为杠杆，使脊柱和颈部进一步后仰直到把头放在脚底和脚后跟上。双脚并拢，两膝尽可能地贴近（图 551）。

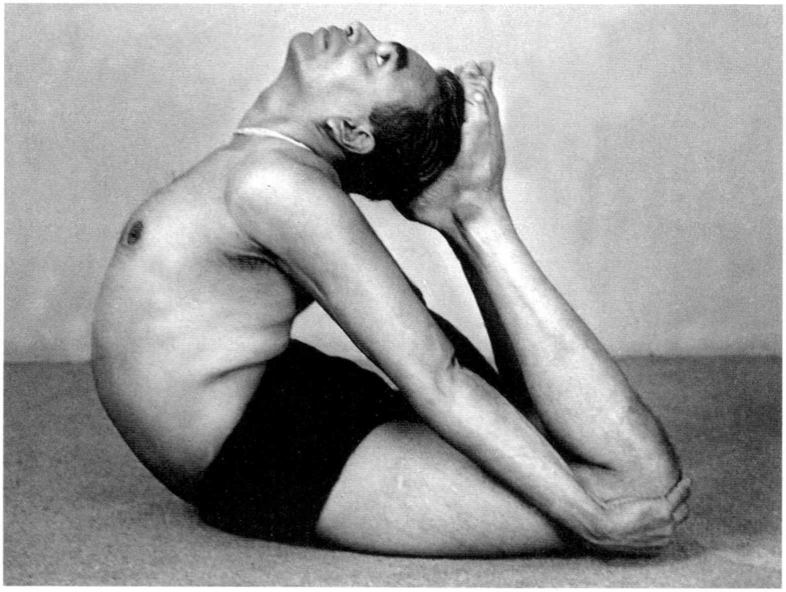

图 551

6. 尽你所能保持这个体式大约 15 秒。由于脊柱和胸部完全伸展，以及腹部向地面按压，因此呼吸会变得急促和困难，在这个体式上保持 15 秒感觉就像过了一个世纪。这个体式很像小雷电式（Laghu Vajrāsana）（图 513），两个体式的区别是，身体现在的重量放在骨盆区域和大腿上，而不是放在从脚趾到膝盖的腿上。
7. 双腿再次伸直，松开两膝，把双手手掌依次放回身体前方。假如双手同时松开，由于脊柱的紧张，练习者很容易脸朝下摔在地面上，并伤到自己。依次把双手放在身体前方，胸部放回到地面，放松。

8. 如果这样做很困难的话，那么就把双手手掌放在地面上，然后把头顶放在脚上（图 552）。

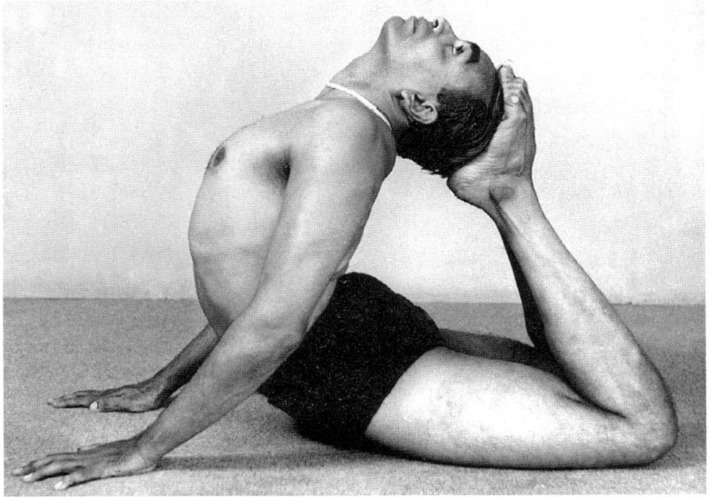

图 552

功效：

鸽子式（Kapotāsana）（图 512）中，腰椎感觉到伸展。而在鸽王式（Rājakapotāsana）中，腰椎和胸椎都得到了伸展，颈部和肩部肌肉也得到完全伸展和锻炼。由于身体的重量放在骨盆区域，因此增加了骨盆区域的血液循环，使其保持健康。腹部器官向地面按压，因此得到按摩。甲状腺、副甲状腺、肾上腺和生殖腺都得到充足的血液供应，增强身体活力。建议那些泌尿系统失调的人练习这个体式。与根茎式（Kandāsana）（图 471）和卧毗湿奴式（Supta Trivikramāsana）（图 478）一样，建议那些需要控制性欲的人练习鸽王式（Rājakapotāsana）。

191. Pādāṅguṣṭha Dhanurāsana　双脚碰头弓式（图 555）

难度系数 43

Pāda 的意思是脚。Aṅguṣṭha 的意思是大脚趾。Dhanu 的意思是弓。这是弓式（Dhanurāsana）（图 63）更强烈的一个版本。

身体在这个体式中从肩膀到膝部像一张拉紧的弓。双腿从两膝到脚趾和过头伸展的两臂如同绷紧的弓弦。

这个体式包括以下三个动作。

功法：

1. 脸朝下平卧在地面上。

2. 把双手手掌放在胸部两侧。按压双手手掌，伸直两臂，头和躯干离开地面抬起，像在眼镜蛇第一式（Bhujaṅgāsana Ⅰ）（图 73）中一样。弯曲双膝，向上抬双脚。呼气，使双脚和头相互贴近，试着用脚碰触头部（图 552）。

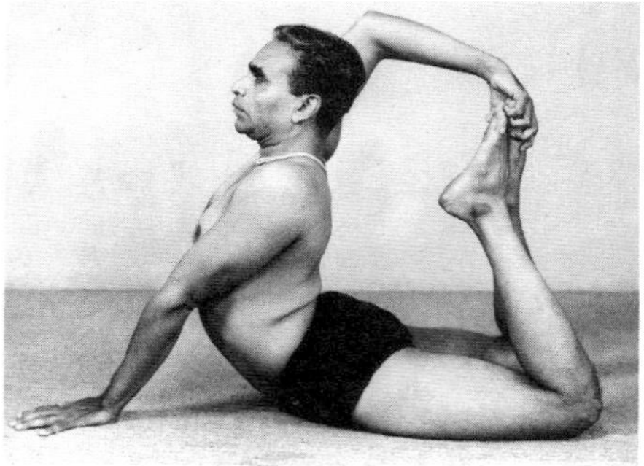

图 553

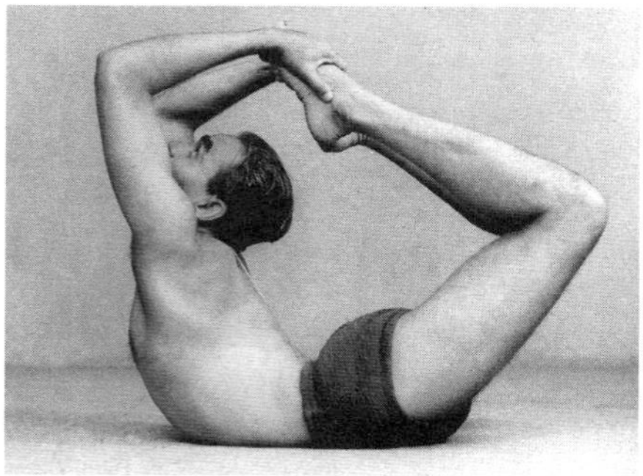

图 554

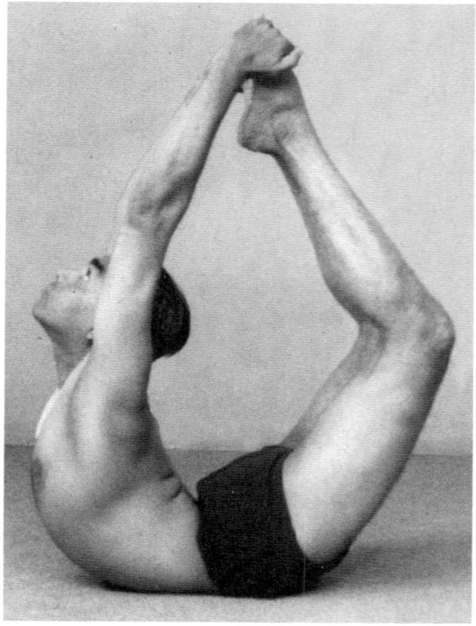

图 555

3. 把一只脚放在另一只脚上。然后，把更多的重量放在一侧的手上，从地面上抬起另一只手。快速而深长地呼气后，把抬起的那只手臂举过头顶，抓住脚趾（图 553）。现在呼气，从地面上抬起另一只手，也抓住脚趾。保持牢牢地抓住脚趾，用右手紧抓住右脚大脚趾，用左手抓住左脚大脚趾（图 554）。配合几次呼吸。

4. 必须牢牢地抓住脚趾，否则它们就会从手中滑下。然后呼气，与此同时，尽你所能把两臂和两腿尽量向上伸展过头顶。试着伸直两臂。这是第一个动作（图 555）。保持这个体式 15 秒。

5. 继续抓着脚趾，现在弯曲双肘，把双脚下拉直到脚后跟放在头上。逐步增加幅度使脚后跟先放在前额上，然后放在眼睛上，最后放在嘴唇上（图 556）。这是第二个动作。保持这个体式几秒钟。

6. 仍然继续用双手牢牢地抓住脚趾，放低双脚直到它们分别碰到双肩（图 557）。这是第三个动作。保持这个体式几秒。

7. 在完成了第三个动作后，呼气，双腿和双臂向上伸展，依次松开双腿，迅速把双手放下，否则由于脊柱的反作用力，练习者很容易磕碰到脸部。然后在地面上放松。

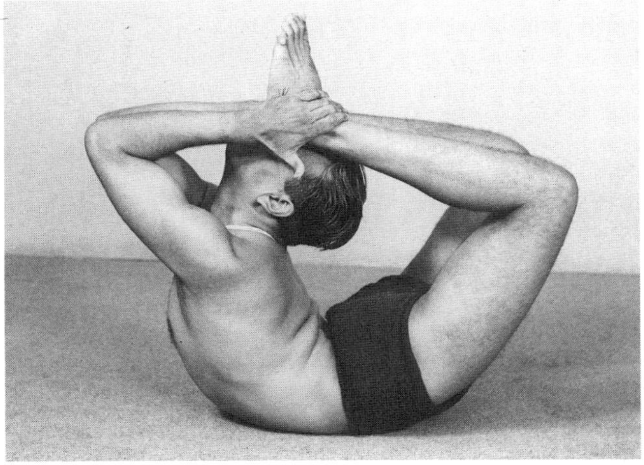

图 556

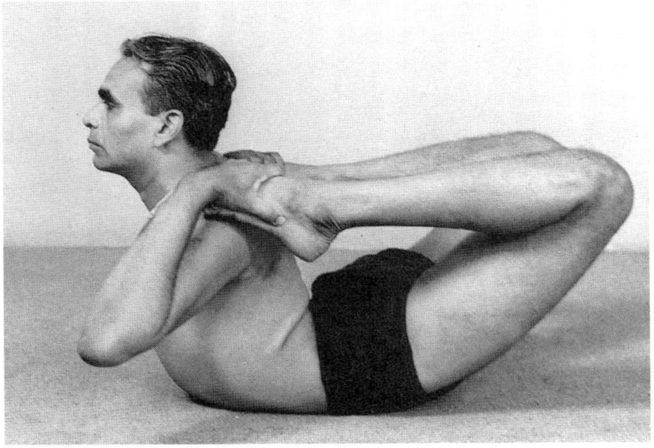

图 557

8. 由于颈部、肩膀、胸部和脊柱的伸展，以及腹部抵住地面，因此呼吸会变得非常急促而吃力。试着在这三个动作中保持正常的呼吸。

功效：

在这个体式中，所有的椎骨伸展，整个身体受力而变得更有弹性。由于整个身体的重量放在腹部靠近肚脐的区域，对腹部大动脉形成了压力，使得血液在腹部器官周围完全循环。这使它们保持健康和改善消化功能。在这个体式中，肩胛骨也得到很好的伸展，从而减轻肩部僵硬。然而这个体式最引人注目的功效是，在整个体式中，精神保持被动和宁静。该体式也有助于使人保持体形年轻健美，精神警醒和充满活力。

192. Gheraṇḍāsana I　圣哲格拉达第一式（图 561、图 562）

难度系数 44

格拉达（Gheraṇḍa）是一位圣哲的名字，他是《格拉达本集》（*Gheraṇḍa Saṁhitā*）一书的作者，这个体式就是献给他的。这个体式是蛙式（Bhekāsana）（图 100）和双脚碰头弓式（Pādāṅguṣṭha Dhanurāsana）（图 555）的结合，一侧的手臂和腿保持在前面体式中的位置，另一侧的手臂和腿则成后面的体式。

功法：

1. 脸朝下，平卧在地面上。
2. 呼气，曲左膝，把左脚贴近左臀。
3. 用左手抓住左脚脚底。配合几次呼吸。现在左手翻转使手掌贴着左脚上部，脚趾和手指都向头的方向指。
4. 呼气，用左手把左脚向下压，使左脚脚底和脚后跟贴近地面。头和胸部离开地面抬起。左手臂和左腿现在成蛙式（Bhekāsana）（图 100），配合几次呼吸。

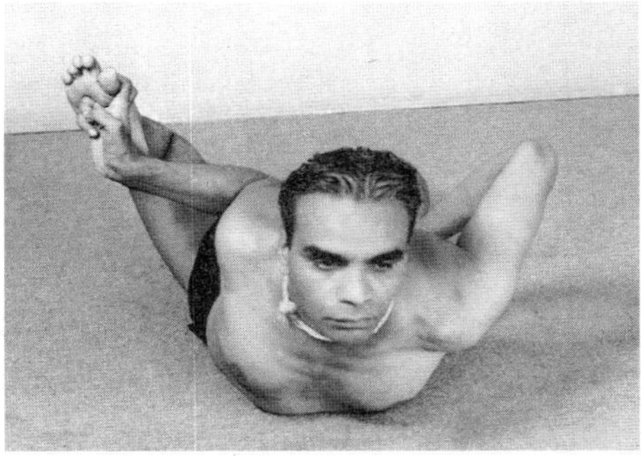
图 558

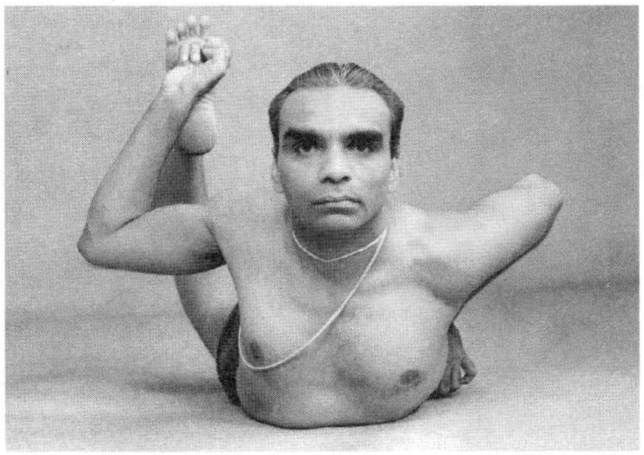
图 559

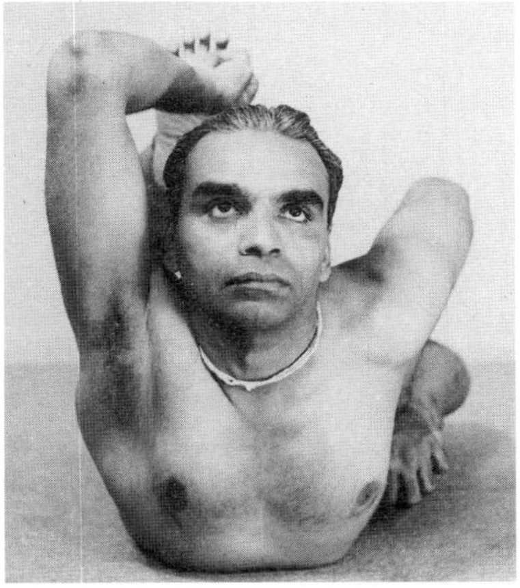
图 560

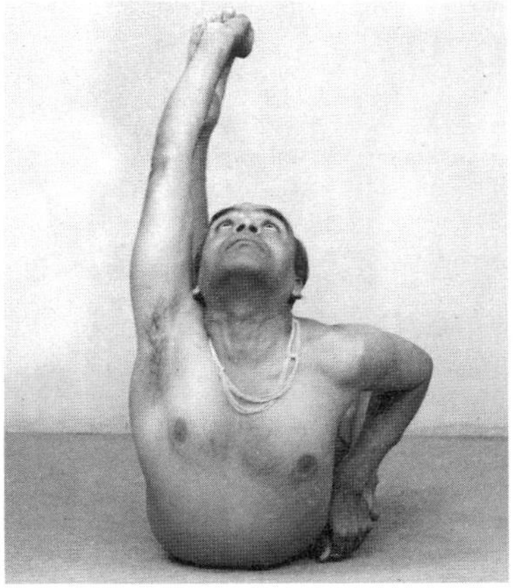
图 561

5. 曲右膝，用右手抓住右脚大脚趾（图 558）。旋转右肘和右肩，右臂伸直和右腿向上伸展（图 560）。配合几次呼吸。

6. 呼气，右臂和右腿垂直向上抬起，不要松开右脚大脚趾（图 561 和图 562）。右臂和右腿现在成双脚碰头弓式（Pādāṅguṣṭha Dhanurāsana）（图 555）。

7. 保持这个体式 15~20 秒。由于腹部抵住地面的压力，因此呼吸会加快。

8. 然后呼气，伸展颈部，头部向后仰。曲右肘和右膝，把右腿拉近地面直到右脚触到左肩（图 563）。

9. 保持这个体式几秒钟。

10. 呼气时，回到第 6 步（图 561）。

11. 现在松开双脚，双腿在地面伸展。放低头部和胸部回到地面，放松一会儿。

12. 重复这个体式，这次把右臂和右腿成蛙式（Bhekāsana），左臂和左腿成双脚碰头弓式（Pādāṅguṣṭha Dhanurāsana）。保持这个体式相同的时间。

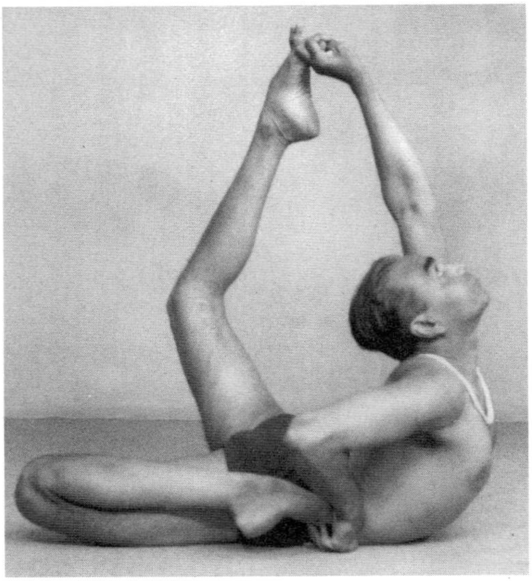

图 562

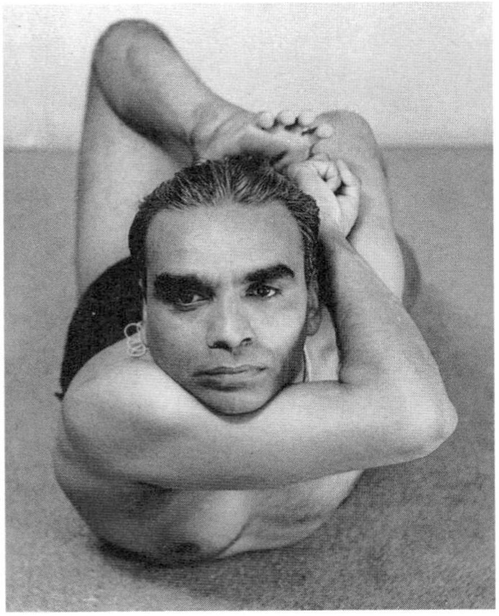

图 563

193. Gheraṇḍāsana Ⅱ　圣哲格拉达第二式（图 564、图 565）

难度系数 46

在这个体式中，一侧的手臂和腿成控制莲花式（Baddha Padmāsana）（图 118），而另一侧的手臂和腿成双脚碰头弓式（Pādāṅguṣṭha Dhanurāsana）（图 555）。

功法：

1. 坐在地面上，双腿向前伸展（图 77）。把右脚放在左大腿的根部，然后背朝下平躺在地面上。

2. 现在在不改变右脚位置的情况下，滚翻身以腹部着地。呼气，把右臂向后，用右手抓住右脚大脚趾。右臂和右腿现在成控制莲花式（Baddha Padmāsana）（图 118）。配合几次呼吸，然后把头和胸部离开地面。

3. 呼气，曲左膝，用左手抓住左脚大脚趾。旋转左臂和左肩，不要松开左脚大脚趾，同时左臂和左腿抬起直到它们成双脚碰头弓式（Pādāṅguṣṭha Dhanurāsana）（图 564 和图 565）。

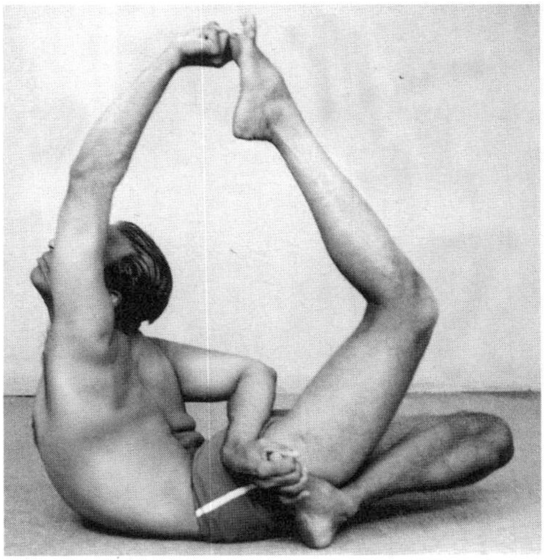

图 564

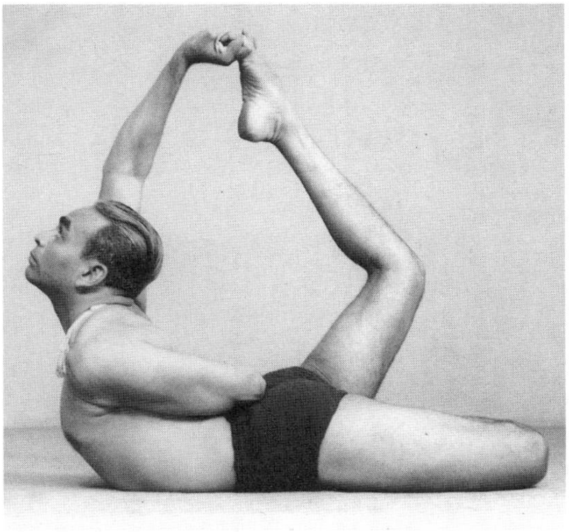

图 565

4. 保持这个体式 15 秒。由于腹部抵住地面的压力，因此呼吸会变得急促和吃力。

5. 然后呼气，伸展颈部，把头部后仰，弯曲左肘和左膝，把左腿下拉直到左脚碰触右肩（图 566）。

6. 保持这个体式几秒，由于腹部收缩，因此呼吸会吃力。

7. 呼气时，回到第 3 步（图 564）。

8. 松开双脚，双腿伸直放低，胸部和头回到地面，放松一会儿。

9. 在另一侧重复这个体式，保持同样的时间。这次左臂和左腿成控制莲花式（Baddha Padmāsana），而右臂和右腿成双脚碰头弓式（Pādāṅguṣṭha Dhanurāsana）（图 565）。

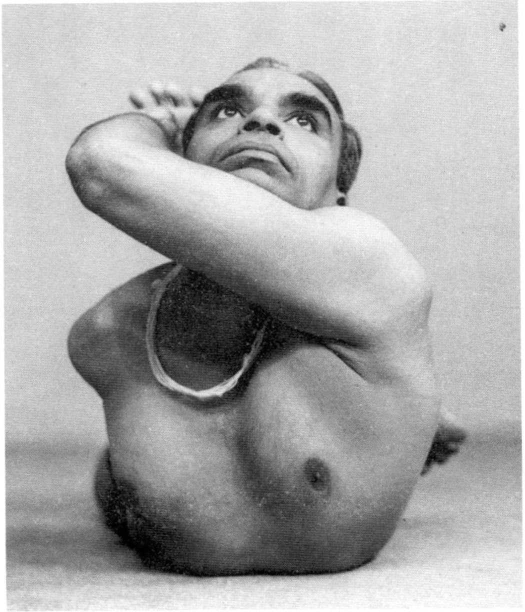

图 566

功效：

整个脊柱受益于强烈的伸展，整个身体变得更为柔软。腹部靠近肚脐区域承受了身体的重量，因此对腹部大动脉形成压力，使血液在这个区域完全循环，这样保持腹部器官健康。同时改善消化功能。肩胛骨得到完全的伸展，因此肩关节僵硬得以消除。这个体式加强膝部，缓解由于风湿和痛风引起的膝关节疼痛。双手对两脚形成的压力矫正脚弓，有助于治疗平足。这个体式增强脚踝，缓解脚后跟的疼痛，有助于那些长有跟骨刺的患者。

194. Kapiṅjalāsana 山鹑式（图 567）

难度系数 43

Kapiṅjala 的意思是山鹑。查塔卡（Chātaka）鸟据称只能依靠雨水和露珠而存活。

这个体式是侧板式（Vasiṣṭhāsana）（图 398）和双脚碰头弓式（Pādāṅguṣṭha Dhanurāsana）（图 555）的结合，因此对于练习者来说难以掌握。

功法：

1. 以山式站立（图 1）。身体向前弯曲，把手掌放在地面上，把双腿向后移 4~5 英尺（约 120~150 厘米），就像你在做下犬式（Adho Mukha Śvānāsana）（图 75）一样。

2. 把整个身体朝右侧转，靠右手手掌和右脚保持平衡。右脚外侧应该牢牢地放在地面上。

3. 把左脚放在右脚上，左手手掌放在左臀上，并保持平衡，不要移动身体（图 396）。身体右侧现在成侧板式（Vasiṣṭhāsana）（图 398）。

4. 呼气，曲左腿，用左手大拇指、食指和中指牢牢地钩住左脚大脚趾。

5. 转左肘和左肩，在背后伸展左臂和左腿形成一个弓形，不要松开左脚大脚趾（图 567）。左臂和左腿现在成双脚碰头弓式（Pādāṅguṣṭha Dhanurāsana）（图 555）。

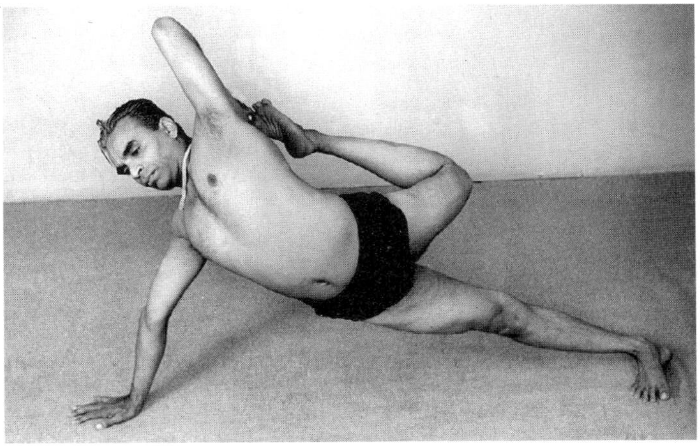

图 567

6. 保持身体平衡几秒钟，使右臂和右腿绷直，始终让左手牢牢地抓住左脚大脚趾。由于脊柱、胸部、颈部和两肩得到完全的伸展，以及腹部紧缩，因此呼吸会变得吃力。

7. 松开左脚大脚趾，伸直左腿，把左脚放在右脚上，左手放在左臀上。双手手掌和双脚像第 1 步那样都放在地面上。然后在另一侧重复这个体式，保持同样的时间。这次身体左侧成侧板式（Vasiṣṭhāsana）（图 398），而右侧则成双脚碰头弓式（Pādāṅguṣṭha Dhanurāsana）（图 555）。

功效：

在这个体式中，手腕得到增强，肩胛骨也获得完全的锻炼，因此使肩关节僵硬能得到缓解。双腿更为强健，脊柱受益。胸部完全扩张，腹部肌肉变得有力。这个体式有助于整个身体保持良好状态。

195. Śīrṣa Pādāsana　脚到头式（图 570）

难度系数 52

Śīrṣa 的意思是头。pāda 是脚的意思。这是所有后弯体式中最难的一种，在以头倒立（图 190）保持平衡的同时练习这个体式。在这个体式中，头倒立后背部成拱形，双脚放下直到两脚脚后跟放在颈后，双手抓住大脚趾放在头后。

功法：

1. 把毯子铺在地面上，双腿跪在毯子上，完成头倒立第一式（Sālamba Śīrṣāsana Ⅰ）（图 190）。

2. 曲两膝，把双腿在背后放低（图 517 和图 518）。呼气，伸展脊柱，收缩臀部，放低大腿（图 568），双脚直到脚趾碰到脑后（图 569）。不要移动双肘，手腕稍离开地面，用双手抓住两脚大脚趾，不要松开（图 570）。胸部向前挺，尽你所能保持这个体式几秒钟。

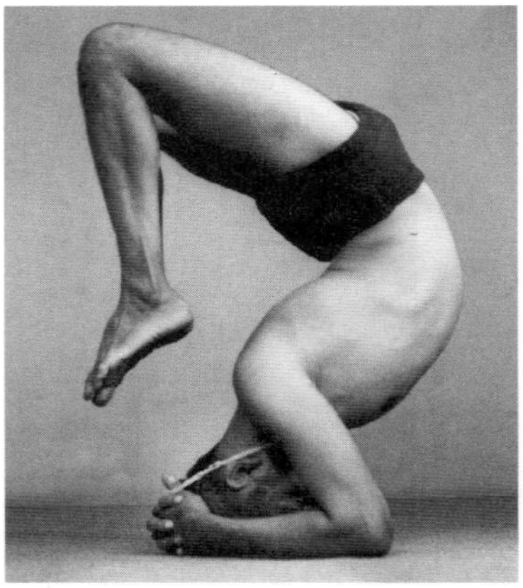

图 568

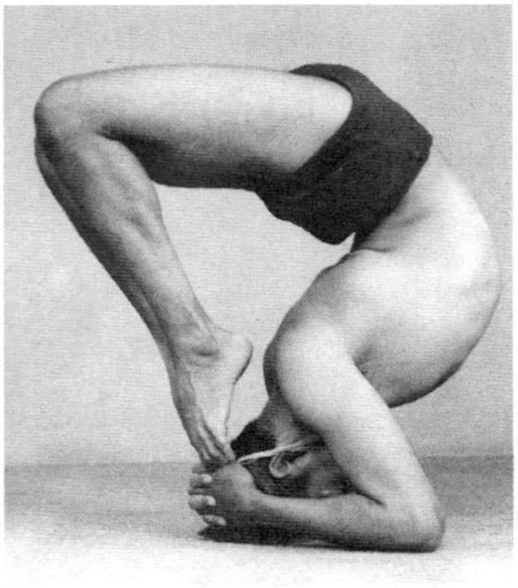

图 569

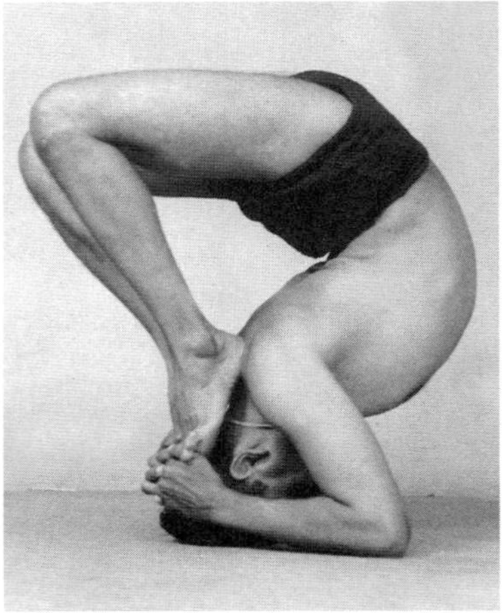

图 570

3. 在其他后弯体式中，练习者可以借助于其他外力伸展脊柱。但是在这个体式中，为了获得必要的脊柱弯曲，整个脊柱完全不依靠任何外力而伸展。

4. 由于脊柱、胸部、两肩和颈部完全的伸展，以及腹部收缩，因此很难正常地呼吸。回到头倒立第一式（Śīrṣāsana Ⅰ）（图 190），双腿回到地面，放松，或者继续练习轮式（Ūrdhva Dhanurāsana）（图 486），并以山式站立（图 1），或者还可以继续练习反转轮式（Viparīta Chakrāsana）（图 488~499）。

功效：

除了可以获得头倒立第一式（Śīrṣāsana Ⅰ）（图 190）的功效外，脊柱在这个体式中得到很好的锻炼。由于脊柱供血增加，因此神经就不会退化萎缩。腹部器官也通过伸展得到加强。

196. Gaṇḍa Bheruṇḍāsana 脸颊敬畏式（图 580、图 581）

难度系数 56

Gaṇḍa 的意思是面颊，指包括太阳穴在内的整个脸部。Bheruṇḍa 的意思是可怕的、令人敬畏的，它也是一种鸟。这是一个有难度的后弯体式，下面将分两个阶段叙述。

功法：

1. 把毯子折叠后铺在地面上。脸朝下平卧在地面上，双手向后伸展。颈部伸展，把下巴牢牢地放在毯子上，否则它很容易滑脱。
2. 弯曲双肘，双手放在胸旁，手指指向头部。曲膝，移双脚朝向胸部，而胸部则稍离开地面（图 571）。
3. 呼气，手掌按压地面，踢双腿并伸直（图 572）。身体只有下巴、颈部、手臂和肋骨上方碰触毯子。
4. 把身体的重量移向颈部和下巴，弯曲双膝（图 573），放低双脚直到把它们放在头上（图 574）。配合几次呼吸。
5. 呼气，进一步放低双腿，把双脚放在头前（图 575）。

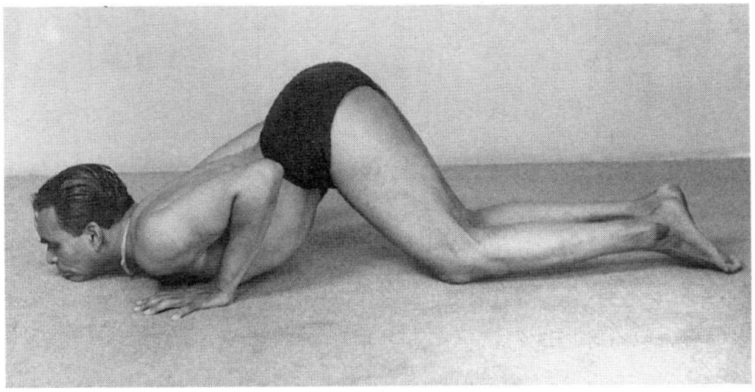

图 571

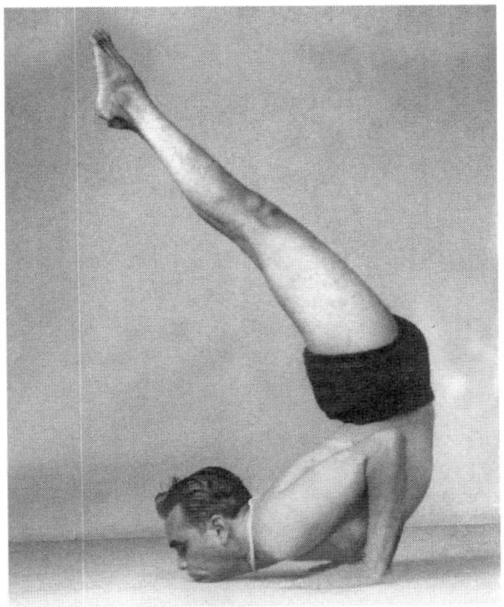

图 572

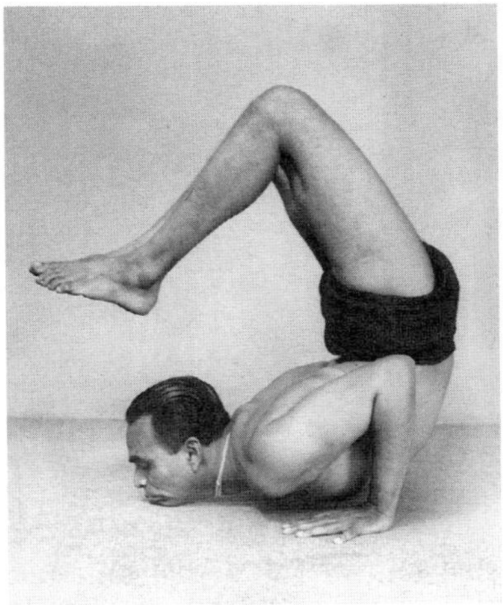

图 573

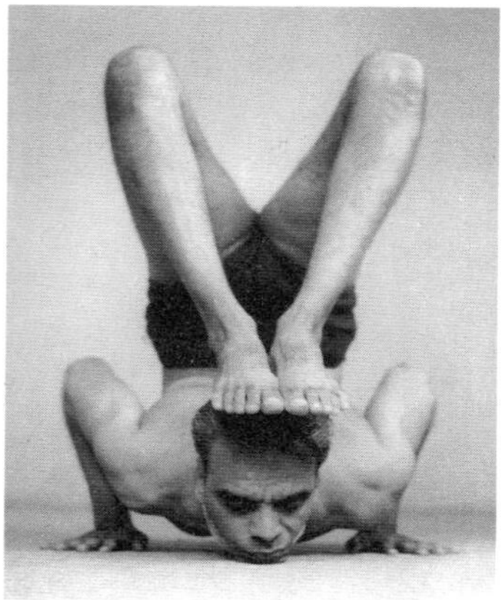

图 574

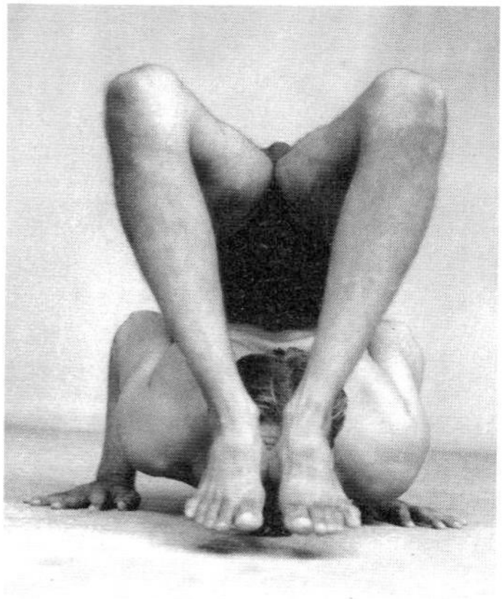

图 575

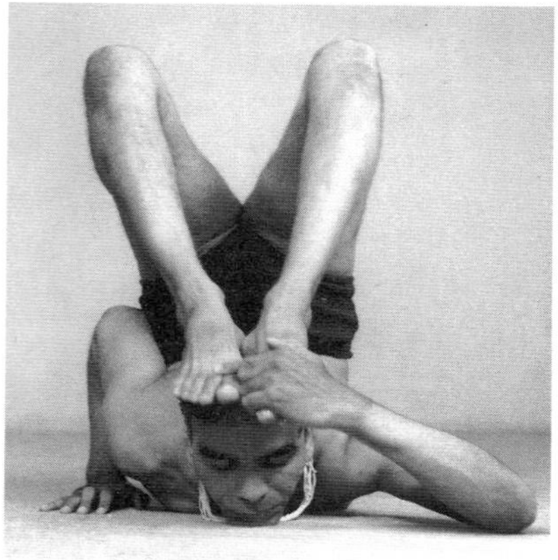

图 576

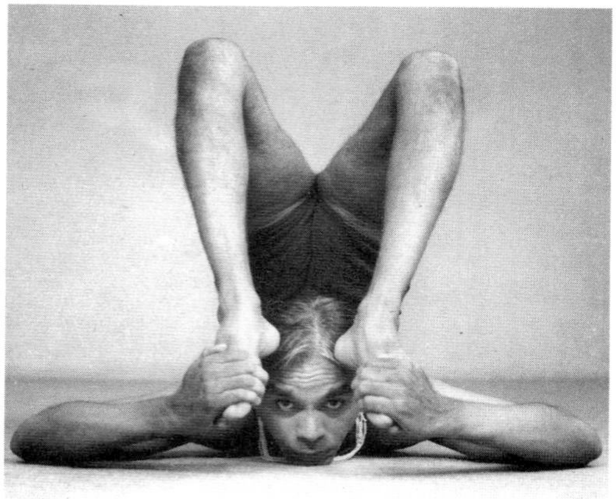

图 577

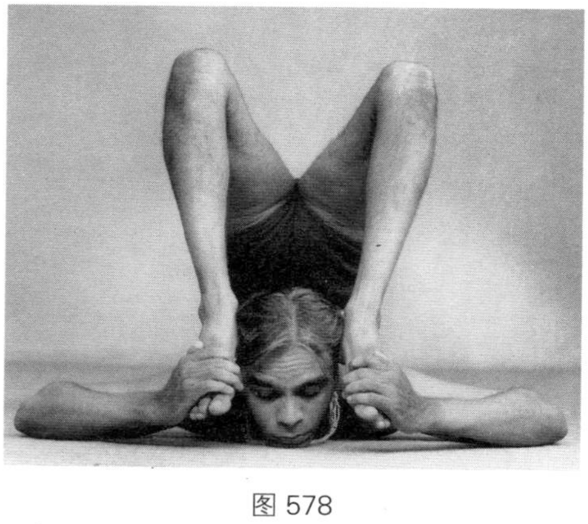

图 578

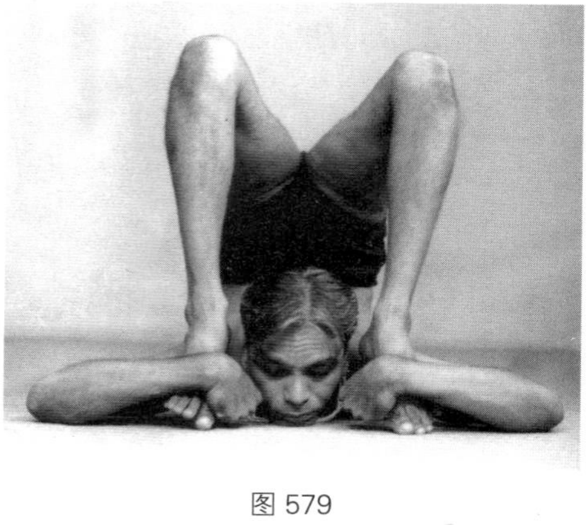

图 579

6. 手掌离开地面，双臂从肩部撑开，依次把双手放在头前并用双手分别握住双脚（图 576 和图 577）。配合两次呼吸。

7. 呼气，把双脚拉近地面贴近脸颊和太阳穴（图 578）。脚后跟应该碰到肩膀。现在用手腕和前臂下压脚趾（图 579）。

8. 手指相锁，用手腕按压双脚上部，把双手手掌放在地面上（图 580）。这是第一阶段。

9. 保持这个体式几秒钟。由于脊柱的强烈伸展和腹部的收缩，呼吸会变得急促和吃力。不要屏住呼吸。

10. 双臂向两侧伸直如同一只滑行的鸟的翅膀一样，保持平衡几秒钟（图 581）。这是比第一阶段更难的第二阶段。

11. 把双手手掌放在地面上，身体绕着下巴翻转（图 582 和图 583），进入轮式（Ūrdhva Dhanurāsana）（图 486），然后以山式站立（图 1），放松，或者继续练习反转轮式（Viparīta Chakrāsana）（图 488 到图 499）。

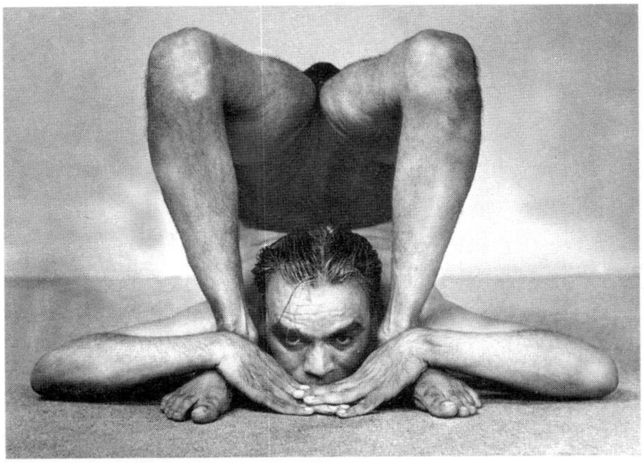

图 580

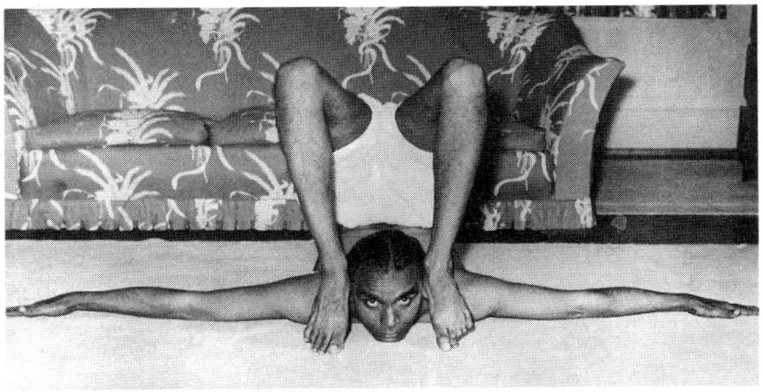

图 581

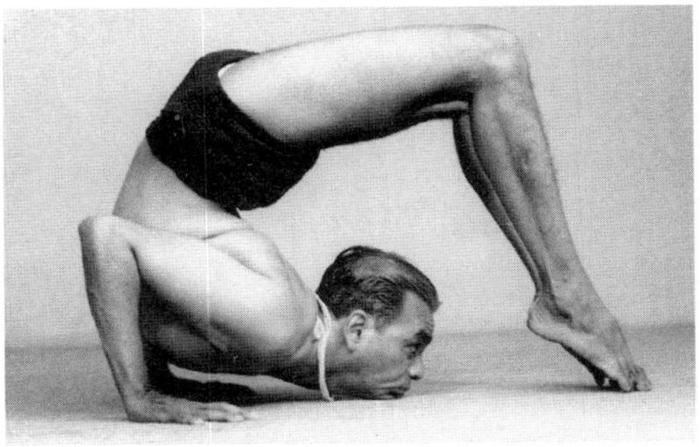

图 582

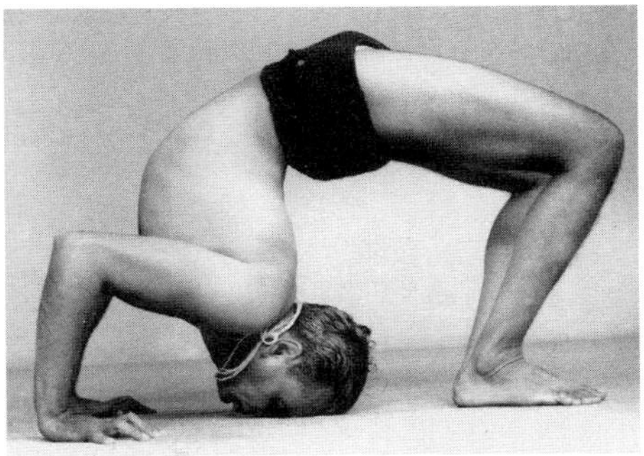

图 583

功效：

除了加强整个脊柱和腹部器官以外，这个体式刺激根轮（Mūlādhāra Chakra）、腹轮（Svādhiṣṭhāna Chakra）和喉轮（Viśuddha Chakra）的神经中枢，以及这些区域的腺体。由于这些腺体得到充足的血液供应，因此也就增强了它们的功能，使其更富有活力。

197. Viparīta Śalabhāsana　反转蝗虫式（图 584）

难度系数 58

Viparīta 的意思是反转，相反或对面。Śalabha 的意思是蝗虫。在这个体式中的伸展比脸颊敬畏式（Gaṇḍa Bheruṇḍāsana）（图 580 和图 581）还要强烈，动作与犁式（Halāsana）（图 241）相反。

功法：

1. 把毯子折叠后铺在地面上，然后脸朝下平卧在毯子上。颈部伸展，把下巴牢牢地放在毯子上，否则下巴会滑脱。
2. 弯曲双肘，把手掌放在胸部两侧，手指指向头的方向。
3. 呼气，曲膝，双脚贴近胸部，胸部稍微离地（图 571）。
4. 配合几次呼吸，然后呼气时，双腿在半空中上踢，身体向上拉伸，保持平衡（图 572）。把身体的重量放在下巴、脖子、两肩、双肘和手腕上。试着正常地呼吸。
5. 呼气，曲膝（图 573），放低双腿，移动双脚越过头部直到脚趾放在地面上（图 582）。双脚尽量远离头部，试着尽可能地把双腿向远处伸展。手臂向后，手掌朝下（图 584）。

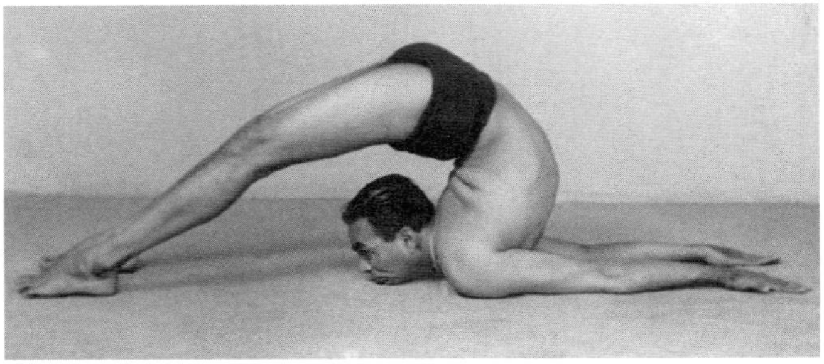

图 584

6. 保持这个体式几秒，现在身体看上去成反向犁式（图 241）。由于脊柱完全的伸展和腹部的压力，呼吸会变得急促和吃力。不要屏住呼吸。
7. 弯曲双肘，撑开双臂。把双手贴近两肩，手掌放在地面上。曲膝，把双脚贴近头部（图 582），身体绕着下巴翻滚（图 583），练习轮式（Ūrdhva Dhanurāsana）（图 486），然后以山式站立（图 1），放松，或者呼气时练习反转轮式（Viparīta Chakrāsana）（图 488~499），然后放松。

功效：

这个体式的功效和脸颊敬畏式（图 580 和图 581）相同。这两个体式的目的都是唤醒昆达里尼（Kuṇḍalinī），即我们身体内部神圣的宇宙能量。它的象征是一条蜷曲着沉睡的毒蛇，潜伏在位于脊柱底部的最低神经中心。瑜伽修行者有意识地唤醒这种潜在的能量，并引导它沿脊柱上行到大脑［顶轮（Sahasrāra）或位于大脑顶部中心的千瓣莲花］，然后他通过专注于所有能量的神圣之源而把自我完全沉浸其中，以便从世俗的束缚中解脱出来。“如同河流汇入大海会失去名字和形状，虽然如此，聪慧的人摆脱名与形的束缚，达到了梵天、自我觉知和无限的境界。”

198. Tirieng Mukhottānāsana 手抓脚腕轮式（图 586）

难度系数 60

Tirieng 的意思是倾斜的，横向的，水平的或者颠倒的。Mukha 的意思是脸，也有最主要的意思。Uttāna 是故意或者强烈的伸展。在这个后弯体式中，头部颠倒，手臂、双腿和整个躯干都获得了强烈的伸展。

功法：

1. 以山式站立（图 1）。双腿分开一英尺（约 30 厘米），把手掌放在臀部上。
2. 骨盆稍向前推（图 483），呼气，躯干向后弯曲使身体的重量转移到大腿和双脚上（图 484）。
3. 双臂举过头顶，然后双手向地面伸展（图 485）。马上把双臂伸直，双手手掌放在地面上。这是轮式（Ūrdhva Dhanurāsana）（图 486）。
4. 脚后跟不要动，脚趾向两侧分开，使双脚成一个角度而不是彼此平行。
5. 呼气，躯干尽可能地向上伸展，把双手逐步贴近双脚。头部和颈部尽可能地向后仰，用双手触碰双脚（图 585）。配合几次呼吸，由于腹部、胸部和背部的强烈伸展，因此呼吸会变得急促和吃力。
6. 深长地呼气后，双手依次离开地面，分别抓住脚踝上方的胫骨（图 586）。脚趾向内移动，保持平衡。这是最终体位。在依自己所能保持几秒钟之后，把双手依次放在地面上，回到轮式（Ūrdhva Dhanurāsana）（图 486），然后以山式站立（图 1）。在掌握了这个体式的技巧后，练习者可以松开双手，不回到轮式，而是直接站立成山式。

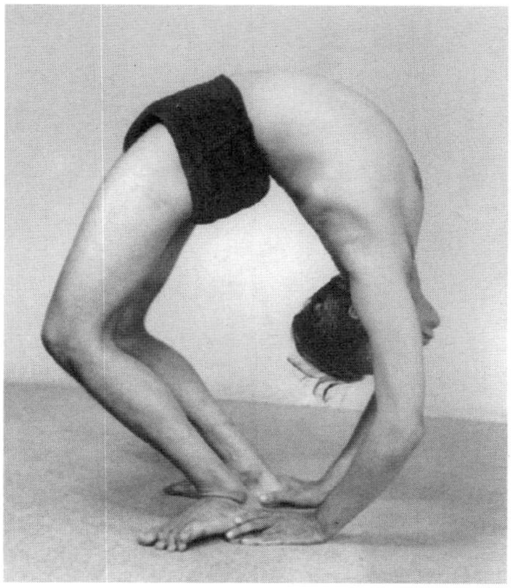

图 585

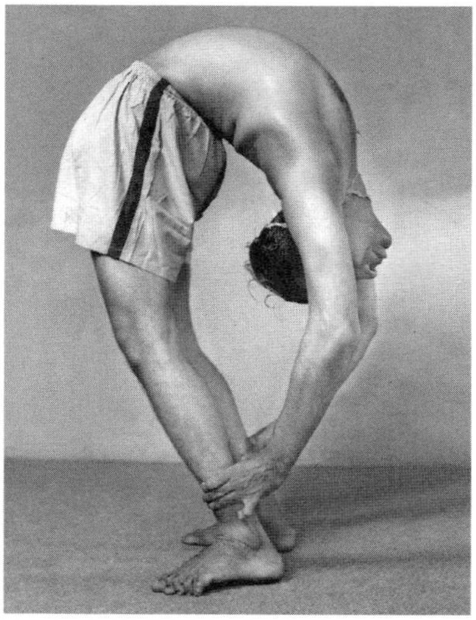

图 586

功效：

这个有难度的体式可强健双腿，加强和活跃脊柱和腹部器官。同时胸部和肩关节也得到完全的伸展，而骨盆区域获得充足的血液供应，变得更为健康。

199. Naṭarājāsana 舞王式（图 590、图 591、图 591a）

难度系数 58

Naṭarāja（naṭa= 舞者；rāja= 王）是舞王湿婆的名字。湿婆不仅是神秘静止之神、死亡和毁灭之神，而且也是舞蹈之王。在他位于喜马拉雅山脉的凯拉萨山（Mount Kailāsa）居所以及在他南部的家奇丹巴拉姆（Chidambaram）神庙中，湿婆都在起舞。神创造出了一百多个舞蹈，有些沉静而温和，有些则激烈而恐怖。最著名的一个恐怖舞蹈是宇宙毁灭之舞（Tāṇḍava），在这个舞蹈中，湿婆充满了对他的岳父达刹（Dakṣa）杀死自己深爱的妻子萨蒂（Satī）的愤怒，他被侍从们簇拥着，以一种狂野的节奏击打，摧毁达刹，并威胁整个世界。舞王湿婆的舞蹈成为很多印度最精美的雕塑和印度南部铜像灵感的源泉。

这个优美而充满活力的体式就是献给湿婆——这位舞蹈之王，他也是瑜伽之源。

功法：

1. 以山式站立（图 1）。左臂朝前伸展，保持与地面平行。
2. 曲右膝，抬起右脚。用右手大拇指、食指和中指钩住右脚大脚趾。弯曲抬起的右膝，把右腿向上向后拉伸（图 587）。
3. 右手大拇指和其他手指绕着右脚大脚趾翻转。同时右肘和右肩也随之翻转，右臂在脑后向上伸展，不要松开大脚趾（图 588）。再次把右臂和右腿向上拉伸，使它们在背后形成一个弓形（图 589）。使右大腿与地面平行，右腿胫骨与地面垂直（图 590 和图 591）。
4. 左臂向前伸展与肩平，手指指向前。
5. 提升膝盖，使左腿挺直，与地面垂直。
6. 保持稳固的平衡 10~15 秒，深长而均匀地呼吸。
7. 松开右脚，放低双臂，重新以山式站立（图 1）。在另一侧重复这个体式，保持同样的时间。这次，以右腿保持平衡，在背后用左手抓住左脚大脚趾，右臂向前伸展。
8. 高级练习者可以用双手抓住脚，把它放在头上，并保持平衡（图 591a）。

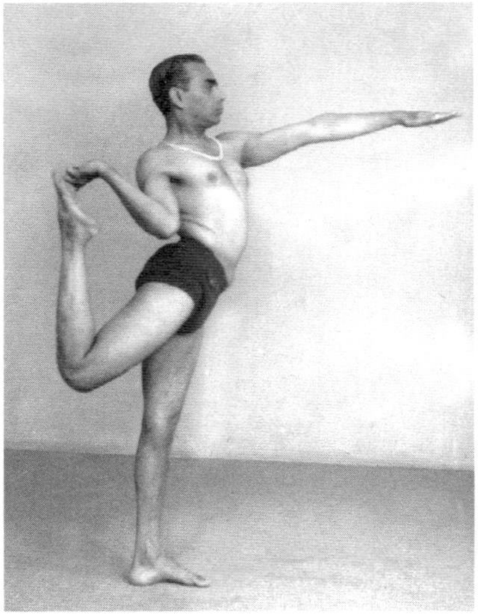

图 587

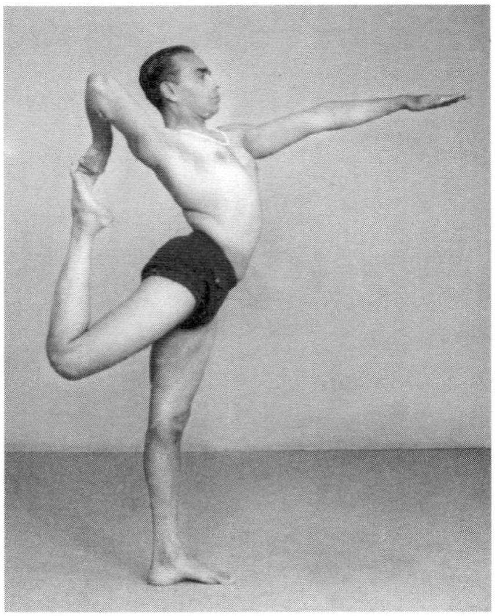

图 588

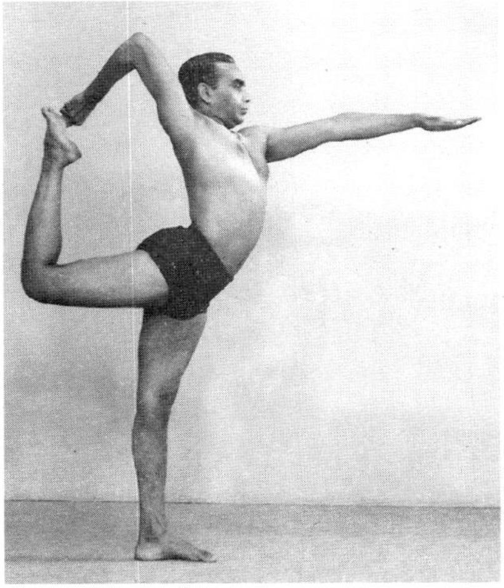

图 589

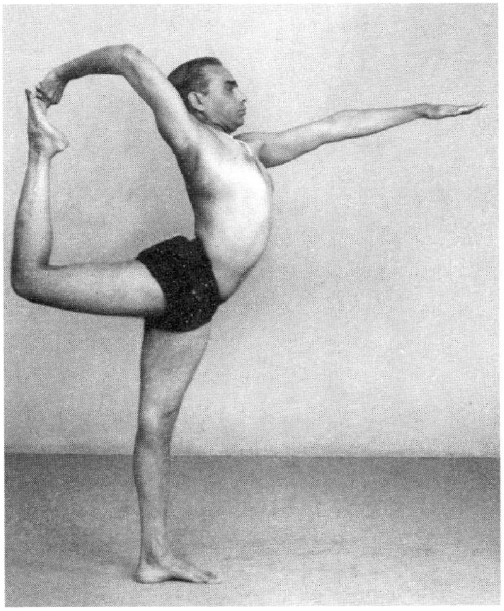

图 590

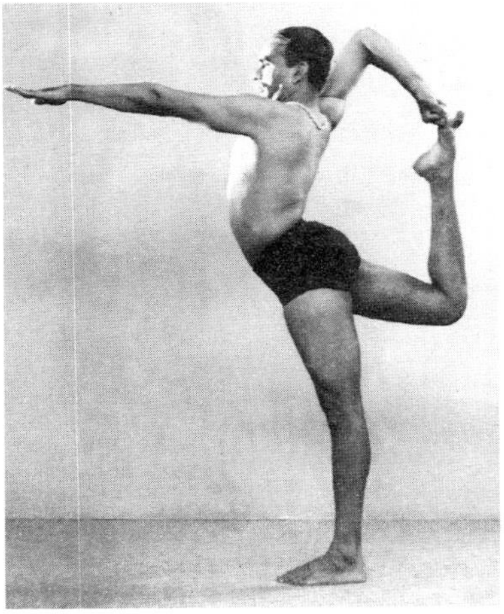

图 591

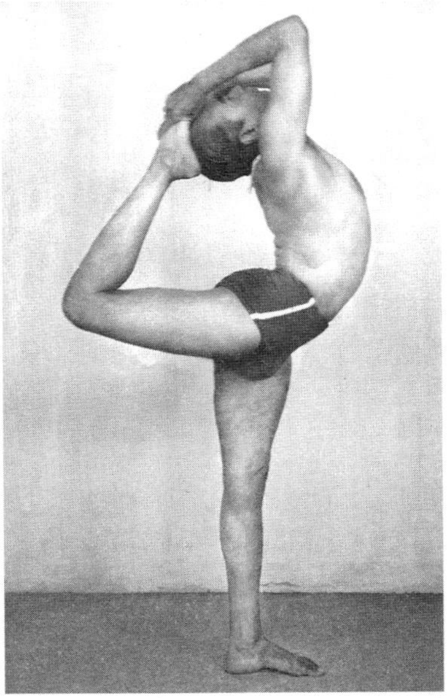

图 591a

功效:

这个有难度的平衡体式发展均衡和优雅姿态。它加强和强健腿部肌肉。肩胛骨也得到完全的运动，胸部得以完全扩张。所有的脊椎从这个体式中获得益处。

200. Śavāsana（或 Mṛtāsana） 挺尸式（图 592）

Śava 或 Mṛta 的意思是尸体。在这个体式中，目标就是模拟一具尸体。一旦生命离去，身体保持静止，不再有任何运动。通过在完全知觉的情况下保持不动一段时间，并使大脑停止思考，你就学会了如何放松。这种有知觉的放松使身心活力倍增。但是心静比身静更加难以掌握。因此，这个看上去很简单的体式也是最难掌握的体式之一。

功法：

1. 完全平躺在地面上，像一具尸体。双手离开大腿一段距离，手掌向上。
2. 闭上双眼。如果可能的话，把一块黑布折叠四次后盖在眼睛上。脚后跟并拢，脚趾分开。
3. 一开始深长地呼吸。随后呼吸应该放慢，不要有任何猛烈的呼吸动作干扰脊柱或身体。
4. 专注于深长的呼气，鼻孔不应该感受到呼吸的温热。
5. 下腭应该放松而不是收紧。舌头不应该受干扰，即使是双眼瞳孔也应该完全静止不动。
6. 完全地放松，缓慢地呼气。
7. 如果思想在漫游，那么就在每次缓慢的呼气后无须费力地停顿片刻。
8. 保持这个体式 15~20 分钟。
9. 一开始练习者很容易睡着。逐渐地当练习者神经处于静止状态时，就会感到完全的放松和精力恢复。

在完全放松的过程中，练习者会感觉到能量从脑后朝着脚后跟流动，而不是由脚后跟向脑后流动。练习者也会感到身体仿佛被拉长了。

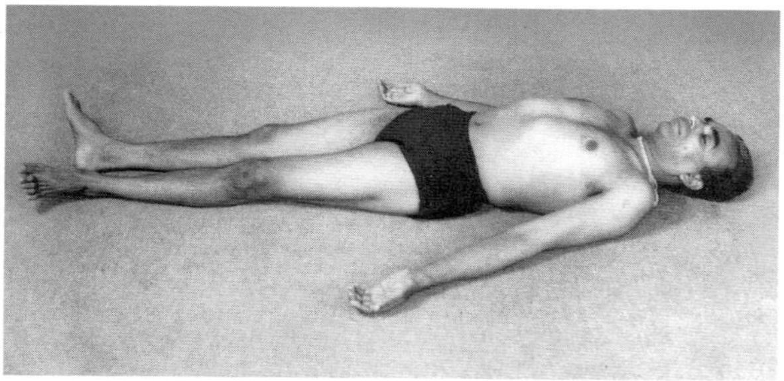

图 592

功效：

《哈他瑜伽之光》一书的第一章第 32 节中这样写道："如同一具尸体仰卧在地面上，这就叫做挺尸式（Śavāsana）。它消除了由其他体式引起的疲劳，带来了内心的平静。"

对于挺尸式（Mṛtāsana），在《格拉达本集》一书的第二章第 11 节中是这样描述的："像一具尸体一样平躺在地面上，就叫做挺尸式。这个体式消除疲劳，平静了躁动的心。"

"精神是感官（Indriyas）之王；生命之气（prāṇa）是精神之王。""当精神专注时，这被称为灵魂的最终解脱（Mokṣa）；当生命之气与精神都专注如一时，一种无法言表的快乐就出现了。"《哈他瑜伽之光》一书中的第四章第 29 节和第 30 节中这样写道。

驯服生命之气需要依赖神经。在身体没有任何猛烈动作的情况下，稳定、流畅、精妙、深长的呼吸可以舒缓神经，平和精神。现代文明对于人类的神经造成很大的压力，挺尸式正是最好的解药。

收束法、清洁法

201. Uḍḍīyāna Bandha　收腹收束法（图 593、图 594）

难度系数 12

Uḍḍīyāna 的意思是飞起来。严格地说，这并不是一个体式，而是一种收束法（bandha）。正如电容器、保险丝和开关控制电流，收束法则控制生命能量（prāṇa）的运行。在这个收束法中，生命能量从下腹部朝着头部方向移动。收束法和生命能量的详细阐述参见第三部分“呼吸控制”。

功法：

1. 以山式站立（图 1）。
2. 双腿分开一英尺（约 30 厘米）。
3. 稍向前弯腰，膝盖微曲，把双手分别放在两大腿上，五指尽量分开。
4. 低头直到下巴顶在锁骨中间凹陷处。
5. 深深地吸气，然后快速呼气，迫使所有的空气从肺部迅速喷出。
6. 外屏息（此时，肺部完全排空）。把整个腹部区域朝脊柱方向内收，并朝胸骨方向提拉，与此同时双手按压大腿（图 593）。
7. 保持腹部紧收的情况下，双手从大腿抬起并放在两髋上。

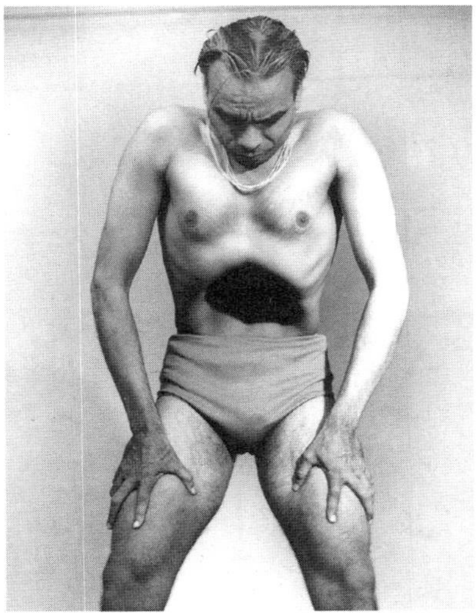

图 593

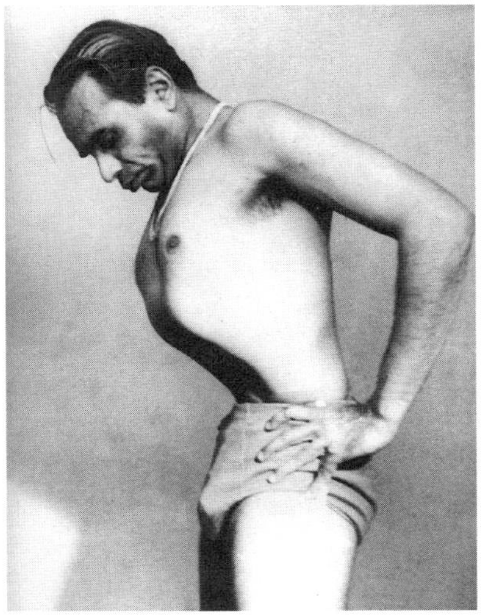

图 594

8. 伸直双腿，挺直背部，不要放松收紧的腹部，也不要将下巴从锁骨处抬起（图 594）。
9. 放松腹部肌肉，但是下巴和头的位置保持不动。如果头移动了，那么心脏马上就会感受到压力。
10. 缓慢深长地吸气。
11. 上述从第 6 到第 9 步的练习中，不要吸气（外屏息）。屏息的过程不要超过 5~10 秒，按你个人的能力而定。

12. 做几次自然呼吸，然后按照从 1 到 10 的步骤重复上述动作。但是在 24 小时内不要连续练习这个动作超过 6~8 次。只有在有经验的瑜伽导师亲自指导下，才可以增加保持的时间或者练习的次数。

13. 每天只能练习一组收腹收束法（即 6~8 次）。

14. 在大小便排清后，空腹练习这一收束法。

15. 先以站姿练习，然后再以坐姿练习，这为呼吸控制的练习做好准备。

16. 各种呼吸控制法中只在呼气和屏息的时候才进行收腹收束法。具体的呼吸控制技巧将在本书第三部分阐述。

功效：

它强健腹部器官，增加胃火，消除消化道的有毒物质。

202. Nauli 瑙利（图 595、图 596）

难度系数 16

Nauli 这个词在一般的字典中是找不到的。Ullola 的意思是巨大的波浪，这个词形象表现了“瑙利”的过程，以滚动的方式使腹部肌肉和器官向两侧和垂直上下地运动。Nau 的意思是一条船，li 的意思是紧抓不放，依赖，躲藏或覆盖。一条在波涛汹涌的海上颠簸的小船，是对“瑙利”过程的形象描述。

瑙利（又称“腹部滚动按摩”）是一种清洁法（kriyā），并非一种体式。练习时应该小心谨慎，否则这种活动会导致很多疾病。因此，建议一般的瑜伽练习者不要练习。尝试练习瑙利之前，先要掌握收腹收束法（Uḍḍīyāna Bandha），瑙利功法在《格鲁伦达本集》中有详细的描述，在其中瑙利被称为“Lauliki”。

功法：

1. 以山式站立（图 1）。
2. 两腿分开一英尺（约 30 厘米），两膝稍弯曲，身体稍微向前弯曲。
3. 把双手放在两腿膝盖上方，五指尽量分开。
4. 低头直到下巴抵在锁骨中间凹陷处。
5. 深深吸气，然后快速呼气，迫使所有的空气从肺部迅速喷出。
6. 屏住呼吸（此时，肺部完全排空）。整个腹部区域朝脊柱方向内收。
7. 腹部两侧肋骨与骨盆之间的区域应该自然而然地内凹并形成窝洞。与此同时，把腹部直肌向前推（前视图：图 595；侧视图：图 596）。
8. 依你所能保持这个体式 5~10 秒。
9. 放松直肌，回到上面的第 6 步。
10. 放松腹部，缓缓地吸气。
11. 做几次深呼吸。重复上面从第 1 到第 10 步的循环，以 6~8 次瑙利为一组，每 24 小时只做一组。
12. 在大、小便清空后，空腹练习瑙利。

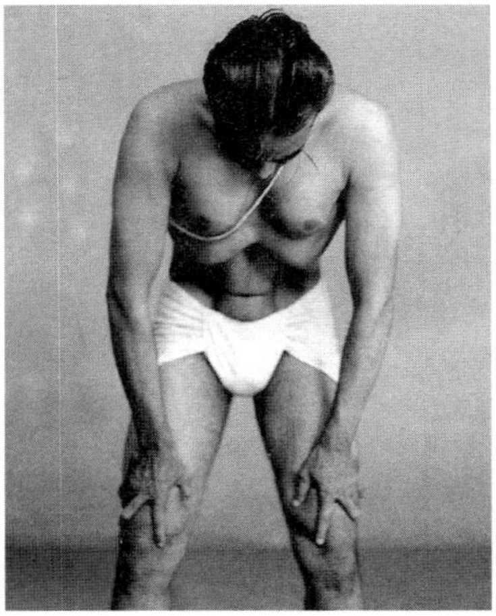

图 595

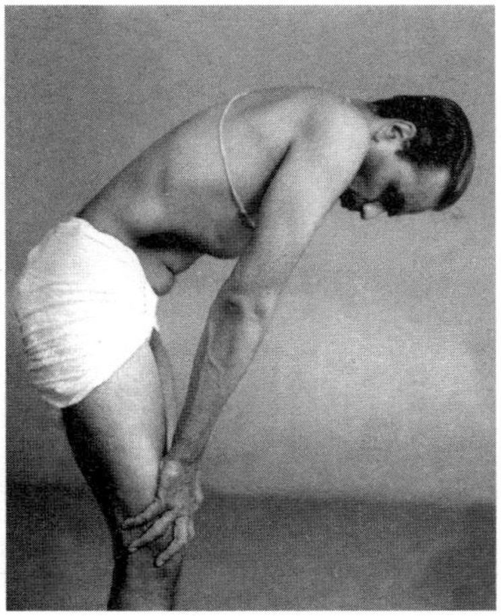

图 596

功效：

强健腹部直肌。瑙利的其他功效同收腹收束法。

第二部分

呼吸控制

ॐ

提示与注意事项

在练习呼吸控制之前仔细阅读，完全理解并消化下面的提示和注意事项：

练习呼吸控制的先决条件

1. 研究生要想学习研究生课程，就必须具备完成本科课程后所获得的能力和素养。同样，练习呼吸控制前必须掌握体式，并且具备从体式中收获的力量和素质。

2. 练习者是否适合练习呼吸控制和进入呼吸控制的高级阶段，都需要一位有经验的瑜伽导师或教师来确定，他的亲自监督至关重要。

3. 气动工具可以切穿最坚硬的岩石。在呼吸控制法中，瑜伽修行者把肺当做气动工具。如果无法正确地使用，那么不仅会摧毁工具本身，也会毁掉使用工具的人。

洁净和食物

4. 练习者不会带着不洁的身心进入神庙。在进入他自身的神庙（即身体）前，瑜伽修行者应该遵守洁净的准则。

5. 在开始呼吸控制练习前，大肠应该排净，膀胱应该清空。这样，做收束法时会感觉舒适。

6. 呼吸控制练习最好在空腹的情况下练习，但是如果难以办到，那么喝一小杯牛奶、茶、咖啡或可可。呼吸控制练习应该在饭后至少 6 小时后进行。

7. 在完成呼吸控制练习后半小时，练习者可以进食一些清淡的食物。

时间和地点

8. 练习的最佳时间是清晨（最好在太阳升起之前）和日落后。根据《哈他瑜伽之光》所述，呼吸控制法应该每天练习四次，在清晨、中午、晚上和半夜，一次 80 个循环（参见第二章，第 11 节）。在快节奏的当代，这几乎是不可能的。因此建议练习者每天至少练习 15 分钟。每天 80 个循环是针对那些完全投身于瑜伽的练习者的，而对于普通人则不适合。

9. 开始练习呼吸控制的最佳季节是气候变化小的春季和秋季。

10. 呼吸控制应该选择在一个干净通风，也没有任何虫子的地方进行练习。由于噪音会使人不得安宁，因此应该在安静的时间练习。

11. 呼吸控制练习应该有决心、有规律，应该坚持在同一时间，同一地点，以相同的姿态进行练习。不同的只能是所练习的呼吸控制法的种类，也就是说，如果有一天练习太阳呼吸控制法（Sūrya Bhedana Prāṇāyāma），那么另一天就可以练习卷舌清凉呼吸控制法（Śitalī Prāṇāyāma），第三天则可以练习风箱式呼吸控制法（Bhastrikā Prāṇāyāma）。但经络清洁呼吸控制法（Nāḍī Śodhana Prāṇāyāma）则应该每天都练习。

姿势

12. 在进行呼吸控制练习时，除了卷舌清凉呼吸控制法和嘶式清凉呼吸控制法（śitakāri）以外，呼吸都是只通过鼻子进行。

13. 呼吸控制最好是坐在地面上一块折叠的毯子上练习。适合呼吸控制练习的姿势包括至善式、英雄式、莲花式和束角式，也可以采用其他坐姿，如果其他姿势能让背部保持完全挺直的话。有些呼吸控制练习则需要躺下练习，后面会详细叙述。

14. 在练习时，面部肌肉、眼睛和耳朵或颈部肌以及肩膀、手臂、大腿和双脚不应该感到任何压力。大腿和双臂应该有意识地放松，因为在呼吸控制时它们处于无意识的紧张状态。

15. 让舌头保持被动状态，否则口腔内会积聚唾液。如果发生这种情况，在呼气前咽下唾液，不要屏息。

16. 在吸气和屏息时，胸腔应该朝前和朝两侧扩张，但是肩胛骨和腋窝以下的区域则只应该朝前扩展。

17. 一开始，会出现排汗和颤抖，但是练习一段时间后，这些状况就会消失。

18. 在所有以坐姿进行的呼吸控制练习中，头部应该从颈背开始低下，下巴放在胸骨上方锁骨之间的凹陷处。除非给出特别的技巧，否则都应该采用这种下巴锁定的姿势，即收颔收束法（Jālandhara Bandha）。

19. 整个呼吸控制练习过程中，都要保持双眼闭上，否则精神会受到外部事物的干扰而注意力分散。如果睁开的话，双眼会有灼热感，练习者会变得易怒。

20. 在练习呼吸控制过程中，耳朵内部不应该感到任何压力。

21. 左臂保持伸直，手腕背部放在左膝上。食指朝拇指靠拢，两个手指的指尖相碰。这就是后面会叙述的智慧手印（Jñāna Mudrā）。

22. 右臂弯曲，右手放在鼻子上以控制呼吸时气流均匀，并对呼吸进行微调。通过控制左鼻孔的无名指和小指指尖，以及控制右鼻孔的拇指指尖，可以感受到这种气流。右手位置的细节会在技巧中详细叙述。在一些呼吸控制方式中，双手都成智慧手印放在膝上。

23. 当婴儿自己学习走路时，母亲在身体上保持着被动，但是精神上却非常警觉。在紧急情况下，当婴儿摔倒时，她的身体马上就会扑上去扶自己的孩子。同样的，在呼吸控制练习时，大脑始终保持被动却警觉。只要身体有任何器官无法正常工作，监控的大脑就会发出警告。耳朵被指示去倾听呼吸的声音（下面会详述）。手和鼻子则被指示去观察和感受呼吸时气流通过鼻道的感觉。

24. 也许有人会问，如果大脑需要对这些感觉发出警告，那么练习者如何专注于呼吸控制呢？一个画家在专注于自己的作品时，可以同时观察到各种细节，比如透视和构图、色调以及明暗、前景和背景、画笔的画法等；一个音乐家在演奏旋律时，会注意他手指的动作以及音调、乐器的调音等。尽管画家和音乐家都对细节进行观察和调整，但是他们同样也关注于自己的工作。因此，瑜伽练习者也应该观察一些细节，比如时间，状态和均匀的呼吸节律，同时对于体内的气息流动始终保持警醒和敏感。

25. 正如一位谨慎的母亲教她的孩子轻松地走路一样，一位谨慎的瑜伽修行者教他的感觉保持放松。通过不断的呼吸控制练习，感觉会从那些曾经沉溺的欲望对象中解脱出来。

26. 每个练习者应该在练习呼吸控制时量力而行、适可而止。可以通过以下方式判断自己是否过度：在一个既定的时间内（比如 5 分钟内），假设练习者可以畅通无阻地吸气和呼气各 10 秒为一个循环，并且始终保持这个节律的呼吸循环。如果练习者的呼吸节律发生了变化，比如说吸气或呼气时间减少了，只剩 7 或 8 秒，那么此时练习者就已经达到限度了。如果超过这个限度，就会使肺部过度疲劳，从而成为各种呼吸道传染病的滋生地。

27. 错误的练习会给肺部和横膈膜带来过度的压力，呼吸系统会受损，神经系统也会受到不利的影响，健康的身体和良好的心理基础会被错误的呼吸控制练习所伤害。除了风箱式呼吸控制法（Bhastrikā prāṇāyāma）以外，在其他呼吸控制练习中被迫地、过分用力地吸气和呼气都是错误的。

28. 呼吸均衡促成神经系统的健康，精神与性情也随之变得平和。

29. 呼吸控制练习后绝不要马上进行体式练习。如果先前已经练习过呼吸控制，那么就过一个小时后再练习体式，这是因为在呼吸控制时得到舒缓的神经很容易被体式练习中身体的移动所扰乱。

30. 温和的体式练习后，至少等 15 分钟才安排呼吸控制练习。

31. 费力的体式会导致身体的疲劳。当身体感到疲劳时，不要以坐姿练习呼吸控制，因为由于疲劳造成背部无法挺直，身体会抖动，精神也受到了扰乱。像乌加依呼吸控制法（Ujjāyī Prāṇāyāma）那样躺下深呼吸可以缓解疲劳。

32. 当无法保持深长、稳定、有节奏的呼吸时，应该停止练习，不要继续。可以通过吸气时鼻子发出的齿擦声“ssssssa”（像车胎撒气时的声音一样）和呼气时发出的送气声“huuuuuuuum”来判断这个节奏。如果音量减弱了，那么就要停下来。

33. 试着在吸气和呼气时保持一个相等的比率。比如，在一个连续的呼吸循环中，吸气的时间是 5 秒，那么呼气也应该是同样的时间。

34. 呼吸控制中的乌加依呼吸控制法（Ujjāyī Prāṇāyāma）和经络清洁呼吸控制法（Nāḍī Śodhana）是最有益处的两种，孕妇也可以练习，最好是以束角式（Baddha Koṇāsana）进行。孕妇除非有经验丰富的瑜伽导师的指导，否则一定不要尝试屏息。

35. 在完成任何呼吸控制练习后，都应该背部朝下，以挺尸式（Śavāsana）（图 592）安静地躺下，放松 5 分钟或 10 分钟。大脑不再思考，五官和四肢也停止了活动，如同死去一般。呼吸控制法后练习挺尸式，可令身心焕然一新。

屏息（Kumbhakas）

36. 所有三种收束法（Bandha），也就是收颔收束法（Jālandhara Bandha）、收腹收束法（Uḍḍīyāna Bandha）和会阴收束法（Mūla Bandha），都应该在屏息时进行（在完全吸气或呼气后屏息）。收束的部位就像安全阀，在屏息时应该关闭。

37. 在尝试任何内屏息（Antara Kumbhaka）之前，完全掌握吸气（Puraka）和呼气（Rechaka）的技巧至关重要。

38. 直到内屏息非常自然后，才能尝试外屏息（Bāhya Kumbhaka）练习。

39. 在屏息练习时，练习者会为了增加屏息时间用力吸气以及绷紧或放松横膈膜和腹部器官。这些都是无意识的行为，因此要注意避免。

40. 假如发现在每次吸气或呼气后屏息很难，那么就先进行几个深长的呼吸循环，然后再练习屏息。例如，做三个深长的呼吸循环，再做一个屏息；接着再做三个深长的呼吸循环，随后是第二个屏息练习，如此继续。

41. 假如吸气或呼气的节奏被屏息扰乱，那么就减少屏息的时间。

42. 那些患有眼疾或耳疾的人（比如青光眼或耳朵化脓等）不应该尝试屏息。

43. 在最初的阶段，屏息练习后有时候会出现便秘。这是暂时现象，随着练习的继续，就会消失。

44. 正常的呼吸频率是一分钟 15 次。当身体由于消化不良、发烧、感冒、咳嗽或情绪波动（如恐惧、生气或贪婪）而感到不适时，呼吸频率会加快。正常的呼吸节奏是每 24 小时 21600 次吸气和呼气。瑜伽修行者不是以天数而是以呼吸的次数来计算寿命的。在呼吸控制中呼吸被延长了，因此呼吸控制练习可以促进长寿。

45. 持续练习呼吸控制可以改变练习者的精神面貌，大大减少他对一些世俗享乐（比如吸烟、饮酒以及纵欲）的渴望。

46. 在练习呼吸控制时，感觉向内收，在屏息的静默瞬间修行者会听到他自己内心的声音在呼唤：“向内看！所有快乐的源泉都在内里。”这也让他为下个阶段的瑜伽练习，即制感（Pratyāhāra）做好准备，制感可以使修行者从感官的控制和奴役中最终解脱出来。

47. 眼睛在呼吸控制练习中始终闭着，因此，时间的流逝就要靠不断默念（japa）神咒或圣名来感知。通过对神咒和圣名的重复默诵，在修行者心中播下了一颗种子（bīja）。这颗种子不断成长，为修行者进入瑜伽第六阶段——专注（dhyānā）做好准备。最终，种下的“种子”结出了入定（samādhi，又称“三摩地”）这一“果实”。在入定阶段，修行者体验到完全的觉悟与至高的快乐，并且达至梵我合一。此时，他感受到一种无法表达却又溢于言表的体验。言语不足以传达这种体验，因为内心找不到合适的词语去描述它——一种超越所有理解之上的平和感。

收束法、经络和气轮

（Bandhas、Nāḍīs and Chakras）

为了练习呼吸控制，有必要了解一些有关收束法（Bandhas）、经络（Nāḍīs）和气轮（Chakras）的知识。

Bandha 的意思是束缚、连接或抓住。它也指收束法，即收缩和控制身体的特定器官和部位。

Nāḍī 的意思是体内能量运行所通过的管状通道，又译为“经络”。

Chakra 的意思是车轮或圆圈。这里是指体内的气轮。

当电力产生出来时，我们需要变压器、导体、保险丝、开关和绝缘电线来把电力传导到需要它的目的地，如果没有这些，所产生的电力会造成致命的伤害。同样，当气息通过呼吸控制的练习在瑜伽修行者体内运行时，他有必要运用收束法来防止能量的分散，并在确保不危及其他的情况下，将气息送至适当的区域。如果不运用收束法，那么气息将带来致命的伤害。

对于呼吸控制法练习者来说，这三个主要收束法是非常重要的：（1）收颔收束法（Jālandhara Bandha），（2）收腹收束法（Uḍḍīyāna Bandha）和（3）会阴收束法（Mūla Bandha）。

瑜伽修行者首先需要掌握的收束法是收颔收束法。Jāla 的意思是网、网格或网眼。在收颔收束法中，脖子和喉咙收缩，下巴放在胸骨上方锁骨之间的凹陷处。在做肩倒立式及其系列体式（参见体式 87~92）时曾经提到过这个体式，在这里，下巴也要抵住胸骨。收颔收束法控制了通往心脏、颈部腺体以及头部的血液和气息的流动。假如在练习呼吸控制时，不配合练习收颔收束法，那么练习者马上就会感到心脏、眼球后部、耳洞内的压力，也会眩晕。收颔收束法在呼吸控制的三个过程中都至关重要，这三个过程是吸气（Pūraka）、呼气（Rechaka）和屏息（Kumbhaka）。

Uḍḍīyāna 的意思是飞起。收腹收束法的过程就是提升横膈膜和胸腔，把腹部器官向后朝脊柱方向紧缩。据说通过收腹收束法练习，伟大的气息之鸟不得不从脊柱内的神经能量运行主要通道中脉中飞出。收腹收束法被称做最好的收束法，在有经验的瑜伽大师指导下，不断练习并掌握这种收束法的修行者可以变得年轻。据说，收腹收束法是一头狮子，它杀死了名为“死亡”的大象。收腹收束法应该仅在外屏息（Bāhya Kumbhaka）时练习，也就是在完全呼气和再次吸气之间屏息时练习。它锻炼了横膈膜和腹部器官。横膈膜提升后形成的空腔给予心脏肌肉轻柔的按摩，因此也就加强了心脏。收腹收束法不应该在内屏息（Antara Kumbhaka）时练习，否则它会对心脏和横膈膜造成压力，眼球也会突出来。

Mūla 的意思是根、源头、来源或原因、根基。会阴收束（Mūla Bandha）的区域在肛门和阴囊之间。通过收缩这个区域，使朝下运行的位于下腹区域的“阿帕那”息风（Apāna Vāyu）朝上运行，并与位于胸部区域的“普拉那”息风（Prāṇa Vāyu）汇合。

会阴收束法应该先在内屏息时练习。下腹部肚脐和肛门之间的区域朝脊柱收缩，并朝横膈膜方向向上提拉。在收腹收束法中，整个从肛门到横膈膜再到胸骨的区域都向后朝脊柱收缩和提拉。但是在会阴收束法中，整个从肛门到肚脐的下腹部则向后朝脊柱收缩，并向横膈膜方向提拉。

提肛契合法（Aśvini Mudrā）的练习有助于练习者掌握会阴收束法。Aśva 的意思是马，而这种契合法让人联想起马的排便，因此又称为“马式契合法”。练习者应该在练习各种体式时学着掌握这种方法，尤其是在山式、头倒立式、肩倒立式、轮式、骆驼式和背部伸展式的练习中。

据说通过练习这些收束法，体内 16 个 Ādharas 会被封闭。Ādhāra（来自于词根 dhṛ= 支持）的意思是支持或重要部位。这 16 个重要部位是：拇指、脚踝、膝盖、大腿、阴茎包皮、生殖器官、肚脐、心脏、脖子、喉咙、上腭、鼻子、眉心、前额、头和顶穴（Brahmarandhra，据说灵魂从这里离开身体）。

若非有经验的瑜伽大师或导师的指导，私自尝试练习收腹收束法和会阴收束法，会有很大的危险。不正确地练习收腹收束法，会导致精液无意间流出并丧失生命力，而不正确地练习会阴收束法，将会使练习者生命力减弱。即使是正确地练习会阴收束法，也存在着危险。它增加了性保持能力，因此会诱惑练习者滥用所获得的这个能力。假如他屈从于这些诱惑，就会迷失方向。潜伏在他体内的所有欲望会被激活，如同用棍棒击打沉睡的毒蛇一样致命。随着掌握这三种收束法，瑜伽修行者处在命运的十字路口。一条路通向世俗的享乐（bhoga）；另一条路则通向瑜伽的境界与圣灵相合。世俗享乐的诱惑非常大，然而瑜伽修行者更被创造真神所吸引。当感官向外时，修行者受欲望对象的牵引，追随享乐之道（the path of bhoga）；当感官转内时，修行者则遵循了瑜伽之道（the path of yoga），修行者转内的感官将与万物之源的创造真神相会。修行者一旦掌握了这三个收束法，古鲁的灵性指导就显得至关重要。因为只有在正确的引导下，这种提升了的能力才会再度升华，为更崇高的灵性追求所运用。修行者成为一名禁欲者（ūrdhvaretus，其中 ūrdhva= 向上；retus= 精液），过着独身生活，不去挥霍自己的生命力。他会获得道德和精神上的力量，这种内在的力量将像太阳一样光芒四射。

在练习会阴收束法时，瑜伽修行者试图追溯万物的本源（mūla）。他的目标是完全控制和束缚“契塔”（Chitta），即大脑（Manas）、智力（Buddhi）和自我（Ahaṁkāra）。

人类的躯体就是一个小宇宙。哈他（Haṭha）的音节由代表着太阳的 ha 和代表月亮的 ṭha 所组成。据说太阳和月亮能量是通过两个主要的能量通道（Nāḍī）——阳脉（Piṅgala）和阴脉（Iḍā）运行，分别从右面和左面的鼻孔开始，朝下运行到脊柱底部。阳脉是太阳的能量通道，而阴脉（Iḍā）则是月亮的能量通道。处于两者之间的则是中脉（Suṣumṇā），即火的能量通道。正如前面所述，中脉是神经能量的主通道，它位于脊椎（Meru-daṇḍa）之内。阳脉和阴脉相互交叉，与中脉在很多地方也有交叉。这些交叉点就叫做气轮（Chakra），这些气轮如同控制机器的飞轮一样控制了身体的机能。

主要的气轮有：位于肛门上方骨盆区域的脊根轮（Mūlādhāra Chakra，其中 Mūla= 根、本源，Ādhāra= 支持或重要部位）；位于生殖器官之上的腹轮（Svādhiṣṭhāna Chakra，其中 Sva= 生命力，Adhiṣṭhāna= 处所、座位）；脐轮（Maṇipūraka Chakra，其中 Manipūra= 肚脐）；意轮（Manas Chakra）和太阳轮（Sūrya Chakra）位于肚脐和心脏之间（Manas= 大脑；Sūrya= 太阳）；心轮（Anāhata Chakra）位于心脏区域（Ānāhata= 心脏）；喉轮（Viśuddha Chakra）位于咽部（Viśuddha= 纯净）；眉心轮（Ājñā Chakra）位于眉毛之间（ājñā= 命令）；顶轮（Sahasrāra Chakra）也叫做千瓣莲花，位于脑腔内；前额轮（Lalāṭa Chakra）位于前额顶端（Lalāṭa= 前额）。

这些气轮很可能与人体的各内分泌腺体（这些腺体为身体提供荷尔蒙以及其他内分泌物）相互呼应。脊根轮（Mūlādhara Chakra）和腹轮（Svādhiṣṭhāna Chakra）可能与性腺（男性的睾丸、阴茎和前列腺以及女性的卵巢、子宫和阴道）相呼应。在这两个气轮之间是生殖器所在的位置，这一位置被称为“卡玛茹帕”（Kāmarūpa），由爱神“卡玛”（Kāma）而得名。像胃、脾、肝脏以及胰腺这些腹部器官，也许与脐轮互为联系。两个肾上腺可能代表太阳轮和意轮。心轮与心脏以及围绕心脏的主要血管相通。喉轮可能与甲状腺、副甲状腺和胸腺有关。眉心轮、顶轮和前额轮则与大脑、脑下垂体以及松果体相对应。

根据《密经》（*Tantric texts*）的记载，呼吸控制的目的就是唤醒昆达里尼（Kuṇḍalinī）——我们体内的神圣宇宙能量。昆达里尼像一条蜷曲着沉睡的毒蛇，它潜伏在人体的尾椎部，即脊根轮——人体最底部神经中心处。这种潜在的能量必须被激起，并通过脊柱上行、穿越所谓气轮到达顶轮（Sahasrāra）（头部的千瓣莲花，大脑的神经网络），在那里与圣灵相合。这也许只是对通过收腹收束法和会阴收束法而获得的那股巨大的生命力（特别是性活力）的一种比喻性描述。而唤醒昆达里尼蛇并促使它向上运行，则可能是对性能量升华的一种形象化叙述。

呼吸控制的技巧和功效

203. Ujjāyī Prāṇāyāma 乌加依呼吸控制法（图 597）

前缀 ud 加在动词和名词前，意思是向上或至高无上。它也有风吹或扩张的意思。它传达了一种卓越和强大的感觉。

Jaya 的意思是征服、胜利或成功。从另一个角度来看，它意味着控制或限制。

Ujjāyī 是肺部完全扩张，胸部鼓起（如同一名骄傲的征服者）的过程。

功法：

1. 以任何身体感到舒适的姿势坐下，比如莲花式（Padmāsana）（图 104），至善式（Siddhāsana）（图 84）或英雄式（Vīrāsana）（图 89）。
2. 保持后背挺直，头部向躯干放低。把下巴放在锁骨之间凹陷处，锁定下巴，即收颔收束法。
3. 双臂伸展，手腕背部分别放在两膝上。拇指和食指指尖相靠，其他手指保持伸展。[手部这个体式就叫做智慧手印（Jñāna Mudrā），是学问和知识的象征。食指象征着个体的精神和灵魂，而大拇指则代表了宇宙的灵魂。两者合在一起则是智慧的象征。]
4. 闭上双眼，向内看（图 597）。

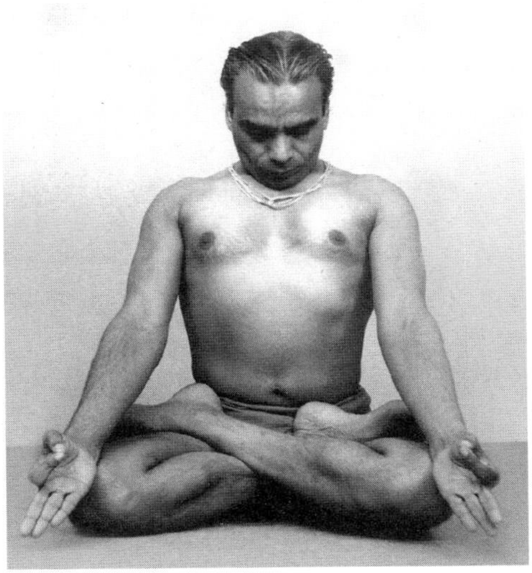

图 597

5. 完全地呼气。
6. 现在开始练习乌加依呼吸控制法。
7. 通过两鼻孔缓慢而深长稳定地呼吸。练习者的上腭应该感觉到空气的吸入，发出齿擦音“Sa”。
8. 充盈肺部。应该注意在吸气时不要鼓胀腹部（任何类型的呼吸控制都应该遵守这一点）。这种充盈的过程就叫做吸气（pūraka）。

9. 从会阴到胸骨的整个腹部区域应该向后拉靠向脊柱。

10. 屏息一两秒。这种内在的保持就叫做内屏息。按照本书“收束法、经络和气轮”部分所述的技巧练习会阴收束法（Mūla Bandha）。

11. 缓慢、深长而稳定地呼气直到肺部完全排空。当你开始呼气时，腹部有控制地向内收。在呼气两三秒后，横膈膜缓慢地放松。呼气时上腭应该感受到气体向外流出。气流通过上腭时应该发出吸气声“Ha”。这种排空的过程被称做呼气（rechaka）。

12. 停留 1 秒后再开始新的呼吸。这个停留的时间叫做外屏息。

13. 从第 7 步到第 12 步的过程就完成了一个乌加依呼吸控制（Ujjāyī Prāṇāyāma）的循环。

14. 重复这个循环 5~10 分钟，整个过程中两眼闭合。

15. 以挺尸式（Śavāsana）（图 592）躺在地面上。

16. 乌加依呼吸控制法（Ujjāyī Prāṇāyāma）可以在没有收颔收束的情况下练习，即使在走路或者躺下也可以练习。这是所有呼吸控制法中唯一一种无论昼夜随时可以练习的呼吸控制法。

功效：

这种呼吸控制法充盈肺部，消除黏液和痰，使练习者有持久力，舒缓神经，加强整个系统。那些患有高血压或冠心病的人，练习无收颔收束的乌加依呼吸，躺下练习更为理想。

204. Sūrya Bhedana Prāṇāyāma　太阳呼吸控制法（图 599）

Sūrya 的意思是太阳。Bhedana 来自于词根 bhid，意思是穿透，穿过。

在太阳呼吸控制法中，吸气时通过右鼻孔。换句话说，气息（prāṇa）通过阳脉（Sūrya nāḍī）进入，这样就完成了一个屏息（Kumbhaka），然后气息从左鼻孔即阴脉（Idā nāḍī）呼出。

功法：

1. 以任何你感到舒适的体式坐下，比如以莲花式（图 104）、至善式（图 84）或英雄式（图 89）坐下。
2. 保持后背挺直，头部向躯干放低，把下巴放在锁骨之间凹陷处，这叫做下巴锁定或收颔收束法。
3. 左臂伸展，把左手手腕背部放在左膝上，以左手成智慧手印（Jñāna Mudrā）（同乌加依呼吸控制法中的第三步）。
4. 弯曲右臂，食指和中指向掌心弯曲，保持此姿势不动。无名指和小指朝向大拇指靠拢（图 598）。
5. 把右手大拇指放在鼻骨下方的右鼻翼上，无名指和小指放在鼻骨下方的左鼻翼上，正好在上腭以上鼻翼脂肪组织上。
6. 用无名指和小指按压左鼻孔，完全封住左鼻孔。
7. 用右手大拇指按压右鼻翼的脂肪组织，使右鼻孔的外缘与鼻中隔软骨下缘平行。

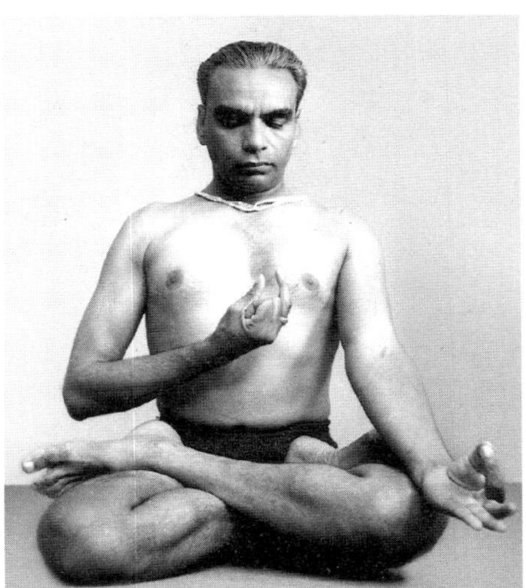

图 598

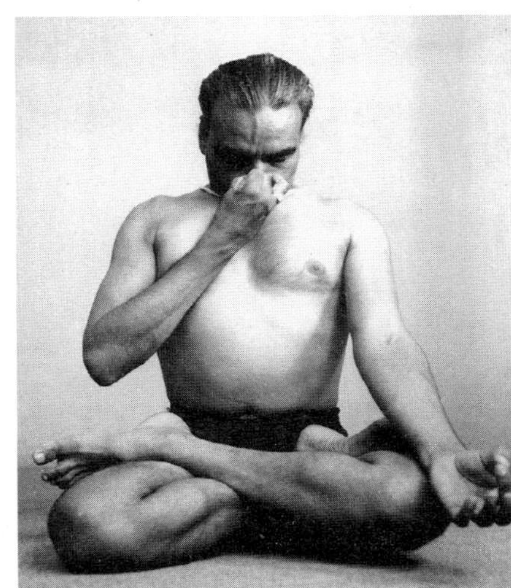

图 599

8. 右手大拇指最上方关节处弯曲，指尖与鼻中隔成直角（图 599）。
9. 现在缓慢深长地吸气，用右手拇指控制右鼻孔，使肺部充盈（Puraka）。
10. 然后封住右鼻孔，这样，现在两个鼻孔都被封住了。
11. 保持大约 5 秒（内屏息），同时练习会阴收束法（Mūla Bandha）（参见本书“收束法、经络和气轮”部分）。
12. 右鼻孔仍然封住，部分打开左鼻孔，通过它缓慢而深长地呼气排空肺部（rechaka）。
13. 在呼气时，通过调整无名指和小指按压的力度控制气流，使其有节奏地从左鼻孔呼出，从而使左鼻孔外缘与鼻中隔保持平行。压力应该来自于指尖的内侧（远离指甲）。

14. 这就完成了太阳呼吸控制法的一个循环。继续依自己所能重复这个循环 5~10 分钟。

15. 所有太阳呼吸控制法吸气都是从右鼻孔吸入，所有的呼气都是从左鼻孔呼出。

16. 整个过程中，指尖和鼻内膜都可以感觉到气流的通过。气流应该发出类似空气从一根细管中泄漏的声音。通过改变对鼻孔的压力，始终保持这个声音。

17. 眼睛、太阳穴、眉毛和前额的肌肤应该保持完全放松，不要有任何紧张。

18. 精神应该完全专注于倾听气流通过时的正确声音，保持正确的呼吸节奏。

19. 每次吸气和呼气应该保持相同的时间。

20. 吸气和呼气不应该用力。整个过程中呼吸都应该保持均匀缓慢的节奏。

21. 完成呼吸控制后以挺尸式（Śavāsana）（图 592）躺下。

功效：

由于对鼻孔的施压，在这个呼吸控制法中，肺活量要比在乌加依呼吸控制法中更大，肺部也被更为缓慢、稳定和完全地充盈。太阳呼吸控制法增强消化功能，舒缓和活跃神经，以及清洁鼻窦。

提示：

很多情况下，鼻孔可能不一样大小，一个比另一个要大一些。在这种情况下，手指的压力就需要调整。有些情况下，右鼻孔完全堵塞了而左鼻孔则畅通无阻。在这种情况下，吸气可以只从左鼻孔，呼气则只用右鼻孔。一段时间后，通过手指的掌控，右鼻孔传动变得畅通无阻，也就可以从右鼻孔吸气了。

注意事项：

那些患有低血压的人可以从中获得益处，但是那些患有高血压或心脏病的人在练习时不要做内屏息。

205. Nāḍī Śodhana Prāṇāyāma　经络清洁呼吸控制法

Nāḍī（音译纳地，又称“瑜伽经络”）是指身体中类似器官的管状物，像动脉和静脉一样，用于输送气息或能量。如同绝缘电线一样，纳地包括三层。最里面的一层叫做希拉（sirā），中间的一层叫做达曼尼（damanī），最外面的一层以及整个管状器官均称为纳地。

Śodhana 的意思是净化或清除，因此经络清洁呼吸控制法（Nāḍī Śodhana Prāṇāyāma）就是对经络进行净化的呼吸控制法。水管中的一点阻塞就可以导致供水完全中断，经络的一点阻塞则会使身体非常不适，甚至导致肢体或器官瘫痪。

功法：

1. 按照太阳呼吸控制法（Sūrya Bhedana Prāṇāyāma）（图 599）第 1 到第 8 步的技巧进行练习。

2. 通过右鼻孔完全排空肺部。用右手拇指肚远离指甲的部位控制右鼻孔。

3. 现在缓慢、深长而稳定地通过右鼻孔吸气，用右手拇指指尖控制右鼻孔，使肺部充盈。在用右鼻孔吸气时，用右手无名指和小指完全堵住左鼻孔。

4. 完全地吸气后，通过拇指的按压完全封住右鼻孔，松开无名指和小指对左鼻孔的按压。重新调整无名指和小指在左鼻孔外缘的位置，使它们与鼻中隔平行。然后通过左鼻孔缓慢、稳定和深长地呼气。把整个肺部完全排空。压力应该来自于无名指和小指指尖的内侧远离指甲的部位。

5. 通过左鼻孔完全地呼气后，调整手指改变对鼻孔的压力。现在改为右无名指和小指靠近指甲的部位施加压力。

6. 现在通过左鼻孔缓慢、稳定和深长地吸气，使肺部充盈。

7. 在通过左鼻孔完全地吸气后，封住左鼻孔，然后通过右鼻孔呼气，按照第 2 步所述的技巧调整右手拇指按压右鼻孔的压力。

8. 这就完成了经络清洁呼吸控制法的一个循环。这里呼吸的节奏是这样的：

（a）通过右鼻孔呼气；

（b）通过右鼻孔吸气；

（c）通过左鼻孔呼气；

（d）通过左鼻孔吸气；

（e）通过右鼻孔呼气；

（f）通过右鼻孔吸气；

（g）通过左鼻孔呼气；

（h）通过左鼻孔吸气；

（i）通过右鼻孔呼气；

（j）通过右鼻孔吸气……

上面的（a）是准备阶段。第一个真正的经络清洁呼吸控制法循环开始于（b），而结束于（e）。第二个经络清洁呼吸控制法循环开始于（f），结束于（i）。（j）阶段是在完成循环后的一个安全措施，防止气喘、窒息和对心脏的压力。

9. 按照上述技巧完成 8~10 次循环。这大概需要 6~8 分钟。

10. 每一侧的吸气和呼气的时间应该相同。一开始，时间会不同，但是坚持练习就可以达到。

11. 在掌握了每一侧的吸气和呼气的时间保持相同后，可以尝试着做内屏息。

12. 这种保持相同时间的精确只有通过长期练习才能掌握。

13. 屏息不应该扰乱吸气和呼气的节奏和均衡。假如被扰乱了，那么就减少屏息的时间或者在下一次循环时再屏息。

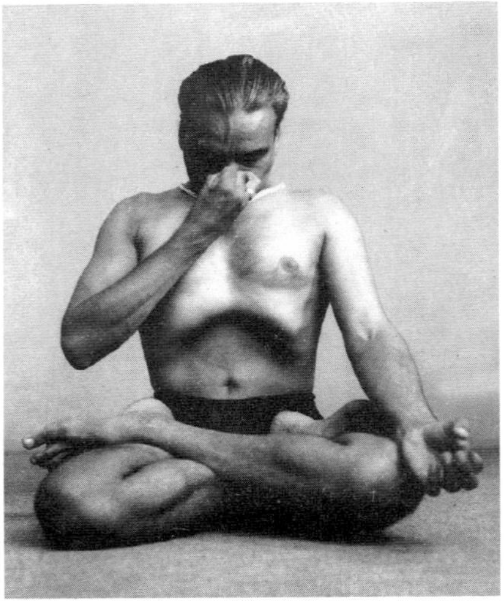

图 600

14. 在内屏息时练习会阴收束法（Mūla Bandha）（参见本书“收束法、经络和气轮”部分）。

15. 当你已经完全掌握了内屏息后，才能去尝试外屏息（图 600）。在进行外屏息的同时，一并练习收腹收束法（图 593、图 594）和会阴收束法（参见本书“收束法、经络和气轮”部分）。

16. 只有在有经验的瑜伽导师的指导和帮助下，才能去尝试屏息以及延长呼气和吸气的时间。

17. 每次完成后都要以挺尸式结束（图 592）。

功效：

在经络清洁呼吸控制法中，血液的携氧量比正常呼吸时大，因此练习者会感到神清气爽，经络也得到了镇静和净化。内心更为宁静明晰。

提示：

一开始身体会出汗和颤抖，大腿和双臂的肌肉变得紧张。应该避免这些紧张。

注意事项：

1. 那些患有高血压或心脏病的人绝对不要试着去屏息，可以练习经络清洁呼吸控制法（Nāḍī Śodhana Prāṇāyāma），但不要屏息，这样会获得很好的功效。

2. 那些患有低血压的人在练习这种呼吸控制法时，只做内屏息，这样很有好处。

206. Bhastrikā Prāṇāyāma　风箱式呼吸控制法

Bhastrikā 的意思是炉子用的风箱。在这个体式中，空气被用力地呼出和吸入如同铁匠的风箱一样，因此而得名。在这里以两个阶段分述该呼吸控制法的技巧：

功法：

第 1 阶段：

1. 按照乌加依呼吸控制法（Ujjāyī Prāṇāyāma）的第 1 步和第 2 步练习。
2. 快速活跃地吸气，然后快速有力地呼气。吸气再呼气就完成了一个风箱式呼吸控制法循环。呼吸的声音就如同气流通过风箱的声音。
3. 一次完成 10~12 个循环，然后缓慢深长地像在乌加依呼吸控制法中那样吸气，屏息的同时练习 2~3 秒的会阴收束法（Mūla Bandha），然后再缓慢而深长地像在乌加依呼吸控制法中那样呼气。
4. 这种乌加依（Ujjāyī）的呼吸方式使肺和横膈膜都得到休息，使它们为新一轮风箱式呼吸做好准备。
5. 重复 3~4 次风箱式呼吸控制法循环，每个循环之间采用乌加依呼吸控制法。
6. 如果气流的声音降低，力量减弱，那么就减少循环的次数。
7. 完成后，以挺尸式躺下（图 592）。

第 2 阶段：

1. 按照乌加依呼吸控制法的第 1 步和第 2 步的技巧练习。
2. 按照在太阳呼吸控制法（Sūrya Bhedana）中所述的技巧那样调整拇指和其他手指对鼻孔的压力。
3. 完全封住左鼻孔，保持右鼻孔半敞开。
4. 通过右鼻孔有力的吸气和呼气完成 10~12 个风箱式呼吸控制法的循环，练习方法与上述第 1 阶段相同。
5. 封上右鼻孔，部分打开左鼻孔，然后重复 10~12 次风箱式呼吸控制法的循环。
6. 手指从鼻孔处拿开。
7. 像在乌加依呼吸控制法中一样保持几个深呼吸。
8. 左右两侧各做 3~4 个循环，在各循环之间以乌加依呼吸控制法进行呼吸。
9. 在完成后，以挺尸式躺下（图 592）。

207. Kapālabhāti Prāṇāyāma 圣光呼吸控制法

Kapālabhāti 由两个词根组成，其中 kapāla 的意思是头骨，bhāti 是光亮的意思。圣光呼吸控制法是风箱式呼吸控制法（Bhastrikā Prāṇāyāma）更为温和的方式。在圣光呼吸控制法中，吸气很缓慢但呼气很有力。在每次呼气后都有几秒钟的屏息。如果风箱式呼吸控制法对你来说过于吃力，那么就练习几个圣光呼吸控制法循环来代替风箱式呼吸控制法。完成圣光呼吸控制法后以挺尸式躺下（图 592）。

功效：

风箱式呼吸控制法和圣光呼吸控制法都刺激并活跃肝脏、脾脏、胰脏和腹部肌肉。消化功能得到改善，鼻窦变得通畅，眼睛感觉清凉，练习者体会到精神振奋。

注意事项：

1. 如同机车发动机填满煤产生蒸汽来推动火车一样，风箱式呼吸控制法则产生气息活跃整个身体。添过多的煤会使锅炉过热，因此长时间练习风箱式呼吸控制法也会由于呼吸过程激烈而让身体吃不消。
2. 体质较弱、肺活量不大的人，不应该尝试风箱式呼吸控制法或圣光呼吸控制法。
3. 那些患有耳疾或眼疾（耳朵发炎化脓，视网膜脱落或者青光眼）的人，也不应该尝试风箱式呼吸控制法或圣光呼吸控制法。
4. 患有高血压或低血压的人也不应该练习。
5. 如果鼻子开始流血或者耳膜开始颤动和疼痛，应该立刻停止风箱式呼吸控制法或圣光呼吸控制法。在一段时间内，停止练习风箱式呼吸控制法或圣光呼吸控制法。

208. Bhramarī Prāṇāyāma 蜂式呼吸控制法

Bhramarī 的意思是大黑蜂。

功法：

蜂式呼吸控制法的技巧和乌加依呼吸控制法（Ujjāyī Prāṇāyāma）一样。区别仅在于蜂式呼吸控制法中，呼气时会发出微弱的类似蜜蜂的嗡嗡声。完成后以挺尸式躺下（图 592）。

功效：

蜂式呼吸控制法练习中的嗡嗡声有助于改善失眠。

209. Śitalī Prāṇāyāma　卷舌清凉呼吸控制法（图 601）

Śitala 的意思是清凉。这种呼吸控制法能清凉整个身体系统，因此而得名。

功法：

1. 以莲花式（图 104）、至善式（图 84）或英雄式（图 89）坐下。

2. 保持背部挺直，头部水平。练习智慧手印（Jñāna Mudrā），双手动作参见“呼吸控制法提示与注意事项”第 21 条。现在，吸气时不要做收颔收束，稍后才会做。

3. 张开嘴成 O 形。

4. 舌的边缘和舌尖触碰从臼齿到前齿的整个牙齿，并抬起向上卷曲。舌头的形状如同一片即将舒展的卷曲新叶一样（图 601）。

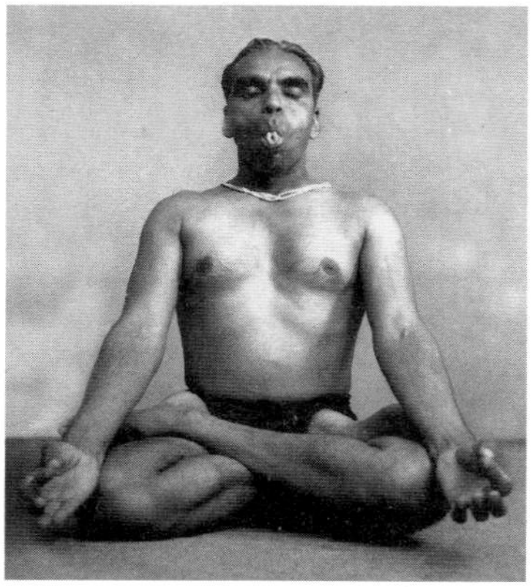

图 601

5. 把卷曲的舌头伸出到嘴唇以外。通过卷曲的舌头吸入空气并发出齿擦音“sssssssa”，使肺部充盈。气流如同通过吸管吸入体内一样。完全地吸气后，舌头收回，闭上嘴巴。

6. 完全地吸气后，放低头部。下巴应该放在胸骨上方锁骨之间的凹陷处，此时，头处于下巴锁定位置（收颔收束法）。

7. 现在屏息约 5 秒钟，同时练习会阴收束法（Mūla Bandha)（参见本书“收束法、经络和气轮”部分）。

8. 缓缓地呼气，和乌加依呼吸控制法一样通过鼻子发出送气音“hhuuuuuuum”。

9. 这就完成了一个清凉呼吸控制法循环。

10. 抬头，重复这个循环 5~10 分钟。

11. 完成后以挺尸式躺下（图 592）。

功效：

这种呼吸控制法清凉整个身体系统，舒缓眼睛和耳朵。对于那些患有低烧、脾气暴躁的人很有益处。它活跃肝脏和脾脏，改善消化功能，缓解口渴。

注意事项：

1. 那些患有高血压的人应该把内屏息（antara kumbhaka）的步骤省略。

2. 那些患有心脏病的人开始时不应该尝试卷舌清凉呼吸控制法。

210. Śitakārī Prāṇāyāma　嘶式清凉呼吸控制法

Śitakārī 是使人清凉、凉爽的意思。这是卷舌清凉呼吸控制法（Śitalī Prāṇāyāma）的变体。

功法：

在这种呼吸控制法中，舌头不要卷曲。嘴唇稍张开，只有舌尖伸出放在上下牙齿之间。舌头和平常一样保持平放。按照卷舌清凉呼吸控制法相同的技巧进行练习。

功效：

与卷舌清凉呼吸控制法功效相同。

注意事项：

那些患有高血压的人可能感到练习嘶式清凉呼吸控制法比卷舌清凉呼吸控制法有更大的压力。

211. Sama Vṛtti Prāṇāyāma 统一呼吸控制法

1. Sama 的意思是相同的、一致的、直的、完整的、全部的、整齐的；另一层意思为相似的、以同一方式。

2. Vṛtti 的意思是行动、运动、功能或运行，是行为过程与方式。

3. 因此在统一呼吸控制法中，练习者尝试在任何一种呼吸控制法中让吸气、呼气和屏息三者保持时间一致。如果一者保持 5 秒，那么其他两者一样保持 5 秒。

4. 这种 5 秒时间的一致性应该贯穿到所有的呼吸控制法中，即乌加依呼吸控制法（Ujjāyī Prāṇāyāma）、太阳呼吸控制法（Sūrya Bhedana Prāṇāyāma）、经络清洁呼吸控制法（Nāḍī Śodhana Prāṇāyāma）、卷舌清凉呼吸控制法（Śitalī Prāṇāyāma）等。

注意事项：

5. 一开始，统一呼吸控制法应该只是限于吸气和呼气。

6. 起初，先在呼气和吸气时保持时间的一致性，而后再尝试内屏息时保持一致（在完全的吸气后屏息）。

7. 尝试逐步延长内屏息。起初，吸气、内屏息和呼气三者之间的时间比例应该保持在 $1:\frac{1}{4}:1$，然后逐渐慢慢地变为 $1:\frac{1}{2}:1$，再尝试 $1:\frac{3}{4}:1$，只有在所有这些都稳固地掌握后，才把内屏息的比例进一步增加，从而达到 1:1:1。

8. 只有当你已经掌握了吸气、内屏息和呼气三者之间的时间比例保持在 1:1:1 后，才能去尝试外屏息。

9. 所有空气都从肺部排出后，肺部成真空，身体外部的空气将对肺部形成非常大的压力。因此，一开始，不要尝试把内屏息和外屏息一同练习。

10. 分开或交替练习内、外屏息。一开始时，最好在做完两三个深长的呼与吸后才加入屏息练习。例如，先做两三个深长的呼与吸，接着做一个加入了内屏息的呼吸循环；然后再做两三个深长的呼与吸，接着做一个加入了外屏息的呼吸循环；随后做三个含有内、外屏息的呼吸循环，由此逐渐增加屏息的次数。

212. Viṣama Vṛtti Prāṇāyāma 变换呼吸控制法

1. Viṣama 的意思是在大量其他不规律和困难的事物中。

2. 之所以称为变换呼吸控制法，就是因为在这个呼吸控制法中，吸气、屏息和呼气三者之间的时间比例不同。这会打断呼吸节律，这种时间比率的不同也给练习者造成了困难和危险。

3. 在这种呼吸控制法中，假如完全的吸气需要 5 秒，那么内屏息就是 20 秒，呼气则为 10 秒，因此三者比例为 1∶4∶2。一开始，练习者会感到在呼气时保持节奏很困难，但是随着练习的增加，就可以轻松掌握了。

4. 相反，假如吸气需要 10 秒，那么吸气后的屏息就是 20 秒，呼气则为 5 秒，三者比例为 2∶4∶1。

5. 三者的时间比率还有其他的变化，假如吸气需要 20 秒，那么吸气后的屏息就是 10 秒，呼气则为 5 秒，三者比例为 4∶2∶1。

6. 在一次呼吸控制循环中，练习者可以采用 1∶2∶4，2∶4∶1 和 4∶1∶2 进行练习。

7. 假如再加上外屏息的变化，那么四者的变化就更多了。

8. 假如在随后即将叙述的间断呼吸控制法（Viloma Prāṇāyāma）、自然顺序呼吸控制法（Anuloma Prāṇāyāma）中采用不规则的呼吸方式，而在前面叙述的包括乌加依呼吸控制法（Ujjāyī Prāṇāyāma）、太阳呼吸控制法（Sūrya Bhedana Prāṇāyāma）、经络清洁呼吸控制法（Nāḍī Śodhana Prāṇāyāma）、蜂式呼吸控制法（Bhramarī Prāṇāyāma）、卷舌清凉呼吸控制法（Śitalī Prāṇāyāma）以及嘶式清凉呼吸控制法（Śitakāri Prāṇāyāma）在内的基本呼吸控制法中采用反自然顺序呼吸控制法（Pratiloma Prāṇāyāma）的话，那么这些组合变化的形式几乎是天文数字。

9. 没有人可以在有生之年练习完所有这些不同的组合。

10. 在通往变换呼吸控制法的路上充满了危险，因此没有在经验丰富的瑜伽老师亲自指导下不要试图自行练习。

11. 由于吸气、屏息和呼气的不同时间比率所造成的不和谐，尤其会对呼吸系统和神经系统造成过度的负担和紧张。

12. 前面所给出的统一呼吸控制法（Sama Vṛtti Prāṇāyāma）第 5 到第 10 条中与练习屏息有关的注意事项也适用于变换呼吸控制法。

13. 练习者现在开始意识到湿瓦玛罗摩在《哈他瑜伽之光》第二章中所述的真谛："气息应该比驯服狮子、大象和老虎还要慢地逐渐去驯服。要根据个人自身的情况和身体条件而定；否则这些练习就会伤害练习者自身。"

间断呼吸控制法、自然顺序呼吸控制法和反自然顺序呼吸控制法

统一呼吸控制法和变换呼吸控制法关注的是保持吸气、屏息和呼气的不同时间比率。

间断呼吸控制法、自然顺序呼吸控制法和反自然顺序呼吸控制法关注的则是吸气和呼气的方法和技巧。在间断呼吸控制法中，吸气或呼气不是一个连续的过程，而是在中间有几个停顿。在自然顺序呼吸控制法中，吸气像乌加依呼吸控制法中一样通过两个鼻孔，呼气则像经络清洁呼吸控制法中一样由左右鼻孔交替进行。在反自然顺序呼吸控制法中，所有的吸气通过左右鼻孔交替，呼气则像乌加依呼吸控制法中一样通过两个鼻孔。

213. Viloma Prāṇāyāma　间断呼吸控制法

Loma 的意思是头发。Vi 被用来表示否定或丧失。因此 Viloma 的意思就是逆着头发，与天性相反，与自然顺序相反。

在间断呼吸控制法中，吸气或呼气是一个被打断、不连续的过程，而且当中有几个停顿。例如，如果连续地吸气充盈肺部或不断地呼气排空肺部均需要 15 秒，那么在间断呼吸控制法中就会每隔 3 秒的吸气或呼气有一个 2 秒的停顿。因此吸气或呼气的过程就被延长到了 25 秒。下面分两个阶段叙述这个呼吸控制法的技巧，两者是有区别的。

技巧：

第 1 阶段：

1. 间断呼吸控制法可以以坐姿练习，也可以躺下练习。
2. 如果坐着练习，那么背部要挺直，把头部放低使下巴放在胸骨上方锁骨中间的凹陷处，这是收颌收束。双手成智慧手印（参见“呼吸控制法提示与注意事项”第 21 条）。
3. 吸气 2 秒，停顿 2 秒屏息，再吸气 2 秒，再停顿 2 秒屏息，继续这样直到肺部充盈。
4. 现在依你所能屏息 5~10 秒内屏息，同时练习会阴收束法。
5. 在吸气过程中停顿屏息时也要练习会阴收束法。
6. 和在乌加依呼吸控制法中一样，缓慢深长地呼气，并发出送气音“huuuum”。在呼气时，松开会阴收束。
7. 这就完成了一个间断呼吸控制法第一阶段的循环。
8. 重复第一阶段的循环，10~15 次为一组。

第 2 阶段：

1. 休息 1 或 2 分钟。
2. 然后深吸气不要有任何停顿，和在乌加依呼吸控制法中一样发出齿擦音“sssssssa”，始终保持下巴锁定在胸骨以上。肺部完全充盈。
3. 屏息 5~10 秒，并进行会阴收束。
4. 呼气 2 秒，然后停顿 2 秒，再呼气 2 秒，停顿 2 秒，然后继续这样直到肺部完全排空。
5. 在停顿时仍然保持会阴收束。
6. 这就完成了一个间断呼吸控制法第二阶段的循环。
7. 重复第二阶段的循环，10~15 次为一组。
8. 这就完成了间断呼吸控制法。
9. 然后以挺尸式躺下（图 592）。

功效：

第一阶段的间断呼吸控制法有助于那些患有低血压的人，第二阶段的间断呼吸控制法则对那些患有高血压的人有益处。

注意事项：

1. 患有高血压的人应该躺下练习间断呼吸控制法第二阶段的呼吸控制。
2. 那些患有心脏病的人只有在掌握了经络清洁呼吸控制法和乌加依呼吸控制法后才能尝试这种呼吸控制方法。

214. Anuloma Prāṇāyāma　自然顺序呼吸控制法

Anu 的意思是一起、一道或相连。因此 Anuloma 的意思就是按部就班地、顺着头发、按照天性或按照自然顺序。在自然顺序呼吸控制法中，吸气通过两个鼻孔，呼气则通过左右鼻孔交替。

功法：

1. 以一种你感到舒适的姿势坐下，比如莲花式（图 104）、至善式（图 84）或英雄式（图 89）。
2. 保持后背挺直。放低头部使下巴放在胸骨上方锁骨中间的凹陷处即收颔收束法（Jālandhara Bandha）。
3. 像在乌加依呼吸控制法中那样通过两个鼻孔深深地吸气，直到肺部充盈。
4. 吸气后依你所能进行内屏息 5~10 秒，同时进行会阴收束（Mūla Bandha）（参见 " 收束法、经络和气轮 " 部分）。
5. 把右手像太阳呼吸控制法（Sūrya Bhedana Prāṇāyāma）所述的那样放在鼻子上，松开会阴收束，通过部分打开的右鼻孔缓缓地呼气，左鼻孔则完全封住。肺部完全排空后放下右手。
6. 通过两鼻孔吸气，直到肺部充盈，同第 3 步。
7. 吸气后依你所能进行内屏息 5~10 秒，同时进行会阴收束。第 4 步与第 7 步的屏息时间必须相同。
8. 再次把右手放在鼻子上，松开会阴收束。右鼻孔完全封住，左鼻孔部分打开，然后缓慢深长地呼气，直到肺部完全排空。
9. 这就完成了自然顺序呼吸控制法的一个循环。
10. 一次做 5~8 个循环。
11. 然后以挺尸式躺下（图 592）。

功效：

这个呼吸控制法的功效与乌加依呼吸控制法（Ujjāyī）、经络清洁呼吸控制法（Nāḍī Śodhana）和太阳呼吸控制法（Sūrya Bhedana）一样。

注意事项：

1. 在自然顺序呼吸控制法（Anuloma Prāṇāyāma）中，呼气的时间比吸气更长。这就导致了呼吸节奏的变化，这是有难度的，因此只有高级习练者可以尝试着练习。
2. 那些患有高血压、低血压或心脏病和神经紊乱的人不应该尝试这种呼吸控制法，否则其后果将是灾难性的。

215. Pratiloma Prāṇāyāma 反自然顺序呼吸控制法

Prati 的意思是相反。这种呼吸控制法与自然顺序呼吸控制法（Anuloma Prāṇāyāma）相反。吸气时交替使用左右鼻孔，呼气时则像乌加依呼吸控制法（Ujjāyī）一样通过两个鼻孔进行。

功法：

1. 以一种你感到舒适的姿势坐下，比如莲花式（图 104），至善式（图 84）或英雄式（图 89）。
2. 保持后背挺直，放低头部使下巴放在胸骨上方锁骨中间的凹陷处即收颔收束法（Jālandhara Bandha）。
3. 伸直左臂，把左手手腕背部放在左膝上，左手成智慧手印（Jñāna Mudrā）（参见“呼吸控制法提示与注意事项”第 21 条）。
4. 弯曲右臂，食指和中指朝掌心弯曲，无名指和小指朝拇指靠（图 598）。
5. 把右手拇指放在鼻骨下方的右鼻翼处，无名指和小指放在鼻骨下方的左鼻翼处，正在鼻孔侧面脂肪组织处上方。
6. 无名指和小指按压左鼻翼，完全封住左鼻孔。
7. 用右手大拇指按压右鼻翼的脂肪组织使鼻孔外缘与鼻中隔软骨的下缘平行。
8. 右手大拇指在最上面的关节处弯曲，拇指指尖与鼻中隔成直角。
9. 现在缓慢深长地吸气，用右手拇指指尖靠近指甲处控制右鼻孔，使肺部充盈。
10. 然后封住右鼻孔，现在两个鼻孔都被封住了。
11. 内屏息 5~10 秒，并进行会阴收束（参见“收束法、经络和气轮”部分）。
12. 放低右手，松开会阴收束。如在乌加依呼吸控制法中那样缓慢深长地呼气直到肺部完全排空。
13. 再次抬起右手放在鼻子上，通过部分打开的左鼻孔缓慢深长地吸气，保持右鼻孔完全封住。
14. 使肺部充盈。
15. 内屏息 5~10 秒，同时会阴收束。通过任何一个鼻孔进行吸气后屏息（内屏息）时应该保持同样的时间。
16. 放低右手，松开会阴收束，缓慢而深长地呼气，像乌加依呼吸控制法那样完全排空肺部。
17. 这就完成了反自然顺序呼吸控制法的一个循环。
18. 一次做 5~8 个循环。
19. 然后以挺尸式躺下（图 592）。

功效：

这个呼吸控制法的功效与乌加依呼吸控制法、经络清洁呼吸控制法（Nāḍī Śodhana）和太阳呼吸控制法（Sūrya Bhedana Prāṇāyāma）一样。

注意事项：

1. 和自然顺序呼吸控制法一样，由于吸气比呼气长，因此呼吸的节奏也有变化。这是一种有难度的呼吸控制方式，因此只有高级习练者才可以尝试。
2. 那些患有高血压、低血压或心脏病和神经紊乱的人不应该尝试这种呼吸控制方式，否则其后果将是灾难性的。

216. Sahita and Kevala Kumbhaka Prāṇāyāma
和谐屏息呼吸控制法与和谐完美屏息呼吸控制法

Sahita 的意思是陪伴、一起或相连。

在外屏息（bāhya Kumbhaka）和内屏息（antara kumbhaka）有意地协助和陪伴下的呼吸控制练习，就叫做和谐屏息呼吸控制法（Sahita kumbhaka Prāṇāyāma）。

Kevala 的意思是独立的、纯净的、绝对的和完美的。当屏息本能地出现时，就叫做和谐完美屏息呼吸控制法（Kevala Kumbhaka Prāṇāyāma）。

当练习者掌握了完美屏息呼吸控制法后，他就使自己与外界隔绝，而与无限的宇宙意识（the Infinite）相和谐。他已经获得对一种最为微妙与强大的元素进行控制的方法。而这种元素既渗透于最细小的缝隙，又弥漫于最广阔的天空中。他的精神完全专注于气息，变得像气息一样自由。

正如风从大气中带走了烟雾与杂质，呼吸控制练习也驱赶了身心的杂质。帕坦伽利曾说过，到那时，内在的神性火焰（the Divine Fire）将熊熊燃烧，内心也为专注（dhāraṇā）和冥想（dhyāna）练习做好了准备。

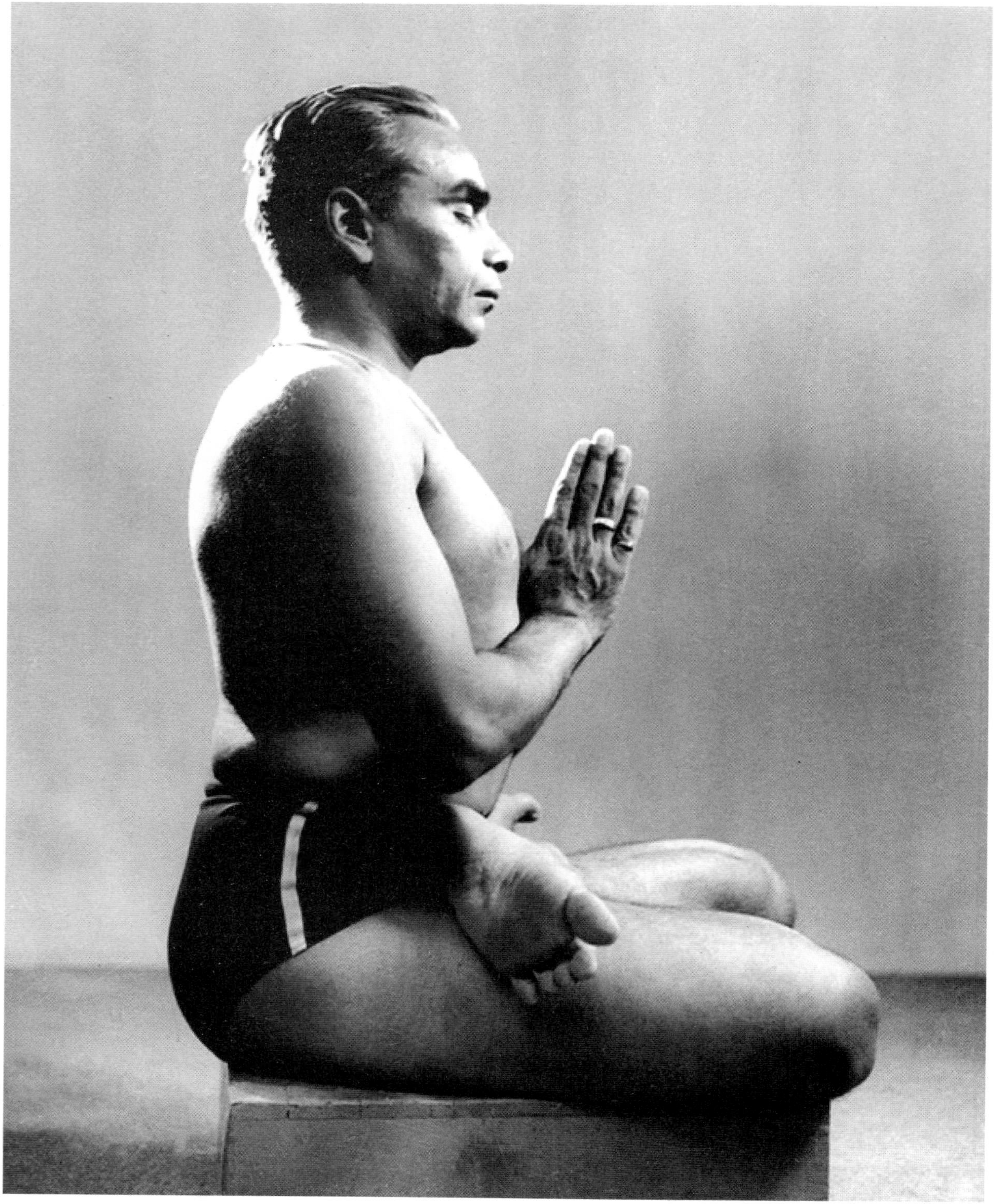

附录一 体式课程

我把体式分为三组：初级、中级和高级课程，按照次序给出了一系列体式以供练习。另外，也给出了掌握所有这些课程中体式所需的时间。

（体式名称后括号内的数字代表示意图的序列号）

课程一

第1周和第2周

山式（Tāḍāsana）（图1）；树式第一式（Vṛkṣāsana Ⅰ）（图2）；三角伸展式（Utthita Trikoṇāsana）（图4和图5）；侧角伸展式（Utthita Pārśvakoṇāsana）（图8和图9）；战士第一式和第二式（Vīrabhadrāsana Ⅰ & Ⅱ）（图14和图15）；加强侧伸展式（Pārśvottānāsana）（图26）；肩倒立第一式（Sālamba Sarvāngāsana Ⅰ）（图223）；犁式（Halāsana）（图244）；挺尸式（Śavāsana）（图592）。

第3周和第4周

三角伸展式（Utthita Trikoṇāsana）（图4和图5）；侧角伸展式（Utthita Pārśvakoṇāsana）（图8和图9）；战士第一式和第二式（Vīrabhadrāsana Ⅰ & Ⅱ）（图14和图15）；三角扭转伸展式（parivṛtta Trikoṇāsana）（图6和图7）；加强侧伸展式（Pārśvottānāsana）（图26）；双角第一式（Prasārita Pādottānāsana Ⅰ）（图33和图34）；肩倒立第一式（Sālamba Sarvāngāsana Ⅰ）（图223）；犁式（Halāsana）（图244）；挺尸式（Śavāsana）（图592）。

第5周和第6周

三角伸展式（Utthita Trikoṇāsana）（图4和图5）；侧角伸展式（Utthita Pārśvakoṇāsana）（图8和图9）；战士第一式和第二式（Vīrabhadrāsana Ⅰ & Ⅱ）（图14和图15）；三角扭转伸展式（parivṛtta Trikoṇāsana）（图6和图7）；加强侧伸展式（Pārśvottānāsana）（图26）；双角第一式（Prasārita Pādottānāsana Ⅰ）（图33和图34）；上伸腿式（Ūrdhva Prasārita Pādāsana）（图276~279）；完全船式（Paripūrṇa Nāvāsana）（图78）；半船式（Ardha Nāvāsana）（图79）；肩倒立第一式（Sālamba Sarvāngāsana Ⅰ）（图223）；犁式（Halāsana）（图244）；乌加依呼吸控制法（Ujjāyī Prāṇāyāma）（203部分）；挺尸式（Śavāsana）（图592）5分钟。

第7周

巩固上述体式，增加保持体式的时间。

第8周

三角伸展式（Utthita Trikoṇāsana）（图4和图5）；侧角伸展式（Utthita Pārśvakoṇāsana）（图8和图9）；战士第一式、第二式和第三式（Vīrabhadrāsana Ⅰ，Ⅱ & Ⅲ）（图14、图15和图17）；半月式（Ardha Chandrāsana）（图19）；三角扭转伸展式（parivṛtta Trikoṇāsana）（图6和图7）；加强侧伸展式（Pārśvottānāsana）（图26）；双角第一式和第二式（Prasārita Pādottānāsana Ⅰ & Ⅱ）（图33和图34、图35和图36）；上伸腿式（Ūrdhva Prasārita Pādāsana）（图276~279）；完全船式（Paripūrṇa Nāvāsana）（图78）；半船式（Ardha Nāvāsana）（图79）；肩倒立第一式（Sālamba Sarvāngāsana Ⅰ）

（图 223）；犁式（Halāsana）（图 244）；乌加依呼吸控制法（Ujjāyī Prāṇāyāma）（203 部分）；挺尸式（Śavāsana）（图 592）5 分钟。

第 9 周和第 10 周

三角伸展式（Utthita Trikoṇāsana）（图 4 和图 5）；侧角伸展式（Utthita Pārśvakoṇāsana）（图 8 和图 9）；战士第一式、第二式和第三式（Vīrabhadrāsana Ⅰ，Ⅱ & Ⅲ）（图 14、图 15 和图 17）；半月式（Ardha Chandrāsana）（图 19）；三角扭转伸展式（parivṛtta Trikoṇāsana）（图 6 和图 7）；侧角扭转伸展式（Parivṛtta Pārśvakoṇāsana）（图 10 和图 11）；加强侧伸展式（Pārśvottānāsana）（图 26）；双角第一式和第二式（Prasārita Pādottānāsana Ⅰ & Ⅱ）（图 33 和图 34、图 35 和图 36）；门闩式（Parighāsana）（图 39）；上伸腿式（Ūrdhva Prasārita Pādāsana）（图 276~279）；完全船式（Paripūrṇa Nāvāsana）（图 78）；半船式（Ardha Nāvāsana）（图 79）；肩倒立第一式（Sālamba Sarvāṅgāsana Ⅰ）（图 223）；犁式（Halāsana）（图 244）；膝碰耳犁式（Karṇapīḍāsana）（图 246）；单腿肩倒立式（Ekapāda Sarvāṅgāsana）（图 250）；卧扭转放松式（Jaṭhara Parivartanāsana）（图 274 和图 275）；乌加依呼吸控制法（Ujjāyī Prāṇāyāma）（203 部分）；挺尸式（Śavāsana）（图 592）5 分钟。

第 11 周和第 12 周

三角伸展式（Utthita Trikoṇāsana）（图 4 和图 5）；三角扭转伸展式（parivṛtta Trikoṇāsana）（图 6 和图 7）；侧角伸展式（Utthita Pārśvakoṇāsana）（图 8 和图 9）；侧角扭转伸展式（Parivṛtta Pārśvakoṇāsana）（图 10 和图 11）；战士第一式、第二式和第三式（Vīrabhadrāsana Ⅰ，Ⅱ & Ⅲ）（图 14、图 15 和图 17）；半月式（Ardha Chandrāsana）（图 19）；加强侧伸展式（Pārśvottānāsana）（图 26）；双角第一式和第二式（Prasārita Pādottānāsana Ⅰ & Ⅱ）（图 33 和图 34、图 35 和图 36）；手抓脚趾站立伸展式（Pādāṅguṣṭhāsana）（图 44）；手碰脚前曲伸展式（Pādahastāsana）（图 46）；加强脊柱伸展式（Uttānāsana）（图 48）；门闩式（Parighāsana）（图 39）；上伸腿式（Ūrdhva Prasārita Pādāsana）（图 276~279）；完全船式（Paripūrṇa Nāvāsana）（图 78）；半船式（Ardha Nāvāsana）（图 79）；肩倒立第一式（Sālamba Sarvāṅgāsana Ⅰ）（图 223）；犁式（Halāsana）（图 244）；膝碰耳犁式（Karṇapīḍāsana）（图 246）；单腿肩倒立式（Ekapāda Sarvāṅgāsana）（图 250）；卧扭转放松式（Jaṭhara Parivartanāsana）（图 274 和图 275）；乌加依呼吸控制法（Ujjāyī Prāṇāyāma）（203 部分）；挺尸式（Śavāsana）（图 592）。

第 13 周

重复和巩固这些体式。在这段时间内掌握所有这些体式有困难的练习者，可以继续练习这些体式几周。

第 14 周和第 15 周

头倒立第一式（Sālamba Śīrṣāsana Ⅰ）（图 184）；三角伸展式（Utthita Trikoṇāsana）（图 4 和图 5）；三角扭转伸展式（Parivṛtta Trikoṇāsana）（图 6 和图 7）；侧角伸展式（Utthita Pārśvakoṇāsana）（图 8 和图 9）；侧角扭转伸展式（Parivṛtta Pārśvakoṇāsana）（图 10 和图 11）；战士第一式、第二式和第三式（Vīrabhadrāsana Ⅰ，Ⅱ & Ⅲ）（图 14、图 15 和图 17）；半月式（Ardha Chandrāsana）（图 19）；加强侧伸展式（Pārśvottānāsana）（图 26）；双角第一式和第二式（Prasārita Pādottānāsana Ⅰ & Ⅱ）（图 33 和图 34、图 35 和图 36）；手抓脚趾站立伸展式（Pādāṅguṣṭhāsana）（图 44）；手碰脚前曲伸展式（Pādahastāsana）（图 46）；加强脊柱伸展式（Uttānāsana）（图 48）；门闩式（Parighāsana）（图 39）；

蝗虫式（Śalabhāsana）（图 60）或蝗虫式变体鳄鱼式（Makarāsana）（图 62）；弓式（Dhanurāsana）（图 63）；眼镜蛇第一式（Bhujangāsana Ⅰ）（图 73）；上伸腿式（Ūrdhva Prasārita Pādāsana）（图 276~279）；完全船式（Paripūrṇa Nāvāsana）（图 78）；半船式（Ardha Nāvāsana）（图 79）；肩倒立第一式（Sālamba Sarvāngāsana Ⅰ）（图 223）；犁式（Halāsana）（图 244）；膝碰耳犁式（Karṇapīdāsana）（图 246）；双角犁式（Supta Koṇāsana）（图 247）；侧犁式（Pārśva Halāsana）（图 249）；单腿肩倒立式（Ekapāda Sarvāngāsana）（图 250）；卧扭转放松式（Jaṭhara Parivartanāsana）（图 274 和图 275）；内女式（Mahā Mudrā）（图 125）；头碰膝前曲伸展坐式（Jānu Śīrṣāsana）（图 127）；手杖式（Daṇḍāsana）（图 77）；背部伸展式（Paschimottānāsana）（图 160）；乌加依呼吸控制法（Ujjāyī Prāṇāyāma）（203 部分）；挺尸式（Śavāsana）（图 592）。

第 16 周和第 17 周（遵从体式循序的变化）

头倒立第一式（Sālamba Śīrṣāsana Ⅰ）（图 184）；三角伸展式（Utthita Trikoṇāsana）（图 4 和图 5）；三角扭转伸展式（Parivṛtta Trikoṇāsana）（图 6 和图 7）；侧角伸展式（Utthita Pārśvakoṇāsana）（图 8 和图 9）；侧角扭转伸展式（Parivṛtta Pārśvakoṇāsana）（图 10 和图 11）；战士第一式、第二式和第三式（Vīrabhadrāsana Ⅰ，Ⅱ & Ⅲ）（图 14、图 15 和图 17）；半月式（Ardha Chandrāsana）（图 19）；加强侧伸展式（Pārśvottānāsana）（图 26）；双角第一式和第二式（Prasārita Pādottānāsana Ⅰ & Ⅱ）（图 33 和图 34、图 35 和图 36）；手抓脚趾站立伸展式（Pādānguṣṭhāsana）（图 44）；手碰脚前曲伸展式（Pādahastāsana）（图 46）；加强脊柱伸展式（Uttānāsana）（图 48）；单腿脊柱前曲伸展式（Ūrdhva Prasārita Ekapādāsana）（图 49）；幻椅式（Utkaṭāsana）（图 42）；门闩式（Parighāsana）（图 39）；骆驼式（Uṣṭrāsana）（图 41）；蝗虫式（Śalabhāsana）（图 60）或蝗虫式变体鳄鱼式（Makarāsana）（图 62）；弓式（Dhanurāsana）（图 63）；四肢支撑式（Chaturanga Daṇḍāsana）（图 67）；眼镜蛇第一式（Bhujangāsana Ⅰ）（图 73）；上犬式（Ūrdhva Mukha Śvānāsana）（图 74）；下犬式（Adho Mukha Śvānāsana）（图 75）；英雄式（Vīrāsana）（图 86）；肩倒立第一式（Sālamba Sarvāngāsana Ⅰ）（图 223）；犁式（Halāsana）（图 244）；膝碰耳犁式（Karṇapīdāsana）（图 246）；双角犁式（Supta Koṇāsana）（图 247）；侧犁式（Pārśva Halāsana）（图 249）；单腿肩倒立式（Ekapāda Sarvāngāsana）（图 250）；单腿侧着地肩倒立式（Pārśvaikapāda Sarvāngāsana）（图 251）；卧扭转放松式（Jaṭhara Parivartanāsana）（图 274 和图 275）；上伸腿式（Ūrdhva Prasārita Pādāsana）（图 276~279）；完全船式（Paripūrṇa Nāvāsana）（图 78）；半船式（Ardha Nāvāsana）（图 79）；内女式（Mahā Mudrā）（图 125）；头碰膝前曲伸展坐式（Jānu Śīrṣāsana）（图 127）；背部伸展式（Paschimottānāsana）（图 160）；后仰支架式（Pūrvottānāsana）（图 171）；挺尸式（Śavāsana）（图 592）；至善式（Siddhāsana）（图 84）。以至善式练习乌加依呼吸控制法（Ujjāyī Prāṇāyāma）（203 部分）（不要做吸气后屏息）。

第 18 周

重复上述体式。

如果你发现所有这些站立的体式很容易，那么你可以隔一天做一次，或一周两次。

第 19 周到第 21 周

头倒立第一式（Sālamba Śīrṣāsana Ⅰ）（图 184）；扭转侧倒立式（Pārśva Śīrṣāsana）（图 202 和图 203）；单腿倒立式（Ekapāda Śīrṣāsana）（图 208 和图 209）；肩倒立第一式（Sālamba Sarvāngāsana Ⅰ）（图 223）；肩倒立第二式（Sālamba Sarvangāsana Ⅱ）（图 235）；无支撑肩倒立第一式（Nirālamba

Sarvāngāsana Ⅰ)(图 236);无支撑肩倒立第二式(Nirālamba Sarvāngāsana Ⅱ)(图 237);犁式(Halāsana)(图 244);膝碰耳犁式(Karṇapīdāsana)(图 246);双角犁式(Supta Koṇāsana)(图 247);侧犁式(Pārśva Halāsana)(图 249);单腿肩倒立式(Ekapāda Sarvāngāsana)(图 250);单腿侧着地肩倒立式(Pārśvaikapāda Sarvāngāsana)(图 251);上伸腿式(Ūrdhva Prasārita Pādāsana)(图 276~279);卧扭转放松式(Jaṭara Parivartanāsana)(图 275);车轮式(Chakrāsana)(图 280~283);完全船式(Paripūrṇa Nāvāsana)(图 78);半船式(Ardha Nāvāsana)(图 79);幻椅式(Utkaṭāsana)(图 42);骆驼式(Uṣṭrāsana)(图 41);英雄式(Vīrāsana)(图 89);蝗虫式(Śalabhāsana)(图 60);弓式(Dhanurāsana)(图 63);四肢支撑式(Chaturanga Daṇḍāsana)(图 67);眼镜蛇第一式(Bhujangāsana Ⅰ)(图 73);上犬式(Ūrdhva Mukha Śvanāsana)(图 74);下犬式(Adho Mukha Śvanāsana)(图 75);内女式(Mahā Mudrā)(图 125);头碰膝前曲伸展坐式(Jānu Śirṣāsana)(图 127);半英雄前曲伸展坐式(Triang Mukhaikapāda Paschimottānāsana)(图 139);半莲花加强背部前曲伸展坐式(Ardha Baddha Padma Paschimottānāsana)(图 135);圣哲玛里琪第一式、第二式(Marīchyāsana Ⅰ & Ⅱ)(图 144、图 146 和图 147);直立手抓脚伸展式(Ubhaya Pādānguṣṭhāsana)(图 167);脸朝上背部伸展第一式(Ūrdhva Mukha Paschimottānāsana Ⅰ)(图 168);背部伸展式(Paschimottānāsana)(图 160);后仰支架式(Pūrvottānāsana)(图 171);巴拉瓦伽第一式和第二式(Bharadvājāsana Ⅰ & Ⅱ)(图 297 和图 298、图 299 和图 300);花环第二式(Mālāsana Ⅱ)(图 322);束角式(Baddha Koṇāsana)(图 102);挺尸式(Śavāsana)(图 592);以至善式(Siddhāsana)(图 84)练习乌加依呼吸控制法(Ujjāyī Prāṇāyāma)(203 部分),练习时不要屏息。

第 22 周到 25 周

按照第 19 周体式练习的顺序,一直到车轮式(Chakrāsana)(图 280~283)。然后再练习蝗虫式(Śalabhāsana)(图 60);弓式(Dhanurāsana)(图 63);四肢支撑式(Chaturanga Daṇḍāsana)(图 67);眼镜蛇第一式(Bhujangāsana Ⅰ)(图 73);上犬式(Ūrdhva Mukha Śvānāsana)(图 74);下犬式(Adho Mukha Śvānāsana)(图 75);头碰膝前曲伸展坐式(Jānu Śīrṣāsana)(图 127);半莲花加强背部前曲伸展坐式(Ardha Baddha Padma Paschimottānāsana)(图 135);半英雄前曲伸展坐式(Triang Mukhaikapāda Paschimottānāsana)(图 139);圣哲玛里琪第一式、第二式(Marīchyāsana Ⅰ & Ⅱ)(图 144、图 146 和图 147);背部伸展式(Paschimottānāsana)(图 160);直立手抓脚伸展式(Ubhaya Pādānguṣṭhāsana)(图 167);脸朝上背部伸展第一式(Ūrdhva Mukha Paschimottānāsana Ⅰ)(图 168);支撑摇摆式(Lolāsana)(图 83);牛面式(Gomukhāsana)(图 80);狮子第一式(Siṃhāsana Ⅰ)(图 109);莲花式(Padmāsana)(图 104);坐山式(Parvatāsana)(图 107);莲花支撑式(Tolāsana)(图 108);英雄式(Vīrāsana)(图 89);卧英雄式(Supta Vīrāsana)(图 96);榻式(Paryankasana)(图 97);骆驼式(Uṣṭrāsana)(图 41);幻椅式(Utkaṭāasana)(图 42);加强脊柱伸展式(Uttānāsanat)(图 48);巴拉瓦伽第一式和第二式(Bharadvājāsana Ⅰ & Ⅲ)(图 297 和图 298、图 299 和图 300);圣哲玛里琪第三式(Marīchyāsana Ⅲ)(图 303 和图 304);半鱼王第一式(Ardha Matsyendrāsana Ⅰ)(图 311 和图 312);花环第二式(Mālāsana Ⅱ)(图 322);束角式(Baddha Koṇāsana)(图 102);挺尸式(Śavāsana)(图 592);以至善式(Siddhāsana)(图 84)练习乌加依呼吸控制法(Ujjāyī Prāṇāyāma)(203 部分),不要屏息。

第 26 周到 30 周

头倒立第一式(Sālamba Śīrṣāsana Ⅰ)(图 184);扭转侧倒立式(Pārṣva Śīrṣāsana)(图 202 和

图 203）；单腿倒立式（Ekapāda Śīrṣāsana）（图 208 和图 209）；上莲花倒立式（Ūrdhva Padmāsana in Śīrṣāsana）（图 211）；胎儿倒立式（Piṇḍāsana in Śīrṣāsana）（图 218）；肩倒立第一式和第二式（Sālamba Sarvāngāsana Ⅰ & Ⅱ）（图 223 和图 235）；无支撑肩倒立第一式和第二式（Nirālamba Sarvāngāsana Ⅰ & Ⅱ）（图 236 和图 237）；犁式（Halāsana）（图 244）；膝碰耳犁式（Karṇapīdāsana）（图 246）；双角犁式（Supta Koṇāsana）（图 247）；侧犁式（Pārśva Halāsana）（图 249）；单腿肩倒立式（Ekapāda Sarvāngāsana）（图 250）；单腿侧着地肩倒立式（Pārśvaikapāda Sarvāngāsana）（图 251）；上莲花肩倒立式（Ūrdhva Padmāsana in Sarvāngāsana）（图 261）；胎儿肩倒立式（Piṇḍāsana in Sarvāngāsana）（图 269）；卧扭转放松式（Jaṭhara Parivartanāsana）（图 275）；完全船式（Paripūrṇa Nāvāsana）（图 78）；半船式（Ardha Nāvāsana）（图 79）；头碰膝前曲伸展坐式（Jānu Śīrṣāsana）（图 127）；半莲花加强背部前曲伸展坐式（Ardha Baddha Padma Paschimottānāsana）（图 135）；半英雄前曲伸展坐式（Triang Mukhaikapāda Paschimottānāsana）（图 139）；圣哲玛里琪第一式（Marīchyāsana Ⅰ）（图 144）；背部伸展式（Paschimottānāsana）（图 160）；脸朝上背部伸展第一式（Ūrdhva Mukha Paschimottānāsana Ⅰ）（图 168）；牛面式（Gomukhāsana）（图 80）；支撑摇摆式（Lolāsana）（图 83）；狮子第一式（Siṃhāsana Ⅰ）（图 109）；莲花式（Padmāsana）（图 104）；坐山式（Parvatāsana）（图 107）；莲花支撑式（Tolāsana）（图 108）；鱼式（Matsyāsana）（图 113）；英雄式（Vīrāsana）（图 89）；卧英雄式（Supta Vīrāsana）（图 96）；榻式（Paryankāsana）（图 97）；圣哲玛里琪第三式（Marīchyāsana Ⅲ）（图 303 和图 304）；半鱼王第一式（Ardha Matsyendrāsana Ⅰ）（图 311 和图 312）；束角式（Baddha Koṇāsana）（图 102）；下犬式（Adho Mukha Śvānāsana）（图 75）；上犬式（Ūrdhva Mukha Śvānāsana）（图 74）；四肢支撑式（Chaturanga Daṇḍāsana）（图 67）；蝗虫式（Śalabhāsana）（图 60）；弓式（Dhanurāsana）（图 63）；骆驼式（Uṣṭrāsana）（图 41）；幻椅式（Utkaṭāsana）（图 42）；加强脊柱伸展式（Uttānāsana）（图 48）；鸟王式（Garuḍāsana）（图 56）；挺尸式（Śavāsana）（图 592）；以至善式（Siddhāsana）（图 84）、英雄式（Vīrāsana）（图 89）或莲花式（Padmāsana）（图 104）练习乌加依呼吸控制法（Ujjāyī Prāṇāyāma）（203 部分），配合吸气后屏息。

在做站立体式时，可以减去头倒立和肩倒立系统的体式，做其他的体式。如果你还没有掌握莲花式，那么就继续练习这些体式几个星期。如果练习者可以没有任何紧张地完成莲花式，那就在练习中多增加一些莲花式的练习。

那些对课程一的体式感到满意的练习者，我会在下面开列一个三天的体式课程。无论何时，这些体式都会对身体有益，并带来精神的和谐与安宁。

每周第 1 天

练习头倒立第一式（Sālamba Śīrṣāsana Ⅰ）（图 184）10 分钟；肩倒立第一式（Sālamba Sarvāngāsana Ⅰ）（图 223）10 分钟；犁式（Halāsana）（图 244）5 分钟；卧扭转放松式（Jaṭhara Parivartanāsana）（图 275）两侧各半分钟；完全船式（Paripūrṇa Nāvāsana）（图 78）1 分钟；半船式（Ardha Nāvāsana）（图 79）20~30 秒；背部伸展式（Paschimottānāsana）（图 160）3~5 分钟；圣哲玛里琪第三式（Marīchyāsana Ⅲ）（图 303 和图 304）两侧各 30 秒；半鱼王第一式（Ardha Matsyendrāsana Ⅰ）（图 311 和图 312）两侧各 30 秒。假如感觉圣哲玛里琪第三式和半鱼王第一式有困难，那么就练习巴拉瓦伽第一式和第二式（Bharadvājāsana Ⅰ & Ⅱ）（图 297 和图 298、图 299 和图 300）。坐山式（Parvatāsana）（图 107）1 分钟；鱼式（Matsyāsana）（图 113）20~30 秒；蝗虫式（Śalabhāsana）（图 60）20~30 秒；弓式（Dhanurāsana）（图 63）30 秒；上犬式（Ūrdhva Mukha Śvānāsana）（图 74）20~30 秒；下犬式（Adho Mukha Śvānāsana）（图 75）1 分钟；加强脊柱伸展式（Uttānāsana）

（图 48）1~2 分钟；挺尸式（Śavāsana）（图 592）5 分钟；然后以莲花式（Padmāsana）（图 104）、英雄式（Vīrāsana）（图 89）或至善式（Siddhāsana）（图 84）练习经络清洁呼吸控制法（Nāḍī Śodhana Prāṇāyāma）10 分钟，配合吸气后屏息以及 6 个收腹收束法（Uḍḍīyāna）（201 部分），然后再以挺尸式（Śavāsana）（图 592）结束。

每周第 2 天

练习头倒立第一式（Sālamba Śīrṣāsana Ⅰ）（图 184）10 分钟；扭转侧倒立式（Pārśva Śīrṣāsana）（图 202 和图 203）两侧各 20 秒；单腿倒立式（Ekapāda Śīrṣāsana）（图 208 和图 209）10~15 秒；上莲花倒立式（Ūrdhva Padmāsana in Śīrṣāsana）（图 211）20 秒；胎儿倒立式（Piṇḍāsana in Śīrṣāsana）（图 218）30 秒（上述体式要一次完成）。肩倒立第一式（Sālamba Sarvāngāsana Ⅰ）（图 223）8~10 分钟；肩倒立第二式（Sālamba Sarvāngāsana Ⅱ）（图 235）30 秒；无支撑肩倒立第一式和第二式（Nirālamba Sarvāngāsana Ⅰ & Ⅱ）（图 236 和图 237）各 30 秒；犁式（Halāsana）（图 244）5 分钟；膝碰耳犁式（Karṇapīḍāsana）（图 246）30 秒；双角犁式（Supta Koṇāsana）（图 247）20 秒；侧犁式（Pārśva Halāsana）（图 249）两侧各 20 秒；单腿肩倒立式（Ekapāda Sarvāngāsana）（图 250）两侧各 15 秒；单腿侧着地肩倒立式（Pārśvaikapāda Sarvāngāsana）（图 251）两侧各 15 秒；上莲花肩倒立式（Ūrdhva Padmāsana in Sarvāngāsana）（图 261）20 秒；胎儿肩倒立式（Pinḍāsana in Sarvāngāsana）（图 269）20 秒（上述体式一次完成）。卧扭转放松式（Jaṭhara Parivartanāsana）（图 275）两侧各 15 秒；上伸腿式（Ūrdhva Prasārita Pādāsana）（图 276~279）两个位置各 15 秒；内女式（Mahā Mudrā）（图 125）两侧各 20~30 秒；头碰膝前曲伸展坐式（Jānu Śīrṣāsana）（图 127）；半莲花加强背部前曲伸展坐式（Ardha Baddha Padma Paschimottānāsana）（图 135）；半英雄前曲伸展坐式（Triang Mukhaikapāda Paschimottānāsana）（图 139）；圣哲玛里琪第一式、第二式（Marīchyāsana Ⅰ & Ⅱ）（图 144、图 146 和图 147）。这些体式都是两侧各 20 秒。背部伸展式（Paschimottānāsana）（图 160）3 分钟；脸朝上背部伸展第一式（Ūrdhva Mukha Paschimottānāsana Ⅰ）（图 168）1 分钟；圣哲玛里琪第三式（Marīchyāsana Ⅲ）（图 303 和图 304）两侧各半分钟；半鱼王第一式（Ardha Matsyendrāsana Ⅰ）（图 311 和图 312）两侧各半分钟；束角式（Baddha Koṇāsana）（图 102）1 分钟；加强脊柱伸展式（Uttānāsana）（图 48）2 分钟；挺尸式（Śavāsana）（图 592）5 分钟。以任何你感到舒适的体式练习乌加依呼吸控制法（Ujjāyī Prāṇāyāma）（203 部分）或经络清洁呼吸控制法 (Nāḍī Śodhana Prāṇāyāma)（205 部分）8 分钟，然后以挺尸式（Śavāsana）（图 592）结束。

每周第 3 天

练习头倒立第一式（Sālamba Śīrṣāsana Ⅰ）（图 184）10 分钟；三角伸展式（Utthita Trikoṇāsana）（图 4 和图 5）半分钟；三角扭转伸展式（Parivṛtta Trikoṇāsana）（图 6 和图 7）两侧各半分钟；侧角伸展式（Utthita Pārśvakoṇāsana）（图 8 和图 9）两侧各 20 秒；侧角扭转伸展式（Parivṛtta Pārśvakoṇāsana）（图 10 和图 11）两侧各 20 秒；战士第一式、第二式和第三式（Vīrabhadrāsana Ⅰ，Ⅱ & Ⅲ）（图 14、图 15 和图 17）两侧各 15 秒；半月式（Ardha Chandrāsana）（图 19）两侧各 20 秒；加强侧伸展式（Pārśvottānāsana）（图 26）两侧各 30 秒；双角第一式（Prasārita Pādottānāsana Ⅰ）（图 33 和图 34）、手抓脚趾站立伸展式（Pādānguṣṭhāsana）（图 44）30 秒；手碰脚前曲伸展式（Pādahastāsana）（图 46）30 秒；加强脊柱伸展式（Uttānāsana）（图 48）1 分钟；单腿脊柱前曲伸展式（Ūrdhva Prasārita Ekapādāsana）（图 49）两侧各 15 秒；鸟王式（Garuḍāsana）（图 56）两侧各 10 秒；幻椅式（Utkaṭāsana）（图 42）15 秒；门闩式（Parighāsana）（图 39）两侧各 15 秒；骆驼式（Uṣṭrāsana）（图 41）20 秒；眼

镜蛇第一式（Bhujangāsana Ⅰ）（图 73）20~30 秒；英雄式（Vīrāsana ）（图 89）、卧英雄式（Supta Vīrāsana）（图 96）、榻式（Paryankāsana）（图 97）每个体式各 30~40 秒；莲花式（Padmāsana）（图 104）、坐山式（Parvatāsana）（图 107）、莲花支撑式（Tolāsana）（图 108）、鱼式（Matsyāsana）（图 113）每个体式各 30 秒；牛面式（Gomukhāsana）（图 80）两侧各 15 秒；支撑摇摆式（Lolāsana）（图 83）15 秒；狮子第一式（Siṃhāsana Ⅰ）（图 109）20 秒；背部伸展式（Paschimottānāsana）（图 160）3~5 分钟；练习乌加依呼吸控制法（Ujjāyī Prāṇāyāma）（203 部分）或经络清洁呼吸控制法（Nāḍī Śodhana Prāṇāyāma）（205 部分）10 分钟，不要屏息。然后练习挺尸式（Śavāsana）（图 592）5 分钟。

练习者可以在一个星期的随后几天里按照同样的顺序重复这些体式，在星期天休息或者只练习头倒立第一式（Sālamba Śīrṣāsana Ⅰ）（图 184）10 分钟；肩倒立第一式（Sālamba Sarvāngāsana Ⅰ）（图 223）10 分钟；犁式（Hālasana）（图 244）5 分钟；背部伸展式（Paschimottānāsana）（图 160）5 分钟，然后练习经络清洁呼吸控制法（Nāḍī Śodhana Prāṇāyāma）（205 部分）15 分钟，配合吸气后屏息。然后练习挺尸式（Śavāsana）（图 592）5 分钟。

假如练习者发现体式的数量或完成体式所花费的时间增加了，那么他可以根据自己的能力以及可支配的时间进行调整。注意，在呼吸控制之后以挺尸式（Śavāsana）（图 592）结束。

只有当你已经掌握了所有费力气的深长吸气和呼气后，才能配合吸气后屏息。

不要把体式练习和呼吸控制放在一起练习，否则你会感到疲惫不堪。

如果你在早晨练习呼吸控制，那么就可以在晚上练习体式，或在完成体式练习半小时后进行呼吸控制练习。

不要在呼吸控制结束后马上进行体式练习。但是，如果练习者完成体式练习后感到精力充沛，则可以继续练习呼吸控制。

对于那些希望做拜日式（sūryanamaskar）伸展双臂和胸部的练习者，可以首先按照下面的次序练习这些体式 6 组，然后根据自己的能力逐步增加次数。

体式	**呼吸法**
1. 山式（Tāḍāsana）（图 1）	吸气
2. 加强脊柱伸展式（Uttānāsana）（图 47 和图 48），跳到	呼气，吸气（图 47）
3. 四肢支撑式（Chaturanga Daṇḍāsana）（图 67）	呼气
4. 上犬式（Ūrdhva Mukha Śvānāsana）（图 74），然后回到	吸气
5. 四肢支撑式（Chaturanga Daṇḍāsana）（图 67）	呼气，吸气
6. 下犬式（Adho Mukha Śvānāsana）（图 75），然后从这里跳到	呼气
7. 加强脊柱伸展式（Uttānāsana）（图 47 和图 48），然后回到	吸气
8. 山式（Tāḍāsana）（图 1）	呼气

课程一中的重要体式

三角伸展式（Utthita Trikoṇāsana）（图 4 和图 5）；三角扭转伸展式（Parivṛtta Trikoṇāsana）（图 6 和图 7）；侧角伸展式（Utthita Pārśvakoṇāsana）（图 8 和图 9）；侧角扭转伸展式（Parivṛtta Pārśvakoṇāsana）（图 10 和图 11）；战士第一式和第三式（Vīrabhadrāsana Ⅰ & Ⅲ）（图 14 和图 17）；半月式（Ardha Chandrāsana）（图 19）；加强侧伸展式（Pārśvottānāsana）（图 26）；双角第一式（Prasārita Pādottānāsana Ⅰ）（图 33 和图 34）；骆驼式（Uṣṭrāsana）（图 41）；加强脊柱伸展式（Uttānāsana）（图 48）；蝗虫式（Śalabhāsana）（图 60）；弓式（Dhanurāsana）（图 63）；下犬

式（Adho Mukha Śvānāsana）（图 75）；完全船式（Paripūrṇa Nāvāsana）（图 78）；半船式（Ardha Nāvāsana）（图 79）；至善式（Siddhāsana）（图 84）；英雄式（Vīrāsana）（图 89）；束角式（Baddha Koṇāsana）（图 102）；莲花式（Padmāsana）（图 104）；鱼式（Matsyāsana）（图 113）头碰膝前曲伸展坐式（Jānu Śīrṣāsana）（图 127）；背部伸展式（Paschimottānāsana）（图 160）；头倒立第一式（Sālamba Śīrṣāsana Ⅰ）（图 184）；肩倒立第一式（Sālamba Sarvāngāsana Ⅰ）（图 223）；犁式（Halāsana）（图 244）；圣哲玛里琪第三式（Marīchyāsana Ⅲ）（图 303 和图 304）；半鱼王第一式（Ardha Matsyendrāsana Ⅰ）（图 311 和图 312）；挺尸式（Śavāsana）（图 592）。

假如掌握了上述这些体式，即使对课程一中所给出的其他体式没有进行有规律的练习，也可以自然而然地掌握。

课程二

第 31 周到 35 周

头倒立第一式（Sālamba Śīrṣāsana Ⅰ）（图 184）；头倒立双腿 90 度（Ūrdhva Daṇḍāsana）（图 188）；扭转侧倒立式（Pārśva Śīrṣāsana）（图 202 和图 203）；扭转倒立式（Parivṛttaika Pāda Śīrṣāsana）（图 206 和图 207）；单腿倒立式（Ekapāda Śīrṣāsana）（图 208 和图 209）；侧单腿倒立式（Pārśvaikapāda Śīrṣāsana）（图 210）；上莲花倒立式（Ūrdhva Padmāsana in Śīrṣāsana）（图 211）；侧上莲花倒立式（Pārśva Ūrdhva Padmāsana in Śīrṣāsana）（图 215 和图 216）；胎儿倒立式（Piṇḍāsana in Śīrṣāsana）（图 218）；肩倒立第一式和第二式（Sālamba Sarvāngāsana Ⅰ & Ⅱ）（图 223 和图 235）；无支撑肩倒立第一式和第二式（Nirālamba Sarvāngāsana Ⅰ & Ⅱ）（图 236 和图 237）；犁式（Halāsana）（图 244）；膝碰耳犁式（Karṇapīdāsana）（图 246）；双角犁式（Supta Koṇāsana）（图 247）；侧犁式（Pārśva Halāsana）（图 249）；单腿肩倒立式（Ekapāda Sarvāngāsana）（图 250）；单腿侧着地肩倒立式（Pārśvaikapāda Sarvāngāsana）（图 251）；上莲花肩倒立式（Ūrdhva Padmāsana in Sarvāngāsana）（图 261）；胎儿肩倒立式（Piṇḍāsana in Sarvāngāsana）（图 269）；侧胎儿肩倒立式（Pārśva Piṇḍāsana in Sarvāngāsana）（图 270 和图 271）；桥式肩倒立（Setubandha Sarvāngāsana）（图 259）；单腿桥式肩倒立（Ekapāda Setubandha Sarvāngāsana）（图 260）；卧扭转放松式（Jaṭhara Parivartanāsana）（图 275）；卧手抓脚趾腿伸展式（Supta Pādānguṣṭhāsana）（图 285~287）；车轮式（Chakrāsana）（图 280 和图 283）；完全船式（Paripūrṇa Nāvāsana）（图 78）；半船式（Ardha Nāvāsana）（图 79）；骆驼式（Uṣṭrāsana）（图 41）；英雄式（Vīrāsana）（图 89）；卧英雄式（Supta Vīrāsana）（图 96）；榻式（Paryankāsana）（图 97）；头碰膝前曲伸展坐式（Jānu Śīrṣāsana）（图 127）；半莲花加强背部前曲伸展坐式（Ardha Baddha Padma Paschimottānāsana）（图 135）；半英雄前曲伸展坐式（Triang Mukhaikapāda Paschimottānāsana）（图 139）；鸳鸯式（Krounchāsana）（图 141 和图 142）；圣哲玛里琪第一式（Marīchyāsana Ⅰ）（图 144）；背部伸展式（Paschimottānāsana）（图 160）；控制莲花式（Baddha Padmāsana）（图 118）；瑜伽身印（Yoga Mudrāsana）（图 120）；坐山式（Parvatāsana）（图 107）；公鸡式（Kukkuṭāsana）（图 115）；胎儿式（Garbha Piṇḍāsana）（图 116）（所有莲花式体式系统都可以一次完成）。束角坐式（Upaviṣṭha Koṇāsana）（图 151）；拉弓式（Ākarṇa Dhanurāsana）（图 173 和图 175）；束角式（Baddha Koṇāsana）（图 102）；圣哲玛里琪第三式（Marīchyāsana Ⅲ）（图 303 和图 304）；半鱼王第一式（Ardha Matsyendrāsana Ⅰ）（图 311 和图 312）；蝗虫式（Śalabhāsana）（图 60）；弓式（Dhanurāsana）（图 63）；侧弓式（Pārśva Dhanurāsana）（图 64 和图 65）；加强脊柱伸展式（Uttānāsana）（图 48）；挺尸式（Śavāsana）（图 592）5 分钟。经络清洁呼吸控制法（Nāḍī Śodhana

Prāṇāyāma)(205 部分)10 分钟，不要吸气后屏息。然后练习乌加依呼吸控制法（Ujjāyī Prāṇāyāma）（203 部分），最后以挺尸式（Śavāsana）(图 592）结束。

第 36 周到 40 周

按照上述体式的次序，完成从头倒立式到肩倒立式再到卧手抓脚趾腿伸展式（Supta Pādānguṣṭhāsana）(图 285~287)；三角伸展式（Utthita Trikoṇāsana）(图 4 和图 5)；三角扭转伸展式（Parivṛtta Trikoṇāsana）(图 6 和图 7)；侧角伸展式（Utthita Pārśvakoṇāsana）(图 8 和图 9)；侧角扭转伸展式（Parivṛtta Pārśvakoṇāsana）(图 10、图 11)；战士第一式和第三式（Vīrabhadrāsana Ⅰ & Ⅲ）(图 14 和图 17)；半月式（Ardha Chandrāsana）(图 19)；加强侧伸展式（Pārśvottānāsana）(图 26)；手抓脚趾站立伸展式（Pādānguṣṭhāsana）(图 44)；手碰脚前曲伸展式（Pāda Hastāsana）(图 46)；加强脊柱伸展式（Uttānāsana）(图 48)；单腿站立伸展式（Utthita Hasta Pādānguṣṭhāsana）(图 23)；半莲花加强前曲伸展式（Ardha Baddha Padmottānāsana）(图 52)；马面式（Vātāyanāsana）(图 58)；头碰膝前曲伸展坐式（Jānu Śīrṣāsana）(图 127)；头碰膝扭转式（Parivṛtta Jānu Śīrṣāsana）(图 132)；半莲花加强背部前曲伸展坐式（Ardha Baddha Padma Paschimottānāsana）(图 135)；鸳鸯式（Krounchāsana）(图 141 和图 142)；圣哲玛里琪第一式（Marīchyāsana Ⅰ）(图 144)；背部伸展式（Paschimottānāsana）(图 160)；脸朝上背部伸展第一式和第二式（Ūrdhva Mukha Paschimottānāsana Ⅰ & Ⅱ）(图 168，图 170)；控制莲花式（Baddha Padmāsana）(图 118)；瑜伽身印（Yoga Mudrāsana）(图 120)；公鸡式（Kukkuṭāsana）(图 115)；胎儿式（Garbha Piṇḍāsana）(图 116)；狮子第二式（Siṃhāsana Ⅱ）(图 110)；鱼式（Matsyāsana）(图 113)；束角式（Baddha Koṇāsana）(图 102)；束角坐式（Upaviṣṭha Koṇāsana）(图 151)；拉弓式（Ākarṇa Dhanurāsana）(图 173 和图 175)；圣哲玛里琪第三式（Marīchyāsana Ⅲ）(图 303 和图 304)；半鱼王第一式（Ardha Matsyendrāsana Ⅰ）(图 311 和图 312)；拱背伸腿式（Uttāna Pādāsana）(图 292)；蝗虫式（Śalabhāsana）(图 60)；弓式（Dhanurāsana）(图 63)；侧弓式（Pārśva Dhanurāsana）(图 64 和图 65)；轮式第一式（Ūrdhva Dhanurāsana Ⅰ）(图 482)；挺尸式（Śavāsana）(图 592）5 分钟。经络清洁呼吸控制法（Nāḍī Śodhana Prāṇāyāma）(205 部分）5 分钟，然后练习太阳呼吸控制法（Sūrya Bhedana Prāṇāyāma）(204 部分）5 分钟并配合吸气后屏息；收腹收束法（Uḍḍīyāna）(201 部分）8 次。

第 40 周到 44 周

巩固所有那些在课程一中没有练习过的体式。

第 45 周到 50 周

头倒立第一式（Sālamba Śīrṣāsana Ⅰ）(图 184)；头倒立第二式（Sālamba Śīrṣāsana Ⅱ）(图 192)；头倒立第三式（Sālamba Śīrṣāsana Ⅲ）(图 194 和图 195)；束手头倒立式（Baddha Hasta Śīrṣāsana）(图 198)；无手支撑头倒立式（Mukta Hasta Śīrṣāsana）(图 200 和图 201)；扭转侧倒立式（Pārśva Śīrṣāsana）(图 202 和图 203)；扭转倒立式（Parivṛttaikapāda Śīrṣāsana）(图 206 和图 207)；单腿倒立式（Ekapāda Śīrṣāsana）(图 208 和图 209)；侧单腿倒立式（Pārśvaikapāda Śīrṣāsana）(图 210)；上莲花倒立式（Ūrdhva Padmāsana in Śīrṣāsana）(图 211)；侧上莲花倒立式（Parśva Ūrdhva Padmāsana in Śīrṣāsana）(图 215 和图 216)；胎儿倒立式（Piṇḍāsana in Śīrṣasana）(图 218)；肩倒立第一式和第二式（Sālamba Sarvāngāsana Ⅰ & Ⅱ）(图 223 和图 235)；无支撑肩倒立第一式和第二式（Nirālamba Sarvāngāsana Ⅰ & Ⅱ）(图 236 和图 237)；犁式（Halasana）(图 244)；膝碰耳犁式（Karṇapīḍāsana）

（图 246）；双角犁式（Supta Koṇāsana）（图 247）；侧犁式（Pārśva Halāsana）（图 249）；单腿肩倒立式（Ekapāda Sarvāngāsana）（图 250）；单腿侧着地肩倒立式（Pārśvaikapāda Sarvāngāsana）（图 251）；侧扭转肩倒立式（Pārśva Sarvāngāsana）（图 254）；桥式肩倒立（Setubandha Sarvāngāsana）（图 259）；单腿桥式肩倒立（Ekapāda Setubandha Sarvāngāsana）（图 260）；上莲花肩倒立式（Ūrdhva Padmāsana in Sarvāngāsana）（图 261）；侧上莲花肩倒立式（Pārśva Ūrdhva Padmāsana）（图 264 和图 265）；胎儿肩倒立式（Piṇḍāsana in Sarvāngāsana）（图 269）；侧胎儿肩倒立式（Pārśva Piṇḍāsana in Sarvāngāsana）（图 270 和图 271）；卧手抓脚趾腿伸展式（Supta Pādānguṣṭhāsana）（图 285~287）；毗湿奴式（Anantāsana）（图 290）；背部伸展式（Paschimottānāsana）（图 160）；坐立前曲扭转式（Parivṛtta Paschimottānāsana）（图 165）；头碰膝前曲伸展坐式（Jānu Śīrṣāsana）（图 127）；头碰膝扭转式（Parivṛtta Jānu Śīrṣāsana）（图 132）；鸳鸯式（Krounchāsana）（图 141 和图 142）；拉弓式（Ākarṇa Dhanurāsana）（图 173 和 175）；控制莲花式（Baddha Padmāsana）（图 118）；瑜伽身印（Yoga Mudrāsana）（图 120）；公鸡式（Kukkuṭāsana）（图 115）；胎儿式（Garbha Piṇḍāsana）（图 116）；牧牛式（Gorakṣāsana）（图 117）；狮子第二式（Siṃhāsana Ⅱ）（图 110）；鱼式（Matsyāsana）（图 113）；卧英雄式（Supta Vīrāsana）（图 96）；蛙式（Bhekāsana）（图 100）；束角式（Baddha Koṇāsana）（图 102）；半鱼王第一式（Ardha Matsyendrāsana Ⅰ）（图 311 和图 312）；圣哲玛里琪第三式（Marīchyāsana Ⅲ）（图 303 和图 304）；圣哲玛里琪第四式（Marīchyāsana Ⅳ）（图 305）；花环第一式（Mālāsana Ⅰ）（图 321）；拱背伸腿式（Uttāna Pādāsana）（图 292）；轮式第一式（Ūrdhva Dhanurāsana Ⅰ）（图 482）；做 6 次，最后以挺尸式（Śavāsana）（图 592）结束。

除了头倒立第一式（Sālamba Śīrṣāsana Ⅰ）（图 184）以外，所有其他头倒立体式系统的体式应该一次完成，在两侧各停留 10~15 秒，而头倒立第一式要停留 5 分钟。在肩倒立第一式（Sālamba Sarvāngāsana Ⅰ）（图 234）和犁式（Halāsana）（图 244）上也应各停留 5 分钟，其他体式则两侧各 15 秒。背部前曲伸展坐式（Paschimottānāsana）（图 160）保持 3~5 分钟，其他体式保持 15~20 秒。

练习经络清洁呼吸控制法（Nāḍī Śodhana）（205 部分）10 分钟，并配合吸气后屏息。然后练习风箱式呼吸控制法（Bhastrikā）（206 部分）3 分钟，收腹收束法（Uḍḍīyāna）（图 593 和图 594）8 次。

第 51 周到 54 周

练习课程一中的重要体式，进一步完善课程二中的体式。有些练习者会掌握得很快，但是也有一些练习者则需要更长的时间才能掌握。因此，可以根据自身情况进行调整。

第 55 周到 60 周

练习头倒立体式系统（Śīrṣāsana and cycle）（图 184~218）；肩倒立体式系统（sarvāngāsana and cycle）（图 234~271，图 267 除外）；卧扭转放松式（Jaṭhara Parivartanāsana）（图 275）；卧手抓脚趾腿伸展式（Supta Pādānguṣṭhāsana）（图 285~287）；毗湿奴式（Anantāsana）（图 290）；上伸腿式（Ūrdhva Prasārita Pādāsana）（图 276~279）；背部伸展式（Paschimottānāsana）（图 160）；坐立前曲扭转式（Parivṛtta Paschimottānāsana）（图 165）；脸朝上背部伸展第一式（Ūrdhva Mukha Paschimottānāsana Ⅰ）（图 168）；拉弓式（Ākarṇa Dhanurāsana）（图 173 和图 175）；脚交叉双臂支撑式（Bhujapīdāsana）（图 348）；龟式（Kūrmāsana）（图 363 和图 364）；卧龟式（Supta Kūrmāsana）（图 368）；单腿绕头式（Ekapāda Śīrṣāsana）（图 371）；莲花式体式系统（Padmāsana cycle）（图 104~120）；卧雷电坐（Supta Vajrāsana）（图 124）；蛙式（Bhekāsana）（图 100）；束角式（Baddha Koṇāsana）（图 102）；圣哲玛里琪第三式（Marīchyāsana Ⅲ）（图 303 和图 304）；半鱼王第一式

（Ardha Matsyendrāsana Ⅰ）（图 311 和图 312）；花环第一式（Mālāsana Ⅰ）（图 321）；套索扭转式（Pāśāsana）（图 328 和图 329）；拱背伸腿式（Uttāna Pādāsana）（图 292）；桥式（Setubandhāsana）（图 296）；按照轮式第二式（Ūrdhva Dhanurāsana Ⅱ）（图 486）体式第 2 部分中的技巧练习轮式第二式 12 次；加强脊柱伸展式（Uttānāsana）（图 48）；挺尸式（Śavāsana）（图 592）；按照前面的方法练习呼吸控制，然后以至善式（Siddhāsana）（图 84）、英雄式（Vīrāsana）（图 86）、束角式（Baddha Koṇāsana）（图 103）或莲花式（Padmāsana）（图 104）开始冥想练习。

第 61 周到 65 周

练习头倒立体式系统（Śīrṣāsana and cycle）（图 184~218）。假如已经掌握了头倒立第二式和第三式（Sālamba Śīrṣāsana Ⅱ & Ⅲ）（图 192、图 194 和图 195）、束手头倒立式（Baddha Hasta Śīrṣāsana）（图 198）以及无手支撑头倒立式（Mukta Hasta Śīrṣāsana）（图 200 和图 201）后，那么就可以在每天练习中不练这些体式，但是隔一段时间应该练习一次，这样就不会丧失平衡感。练习肩倒立体式系统（Sarvāngāsana and cycle）（图 234~271，图 267 除外）；卧扭转放松式（Jaṭhara Parivartanāsana）（图 275）；卧手抓脚趾腿伸展式（Supta Pādānguṣṭhāsana）（图 285~287）；毗湿奴式（Anantāsana）（图 290）；背部前曲伸展坐式（Paschimottānāsana）（图 160）；坐立前曲扭转式（Parivṛtta Paschimottānāsana）（图 165）；拉弓式（Ākarṇa Dhanurāsana）（图 173 和图 175）；龟式（Kūrmāsana）（图 363 和图 364）；卧龟式（Supta Kūrmāsana）（图 368）；单腿绕头式（Ekapāda Śīrṣāsana）（图 371）；战神室犍陀式（Skandāsana）（图 372）；脚交叉双臂支撑式（Bhujapīdāsana）（图 348）；圣哲阿斯塔瓦卡茹支撑式（Aṣṭāvakrāsana）（图 342 和图 343）；单臂支撑式（Ekahasta Bhujāsana）（图 344）；脚并拢双臂支撑式（Dwihasta Bhujāsana）（图 345）；手倒立式（Adho Mukha Vṛkṣāsana）（图 359——靠着墙）；莲花式体式系统（Padmāsana cycle）（图 104~124）；圣哲玛里琪第三式（Marīchyāsana Ⅲ）（图 303 和图 304）；半鱼王第一式（Ardha Matsyendrāsana Ⅰ）（图 311 和图 312）；套索扭转式（Pāśāsana）（图 328 和图 329）；拱背伸腿式（Uttāna Pādāsana）（图 292）；桥式（Setubandhāsana）（图 296）；按照第 55 周所述的那样练习轮式（Ūrdhva Dhanurāsana）12~15 次；加强脊柱伸展式（Uttānāsana）（图 48）；挺尸式（Śavāsana）（图 592）。按照前面的方法练习呼吸控制，增加吸气、吸气后屏息和呼气的时间，像上面所述的那样以冥想结束。

第 66 周到 70 周

练习头倒立体式系统（Śīrṣāsana cycle）（图 184~218，图 192、图 194、图 195、图 198、图 200~201 除外）；手倒立式（Adho Mukha Vṛkṣāsana）（图 359）；孔雀式（Mayūrāsana）（图 354）；完全莲花孔雀式（Padma Mayūrāsana）（图 355）；鳄鱼式（Nakrāsana）（图 68~71）；肩倒立体式系统（Sālamba Sarvāngāsana and cycle）（图 234~271，图 267 除外）；卧扭转放松式（Jaṭhara Parivartanāsana）（图 275）：卧手抓脚趾腿伸展式（Supta Pādānguṣṭhāsana）（图 285~287）；毗湿奴式（Anantāsana）（图 290），拱背伸腿式（Uttāna Pādāsana）（图 292）；桥式（Setubandhāsana）（图 296）；轮式第二式（Ūrdhva Dhanurāsana Ⅱ）（图 486）；手倒立式（Adho Mukha Vṛkṣāsana）（图 359）12 次，然后拱起回到山式（Tāḍāsana）（图 1）；圣哲玛里琪第三式（Marīchyāsana Ⅲ）（图 303 和图 304）；半鱼王第一式（Ardha Matsyendrāsana Ⅰ）（图 311 和图 312）；套索扭转式（Pāśāsana）（图 328 和图 329）；脚交叉双臂支撑式（Bhujapīdāsana）（图 348）；圣哲阿斯塔瓦卡茹支撑式（Aṣṭāvakrāsana）（图 342 和图 343）；起重机式（Bakāsana）（图 406）；背部伸展式（Paschimottānāsana）（图 160）；坐立前曲扭转式（Parivṛtta Paschimottānāsana）（图 165）；束角坐式（Upaviṣtha Koṇāsana）（图

151）；拉弓式（Ākarṇa Dhanurāsana）（图 173 和图 175）；莲花式体式系统（Padmāsana cycle）（图 104~124）；龟式（Kūrmāsana）（图 363 和图 364）；卧龟式（Supta Kūrmāsana）（图 368）；单腿绕头式（Ekapāda Śīrṣāsana）（图 371）；战神室犍陀式（Skandāsana）（图 372）；束角式（Baddha Koṇāsana）（图 102）；蛙式（Bhekāsana）（图 100）；卧英雄式（Supta Vīrāsana）（图 96）；挺尸式（Śavāsana）（图 592）。

第 71 周到 73 周

按照 66 周的方式进行练习，不过，在练习轮式第二式（Ūrdhva Dhanurāsana Ⅱ）（图 486）时，加上单腿轮式（Ekapāda Ūrdhva Dhanurāsana）（图 501 和图 502），然后继续练习圣哲玛里琪第三式（Marīchyāsana Ⅲ）（图 303 和图 304）和其他的体式。按照前面的方法练习呼吸控制，在收腹收束法（Uḍḍīyāna）后加上 6~8 次瑙利（Nauli）（202 部分），然后以冥想结束。

第 74 周到 78 周

重复练习课程一和课程二的体式。

课程二中的重要体式

单腿站立伸展式（Utthita Hasta Pādānguṣṭhāsana）（图 23）；马面式（Vātāyanāsana）（图 58）；鳄鱼式（Nakrāsana）（图 68~71）；蛙式（Bhekāsana）（图 100）；狮子第二式（Siṃhāsana Ⅱ）（图 110）；胎儿式（Garbha Piṇḍāsana）（图 116）；瑜伽身印（Yoga Mudrāsana）（图 120）；卧雷电坐（Supta Vajrāsana）（图 124）；头碰膝扭转式（Parivṛtta Jānu Śīrṣāsana）（图 132）；鸳鸯式（Krounchāsana）（图 141 和图 142）；束角坐式（Upaviṣṭha Koṇāsana）（图 151）；坐立前曲扭转式（Parivṛtta Paschimottānāsana）（图 165）；拉弓式（Ākarṇa Dhanurāsana）（图 173 和图 175）；头倒立双腿 90 度（Ūrdhva Daṇḍāsana）（图 188）；头倒立和肩倒立体式系统（Śīrṣāsana and Sarvāngāsana cycles）；卧手抓脚趾腿伸展式（Supta Pādānguṣṭhāsana）（图 285~287）；毗湿奴式（Anantāsana）（图 290）；桥式（Setubandhāsana）（图 296）；套索扭转式（Pāśāsana）（图 328 和图 329）；圣哲阿斯塔瓦卡茹支撑式（Aṣṭāvakrāsana）（图 342 和图 343）；脚交叉双臂支撑式（Bhujapīdāsana）（图 348）；孔雀式（Mayūrāsana）（图 354）；手倒立式（Adho Mukha Vṛkṣāsana）（图 359）；龟式（Kūrmāsana）（图 363 和图 364）；卧龟式（Supta Kūrmāsana）（图 368）；单腿绕头式（Ekapāda Śīrṣāsana）（图 371）；战神室犍陀式（Skandāsana）（图 372）；起重机式（Bakāsana）（图 406）；轮式第二式（Ūrdhva Dhanurāsana Ⅱ）（图 486）。

那些喜欢从课程一到课程二练习的人，我现在为他们提供一个一周练习的方法。

每周第 1 天

练习头倒立体式系统（Śīrṣāsana cycle）（图 184~218，图 192、图 194、图 195、图 198、图 200~201 除外）；练习肩倒立体式系统（Sarvāngāsana cycle）（图 234~271，图 267 除外）；卧手抓脚趾腿伸展式（Supta Pādānguṣṭhāsana）（图 285~287）；毗湿奴式（Anantāsana）（图 290）；背部伸展式（Paschimottānāsana）（图 160）；三角伸展式（Utthita Trikoṇāsana）（图 4 和图 5）；三角扭转伸展式（Parivṛtta Trikoṇāsana）（图 6 和图 7）；侧角伸展式（Utthita Pārśva Koṇāsana）（图 8 和图 9）；侧角扭转伸展式（Parivṛtta Pārśva Koṇāsana）（图 10 和图 11）；战士第一式、第二式和第三式（Virabhadrāsana Ⅰ，Ⅱ & Ⅲ）（图 14、图 15 和图 17）；半月式（Ardha Chandrāsana）（图 19）；单腿

站立伸展式（Utthita Hasta Pādānguṣṭhāsana）（图 23）；加强侧伸展式（Pārṣvottānāsana）（图 26）；双角第一式和第二式（Prasārita Pādottānāsana Ⅰ & Ⅱ）（图 33 和图 34、图 35 和图 36）；半莲花加强前曲伸展式（Ardha Baddha Padmottānāsana）（图 52）；手抓脚趾站立伸展式（Pādānguṣṭhāsana）（图 44）；手碰脚前曲伸展式（Pādahastāsana）（图 46）；加强脊柱伸展式（Uttānāsana）（图 48）；圣哲玛里琪第二式、第三式和第四式（Marīchyāsana Ⅱ，Ⅲ & Ⅳ）（图 144~146，图 303~305）；半鱼王第一式（Ardha Matsyendrāsana Ⅰ）（图 311 和图 312）；花环第一式和第二式（Mālāsana Ⅰ & Ⅱ）（图 321 和图 322）；套索扭转式（Pāśāsana）（图 328 和图 329）；轮式第二式（Ūrdhva Dhanurāsana Ⅱ）（图 486）12 次；挺尸式（Śavāsana）（图 592）。练习经络清洁呼吸控制法（Nāḍī Śodhana Prāṇāyāma）（205 部分）15 分钟，冥想 5 分钟。

每周第 2 天

练习头倒立体式系统（Śīrṣāsana cycle）（图 184~218）；手倒立式（Adho Mukha Vṛkṣāsana）（图 359）；孔雀式（Mayūrāsana）（图 354）；完全莲花孔雀式（Padma Mayūrāsana）（图 355）；鳄鱼式（Nakrāsana）（图 68~71）；蝗虫式（Salabhāsana）（图 60）或蝗虫式变体鳄鱼式（Makarāsana）（图 62）；弓式（Dhanurāsana）（图 63）；侧弓式（Pārśva Dhanurāsana）（图 64 和图 65）；四肢支撑式（Chaturanga Daṇḍāsana）（图 67）；眼镜蛇第一式（Bhujangāsana Ⅰ）（图 73）；上犬式（Ūrdhva Mukha Śvānāsana）（图 74）；下犬式（Adho Mukha Śvānāsana）（图 75）；肩倒立体式系统 (Sarvāngāsana)（图 234~271，图 267 除外）；卧扭转放松式（Jaṭhara Parivartanāsana）（图 275）；卧手抓脚趾腿伸展式（Supta Pādānguṣṭhāsana）（图 285~287）；上伸腿式（Ūrdhva Prasarita Pādāsana）（图 276~279）；车轮式（Chakrāsana）（图 280~283）；完全船式（Paripūrṇa Nāvāsana）（图 78）；半船式（Ardha Nāvāsana）（图 79）；幻椅式（Utkaṭāsana）（图 42）；骆驼式（Uṣṭrāsana）（图 41）；门闩式（Parighāsana）（图 39）；鸟王式（Garuḍāsana）（图 56）；马面式（Vatāyanāsana）（图 58）；圣哲玛里琪第三式（Marīchyāsana Ⅲ）（图 303 和图 304）；半鱼王第一式（Ardha Matsyendrāsana Ⅰ）（图 311 和图 312）；套索扭转式（Pāśāsana）（图 328 和图 329）；背部伸展式（Paschimottānāsana）（图 160）；龟式（Kūrmāsana）（图 363 和图 364）和卧龟式（Supta Kūrmāsana）（图 368）；单腿绕头式（Ekapāda Śīrṣāsana）（图 371）和战神室犍陀式（Skandāsana）（图 372）；轮式第二式（Ūrdhva Dhanurāsana Ⅱ）（图 486）15 次；挺尸式（Śavāsana）（图 592）；练习收腹收束法（Uḍḍīyāna）（201 部分）10 分钟并配合吸气后屏息，然后冥想 5 分钟。

每周第 3 天

练习头倒立第一式（Sālamba Śīrṣāsana Ⅰ）（图 184）10 分钟；肩倒立第一式（Sālamba Sarvāngāsana Ⅰ）（图 234）10 分钟；犁式（Halāsana）（图 244）5 分钟；卧手抓脚趾腿伸展式（Supta Pādānguṣṭhāsana）（图 285~287）；上伸腿式（Ūrdhva Prasārita Pādāsana）（图 276~279）；完全船式（Paripūrṇa Nāvāsana）（图 78）；半船式（Ardha Nāvāsana）（图 79）；头碰膝前曲伸展坐式（Jānu Śīrṣāsana）（图 127）；头碰膝扭转式（Parivṛtta Jānu Śīrṣāsana）（图 132）；半莲花加强背部前曲伸展坐式（Ardha Baddha Padma Paschimottānāsana）（图 135）；半英雄前曲伸展坐式（Triang Mukhaikapāda Paschimottānāsana）（图 139）；鸳鸯式（Krounchāsana）（图 141 和图 142）；圣哲玛里琪第一式（Marīchyāsana Ⅰ）（图 144）；背部伸展式（Paschimottānāsana）（图 160）；脸朝上伸展第一式和第二式（Ūrdhva Mukha Paschimottānāsana Ⅰ & Ⅱ）（图 168 和图 170）；坐立前曲扭转式（Parivṛtta Paschimottānāsana）（图 165）；拉弓式（Ākarṇa Dhanurāsana）（图 173 和图 175）；龟式（Kūrmāsana）

（图 363 和图 364）和卧龟式（Supta Kūrmāsana）（图 368）；单腿绕头式（Ekapāda Śīrṣāsana）（图 371）和战神室犍陀式（Skandāsana）（图 372）；轮式第二式（Ūrdhva Dhanurāsana Ⅱ）（图 486）15 次；挺尸式（Śavāsana）（图 592）。练习太阳呼吸控制法（Sūrya Bhedana Prāṇāyāma）（204 部分）10 分钟；乌加依呼吸控制法（Ujjāyī）（203 部分）5 分钟，风箱式呼吸控制法（Bhastrikā）（206 部分）3 分钟，最后冥想 5 分钟结束。

每周第 4 天

练习头倒立体式系统（Sālamba Śīrṣāsana cycle）（图 184~218，图 192、图 194、图 195、图 198、图 200 和图 201 除外）；练习肩倒立体式系统（Sālamba Sarvāngāsana cycle）（图 234~271，图 267 除外）；卧扭转放松式（Jaṭhara Parivartanāsana）（图 275）；卧手抓脚趾腿伸展式（Supta Pādānguṣṭhāsana）（图 285~287）；背部伸展式（Paschimottānāsana）（图 160）5 分钟；莲花式体式系统（Padmāsana cycle）（图 104~124）；英雄式（Vīrāsana）（图 89）；卧英雄式（Supta Vīrāsana）（图 96）；榻式（Paryankāsana）（图 97）；束角坐式（Upaviṣṭha Koṇāsana）（图 151）；束角式（Baddha Koṇāsana）（图 102）；龟式（Kūrmāsana）（图 363 和图 364）每个各 1 分钟；卧龟式（Supta Kūrmāsana）（图 368）3 分钟；单腿绕头式（Ekapāda Śīrṣāsana）（图 371）两侧各 1 分钟；战神室犍陀式（Skandāsana）（图 372）两侧各 30 秒；圣哲玛里琪第三式（Marīchyāsana Ⅲ）（图 303 和图 304）；半鱼王第一式（Ardha Matsyendrāsana Ⅰ）（图 311 和图 312）；套索扭转式（Pāśāsana）（图 328 和图 329）；拱背伸腿式（Uttāna Pādāsana）（图 292）；桥式（Setubandhāsana）（图 296）；轮式第二式（Ūrdhva Dhanurāsana Ⅱ）（图 486）12 次，每次停留 20 秒；挺尸式（Śavāsana）（图 592）。练习经络清洁呼吸控制法（Nāḍī Śodhana Prāṇāyāma）（205 部分）15 分钟并配合吸气后屏息，以上述任一种体式依自己的能力冥想。

每周第 5 天

练习头倒立体式系统（Sālamba Śīrṣāsana cycle）（图 184~218）；练习肩倒立体式系统（Sālamba Sarvāngāsana cycle）（图 234~271，图 267 除外）；卧手抓脚趾腿伸展式（Supta Pādānguṣṭhāsana）（图 285~287）；背部伸展式（Paschimottānāsana）（图 160）；坐立前曲扭转式（Parivṛtta Paschimottānāsana）（图 165）；龟式（Kūrmāsana）（图 363 和图 364）；卧龟式（Supta Kūrmāsana）（图 368）；脚交叉双臂支撑式（Bhujapīḍāsana）（图 348）；圣哲阿斯塔瓦卡茹支撑式（Aṣṭāvakrāsana）（图 342 和图 343）；孔雀式（Mayūrāsana）（图 354）和完全莲花孔雀式（Padma Mayūrāsana）（图 355）；上犬式（Ūrdhva Mukha Śvānāsana）（图 74）；起重机式（Bakāsana）（图 406）；支撑摇摆式（Lolāsana）（图 83）；手倒立式（Adho Mukha Vṛkṣāsana）（图 359）；下犬式（Adho Mukha Śvānāsana）（图 75）；四肢支撑式（Chaturanga Daṇḍāsana）（图 67）；鳄鱼式（Nakrāsana）（图 68~71）；轮式第二式（Ūrdhva Dhanurāsana Ⅱ）（图 486）15~20 次；挺尸式（Śavāsana）（图 592）。和第三天一样练习呼吸控制和冥想。

每周第 6 天

练习头倒立第一式（Sālamba Śīrṣāsana Ⅰ）（图 184）15 分钟；头倒立双腿 90 度（Ūrdhva Daṇḍāsana）（图 188）1 分钟；肩倒立第一式（Sālamba Sarvāngāsana Ⅰ）（图 234）10 分钟；犁式（Halāsana）（图 244）5 分钟；背部伸展式（Paschimottānāsana）（图 160）5 分钟；脸朝上背部伸展第一式（Ūrdhva Mukha Paschimottānāsana Ⅰ）（图 168）1 分钟；完全船式（Paripūrṇa Nāvāsana）（图

78）1 分钟；半船式（Ardha Nāvāsana）（图 79）30 秒；卧英雄式（Supta Vīrāsana）（图 96）3~5 分钟；鸳鸯式（Krounchāsana）（图 141 和图 142）两侧各 20 秒；龟式（Kūrmāsana）（图 363 和图 364）和卧龟式（Supta Kūrmāsana）（图 368）各 1 分钟；半鱼王第一式（Ardha Matsyendrāsana Ⅰ）（图 311 和 312）两侧各 30 秒；套索扭转式（Pāśāsana）（图 328 和图 329）两侧各 1 分钟；手倒立式（Adho Mukha Vṛkṣāsana）（图 359）1 分钟；孔雀式（Mayūrāsana）（图 354）1 分钟；轮式第二式（Ūrdhva Dhanurāsana Ⅱ）（图 486）6 次，每次停留 20~30 秒；尸式（Śavāsana）（图 592）10~15 分钟。

（凡是没有给出体式时间的地方，都应该依自己的能力和情况去做。）

每周第 7 天

你可以休息一下，或者练习所有的呼吸控制法。收腹收束法（Uḍḍīyāna）（201 部分）和瑙利（Nauli）（202 部分）各做 8 次。

课程三

这个课程主要是为那些希望更深一步修行瑜伽，以及那些完全投入到修行中的人准备的。

第 79 周到 84 周

练习头倒立体式系统（Śīrṣāsana cycle）（图 184~218, 图 192、图 194、图 195、图 198、图 200 和图 201 除外）；练习肩倒立体式系统（Sarvāṅgāsana cycle）（图 234~271，图 267 除外）；背部伸展式（Paschimottānāsana）（图 160）；龟式（Kūrmāsana）（图 363 和图 364）和卧龟式（Supta Kūrmāsana）（图 368）；单腿绕头式（Ekapāda Śirṣāsana）（图 371）；战神室犍陀式（Skandāsana）（图 372），巴哈拉瓦式（Bhairavāsana）（图 375）；瑜伽睡眠式（Yoganidrāsana）（图 391）；脚交叉双臂支撑式（Bhujapīḍāsana）（图 348）；起重机式（Bakāsana）（图 406）；圣哲阿斯塔瓦卡茹支撑式（Aṣṭāvakrāsana）（图 342 和图 343）；手倒立式（Adho Mukha Vṛkṣāsana）（图 359）；孔雀起舞式（Pincha Mayūrāsana）（图 357）；孔雀式（Mayūrāsana）（图 354）；圣哲玛里琪第三式（Marīchyāsana Ⅲ）（图 303 和图 304）；半鱼王第一式（Ardha Matsyendrāsana Ⅰ）（图 311 和图 312）；套索扭转式（Pāśāsana）（图 328 和 329）；半鱼王第二式（Ardha Matsyendrāsana Ⅱ）（图 330 和图 331）；桥式（Setubandhāsana）（图 296）；轮式第二式（Ūrdhva Dhanurāsana Ⅱ）（图 486）8 次；双脚内收直棍式（Dwipāda Viparīta Daṇḍāsana）（图 516）；单腿轮式（Ekapāda Ūrdhva Dhanurāsana）（图 501 和图 502）；加强脊柱伸展式（Uttānāsana）（图 48）；挺尸式（Śavāsana）（图 592）。练习经络清洁呼吸控制法（Nāḍī Śodhana Prāṇāyāma）（205 部分）10 分钟，然后以至善式（Siddhāsana）（图 84）、英雄式（Vīrāsana）（图 86）、莲花式（Padmāsana）（图 104）或束角式（Baddha Koṇāsana）（图 102）冥想 5 分钟。

第 85 周到 90 周

练习头倒立体式系统（Śīrṣāsana cycle）（图 184~218）；练习肩倒立体式系统（Sarvāṅgāsana cycle）（图 234~271，图 267 除外）；卧扭转放松式（Jaṭhara Parivartanāsana）（图 275）；上伸腿式（Ūrdhva Prasārita Pādāsana）（图 276~279）；卧手抓脚趾腿伸展式（Supta Pādānguṣṭhāsana）（图 285~287）；毗湿奴式（Anantāsana）（图 290）；头碰膝前曲伸展坐式（Jānu Śīrṣāsana）（图 127）；头碰膝扭转式（Parivṛtta Jānu Śīrṣāsana）（图 132）；半莲花加强背部前曲伸展坐式（Ardha Baddha Padma Paschimottānāsana）（图 135）；半英雄前曲伸展坐式（Triang Mukhaikapāda Paschimottānāsana）（图

139）；鸳鸯式（Krounchāsana）（图 141 和图 142）；圣哲玛里琪第一式（Marīchyāsana Ⅰ）（图 144）；背部伸展式（Paschimottānāsana）（图 160）；坐立前曲扭转式（Parivṛtta Paschimottānasana）（图 165）；束角坐式（Upaviṣṭha Koṇāsana）（图 151）；束角式（Baddha Koṇāsana）（图 102）；控制莲花式（Baddha Padmāsana）（图 118）；瑜伽身印（Yoga Mudrāsana）（图 120）；公鸡式（Kukkuṭāsana）（图 115）；胎儿式（Garbha Piṇḍāsana）（图 116）；狮子第二式（Siṃhāsana Ⅱ）（图 110）；牧牛式（Gorakṣāsana）（图 117）；鱼式（Matsyāsana）（图 113）或卧雷电坐（Supta Vajrāsana）（图 124）；英雄式（Vīrāsana）（图 89）；卧英雄式（Supta Vīrāsana）（图 96）；榻式（Paryankāsana）（图 97）；蛙式（Bhekāsana）（图 100）；龟式（Kūrmāsana）（图 363 和图 364）和卧龟式（Supta Kūrmāsana）（图 368）；瑜伽睡眠式（Yoganidrāsana）（图 391）；单腿绕头式（Ekapāda Śīrṣāsana）（图 371）；巴哈拉瓦式（Bhairavāsana）（图 375）；战神室犍陀式（Skandāsana）（图 372）；鸟式（Chakorāsana）（图 379 和图 380）；脚交叉双臂支撑式（Bhujapīdāsana）（图 348）；起重机式（Bakāsana）（图 406）；孔雀起舞式（Pincha Mayūrāsana）（图 357）；手倒立式（Adho Mukha Vṛkṣāsana）（图 359）；孔雀式（Mayūrāsana）（图 354）；半鱼王第一式和第二式（Ardha Matsyendrāsana Ⅰ & Ⅱ）（图 311 和图 312，图 330 和图 331）；花环第一式和第二式（Mālāsana Ⅰ & Ⅱ）（图 321 和图 322）；套索扭转式（Pāśāsana）（图 328 和图 329）；双脚内收直棍式（Dwipāda Viparīta Daṇḍāsana）（图 516）；轮式第二式（Ūrdhva Dhanurāsana Ⅱ）（图 486）8 次，然后做挺尸式（Śāvāsana）（图 592）。按照第 79 周的方法练习呼吸控制。

第 91 周到 94 周

练习课程一和课程二中的重要体式，以及包括头倒立体式系统和肩倒立体式系统在内的所有课程三中增加的体式。

第 95 周到 100 周

练习头倒立体式系统（Śīrṣāsana cycle）（图 184~218）；练习肩倒立体式系统（Sarvāngāsana cycle）（图 234~271，图 267 除外）；卧手抓脚趾腿伸展式（Supta Pādānguṣṭhāsana）（图 285~287）；背部伸展式（Paschimottānāsana）（图 160）；龟式（Kūrmāsana）（图 363 和图 364）和卧龟式（Supta Kūrmāsana）（图 368）；瑜伽睡眠式（Yoganidrāsana）（图 391）；单腿绕头式（Ekapāda Śīrṣāsana）（图 371）；巴哈拉瓦式（Bhairavāsana）（图 375）；战神室犍陀式（Skandāsana）（图 372）；鸟式（Chakorāsana）（图 379 和图 380）；孔雀起舞式（Pincha Mayūrāsana）（图 357）；撑下颌式肘倒立式（Śayanāsana）（图 358）；孔雀式（Mayūrāsana）（图 354）；天鹅式（Haṃsāsana）（图 356）；脚交叉双臂支撑式（Bhujapidāsana）（图 348）；起重机式（Bakāsana）（图 406）；手倒立式（Adho Mukha Vṛkṣāsana）（图 359）；侧板式（Vasiṣṭhāsana）（图 398）；毗奢蜜多罗式（Viśvāmitrāsana）（图 403）；轮式第二式（Ūrdhva Dhanurāsana Ⅱ）（图 486）8 次，每次都把双臂和双腿向外伸直以缓解背部僵硬（图 487）；双脚内收直棍式（Dwipāda Viparīta Daṇḍāsana）（图 516）1 分钟；鸽子式（Kapotāsana）（图 507）；半鱼王第一式和第二式（Ardha Matsyendrāsana Ⅰ & Ⅱ）（图 311 和图 312，图 330 和图 331）；套索扭转式（Pāśāsana）（图 328 和图 329）；加强脊柱伸展式（Uttānāsana）（图 48）；挺尸式（Śavāsana）（图 592）。按照前面的方法练习呼吸控制。

第 101 周到 108 周

按照第 95 周的方法练习，不过，在练习时从头倒立第一式（图 184）开始做双脚内收直棍式（Dwipāda Viparīta Daṇḍāsana）（图 516），然后再回到头倒立第一式。对很多练习者来说，这段时间对于完全掌握双脚内收直棍式可能还太短，一定要坚持不断地这样练习双脚内收直棍式，缩短在其他体式上的时间。

第 109 周到 125 周

按照第 95 周的课程练习，并加上上述练习双脚内收直棍式的方法，并通过每天一起练习 15 次反转轮式（Viparīta Chakrāsana in Ūrdhva Dhanurāsana）（图 488~499），掌握这个体式。这是一个很难的体式，需要坚持不断地练习才能做得越来越好。如果你无法在这段时间掌握这个体式，不要灰心，继续坚持练习几个星期。

第 126 周到 130 周

练习头倒立体式系统（Śīrṣāsana cycle）（图 184~218）；上公鸡式（Ūrdhva Kukkuṭāsana）（图 419）；起重机式（Bakāsana）（图 410）；头倒立第二式（Sālamba Śīrṣāsana Ⅱ）（图 192）；手倒立式（Adho Mukha Vṛkṣāsana）（图 359）；孔雀起舞式（Pincha Mayūrāsana）（图 357）；轮式第二式（Ūrdhva Dhanurāsana Ⅱ）（图 486）；反转轮式（Viparīta Chakrāsana in Ūrdhva Dhanurāsana）（图 488~499）；脚交叉双臂支撑式（Bhujapidāsana）（图 348）；圣哲阿斯塔瓦卡茹支撑式（Aṣṭāvakrāsana）（图 342 和图 343）；孔雀式（Mayūrāsana）（图 354）；天鹅式（Haṃsāsana）（图 356）；侧板式（Vasiṣṭhāsana）（图 398）；卡西雅伯式（Kaśyapāsana）（图 399 和图 400）；毗奢蜜多罗式（Viśvāmitrāsana）（图 403）；肩倒立体式系统（Sālamba Sarvāngāsana cycle）（图 234~271，图 267 除外）；卧手抓脚趾腿伸展式（Supta Pādānguṣṭhāsana）（图 285~287）；背部伸展式（Paschimottānāsana）（图 160）；龟式（Kūrmāsana）（图 363 和图 364）；卧龟式（Supta Kūrmāsana）（图 368）；瑜伽睡眠式（Yoganidrāsana）（图 391）；单腿绕头式（Ekapāda Śīrṣāsana）（图 371）；战神室犍陀式（Skandāsana）（图 372）；巴哈拉瓦式（Bhairavāsana）（图 375）；卡拉巴哈拉瓦式（Kāla Bhairavāsana）（图 378）；鸟式（Chakorāsana）（图 379 和图 380）；从头倒立第一式（Sālamba Śīrṣāsana Ⅰ）（图 184）和鸽子式（Kapotāsana）（图 507）到双脚内收直棍式（Dwipāda Viparīta Daṇḍāsana）（图 516）；反转轮式（Viparīta Chakrāsana in Ūrdhva Dhanurāsana）（图 488~499）6 次；半鱼王第一式和第二式（Ardha Matsyendrāsana Ⅰ & Ⅱ）（图 311 和图 312，图 330 和图 331）；套索扭转式（Pāśāsana）（图 328 和图 329）；加强脊柱伸展式（Uttānāsana）（图 48）；挺尸式（Śavāsana）（图 592）。按照前面的方法练习呼吸控制和冥想。

第 131 周到 136 周

回到课程一和课程二，练习上公鸡式（Ūrdhva Kukkuṭāsana）（图 419）；瑜伽睡眠式（Yoganidrāsana）（图 391）；反转轮式（Viparīta Chakrāsana in Ūrdhva Dhanurāsana）（图 488~499）15 次；双脚内收直棍式（Dwipāda Viparīta Daṇḍāsana）（图 516）和鸽子式（Kapotāsana）（图 507）。

注意：反转轮式（图 488~499）是费力的体式，因此练习者也许无法每天练习呼吸控制法。如果这样的话，你可以交替练习，一天练习呼吸控制，另一天练习头倒立和肩倒立体式系统。如果你感到身体僵硬，无法按照上述方式进行练习，那么就根据你的实际情况决定体式和每周的进度。如果你不能提高这些后弯的体式，则无法继续练习其他体式。那些年过 35 岁的练习者也许会发现，掌握反转轮式有些困难。我曾指导过许多不同年龄的人，有些人比其他人掌握得快一些。事实上，这些体式没有年龄限制。

第 137 周到 142 周

练习头倒立体式系统（Śīrṣāsana cycle）（图 184~218）；上公鸡式（Ūrdhva Kukkuṭāsana）（图 419）；从头倒立第二式（Sālamba Śīrṣāsana Ⅱ）（图 192）开始做起重机式（Bakāsana）（图 410）；侧起重

机式（Pārṣva Bakāsana）（图 412）；格拉威亚式（Gālavāsana）（图 427 和图 428）；手倒立式（Adho Mukha Vṛkṣāsana）（图 359）；孔雀起舞式（Pincha Mayūrāsana）（图 357）；孔雀式（Mayūrāsana）（图 354）；侧板式（Vasiṣṭhāsana）（图 398）；卡西雅伯式（Kaśyapāsana）（图 399 和图 400）；毗奢蜜多罗式（Viśvāmitrāsana）（图 403）；肩倒立体式系统（图 234~271，图 267 除外）；卧手抓脚趾腿伸展式（Supta Pādānguṣṭhāsana）（图 285~287）；背部伸展式（Paschimottānāsana）（图 160）；龟式（Kūrmāsana）（图 363 和图 364）和卧龟式（Supta Kūrmāsana）（图 368）；瑜伽睡眠式（Yoganidrāsana）（图 391）；单腿绕头式（Ekapāda Śīrṣāsana）（图 371）；战神室犍陀式（Skandāsana）（图 372）；巴哈拉瓦式（Bhairavāsana）（图 375）；卡拉巴哈拉瓦式（Kāla Bhairavāsana）（图 378）；杜尔瓦萨式（Dūrvāsāsana）（图 383）；里奇卡式（Ṛichikāsana）（图 384）；从头倒立第一式（Sālamba Śīrṣāsana Ⅰ）（图 184）开始做双脚内收直棍式（Dwipāda Viparīta Daṇḍāsana）（图 516），然后再回到头倒立第一式，共做 3 次；环式（Maṇḍalāsana）（图 525~535）；鸽子式（Kapotāsana）（图 507）；反转轮式（Viparīta Chakrāsana in Ūrdhva Dhanurāsana）（图 488~499）12 次；半鱼王第一式和第二式（Ardha Matsyendrāsana Ⅰ & Ⅱ）（图 311 和图 312，图 330 和图 331）；套索扭转式（Pāśāsana）（图 328 和图 329）；加强脊柱伸展式（Uttānāsana）（图 48）；挺尸式（Śavāsana）（图 592）。按照前面的方法练习呼吸控制和冥想。

第 143 周到 145 周

重复第 137 周的课程直到里奇卡式（Ṛichikāsana）（图 384），然后增加威宛恰第一式和第二式（Viranchyāsana Ⅰ & Ⅱ）（图 386~388），之后继续练习双脚内收直棍式（Dwipāda Viparīta Daṇḍāsana）（图 516）以及该课程的其他体式。

如果你还有能力的话，就再加上第三部分所述的各种不同的呼吸控制法。然后在清晨练习呼吸控制，上午练习不同的体式，晚上只练习头倒立和肩倒立体式。假如你没有时间，那么就在上午练习呼吸控制，晚上练习体式。

第 146 周到 155 周

练习头倒立体式系统（Śīrṣāsana cycle）（图 184~218）；上公鸡式（Ūrdhva Kukkuṭāsana）（图 419）；起重机式（Bakāsana）（图 410）；侧起重机式（Pārṣva Bakāsana）（图 412）；格拉威亚式（Gālavāsana）（图 427 和图 428）；单腿格拉威亚式（Ekapāda Gālavāsana）（图 432 和图 433）；手倒立式（Adho Mukha Vṛkṣāsana）（图 359）；孔雀起舞式（Pincha Mayūrāsana）（图 357）；以反转轮式（Viparīta Chakrāsana in Ūrdhva Dhanurāsana）（图 488~499）结束上面这些体式；侧板式（Vasiṣṭhāsana）（图 398）；卡西雅伯式（Kaśyapāsana）（图 399 和图 400）；毗奢蜜多罗式（Viśvāmitrāsana）（图 403）；肩倒立体式系统（Sālamba Sarvāngāsana cycle）（图 234~271）；加强莲花孔雀式（Uttāna Padma Mayūrāsana）（图 267）；卧手抓脚趾腿伸展式（Supta Pādānguṣṭhāsana）（图 285~287）；背部伸展式（Paschimottānāsana）（图 160）；龟式（Kūrmāsana）（图 363 和图 364）和卧龟式（Supta Kūrmāsana）（图 368）；单腿绕头式（Ekapāda Śīrṣāsana）（图 371）；战神室犍陀式（Skandāsana）（图 372）；佛陀式（Buddhāsana）（图 373）；卡比里亚式（Kapilāsana）（图 374）；巴哈拉瓦式（Bhairavāsana）（图 375）；卡拉巴哈拉瓦式（Kāla Bhairavāsana）（图 378）；鸟式（Chakorāsana）（图 379 和图 380）；杜尔瓦萨式（Dūrvāsāsana）（图 383）；里奇卡式（Ṛichikāsana）（图 384）；威宛恰第一式和第二式（Viranchyāsana Ⅰ & Ⅱ）（图 386 和图 388）；双腿绕头合十式（Dwipāda Śīrṣāsana）（图 393）；双臂反抱腿式（Ṭiṭṭibhāsana）（图 395）；半鱼王第一式和第二式（Ardha Matsyendrāsana Ⅰ & Ⅱ）（图 311 和图 312，图 330 和图 331）；

套索扭转式（Pāśāsana）（图 328）；半鱼王第三式 (Ardha Matsyendrāsana Ⅲ）（图 332 和图 333）；双脚内收直棍式（Dwipāda Viparīta Daṇḍāsana）（图 516）；环式（Maṇḍalāsana）（图 525~535）；鸽子式（Kapotāsana）（图 512）；单脚内收直棍第一式（Ekapāda Viparīta Daṇḍāsana Ⅰ）（图 521）；飞轮式（Chakra Bandhāsana）（图 524）；挺尸式（Śavāsana）（图 592）。练习乌加依呼吸控制法（Ujjāyī）（203 部分）或太阳呼吸控制法（Sūrya Bhedana）（204 部分）或经络清洁呼吸控制法（Nāḍī Śodhana）（205 部分）并配合吸气后屏息；收腹收束法（Uḍḍīyāna）（201 部分）8 次；瑙利（Nauli）（202 部分）8 次，冥想 5~10 分钟。

第 156 周到 160 周

重复课程一和课程二中的重要体式，然后练习课程三中所学到的更多的体式。

第 161 周到 165 周

练习头倒立体式系统（Śīrṣāsana cycle）（图 184~218）；上公鸡式（Ūrdhva Kukkuṭāsana）（图 419）；起重机式（Bakāsana）（图 410）；侧起重机式（Pārṣva Bakāsana）（图 412）；格拉威亚式（Gālavāsana）（图 427 和图 428）；单腿格拉威亚式（Ekapāda Gālavāsana）（图 432 和图 433）；八字扭转式（Dwipāda Kouṇḍinyāsana）（图 438）；单腿圣哲康迪亚第一式（Ekapāda Kouṇḍinyāsana Ⅰ）（图 441）；手倒立式（Adho Mukha Vṛkṣāsana）（图 359）；孔雀起舞式（Pincha Mayūrāsana）（图 357）；每个体式都以反转轮式（Viparīta Chakrāsana in Ūrdhva Dhanurāsana）（图 488~499）结束；圣哲阿斯塔瓦卡茹支撑式（Aṣṭāvakrāsana）（图 342 和图 343）；脚交叉双臂支撑式（Bhujapīḍāsana）（图 348）；侧板式（Vaśiṣṭhāsana）（图 398）；毗奢蜜多罗式（Viśvāmitrāsana）（图 403）；肩倒立体式系统（Sarvāngāsana cycle）（图 234~271）；背部伸展式（Paschimottānāsana）（图 160）；龟式（Kūrmāsana）（图 363 和图 364）和卧龟式（Supta Kūrmāsana）（图 368）；单腿绕头式体式系统（Ekapāda Śīrṣāsana cycle）（图 371~384）；双腿绕头合十式（Dwipāda Śīrṣāsana）（图 393）和双臂反抱腿式（Ṭiṭṭibhāsana）（图 395）；瑜伽睡眠式（Yoganidrāsana）（图 391）；半鱼王第一式、第二式和第三式（Ardha Matsyendrāsana Ⅰ，Ⅱ & Ⅲ）（图 311~312，图 330~331，图 332~333）；套索扭转式（Pāśāsana）（图 328）；瑜伽拐杖式 (Yogadaṇḍāsana）（图 456）；卧蛙式（Supta Bhekāsana）（图 458）。

第 166 周到 175 周

练习头倒立第一式（Sālamba Śīrṣāsana I）（图 184)10 分钟；肩倒立第一式（Sālamba Sarvāngāsana Ⅰ）（图 234）10 分钟；犁式（Halāsana）（图 244）5 分钟；卧扭转放松式（Jaṭhara Parivartanāsana）（图 275）；卧手抓脚趾腿伸展式（Supta Pādānguṣṭhāsana）（图 285~287）；上公鸡式（Ūrdhva Kukkuṭāsana）（图 419）；起重机式（Bakāsana）（图 410）；侧起重机式（Pārśva Bakāsana）（图 412）；格拉威亚式（Gālavāsana）（图 427）；单腿格拉威亚式（Ekapāda Gālavāsana）（图 432）；八字扭转式（Dwipāda Kouṇḍinyāsana）（图 438）；单腿圣哲康迪亚第一式和第二式（Ekapāda Kouṇḍinyāsana Ⅰ & Ⅱ）（图 441 和图 442）；单腿起重机第一式和第二式（Ekapāda Bakāsana Ⅰ & Ⅱ）（图 446 和图 451）；每个体式都以反转轮式（Viparīta Chakrāsana in Ūrdhva Dhanurāsana）（图 488~499）结束；背部伸展式（Paschimottānāsana）（图 160）；龟式（Kūrmāsana）（图 363 和图 364）和卧龟式（Supta Kūrmāsana）（图 368）；单腿绕头式体式系统（Ekapāda Śīrṣāsana cycle）（图 371~384）；双腿绕头合十式（Dwipāda Śīrṣāsana）（图 393）；瑜伽睡眠式（Yoganidrāsana）（图 391）；瑜伽拐杖式（Yogadaṇḍāsana）（图 456）；卧蛙式（Supta Bhekāsana）（图 458）；双脚并拢根式（Mūlabandhāsana）（图 462 和图 463）；

圣哲涡摩提婆第一式和第二式（Vāmadevāsana Ⅰ & Ⅱ）（图 465 和图 466）；双脚内收直棍式（Dwipāda Viparīta Daṇḍāsana）（图 516）；环式（Maṇḍālasana）（图 525~535）；单脚内收直棍第一式和第二式（Ekapāda Viparīta Daṇḍāsana Ⅰ & Ⅱ）（图 521 和图 522）；飞轮式（Chakra Bandhāsana）（图 524）；鸽子式（Kapotāsana（图 512）；小雷电式 (Laghuvajrāsana）（图 513）；半鱼王第一式、第二式和第三式（Ardha Matsyendrāsana Ⅰ、Ⅱ & Ⅲ）（图 311，图 330 和图 332）；套索扭转式（Pāśāsana）（图 328）；挺尸式（Śavāsana）（图 592）。按照以前所述的方法练习呼吸控制。

第 176 周到 180 周

重复第 166 周的课程，在上公鸡式（Ūrdhva Kukkuṭāsana）（图 419）后增加侧公鸡式（Pārśva Kukkuṭāsana）（图 424 和图 425），在套索扭转式（Pārśāsana）（图 328）后增加完全鱼王式（Paripūrṇa Matsyendrāsana）（图 336 和图 339）。

完全鱼王式（Paripūrṇa Matsyendrāsana）（图 336 和图 339）掌握起来可能要比我所预期的需要更长的时间。练习者应该不顾及失败，每天练习这个体式。如果练习者无法掌握课程三中的体式，那么就规定一个时间，继续练习这些体式几周。

由于其他的体式需要几年才能掌握，我会尽我所能给出一个所有这些体式的每月练习表。

每周第 1 天

练习头倒立第一式（Sālamba Śīrṣāsana Ⅰ）（图 184）8~10 分钟；肩倒立第一式（Sālamba Sarvāṅgāsana Ⅰ）（图 234）10 分钟；犁式（Halāsana）（图 244）5 分钟；卧扭转放松式（Jaṭhara Parivartanāsana）（图 274）；卧手抓脚趾腿伸展式（Supta Pādāṅguṣṭhāsana）（图 285~287）；脚交叉双臂支撑式（Bhujapīḍāsana）（图 348）；圣哲阿斯塔瓦卡茹支撑式（Aṣṭāvakrāsana）（图 342 和图 343）；手倒立式（Adho Mukha Vṛkṣāsana）（图 359）；孔雀起舞式（Pincha Mayūrāsana）（图 357）；孔雀式（Mayūrāsana）（图 354）；天鹅式（Haṃsāsana）（图 356）；上公鸡式（Ūrdhva Kukkuṭāsana）（图 419）；侧公鸡式（Pārśva Kukkuṭāsana）（图 424 和图 425）；起重机式（Bakāsana）（图 410）；侧起重机式（Pārśva Bakāsana）（图 412）；八字扭转式（Dwipāda Kouṇḍinyāsana）（图 438）；单腿圣哲康迪亚第一式和第二式（Ekapāda Kouṇḍinyāsana Ⅰ & Ⅱ）（图 441 和图 442）；单腿起重机第一式和第二式（Ekapāda Bakāsana Ⅰ & Ⅱ）（图 446 和图 451）；格拉威亚式（Gālavāsana）（图 427）；单腿格拉威亚式（Ekapāda Galavāsana）（图 432）；这些体式每个都以反转轮式（Viparīta Chakrāsana in Ūrdhva Dhanurāsana）（图 488~499）结束；加强脊柱伸展式（Uttānāsana）（图 48）；挺尸式（Śavāsana）（图 592）。经络清洁呼吸控制法（Nāḍī Śodhana Prāṇāyāma）（205 部分）10 分钟，收腹收束法（Uḍḍīyāna）（201 部分）8 分钟，瑙利（Nauli）（202 部分）8 次。

每周第 2 天

练习头倒立体式系统（Śīrṣāsana cycle）（图 184~218）；练习肩倒立体式系统（Sarvāṅgāsana cycle）（图 234~271）；卧扭转放松式（Jaṭhara Parivartanāsana）（图 274）；卧手抓脚趾腿伸展式（Supta Pādāṅguṣṭhāsana）（图 285~287）；头碰膝前曲伸展坐式（Jānu Śīrṣāsana）（图 127）；头碰膝扭转式（Parivṛtta Jānu Śīrṣāsana）（图 132）；半莲花加强背部前曲伸展坐式（Ardha Baddha Padma Paschimottānāsana）（图 135）；半英雄前曲伸展坐式（Triang Mukhaikapāda Paschimottānāsana）（图 139）；鸳鸯式（Krounchāsana）（图 141）；圣哲玛里琪第一式和第二式（Marīchyāsana Ⅰ & Ⅱ）（图 144 和图 146）；束角坐式（Upaviṣtha Koṇāsana）（图 151）；背部伸展式（Paschimottānāsana）（图 160）；

莲花式体式系统（Padmāsana cycle）（图 104~124）；束角式（Baddha Koṇāsana）（图 102）；英雄式（Vīrāsana）（图 86）；马面式（Vātāyanāsana）（图 58）；完全船式（Paripūrṇa Nāvāsana）（图 78）；半船式（Ardha Nāvāsana）（图 79）；牛面式（Gomukhāsana）（图 80）；脸朝上背部伸展第一式（Ūrdhva Mukha Paschimottānāsana Ⅰ）（图 168）；瑜伽睡眠式（Yoganidrāsana）（图 391）；挺尸式（Śavāsana）（图 592）。按照前面的方式进行呼吸控制练习，并配合风箱式呼吸控制法（Bhastrikā）（206 部分）和清凉呼吸控制法（Sītali）（209 部分）。

每周第 3 天

练习头倒立体式系统（Śīrṣāsana cycle）（图 184~218）；肩倒立体式系统（Sarvāngāsana cycle）（图 234~271）；所有站立体式（图 4~36）；弓式（Dhanurāsana）（图 63）；蝗虫式（Śalabhāsana）（图 60）；四肢支撑式（Chaturanga Daṇḍāsana）（图 67）；上犬式（Ūrdhva Mukha Śvānāsana）（图 74）；下犬式（Adho Mukha Śvānāsana）（图 75）；背部伸展式（Paschimottānāsana）（图 160）；坐立前曲扭转式（Parivṛtta Paschimottānāsana）（图 165）；拉弓式（Ākarṇa Dhanurāsana）（图 173 和图 175）；拱背伸腿式（Uttana Pādāsana）（图 292）；桥式（Setubandhāsana）（图 296）；圣哲玛里琪第三式和第四式（Marīchyāsana Ⅲ & Ⅵ）（图 303 和图 305）；半鱼王第一式（Ardha Matsyendrāsana Ⅰ）（图 311）；套索扭转式（Pāśāsana）（图 328）；孔雀式（Mayūrāsana）（图 354）；瑜伽睡眠式（Yoganidrāsana）（图 391）；双腿绕头合十式（Dwipāda Śīrṣāsana）（图 393）；双脚内收直棍式（Dwipāda Viparīta Daṇḍāsana）（图 516）；环式（Maṇḍalāsana）（图 525~535）；鸽子式（Kapotāsana）（图 512）；反转轮式（Viparīta Chakrāsana in Ūrdhva Dhanurāsana）（图 488~499）；加强脊柱伸展式（Uttānāsana）（图 48）；挺尸式（Śavāsana）（图 592）。在自己不感到任何紧张和疲劳的情况下，练习呼吸控制。

每周第 4 天

练习头倒立体式系统（Śīrṣāsana cycle）（图 184~218）；肩倒立体式系统（Sarvāngāsana cycle）（图 234~271）；手倒立式（Adho Mukha Vṛkṣāsana）（图 359）；孔雀起舞式（Pincha Mayūrāsana）（图 357）；撑下颌式肘倒立式（Sayanāsana）（图 358）；孔雀式（Mayūrāsana）（图 354）；天鹅式（Haṃsāsana）（图 356）；背部伸展式（Paschimottānāsana）（图 160）；龟式（Kūrmāsana）（图 363 和图 364）和卧龟式（Supta Kūrmāsana）（图 368）；单腿绕头式体式系统（Ekapāda Śīrṣāsana cycle）（图 371~384）；威宛恰第一式和第二式（Viranchyāsana Ⅰ & Ⅱ）（图 386 和图 388）；瑜伽睡眠式（Yoganidrāsana）（图 391）；双脚内收直棍式（Dwipāda Viparīta Daṇḍāsana）（图 516）；环式（Maṇḍalāsana）（图 525~535）；单脚内收直棍第一式和第二式（Ekapāda Viparīta Daṇḍāsana Ⅰ & Ⅱ）（图 521 和图 523）；飞轮式（Chakra Bandhāsana）（图 524）；小雷电式（Laghuvajrāsana）（图 513）；鸽子式（Kapotāsana）（图 512）；加强脊柱伸展式（Uttānāsana）（图 48）；挺尸式（Śavāsana）（图 592）。经络清洁呼吸控制法（Nāḍī Śodhana Prāṇāyāma）15 分钟，不屏息。以至善式（Siddhāsana）（图 84）或莲花式（Padmāsana）（图 104）冥想结束。

每周第 5 天

练习头倒立第一式（Sālamba Śīrṣāsana Ⅰ）（图 184）10 分钟；肩倒立第一式（Sālamba Sarvāngāsana Ⅰ）（图 234）10 分钟；犁式（Halāsana）（图 244）5 分钟；背部伸展式（Paschimottānāsana）（图 160）5 分钟；侧板式（Vasiṣṭhāsana）（图 398）；卡西雅伯式（Kaśyapāsana）（图 399）；毗奢蜜多罗式（Viśvāmitrāsana）（图 403）；上公鸡式（Ūrdhva Kukkuṭāsana）（图 419）；

侧公鸡式（Pārśva Kukkuṭāsana）（图 424 和图 425）；起重机式（Bakāsana）（图 410）；侧起重机式（Pārśva Bakāsana）（图 412）；八字扭转式（Dwipāda Kouṇḍinyāsana）（图 438）；单腿圣哲康迪亚第一式和第二式（Ekapāda Kouṇḍinyāsana Ⅰ & Ⅱ）（图 441 和图 442）；单腿起重机第一式和第二式（Ekapāda Bakāsana Ⅰ & Ⅱ）（图 446 和图 451）（所有这些平衡体式都应该一次完成）；瑜伽拐杖式（Yogadaṇḍāsana）（图 456）；双脚并拢根式（Mūlabandhāsana）（图 462）；圣哲涡摩提婆第一式和第二式（Vāmadevāsana Ⅰ & Ⅱ）（图 465 和图 466）；双脚内收直棍式（Dwipāda Viparīta Daṇḍāsana）（图 516）；环式（Maṇḍalāsana）（图 525~535）；鸽子式（Kapotāsana）（图 512）；背部伸展式（Paschimottānāsana）（图 160）5 分钟；加强脊柱伸展式（Uttānāsana）（图 48）3 分钟；挺尸式（Śavāsana）（图 592）5 分钟；乌加依呼吸控制法（Ujjāyī Prāṇāyāma）10 分钟。

每周第 6 天

练习头倒立体式系统（Śīrṣāsana cycle）（图 184~218）；肩倒立体式系统（Sarvāngāsana cycle）（图 234~271）；背部伸展式（Paschimottānāsana）（图 160）5 分钟；瑜伽睡眠式（Yoganidrāsana）（图 391）1 分钟；每种方式都交换双腿；双腿绕头合十式（Dwipāda Śīrṣāsana）（图 393）两种方式各半分钟；圣哲玛里琪第三式（Marīchyāsana Ⅲ）（图 303）；半鱼王第一式、第二式和第三式（Ardha Matsyendrāsana Ⅰ、Ⅱ & Ⅲ）（图 311、图 330 和图 332）；花环第一式和第二式（Mālāsana Ⅰ & Ⅱ）（图 321 和图 322）；套索扭转式（Pāśāsana）（图 328）；完全鱼王式（Paripūrṇa Matsyendrāsana）（图 336 和图 339）；双脚内收直棍式（Dwipāda Viparīta Daṇḍāsana）（图 516）；环式（Maṇḍalāsana）（图 525~535）；单脚内收直棍第一式和第二式（Ekapāda Viparīta Daṇḍāsana Ⅰ & Ⅱ）（图 521 和图 523）；鸽子式（Kapotāsana）（图 512）；反转轮式（Viparīta Chakrāsana in Ūrdhva Dhanurāsana）（图 488~499）；挺尸式（Śavāsana）（图 592）。

每周第 7 天

完全休息或只练习呼吸控制。

第 181 到 190 周

练习头倒立体式系统（Śīrṣāsana cycle）（图 184~218）；肩倒立体式系统（Sarvāngāsana cycle）（图 234~271）；上公鸡式（Ūrdhva Kukkuṭāsana）（图 419）；侧公鸡式（Pārśva Kukkuṭāsana）（图 424）；起重机式（Bakāsana）（图 410）；侧起重机式（Pārśva Bakāsana）（图 412）；八字扭转式（Dwipāda Kouṇḍinyāsana）（图 438）；单腿圣哲康迪亚第一式和第二式（Ekapāda Kouṇḍinyāsana Ⅰ & Ⅱ）（图 441 和图 442）；单腿起重机第一式和第二式（Ekapāda Bakāsana Ⅰ & Ⅱ）（图 446 和图 451）；侧板式（Vasiṣṭhāsana）（图 398）；毗奢蜜多罗式（Viśvāmitrāsana）（图 403）；背部伸展式（Paschimottānāsana）（图 160）；龟式（Kūrmāsana）（图 363 和图 364）和卧龟式（Supta Kūrmāsana）（图 368）；单腿绕头式体式系统（Ekapāda Śīrṣāsana and cycle）（图 371~384）；瑜伽睡眠式（Yoganidrāsana）（图 391）；双腿绕头合十式（Dwipāda Śīrṣāsana）（图 393）和双臂反抱腿式（Ṭiṭṭibhāsana）（图 395）；瑜伽拐杖式（Yogadaṇḍāsana）（图 456）；双脚并拢根式（Mūlabandhāsana）（图 462）；半鱼王第一式（Ardha Matsyendrāsana Ⅰ）（图 311）；套索扭转式（Pāśāsana）（图 328）；完全鱼王式（Paripūrṇa Matsyendrāsana）（图 336）；双脚内收直棍式（Dwipāda Viparīta Daṇḍāsana）（图 516）；环式（Maṇḍālasana）（图 525~535）；单脚内收直棍第一式和第二式（Ekapāda Viparīta Daṇḍāsana Ⅰ & Ⅱ）（图 521 和图 523）；鸽子式（Kapotāsana）（图 512）；小雷电式（Laghuvajrāsana）

（图 513）；单腿鸽王第一式（Ekapāda Rājakapotāsana Ⅰ）（图 542）；神猴哈努曼式（Hanumānāsana）（图 475 和图 476）；加强脊柱伸展式（Uttānāsana）（图 48）；挺尸式（Śavāsana）（图 592）。经络清洁呼吸控制法（Nāḍī Śodhaṇa Prāṇāyāma）（205 部分）20 分钟。

第 191 周到 200 周

练习头倒立第一式（Sālamba Śīrṣāsana Ⅰ）（图 184）；肩倒立第一式（Sālamba Sarvāngāsana Ⅰ）（图 234）；犁式（Halāsana）（图 244）；上公鸡式（Ūrdhva Kukkuṭāsana）（图 419）；侧公鸡式（Pārśva Kukkuṭāsana）（图 424）；起重机式（Bakāsana）（图 410）；侧起重机式（Pārśva Bakāsana）（图 412）；八字扭转式（Dwipāda Kouṇḍinyāsana）（图 438）；单腿圣哲康迪亚第一式和第二式（Ekapāda Kouṇḍinyāsana Ⅰ & Ⅱ）（图 441 和图 442）；单腿起重机第一式和第二式（Ekapāda Bakāsana Ⅰ & Ⅱ）（图 446 和图 451）；反转轮式（Viparīta Chakrāsana in Ūrdhva Dhanurāsana）（图 488~499）；双脚内收直棍式（Dwipāda Viparīta Daṇḍāsana）（图 516）；环式（Maṇḍalāsana）（图 525~535）；单脚内收直棍第一式和第二式（Ekapāda Viparīta Daṇḍāsana Ⅰ & Ⅱ）（图 521 和图 523）；飞轮式（Chakra Bandhāsana）（图 524）；鸽子式（Kapotāsana）（图 512）；单腿鸽王第一式（Ekapada Rājakapotāsana Ⅰ）（图 542）；神猴哈努曼式（Hanumānāsana）（图 475）；直角式（Samakoṇāsana）（图 477）；瑜伽拐杖式（Yogadaṇḍāsana）（图 456）；双脚并拢根式（Mulabandhāsana）（图 462）；侧板式（Vasiṣṭhāsana）（图 398）；毗奢蜜多罗式（Viśvāmitrāsana）（图 403）；背部伸展式（Paschimottānāsana）（图 160）；龟式（Kūrmāsana）（图 363 和图 364）和卧龟式（Supta Kūrmāsana）（图 368）；瑜伽睡眠式（Yoganidrāsana）（图 391）；单腿绕头式体式系统（Ekapāda Śīrṣāsana cycle）（图 371~384）；双腿绕头合十式（Dwipāda Śīrṣāsana）（图 393）；半鱼王第一式（Ardha Matsyendrāsana Ⅰ）（图 311）；套索扭转式（Pāśāsana）（图 328）；完全鱼王式（Paripūrṇa Matsyendrāsana）（图 336）；根茎式（Kandāsana）（图 470）；挺尸式（Śavāsana）（图 592）。按照前面的方法练习呼吸控制。

第 201 周到 225 周

按照第 191 周的课程进行练习直到单腿鸽王第一式（Ekapāda Rājakapotāsana Ⅰ）（图 542），并加上单腿鸽王第二式（Ekapāda Rājakapotāsana Ⅱ）（图 545）；双脚碰头弓式（Pādānguṣṭha Dhanurāsana）（图 555）；眼镜蛇第二式（Bhujaṅgāsana Ⅱ）（图 550）；鸽王式（Rājakapotāsana）（图 551）；神猴哈努曼式（Hanumānāsana）（图 475）；直角式（Samakoṇāsana）（图 477）；卧毗湿奴式（Supta Trivikramāsana）（图 478）；瑜伽拐杖式（Yogadaṇḍāsana）（图 456）；双脚并拢根式（Mūlabandhāsana）（图 462）；根茎式（Kandāsana）（图 470）；半鱼王第一式（Ardha Matsyendrāsana Ⅰ）（图 311）；套索扭转式（Pāśāsana）（图 328）；完全鱼王式（Paripūrṇa Matsyendrāsana）（图 336）；瑜伽睡眠式（Yoganidrāsana）（图 391）；双腿绕头合十式（Dwipāda Śīrṣāsana）（图 393）；背部伸展式（Paschimottānāsana）（图 160）；挺尸式（Śavāsana）（图 592）。按照前面的方法练习呼吸控制。

第 226 周到 250 周

按照第 200 周的课程进行练习直到鸽王式 (Rājakapotāsana)（图 551）；蝎子第一式和第二式（Vṛśchikāsana Ⅰ & Ⅱ）（图 537 和图 538）；圣哲格拉达第一式和第二式（Gheraṇḍāsana Ⅰ & Ⅱ）（图 561 和图 564）；山鹑式（Kapinjalāsana）（图 567），然后再接着从神猴哈努曼式（Hanumānāsana）（图 475）继续按第 200 周的课程进行练习。

第 251 周到 275 周

练习头倒立体式系统（Śīrṣāsana cycle）（图 184~218）；肩倒立体式系统（Sarvāngāsana cycle）（图 234~271）；上公鸡式（Ūrdhva Kukkuṭāsana）（图 419）；侧公鸡式（Pārśva Kukkuṭāsana）（图 424）；起重机式（Bakāsana）（图 410）；侧起重机式（Pārśva Bakāsana）（图 412）；八字扭转式（Dwipāda Kouṇḍinyāsana）（图 438）；单腿圣哲康迪亚第一式（Ekapāda Kouṇḍinyāsana Ⅰ）（图 441）；单腿起重机第一式和第二式（Ekapāda Bakāsana Ⅰ & Ⅱ）（图 446 和图 451）及单腿圣哲康迪亚第二式（Ekapāda Kouṇḍinyāsana Ⅱ）（图 442），每个体式都以反转轮式（Viparīta Chakrāsana in Ūrdhva Dhanurāsana）（图 488~499）结束；双脚内收直棍式（Dwipāda Viparīta Daṇḍāsana）（图 516）、环式（Maṇḍalāsana）（图 525~535）和单脚内收直棍第一式和第二式（Ekapāda Viparīta Daṇḍāsana Ⅰ & Ⅱ）（图 521 和图 523）；鸽子式（Kapotāsana）（图 512）；蝎子第一式（Vṛśchikāsana Ⅰ）（图 537）；眼镜蛇第二式（Bhujangāsana Ⅱ）（图 550）；鸽王式（Rājakapotāsana）（图 551）；双脚碰头弓式（Pādānguṣṭhā Dhanurāsana）（图 555）；圣哲格拉达第一式和第二式（Gheraṇḍāsana Ⅰ & Ⅱ）（图 561 和图 564）；单腿鸽王第一式、第二式、第三式和第四式（Ekapāda Rājakapotāsana Ⅰ、Ⅱ、Ⅲ & Ⅳ）（图 542、图 545、图 546 和图 547）；脸颊敬畏式（Gaṇḍa Bheruṇḍāsana）（图 580）；舞王式（Naṭarājāsana）（图 590 和图 591），而后按照第 200 周的课程从神猴哈努曼式（Hanumānāsana）（图 475）继续进行练习。

第 276 周到 300 周

按照第 251 周的课程一直练到单腿鸽王第一式（Ekapāda Rājakapotāsana Ⅰ）（图 542）；瓦拉克利亚式（Vālakhilyāsana）（图 544）；单腿鸽王第二式、第三式和第四式（Ekapāda Rājakapotāsana Ⅱ、Ⅲ & Ⅳ）（图 545、546 和图 547）；脚到头式（Śīrṣapādāsana）（图 570）；脸颊敬畏式（Gaṇḍa Bheruṇḍāsana）（图 580 和图 581）和反转蝗虫式（Viparīta Śalabhāsana）（图 584）一次完成，然后转到轮式第二式（Ūrdhva Dhanurāsana Ⅱ）（图 486）练习手抓脚腕轮式（Tirieng Mukhottānāsana）（图 586）；舞王式（Naṭarājāsana）（图 590 和图 591）。然后按照第 200 周的课程从神猴哈努曼式（Hanumānāsana）（图 475）继续进行练习。最后按照前面的方法进行呼吸控制。

一开始，可能很多人无法继续完成第 166 周以后的练习。但是通过坚持不懈的努力，练习者可以掌握这本书中推荐的每个体式和呼吸控制法。我早年用了四年的努力完成了这些体式的练习，在这四年里，乐观和悲观的情绪被均衡地控制。当你已经掌握了第 166 周的课程后，我希望你以诚心继续坚持练习，以喜悦之心对待所取得的成就，对于任何短暂的失败不要灰心。很多人要完全轻松舒适地掌握这些体式，可能要用比我所制定的时间更多。当你已经完成了所有在课程三中详述的体式后，你可以按照下面的建议，把这些体式分成一周的课程进行练习。这样，通过每天的练习，逐渐掌握所有的体式。

每周第 1 天

练习头倒立体式系统（Śīrṣāsana cycle）（图 184~218）；肩倒立体式系统（Sarvāngāsana cycle）（图 234~271）；脚交叉双臂支撑式（Bhujapīdāsana）（图 348）；圣哲阿斯塔瓦卡茹支撑式（Aṣṭāvakrāsana）（图 342 和图 343）；起重机式（Bakāsana）（图 410）；侧起重机式（Pārśva Bakāsana）（图 412）；上公鸡式（Ūrdhva Kukkuṭāsana）（图 419）；侧公鸡式（Pārśva Kukkuṭāsana）（图 424）；八字扭转式（Dwipāda Kouṇḍinyāsana）（图 438）；单腿圣哲康迪亚第一式（Ekapāda Kouṇḍinyāsana Ⅰ）（图 441）；单腿起重机第一式（Ekapāda Bakāsana Ⅰ）（图 446）；单腿起重机第二式（图 451）和单腿圣哲康迪亚第二式（Ekapāda Kouṇḍinyāsana Ⅱ）（图 442）；格拉威亚式（Gālavāsana）（图 427）；单腿格拉威亚式（Ekapāda Gālavāsana）（图 432）；所有体式都以反转轮式（Viparīta Chakrāsana in Ūrdhva

Dhanurāsana)(图 488~499)结束，手倒立式 (Adho Mukha Vṛkṣāsana)(图 359)；孔雀起舞式 (Pincha Mayūrāsana)(图 357)；孔雀式 (Mayūrāsana)(图 354)；背部伸展式 (Paschimottānāsana)(图 160) 5 分钟；挺尸式 (Śavāsana)(图 592)；经络清洁呼吸控制法 (Nāḍī Śodhana Prāṇāyāma) 15 分钟；乌加依呼吸控制法 (Ujjāyī Prāṇāyāma) 8 次，并配合吸气后屏息；以莲花式 (Padmāsana)(图 104) 或至善式 (Siddhāsana)(图 84) 冥想，5 分钟结束。

每周第 2 天

练习头倒立体式系统 (Śīrṣāsana cycle)(图 184~218)；肩倒立体式系统 (Sarvāngāsana cycle)(图 234~271)；卧手抓脚趾腿伸展式 (Supta Pādānguṣṭhāsana)(图 285~287)；卧扭转放松式 (Jaṭhara Parivartanāsana)(图 274)；背部伸展式 (Paschimottānāsana)(图 160)；拉弓式 (Ākarṇa Dhanurāsana)(图 173 和图 175)；龟式 (Kūrmāsana)(图 363 和图 364) 和卧龟式 (Supta Kūrmāsana)(图 368)；单腿绕头式体式系统 (Ekapāda Śīrṣāsana and cycle)(图 371~384)；威宛恰第一式和第二式 (Viranchyāsana Ⅰ & Ⅱ)(图 386 和图 388)；双腿绕头合十式 (Dwipāda Śīrṣāsana)(图 393)；瑜伽睡眠式 (Yoganidrāsana)(图 391)；瑜伽拐杖式 (Yogadaṇḍāsana)(图 456)；双脚并拢根式 (Mūlabandhāsana)(图 462)；圣哲涡摩提婆第一式和第二式 (Vāmadevāsana Ⅰ & Ⅱ)(图 465 和图 466)；根茎式 (Kandāsana)(图 470)；神猴哈努曼式 (Hanumānāsana)(图 475)；加强脊柱伸展式 (Uttānāsana)(图 48)；挺尸式 (Śavāsana)(图 592)。按照前面的方法练习呼吸控制，并配合 8 次收腹收束法 (Uḍḍīyāna) 和 8 次瑙利 (Nauli)。

每周第 3 天

练习头倒立体式系统 (Śīrṣāsana cycle)(图 184~218)；肩倒立体式系统 (Sarvāngāsana cycle)(图 234~271)；双脚内收直棍式 (Dwipāda Viparīta Daṇḍāsana)(图 516)；环式 (Maṇḍalāsana)(图 525~535)；单脚内收直棍第一式和第二式 (Ekapāda Viparīta Daṇḍāsana Ⅰ & Ⅱ)(图 521 和图 523)；飞轮式 (Chakra Bandhāsana)(图 524)；鸽子式 (Kapotāsana)(图 512)；小雷电式 (Laghuvājrāsana) (图 513)；蝎子第一式 (Vṛśchikāsana Ⅰ)(图 537)；眼镜蛇第二式 (Bhujangāsana Ⅱ)(图 550)；鸽王式 (Rājakapotāsana)(图 551)；双脚碰头弓式 (Pādānguṣṭhā Dhanurāsana)(图 555)；圣哲格拉达第一式和第二式 (Gheraṇḍāsana Ⅰ & Ⅱ)(图 561 和图 564)；单腿鸽王第一式和第二式 (Ekapāda Rājakapotāsana Ⅰ & Ⅱ)(图 542 和图 545)；瓦拉克利亚式 (Vālakhilyāsana)(图 544)；脚到头式 (Śīrṣapādāsana)(图 570)；脸颊敬畏式 (Gaṇḍa Bheruṇḍāsana)(图 580 和图 581)、反转蝗虫式 (Viparīta Śalabhāsana)(图 584) 和手抓脚腕轮式 (Tirieng Mukhottānāsana)(图 586)；背部伸展式 (Paschimottānāsana)(图 160)；圣哲玛里琪第三式 (Marīchyāsana Ⅲ)(图 303)；半鱼王第一式 (Ardha Matsyendrāsana Ⅰ)(图 311)；套索扭转式 (Pāśāsana)(图 328)；完全鱼王式 (Paripūrṇa Matsyendrāsana)(图 336)；挺尸式 (Śavāsana)(图 592)。经络清洁呼吸控制法 (Nāḍī Śodhana Prāṇāyāma) 10~15 分钟，不要屏息。

每周第 4 天

练习头倒立体式系统 (Śīrṣāsana cycle)(图 184~218)；肩倒立体式系统 (Sarvāngāsana cycle)(图 234~271)；背部伸展式 (Paschimottānāsana)(图 160)；瑜伽睡眠式 (Yoganidrāsana)(图 391)；圣哲玛里琪第三式 (Marīchyāsana Ⅲ)(图 303)；半鱼王第一式 (Ardha Matsyendrāsana Ⅰ)(图 311)；套索扭转式 (Pāśāsana)(图 328)；完全鱼王式 (Paripūrṇa Matsyendrāsana)(图 336)；瑜伽拐杖

式（Yogadaṇḍāsana）（图 456）；双脚并拢根式（Mūlabandhāsana）（图 462）；根茎式（Kandāsana）（图 470）；神猴哈努曼式（Hanumānāsana）（图 475）；直角式（Samakoṇāsana）（图 477）；卧毗湿奴式（Supta Trivikramāsana）（图 478）；脸朝上伸展第一式和第二式（Ūrdhva Mukha Paschimottānāsana Ⅰ & Ⅱ）（图 168 和图 170）；挺尸式（Śavāsana）（图 592）。按照第 1 天的方式练习呼吸控制。

每周第 5 天

练习头倒立体式系统（Śīrṣāsana cycle）（图 184~218）；肩倒立体式系统（Sarvāngāsana cycle）（图 234~271）；上公鸡式（Ūrdhva Kukkuṭāsana）（图 419）；侧公鸡式（Pārśva Kukkuṭāsana）（图 424）；起重机式（Bakāsana）（图 410）；侧起重机式（Pārśva Bakāsana）（图 412）；八字扭转式（Dwipāda Kouṇḍinyāsana）（图 438）；单腿圣哲康迪亚第一式（Ekapāda Kouṇḍinyāsana Ⅰ）（图 441）；单腿起重机第一式和第二式（Ekapāda Bakāsana Ⅰ & Ⅱ）（图 446 和图 451）；单腿圣哲康迪亚第二式（Ekapāda Kouṇḍinyāsana Ⅱ）（图 442）；格拉威亚式（Gālavāsana）（图 427）；单腿格拉威亚式（Ekapāda Gālavāsana）（图 432）；所有这些体式都一次完成，而且不回到轮式第二式（Ūrdhva Dhanurāsana Ⅱ）（图 486）；侧板式（Vasiṣṭhāsana）（图 398）；卡西雅伯式（Kaśyapāsana）（图 399）；毗奢蜜多罗式（Viśvāmitrāsana）（图 403）；环式（Maṇḍalāsana）（图 525~535）；鸽子式（Kapotāsana）（图 512）；蝎子第一式（Vṛśchikāsana Ⅰ）（图 537）；鸽王式（Rājakapotāsana）（图 551）；双脚碰头弓式（Pādānguṣṭha Dhanurāsana）（图 555）；脚到头式（Śīrṣapādāsana）（图 570）；脸颊敬畏式（Gaṇḍa Bheruṇḍāsana）（图 580 和图 581）；加强脊柱伸展式（Uttānāsana）（图 48）；挺尸式（Śavāsana）（图 592）。经络清洁呼吸控制法（Nāḍī Śodhana Prāṇāyāma）15 分钟，不要屏息。

每周第 6 天

练习头倒立体式系统（Śīrṣāsana cycle）（图 184~218）；肩倒立体式系统（Sarvāngāsana cycle）（图 234~271）；背部伸展式（Paschimottānāsana）（图 160）；瑜伽睡眠式（Yoganidrāsana）（图 391）；圣哲玛里琪第三式（Marīchyāsana Ⅲ）（图 303）；半鱼王第一式（Ardha Matsyendrāsana Ⅰ）（图 311）；套索扭转式（Pāśāsana）（图 328）；完全鱼王式（Paripūrṇa Matsyendrāsana）（图 336）；神猴哈努曼式（Hanumānāsana）（图 475）；直角式（Samakoṇāsana）（图 477）；卧毗湿奴式（Supta Trivikramāsana）（图 478）；双脚并拢根式（Mūlabandhāsana）（图 462）；根茎式（Kandāsana）（图 470）；环式（Maṇḍalāsana）（图 525~535）；鸽子式（Kapotāsana）（图 512）；蝎子第一式（Vṛśchikāsana Ⅰ）（图 537）；鸽王式（Rājakapotāsana）（图 551）；单腿鸽王第一式（Ekapāda Rājakapotāsana Ⅰ）（图 542）；瓦拉克利亚式（Vālakhilyāsana）（图 544）；脚到头式（Śīrṣapādāsana）（图 570）；脸颊敬畏式（Gaṇḍa Bheruṇḍāsana）（图 580 和图 581）；加强脊柱伸展式（Uttānāsana）（图 48）；挺尸式（Śavāsana）（图 592）。经络清洁呼吸控制法（Nāḍī Śodhana Prāṇāyāma）和乌加依呼吸控制法（Ujjāyī Prāṇāyāma），并配合吸气后屏息以及 8 次收腹收束法（Uḍḍīyāna）。

每周第 7 天

休息或只做头倒立第一式（Sālamba Śīrṣāsana Ⅰ）（图 184）；肩倒立第一式（Sālamba Sarvāngāsana Ⅰ）（图 234）；犁式（Halāsana）（图 244），背部伸展式（Paschimottānāsana）（图 160）。经络清洁呼吸控制法（Nāḍī Śodhana Prāṇāyāma）30 分钟，不要屏息。

附录二　针对不同疾病的治疗性体式

在任教 25 年后，我根据教学经验为不同疾病列出了不同的体式组合。

针对不同的病症，我列出了一些体式，因此建议练习者寻求有经验的老师的指导，并根据自己的能力、身体的柔韧性以及身体状况进行练习。在练习这些体式时，运用常识随时观察自己身体的感受，以便判断到底应该在这个体式上停留多长时间。

胃酸过多

三角伸展式（Utthita Trikoṇāsana）（图 4 和图 5）；三角扭转伸展式（Parivṛtta Trikoṇāsana）（图 6 和图 7）；侧角伸展式（Utthita Pārśvakoṇāsana）（图 8 和图 9）；侧角扭转伸展式（Parivṛtta Pārśvakoṇāsana）（图 10 和图 11）；战士第一式、第二式和第三式（Vīrabhadrāsana Ⅰ、Ⅱ & Ⅲ）（图 14、图 15 和图 17）；半月式（Ardha Chandrāsana）（图 19）；加强侧伸展式（Pārṣvottānāsana）（图 26）；手抓脚趾站立伸展式（Pādānguṣṭhāsana）（图 44）；手碰脚前曲伸展式（Pādahastāsana）（图 46）；加强脊柱伸展式（Uttānāsana）（图 48）；头倒立体式系统（Sālamba Śīrṣāsana and cycle）（图 184~218）；肩倒立体式系统（Sālamba Sarvāngāsana and cycle）（图 234~271）；卧扭转放松式（Jaṭhara Parivartanāsana）（图 275）；完全船式（Paripūrṇa Nāvāsana）（图 78）；半船式（Ardha Nāvāsana）（图 79）；上伸腿式（Ūrdhva Prasārita Pādāsana）（图 276~279）；头碰膝前曲伸展坐式（Jānu Śīrṣāsana）（图 127）；头碰膝扭转式（Parivṛtta Jānu Śīrṣāsana）（图 132）；背部伸展式（Paschimottānāsana）（图 160）；圣哲玛里琪第一式、第二式和第三式（Marīchyāsana Ⅰ、Ⅱ & Ⅲ）（图 144、图 146 和图 303）；半鱼王第一式、第二式和第三式（Ardha Matsyendrāsana Ⅰ、Ⅱ & Ⅲ）（图 311、图 330 和图 332）；套索扭转式（Pāśāsana）（图 328）；完全鱼王式（Paripūrṇa Matsyendrāsana）（图 336）；瑜伽睡眠式（Yoganidrāsana）（图 391）；蝗虫式（Śalabhāsana）（图 60）；弓式（Dhanurāsana）（图 63）；眼镜蛇第一式（Bhujangāsana Ⅰ）（图 73）；孔雀式（Mayūrāsana）（图 354）；轮式第二式（Ūrdhva Dhanurāsana Ⅱ）（图 486）以及收腹收束法（Uḍḍīyāna）（201 部分）。

贫血

头倒立体式系统（Śīrṣāsana cycle）（图 184~218）；肩倒立体式系统（Sarvāngāsana cycle）（图 234~271）；背部伸展式（Paschimottānāsana）（图 160）；加强脊柱伸展式（Uttānāsana）（图 48）；乌加依呼吸控制法（Ujjāyī Prāṇāyāma）；经络清洁呼吸控制法（Nāḍī Śodhana Prāṇāyāma）2~3 个月，不要屏息；3 个月后配合吸气后屏息。无论何时，只要可能，就在体式完成了做挺尸式（Śavāsana）（图 592）10~15 分钟。

脚踝

三角伸展式（Utthita Trikoṇāsana）（图 4 和图 5）；三角扭转伸展式（Parivṛtta Trikoṇāsana）（图 6 和图 7）；侧角伸展式（Utthita Pārśvakoṇāsana）（图 8 和图 9）；侧角扭转伸展式（Parivṛtta Pārśvakoṇāsana）（图 10 和图 11）；战士第一式、第二式和第三式（Vīrabhadrāsana Ⅰ、Ⅱ & Ⅲ）（图 14、图 15 和图 17）；加强侧伸展式（Pārśvottānāsana）（图 26）；双角第一式（Prasārita Pādottānāsana Ⅰ）（图 33）；下犬式（Adho Mukha Śvānāsana）（图 75）；牛面式（Gomukhāsana）（图 80）；英雄式（Vīrāsāna）（图 89）；卧英雄式（Supta Vīrāsāna）（图 96）；蛙式（Bhekāsana）（图 100）；莲花式体式

系统（Baddha Padmāsana and cycle）（图 104~124）；束角式（Baddha koṇāsana）（图 102）；卧手抓脚趾腿伸展式（Supta Pādāṅguṣṭhāsana）（图 285~287）；半英雄前曲伸展坐式（Triang Mukhaikapāda Paschimottānāsana）（图 139）；鸳鸯式（Krounchāsana）（图 141）；巴拉瓦伽第一式和第二式（Bharadvājāsana Ⅰ & Ⅱ）（图 297 和图 299）；拉弓式（Ākarṇa Dhanurāsana）（图 173 和图 175）；蝗虫式（Śalabhāsana）（图 60）；弓式（Dhanurāsana）（图 63）；骆驼式（Uṣṭrāsana）（图 41）；马面式（Vātāyanāsana）（图 58）；鸟王式（Garuḍāsana）（图 56）；卧蛙式（Supta Bhekāsana）（图 458）；花环第一式和第二式（Mālāsana Ⅰ & Ⅱ）（图 321 和图 322）。

阑尾炎

头倒立体式系统（Śīrṣāsana cycle）（图 184~218）；肩倒立体式系统（Sarvāṅgāsana cycle）（图 234~271）；背部伸展式（Paschimottānāsana）（图 160）；脸朝上背部伸展第一式和第二式（Ūrdhva Mukha Paschimottānāsana Ⅰ & Ⅱ）（图 168 和图 170）；后仰支架式（Pūrvottānāsana）（图 171）；内女式（Mahā Mudrā）（图 125）；头碰膝前曲伸展坐式（Jānu Śīrṣāsana）（图 127）；半鱼王第一式（Ardha Matsyendrāsana Ⅰ）（图 311）；套索扭转式（Pāśāsana）（图 328）；轮式第二式（Ūrdhva Dhanurāsana Ⅱ）（图 486）；双脚内收直棍式（Dwipāda Viparīta Daṇḍāsana）（图 516）；加强脊柱伸展式（Uttānāsana）（图 48）。经络清洁呼吸控制法（Nāḍī Śodhana Prāṇāyāma）（205 部分），不要屏息，两个月，然后再配合吸气后屏息。

下背部炎症

三角伸展式（Utthita Trikoṇāsana）（图 4 和图 5）和三角扭转伸展式（Parivṛtta Trikoṇāsana）（图 6 和图 7）；侧角伸展式（Utthita Pārśvakoṇāsana）（图 8 和图 9）和侧角扭转伸展式（Parivṛtta Pārśvakoṇāsana）（图 10 和图 11）；战士第一式、第二式和第三式（Vīrabhadrāsana Ⅰ、Ⅱ & Ⅲ）（图 14、图 15 和图 17）；半月式（Ardha Chandrāsana）（图 19）；手抓脚趾站立伸展式（Pādāṅguṣṭhāsana）（图 44）；手碰脚前曲伸展式（Pādahastāsana）（图 46）；加强脊柱伸展式（Uttānāsana）（图 48）；头倒立体式系统（Śīrṣāsana cycle）（图 184~218）；肩倒立体式系统（Sarvāṅgāsana cycle）（图 234~271）；圣哲玛里琪第一式、第二式、第三式和第四式（Marīchyāsana Ⅰ、Ⅱ、Ⅲ & Ⅳ）（图 143、图 145、图 303 和图 305）；巴拉瓦伽第一式和第二式（Bharadvājāsana Ⅰ）（图 297 和图 299）；半鱼王第一式（Ardha Matsyendrāsana Ⅰ）（图 311）；套索扭转式（Pāśāsana）（图 328）；门闩式（Parighāsana）（图 39）；蝗虫式（Śalabhāsana）（图 60）；弓式（Dhanurāsana）（图 63）；侧弓式（Pārśva Dhanurāsana）（图 64 和图 65）；拱背伸腿式（Uttāna Pādāsana）（图 292）；骆驼式（Uṣṭrāsana）（图 41）；桥式（Setubandhāsana）（图 296）；轮式第二式（Ūrdhva Dhanurāsana Ⅱ）（图 486）；双脚内收直棍式（Dwipāda Viparīta Daṇḍāsana）（图 516）；手倒立式（Adho Mukha Vṛkṣāsana）（图 359）；孔雀起舞式（Pincha Mayūrāsana）（图 357）。

背部炎症

莲花式体式系统（Padmāsana cycle）（图 104~124）；英雄式（Vīrāsana）（图 89）；榻式（Paryankāsana）（图 97）；牛面式（Gomukhāsana）（图 80）；所有站立体式（图 4~36）；门闩式（Parighāsana）（图 39）；背部伸展式（Paschimottānāsana）（图 160）；脸朝上背部伸展第一式和第二式（Ūrdhva Mukha Paschimottānāsana Ⅰ & Ⅱ）（图 168 和图 170）；眼镜蛇第一式（Bhujangāsana Ⅰ）（图 73）；上犬式（Ūrdhva Mukha Śvānāsana）（图 74）；下犬式（Adho Mukha Śvānāsana）（图 75）；

孔雀起舞式（Pincha Mayūrāsana）（图 357）；手倒立式（Adho Mukha Vṛkṣāsana）（图 359）；头倒立体式系统（Śīrṣāsana cycle）（图 184~218）；肩倒立体式系统（Sarvāngāsana cycle）（图 234~271）；巴拉瓦伽第一式和第二式（Bharadvājāsana Ⅰ & Ⅱ）（图 297 和图 299）；圣哲玛里琪第一式和第三式（Marīchyāsana Ⅰ & Ⅲ）（图 143 和图 303）；半鱼王第一式和第二式（Ardha Matsyendrāsana Ⅰ & Ⅱ）（图 311 和图 330）；套索扭转式（Pāśāsana）（图 328）；骆驼式（Uṣṭrāsana）（图 41）；弓式（Dhanurāsana）（图 63）；轮式第二式（Ūrdhva Dhanurāsana Ⅱ）（图 486 和图 487）；单腿轮式（Ekapāda Ūrdhva Dhanurāsana）（图 501）；双脚内收直棍式（Dwipāda Viparīta Daṇḍāsana）（图 516）；单脚内收直棍第一式（Ekapāda Viparīta Daṇḍāsana Ⅰ）（图 521）；鸽子式（Kapotāsana）（图 512）；小雷电式（Laghuvajrāsana）（图 513）。

肩周炎

三角伸展式（Utthita Trikoṇāsana）（图 4 和图 5）和三角扭转伸展式（Parivṛtta Trikoṇāsana）（图 6 和图 7）；侧角伸展式（Utthita Pārśvakoṇāsana）（图 8 和图 9）和侧角扭转伸展式（Parivṛtta Pārśvakoṇāsana）（图 10 和图 11）；战士第一式、第二式和第三式（Vīrabhadrāsana Ⅰ、Ⅱ & Ⅲ）（图 14、图 15 和图 17）；半月式（Ardha Chandrāsana）（图 19）；加强侧伸展式（Pārśvottānāsana）（图 26）；头倒立第一式（Sālamba Śīrṣāsana Ⅰ）（图 184）；肩倒立第一式和第二式（Sālamba Sarvāngāsana Ⅰ & Ⅱ）（图 234 和图 235）；犁式（Halāsana）（图 244）；弓式（Dhanurāsana）（图 63）；上犬式（Ūrdhva Mukha Śvānāsana）（图 74）；下犬式（Adho Mukha Śvānāsana）（图 75）；英雄式（Vīrāsana）（图 86）；坐山式（Parvatāsana）（图 107）；半莲花加强前曲伸展式（Ardha Baddha Padmottānāsana）（图 52）；半莲花加强背部前曲伸展坐式（Ardha Baddha Padma Paschimottānāsana）（图 135）；背部伸展式（Paschimottānāsana）（图 160）；牛面式（Gomukhāsana）（图 80）；控制莲花式（Baddha Padmāsana）（图 118）；瑜伽身印（Yoga Mudrāsana）（图 120）；孔雀起舞式（Pincha Mayūrāsana）（图 357）；手倒立式（Adho Mukha Vṛkṣāsana）（图 359）；侧板式（Vasiṣṭhāsana）（图 398）；卡西雅伯式（Kaśyapāsana）（图 399）；毗奢蜜多罗式（Viśvāmitrāsana）（图 403）；脚交叉双臂支撑式（Bhujapīdāsana）（图 348）；起重机式（Bakāsana）（图 410）；圣哲玛里琪第一式、第二式和第三式（Marīchyāsana Ⅰ、Ⅱ & Ⅲ）（图 144、图 146 和图 303）；半鱼王第一式和第二式（Ardha Matsyendrāsana Ⅰ & Ⅱ）（图 311 和图 330）；巴拉瓦伽第一式和第二式（Bharadvājāsana Ⅰ & Ⅱ）（图 297 和图 299）；套索扭转式（Pāśāsana）（图 328）；完全鱼王式（Paripūrṇa Matsyendrāsana）（图 336）；骆驼式（Uṣṭrāsana）（图 41）；瑜伽拐杖式（Yogadaṇḍāsana）（图 456）；轮式第二式（Ūrdhva Dhanurāsana Ⅱ）（图 486）；鸽子式（Kapotāsana）（图 512）；环式（Maṇḍālāsana）（图 525~535）；双脚碰头弓式（Pādānguṣṭha Dhanurāsana）（图 555）。

手臂和腹部器官

四肢支撑式（Chaturanga Daṇḍāsana）（图 67）；鳄鱼式（Nakrāsana）（图 68~71）；上犬式（Ūrdhva Mukha Śvānāsana）（图 74）；下犬式（Adho Mukha Śvānāsana）（图 75）；支撑摇摆式（Lolāsana）（图 83）；莲花支撑式（Tolāsana）（图 108）；狮子第二式（Siṃhāsana Ⅱ）（图 110）；孔雀式（Mayūrāsana）（图 354）；完全莲花孔雀式（Padma Mayūrāsana）（图 355）；天鹅式（Haṃsāsana）（图 356）；圣哲阿斯塔瓦卡茹支撑式（Aṣṭāvakrāsana）（图 342）；脚交叉双臂支撑式（Bhujapīdāsana）（图 348）；孔雀起舞式（Pincha Mayūrāsana）（图 357）；手倒立式（Adho Mukha Vṛkṣāsana）（图 359）；起重机式（Bakāsana）（图 410）；侧起重机式（Pārśva Bakāsana）（图 412）；单臂支撑式（Ekahasta

Bhujāsana）（图 344）；脚并拢双臂支撑式（Dwihasta Bhujāsana）（图 345）；鸟式（Chakorāsana）（图 379）；侧板式（Vasiṣṭhāsana）（图 398）；毗奢蜜多罗式（Viśvāmitrāsana）（图 403）；双臂反抱腿式（Ṭiṭṭibhāsana）（图 395）；上公鸡式（Ūrdhva Kukkuṭāsana）（图 419）；侧公鸡式（Pārśva Kukkuṭāsana）（图 424）；八字扭转式（Dwipāda Kouṇḍinyāsana）（图 438）；单腿圣哲康迪亚第一式和第二式（Ekapāda Kouṇḍinyāsana Ⅰ & Ⅱ）（图 441 和图 442）；单腿起重机第一式和第二式（Ekapāda Bakāsana Ⅰ & Ⅱ）（图 446 和图 451）；格拉威亚式（Galāvāsana）（图 427）；单腿格拉威亚式（Ekapāda Galāvāsana）（图 432）；反转轮式（Viparīta Chakrāsana in Ūrdhva Dhanurāsana）（图 488~499）。

哮喘

头倒立体式系统（Śīrṣāsana cycle）（图 184~218）；肩倒立体式系统（Sarvāngāsana cycle）（图 234~271）；内女式（Mahā Mudrā）（图 125）；头碰膝前曲伸展坐式（Jānu Śīrṣāsana）（图 127）；加强脊柱伸展式（Uttānāsana）（图 48）；背部伸展式（Paschimottānāsana）（图 160）；眼镜蛇第一式和第二式（Bhujangāsana Ⅰ & Ⅱ）（图 73 和图 550）；蝗虫式（Śalabhāsana）（图 60）；弓式（Dhanurāsana）（图 63）；上犬式（Ūrdhva Mukha Śvānāsana）（图 74）；下犬式（Adho Mukha Śvānāsana）（图 75）；英雄式（Vīrāsana）（图 89）；卧英雄式（Supta Vīrāsana）（图 96）；榻式（Paryankāsana）（图 97）；莲花式体式系统（Padmāsana cycle）（图 104~124）；拱背伸腿式（Uttāna Pādāsana）（图 292）；桥式（Setubandhāsana）（图 296）；后仰支架式（Pūrvottānāsana）（图 171）；半鱼王第一式和第二式（Ardha Matsyendrāsana Ⅰ & Ⅱ）（图 311 和图 330）；套索扭转式（Pāśāsana）（图 328）；骆驼式（Uṣṭrāsana）（图 41）；轮式第二式（Ūrdhva Dhanurāsana Ⅱ）（图 486）；双脚内收直棍式（Dwipāda Viparīta Daṇḍāsana）（图 516）。哮喘发作期，练习乌加依呼吸控制法（Ujjāyī Prāṇāyāma）（203 部分）和经络清洁呼吸控制法（Nāḍī Śodhana Prāṇāyāma）（205 部分），不要屏息，其他时候则配合屏息以及收腹收束法（Uḍḍīyāna）（201 部分）。

背痛

头倒立体式系统（Śīrṣāsana cycle）（图 184~218）；肩倒立体式系统（Sarvāngāsana cycle）（图 234~271）；所有站立体式（图 4~36）；卧扭转放松式（Jaṭhara Parivartanāsana）（图 275）；卧手抓脚趾腿伸展式（Supta Pādānguṣṭhāsana）（图 285~287）；内女式（Mahā Mudrā）（图 125）；头碰膝前曲伸展坐式（Jānu Śīrṣāsana）（图 127）；头碰膝扭转式（Parivṛtta Jānu Śīrṣāsana）（图 132）；背部伸展式（Paschimottānāsana）（图 160）；脸朝上背部伸展第一式和第二式（Ūrdhva Mukha Paschimottānāsana Ⅰ & Ⅱ）（图 168 和图 170）；坐立前曲扭转式（Parivṛtta Paschimottānāsana）（图 165）；圣哲玛里琪第一式和第三式（Marīchyāsana Ⅰ & Ⅲ）（图 144 和图 303）；半鱼王第一式和第二式（Ardha Matsyendrāsana Ⅰ & Ⅱ）（图 311 和图 330）；套索扭转式（Pāśāsana）（图 328）；完全鱼王式（Paripūrṇa Matsyendrāsana）（图 336）；花环第一式和第二式（Mālāsana Ⅰ & Ⅱ）（图 321 和图 322）；下犬式（Adho Mukha Śvānāsana）（图 75）；骆驼式（Uṣṭrāsana）（图 41）；蝗虫式（Śalabhāsana）（图 60）；弓式（Dhanurāsana）（图 63）；侧弓式（Pārśva Dhanurāsana）（图 64 和图 65）；轮式第二式（Ūrdhva Dhanurāsana Ⅱ）（图 486）；反转轮式（Viparīta Chakrāsana in Ūrdhva Dhanurāsana）（图 488~499）；双脚内收直棍式（Dwipāda Viparīta Daṇḍāsana）（图 516）；环式（Maṇḍalāsana）（图 525~535）。

高血压

犁式（Halāsana）（图 244）；头碰膝前曲伸展坐式（Jānu Śīrṣāsana）（图 127）；半莲花加强背部前曲伸展坐式（Ardha Baddha Padma Paschimottānāsana）（图 135）；半英雄前曲伸展坐式（Triang Mukhaikapāda Paschimottānāsana）（图 139）；背部伸展式（Paschimottānāsana）（图 160）；英雄式（Vīrāsana）（图 86）；至善式（Siddhāsana）（图 84）；莲花式（Padmāsana）（图 104）；挺尸式（Śavāsana）（图 592）。经络清洁呼吸控制法（Nāḍī Śodhana Prāṇāyāma）（205 部分），不要屏息。闭上眼睛冥想。

如果血压太高，那最好躺下先不要垫枕头练习乌加依呼吸控制法（Ujjāyī Prāṇāyāma）（203 部分），然后再练习经络清洁呼吸控制法（Nāḍī Śodhana Prāṇāyāma）（205 部分），接着马上练习挺尸式（Śavāsana）（图 592）15 分钟。

低血压

头倒立第一式（Sālamba Śīrṣāsana Ⅰ）（图 184）；肩倒立第一式（Sālamba Sarvāngāsana Ⅰ）（图 234）；犁式（Halāsana）（图 244）；膝碰耳犁式（Karṇapīdāsana）（图 246）；背部伸展式（Paschimottānāsana）（图 160）；英雄式（Vīrāsana）（图 89）；至善式（Siddhāsana）（图 84）；莲花式（Padmāsana）（图 104）；束角式（Baddha Koṇāsana）（图 102）；经络清洁呼吸控制法（Nāḍī Śodhana Prāṇāyāma）（205 部分），不要屏息，然后以挺尸式（Śavāsana）（图 592）结束。

头部

头倒立体式系统（Śīrṣāsana cycle）（图 184~218）；肩倒立体式系统（Sarvāngāsana cycle）（图 234~271）；下犬式（Adho Mukha Śvānāsana）（图 75）；背部伸展式（Paschimottānāsana）（图 160）；加强脊柱伸展式（Uttānāsana）（图 48）；龟式（Kūrmāsana）（图 363 和图 364）和卧龟式（Supta Kūrmāsana）（图 368）；瑜伽睡眠式（Yoganidrāsana）（图 391）；轮式第二式（Ūrdhva Dhanurāsana Ⅱ）（图 486）；反转轮式（Viparīta Chakrāsana in Ūrdhva Dhanurāsana）（图 488~499）；双脚内收直棍式（Dwipāda Viparīta Daṇḍāsana）（图 516）；单脚内收直棍第一式和第二式（Ekapāda Viparīta Daṇḍāsana Ⅰ & Ⅱ）（图 521 和图 523）；蝎子第一式和第二式（Vṛśchikāsana Ⅰ & Ⅱ）（图 537 和图 538）；脚到头式（Śīrṣa Pādāsana）（图 570）；脸颊敬畏式（Gaṇḍa Bheruṇḍāsana）（图 580 和图 581）；反转蝗虫式（Viparīta Śalabhāsana）（图 584）；经络清洁呼吸控制法（Nāḍī Śodhana Prāṇāyāma）（205 部分）、太阳呼吸控制法（Sūrya Bhedana）（204 部分）、风箱式呼吸控制法（Bhastrikā）（206 部分）以及卷舌清凉呼吸控制法（Śitalī Prāṇāyāma）（209 部分），然后以挺尸式（Śavāsana）（图 592）结束。

记忆力衰退

头倒立体式系统（Śīrṣāsana cycle）（图 184~218）；肩倒立体式系统（Sarvāngāsana cycle）（图 234~271）；加强脊柱伸展式（Uttānāsana）（图 48）；背部伸展式（Paschimottānāsana）（图 160）；脸朝上背部伸展第一式和第二式（Ūrdhva Mukha Paschimottānāsana Ⅰ & Ⅱ）（图 168 和图 170）；双眼目视两眉中心或鼻尖。经络清洁呼吸控制法（Nāḍī Śodhana Prāṇāyāma）（205 部分）并配合吸气后屏息，然后练习风箱式呼吸控制法（Bhastrikā Prāṇāyāma）（206 部分）。

呼吸不畅

头倒立第一式（Sālamba Śīrṣāsana Ⅰ）（图 184）；肩倒立第一式（Sālamba Sarvāngāsana Ⅰ）（图

234）；犁式（Halāsana）（图 244）；背部伸展式（Paschimottānāsana）（图 160）；加强脊柱伸展式（Uttānāsana）（图 48）；下犬式（Adho Mukha Śvānāsana）（图 75）；坐山式（Parvatāsana）（图 107）；轮式第二式（Ūrdhva Dhanurāsana Ⅱ）（图 486）；乌加依呼吸控制法（Ujjāyī Prāṇāyāma）；经络清洁呼吸控制法（Nāḍī Śodhana Prāṇāyāma）；收腹收束法（Uḍḍīyāna）；然后以挺尸式（Śavāsana）（图 592）结束。

支气管炎

所有站立体式（图 4~39）；先做头倒立第一式，如果可能的话，继续做头倒立体式系统的其他体式（Śīrṣāsana）（图 184~218）；肩倒立体式系统（Sarvāngāsana cycle）（图 234~271，图 267 除外）；背部伸展式（Paschimottānāsana）（图 160）；卧扭转放松式（Jaṭhara Parivartanāsana）（图 275）；脸朝上背部伸展第一式和第二式（Ūrdhva Mukha Paschimottānāsana Ⅰ & Ⅱ）（图 168 和图 170）；头碰膝前曲伸展坐式（Jānu Śīrṣāsana）（图 127）；内女式（Mahā Mudrā）（图 125）；眼镜蛇第一式（Bhujangāsana Ⅰ）（图 73）；下犬式（Adho Mukha Śvānāsana）（图 75）；牛面式（Gomukhāsana）（图 80）；圣哲玛里琪第一式和第三式（Marīchyāsana Ⅰ & Ⅲ）（图 144 和图 303）；半鱼王第一式（Ardha Matsyendrāsana Ⅰ）（图 311）；花环第一式和第二式（Mālāsana Ⅰ & Ⅱ）（图 321 和图 322）；套索扭转式（Pāśāsana）（图 328）；英雄式（Vīrāsana）（图 86）；卧英雄式（Supta Vīrāsana）（图 96）；榻式（Paryankāsana）（图 97）；先做莲花式，然后做莲花式体式系统中任何感到可以练习的体式（Padmāsana cycle）（图 104~124）；束角式（Baddha Koṇāsana）（图 102）；束角坐式（Upaviṣtha Koṇāsana）（图 151）；单腿绕头式体式系统（Ekapāda Śīrṣāsana cycle）（图 371~384）；瑜伽睡眠式（Yoganidrāsana）（图 391）；双腿绕头合十式（Dwipāda Śīrṣāsana）（图 393）；龟式（Kūrmāsana）（图 363 和图 364）和卧龟式（Supta Kūrmāsana）（图 368）；蝗虫式（Śalabhāsana）（图 60）；弓式（Dhanurāsana）（图 63）；骆驼式（Uṣṭrāsana）（图 41）；轮式第二式（Ūrdhva Dhanurāsana Ⅱ）（图 486）；鸽子式（Kapotāsana）（图 512）；双脚内收直棍式（Dwipāda Viparīta Daṇḍāsana）（图 516）；乌加依呼吸控制法（Ujjāyī）（203 部分），经络清洁呼吸控制法（Nāḍī Śodhana）（205 部分）和太阳呼吸控制法（Sūrya Bhedana Prāṇāyāma）（204 部分），并配合吸气后屏息。

支气管肺炎

头倒立第一式（Sālamba Śīrṣāsana Ⅰ）（图 184）；肩倒立第一式（Sālamba Sarvāngāsana Ⅰ）（图 234）；犁式（Halāsana）（图 244）；背部伸展式（Paschimottānāsana）（图 160）；加强脊柱伸展式（Uttānāsana）（图 48）；内女式（Mahā Mudrā）（图 125）；下犬式（Adho Mukha Śvānāsana）（图 75）；英雄式（Vīrāsana）（图 89）；至善式（Siddhāsana）（图 84）；莲花式（Padmāsana）（图 104）；控制莲花式（Baddha Padmāsana）（图 118）；束角式（Baddha Koṇāsana）（图 102）；乌加依和经络清洁呼吸控制法（Ujjāyī、Nāḍī Śodhana）以及太阳呼吸控制法（Sūrya Bhedana Prāṇāyāma）；然后以挺尸式（Śavāsana）（图 592）结束。

胸

所有站立体式（图 1~48）；头倒立体式系统体式（Śīrṣāsana cycle）（图 184~218）；肩倒立体式系统（Sarvāngāsana cycle）（图 234~271）；弓式（Dhanurāsana）（图 63）；四肢支撑式（Chaturanga Daṇḍāsana）（图 67）；眼镜蛇第一式和第二式（Bhujangāsana Ⅰ & Ⅱ）（图 73 和图 550）；上犬式（Ūrdhva Mukha Śvānāsana）（图 74）；下犬式（Adho Mukha Śvānāsana）（图 75）；莲花式体式系统

（Padmāsana and cycle）（图 104~124）；背部伸展式（Paschimottānāsana）（图 160）；拉弓式（Ākarṇa Dhanurāsana）（图 173 和图 175）；直立手抓脚伸展式（Ubhaya Pādānguṣṭhāsana）（图 167）；脸朝上背部伸展第一式和第二式（Ūrdhva Mukha Paschimottānāsana Ⅰ & Ⅱ）（图 168 和图 170）；束角式（Baddha Koṇāsana）（图 101）；脚交叉双臂支撑式（Bhujapīdāsana）（图 348）；圣哲玛里琪第三式（Marīchyāsana Ⅲ）（图 303）；半鱼王第一式、第二式和第三式（Ardha Matsyendrāsana Ⅰ、Ⅱ & Ⅲ）（图 311、图 330 和图 332）；套索扭转式（Pāśāsana）（图 328）；孔雀起舞式（Pincha Mayūrāsana）（图 357）；手倒立式（Adho Mukha Vṛkṣāsana）（图 359）；起重机式（Bakāsana）（图 410）；侧起重机式（Pārśva Bakāsana）（图 412）；八字扭转式（Dwipāda Kouṇḍinyāsana）（图 438）；单腿圣哲康迪亚第一式和第二式（Ekapāda Kouṇḍinyāsana Ⅰ & Ⅱ）（图 441 和图 442）；单腿起重机第一式和第二式（Ekapāda Bakāsana Ⅰ & Ⅱ）（图 446 和图 451）；上公鸡式（Ūrdhva Kukkuṭāsana）（图 419）；侧公鸡式（Pārśva Kukkuṭāsana）（图 424）；圣哲涡摩提婆第一式和第二式（Vāmadevāsana Ⅰ & Ⅱ）（图 465 和图 466）；轮式第二式（Ūrdhva Dhanurāsana Ⅱ）（图 486）；反转轮式（Viparīta Chakrāsana in Ūrdhva Dhanurāsana）（图 488~499）；鸽子式（Kapotāsana）（图 507 和图 512）；小雷电式（Laghuvajrāsana）（图 513）；双脚内收直棍式（Dwipāda Viparīta Daṇḍāsana）（图 516）；单脚内收直棍第一式和第二式（Ekapāda Viparīta Daṇḍāsana Ⅰ & Ⅱ）（图 521 和图 523）；飞轮式（Chakra Bandhāsana）（图 524）；环式（Maṇḍalāsana）（图 525~535）；蝎子第一式（Vṛśchikāsana Ⅰ）（图 537）；鸽王式（Rājakapotāsana）（图 551）；单腿鸽王第一式、第二式、第三式和第四式（Ekapāda Rājakapotāsana Ⅰ、Ⅱ、Ⅲ & Ⅳ）（图 542、图 545、图 546 和图 547）；瓦拉克利亚式（Vālakhilyāsana）（图 544）；双脚碰头弓式（Pādānguṣṭha Dhanurāsana）（图 555）；脸颊敬畏式（Gaṇḍa Bheruṇḍāsana）（图 580 和图 581）；反转蝗虫式（Viparīta Śalabhāsana）（图 584）；手抓脚腕轮式（Tirieng Mukhottānāsana）（图 586）；舞王式（Naṭarājāsana）（图 590）；乌加依呼吸控制法（Ujjāyī）（203 部分）和经络清洁呼吸控制法（Nāḍī Śodhana Prāṇāyāma）（205 部分），并配合吸气后屏息。

寒战

头倒立体式系统体式（Śīrṣāsana cycle）（图 184~218）；肩倒立体式系统（Sarvāngāsana cycle）（图 234~271）；加强脊柱伸展式（Uttānāsana）（图 48）；背部伸展式（Paschimottānāsana）（图 160）；半鱼王第一式（Ardha Matsyendrāsana Ⅰ）（图 311）；套索扭转式（Pāśāsana）（图 328）；轮式第二式（Ūrdhva Dhanurāsana Ⅱ）（图 486）。乌加依呼吸控制法（Ujjāyī）（203 部分）、风箱式呼吸控制法（Bhastrikā）（206 部分）、经络清洁呼吸控制法（Nāḍī Śodhana）（205 部分）和太阳呼吸控制法（Sūrya Bhedana Prāṇāyāma）（204 部分）。

尾骨（疼痛和异位）

英雄式（Vīrāsana）（图 89）；卧英雄式（Supta Vīrāsana）（图 96）；莲花式体式系统（Padmāsana cycle）（图 104~124）；头倒立第一式（Sālamba Śīrṣāsana Ⅰ）（图 184）；肩倒立第一式（Sālamba Sarvāngāsana Ⅰ）（图 234）；桥式肩倒立（Setubandha Sarvāngāsana）（图 259）和单腿桥式肩倒立（Ekapāda Setubandha Sarvāngāsana）（图 260）；蝗虫式（Śalabhāsana）（图 60）；弓式（Dhanurāsana）（图 63）；侧弓式（Pārśva Dhanurāsana）（图 64 和图 65）；眼镜蛇第一式和第二式（Bhujangāsana Ⅰ、Ⅱ）（图 73 和图 550）；手倒立式（Adho Mukha Vṛkṣāsana）（图 359）；孔雀起舞式（Pincha Mayūrāsana）（图 357）；上犬式（Ūrdhva Mukha Śvānāsana）（图 74）；马面式（Vātāyanāsana）（图 58）；骆驼式（Uṣṭrāsana）（图 41）；轮式第二式（Ūrdhva Dhanurāsana Ⅱ）（图

486 和图 487）；双脚内收直棍式（Dwipāda Viparīta Daṇḍāsana）（图 516）；鸽子式（Kapotāsana）（图 512）；小雷电式（Laghuvajrāsana）（图 513）；蝎子第一式（Vṛśchikāsana Ⅰ）（图 537）；鸽王式（Rājakapotāsana）（图 551）；单腿鸽王第一式、第二式、第三式和第四式（Ekapāda Rājakapotāsana Ⅰ、Ⅱ、Ⅲ & Ⅳ）（图 542、图 545、图 546 和图 547）；瓦拉克利亚式（Vālakhilyāsana）（图 544）；脸颊敬畏式（Gaṇḍa Bheruṇḍāsana）（图 580 和图 581）；反转蝗虫式（Viparīta Śalabhāsana）（图 584）；眼镜蛇第二式（Bhujangāsana Ⅱ）（图 550）；手抓脚腕轮式（Tirieng Mūkhottānāsana）（图 586）；神猴哈努曼式（Hanumānāsana）（图 475）；双脚并拢根式（Mūlabandhāsana）（图 462）。

感冒

头倒立体式系统（Śīrṣāsana cycle）（图 184~218）；肩倒立体式系统（Sarvāngāsana cycle）（图 234~271）；加强脊柱伸展式（Uttānāsana）（图 48）；背部伸展式（Paschimottānāsana）（图 160）；龟式（Kūrmāsana）（图 363 和图 364）和卧龟式（Supta Kūrmāsana）（图 368）；瑜伽睡眠式（Yoganidrāsana）（图 391）；乌加依呼吸控制法（Ujjāyī Prāṇāyāma）（203 部分）并配合吸气后屏息。

咳嗽

头倒立体式系统（Śīrṣāsana cycle）（图 184~218）；肩倒立体式系统（Sarvāngāsana cycle）（图 234~271）；加强脊柱伸展式（Uttānāsana）（图 48）；背部伸展式（Paschimottānāsana）（图 160）；半鱼王第一式（Ardha Matsyendrāsana Ⅰ）（图 311）；套索扭转式（Pāśāsana）（图 328）；轮式第二式（Ūrdhva Dhanurāsana Ⅱ）（图 486）；乌加依呼吸控制法（Ujjāyī Prāṇāyāma）（203 部分）并配合吸气后屏息。

疝气

头倒立体式系统（Śīrṣāsana cycle）（图 184~218）；肩倒立体式系统（Sarvāngāsana cycle）（图 234~271）；加强脊柱伸展式（Uttānāsana）（图 48）；卧扭转放松式（Jaṭhara Parivartanāsana）（图 275）；完全船式（Paripūrṇa Nāvāsana）（图 78）；半船式（Ardha Nāvāsana）（图 79）；英雄式（Vīrāsana）（图 89）；卧英雄式（Supta Vīrāsana）（图 96）；内女式（Mahā Mudrā）（图 125）；收腹收束法（Uḍḍīyāna）6~8 次（201 部分）。

大肠炎

头倒立体式系统（Śīrṣāsana cycle）（图 184~218）；肩倒立体式系统（Sarvāngāsana cycle）（图 234~271）；加强脊柱伸展式（Uttānāsana）（图 48）；背部伸展式（Paschimottānāsana）（图 160）；英雄式（Vīrāsana）（图 86）；卧英雄式（Supta Vīrāsana）（图 96）；卧扭转放松式（Jaṭhara Parivartanāsana）（图 275）；完全船式（Paripūrṇa Nāvāsana）（图 78）；半船式（Ardha Nāvāsana）（图 79）；圣哲玛里琪第三式（Marīchyāsana Ⅲ）（图 303）；半鱼王第一式（Ardha Matsyendrāsana Ⅰ）（图 311）；套索扭转式（Pāśāsana）（图 328）；内女式（Mahā Mudrā）（图 125）；下犬式（Adho Mukha Śvānāsana）（图 75）；头碰膝前曲伸展坐式（Jānu Śīrṣāsana）（图 127）；瑜伽睡眠式（Yoganidrāsana）（图 391）；蝗虫式（Śalabhāsana）（图 60）；弓式（Dhanurāsana）（图 63）；轮式第二式（Ūrdhva Dhanurāsana Ⅱ）（图 486）；乌加依呼吸控制法（Ujjāyī）（203 部分）和经络清洁呼吸控制法（Nāḍī Śodhana Prāṇāyāma）（205 部分）。

便秘

头倒立体式系统（Śīrṣāsana cycle）（图 184~218）；肩倒立体式系统（Sarvāngāsana cycle）（图 234~271）；所有站立体式（图 4~36）；加强脊柱伸展式（Uttānāsana）（图 48）；背部伸展式（Paschimottānāsana）（图 160）；卧扭转放松式（Jaṭhara Parivartanāsana）（图 275）。经络清洁呼吸控制法（Nāḍī Śodhana Prāṇāyāma）（205 部分）。

冠状动脉血栓症

躺下练习乌加依呼吸控制法（Ujjāyī Prāṇāyāma）（203 部分），不要屏息。（即使深呼吸，也应该在毫不费力的情况下进行，而且最好有个有经验的老师指导。）挺尸式（Śavāsana）（图 592）每天两次，每次 15 分钟。

腿部畸形

所有站立体式（图 4~48）；头碰膝前曲伸展坐式（Jānu Śīrṣāsana）（图 127）；半莲花加强背部前曲伸展坐式（Ardha Baddha Padma Paschimottānāsana）（图 135）；半英雄前曲伸展坐式（Triang Mukhaikapāda Paschimottānāsana）（图 139）；鸳鸯式（Krounchāsana）（图 141）；束角坐式（Upaviṣṭha Konāsana）（图 151）；直立手抓脚伸展式（Ubhaya Pādānguṣṭhāsana）（图 167）；脸朝上伸展第一式和第二式（Ūrdhva Mukha Paschimottānāsana Ⅰ & Ⅱ）（图 168 和图 170）；犁式（Halāsana）（图 244）；卧扭转放松式（Jaṭhara Parivartanāsana）（图 275）；卧手抓脚趾腿伸展式（Supta Pādānguṣṭhāsana）（图 285~287）；毗湿奴式（Anantāsana）（图 290）；下犬式（Adho Mukha Śvānāsana）（图 75）；蝗虫式（Śalabhāsana）（图 60）；神猴哈努曼式（Hanumānāsana）（图 475）；直角式（Samakoṇāsana）（图 477）；卧毗湿奴式（Supta Trivikramāsana）（图 478）。

臂部畸形

所有站立体式（图 1~48）；坐山式（Parvatāsana）（图 107）；犁式（Halāsana）（图 244）；上犬式（Ūrdhva Mukha Śvānāsana）（图 74）；下犬式（Adho Mukha Śvānāsana）（图 75）；手倒立式（Adho Mukha Vṛkṣāsana）（图 359）；牛面式（Gomukhāsana）（图 80）；圣哲玛里琪第一式和第三式（Marīchyāsana Ⅰ & Ⅲ）（图 144 和图 303）；半鱼王第一式（Ardha Matsyendrāsana Ⅰ）（图 311）；控制莲花式（Baddha Padmāsana）（图 118）；花环第一式（Mālāsana Ⅰ）（图 321）；套索扭转式（Pāśāsana）（图 328）。

糖尿病

头倒立体式系统（Śīrṣāsana cycle）（图 184 至图 218）；肩倒立体式系统（Sarvāngāsana cycle）（图 234~271）；内女式（Mahā Mudrā）（图 125）；头碰膝前曲伸展坐式（Jānu Śīrṣāsana）（图 127）；背部伸展式（Paschimottānāsana）（图 160）；英雄式（Vīrāsana）（图 86）；卧英雄式（Supta Vīrāsana）（图 96）；拉弓式（Ākarṇa Dhanurāsana）（图 173 和图 175）；蝗虫式（Śalabhāsana）（图 60）；弓式（Dhanurāsana）（图 63）；完全船式（Paripūrṇa Nāvāsana）（图 78）；半船式（Ardha Nāvāsana）（图 79）；卧扭转放松式（Jaṭhara Parivartanāsana）（图 275）；加强脊柱伸展式（Uttānāsana）（图 48）；圣哲玛里琪第一式、第二式、第三式和第四式（Marīchyāsana Ⅰ、Ⅱ、Ⅲ & Ⅳ）（图 144、图 146、图 303 和图 305）；半鱼王第一式、第二式和第三式（Ardha Matsyendrāsana Ⅰ、Ⅱ & Ⅲ）（图 311、图 330 和图 332）；套索扭转式（Pāśāsana）（图 328）；完全鱼王式（Paripūrṇa Matsyendrāsana）（图 336）；轮

式第二式（Ūrdhva Dhanurāsana Ⅱ）（图 486）；双脚内收直棍式（Dwipāda Viparīta Daṇḍāsana）（图 516）；孔雀式（Mayūrāsana）（图 354）；天鹅式（Haṃsāsana）（图 356）；眼镜蛇第一式和第二式（Bhujangāsana Ⅰ & Ⅱ）（图 73 和图 550）；收腹收束法（Uḍḍīyāna）（201 部分）、瑙利（Nauli）（202 部分）和经络清洁呼吸控制法（Nāḍī Śodhana Prāṇāyāma）（205 部分）并配合吸气后屏息；以挺尸式（Śavasana）（图 592）结束。

腹泻

头倒立第一式（Sālamba Śīrṣāsana Ⅰ）（图 184）；肩倒立第一式（Sālamba Sarvāngāsana Ⅰ）（图 234）；经络清洁呼吸控制法（Nāḍī Śodhana Prāṇāyāma）（205 部分），不要屏息。

心脏扩张

经络清洁呼吸控制法（Nāḍī Śodhana Prāṇāyāma）（205 部分），不要屏息。

子宫异位

头倒立体式系统的体式（Śīrṣāsana cycle）（图 184~218）；肩倒立体式系统（Sarvāngāsana cycle）（图 234~271）；加强脊柱伸展式（Uttānāsana）（图 48）；手抓脚趾站立伸展式（Pādānguṣṭhāsana）（图 44）；手碰脚前曲伸展式（Pādahastāsana）（图 46）；下犬式（Adho Mukha Śvānāsana）（图 75）；手杖式（Daṇḍāsana）（图 77）；坐山式（Parvatāsana）（图 107）；鱼式（Matsyāsana）（图 114）；束角式（Baddha Konāsana）（图 101）；束角坐式（Upaviṣṭha Koṇāsana）（图 151）；乌加依呼吸控制法（Ujjāyī）（203 部分）和经络清洁呼吸控制法（Nāḍī Śodhana Prāṇāyāma）（205 部分）；收腹收束法（Uḍḍīyāna）（201 部分）。

椎间盘移位

所有站立体式（图 4~19）；手抓脚趾站立伸展式（Pādānguṣṭhāsana）（图 43）；手碰脚前曲伸展式（Pādahastāsana）（图 45）；加强脊柱伸展式（Uttānāsana）（图 47）；背部伸展式（Paschimottānāsana）（图 160）；蝗虫式（Śalabhāsana）（图 60 和图 61）；蝗虫式变体鳄鱼式（Makarāsana）（图 62）；弓式（Dhanurāsana）（图 63）；骆驼式（Uṣṭrāsana）（图 41）；眼镜蛇第一式（Bhujangāsana Ⅰ）（图 73）；上犬式（Ūrdhva Mukha Śvānāsana）（图 74）；拱背伸腿式（Uttāna Pādāsana）（图 292）；桥式（Setubandhāsana）（图 296）；肩倒立第一式（Sālamba Sarvāngāsana Ⅰ）（图 234）；桥式肩倒立（Setubandha Sarvāngāsana）（图 259）；孔雀起舞式（Pincha Mayūrāsana）（图 357）；手倒立式（Adho Mukha Vṛkṣāsana）（图 359）；坐山式（Parvatāsana）（图 107）；鱼式（Matsyāsana）（图 113）；卧英雄式（Supta Vīrāsana）（图 96）；榻式（Paryankāsana）（图 97）；门闩式（Parighāsana）（图 39）；轮式第二式（Ūrdhva Dhanurāsana Ⅱ）（图 486 和图 487）；双脚内收直棍式（Dwipāda Viparīta Daṇḍāsana）（图 516）；乌加依呼吸控制法（Ujjāyī）（203 部分）和经络清洁呼吸控制法（Nāḍī Śodhana Prāṇāyāma）（205 部分）。

痢疾

头倒立体式以及任何该系统中可以完成的其他体式（图 184~218）；肩倒立体式以及该系统中任何可完成的体式（图 234~271）；内女式（Mahā Mudrā）（图 125）；头碰膝前曲伸展坐式（Jānu Śīrṣāsana）（图 127）；经络清洁呼吸控制法（Nāḍī Śodhana Prāṇāyāma）（205 部分），不要屏息。

消化不良

按照胃酸的治疗性体式进行练习。

癫痫症

头倒立第一式（Sālamba Śīrṣāsana Ⅰ）（图 184）；肩倒立第一式（Sālamba Sarvāngāsana Ⅰ）（图 234）；犁式（Halāsana）（图 244）；内女式（Mahā Mudrā）（图 125）；背部伸展式（Paschimottānāsana）（图 160）；乌加依呼吸控制法（Ujjāyī Prāṇāyāma）并配合吸气后屏息，经络清洁呼吸控制法（Nāḍī Śodhana Prāṇāyāma），不要屏息；六头战神式（Ṣanmukhī Mudrā）（图 106）5 分钟；依自己的时间安排练习挺尸式（Śavāsana）（图 592）。卷舌清凉呼吸控制法（Śītali Prāṇāyāma）（209 部分）；专注或冥想。

眼睛

头倒立体式系统（Śīrṣāsana cycle）（图 184~218）；肩倒立体式系统（Sarvāngāsana cycle）（图 234~271）；加强脊柱伸展式（Uttānāsana）（图 48）；背部伸展式（Paschimottānāsana）（图 160）；双眼闭合凝视鼻尖一会儿，然后再凝视眉心一会儿。六头战神式（Ṣanmukhī Mudrā）（图 106）；卷舌清凉呼吸控制法（Śītali）（209 部分）以及经络清洁呼吸控制法（Nāḍī Śodhana Prāṇāyāma）（205 部分）；以挺尸式（Śavāsana）（图 592）结束。

疲劳

头倒立第一式（Sālamba Śīrṣāsana Ⅰ）（图 184）；肩倒立第一式（Sālamba Sarvāngāsana Ⅰ）（图 234）；犁式（Halāsana）（图 244）；背部伸展式（Paschimottānāsana）（图 160）；脸朝上背部伸展第二式（Ūrdhva Mukha Paschimottānāsana Ⅱ）（图 170）；下犬式（Adho Mukha Śvānāsana）（图 75）；加强脊柱伸展式（Uttānāsana）（图 48）；半鱼王第一式（Ardha Matsyendrāsana Ⅰ）（图 311）；套索扭转式（Pāśāsana）（图 328）；花环第二式（Mālāsana Ⅱ）（图 322）；双脚内收直棍式（Dwipāda Viparīta Daṇḍāsana）（图 516）；不要屏息练习经络清洁呼吸控制法（Nāḍī Śodhana Prāṇāyāma）（205 部分）；以挺尸式（Śavāsana）（图 592）结束。

平足

练习所有站立体式（图 1~48）；头倒立第一式（Sālamba Śīrṣāsana Ⅰ）（图 184）；肩倒立第一式（Sālamba Sarvāngāsana Ⅰ）（图 234）；英雄式（Vīrāsana）（图 86）；卧英雄式（Supta Vīrāsana）（图 96）；榻式（Paryankāsana）（图 97）；蛙式（Bhekāsana）（图 100）；卧蛙式（Supta Bhekāsana）（图 458）；半英雄前曲伸展坐式（Triang Mukhaikapāda Paschimottānāsana）（图 139）；鸳鸯式（krounchāsana）（图 141）；控制莲花式（Baddha Padmāsana）（图 118）；束角式（Baddha Koṇāsana）（图 102）；双脚并拢根式（Mūlabandhāsana）（图 462）；卧手抓脚趾腿伸展式（Supta Pādānguṣṭhāsana）（图 284~287）；牛面式（Gomukhāsana）（图 80）；瑜伽拐杖式（Yogadaṇḍāsana）（图 456）；圣哲涡摩提婆第一式和第二式（Vāmadevāsana Ⅰ & Ⅱ）（图 465 和图 466）；圣哲格拉达第一式（Gheraṇḍāsana Ⅰ）（图 561）。

肠胃气胀

头倒立体式系统（Śīrṣāsana cycle）（图 184~218）；肩倒立体式系统（Sarvāngāsana cycle）（图

234~271）；所有站立体式（图 1~36）；手抓脚趾站立伸展式（Pādānguṣṭhāsana）（图 44）；手碰脚前曲伸展式（Pādahastāsana）（图 46）；加强脊柱伸展式（Uttānāsana）（图 48）；内女式（Mahā Mudrā）（图 125）；头碰膝前曲伸展坐式（Jānu Śīrṣāsana）（图 127）；半莲花加强背部前曲伸展坐式（Ardha Baddha Padma Paschimottānāsana）（图 135）；半英雄前曲伸展坐式（Triang Mukhaikapāda Paschimottānāsana）（图 139）；鸳鸯式（Krounchāsana）（图 141）；圣哲玛里琪第一式（Marīchyāsana Ⅰ）（图 144）；完全船式（Paripūrṇa Nāvāsana）（图 78）；半船式（Ardha Nāvāsana）（图 79）；圣哲玛里琪第三式（Marīchyāsana Ⅲ）（图 303）；半鱼王第一式和第三式（Ardha Matsyendrāsana Ⅰ & Ⅲ）（图 311 和图 332）；花环第二式（Mālāsana Ⅱ）（图 322）；套索扭转式（Pāśāsana）（图 328）；完全鱼王式（Paripūrṇa Matsyendrāsana）（图 336）；背部伸展式（Paschimottānāsana）（图 160）；脸朝上伸展第一式和第二式（Urdhva Mukha Paschimottānāsana Ⅰ & Ⅱ）（图 168 和图 170）；卧扭转放松式（Jaṭhara Parivartanāsana）（图 275）；上伸腿式（Ūrdhva Prasārita Pādāsana）（图 276~279）；车轮式（Chakrāsana）（图 280~283）；卧英雄式（Supta Vīrāsana）（图 96）；瑜伽身印（Yoga Mudrāsana）（图 120）；单腿绕头式体式系统（Ekapāda Śīrṣāsana cycle）（图 371~384）；龟式（Kūrmāsana）（图 363 和图 364）和卧龟式（Supta Kūrmāsana）（图 368）；瑜伽睡眠式（Yoganidrāsana）（图 391）；双腿绕头合十式（Dwipāda Śīrṣāsana）（图 393）；蝗虫式（Śalabhāsana）（图 60）；弓式（Dhanurāsana）（图 63）；孔雀式（Mayūrāsana）（图 354）；轮式第二式（Ūrdhva Dhanurāsana Ⅱ）（图 486）；双脚内收直棍式（Dwipāda Viparīta Daṇḍāsana）（图 516）；环式（Maṇḍalāsana）（图 525~535）；收腹收束法（Uḍḍīyāna）（201 部分）和瑙利（Nauli）（202 部分）。

胆囊和肝部锻炼

按照胃酸、消化不良以及肠胃气胀条目中所列出的体式进行练习。

胃炎

与肠胃气胀的练习相同。

花眼

头倒立第一式（Sālamba Śīrṣāsana Ⅰ）（图 184）；肩倒立第一式（Sālamba Sarvāngāsana Ⅰ）（图 234）；犁式（Halāsana）（图 244）；背部伸展式（Paschimottānāsana）（图 160）；六头战神式（Ṣanmukhī Mudrā）（图 106）；不要屏息，练习经络清洁呼吸控制法（Nāḍī Śodhana Prāṇāyāma）（205 部分）；以挺尸式（Śavāsana）（图 592）结束。

痛风

练习头倒立体式以及任何该系统中可以完成的其他体式（图 184~218）；肩倒立体式以及该系统中任何可完成的体式（图 234~271）；所有站立体式（图 4~36）；如果可能的话，练习莲花式体式系统（Padmāsana cycle）（图 104~124）；英雄式（Vīrāsana）（图 86）；卧英雄式（Supta Vīrāsana）（图 96）；榻式（Paryankāsana）（图 97）；门闩式（Parighāsana）（图 39）；鸟王式（Garuḍāsana）（图 56）；牛面式（Gomukhāsana）（图 80）；加强脊柱伸展式（Uttānāsana）（图 48）；背部伸展式（Paschimottānāsana）（图 160）；脸朝上背部伸展第一式（Ūrdhva Mukha Pādānguṣṭhāsana Ⅰ）（图 167）；拉弓式（Ākarṇa Dhanurāsana）（图 173 和图 175）；鸳鸯式（Krounchāsana）（图 142）；圣哲玛里琪第三式（Marīchyāsana Ⅲ）（图 303）；半鱼王第一式（Ardha Matsyendrāsana Ⅰ）（图 311）；花环

第一式和第二式（Mālāsana Ⅰ & Ⅱ）（图 321 和图 322）；套索扭转式（Pāśāsana）（图 328）；瑜伽拐杖式（Yogadaṇḍāsana）（图 456）；蛙式（Bhekāsana）（图 100）；卧蛙式（Supta Bhekāsana）（图 458）；双脚并拢根式（Mūlabandhāsana）（图 462）；圣哲涡摩提婆第一式和第二式（Vāmadevāsana Ⅰ & Ⅱ）（图 465 和图 466）；根茎式（Kandāsana）（图 470）；神猴哈努曼式（Hanumānāsana）（图 475）。

口臭

头倒立体式系统（Śīrṣāsana cycle）（图 184~218）；肩倒立体式系统（Sarvāngāsana cycle）（图 234~271）；加强脊柱伸展式（Uttānāsana）（图 48）；卧扭转放松式（Jaṭhara Parivartanāsana）（图 275）；背部伸展式（Paschimottānāsana）（图 160）；狮子第一式和第二式（Siṃhāsana Ⅰ & Ⅱ）（图 109 和图 110）；乌加侬呼吸控制法（Ujjāyī）（203 部分）、经络清洁（Nāḍī Śodhana）（205 部分）以及卷舌清凉呼吸控制法（Śītali Prāṇāyāma）（209 部分）；收腹收束法（Uḍḍīyāna）（201 部分）。

在进行体式和呼吸控制练习时，张开嘴，伸出舌头向上卷起，使舌尖向前推，接近声门。这不仅会消除口臭，而且也克服了口渴。在瑜伽里这叫做 Kāka Mudrā。Kāka 的意思是乌鸦，mudrā 则是指象征、符号。

腿部肌肉

所有站立体式（图 4~36）；练习头倒立体式以及任何该系统中可以完成的其他体式（图 184~218）；肩倒立体式以及该系统中任何可完成的体式（图 234~271）；卧扭转放松式（Jaṭhara Parivartanāsana）（图 275）；卧手抓脚趾腿伸展式（Supta Pādānguṣṭhāsana）（图 284~287）；毗湿奴式（Anantāsana）（图 290）；背部伸展式（Paschimottānāsana）（图 160）；后仰支架式（Pūrvottānāsana）（图 171）；束角式（Baddha Koṇāsana）（图 101）；束角坐式（Upaviṣṭha Koṇāsana）（图 151）；拉弓式（Ākarṇa Dhanurāsana）（图 173 和图 175）；龟式（Kūrmāsana）（图 363 和图 364）；骆驼式（Uṣṭrāsana）（图 41）；蝗虫式（Śalabhāsana）（图 60）；弓式（Dhanurāsana）（图 63）；轮式第二式（Ūrdhva Dhanurāsana Ⅱ）（图 486 和图 487）；双脚内收直棍式（Dwipāda Viparīta Daṇḍāsana）（图 516）；环式（Maṇḍalāsana）（图 525~535）；半鱼王第一式（Ardha Matsyendrāsana Ⅰ）（图 311）；花环第二式（Mālāsana Ⅱ）（图 322）；套索扭转式（Pāśāsana）（图 328）；神猴哈努曼式（Hanumānāsana）（图 475）；直角式（Samakoṇāsana）（图 477）；卧毗湿奴式（Supta Trivikramāsana）（图 478）。

头痛

头倒立第一式（Sālamba Śīrṣāsana Ⅰ）（图 184）10 分钟；肩倒立第一式（Sālamba Sarvāngāsana Ⅰ）（图 234）10 分钟；犁式（Halāsana）（图 244）5 分钟，以及肩倒立体式系统中的其他体式；背部伸展式（Paschimottānāsana）（图 160）5 分钟；加强脊柱伸展式（Uttānāsana）（图 48）3 分钟；练习经络清洁呼吸控制法（Nāḍī Śodhana Prāṇāyāma）（205 部分）10~15 分钟，不要屏息；挺尸式（Śavāsana）（图 592）10 分钟。

心脏病

乌加侬呼吸控制法（Ujjāyī）（203 部分）或经络清洁呼吸控制法（Nāḍī Śodhana Prāṇāyāma）（205 部分），不要屏息，也不要感到有任何压力。冥想，以挺尸式（Śavāsana）（图 592）结束。

胃灼热

按照胃酸条目下的体式进行练习。

脚后跟（痛或骨刺）

头倒立体式系统（Śīrṣāsana cycle）（图 184~218）；肩倒立体式系统（Sarvāngāsana cycle）（图 234~271）；下犬式（Adho Mukha Śvānāsana）（图 75）；英雄式（Vīrāsana）（图 86）；卧英雄式（Supta Vīrāsana）（图 96）；榻式（Paryankāsana）（图 97）；蛙式（Bhekāsana）（图 100）；卧蛙式（Supta Bhekāsana）（图 458）；束角式（Baddha Koṇāsana）（图 101）；双脚并拢根式（Mūlabandhāsana）（图 462）；半鱼王第一式（Ardha Matsyendrāsana Ⅰ）（图 311）；花环第一式和第二式（Mālāsana Ⅰ & Ⅱ）（图 321 和图 322）；套索扭转式（Pāśāsana）（图 328）；完全鱼王式（Paripūrṇa Matsyendrāsana）（图 336）；脸朝上伸展第一式和第二式（Ūrdhva Mukha Paschimottānāsana Ⅰ & Ⅱ）（图 168 和图 170）；牛面式（Gomukhāsana）（图 80）；孔雀起舞式（Pincha Mayūrāsana）（图 357）；手倒立式（Adho Mukha Vṛkṣāsana）（图 359）；圣哲涡摩提婆第一式和第二式（Vāmadevāsana Ⅰ & Ⅱ）（图 465 和图 466）；瑜伽拐杖式（Yogadaṇḍāsana）（图 456）；根茎式（Kandāsana）（图 470）。

脐带疝气

头倒立体式系统（Śīrṣāsana Kcycle）（图 184~218）；肩倒立体式系统（Sarvāngāsana cycle）（图 234~271）；束角式（Baddha Koṇāsana）（图 103）；束角坐式（Upaviṣṭha Koṇāsana）（图 151）；背部伸展式（Paschimottānāsana）（图 160）；脸朝上伸展第一式和第二式（Ūrdhva Mukha Paschimottānāsana Ⅰ &Ⅱ）（图 168 和图 170）；拉弓式（Ākarṇa Dhanurāsana）（图 173 和图 175）；卧手抓脚趾腿伸展式（Supta Pādānguṣṭhāsana）（图 284~287）；内女式（Mahā Mudrā）（图 125）；下犬式（Adho Mukha Śvānāsana）（图 75）；手抓脚趾站立伸展式（Pādānguṣṭhāsana）（图 43）；手碰脚前曲伸展式（Pādahastāsana）（图 45）；加强脊柱伸展式（Uttānāsana）（图 48）；轮式第二式（Ūrdhva Dhanurāsana Ⅱ）（图 486）；双脚内收直棍式（Dwipāda Viparīta Daṇḍāsana）（图 516）；龟式（Kūrmāsana）（图 363 和图 364）和卧龟式（Supta Kūrmāsana）（图 368）；单腿绕头式体式系统（Ekapāda Śīrṣāsana cycle）（图 371~384）；瑜伽睡眠式（Yoganidrāsana）（图 391）；双腿绕头合十式（Dwipāda Śīrṣāsana）（图 393）；完全船式（Paripūrṇa Nāvāsana）（图 78）；半船式（Ardha Nāvāsana）（图 79）；收腹收束法（Uḍḍīyāna）。

腹股沟疝气

头倒立体式系统（Śīrṣāsana cycle）（图 184~218）；肩倒立体式系统（Sarvāngāsana cycle）（图 234~271）；直立手抓脚伸展式（Ubhaya Pādānguṣṭhāsana）（图 167）；脸朝上伸展第一式和第二式（Ūrdhva Mukha Paschimottānāsana Ⅰ & Ⅱ）（图 168 和图 170）；鸳鸯式（Krounchāsana）（图 141）；拉弓式（Ākarṇa Dhanurāsana）（图 173 和图 175）；卧手抓脚趾腿伸展式（Supta Pādānguṣṭhāsana）（图 284~287）；束角坐式（Upaviṣṭha Koṇāsana）（图 151）；束角式（Baddha Koṇāsana）（图 102）；神猴哈努曼式（Hanumānāsana）（图 475）；直角式（Samakoṇāsana）（图 477）；卧毗湿奴式（Supta Trivikramāsana）（图 478）；瑜伽拐杖式（Yogadaṇḍāsana）（图 456）；双脚并拢根式（Mūlabandhāsana）（图 462）；瑜伽睡眠式（Yoganidrāsana）（图 391）；收腹收束法（Uḍḍīyāna）（201 部分）。

建议躺着休息时，练习束角式（Baddha Koṇāsana）（图 101）。完成体式练习后，不要马上站起或移动。在上述体式完成后以挺尸式（Śavāsana）（图 592）结束。

驼背

所有站立体式（图 1~36）；四肢支撑式（Chaturanga Daṇḍāsana）（图 67）；蝗虫式（Śalabhāsana）（图 60）；蝗虫式变体鳄鱼式（Makarāsana）（图 62）；弓式（Dhanurāsana）（图 63）；骆驼式（Uṣṭrāsana）（图 41）；手抓脚趾站立伸展式（Pādānguṣṭhāsana）（图 43）；手碰脚前曲伸展式（Pādahastāsana）（图 45）；加强脊柱伸展式（Uttānāsana）（图 47）；眼镜蛇第一式（Bhujangāsana Ⅰ）（图 73）；上犬式（Ūrdhva Mukha Śvānāsana）（图 74）；下犬式（Adho Mukha Śvānāsana）（图 75）；内女式（Mahā Mudrā）（图 125）；头碰膝前曲伸展坐式（Jānu Śīrṣāsana）（图 127）；束角坐式（Upaviṣṭha Koṇāsana）（图 151）；牛面式（Gomukhāsana）（图 80）；坐山式（Parvatāsana）（图 107）；巴拉瓦伽第一式和第二式（Bharadvājāsana Ⅰ & Ⅱ）（图 297 和图 299）；圣哲玛里琪第一式、第二式、第三式和第四式（Marīchyāsana Ⅰ、Ⅱ、Ⅲ & Ⅳ）（图 144、图 146、图 303 和图 305）；控制莲花式（Baddha Padmāsana）（图 118）；榻式（Paryankāsana）（图 97）；半鱼王第一式和第二式（Ardha Matsyendrāsana Ⅰ & Ⅱ）（图 311 和图 330）；卧扭转放松式（Jaṭhara Parivartanāsana）（图 275）；卧手抓脚趾腿伸展式（Supta Pādānguṣṭhāsana）（图 285~287）；轮式第二式（Ūrdhva Dhanurāsana Ⅱ）（图 486）；孔雀起舞式（Pincha Mayurāsana）（图 357）；手倒立式（Adho Mukha Vṛkṣāsana）（图 359）；双脚内收直棍式（Dwipāda Viparīta Daṇḍāsana）（图 516）。

阴囊积水

头倒立体式系统（Śīrṣāsana cycle）（图 184~218）；肩倒立体式系统（Sarvāngāsana cycle）（图 234~271）；莲花式体式系统（Padmāsana cycle）（图 104~124）；手倒立式（Adho Mukha Vṛkṣāsana）（图 359）；孔雀起舞式（Pincha Mayūrāsana）（图 357）；下犬式（Adho Mukha Śvānāsana）（图 75）；卧扭转放松式（Jaṭhara Parivartanāsana）（图 275）；卧手抓脚趾腿伸展式（Supta Pādānguṣṭhāsana）（图 285~287）；束角式（Baddha Koṇāsana）（图 101）；束角坐式（Upaviṣṭha Koṇāsana）（图 151）；背部伸展式（Paschimottānāsana）（图 160）；瑜伽睡眠式（Yoganidrāsana）（图 391）；瑜伽拐杖式（Yogadaṇḍāsana）（图 456）；双脚并拢根式（Mūlabandhāsana）（图 462）；圣哲涡摩提婆第一式和第二式（Vāmadevāsana Ⅰ & Ⅱ）（图 465 和图 466）；根茎式（Kandāsana）（图 470）；神猴哈努曼式（Hanumānāsana）（图 475）；直角式（Samakoṇāsana）（图 477）；收腹收束法（Uḍḍīyāna）（201 部分）和瑙利（Nauli）（202 部分）。

性无能

头倒立体式系统（Śīrṣāsana cycle）（图 184~218）；肩倒立体式系统（Sarvāngāsana cycle）（图 234~271）；背部伸展式（Paschimottānāsana）（图 160）；加强脊柱伸展式（Uttānāsana）（图 48）；内女式（Mahā Mudrā）（图 125）；束角式（Baddha Koṇāsana）（图 101）；半鱼王第一式（Ardha Matsyendrāsana Ⅰ）（图 311）；套索扭转式（Pāśāsana）（图 328）；双脚并拢根式（Mūlabandhāsana）（图 462）；根茎式（Kandāsana）（图 470）；神猴哈努曼式（Hanumānāsana）（图 475）；瑜伽睡眠式（Yoganidrāsana）（图 391）；轮式第二式（Ūrdhva Dhanurāsana Ⅱ）（图 486）；双脚内收直棍式（Dwipāda Viparīta Daṇḍāsana）（图 516）；收腹收束法（Uḍḍīyāna）；经络清洁呼吸控制法（Nāḍī Śodhana Prāṇāyāma）（205 部分）并配合吸气后屏息。

消化不良

所有站立体式（图 4~48）；头倒立体式系统（Śīrṣāsana cycle）（图 184~218）；肩倒立体式系统

（Sarvāngāsana cycle）（图 234~271）；卧扭转放松式（Jaṭhara Parivartanāsana）（图 275）；上伸腿式（Ūrdhva Prasārita Pādāsana）（图 276~279）；完全船式（Paripūrṇa Nāvāsana）（图 78）；半船式（Ardha Nāvāsana）（图 79）；内女式（Mahā Mudrā）（图 125）；蝗虫式（Śalabhāsana）（图 60）；弓式（Dhanurāsana）（图 63）；背部伸展式（Paschimottānāsana）（图 160）；瑜伽睡眠式（Yoganidrāsana）（图 391）；圣哲玛里琪第三式（Marīchyāsana Ⅲ）（图 303）；半鱼王第一式（Ardha Matsyendrāsana Ⅰ）（图 311）；套索扭转式（Pāśāsana）（图 328）；完全鱼王式（Paripūrṇa Matsyendrāsana）（图 336）；卧英雄式（Supta Vīrāsana）（图 96）；收腹收束法（Uḍḍīyāna）（201 部分）和瑙利（Nauli）（202 部分）；风箱式呼吸控制法（Bhastrikā Prāṇāyāma）（206 部分）；经络清洁呼吸控制法（Nāḍī Śodhana Prāṇāyāma）（205 部分）并配合吸气后屏息。

失眠

头倒立体式系统（Śīrṣāsana cycle）（图 184~218）；肩倒立体式系统（Sarvāngāsana cycle）（图 234~271）；背部伸展式（Paschimottānāsana）（图 160）；加强脊柱伸展式（Uttānāsana）（图 48）；风箱式呼吸控制法（Bhastrikā），经络清洁呼吸控制法（Nāḍī Śodhana Prāṇāyāma）（205 部分）以及太阳呼吸控制法（Sūrya Bhedana Prāṇāyāma），不要屏息。六头战神式（Ṣanmukhī Mudrā）（图 106）；以挺尸式（Śavāsana）（图 592）结束。

肾脏

头倒立体式系统（Śīrṣāsana cycle）（图 184~218）；肩倒立体式系统（Sarvāngāsana cycle）（图 234~271）；所有站立体式（图 4~48）；上犬式（Ūrdhva Mukha Śvānāsana）（图 74）；下犬式（Adho Mukha Śvānāsana）（图 75）；蝗虫式（Śalabhāsana）（图 60）；弓式（Dhanurāsana）（图 63）；头碰膝前曲伸展坐式（Jānu Śīrṣāsana）（图 127）；头碰膝扭转式（Parivṛtta Jānu Śīrṣāsana）（图 132）；背部伸展式（Paschimottānāsana）（图 160）；坐立前曲扭转式（Parivṛtta Paschimottānāsana）（图 165）；束角式（Baddha Koṇāsana）（图 103）；束角坐式（Upaviṣṭha Koṇāsana）（图 151）；卧扭转放松式（Jaṭhara Parivartanāsana）（图 275）；半船式（Ardha Nāvāsana）（图 79）；圣哲玛里琪第三式（Marīchyāsana Ⅲ）（图 303）；半鱼王第一式、第二式和第三式（Ardha Matsyendrāsana Ⅰ、Ⅱ & Ⅲ）（图 311、图 330 和图 332）；套索扭转式（Pāśāsana）（图 328）；完全鱼王式（Paripūrṇa Matsyendrāsana）（图 336）；眼镜蛇第一式和第二式（Bhujangāsana Ⅰ & Ⅱ）（图 73 和图 550）；双脚并拢根式（Mūlabandhāsana）（图 462）；根茎式（Kandāsana）（图 470）；神猴哈努曼式（Hanumānāsana）（图 475）；瑜伽睡眠式（Yoganidrāsana）（图 391）；轮式第二式（Ūrdhva Dhanurāsana Ⅱ）（图 486 和图 487）；双脚内收直棍式（Dwipāda Viparīta Daṇḍāsana）（图 516）；环式（Maṇḍalāsana）（图 525~535）；鸽子式（Kapotāsana）（图 512）；鸽王式（Rājakapotāsana）（图 551）；蝎子第一式或第二式（Vṛśchikāsana Ⅰ or Ⅱ）（图 537 或 538）；双脚碰头弓式（Pādānguṣṭha Dhanurāsana）（图 555）；脚到头式（Śīrṣa Pādāsana）（图 570）；脸颊敬畏式（Gaṇḍa Bheruṇḍāsana）（图 580 和图 581）；反转蝗虫式（Viparīta Śalabhāsana）（图 584）；手抓脚腕轮式（Tirieng Mukhottānāsana）（图 586）；舞王式（Natarājāsana）（图 590）；收腹收束法（Uḍḍīyāna）（201 部分）和经络清洁呼吸控制法（Nāḍī Śodhana Prāṇāyāma）（205 部分）。

膝盖

所有站立体式（图 1~48）；头碰膝前曲伸展坐式（Jānu Śīrṣāsana）（图 127）；头碰膝扭转

式（Parivṛtta Jānu Śīrṣāsana）（图 132）；半莲花加强背部前曲伸展坐式（Ardha Baddha Padma Paschimottānāsana）（图 135）；半英雄前曲伸展坐式（Triang Mukhaikapāda Paschimottānāsana）（图 139）；鸳鸯式（Krounchāsana）（图 141）；圣哲玛里琪第一式、第二式、第三式和第四式（Marīchyāsana Ⅰ、Ⅱ、Ⅲ & Ⅳ）（图 144、图 146、图 303 和图 305）；拉弓式（Ākarṇa Dhanurāsana）（图 173 和图 175）；莲花式体式系统（Padmāsana cycle）（图 104~124）；英雄式（Vīrāsana）（图 86）；卧英雄式（Supta Vīrāsana）（图 96）；榻式（Paryankāsana）（图 97）；牛面式（Gomukhāsana）（图 80）；至善式（Siddhāsana）（图 84）；束角式（Baddha Konāsana）（图 101）；巴拉瓦伽第一式和第二式（Bharadvājāsana Ⅰ & Ⅱ）（图 297 和图 299）；半鱼王第一式（Ardha Matsyendrāsana Ⅰ）（图 311）；花环第一式和第二式（Mālāsana Ⅰ & Ⅱ）（图 321 和图 322）；套索扭转式（Pāśāsana）（图 328）；龟式（Kūrmāsana）（图 363 和图 364）和卧龟式（Supta Kūrmāsana）（图 368）；瑜伽睡眠式（Yoganidrāsana）（图 391）；瑜伽拐杖式（Yogadaṇḍāsana）（图 456）；蛙式（Bhekāsana）（图 100）；卧蛙式（Supta Bhekāsana）（图 458）；双脚并拢根式（Mūlabandhāsana）（图 462）；圣哲涡摩提婆第一式和第二式（Vāmadevāsana Ⅰ & Ⅱ）（图 465 和图 466）；根茎式（Kandāsana）（图 470）；神猴哈努曼式（Hanumānāsana）（图 475）；圣哲格拉达第一式和第二式（Gheraṇḍāsana Ⅰ & Ⅱ）（图 561 和图 564）。

分娩痛

英雄式（Vīrāsana）（图 86）；束角式（Baddha Koṇāsana）（图 101 和图 103）；练习束角坐式（Upaviṣṭha Koṇāsana）（图 148），可以抓住也可以不抓着脚趾；乌加依呼吸控制法（Ujjāyī Prāṇāyāma）（203 部分）并配合吸气后屏息，经络清洁呼吸控制法（Nāḍī Śodhana Prāṇāyāma）（205 部分）不要屏息；以挺尸式（Śavāsana）（图 592）结束。

腿

所有站立体式（图 1~58）；蝗虫式（Śalabhāsana）（图 60）；弓式（Dhanurāsana）（图 63）；眼镜蛇第一式和第二式（Bhujangāsana Ⅰ & Ⅱ）（图 73 和图 550）；四肢支撑式（Chaturanga Daṇḍāsana）（图 67）；上犬式（Ūrdhva Mukha Śvānāsana）（图 74）；下犬式（Adho Mukha Śvānāsana（图 75）；完全船式（Paripūrṇa Nāvāsana）（图 78）；半船式（Ardha Nāvāsana）（图 79）；背部伸展式（Paschimottānāsana）（图 160）；脸朝上伸展第一式和第二式（Ūrdhva Mukha Paschimottānāsana Ⅰ & Ⅱ）（图 168 和图 170）；拉弓式（Ākarṇa Dhanurāsana）（图 173 和图 175）；束角坐式（Upaviṣṭha Koṇāsana）（图 151）；卧扭转放松式（Jaṭhara Parivartanāsana）（图 275）；卧手抓脚趾腿伸展式（Supta Pādānguṣṭhāsana）（图 285~287）；鸳鸯式（Krounchāsana）（图 141）；头倒立第一式（Sālamba Śīrṣāsana Ⅰ）（图 184）；肩倒立第一式（Sālamba Sarvāngāsana Ⅰ）（图 234）；犁式（Halāsana）（图 244）；孔雀起舞式（Pincha Mayūrāsana）（图 357）；手倒立式（Adho Mukha Vṛkṣāsana）（图 359）；毗湿奴式（Anantāsana）（图 290）；单腿绕头式体式系统（Ekapāda Śīrṣāsana cycle）（图 371~384）；侧板式（Vasiṣṭhāsana）（图 398）；毗奢蜜多罗式（Viśvāmitrāsana）（图 403）；神猴哈努曼式（Hanumānāsana）（图 475）；直角式（Samakoṇāsana）（图 477）；卧毗湿奴式（Supta Trivikramāsana）（图 478）。

肝、脾、胰腺和肠

按照手臂和肾脏条目下的体式进行练习。

腰痛

所有站立体式（图 4~48）；蝗虫式（Śalabhāsana）（图 60）；弓式（Dhanurāsana）（图 63）；眼镜蛇第一式（Bhujangāsana Ⅰ）（图 73）；后仰支架式（Pūrvottānāsana）（图 171）；花环第一式和第二式（Mālāsana Ⅰ & Ⅱ）（图 321 和图 322）；巴拉瓦伽第一式和第二式（Bharadvājāsana Ⅰ &Ⅱ）（图 297 和图 299）；圣哲玛里琪第三式（Marīchyāsana Ⅲ）（图 303）；半鱼王第一式（Ardha Matsyendrāsana Ⅰ）（图 311）；套索扭转式（Pāśāsana）（图 328）；脸朝上背部伸展第二式（Ūrdhva Mukha Paschimottānāsana Ⅱ）（图 170）；卧扭转放松式（Jaṭhara Parivartanāsana）（图 275）；坐山式（Parvatāsana）（图 107）；头倒立体式系统（Śīrṣāsana cycle）（图 184~218）；肩倒立体式系统（Sarvāngāsana cycle）（图 234~271）；轮式第二式（Ūrdhva Dhanurāsana Ⅱ）（图 486 和图 487）；反转轮式（Viparīta Chakrāsana in Ūrdhva Dhanurāsana）（图 488~499）；双脚内收直棍式（Dwipāda Viparīta Daṇḍāsana）（图 516）；环式（Maṇḍalāsana）（图 525~535）。

肺

头倒立体式系统（Śīrṣāsana cycle）（图 184~218）；肩倒立体式系统（Sarvāngāsana cycle）（图 234~271）；莲花式体式系统（Padmāsana cycle）（图 104~124）；英雄式（Vīrāsana）（图 89）；卧英雄式（Supta Vīrāsana）（图 96）；榻式（Paryankāsana）（图 97）；所有站立体式（图 4~36）；轮式第二式（Ūrdhva Dhanurāsana Ⅱ）（图 486）；双脚内收直棍式（Dwipāda Viparīta Daṇḍāsana）（图 516）；练习所有的呼吸控制体式并配合吸气后屏息。

月经不调

头倒立体式系统（Śīrṣāsana cycle）（图 184~218）；肩倒立体式系统（Sarvāngāsana cycle）（图 234~271）；背部伸展式（Paschimottānāsana）（图 160）；加强脊柱伸展式（Uttānāsana）（图 48）；下犬式（Adho Mukha Śvānāsana）（图 75）；控制莲花式（Baddha Padmāsana）（图 118）；瑜伽身印（Yoga Mudrāsana）（图 120）；坐山式（Parvatāsana）（图 107）；鱼式（Matsyāsana）（图 113）；龟式（Kūrmāsana）（图 363 和图 364）和卧龟式（Supta Kūrmāsana）（图 368）；英雄式（Vīrāsana）（图 89）；卧英雄式（Supta Vīrāsana）（图 96）；榻式（Paryankāsana）（图 97）；束角式（Baddha Koṇāsana）（图 102）；束角坐式（Upaviṣṭha koṇāsana）（图 151）；脸朝上伸展第一式和第二式（Ūrdhva Mukha Paschimottānāsana Ⅰ & Ⅱ）（图 168 和图 170）；瑜伽睡眠式（Yoganidrāsana）（图 391）；圣哲玛里琪第三式（Marīchyāsana Ⅲ）（图 303）；半鱼王第一式（Ardha Matsyendrāsana）（图 311）；套索扭转式（Pāśāsana）（图 328）；轮式第二式（Ūrdhva Dhanurāsana Ⅱ）（图 486）；双脚内收直棍式（Dwipāda Viparīta Daṇḍāsana）（图 516）；挺尸式（Śavāsana）（图 592）；练习经络清洁呼吸控制法（Nāḍī Śodhana Prāṇāyāma）（205 部分）以及收腹收束法（Uḍḍīyāna）（201 部分），并配合吸气后屏息。

偏头痛

头倒立第一式（Sālamba Śīrṣāsana Ⅰ）（图 184）；如果可能的话，练习头倒立体式系统的其他体式；肩倒立体式以及该系统中任何可完成的体式（图 234~271）；背部伸展式（Paschimottānāsana）（图 160）；加强脊柱伸展式（Uttānāsana）（图 48）；不要屏息，练习经络清洁呼吸控制法（Nāḍī Śodhana Prāṇāyāma）（205 部分）；清凉呼吸控制法（Śītali Prāṇāyāma）；六头战神式（Ṣanmukhī Mudrā）（图 106）；以英雄式（Vīrāsana）（图 86）、至善式（Siddhāsana）（图 84）、束角式（Baddha Koṇāsana）（图 103）或莲花式（Padmāsana）（图 104）；冥想，以挺尸式（Śavāsana）（图 592）结束。

鼻黏膜炎

头倒立体式系统（Śīrṣāsana cycle）（图 184~218）；肩倒立体式系统（Sarvāngāsana cycle）（图 234~271）；背部伸展式（Paschimottānāsana）（图 160）；加强脊柱伸展式（Uttānāsana）（图 48）；下犬式（Adho Mukha Śvānāsana）（图 75）；乌加依呼吸控制法（Ujjāyī）（203 部分）和经络清洁呼吸控制法（Nāḍī Śodhana Prāṇāyāma）（205 部分）。

神经衰弱

头倒立体式系统（Śīrṣāsana cycle）（图 184~218）；肩倒立体式系统（Sarvāngāsana cycle）（图 234~271）；加强脊柱伸展式（Uttānāsana）（图 48）；背部伸展式（Paschimottānāsana）（图 160）；练习经络清洁呼吸控制法（Nāḍī Śodhana Prāṇāyāma）（205 部分），不要屏息；六头战神式（Ṣanmukhī Mudrā）（图 106）；冥想，然后以挺尸式（Śavāsana）（图 592）结束。

肥胖

按照胃酸、消化不良以及肠胃气胀条目中所列出的体式进行练习。

卵巢

按照月经不调条目下的体式进行练习。

心悸

头倒立第一式（Sālamba Śīrṣāsana Ⅰ）（图 184）；肩倒立第一式（Sālamba Sarvāngāsana Ⅰ）（图 234）；犁式（Halāsana）（图 244）；背部伸展式（Paschimottānāsana）（图 160）；加强脊柱伸展式（Uttānāsana）（图 48）；下犬式（Adho Mukha Śvānāsana）（图 75）；双脚内收直棍式（Dwipāda Viparīta Daṇḍāsana）（图 516）；英雄式（Vīrāsana）（图 86）；卧英雄式（Supta Vīrāsana）（图 96）；一开始在练习乌加依呼吸控制法（Ujjāyī）（203 部分）和经络清洁呼吸控制法（Nāḍī Śodhana Prāṇāyāma）（205 部分）时，不要屏息。在练习两三个月后，可以配合 5 秒的屏息，然后逐步增加屏息的时间。最后以挺尸式（Śavāsana）（图 592）结束。

脑灰质炎

所有站立体式（图 1~36）。蝗虫式（Śalabhāsana）（图 60）；弓式（Dhanurāsana）（图 63）以及其他体式。根据我的经验，对于脑灰质炎患者来说，直接的指导至关重要，因此不要按照书本进行练习。这些体式的练习必须根据患者个人状况的需求进行调整。

瘫痪

在这种情况下，也有必要请有经验的导师指导练习。所有站立体式（图 1~36）；手抓脚趾站立伸展式（Pādānguṣṭhāsana）（图 44）；手碰脚前曲伸展式（Pādahastāsana）（图 46）；加强脊柱伸展式（Uttānāsana）（图 48）；蝗虫式（Śalabhāsana）（图 60 和图 61）；蝗虫式变体鳄鱼式（Makarāsana）（图 62）；弓式（Dhanurāsana）（图 63）；眼镜蛇第一式（Bhujangāsana Ⅰ）（图 73）；头倒立第一式（Sālamba Śīrṣāsana Ⅰ）（图 184）；肩倒立第一式（Sālamba Sarvāngāsana Ⅰ）（图 234）；犁式（Halāsana）（图 244）；单腿肩倒立式（Ekapāda Sarvāngāsana）（图 250）；单腿侧着地肩倒立式（Pārśvaikapāda Sarvāngāsana）（图 251）；侧犁式（Pārśva Halāsana）（图 249）；双角犁式（Supta

Koṇāsana)（图 247）；卧手抓脚趾腿伸展式（Supta Pādānguṣṭhāsana）（图 284、285~287）；上伸腿式（Ūrdhva Prasārita Pādāsana）（图 276~279）；挺尸式（Śavāsana）（图 592）；乌加依呼吸控制法（Ujjāyī）（203 部分）和经络清洁呼吸控制法（Nāḍī Śodhana Prāṇāyāma）（205 部分）。

痔疮

头倒立体式系统（Śīrṣāsana cycle）（图 184~218）；肩倒立体式系统（Sarvāngāsana cycle）（图 234~271）；卧扭转放松式（Jaṭhara Parivartanāsana）（图 275）；卧手抓脚趾腿伸展式（Supta Pādānguṣṭhāsana）（图 285~287）；鱼式（Matsyāsana）（图 114）；狮子第二式（Siṃhāsana Ⅱ）（图 110）；蝗虫式（Śalabhāsana）（图 60）；弓式（Dhanurāsana）（图 63）；轮式第二式（Ūrdhva Dhanurāsana Ⅱ）（图 486）；双脚内收直棍式（Dwipāda Viparīta Daṇḍāsana）（图 516）；乌加依呼吸控制法（Ujjāyī）（203 部分）和经络清洁呼吸控制法（Nāḍī Śodhana Prāṇāyāma）（205 部分），并配合屏息练习，然后以挺尸式（Śavāsana）（图 592）结束。

胸膜炎和肺炎

在经过治疗和休息后，患者可以练习瑜伽强健身体，在短时间内恢复正常的生活。

头倒立第一式（Sālamba Śīrṣāsana Ⅰ）（图 184）；肩倒立第一式（Sālamba Sarvāngāsana Ⅰ）（图 234）；犁式（Halāsana）（图 244）；背部伸展式（Paschimottānāsana）（图 160）；加强脊柱伸展式（Uttānāsana）（图 48）；英雄式（Vīrāsana）（图 86）；坐山式（Parvatāsana）（图 107）；鱼式（Matsyāsana）（图 114）；乌加依呼吸控制法（Ujjāyī）（203 部分）和经络清洁呼吸控制法（Nāḍī Śodhana Prāṇāyāma）（部分 205），不要屏息，然后练习冥想，以挺尸式（Śavāsana）（图 592）结束。

前列腺

头倒立体式系统（Śīrṣāsana cycle）（图 184~218）；肩倒立体式系统（Sarvāngāsana cycle）（图 234~271）；卧扭转放松式（Jaṭhara Parivartanāsana）（图 275）；加强脊柱伸展式（Uttānāsana）（图 48）；蝗虫式（Śalabhāsana）（图 60）；弓式（Dhanurāsana）（图 63）；下犬式（Adho Mukha Śvānāsana）（图 75）；完全船式（Paripūrṇa Nāvāsana）（图 78）；半船式（Ardha Nāvāsana）（图 79）；头碰膝前曲伸展坐式（Jānu Śīrṣāsana）（图 127）；英雄式（Vīrāsana）（图 86）；卧英雄式（Supta Vīrāsana）（图 96）；束角式（Baddha Koṇāsana）（图 102）；莲花式体式系统（Padmāsana cycle）（图 104~124）；龟式（Kūrmāsana）（图 363 和图 364）和卧龟式（Supta Kūrmāsana）（图 368）；单腿绕头式体式系统（Ekapāda Śīrṣāsana cycle）（图 371~384）；瑜伽睡眠式（Yoganidrāsana）（图 391）；半鱼王第一式和第二式（Ardha Matsyendrāsana Ⅰ & Ⅱ）（图 311 和图 330）；套索扭转式（Pāśāsana）（图 328）；完全鱼王式（Paripūrṇa Matsyendrāsana）（图 336）；双脚并拢根式（Mūlabandhāsana）（图 462）；根茎式（Kandāsana）（图 470）；神猴哈努曼式（Hanumānāsana）（图 475）；直角式（Samakoṇāsana）（图 477）；轮式第二式（Ūrdhva Dhanurāsana Ⅱ）（图 486）；反转轮式（Viparīta Chakrāsana in Ūrdhva Dhanurāsana）（图 488~499）；双脚内收直棍式（Dwipāda Viparīta Daṇḍāsana）（图 516）；环式（Maṇḍalāsana）（图 525~535）；收腹收束法（Uḍḍīyāna）（201 部分）、经络清洁呼吸控制法（Nāḍī Śodhana Prāṇāyāma）（205 部分）和乌加依呼吸控制法（Ujjāyī Prāṇāyāma）（203 部分），并配合屏息。

风湿痛

按照关节炎和腰痛条目下的体式进行练习。

坐骨神经痛

所有站立体式（图 1~36）；练习头倒立体式以及任何该系统中可以完成的其他体式（图 184~218）；肩倒立体式以及该系统中任何可完成的体式（图 234~271）；卧扭转放松式（Jaṭhara Parivartanāsana）（图 275）；卧手抓脚趾腿伸展式（Supta Pādānguṣṭhāsana）（图 284~287）；毗湿奴式（Anantāsana）（图 290）；拱背伸腿式（Uttāna Pādāsana）（图 292）；桥式（Setubandhāsana）（图 296）；背部伸展式（Paschimottānāsana）（图 160）；蝗虫式（Śalabhāsana）（图 60）；弓式（Dhanurāsana）（图 63）；眼镜蛇第一式（Bhujangāsana Ⅰ）（图 73）；上犬式（Ūrdhva Mukha Śvānāsana）（图 74）；下犬式（Adho Mukha Śvānāsana）（图 75）；脸朝上伸展第一式和第二式（Ūrdhva Mukha Paschimottānāsana Ⅰ & Ⅱ）（图 168 和图 170）；后仰支架式（Pūrvottānāsana）（图 171）；龟式（Kūrmāsana）（图 363 和图 364）；双脚并拢根式（Mūlabandhāsana）（图 462）；巴拉瓦伽第一式和第二式（Bharadvājāsana Ⅰ & Ⅱ）（图 297 和图 299）；圣哲玛里琪第三式（Marīchyāsana Ⅲ）（图 303）；半鱼王第一式（Ardha Matsyendrāsana Ⅰ）（图 311）；花环第一式和第二式（Mālāsana Ⅰ & Ⅱ）（图 321 和图 322）；套索扭转式（Pāśāsana）（图 328）；神猴哈努曼式（Hanumānāsana）（图 475）；卧毗湿奴式（Supta Trivikramāsana）（图 478）；骆驼式（Uṣṭrāsana）（图 41）；双脚内收直棍式（Dwipāda Viparīta Daṇḍāsana）（图 516）。假如可能的话，练习完全鱼王式（Paripūrṇa Matsyendrāsana）（图 336）。

遗精

头倒立体式系统（Śīrṣāsana cycle）（图 184~218）；肩倒立体式系统（Sarvāngāsana cycle）（图 234~271）；背部伸展式（Paschimottānāsana）（图 160）；束角式（Baddha Koṇāsana）（图 103）；双脚并拢根式（Mūlabandhāsana）（图 462）；根茎式（Kandāsana）（图 470）；乌加依呼吸控制法（Ujjāyī）（203 部分）或经络清洁呼吸控制法（Nāḍī Śodhana Prāṇāyāma）（205 部分），不要屏息，练习 2~3 个月，然后再配合屏息练习。

不育

按照遗精条目下的体式进行练习。

腿部血栓

如果可能，练习肩倒立第一式（Sālamba Sarvāngāsana Ⅰ）（图 234）；犁式（Halāsana）（图 244）；英雄式（Vīrāsana）（图 86）；至善式（Siddhāsana）（图 84）；束角式（Baddha Koṇāsana）（图 102）；任何你感到不吃力的坐姿。乌加依呼吸控制法（Ujjāyī）（203 部分）或经络清洁呼吸控制法（Nāḍī Śodhana Prāṇāyāma）（205 部分），然后以挺尸式（Śavāsana）（图 592）结束。

扁桃腺炎

练习头倒立体式以及任何该系统中可以完成的其他体式（图 184~218）；肩倒立体式以及该系统中任何可完成的体式（图 234~271）；英雄式（Vīrāsana）（图 86）；榻式（Paryankāsana）（图 97）；莲花式体式系统（Padmāsana cycle）（图 104~124）；所有站立体式（图 1~36）；骆驼式（Uṣṭrāsana）（图 41）；弓式（Dhanurāsana）（图 63）；上犬式（Ūrdhva Mukha Śvānāsana）（图 74）；圣哲玛里琪第三式（Marīchyāsana Ⅲ）（图 303）；半鱼王第一式（Ardha Matsyendrāsana Ⅰ）（图 311）；套索扭转式（Pāśāsana）（图 328）；完全鱼王式（Paripūrṇa Matsyendrāsana）（图 336）；背部伸展式（Pascimottānāsana）（图 160）；瑜伽睡眠式（Yoganidrāsana）（图 391）；轮式第二式（Ūrdhva

Dhanurāsana Ⅱ)(图 486)；双脚内收直棍式（Dwipāda Viparīta Daṇḍāsana）(图 516)；乌加依呼吸控制法（Ujjāyī）(203 部分）或经络清洁呼吸控制法（Nāḍī Śodhana Prāṇāyāma）(205 部分）；风箱式呼吸控制法（Bhastrikā）(206 部分）和收腹收束法（Uḍḍīyāna）(201 部分)。

肺结核

建议在接受医疗后，在有经验的老师指导下进行练习。

胃部肿瘤

（只在疾病初期阶段练习这些体式。）

练习头倒立体式以及任何该系统中可以完成的其他体式（图 184~218）；肩倒立体式以及该系统中任何可完成的体式（图 234~271）；所有站立体式（图 1~36）；加强脊柱伸展式（Uttānāsana）(图 48)；内女式（Mahā Mudrā）(图 125)；头碰膝前曲伸展坐式（Jānu Śīrṣāsana）(图 127)；卧英雄式（Supta Vīrāsana）(图 96)；鱼式（Matsyāsana）(图 114)；坐山式（Parvatāsana）(图 107)；背部伸展式（Paschimottānāsana）(图 160)；收腹收束法（Uḍḍīyāna）(201 部分)，乌加依呼吸控制法（Ujjāyī）(203 部分）或经络清洁呼吸控制法（Nāḍī Śodhana Prāṇāyāma）(205 部分)。

胃溃疡

按照胃酸、消化不良以及肠胃气胀条目中所列出的体式进行练习。

十二指肠溃疡

头倒立体式系统（Śīrṣāsana cycle）(图 184~218)；肩倒立体式系统（Sarvāngāsana cycle）(图 234~271)；内女式（Mahā Mudrā）(图 125)；头碰膝前曲伸展坐式（Jānu Śīrṣāsana）(图 127)；背部伸展式（Paschimottānāsana）(图 160)；龟式（Kūrmāsana）(图 363 和图 364）和卧龟式（Supta Kūrmāsana）(图 368)；瑜伽睡眠式（Yoganidrāsana）(图 391)；圣哲玛里琪第三式（Marīchyāsana Ⅲ）(图 303)；半鱼王第一式（Ardha Matsyendrāsana Ⅰ）(图 311)；套索扭转式（Pāśāsana）(图 328)；双脚内收直棍式（Dwipāda Viparīta Daṇḍāsana）(图 516)；收腹收束法（Uḍḍīyāna）(201 部分)，乌加依呼吸控制法（Ujjāyī）(203 部分）和经络清洁呼吸控制法（Nāḍī Śodhana Prāṇāyāma）(205 部分)，并配合吸气后屏息。

尿量过少或过多

练习头倒立体式以及任何该系统中可以完成的其他体式（图 184~218）；肩倒立体式以及该系统中任何可完成的体式（图 234~271）；卧英雄式（Supta Vīrāsana）(图 96)；鱼式（Matsyāsana）(图 114)；狮子第二式（Siṃhāsana Ⅱ）(图 110)；内女式（Mahā Mudrā）(图 125)；束角式（Baddha Koṇāsana）(图 101)；收腹收束法（Uḍḍīyāna Bandha）(图 594)；经络清洁呼吸控制法（Nāḍī Śodhana Prāṇāyāma）(205 部分)，并配合完全吸气后屏息和完全呼气在肺部完全排空后屏息。

静脉曲张

头倒立体式系统（Śīrṣāsana cycle）(图 184~218)；肩倒立体式系统（Sarvāngāsana cycle）(图 234~271)；英雄式（Vīrāsana）(图 86)；卧英雄式（Supta Vīrāsana）(图 96)；榻式（Paryankāsana）(图 97)；蛙式（Bhekāsana）(图 100)。

附录三 瑜伽体式及示意图

体式名称	中间体式示意图	最终体式示意图
1．山式 Tāḍāsana	—	1
2．树式 Vṛkṣāsana	—	2
3．三角伸展式 Utthita Trikoṇāsana	3	4 和 5
4．三角扭转伸展式 Parivṛtta Trikoṇāsana	—	6 和 7
5．侧角伸展式 Utthita Pārśvakoṇāsana	—	8 和 9
6．侧角扭转伸展式 Parivṛtta Pārśvakoṇāsana	—	10 和 11
7．战士第一式 Vīrabhadrāsana I	12 和 13	14
8．战士第二式 Vīrabhadrāsana II	—	15
9．战士第三式 Vīrabhadrāsana III	16	17
10．半月式 Ardha Chandrāsana	18	19
11．单腿站立伸展式 Utthita Hasta Pādānguṣṭhāsana	20 和 22	23
12．加强侧伸展式 Pārśvōttānāsana	24 和 25	26、27 和 28
13．双角第一式 Prasārita Pādottānāsana I	29~32	33 和 34
14．双角第二式 Prasārita Pādottānāsana II	—	35 和 36
15．门闩式 Parighāsana	37 和 38	39
16．骆驼式 Uṣṭrāsana	40	41
17．幻椅式 Utkaṭāsana	—	42
18．手抓脚趾站立伸展式 Pādānguṣṭhāsana	43	44
19．手碰脚前曲伸展式 Pāda Hastāsana	45	46
20．加强脊柱前曲伸展式 Uttānāsana	47	48
21．单腿脊柱前曲伸展式 Ūrdhva Prasārita Ekapādāsana	—	49
22．半莲花加强前曲伸展式 Ardha Baddha Padmottānāsana	50 和 51	52、53、54 和 55
23．鸟王式 Garuḍāsana	—	56
24．马面式 Vātāyanāsana	57	58 和 59
25．蝗虫式 Śalabhāsana	61	60
26．蝗虫式变体 Makarāsana	—	62
27．弓式 Dhanurāsana	—	63
28．侧弓式 Pārśva Dhanurāsana	—	64 和 65
29．四肢支撑式 Chaturaga Daṇḍāsana	66	67
30．鳄鱼式 Nakrāsana	—	68 和 71
31．眼镜蛇第一式 Bhujagāsana I	72	73
32．上犬式 Ūrdhva Mukha Śvānāsana	—	74
33．下犬式 Adho Mukha Śvānāsana	—	75 和 76
34．手杖式 Daṇḍāsana	—	77
35．完全船式 Paripūrṇa Nāvāsana	—	78
36．半船式 Ardha Nāvāsana	—	79

73. 拉弓式 Ākarṇa Dhanurāsana	172 和 174	173 和 175
74. 头倒立第一式 Sālamba Śīrṣāsana I	176~183 和 186~189、191	184、185 和 190
75. 头倒立双腿 90 度 Ūrdhva Daṇḍāsana	—	188
76. 头倒立第二式 Sālamba Śīrṣāsana II	—	192
77. 头倒立第三式 Sālamba Śīrṣāsana III	193、196 和 197	194 和 195
78. 束手头倒立式 Baddha Hasta Śīrṣāsana	—	198
79. 无手支撑头倒立式 Mukta Hasta Śīrṣāsana	199	200 和 201
80. 扭转侧倒立式 Pārśva Śīrṣāsana	—	202 和 203
81. 扭转倒立式 Parivṛttaikapāda Śīrṣāsana	204	205、206 和 207
82. 单腿倒立式 Eka Pāda Śīrṣāsana	—	208 和 209
83. 侧单腿倒立式 Pārśvaika Pāda Śīrṣāsana	—	210
84. 上莲花倒立式 Ūrdhva Padmāsana in Śīrṣāsana	—	211 和 212
85. 侧上莲花倒立式 Pārśva Ūrdhva Padmāsana in Śīrṣāsana	—	213~216
86. 胎儿倒立式 Pinḍāsana in Śīrṣāsana	217	218
87. 肩倒立第一式 Sālamba Sarvāṅgāsana I	219~222 和 226~235	223 和 224 225 和 234
88. 肩倒立第二式 Sālamba Sarvāṅgāsana II	—	235
89. 无支撑肩倒立第一式 Nirālamba Sarvāṅgāsana I	—	236
90. 无支撑肩倒立第二式 Nirālamba Sarvāṅgāsana II	—	237
91. 犁式 Halāsana	238~243	244
92. 膝碰耳犁式 Karṇapīḍāsana	245	246
93. 双角犁式 Supta Koṇāsana	—	247 和 248
94. 侧犁式 Pārśva Halāsana	—	249
95. 单腿肩倒立式 Eka Pāda Sarvāṅgāsana	—	250
96. 单腿侧着地肩倒立式 Pārśvaika Pāda Sarvāṅgāsana	—	251
97. 侧扭转肩倒立式 Pārśva Sarvāṅgāsana	252 和 253	254 和 255
98. 桥式肩倒立 Setu Bandha Sarvāṅgāsana （也称做 Uttāna Mayūrāsana）	256~258	259
99. 单腿桥式肩倒立 Eka Pāda Setu Bandha Sarvāṅgāsana （也称做 Eka Pāda Uttāna Mayūrāsana）	—	260
100. 上莲花肩倒立式 Ūrdhva Padmāsana in Sarvāṅgāsana	—	261
101. 侧上莲花肩倒立式 Pārśva Ūrdhva Padmāsana in Sarvāṅgāsana	—	262 和 265
102. 加强莲花孔雀式 Uttāna Padma Mayūrāsana	266	267
103. 胎儿肩倒立式 Pinḍāsana in Sarvāṅgāsana	268	269
104. 侧胎儿肩倒立式 Pārśva Pinḍāsana in Sarvāṅgāsana	—	270 和 271
105. 卧扭转放松式 Jaṭhara Parivartanāsana	272 和 273	274 和 275
106. 上伸腿式 Ūrdhva Prasārita Pādāsana	—	276~279

145．威宛恰第二式 Viranchyāsana II	—	388
146．瑜伽睡眠式 Yoganidrāsana	389 和 390	391
147．双腿绕头合十式 Dwi Pāda Śīrṣāsana	392	393 和 394
148．双臂反抱腿式 Ṭiṭṭibhāsana	—	395
149．侧板式 Vasiṣṭhāsana	396 和 397	398
150．卡西雅伯式 Kaśyapāsana	—	399 和 400
151．毗奢蜜多罗式 Viśvāmitrāsana	401 和 402	403
152．起重机式 Bakāsana	404 和 405	406 和 410
153．侧起重机式 Pārśva Bakāsana	411	412
154．上公鸡式 Ūrdhva Kukkuṭāsana	413~416	417~419
155．侧公鸡式 Pārśva Kukkuṭāsana	420~423	424 和 424a
	—	425 和 425a
156．格拉威亚式 Gālavāsana	426	427 和 428
157．单腿格拉威亚式 Eka Pāda Gālavāsana	429、430 和 432	431 和 433
158．八字扭转式 Dwi Pāda Kouṇḍinyāsana	434~437	438
159．单腿圣哲康迪亚第一式 Eka pāda Kouṇḍinyāsana I	439 和 440	441
160．单腿圣哲康迪亚第二式 Eka Pāda Kouṇḍinyāsana II	444	442 和 443
161．单腿起重机第一式 Eka Pāda Bakāsana I	445	446 和 447
162．单腿起重机第二式 Eka Pāda Bakāsana II	448~450	451 和 452
163．瑜伽拐杖式 Yogadaṇḍāsana	453~455	456
164．卧蛙式 Supta Bhekāsana	457	458
165．双脚并拢根式 Mūlabandhāsana	459~461	462 和 463
166．圣哲涡摩提婆第一式 Vāmadevāsana I	464	465
167．圣哲涡摩提婆第二式 Vāmadevāsana II	—	466
168．根茎式 Kandāsana	467~469	470~471b
169．神猴哈努曼式 Hanumānāsana	472~474	475~476a
170．直角式 Samakoṇāsana	—	477
171．卧毗湿奴式 Supta Trivikramāsana	—	478
172．轮式第一式 Ūrdhva Dhanurāsana I	479~481	482
172a．轮式第二式 Ūrdhva Dhanurāsana II	483~485	486 和 487
173．反转轮式 Viparīta Chakrāsana in Ū. Dh.	—	488~499
174．单腿轮式 Eka Pāda Ūrdhva Dhanurāsana	500	501 和 502
175．鸽子式 Kapotāsana	503~506	507 和 512
	508~511	
176．小雷电式 Laghuvajrāsana	—	513
177．双脚内收直棍式 Dwi Pāda Viparīta Daṇḍāsana	514 和 515	516
	517~520	
178．单脚内收直棍第一式 Eka Pāda Viparīta Daṇḍāsana I	—	521

179. 单脚内收直棍第二式 Eka Pāda Viparīta Daṇḍāsana II	522	523
180. 飞轮式 Chakra Bandhāsana	—	524
181. 环式 Maṇḍalāsana	—	525~535
182. 蝎子第一式 Vṛśchikāsana I	—	536 和 537
183. 蝎子第二式 Vṛśchikāsana II	—	538
184. 单腿鸽王第一式 Eka Pāda Rājakapotāsana I	539~541	542
185. 瓦拉克利亚式 Vālakhilyāsana	543	544
186. 单腿鸽王第二式 Eka Pāda Rājakapotāsana II	—	545
187. 单腿鸽王第三式 Eka Pāda Rājakapotāsana III	—	546
188. 单腿鸽王第四式 Eka Pāda Rājakapotāsana IV	—	547
189. 眼镜蛇第二式 Bhujagāsana II	548 和 549	550
190. 鸽王式 Rājakapotāsana	552	551
191. 双脚碰头弓式 Pādāguṣṭha Dhanurāsana	553 和 554、556 和 557	555
192. 圣哲格拉达第一式 Gheraṇḍāsana I	558~560	561~563
193. 圣哲格拉达第二式 Gheraṇḍāsana II	—	564~566
194. 山鹑式 Kapijalāsana	—	567
195. 脚到头式 Śīrṣa Pādāsana	568 和 569	570
196. 脸颊敬畏式 Gaṇḍa Bheruṇḍāsana	571~579、582 和 583	580 和 581
197. 反转蝗虫式 Viparīta Śalabhāsana	—	584
198. 手抓脚腕轮式 Tirieng Mukhottānāsana	585	586
199. 舞王式 Naṭarājāsana	587~589	590、591 和 591a
200. 挺尸式 Śavāsana（或 Mṛtāsana）	—	592
201. 收腹收束法 Uḍḍīyāna Bandha	—	593 和 594
202. 瑙利 Nauli	—	595 和 596

呼吸控制

203. 乌加依呼吸控制法 Ujjāyī	—	597
204. 太阳呼吸控制法 Sūrya Bhedana	598	599
——外屏息 Bāhya Kumbhaka	—	600
205. 经络清洁呼吸控制法 Nāḍī Śodhana	—	—
206. 风箱式呼吸控制法 Bhastrikā	—	—
207. 圣光呼吸控制法 Kapālabhāti	—	—
208. 蜂式呼吸控制法 Bhrāmarī	—	—
209. 卷舌清凉呼吸控制法 Śitalī	—	601
210. 嘶式清凉呼吸控制法 Śitakārī	—	—
211. 统一呼吸控制法 Sama Vṛtti	—	—

附录四　词　汇

A	否定冠词，意思是“不”。
Abhaya	无畏惧。
Abhiniveśa	出于本能对生的渴望，害怕死亡会使人失去生的一切。
Abhyāsa	坚持不懈地学习或练习。
Adhaḥ	下，下面。
Ādhāra	支持。
Adhimātra	出众的。
Adhimātratama	至高无上者。
Adho-mukha	脸朝下。
Ādīśvara	原始真神，湿婆的称号。
Aditi	阿底提，即阿底提亚众神（Ādityas）的母亲。
Āditya	阿底提亚，阿底提（Aditi）或神的儿子。
Advaita	不二论，这一理论认为个体灵魂与宇宙圣灵是完全统一的。
Āgama	由一个被认可的权威提供的证词和证据，而其来源已被检验或证实为可信的。
Ahaṁkāra	自我或自我中心；字面意思为“我”这一概念的制造者，一种确实知道“我知”的状态。
Ahiṁsā	非暴力。这不只意味着消极地“不杀生或非暴力”，而且也含有积极地“热爱所有生物”的意思。
Ajapa–mantra	无意识复诵的祈祷文。所有生物在每次吸气时都无意识地复诵“So’ham”（Sah= 他，至上超灵，aham= 是我），而呼气时都无意识地复诵“Haṁsaḥ”（aham= 我是，Saḥ= 他，至上超灵）。
Ājñā–chakra	眉心轮，位于两眉之间的神经丛。
Ākarṇa	贴近耳朵，或朝向耳朵。
Akrodha	不愤怒。
Alabdha-bhūmikatva	无法坚持或持续练习，感到不能看到实相。
Ālamba	支持。
Ālasya	闲散、懒惰和冷漠。
Amanaska	思想静止、欲念消失的精神状态。
Amṛta	不朽的甘露。
Anāhata-chakra	心轮，位于心脏区域的神经丛。
Ananta	无限；“阿南塔”，毗湿奴的名字，也是毗湿奴的坐骑毒蛇舍沙（Śeṣa）的名字。
Ananta-padmanābha	毗湿奴的名字。
Anavasthitattva	自认为已经达到了最高境界入定（Samādhi），而不再需要继续练习。
Aṅga	身体；四肢或身体的一部分；一个组成部分。
Aṅgamejayatva	不稳定或身体的抖动。
Aṅgula	手指；拇指。

Aṅguṣṭha	大脚趾。
Añjanā	安迦娜，神猴哈努曼母亲的名字。
Antara	在……之内，内部。
Antara Kumbhaka	内屏息，完全吸气后屏息。
Antaranga Sādhanā	个体灵魂通过呼吸控制（Prāṇāyāma）和制感（pratyāharā）向内探寻；借此，精神得到了控制，感官也不再受缚于物欲的对象。
Antarātmā	居于人类内心的至上圣灵。
Antarātma Sādhanā	个体灵魂通过专注（Dhāraṇā）、冥想（Dhyāna）和入定（Samādhi）向内心最深处探寻。
Anuloma	顺着头发，顺着天性；自然的顺序。
Anumāna	推论。
Apāna	“阿帕那”息风，在下腹部运行。控制小便和大便的息风。
Aparigraha	不贪婪，不沉溺于收藏或囤积。
Apuṇya	恶行或缺点。
Ardha	半。
Arjuna	阿朱那，班度族（Pāṇḍava）的一位王子，一位强健的弓箭手，史诗《摩诃婆罗多》中的英雄。
Āsana	体式，瑜伽的第三个阶段。
Asmitā	自我中心。
Aṣṭa	八。
Aṣṭāga Yoga	帕坦伽利所述的瑜伽八分支。
Aṣṭāvakra	一位肢体八处畸形的圣哲的名字，尽管天生残疾，但却成为了米提拉（Mithilā）城的阇那迦（Janaka）国王的灵性导师。
Asteya	不偷盗。
Aśva	马。
Aśvinī-mudrā	一种收缩肛门括约肌的契合法。直译为“马式契合法”，这个叫法主要是由于这个动作会让人想起马的排泄。
Ātmā 或 Ātman	真我，梵。
Ātma Ṣaṭkam	由商羯罗师（Śankarāchārya）撰写的描述精神入定（Samādhi）状态的一组作品，包括六个篇章。
Ātmīyatā	感同身受，如同一个母亲对她的孩子的感受。
Auṁ	如同拉丁词汇“Omne”一样，梵音“Aum”的意思是“全部”，传达了“全知”、“遍在”和“万能”的意思。
Avasthā	精神状况。
Avatāra	神的化身和显现。毗湿奴有十个化身：鱼（Matsya）；乌龟（Kūrma）；野猪（Varāha）；人狮（Narasiṁha）；侏儒（Vāmana）；帕拉苏茹玛（Paraśurāma）；罗摩（Rāma，史诗《罗摩衍那》中的英雄）；奎师那（Kṛṣṇa，史诗《摩诃婆罗多》中的英雄，与《薄伽梵歌》有关）；巴拉罗摩（Balarāma）与迦奇（Kalki）。
Avidyā	忽视。

Avirati　好色。
Ayama　长度，扩展，延伸。它也有限制、控制和制止的意思。
Baddha　联合、限制，被约束。
Bahiraṅga Sādhanā　个体灵魂向外探寻其创造真神。瑜伽修行的前三个阶段，即制戒（Yama）、内制（Niyama）和体式（Āsana），这些都是修行者向外探寻的方式，它们使修行者始终与人类和自然和谐相处。
Bāhya Kumbhaka　外屏息，完全呼气后的屏息，此时肺部空气完全排空。
Baka　起重机，一种涉水鸟。
Bali　巴里，恶魔国王的名字。
Bandha　直译“收束，束缚”。这里指瑜伽收束法，即收缩和控制身体的某些器官部位，使其封闭的动作。
Bhagavad-Gītā　《薄伽梵歌》，直译“神圣之歌”，记载了奎师那与阿朱那之间的对话。它也是印度哲学的基本著作，其中包括了《奥义书》的核心内容。
Bhagavān　至尊主；德高望重的，神圣的。
Bhairava　恐怖的、可畏的；湿婆（Śiva）的一个化身。
Bhakti　崇拜，奉爱。
Bhakti-mārga　虔道，通过虔诚地敬奉个人信仰的神灵而觉悟真我的途径。
Bharadvāja　巴拉瓦伽，一位圣哲。
Bhastrikā　炉子用的风箱。这里指风箱式呼吸控制法，即空气有控制地进出如同铁匠的风箱一样。
Bhaya　恐惧。
Bhedana　穿透、穿过。
Bheka　青蛙。
Bheruṇḍa　可怕的，恐惧的。也指一种鸟。
Bhoga　享乐；令人愉悦的事物。
Bhoktṛ　享乐者，经历者。
Bhramara　一种巨大的黑蜂。
Bhrāmarī　蜂式呼吸控制法，呼气时发出一种柔和的嗡嗡声，如同蜜蜂发出的声音一样。
Bhrānti-darśana　错误的想象（Bhrānti）或知识（darśana），错觉。
Bhū　土地。
Bhūdāna　土地捐赠。
Bhuja　手臂或肩膀。
Bhuja-pīdā　手臂或肩膀上的压力。
Bhujaṅga　毒蛇。
Bhūmikatva　坚实的基础。
Bīja　种子，胚芽。
Bīja-mantra　在呼吸练习时不断默念的神圣祈祷文，它像一颗种子那样在默念者的脑海中扎根、发芽，最终达至专注一点。
Brahmā　圣灵，创造真神。印度三位一体真神中的第一位，被赋予了创造世界的任务。

Brahma-randhra　顶穴，据说死后灵魂通过这里离开身体。

Brahma-vidyā　有关圣灵的知识。

Brahmachāri　发誓要过独身节欲生活的修行者。不断地靠近梵（Brahman）的人；看到“万物皆具神性”的人。

Brahmacharya　一种独身节欲、研习宗教和自我克制的生活。

Brahman　梵，宇宙之源，普遍存在的宇宙意识。

Brahmāṇḍaprāṇa　宇宙气息。

Brahmarṣī　一位婆罗门圣哲。

Buddhi　智慧、思辨、判断、鉴别。

Chakra　直译“轮子”或“圆圈”。据说，生命能量（prāṇa）是从三个主要的经络通道（nāḍī）流入人体内部的，它们分别是：中脉（Suṣumṇā），阳脉（Piṅgalā）和阴脉（ldā）。中脉位于人体脊柱内，而阳脉和阴脉则分别从右侧和左侧的鼻孔出发，上行达至头顶处，然后向下直达脊柱的基座。阳阴两脉彼此交叉，也与中脉相交。这些经络通道的交会点就被称为“气轮”（Chakra）。这些气轮起调节身体机能运作的作用。最主要的气轮包括：1）脊根轮（Mūlādhāra，mūla= 根，本源；ādhāra= 支撑，主要部分）位于肛门上部、盆腔内；2）腹轮（Svādhiṣṭhāna，sva= 生命之力，灵魂；adhiṣṭhāna= 座位或住所）位于生殖器官的上部；3）脐轮（Maṇipūraka，maṇipūra= 肚脐）位于脐部；4）意轮（Manas= 精神）；5）太阳轮（Sūrya= 太阳）位于肚脐和心脏之间的部位；6）心轮（Anāhata= 不曾被击败的）位于心脏部位；7）喉轮（Viśuddha= 纯洁）位于咽部；8）眉心轮（Ājñā= 指令）位于两眉之间；9）顶轮（Sahasrāra= 千），此气轮也被称为“脑腔中的千瓣莲花”；10）前额轮（Lalāta= 前额）位于前额最上方。

Chakra-bandha　飞轮式，一种使人体中的所有气轮都得到训练的体式。

Chandra　月亮。

Chatur　数字四。

Chidaṃbaram　位于印度南部的一个朝圣地（Chit= 意识；ambara= 氛围或装束）；也是一位神灵的名字，这位神用他的意识将所有一切包裹起来。

Chitta　音译“契塔”，指精神的全部内容。它由三大部分组成：1）精神，具有专注、鉴别和摒弃的能力；2）推理，果断判别事物之间的差别状态；3）自我，“我”这一概念的制造者。

Chitta-vikṣepa　困惑、分心，混乱。

Chitta-vṛtti　精神的飘忽不定。它指某种行为的过程、生命存在的模式、精神状态或条件。

Dadhīcha　达希恰，一位著名圣哲，他把自己的骨头捐献给了神。这些骨头塑成了雷电，众神之王因陀罗（lndra）用它杀死了恶魔弗栗多（Vṛtra）。

Daitya　迪提（Diti）的儿子，一个恶魔。

Dakṣa　达刹，一位著名的波阇波提（Prajāpati，即万物之神）。

Dakṣiṇa　右面。

Damanī　达曼尼，能量运行通道中的一层。

Dānava	一位恶魔。
Daṇḍa	棍子。
Daṇḍakā	位于纳尔默达河（Narmāda）和戈达瓦里河（Godāvarī）河之间的德干高原（Deccan）中的森林区域。
Daurmanasya	绝望，沮丧。
Deva	提婆，天神。
Devadatta	“德瓦达塔”息风，当身体疲劳时，通过促使人打哈欠为人体提供额外氧气的一种息风。
Dhanaṁjaya	“达那杰雅”息风，即使人死后仍然保持在体内的一种重要息风，有时候会使尸体鼓胀起来。
Dhanu	弓。
Dhāraṇā	专注，帕坦伽利叙述的瑜伽第六阶段。
Dhenu	奶牛。
Dhṛ	保持、支持、维持。
Dhyāna	冥想。帕坦伽利叙述的瑜伽第七阶段。
Diti	迪提，恶魔 Daityas 的母亲。
Droṇa	多罗那，班度族（Pāṇḍava）和俱卢族（Kaurava）王子的战术和箭术老师。他是圣哲巴拉瓦伽（Bharadvāja）的儿子。
Duḥkha	痛苦、悲痛，悲哀。
Dūrvāsā	杜尔瓦萨，一位非常暴躁易怒的圣哲。
Dveṣa	憎恨，厌恶，反感。
Dwi	两个，都。
Dwi-hasta	两只手。
Dwi-pāda	两条腿或两只脚。
Eka	一个，单独，只。
Eka-pāda	一条腿。
Eka-tattvābhyāsa	对唯一体（存在于万物内心深处的圣灵）所进行的研究。
Ekāgra	（eka= 一个；agra= 首要的）注视在一件事物或一点上，非常专注，全神贯注于单一物体。
Ekāgratā	专一性。
Gālava	格拉威亚，一位圣哲。
Gaṇa	一群半神人（demigod），湿婆（Śiva）的随从。
Gaṇḍa	脸颊，包括太阳穴在内的整个侧脸。
Gaṇḍa-bheruṇḍa	鸟类的一种。
Gaṅgā	恒河，印度最为圣洁的河流。
Garbha-piṇḍa	子宫内的胎儿。
Garuḍa	鹰；指鸟王金翅鸟，它是毗湿奴的坐骑，有着一张白脸，鹰喙，一对红色的翅膀以及金色的身体。
Gheraṇḍa	格拉达，一位圣哲，哈他瑜伽经典著作《格拉达本集》（*Gheraṇḍa Saṁhitā*）的作者。

Gheraṇḍa-Saṁhitā	《格拉达本集》。
Go	母牛。
Gomukha	牛面，一瑜伽体式的名称。也指一种乐器，一端狭窄，另一端宽阔，像牛面那样。
Gorakṣa	牧牛人。一位著名的瑜伽大师的名字。
Gotra	一个种族，家族、血统。
Gu	古鲁（Guru）一词的第一个音节，直译“黑暗”。
Gulma	脾脏。
Guṇa	自然属性、品质或要素。
Guṇātīta	已经从悦性（sattva）、动性（rajas）和惰性（tamas）三属性中解脱或超脱出来的人。
Guru	音译“古鲁”，直译“燃亮黑暗的人”。指一位帮助习练者消除一切疑惑的灵性导师。
Ha	哈他（Haṭha）一词中的第一个音节，意思是太阳；而“ṭha”的意思是月亮。哈他瑜伽的目的就是平衡人体内的阳性和阴性能量。
Hala	犁。
Haṁsa	天鹅。
“Haṁsaḥ”	“我是他，宇宙圣灵”，所有生物在呼气时无意识地复诵这一祈祷文。
Hanumān	神猴“哈奴曼”。他具有超凡力量和勇气，他的事迹记载于印度史诗《罗摩衍那》（*Rāmāyaṇa*）。他是安迦娜（Aṅjana）和风神伐由（Vāyu）的儿子。
Hasta	手。
Haṭha	音译“哈他”，直译“力量”。作副词时，它则表示“强迫地”或“违背意愿地”。之所以取名为“哈他瑜伽”（Haṭha-yoga），是因为这一瑜伽规定了严格的戒律以便达至与圣灵合而为一。
Haṭha-vidyā	哈他瑜伽的科学。
Haṭha-yoga	哈他瑜伽，一条通过严格的训练而觉悟真我的修炼道路。
Haṭhā-yoga-Pradīpikā	《哈他瑜伽之光》，它是由湿瓦玛罗摩（Svātmārāma）所著关于哈他瑜伽的经典教科书。
Himālaya	喜马拉雅，直译“冰雪之地”。位于印度北部边境的山脉的名称。
Hiṁsā	暴力、杀戮。
Hiraṇya-kaśipu	希兰亚·卡西普，一个著名的魔王，毗湿奴为了救他的弟子普拉拉达（Prahlāda）而杀死了他。
Iḍā	音译“伊达”，一条能量通道（nāḍī），它从左鼻孔开始，然后通到头顶，随后下行到脊柱基底。该通道传达着阴性能量，因此也被称为阴脉（chandra nāḍī）。人们也习惯地称它为“左经”。
Indra	因陀罗，众神之王。雷雨电之神。
Indriya	感官。
Indriya-jaya	通过控制欲望征服、抑制或掌控感官。
Īśvara	神灵，神。
Īśvara-praṇidhāna	把自己的行动和意志献给至尊主。
Jāgrata-avasthā	清醒状态，即精神的完全警醒状态。
Jālandhara bandha	收颔收束法，即收缩脖子和咽喉并将下巴抵在胸骨上方锁骨之间凹陷处。

Jamunā	亚穆纳河，恒河的一条支流。
Janaka	阇那迦，阇提河（Videha）或米提拉（Mithilā）的贤哲国王。
Jānu	膝盖。
Japa	不断复诵祈祷文。
Jaṭhara	腹部，胃。
Jaṭhara-parivartana	卧扭转放松式，在这个体式中腹部来回运动。
Jaya	征服、胜利。也有控制和掌握的意思。
Jīva	生物。
Jīvana	生命。
Jīvana-mukta	一个在有生之年通过真正认知圣灵而获得解脱的人。
Jīvana-mukti	获得解脱的状态。
Jīvātmā	个体灵魂，个人灵魂。
Jñāna	从冥想而来的有关宗教和哲学的更高层次的神圣知识，这些知识可以告诉一个人如何理解自己的本质。
Jñāna-mārga	慧道，通过获得知识而觉悟真我的途径。
Jñāna-mudrā	智慧手印，食指尖与拇指尖相碰，其他三个手指伸展。这个手势是智慧（jñāna）的象征。食指是个人灵魂的象征，拇指则象征着宇宙圣灵，两者结合意味着智慧。
Jñānendriya	色、声、香、味、触。
Kagola 或 Kahola	卡戈拉，圣哲阿斯塔瓦卡茹 (Aṣṭāvakra) 的父亲。
Kailāsa	凯拉萨山，喜马拉雅山一座山峰之巅，被看做是湿婆的住所。
Kaivalya	最终解脱。
Kaivalya-pāda	帕坦伽利所著的《瑜伽经》第四也是最后一部分，主要讲述了解脱。
Kāla-Bhairava	湿婆的一个名字。
Kālidāsa	迦梨陀娑，梵文文学史上最著名的剧作家和诗人，他的作品《沙恭达罗》（*Śakuṅtalā*）扬名世界。
Kāma	欲望，贪欲。激情之神的名字。
Kāma-dhenu	产生各种欲望的天牛。
Kāma-rūpa	生殖器的位置。
Kaṅda	直译“球茎，块根”；也指位于肛门上部 12 英寸接近肚脐的直径 4 英寸圆形体，在这里三个主要的能量通道（Nāḍīs）——中脉（Suṣumṇā）、阴脉（Iḍā）和阳脉（Piṅgalā）相会和分开。它如同被一块柔软的白布覆盖着。
Kanyākubja	一座古老的城市和国家，坐落于恒河支流，现在被称做卡诺迦（Kanoja）。
Kapālabhāti	圣光呼吸控制法（Kapāla= 头颅；bhāti= 光亮，光彩）。这是对颅骨空穴进行净化的过程。
Kapila	卡比里亚，一位圣哲，印度哲学六大正统系统之一的数论派（Sānkhya）系统的创始人。
Kapiṅjala	一种鸟，据说只吸食雨露。
Kapota	鸽子。
Karma	行动，业障。

Karma-mārga	业道，通过采取积极的行动而觉悟真我的途径。
Karma-yoga	业瑜伽，它通过行动而获得与宇宙圣灵合而为一。
Karmendriya	排泄和生殖器官，手、脚，以及说话器官。
Karṇa	耳朵，也指史诗《摩诃婆罗多》（*Mahābhārata*）中的一名英雄。
Karṇa-pīdā	耳朵附近的压力。
Kārtikeya	战神迦帝羯耶，也被称为鸠摩罗 (Kumāra)、桑穆哈 (Saṇmukha) 和室犍陀 (Skanda)。他是湿婆的儿子，因曾被克利提卡斯们（Kṛttikās）和菩雷阿蒂斯们（Pleiades）抚养而得名，她们六人都用乳房哺育过他，因而得名桑穆哈（ṣaṇ= 六；mukha= 口或脸）。有关他出生的故事，是由迦梨陀娑（Kālidāsa）在他的史诗《战神重生》（*Kumāra-saṁbhava*）中所讲述的。
Karuṇā	慈悲，怜悯，温情。它也指减轻受苦者痛苦的奉献行为。
Kaśyapa	卡西雅伯，一位圣哲，阿底提（Aditi）和迪提（Diti）两人的丈夫。
Kaṭhopaniṣhad	《加德奥义书》，印度一部重要经文，记述了修行者纳奇柯达（Nachiketā）和死神阎摩（Yama）之间的对话。
Kauṇḍinya	一位圣哲。
Kauravas	俱卢族兄弟，俱卢（Kuru）的后裔们，与其堂兄弟们（班度族兄弟）一同参与了《摩诃婆罗多》史诗中描述的同族相杀之战。
Kāyā	身体。
Kāyika	与身体有关的。
Kevala	整体的、全部的、绝对的、完美的、纯净的。
Kevala Kumbhaka	完美屏息呼吸控制法，此时屏息的练习已经非常完美，以至于屏息完全本能地出现。
Kleśa	痛苦、苦难、苦恼。
Koṇa	角。
Krouncha	像苍鹭一样的一种鸟；也是一座山的名字。
Kṛṣṇa	奎师那，印度神话中最著名的英雄。毗湿奴的第 8 个化身。
Kriyā	瑜伽清洁法；赎罪的礼仪，净化过程。
Kṛkara	奎卡拉，一种次要息风，其功能是通过打喷嚏和咳嗽阻止异物进入鼻道和喉咙。
Kṛta	奎塔年代；每次轮回中的世界分为四个时期，奎塔年代为第一时期。
Kṣatriya	刹帝利，武士阶层的成员。
Kṣipta	心烦意乱、忽视。
Kukkuṭa	公鸡。
Kumāra saṁbhava	《战神重生》见 Kārtikeya 一栏。
Kumbha	水罐、带柄的大水罐、圣杯。
Kumbhaka	空巴卡，指完全吸气或完全呼气后的屏息。
Kuṇḍalinī	“昆达里尼”（kuṇḍala= 卷起来的绳子；Kuṇḍalinī= 卷起来的母蛇）是神圣的宇宙能量。这股能量以一条卷曲着身子、正熟睡着的母蛇为象征，她正蛰伏在脊柱基座最底层能量中心——脊根轮（Mūlādhāra-chakra）中。必须通过唤醒，这潜伏的能量才能从中脉（Suṣumṇa）上升，然后穿透所有的飞轮（Chakra），最终达至顶轮

（Sahasrāra），即：位于头顶的千瓣莲花。此时，瑜伽修行者与宇宙圣灵合而为一。

Kūrma	一只乌龟；库玛，控制眼皮运动以防止外物或太刺眼的光线入眼的次要息风。
Lac	100000。
Laghu	小的。也有潇洒英俊的意思。
Lakṣmana	史诗《罗摩衍那》（*Rāmāyaṇa*）中的英雄罗摩（Rāma）的兄弟。
Lakṣmī	拉珂斯米，才貌双全的吉祥天女，毗湿奴的妻子。
Lalāṭa	前额，前额轮。
Lankā	楞伽城，魔王罗瓦那（Rāvaṇa）统治的王国，现在的斯里兰卡。
Lauliki	腹部滚动按摩，与瑙利（nauli）的意思一样。
Laya	精神专注，专一。
Laya-yoga	信仰瑜伽，通过专一与专注获得与宇宙圣灵相合。
Lobha	贪婪。
Lola	震颤、摇摆，像钟摆一样来回移动。
Loma	头发。
Madhyama	中等、平均、中庸。
Mahā	伟大的、强有力的、尊贵的。
Mahābhārata	《摩诃婆罗多》，由毗耶娑（Vyāsa）创作的一部著名的史诗。其中包括《薄伽梵歌》（*Bhagavad Gītā*）。
Maharṣi	玛哈西，一位伟大的圣哲。
Maitri	友善，也包含了对友善对象的感同身受。
Makara	鳄鱼。
Mālā	花环、念珠。
Man	思索。
Manas	拥有注意力、鉴别力和拒绝力的个体精神；感官掌控者。
Manas-chakra	意轮，位于肚脐和心脏之间的神经丛。
Mānasika	精神的、心理的。
Maṇḍala	一个圆圈。也指梨俱吠陀（Ṛgveda）的一个系列或一部分。
Mandara	曼达尔山，被众神与恶魔用做搅动乳海的搅棒以获取甘露。
Maṇḍūka	青蛙。
Maṇipūraka-chakra	脐轮，位于脐部的神经丛。
Manomanī	入定状态。
Mantra	音译“曼陀罗”，圣洁的思想或神圣的祈祷文。
Manu	人类之父。
Mārga	途径，道路，小径。
Marīchi	玛里琪，梵天（Brahmā）其中一个儿子。他是一位圣哲，也是卡西雅伯（Kaśyapa）的父亲。
Matsya	鱼。
Matsyendra	鱼王，哈他瑜伽的创始人之一。

Mayūra	孔雀。
Menakā	梅娜卡，一位美丽的仙女，沙恭达罗（Śakuntalā）的母亲。
Meru-daṇḍa	脊柱。
Mithilā	米提拉，阇那迦（Janaka）国王统治下的阇提诃（Videha）王国都城。
Moha	错觉、醉心。
Mokṣa	解脱，灵魂从生死轮回中最终解脱出来。
Mṛdu	柔软的、温柔的、温和的。
Mṛta	死亡的，尸体。
Mūdha	困惑、愚昧、迟钝、愚笨。
Muditā	欢愉，欢乐。
Mudrā	手印，契合法，直译“封印”。
Mukha	脸、嘴。
Mukta	已解脱的。
Mukti	松开、解放，灵魂从生与死的枷锁中最终解脱。
Mūla	根部，基础。
Mūla-bandha	会阴收束法，身体从肛门到肚脐都被朝脊柱方向紧缩和提升。
Mūlādhāra-chakra	脊根轮，位于肛门之上骨盆内的神经丛。
Muṇḍakopaniṣad	有关神秘梵音 Auṁ 的《蒙达伽奥义书》。
Nachiketā	纳奇柯达，一位瑜伽寻道者，他是《加德奥义书》（*Kaṭhopaniṣhad*）中的主要人物之一。他的父亲瓦迦拉瓦斯（Vājaśravas）希望他放弃所有的财产以积德。纳奇柯达感到非常困惑，于是就反复问他的父亲：“你到底将把我交给谁？”他的父亲答道：“我把你交给阎摩（Yama，死神）。”纳奇柯达于是下到了死亡之域，获得了三个恩惠，其中最后一个就是得知死后生活的秘密。阎摩试图用各种世俗的快乐转移纳奇柯达对获取知识愿望的注意力，但是纳奇柯达毫不动摇，最终阎摩传授给了他渴望的知识。
Nāda	纳达，内部神秘的声音。
Nāḍī	音译“纳地”，瑜伽经络。它是人体的微妙身中能量运行的管状器官。总共有三层，一层包裹着另一层，就像电线里的绝缘层一样。最里面的一层叫做希拉（sirā），中间一层叫做达曼尼（damanī），最外一层以及整个管状通道均叫做纳地（nāḍī）。
Nāḍī Śodhana	经络清洁呼吸控制法，一种净化人体能量通道的呼吸控制法。
Nāga	“那格”息风，缓解腹部压力、使人打嗝的息风。
Nakra	鳄鱼。
Nara	人。
Narasiṁha	人狮，毗湿奴的第 4 个化身。
Naṭarāja	舞王，湿婆的名字。
Nauli	瑙利，一种瑜伽清洁法，即腹部肌肉和器官垂直与横向猛烈运动的过程。
Nāva	船。
“Neti Neti”	“不是这个，不是这个”，人的其他体验可以用言语来描述，而入定的体验则完全不

同。因此，对于这一体验，圣哲们会用“不是这个！不是这个！”来表达那无法言喻的愉悦感受以及宁静体验。

Nirālamba 没有支持。

Niranjana 没有被玷污的，不会撒谎的，纯净的。

Nirodha 抑制，压抑。

Niruddha 被抑制，被控制、被制止。

Niyama 内制，通过自律达到自我的净化。帕坦伽利叙述的瑜伽第二个阶段。

Pāda 脚或腿；也是书的一部分。

Pādāṅguṣṭha 大脚趾。

Padma 莲花。

Padmanābha 毗湿奴的名字，据说他的肚脐中生出了一朵莲花。从这朵莲花中生出了梵天（Brahmā）。

Pāṇḍava 指班度（Pāṇḍu）的五个儿子（坚战、怖军、阿图那、偕天、无种），他们是史诗《摩诃婆罗多》（*Mahābhārata*）中的英雄人物。

Paramapada 最高阶段，至高的境界，最终的完美。

Paramātmā 超灵。

Parāṅgmukhī 朝向。

Paraśurāma 帕拉苏茹玛，毗湿奴的第 6 个化身，他用他的战斧（paraśu）毁灭了刹帝利（Kṣatriya）。

Parigha 用于拧紧或关闭门的桁条。

Parigraha 囤积。

Paripūrṇa 整个，完整。

Parivartana 扭转中、旋转中。

Parivṛtta 已扭转、已旋转。

Parivṛttaika-pāda 一条腿朝侧面扭转。

Pārśva 侧面；横（向）的。

Pārśvaika-pāda 一条腿朝侧面伸展。

Parvata 一座山。

Pārvati 帕瓦蒂，也称“雪山神女”，湿婆（Śiva）的配偶。

Paryanka 床，躺椅。

Pāśa 束缚、陷阱、圈套。

Paśchima 西面；整个身体后侧从头到脚后跟的部分。

Paśchimottāna 背部前曲伸展坐式，即身体后部从颈部到脚后跟的强烈伸展。

Pātāḷa 下界，地狱。

Patañjali 帕坦伽利，瑜伽哲学的创始人。他是《瑜伽经》、《摩诃巴夏》（*Mahābhāśya*，一部论述文法的经典著作）以及一部医学论著的作者。

Pīḍā 痛苦、疼痛、压力。

Pīnchā 下巴，羽毛。

Piṇḍa 胎儿，胚胎，身体。

Piṇḍa-prāṇa　个体气息，与宇宙气息相对应。

Piṅgalā　音译“宾伽拉”，一条能量通道（nāḍī）。它从右鼻孔开始，然后运行到头顶，再朝下运行到脊柱基底。该通道传送着阳性能量，因此被称为“阳脉”（sūrya-nāḍī）。Piṅgalā 直译为“茶色的，微红的”。人们也习惯称之为“右经”。

Plīhā　脾脏。

Prahlāda　普拉拉达，毗湿奴的皈依者。他是魔王希兰亚·卡西普（Hiraṇya-kaśipu）的儿子。

Prajāpati　波阇波提，万物主神。

Prajñā　智力、智慧。

Prajñātmā　个体智能。

Prakṛti　物质自然，物质世界的本源，包括三种属性：悦性（sattva）、动性（rajas）和惰性（tamas）。

Pramāda　冷漠、不关心。

Pramāṇa　标准，理念，权威。

Prāṇa　气息、呼吸、生命、活力、风、能量、力量。也表示灵魂。

Prāṇa-vāyu　“普拉那”息风，整个身体中流动的一种重要息风。主要在胸部区域运行。

Praṇava　指神圣梵音 Auṁ。

Prāṇāyāma　有节律的控制呼吸。瑜伽的第 4 个阶段。

Praṇidhāna　奉献。

Prasārita　伸展，伸出。

Praśvāsa　期满、终止。

Pratiloma　逆着头发，与天性相反。

Pratyāhāra　制感，即精神从感觉和感官事物中解脱出来。瑜伽的第 5 个阶段。

Pratyakṣa　直接证据。

Puṇya　德行、优点、正直、公正、良好。

Pūraka　吸气。

Pūrṇatā　圆满、完美。

Pūrva　东面，身体的前侧。

Pūrvottana　身体前侧强烈的伸展。

Rāga　爱、热情、愤怒。

Rāja　国王，统治者。

Rāja-kapota　鸽王。

Rāja-mārga　王道，通过控制思想而获得自觉（self-realisation）的途径。

Rāja-yoga　帝王瑜伽，它通过击败自身的敌人成为自己精神的统治者从而与宇宙圣灵相合而为一。这些自身的敌人包括：Kāma（激情或性欲）、krodha（愤怒）、lobha（贪婪）、moha（错觉）、mada（骄傲）和 matsara（嫉妒）。帕坦伽利的瑜伽八分支揭示了达至这目标的王道。

Rāja-yogī　帝王瑜伽师，完全掌握自己精神和自我的人，完全征服了自我的人。

Rājarṣi　拉迦西，一位王族圣哲。

Rajas	移动或活动，也指自然三属性之一的动性。
Rajo-guṇa	活动性，移动性，动性。
Rāma	罗摩，史诗《罗摩衍那》中的英雄，毗湿奴的第 7 个化身。
Rāmāyaṇa	《罗摩衍那》，印度历史上有关罗摩的著名史诗的名字。由圣哲蚁垤（Vālmīki）所作。
Rāvaṇa	罗瓦那，劫持了罗摩（Rāma）妻子希塔（Sītā）的楞枷城魔王。
Rechaka	呼气，排空肺部。
Retus	精液。
Ṛṣi	一位受启示的圣哲。
Ṙu	古鲁（guru）一词中的第二个音节，意思是光明。
Ruchika	鲁奇卡，一位圣哲。
Sādhaka	寻道者，有进取心的瑜伽修行者。
Sādhanā	瑜伽修行，精神探寻。
Sādhana-Pāda	帕坦伽利《瑜伽经》的第二部分，主要叙述了瑜伽修行的方法。
Sahajāvasthā	入定中精神的自然状态。
Sahasrāra-chakra	顶轮，脑腔中的千瓣莲花。
Sahita Kumbhaka	“Sahita”的意思是伴随或一起。一种有意识进行屏息的呼吸控制法，即和谐屏息呼吸控制法。
Śakuṅtalā	圣贤毗奢蜜多罗（Viśvāmitra）的女儿，仙女梅娜卡（Menakā）。她是迦梨陀娑（Kālidāsa）所著的同名剧中的女主人公。
Śalabha	蝗虫。
Sālamba	支持。
Sama	同样，平等，均衡，笔直。
Sama-sthiti	直立不动。
Sama-vṛtti	统一呼吸控制法，即吸气、呼气以及屏息三者的时间均等。
Samādhi	音译“三摩地”，入定。修行者与他的冥想对象（宇宙遍在的圣灵）合而为一 时所处的一种精神状态，此时修行者可以感到一种无以言表的欢乐和平静。
Samādhi-pāda	帕坦伽利《瑜伽经》的第一部分，主要叙述了入定的状态。
Samāna	“萨玛那”息风，即帮助消化的息风。
Sambhava	出生。
Śāmbhava 或 Śāmbhavī	属于湿婆或桑胡的。
Śambhu	桑胡，湿婆的名字。
Saṁśaya	怀疑。
Saṁskāra	脑海中的旧印记。
Ṣaṇ	数字六。
Sanjīvani	一种万能药或药用植物，据说可以使人起死回生。
Śankarāchārya	商羯罗，印度不二论（Advaita）学派著名导师。
Ṣaṇmukha	字面上的意思是有六个口，也指战神迦帝羯耶（Kārtikeya）。
Ṣaṇmukhīmudrā	一种契合法，此时头部孔穴被封闭，精神被导向内部以进入冥想。

Santoṣa	满足。
Saraswatī	萨拉斯瓦蒂河，恒河的一条支流。也指梵天（Brahman）的配偶辩才天女。
Sarva	全部，所有。
Sarvānga	整个身体。
Satī	萨蒂，万物之神达刹（Dakṣa）的女儿。她因父亲达刹侮辱了她丈夫湿婆（Śiva）而自焚，然后以雪山神女的身份转世，并再次赢得了湿婆的心。她是战神迦帝羯耶（Kārtikeya）以及智慧和幸运之神甘那帕提（Ganapah）的母亲。
Sattva	悦性，任何事物本质中光明的、纯净的和好的品质。
Sattva-guṇa	好和纯净的品质，悦性。
Śaucha	净化，纯净。
Śava	尸体。
Śayana	躺椅，床。
Śeṣa	舍沙，一条著名的毒蛇，据说有一千个头。舍沙被描述为毗湿奴的坐骑，游荡于宇宙海洋之中，或用他的头支撑着整个世界。舍沙的其他名字还有阿南塔（Ananta）和瓦苏吉（Vāsuki）。
Setu	桥。
Setu-bandha	直译“构造一座桥”。也指桥式肩倒立，在这个体式中身体拱起。
Siddha	圣哲、圣贤或先知，也指一位圣洁的半神人。
Siṃha	狮子。
Sirā	希拉，人体中的管状能量通道，见 nāḍī 一栏。
Śīrṣa	头。
Śiṣya	学生，弟子。
Sitā	希塔，史诗《罗摩衍那》（*Rāmāyaṇa*）中的主人公罗摩（Rāma）之妻。
Śita	清凉、冷。
Sitakārī 和 Śitalī	清凉身体系统的各种呼吸控制法。
Śiva	湿婆，印度三位一体真神中第三位神，他被赋予了毁灭宇宙的任务。
Śiva-saṁhitā	《湿婆本集》，哈他瑜伽的经典著作。
Skanda	室犍陀，战神迦帝羯耶（Kārtikeya）的名字。
Smṛtī	记忆，法典。
Śodhana	净化，清洁。
“Soham”	意为“他是我”。
Śoka	痛苦，忧伤，悲痛。
Śraddhā	信任，信念。
Steya	偷盗，抢夺。
Sthita-prajñā	一个智慧永存而毫不动摇的人；一个不为事物的二元性——欢乐和痛苦、得到和失去、快乐与悲伤、胜利和失败——所动的人。
Sthiti	稳定。
Styāna	倦怠，懒散。

Sugrīva	苏奎瓦，帮助罗摩找回被魔王罗瓦那 (Rāvaṇa）劫走的希塔的猴王。
Sukha	欢乐、愉悦，高兴，舒适。
Sumanasya	善行，仁爱。
Śunyāśūnya	精神处于既空无（Śūnya）又非空（aśūnya）的状态。
Supta	睡眠中。
Sūrya	太阳。
Sūrya-bhedana	太阳呼吸控制法，直译“穿透或穿过太阳”。吸气时通过右鼻孔（阳脉）而入，然后气息从左鼻孔（阴脉）呼出。
Sūrya-chakra	太阳轮，位于肚脐和心脏之间的神经丛。
Sūrya-nāḍī	阳脉。Piṅgalā-nāḍī 的另一个名称。
Suṣumṇā	中脉，位于脊柱内的主要能量通道。
Suṣupti-avasthā	精神处于沉睡状态。
Sva	一个人自身、先天、生命力，灵魂、自我。
Svādhiṣṭhāna-chakra	腹轮，位于生殖器官上部的神经丛。
Svādhyāya	自我研习，通过学习神圣经典进行自我教育。
Śvāna	狗。
Svapnā-avasthā	精神处于睡梦状态。
Śvāsa	灵感。
Śvāsa-praśvāsa	叹息，叹气。
Svātmārāma	湿瓦玛罗摩，《哈他瑜伽之光》一书的作者，这是一部有关哈他瑜伽的经典教材。
Tāḍa	山。
Tamas	惰性，物质自然的三属性之一。
Tamo-guṇa	黑暗或忽视的属性，惰性。
Tan 或 Tān	伸展，延伸。
Tāṇḍava	毁灭之舞，湿婆所跳的一种象征着宇宙毁灭的激情舞蹈。
Tap	燃烧、发光，受苦。
Tapas	一种包括净化、自律以及苦行的、倾注强烈热情的努力。
Tāraka	塔拉卡，被战神迦帝羯耶（Kārtikeya）杀死的恶魔。
“Tat twam asi”	直译“那就是你”。意识到人的真正本质是宇宙圣灵的一部分、其内在神性的一部分。这一意识将人的灵魂从躯体、精神、智力和自我的束缚中解脱出来。
Tattva	第一原则，真实本质，基本要素。人类灵魂或物质世界的真实本质以及宇宙普遍存在的圣灵。
Tattva-jñāna	有关真实本质的知识。
Tejas	光彩，光泽，崇高。
Ṭha	哈他（Haṭha）一词的第二个音节，第一个音节“ha”代表太阳，而第二个音节“tha”则代表月亮。两个音节合起来就是哈他瑜伽。
Tirieng	水平的，倾斜的，横向的，反转的，颠倒的。
Ṭiṭṭibha	萤火虫。

Tola	平衡。
Tri	三。
Triaṅga	三分支。
Trikoṇa	三角形。
Trivikrama	帝利眛伽罗摩，毗湿奴的第 5 个化身，他通过三步（krama）填充了人间、天堂和地狱。
Tṛṣṇā	渴望、渴求、欲望。
Turīya-avasthā	精神的第四种状态，它既结合了又超越于精神的其他三种状态（即清醒、睡梦和沉睡状态），也称入定状态。
Ubhaya	两者都。
Udāna	“乌达那”息风，即遍行于整个身体，补充身体生命能量的息风。它位于胸腔内，控制空气和食物的摄入。
Uḍḍīyāna	收腹收束法，此时横膈膜向胸腔提升，腹部器官则朝脊柱方向后拉。通过收腹收束法，伟大的生命气息之鸟（Prāṇa）不得不朝着中脉（Suṣumṇā-nāḍī）而飞。
Ugra	令人敬畏的，强大的，尊贵的。
Ujjāyī	“乌加依”呼吸控制法，在做这种呼吸控制时，肺部完全伸展，胸部鼓起。
Ullola	巨浪。
Umā	乌玛，湿婆之妻帕瓦蒂（Pārvati）的另一个名字。
Unmanī	入定状态。
Upaniṣad	《奥义书》，这个词由前缀 upa（附近）和 ni（下），再加上词根 sad（坐）组成，直译是“靠近师尊就座，聆听精神教诲”。《奥义书》（*Upaniṣads*）是印度最古老的圣典《吠陀》（*Vedas*）的哲学部分，主要叙述了人类的本性、宇宙的本源以及个体灵魂与宇宙灵魂的合而为一。
Upaviṣṭha	就座。
Upekṣā	漠视，静观。Upekṣā 不仅仅是蔑视或漠视那些堕落者，或感觉比他高一等，而且也是一种自我检视，思考自己在同样的状况下会如何行事，对于堕落者的状况应该负有多大的责任以及如何帮他走上正途。
Ūrdhva	抬起，提升，向上。
Ūrdhva-mukha	脸朝上。
Ūrdhva-retus	（Ūrdhva= 朝上，retus= 精液）一直过着独身生活，完全禁欲的人。一个拥有着已经升华了的性欲的人。
Uṣṭra	骆驼。
Ut	表示强烈的小品词。
Utkaṭa	强有力的，猛烈的。
Uttāna	极度伸展。
Utthita	抬起、舒展、伸展。
Vāchā	讲话。
Vāchika	与讲话有关的，言语的。
Vaikuṇṭha	毗湿奴的绰号。

Vairāgya	没有世俗欲望。
Vajra	雷电，众神之王因陀罗（Indra）的武器。
Vakra	畸形的。
Vālakhilya	一群拇指大小的天堂幽灵，由创造主身体的一部分而生成。据说他们走在太阳战车之前。
Valli	《奥义书》中的一章。
Vāma	左侧。
Vāmadeva	涡摩提婆，一位圣哲。
Vāmana	瓦玛纳，毗湿奴的侏儒化身，他投胎转世为侏儒的目的是消除恶魔国王巴里（Bali）的傲气。
Vaṇḍi	梵迪，阇那迦（Janaka）国王的一个宫廷学者。
Vāsanā	欲望、渴求和偏好。
Vasanta	瓦散塔，春天被人格化的神，与爱和激情之神卡玛（Kāma）相伴。
Vasiṣṭha	婆吒，一位著名的圣哲，他是多部吠陀赞美诗的作者。
Vāsuki	瓦苏吉，舍沙（Śeṣa）的另一个名字。
Vātāyana	马。
Vāyu	风，这里指息风。
Veda	《吠陀》，一部天启的印度圣典。
Vibhūti	威力、力量、伟大的能量。
Vibhūti-pāda	帕坦伽利所著的《瑜伽经》的第三部分，主要讲述了瑜伽修行者在修行过程中发现的神奇力量（Vibhūti）。
Vidyā	知识，学习，学问，科学。
Vikalpa	幻想，仅仅停留在口头表达上，而没有任何实际基础。
Vikṣepa	困惑、混乱、精神分散。
Vikṣipta	心慌意乱的精神状态。
Viloma	逆着头发，与事物的自然顺序相反，小品词“vi”代表否定或缺乏。
Viparīta	反向的，倒转的。
Viparyaya	通过学习后发现是错误的观点。
Vīra	英雄，勇敢的。
Vīrabhadra	维拉巴德纳，从湿婆盘结的头发中诞生出的一个威力无比的英雄。
Virancha 或 Viranchi	梵天的名字。
Virochana	恶魔王子，普拉拉达（Prahlāda）之子，巴里（Bali）之父。
Vīrya	活力、力量和热情。
Viṣama-vṛtti	呼吸时不平稳或猛烈的运动。
Viṣṇu	毗湿奴，印度三位一体真神中的第二位，即守护之神。
Viśuddha-chakra	喉轮，位于咽部神经丛。
Viśvāmitra	毗奢蜜多罗，著名的圣哲。
Vitasti	跨度，范围。
Vṛkṣa	树。

Vṛśchika	蝎子。
Vṛt	扭转、旋转、滚动。
Vṛtti	行动的过程，行为本身，存在方式、条件或精神状态。
Vyādhi	疾病 。
Vyāna	“瓦雅那”息风，它弥漫整个身体并使从食物和呼吸中获取的能量在体内循环流动。
Yama	阎摩，死神的名字。也指瑜伽八分支的第一分支——制戒。制戒是宇宙间的道德戒律或超越不同信念、国度、年代以及时间的伦理规范。帕坦伽利的制戒包括五项内容：非暴力（ahiṁsā）、求真（satya）、不盗窃（asteya）、节制（brahmacharya）和无妄念（aparigraha）。
Yoga	瑜伽，直译为“联合，交融”。Yoga 这个词来自词根“yuj”，意思是联合，控制，使注意力专注。因此，瑜伽（Yoga）指我们的意志与神的意志相结合，此时精神达至平衡状态，我们能够平等看待生活所有层面。瑜伽的主要目的是教授一种方式，使个体灵魂与宇宙圣灵合而为一，从而获得解脱。
Yoga-mudrā	瑜伽身印式，一种体式。
Yoga-nidrā	瑜伽式睡眠，此时身体如同在睡眠中一样正在休息，精神则保持完全警醒，尽管所有的精神活动都静止了。也指体式中的瑜伽睡眠式。
Yoga Sūtra	帕坦伽利所著的《瑜伽经》。它包括 185 条有关瑜伽的箴言，该书分为四个部分，分别为入定、瑜伽修行之法、瑜伽修行者在修行过程中发现的神奇力量以及精神解脱的状态。
Yogi 或 Yogin	瑜伽师（yogi 用于男性，yogin 用于女性）。
Yoni-mudrā	母胎契合法（yoni= 子宫或源头，mudrā= 密封），即头部空穴被封闭，使瑜伽修行者的感觉向内引导以使其发现自身存在的本源。
Yuga	年代。
Yuj	意为联合、加入和束缚，使自己的注意力专注。
Yukta	瑜卡塔，已实现与宇宙圣灵融为一体的人。

附录五　梵文发音表及提示

梵文是印欧语言的一种。这种语言很古老，据称是永恒不灭的印度神圣经文的语言，这些经文几千年前就以梵文诵读或吟唱，一直持续至今。

梵文（Sanskrit）这个词本身的意思是“完美”、“使完美”、“文学的”、“优美的”，这是一种高度有机化的语言，语法很复杂。但是一些以较简单形式写成的著作对于我们来说并不难理解和掌握。这一类的著作包括《薄伽梵歌》、《奥义书》和帕坦伽利的《瑜伽经》。

梵文字母，无论元音还是辅音都根据其发音器官而依序排列，从喉部（喉音）开始，然后是腭部（腭音），之后是一组顶音（现在叫“卷舌音”，这些发音可能起初并非属于印欧语系），接着是齿音和唇音。最后是半元音、齿擦音和完全送气音。语言学家已经为这些发音给出了各种名称，不过我们根据这些发音的梵文意思给出相应的名称。

这些介绍适用于元音和辅音。

下面是一张元音表，其中包括双元音、鼻音（半“n”音）以及送气音（“h”音）。元音有短有长，双元音则是长音。送气音重复发其前面的元音，比如 a:=aha，i:=ihi 等：

发音	发音
a 如在单词“cut”中的发音	ā 如在单词“car”中的发音
i 如在单词“sit”中的发音	ī 如在单词“seat”中的发音
u 如在单词“full”中的发音	ū 如在单词“pool”中的发音
ri / ru 如在单词“rich / rook”中的发音	rī / rū 如在单词“reach / root”中的发音
e 如在单词“air”或法语的“ete”中的发音	ai 如在单词“aisle”中的发音
o 如在单词“all”中的发音	au 如在单词“owl”中的发音
am 如在单词“umbrella”或法语“en”中的发音	ah 如在单词“ahoy”和“aha”中的发音

下面是辅音和半元音。开始的五组包括：（1）主导的硬辅音，（2）其送气形式，（3）相应的软辅音，（4）其送气形式，（5）鼻辅音。

* 所使用的注音符号都是国际公认的。

组	辅音	发音
Ⅰ喉音	k　kh　g　gh　ṅg	cake　bank-holiday gale　doghouse ink/anger
Ⅱ腭音	ch　chh　j　jh　ñ	chain　church-hall join　hedgehog inch/angel
Ⅲ顶音／卷舌音	ṭ　ṭh　ḍ　ḍh　ṇ	talk　at home dawn　hardheaded ant/and
Ⅳ齿音	t　th　d　dh　n	take　fainthearted date　kindhearted ant/and
Ⅴ唇音	p　ph　b　bh　m	pain　uphill bill　abhor ample/amble
Ⅵ半元音	y　r　l　v	year　rely love　vibration/way
Ⅶ齿擦音	ś　ṣ　s	sheep（腭音） shy（顶音）salve
送气音	h	high

应该注意以下事项：

1）送气辅音中的“h”应该永远发音。
2）在顶音组中，舌头向后卷，上颚顶部因此而受到舌尖后部的击打。
3）齿音组与英语发音相似，发这些音时只有舌头碰着齿后。
4）发音有一些地方性的差异。
5）辅音下的斜杠表明发这个音时不应该发其内在固有的元音。
6）字母放在一起组成了音节，同时也以各种组合形成了“联合”辅音。

后　记

关于这本书

“瑜伽的习练促使我们的身体与精神均衡。通过回到我们身体本身——我们的第一个工具，我们学着去运用它，使它达到最大的和谐。通过不懈的练习，净化和加强身体的每一个细胞，使我们在面对日常伤害时能最大限度地发挥潜能，保护自我。”

由于母亲在怀他的时候患肺病，B.K.S. 艾扬格生下来就体弱多病。他是家里 13 个孩子中的第 10 个，父亲是教师，家境并不好，可想而知他不能得到很好的照顾和医治，一直生病到 13 岁。当他有幸师从当时著名的瑜伽大师玛恰亚后，从此瑜伽改变了他的生命。

根据我 27 年来在世界各地教学的经验和对瑜伽的全部理解，艾扬格写就了《瑜伽之光》。1966 年，该书首次付印时，他只是单纯地希望“努力通过这本书引导读者，包括老师和学生，掌握两百种瑜伽体式及相关呼吸控制法正确与安全的方法”，绝没想到这本书会成为日后瑜伽史上里程碑式的经典著作。而今，B.K.S. 艾扬格被看做是当代最伟大的瑜伽导师，艾扬格瑜伽也成为当今世界最为广泛练习的一种瑜伽。《瑜伽之光》一书被翻译成 19 种文字并不断再版重印。

瑜伽是一门实践的科学，老师的示范和讲解尤其重要，从某种程度上老师决定了学生的高度。B.K.S. 艾扬格在《瑜伽之光》中的亲身示范可以说是独一无二，极其珍贵。英国的 BBC 电台甚至将他在瑜伽中达到的完美与艺术大师米开朗基罗相媲美。艾扬格对瑜伽的严谨和对学生的热爱着实让人感动，“你看到的每一个体式的示范，都是在我毫不间断地修行瑜伽 35 年后拍摄的。这不是简单随便的练习，而是每天长达 10 小时以上的习练。正是通过这样持续至今的不断修行，我才能够在这里讲述瑜伽”。

更多的人得益于这本瑜伽习练手册的使用，B.K.S. 艾扬格竭力通过文字和示范来传达他对每一个瑜伽体式的全部理解，给出的体式的由来、要点和益处都极为详尽细致、准确精练。他非常注重正确而专注的瑜伽练习，甚至细微到一个简单的站姿、一个跳步的打开双腿，艾扬格瑜伽也因此而著称。“不要被最终的体位所吸引，而忽略了瑜伽是体验身体完整联结的全过程。如果你无法享受到快乐，那么一定是你的体式不正确”，错误地运用身体，只能带来伤害，从而失去了瑜伽健康的原意。在他看来，真正的瑜伽体式是《瑜伽经》中所阐述的原意“稳固且愉悦”。这本书将带你关注一些以往从没有注意过的关键性细节，重新发现或改变从前的瑜伽习练，体验到瑜伽当下的愉悦和舒适，渐渐地你会发现这本书越来越迷人。

瑜伽就像是一份生命的礼物，她所给予你的往往超出你的想象。瑜伽使我们更接近自己的身体，发掘本身的智慧，从而更加珍爱自己。如果你打算以认真的态度开始瑜伽练习的话，那么这本书正是你想要的。《瑜伽之光》将成为你正确的瑜伽指导和值得信赖的朋友。

关于中文版

由于这本书是经典名著，同时充满细节，我们在翻译中文版的过程中尽可能地忠实原著，但也难免出现疏漏，或者因为我们对瑜伽认知有限而有所偏差。如果您发现任何问题或疑问，请随时与我们联系，以便修订。

值得一提的是，中文版的《瑜伽之光》是国内第一本真正加注梵文的瑜伽书。瑜伽的国际化交流使得了解瑜伽的梵文名称及发音变得十分必要。为此，中文版保留了原书中所出现过的梵文，并特别添加了梵文发音表及提示。

感　谢

感谢毛嘉先生与英国哈珀·柯林斯出版公司的联系，感谢英国安德鲁·纳伯格联合国际有限公司北京代表处首席代表黄家坤女士促成了这次中文版的顺利引进。

感谢我的教练北京悠季瑜伽中心的莫汉主教练，由于他的热情推荐才有了这本书的引进出版。感谢北京悠季瑜伽中心的创办人尹岩女士，她到印度拜访艾扬格大师时，特地为本书约写了中文版序言。

感谢印度 Iyengar 学院、《瑜伽》杂志主编瑞吉·麦塔（Rajvi Mehtat）老师为本书提供的所有帮助，特别是关于梵文音译及发音表的建议，感谢担任翻译的莫慧春小姐。

感谢李晓钟和吴欣平教练，他们对书中所有的体式名称都进行了仔细的订正；感谢陆翊教练，为本书的第一、第三部分添彩，特别是对于相关梵文名称，她给予了具体的建议及修改；感谢徐迅老师、林洵女士和张潇清教练对本书第一部分英译中的瑜伽理解给予了很大的帮助；感谢我瑜伽的同好马少红大姐、陈蕙教练、雷蕾和于玲小姐，感谢她们的热心相助。

感谢叁佰工作室对封面的精彩设计，感谢诗人丛峰为本书英文诗的翻译，感谢卓玛丹增对第一章的文字润笔，感谢他们的无私支持。

由衷地感谢所有帮助过这本书的朋友们。

王　冬　于北京
2011 年 4 月
E-mail：Chrysan@yeah.net

图书在版编目（CIP）数据

镇村国土空间规划 / 张立主编. -- 上海 : 同济大学出版社, 2020.10
（理想空间 ; 86）
ISBN 978-7-5608-9545-1

Ⅰ. ①镇… Ⅱ. ①张… Ⅲ. ①乡村规划－研究－中国
Ⅳ. ①TU982.29

中国版本图书馆 CIP 数据核字（2020）第 194538 号

理想空间
2020-9（86）

编委会主任　夏南凯　俞　静
编委会成员　（以下排名顺序不分先后）
赵　民　唐子来　周　俭　彭震伟　郑　正
夏南凯　周玉斌　张尚武　王新哲　杨贵庆
主　　编　周　俭　王新哲
执行主编　管　娟
本期主编　张　立
责任编辑　由爱华
编　　辑　管　娟　姜　涛　陈　波　顾毓涵　张聆暇
余启佳　韦亦麟　张晓杰
责任校对　徐春莲
平面设计　顾毓涵
主办单位　上海同济城市规划设计研究院有限公司
地　　址　上海市杨浦区中山北二路 1111 号同济规划大厦 1408 室
网　　址　http://www.tjupdi.com
邮　　编　200092

出版发行　同济大学出版社
策划制作　《理想空间》编辑部
印　　刷　上海锦佳印刷有限公司
开　　本　635mm x 1000mm　1/8
印　　张　18
字　　数　360 000
印　　数　1-10 000
版　　次　2020 年 10 月第 1 版　2020 年 10 月第 1 次印刷
书　　号　ISBN 978-7-5608-9545-1
定　　价　55.00 元

本书使用图片均由文章作者提供。

本书若有印装质量问题，请向本社发行部调换

编者按

自 2012 年 11 月中共十八大提出“优化国土空间开发格局”以来，国土空间规划改革渐次启动。2016 年 3 月十三五规划明确提出“建立空间治理体系，推进‘多规合一’”，2017 年 10 月十九大报告提出“构建国土空间开发保护制度”，2018 年 3 月组建成立自然资源部，2019 年 5 月中共中央国务院发布《关于建立国土空间规划体系并监督实施的若干意见》，标志着国土空间规划体系初步搭建。

2020 年自然资源部先后发布了《资源环境承载能力和国土空间开发适宜性评价指南（试行）》《省级国土空间规划编制指南（试行）》和《市级国土空间总体规划编制指南（试行）》。浙江、湖南、河北、山东等省相继出台了关于市县域的国土空间规划编制指南及相关技术文件。其中，北京市、河北省、山东省、浙江省和湖南省先后出台了针对乡镇层级的国土空间（总体）规划编制导则（指南、技术要点），上海市亦经过多年实践积累了丰富的乡镇两规合一编制、实施和审批的管理经验。

各层级国土空间规划相关工作加速推进的同时，国家层面的技术规范、标准、指南和导则的制定颁布明显滞后。其主要原因是，虽然空间规划体系建立的宏观思路清晰，但中微观的技术支撑严重不足。宏观性质的国家层面和省级层面的技术指南的制定相对及时，但诸如用地分类标准、用途分区标准以及市县以下——尤其镇村层面的规划编制指南和导则等的研发异常困难。在中微观层面，技术细节和现实冲突无法回避，需要正面予以回应解决。

在乡镇层面，如何有效传导落实市县规划，如何处理底线约束与协调发展的关系，如何管控与引导乡村建设。在村庄层面，村庄规划如何实现“管用、好用、实用”，如何处理建设管控和村庄发展的关系，如何落实“村庄规划作为法定规划”的改革目标。这些问题需要进一步深入研究探析。

本专辑聚焦于乡级国土空间规划和村庄规划，尝试从理论、技术、实践和国外经验四大视角，自下而上从微观层面探析镇村国土空间规划编制的技术要点、难点，试图为国家层面和各省市层面的乡级国土空间规划和村庄规划编制的相关技术规范、标准、指南和导则等的制定提供研究支持。

本专辑得到了中国城市规划学会、北京市规划和自然资源委员会、上海市规划和自然资源局、江苏省自然资源厅、河北省自然资源厅、中国国土勘测规划院、中国城市科学规划设计研究院、中国建筑设计研究院城镇规划院、江苏省城镇与乡村规划设计院、辽宁省城乡建设规划设计院、江苏省城市规划设计研究院、山东省城乡规划设计研究院、山东建大建筑规划设计研究院、上海同济城市规划设计研究院，以及华中科技大学建筑与城市规划学院、浙江工业大学设计与建筑学院、内蒙古工业大学建筑学院和同济大学建筑城规学院等单位的大力支持，在此表示感谢。

上期封面：

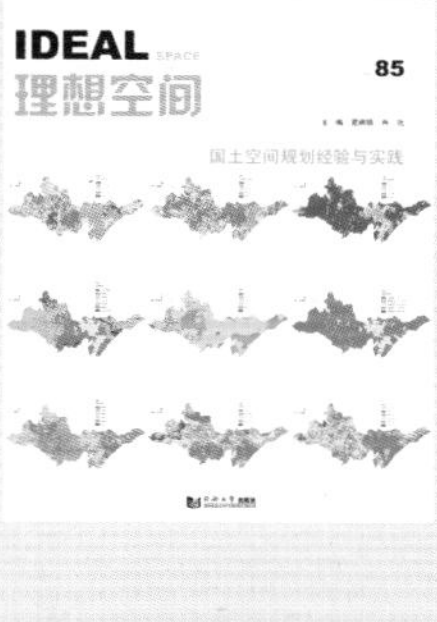

CONTENTS 目录

主题专访
Theme Interview

彭震伟：加强镇村国土空间规划的体系研究
Strengthen the Research on Town Territorial Plan

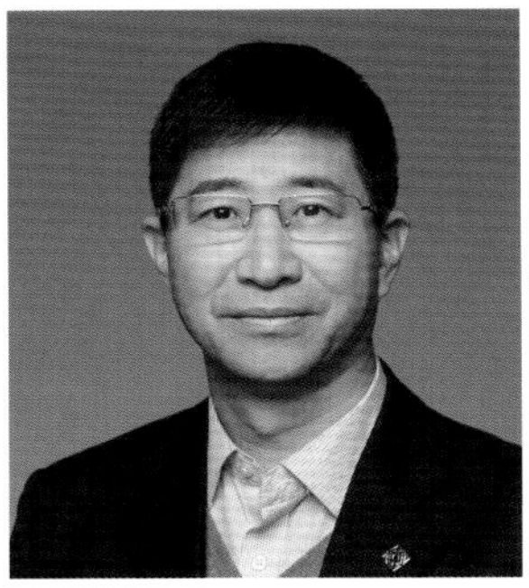

彭震伟，中国城市规划学会小城镇规划学术委员会，主任委员，全国高等学校城乡规划专业教育评估委员会，主任委员，同济大学建筑与城市规划学院，教授，党委书记。

[文章编号]　2020-86-A-004

一、彭老师您好，您长期从事镇村规划研究和实践工作。请您谈谈国土空间规划改革对乡镇层面的规划编制有怎样的影响？

当前我国的国土空间规划体系改革，是在国家大力推进生态文明建设并纳入中国特色社会主义事业五位一体总体布局的背景下开展的。建设生态文明的根本是要建立系统完整的生态文明制度体系，推进生态文明领域国家治理体系和治理能力的现代化。其中，国土空间规划体系建设的要求，就是要把生态文明建设放在突出位置，实现国土空间格局的优化，构建包括国土空间规划、用途管制和绩效考核等在内的国土空间治理体系。

虽然国家按照区域的行政区划等级确定了“五级”国土空间总体规划，其中乡镇层面属于最低一级，但这一层面的国土空间规划改革却有着深远的影响。首先，在我国的城镇化与社会发展体系中，乡镇发挥着协调城乡关系的重要作用；其次，乡镇作为最接近自然资源的地域，在作为生态文明建设重要环节的自然资源有序开发和合理利用上发挥着重要的作用；再次，乡镇层面作为国土空间利用的基本行政单元，长期以来存在着不同空间类规划之间的矛盾和冲突。乡镇层面的城乡规划强调对地方城镇化与经济社会发展的战略引领，往往容易突出镇区（乡集镇）的建设而忽视乡镇全域发展的统筹。而乡镇层面的土地利用规划则更突出对耕地和基本农田的保护，以实现耕地和基本农田保护指标的分配与落实为规划目标。

我认为，乡镇层面对国土空间规划改革的要求主要体现在以下三个方面：第一，乡镇层面国土空间规划应摒弃传统城乡规划自下而上片面追求人口城镇化目标的“增长型”规划理念与方法，而应突出城乡地域全域统筹及综合管控的发展理念；第二，国家对自然资源和生态环境管理体制改革的两个“统一行使”——统一行使全民所有自然资源资产所有者职责和统一行使所有国土空间用途管制和生态保护修复职责，在乡镇层面规划编制中应得到最直接的体现，即切实保护好自然资源和生态环境，管控好乡镇全域国土空间的保护、开发、利用与治理；第三，从乡镇层面创造高质量发展和高品质生活的目标出发，乡镇规划应充分重视生态、农业与城镇的全域空间发展与治理。

二、那么，您能再谈谈对村庄规划的编制有怎样的影响吗？

村庄是承载乡村人口生产生活的聚落。根据2017年12月公布的第三次全国农业普查数据，全国共有596 450个行政村，317万个自然村。同时，2017年底内地共有乡村人口57 661万人。对于如此巨大规模的村庄及乡村人口，应高度重视我国的村庄规划。我认为，村庄规划是在乡镇层面国土空间总体规划基础上针对乡村聚落的详细规划，两者有着紧密的联系。因此，上面提到的国土空间规划改革对乡镇层面规划编制的影响，同样会体现在村庄规划中。

首先，乡镇层面的城镇化与综合发展战略决定了村庄所能够集聚的规划人口、村庄发展模式及其村庄公共服务设施和市政基础设施配置的内容与强度。其次，乡镇地域的国土空间资源管控以及对生态、农业与城镇空间的统筹规划决定了村庄建设空间的占用及其空间形态。因此，村庄规划的编制应置于乡镇国土空间总体规划中，充分研究以上的规划前提条件。

村庄规划在国土空间规划的“五级三类”编制体系中属于详细规划范畴。在乡镇国土空间总体规划对村庄发展建设的要素进行刚性管控和传导的基础上，村庄规划可侧重村庄各类空间设施与要素的安排和规划设计，如村庄住宅、基本公共服务设施与市政基础设施、道路、绿化，以及村庄景观的规划设计，指导村庄各项建筑和工程设施的设计与施工，以达到对村庄空间环境质量的控制与提升村庄人居环境品质的目的。

三、感谢彭老师，刚才您谈了新的国土空间规划对镇村规划编制的影响，那么，对于乡镇政府而言，会面临哪些新的挑战？

在新的国土空间规划体系下，乡镇政府至少会面临三大挑战，需要进行不断的自我革新，并实现三大转变。

第一，应转变乡镇发展的观念。乡镇发展不再以提高人口城镇化水平为唯一衡量标准，服务好乡村振兴发展既是乡镇政府的重要职责，也是乡镇自身发展完善的主要路径。乡镇政府应重点研究作为连接城乡区域和带动乡村发展的社会综合体，如何为乡村发展提供支持和各类服务。

第二，应转变乡镇发展的路径。城乡融合发展将是乡镇发展的必由之路。乡镇可以充分依托城乡地域的特色要素资源，发挥对城乡地域的双向功能作用，提供产品与服务供给向城市（地区）和乡村两个方向的输出。面向城市的产品输出需要实现产品（服务）的独特性、稀缺性及特定阶段城市（地区）发展需求的紧迫性，面向乡村的输出则应对满足“三农”发展的需要，并具有正外部性。

第三，应转变乡镇规划的目标，加强对乡镇规划的约束。乡镇政府不应将扩大镇区（集镇）建设规模作为乡镇规划的目标，而应该在严格保护乡镇全域自然资源和对各类自然资源要素进行精准管控的基础上，平衡好对乡镇国土空间的保护、开发、利用与治理，并落实在“一张图”上。同样，新的国土空间规划改革对乡镇规划提出了更系统全面的规划约束。对上，乡镇规划落实了市县层面国土空间规划的管控要求，强化了上位规划在乡镇层面的实施性；对下，乡镇规划传导了对村庄规划的管控要求，对乡镇政府的治理能力提出了更高的要求。

四、您是中国城市规划学会小城镇规划学术委员会的主任委员，您能说说，镇村国土空间规划的变革对科研有哪些新需求？

科学研究是国土空间规划改革实践探索的重要支撑。我认为，当前镇村国土空间规划亟待在以下四个科研方向上有新的突破。

第一，应加强生态文明引领下乡镇地域社会经济发展规律的理论与方法研究。

第二，应加强乡镇地域生态空间的生态系统服务价值与功能以及生态安全格局的研究。前者将支撑乡镇地域的生态文明建设及其综合协调发展，后者将支撑乡镇地域的全域空间要素治理以及乡镇地域生态、农业与城镇空间的优化格局。

第三，应加强对乡镇地域国土空间利用格局演化的动态监测、风险评估与绩效考核研究。其中，动态监测研究是基础研究，目的在于对乡镇国土空间开发利用的全局性总体把控；风险评估研究是乡镇国土空间开发格局优化的预警性研究，目的是避免乡镇地域国土开发活动可能带来的资源环境风险与危害；绩效考核研究是乡镇国土空间资源保护目标导向下的管控过程研究。

第四，应加强镇村国土空间规划的体系研究，构建镇村国土空间规划编制、审批、实施、监管的全流程体系，探索镇村国土空间规划管控与传导机制。

五、感谢彭老师，您作为城乡规划专业教育评估委员会主任委员，能否再谈谈高校在教学方面如何应对新的空间规划改革，我们在课程建设方面，如何与新的空间规划匹配？

2019年中央18号文《关于建立国土空间规划体系并监督实施的若干意见》提出“教育部门要研究加强国土空间规划相关学科建设”的要求。基于“多规合一”的国土空间规划需要综合、系统的学科支撑，包括城乡规划学、公共管理学等。国土空间规划相关学科的知识体系应当具有开放性、综合性特征，通过多学科的交叉融合，不断促进规划学科应对经济社会变革的能力。在国土空间规划实践中，可以通过不同学科的相互支持、相互学习来促进专业知识的融合，解决国家空间治理现代化和生态文明建设中的新课题。

对高校城乡规划专业培养适应国土空间规划改革的专业人才来说，可以从以下两个方面进行课程体系的改革与建设。一是增加和强化必要的专业课程，如增加自然资源类课程，强化生态规划与生态修复课程，加强对国土空间管理技术、政策等方面的知识与技能传授等；二是对现有的专业课程体系进行必要的改变，以适应国土空间规划改革的需要，如城乡规划原理、城乡规划管理与法规，以及城乡规划设计实践类课程等。

六、您能对从事镇村规划编制的技术人员谈谈，规划师如何应对上述的这些挑战？

一段时间以来，社会上就有人诟病现在的乡村规划编制，认为是规划师用城市规划的思维和方法在编制乡村规划，这确实是当前一部分规划存在的问题。因此，我想对从事镇村规划编制的规划师们说，首先需要转变自己的观念和规划理念，与时俱进，尽快适应社会的变革与发展；其次，编制镇村规划需要规划师放低自己的身段，只有从乡村的视角才能看清乡村发展中存在的问题，并拿出能切实解决乡村发展问题的规划良方。

感谢您接受访谈！

访谈人：张立，同济大学，城市规划系，副教授，博导，中国城市规划学会，小城镇规划学术委员会，秘书长。

张尚武：村庄规划是乡村规划的一个类型

Rural Plan is a Type of Plan in the Countryside

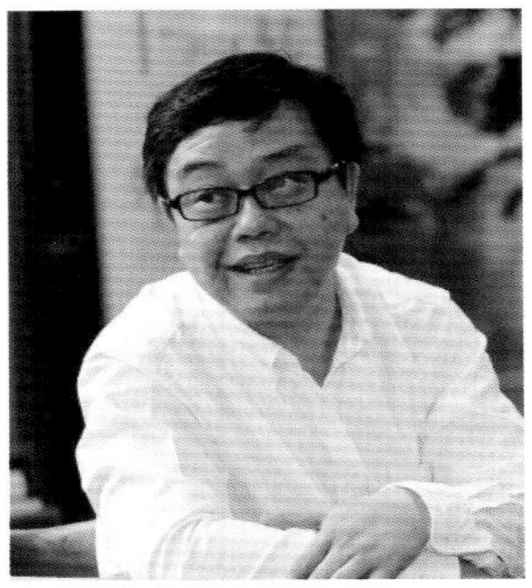

张尚武，中国城市规划学会乡村规划与建设学术委员会，主任委员，同济大学建筑与城市规划学院，教授，副院长。

[文章编号] 2020-86-A-006

一、张老师您好，您长期从事乡村规划研究和实践工作。您能谈谈国土空间规划改革对乡村规划的编制有怎样的影响？

这次国土空间规划改革是围绕生态文明建设要求，从空间治理视角推动的一次规划制度创新。《关于建立国土空间规划体系并监督实施的若干意见》要求编制多规合一的实用性村庄规划，将会对乡村规划编制工作会产生深远影响，我想有几个方面的认识非常重要。

第一，从乡村实际，面向规划管理认识编制工作。“多规合一”和“实用性”这两个关键词很重要，也很有针对性，编制好用、实用、管用的乡村规划。规划编制要符合乡村发展实际，通过多规合一加强规划编制与规划实施衔接，而这恰恰是过去存在的突出问题和矛盾所在。

第二，从国土空间开发保护角度认识乡村地区。过去比较突出居民点的规划，而乡村地区本身是自然环境和人工环境混合的空间，这次空间规划改革把城镇开发边界以外的地区定义为乡村地区，这会带来规划编制工作内涵的变化。

第三，从建立国土空间规划体系角度认识村庄规划。这次空间规划改革明确了村庄规划在规划编制体系中的地位和作用，要区分“村庄规划”与一般意义上的“乡村规划”，这对于厘清村庄规划的工作边界、规划内容非常重要。

要强调的是，乡村规划编制工作的完善是一个逐步的、渐进的过程，尽管改革的方向和框架已经明确，还有许多认识和工作层面的难点和关键技术环节需要厘清，这离不开规划研究和实践探索。

二、在新的国土空间规划体系中，村庄规划被定义为详细规划，对此您怎么看？

在国土空间规划体系中将村庄规划定义为详细规划层面的法定规划，这与过去相比有很大的不同。详细规划是实施国土空间用途管制和开发建设依据，这与过去的控制性详细规划类似，但有很大区别。

首先，更强调“域”的管控，而不只是针对“点”。过去的控详主要是针对建设地区的开发控制，而现在更注重乡村地区保护和开发的秩序，从整体层面进行管控。

第二，要突出基础性作用。发挥规划体系中的基础性作用是国土空间规划基本定位，针对乡村地区，我认为有两个方面非常重要：一是要优化生产生活生态空间的整体关系；二是作为开发控制的依据，要加强底线内容和管控落实。

第三，更注重规划体系的整体运行。规划体系不等于规划编制，一些地方盲目推进规划全覆盖，存在认识上的误区。村庄规划应该是按照需要“应编尽编”，但规划管理不能有盲区。因此各地要建立符合地方实际的规划体系，并要加强法规和政策体系，才能做到“不规划不建设”，这是把村庄规划定义为详细规划时，需要特别关注的。

第四，详细规划层面有一个难点，就是开发控制刚性和弹性问题。尽管乡村萎缩是一个总体趋势，但乡村地区差异性大，发展过程具有动态性和不确定性，如何看清乡村未来的发展方向，合理引导乡村地区健康发展，我觉得要给乡村发展留出充分的弹性，在发展中进行动态调控，这对规划编制方法和规划运行是一个挑战。

三、村庄有村域和居民点两个层面，村庄规划如何去处理二者的关系？

村庄是生产、生活、生态高度复合的空间，过去比较强调居民点本身，这个层面当然也需要关注，因为它直接涉及村民的生活水平和质量。而更重要的是，应当把乡村发展扩展到“面”的层次，从这一角度来考虑整个乡村地区应该承担什么功能，如何处理好生产、生活、生态之间的关系。因此，村庄规划应当首先考虑“面”上的关系，是一个“域”的规划，居民点也是其中需要考虑的一个重要部分。

四、目前在乡村层面，综合性乡村规划、实用性乡村规划、乡村振兴规划、城乡融合规划等，百花齐放，您如何评价目前出现的这种“繁荣”局面？

这是乡村发展的实际需求，不可能只有一个规划管理乡村，也不可能只用一个规划发展乡村。有历史资源的乡村需要编制保护规划，在不同发展阶段需要编制乡村建设规划，乡村振兴是一项系统工程，需要编制乡村振兴规划等。

前面我特别强调要区分“村庄规划”和乡村规划，乡村规划不是一个单一的规划，村庄规划是乡村规划的一种类型，而乡村规划是一个体系。处理好“百花齐放”与“多规合一”的关系正是建立国土空间规划体系的意义所在。村庄规划要发挥好基础性平台作用，各种规划在这个平台上之间相互协调，发挥不同的作用。

五、这么多类型的乡村规划，是否对法定的乡村规划造成了影响？您认为今后应该如何去引导和完善乡村层面的各种规划类型？

国土空间规划体系中，村庄规划是法定规划。针对出现的其他多种类型的乡村规划，首先，需要确立村庄规划的基础性作用，村庄规划是统筹乡村地区各类空间规划、政策和规划实施的平台。这需要通过立法工作强化法定地位，国土空间规划立法工作正在推进，这是明确村庄规划法定地位最直接依据，目前《乡村振兴法》也正在征求意见，其中应该有关于村庄规划法定地位的条款。

其次，要加强三个方面的统筹工作。一是，规划内容的统筹，村庄规划要合理限定边界，与其他规划要留好接口；二是，不同部门管理事权的统筹，要避免不同部门各自为政，从规划编制到规划实施管理缺少协调的矛盾；三是规划行动的统筹，规划的目的是为了实施，因此需要构建一套有效的、多规合一的行动机制。

六、您是中国城市规划学会乡村规划与建设学术委员会的主任委员，您能说说，村庄规划的变革对科研有哪些新需求？

村庄规划对科研的需求一直存在，重点是对乡村发展问题的认识，以及乡村规划的干预机制，当然这次空间规划改革提出了一些新要求，可以概括为以下三个方面：

一是要关注乡村发展规律和发展趋势。城镇化宏观趋势带来城乡关系和乡村地区格局的变化，不仅影响了生产、生活、生态空间的发展，也带来农业、农村、农民的变化，这些变化都是在一个城乡开放的系统里面进行的，对趋势和规律需要加强认识。同时，要理解乡村的差异性和发展阶段性，村庄规划的实用性在很大程度上是通过回应差异性来体现的。此外，还要加强对乡村的主体性和系统性的研究，乡村的社会主体特征，以及作为生产生活生态空间系统的复合性，构成了乡村规划基本特点。未来很多地区的村庄还将会萎缩和减量，如何去优化存量和功能也是重要的研究命题。还有，就是对乡村地区生态空间的修复和生态功能的关注等，这些都是在宏观发展趋势下研究乡村发展规律和乡村规划面对的基本问题。

二是要加强政策研究。我们处在一个体制机制改革的过程中，与乡村相关的各项政策和制度的变革，都将会影响乡村地区的发展。特别需要关注土地制度变革带来的影响。另外，在开展村庄规划编制时，要求对村庄进行分类，但是用什么样的方式去有效推动分类发展，这一过程是动态的，既需要通过一定的政策手段去干预，也需要对政策实施进行评估和优化调整。

三是要注重自然文化景观的研究。不仅是传统和历史村落的保护，乡村地区往往经历了长期发展的历史沉淀，很多地区呈现的乡村格局是一种自然文化景观，如何传承乡村地区传统的、地域性的自然文化景观特色，是值得关注和研究的。

此外，从规划编制本身，也有许多问题需要学术和实践层面的研究。例如如何界定村庄规划的法定性，国土空间规划自上而下的约束性与乡村规划强调尊重村民意愿自下而上的主体性，以及新农业、新农村、新农民带来的乡村生产方式、生活方式及人口结构变化，带来乡村治理问题的复杂性，乡村规划的方法、内容、如何适应的问题，等等。

七、您能否对从事村庄规划编制的技术人员谈谈，规划师如何应对上述的这些挑战？

面对规划改革和乡村地区发展特点，第一，需要完善知识结构。乡村发展涉及一系列社会发展问题，同时乡村地区是生产、生活、生态功能高度复合的空间，这些特点都要求规划师不断完善既有的知识结构，弥补过去认知的缺陷，用一种开放的学习态度，通过多学科融合研究解决乡村的实际问题。

第二，乡村发展的多样性、差异化、动态性，以及乡村治理问题的复杂性、长期性，对规划工作构成了很大的挑战，不仅要求乡村规划的方法、内容上的改变，也要求乡村规划师的工作模式和工作方法作出相应的改变，诸如“共同缔造”的方式，需要更多地采用在地化、陪伴式的工作方法。

第三，规划本质上是一种公共政策，具有公共政策的价值导向，而乡村问题将会长期影响整个现代化进程，因此对于规划师而言，必须具有责任感和使命感，以正确的价值取向、积极投身于服务乡村的规划实践工作，这对于促进乡村振兴和国家现代化发展都具有重要意义。

感谢您接受访谈！

访谈人：张立，同济大学，城市规划系，副教授，博导，中国城市规划学会，小城镇规划学术委员会，秘书长。

陈小卉：加强乡村地区的规划管理
Strengthen Planning Regulation in the Countryside

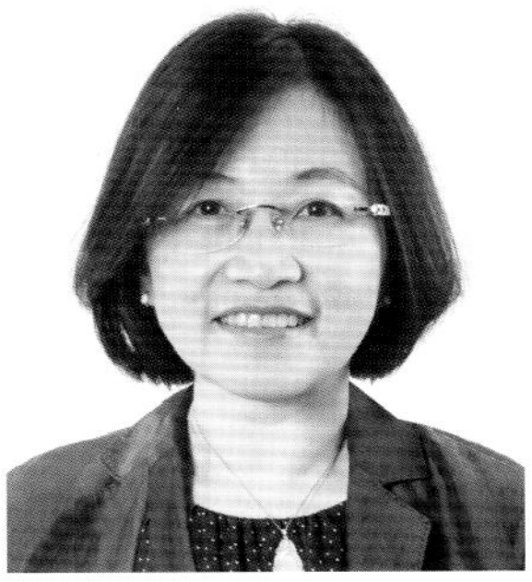

陈小卉，江苏省自然资源厅国土空间规划局，局长，中国城市规划学会小城镇规划学术委员会，委员，中国城市规划学会，理事。

[文章编号]　2020-86-A-008

一、陈局长您好，您在学术研究、规划实践和管理等诸多方面都有很深的积累。针对当下的国土空间规划改革，您认为其对乡镇和村庄层面提出了怎样的要求？

当下的国土空间规划改革，从乡村空间治理层面对乡镇和村庄规划提出了更多、更为深入的政策性和管理性要求。

一是在国家实施乡村振兴战略的大背景下，城乡关系逐渐走向城乡融合，农业、农村、农民有了新的内涵，农村不仅仅是传统的农业生产地和农民聚居地，还兼具了经济、社会、文化、生态等多重功能。但是，当前农村在基础设施、公共服务、社会治理等方面与城市的差距还比较大，需要通过规划引领，加快补齐农业农村发展短板，让农业成为有奔头的产业，让农民成为有吸引力的职业，让农村成为安居乐业的家园。

二是国家正在积极推进农村“三块地”改革，新修订土地管理法于2020年年初正式实施，土地管理法实施条例也正在修改完善之中，可以说随着集体经营性建设用地入市、宅基地等改革政策的深入推进，各类城乡要素双向自由流动的制度性通道将逐渐打通，乡村空间的价值将进一步凸显，需要在规划改革中进一步关注乡村的多重功能和价值。

三是规划要体现“多规合一”的要求，新时期的规划需要涵盖原有的村庄土地利用规划、村庄建设规划、农村居民点规划、国土空间全域综合整治等方面的内容，统筹谋划村庄发展目标，通盘考虑土地利用、产业发展、居民点布局、人居环境整治、生态保护和历史文化传承等要求，真正实现“一张图”指导规划建设管理。

四是规划要体现全域全要素管控的要求，要合理优化全域范围内的生产、生活、生态的空间布局，在落实上位规划关于生态保护、基本农田保护等任务的基础上，明确农村集体经营性建设用地、宅基地等农村建设用地的空间布局，完善公共服务和基础设施配套，提升乡村公共空间治理水平，“把每一寸土地都规划得清清楚楚”。

五是要进一步加强乡村地区的规划管理。建立健全乡村建设规划许可管理制度，优化完善规划许可审批流程和管理措施，依法依规高效做好乡村地区各项设施建设的规划服务。加强指标管控，在符合约束性指标的前提下，村庄规划可采取“留白”管控、“点位”管控、机动指标管控等弹性管控方式，引导各类土地高效利用和设施合理布局。加强项目清单管理，对于暂时不能落地的，可提出意向性的位置或控制范围，并纳入项目清单管理。

二、您认为新的镇村国土空间规划应该重视哪些技术要点？

新的镇村国土空间规划需要在技术上重点关注多规融合带来的规划技术体系融合创新，规划不再是点上的建设，还有面上的保护问题；也不仅是二维三维布局，规划将是长效管理机制的重要组成，要好用、管用。具体包括在规划传导体系方法、底数底图规范性、规划管理政策、乡村价值导向和乡村利益协调等方面的内容。

一是规划体系再认识。在生态文明建设的背景下，新的规划需要充分落实上位国土空间规划的生态保护红线管控要求和永久基本农田保护任务，以做好约束性指标的传导和底线管控要求的传导为前提来开展国土空间规划，寻求镇村发展思路。

二是规划规范化。从底数底图需要标准化的角度来看，多规合一要强化以GIS作为技术手段，以第三次全国国土调查为基础，土地利用现状变更调查、农村建设用地调查数据为补充，对现状基数认定，统一数据标准，统一工作底图，充分衔接三调用地分类和规划用地分类，确保数据精准、管用。

三是规划公共政策属性。了解土地管理政策和乡村规划管理要求，平衡好保护与利用，保障村民利益和公共空间治理需求。需要规划师积极学习土地管理的相关管理政策，如存量土地、增量土地、流量空间等，以及集体经营用地、宅基地等政策要求，乡村规划许可的管理要求，在规划中予以明确，进一步算好“资源账”“生态账”“可持续账”。

四是乡村空间特色挖掘。当下乡村对于生产生活的空间需求已发生变化，一方面新乡村空间不仅仅满足农村居住的需要，还要兼顾现代农业、乡村旅游、公共服务等功能需要；另一方面，在乡村景观与建筑风貌的营造上，也需要针对部分乡村建筑风貌“农味”不够，景观环境“乡土”不足的现实，精准设计、因地制宜，借鉴传统乡村营建智慧，注重梳理提炼传统民居元素，体现地域文化特色。

五是乡村规划师的定位。作为乡村地区的规划，规划师的角色要充分转变，需要深入镇村现场，了解农村地区需求，与当地村委会多沟通，多方共同参与规划，保障农民利益不受损。

三、江苏省乡村土地整理工作一直走在前沿，您如何看待乡村建设用地减量化和村庄规划或者乡镇规划的关系？是否有必要把减量化工作纳入新的乡镇国土空间规划中？

从江苏的实际发展情况来看，江苏一直坚持优先推进城镇化发展，2019年江苏常住人口城镇化率已达70.61%，特大城市和大城市人口规模占全省城镇人口比例在50%左右。但是，随着农村人口的不断外流，也带来了乡村空心化、人口老龄化、乡村用地效率不高等挑战，尤其是苏北地区，农村住房空置率较高，“空关房”和“空心村”现象客观存在，大部分县市区空置率在20%左右。从乡村用地效率来看，近些年来，江苏绝大多数的涉农区县乡村人口总量在持续的收缩，但是乡村建设用地的规模未能得到有效的控制，人均村庄建设用地面积较大。

从江苏的镇村规划工作来看，持续开展镇村布局规划，尊重农民意愿，按照乡村空间演变规律合理规划村庄分类，有发展类（集聚提升、城郊融合、特色发展）、撤并类的，也有看不准的一般村。面对乡村收缩的实际，需要在镇村国土空间规划中，树立“存量规划”理念，这并非简单的“减量化”，而是要坚持“精明收缩”的理念，优先支持有保护需求的、有发展潜力的乡村发展，引导公共财政的精准投入，有效改善乡村人居环境，为乡村振兴战略的实施提供空间载体，同时也避免过程性浪费。我们依据镇村布局规划和村庄规划，开展国土空间全域综合整治，优化乡村地区生态、农业、生产空间，规整农业生产空间，盘活农村零星分散的存量建设用地资源，改善农村居民点的住房条件和设施配套，力求做到空间布局的集约、高效。

四、应对新的国土空间规划改革，江苏省在乡镇和村庄层面还做了哪些工作？您认为哪些方面可以在全国推广？

目前，江苏在乡镇和村庄层面的规划工作主要从镇村布局规划以及乡镇国土空间规划、村庄规划两个层面开展，也有国土空间全域综合整治规划等实施规划。

一是顺应城镇化规律，持续优化镇村布局规划。早在2008年，江苏就在全国较早完成首轮镇村布局规划工作。为适应新形势、新要求，2016年江苏完成优化镇村布局规划工作，为后续全省乡村地区公共资源配置和土地综合整治、美丽宜居乡村建设、村庄环境整治提升等工作提供了规划支撑。2019年，为深入落实乡村振兴战略，支持苏北地区农民群众住房条件改善工作，江苏通过下发通知、制定技术指南、现场指导、培训宣贯、规范报备等环节，系统谋划、层层推进，指导苏北五市共计34个涉农县区全面完成镇村布局规划优化完善。此轮镇村布局规划优化工作坚持优先推进城镇化，促进城乡融合发展，在充分摸底调研的基础上合理确定进城、入镇、留乡的人口比例和分布，明确乡村发展的空间载体；加强“多规合一”，优化村庄布局，促进土地集约利用；顺应乡村发展规律，合理确定村庄分类，不搞“一刀切”，不强推农民集中和上楼，不盲目冒进，不损害农民权益；分类完善公共服务设施，引导需要留乡的农民按照不同村庄分类改善居住条件，提高农民群众生活条件；留住乡愁记忆，延续乡村与自然有机融合的空间关系，保护彰显乡村空间特色。在2019年9月国务院胡春华副总理主持召开的全国村庄规划工作推进会上，该项工作作为典型经验交流。

二是有序推进“多规合一”的实用性村庄规划工作。目前，江苏开展了试点村庄规划工作，同时也研究起草了《江苏省村庄规划编制技术指南》。指南在继承和发扬现有村庄规划、村土地利用规划等各类村庄规划经验做法的基础上，进一步统筹考虑了乡村地区国土空间用途管制、集体经营性建设用地入市、国土空间综合整治、村庄居民点规划建设等方面的规划内容。指南正在结合村庄规划试点工作进行验证试行，主要具有如下特点：坚持实用导向，强调因地制宜按需编制，在编制内容上，可以根据需要弹性选择，在编制时序上，可以分步分批滚动编制，在用途管制上，突出底线管控和适度弹性，在成果表达上，鼓励简明扼要、通俗易懂；坚持存量规划，提高农村土地使用效率；坚持规划引领，协同推进国土空间综合整治；支持产业振兴，明确集体经营性建设用地规划安排等。

三是从国土空间全域综合整治、农民人居环境提升等方面推动实施了一系列的实施规划。早在2008年，江苏为解决城市化和工业化进程中一系列矛盾，缓解耕地保护压力，探索“有效集聚潜在资源，有序统筹城乡发展”，在全省层面实施万顷良田建设工程。通过万顷良田和农村土地整理，农业空间得以有效的完善，乡村建设空间得以有效地规整撤并，部分零散、衰败的村庄得以搬迁。2020年，江苏在落实国家政策要求的基础上，出台了《江苏省国土空间全域综合整治方案》，针对乡村耕地碎片化、空间布局无序化、土地资源利用低效化、生态质量退化等多维度问题，在全省范围内有效推进农用地整治、建设用地整治、生态保护修复和公共空间治理等项目，积极推进乡村空间的再优化，促进耕地保护和土地集约节约利用。

五、您能从管理者的视角谈谈，镇村国土空间规划的变革对科研有哪些新需求？

借鉴国际和顺应国内空间规划体系改革的需求，镇村国土空间规划的科研工作可以在以下四个方面积极探索：

一是要加强镇村国土空间规划与公共政策的衔接研究。当前国家正在推进农村“三块地”等政策的改革，在城乡融合发展、要素配置市场化等方面的顶层设计也正在逐步落地，镇村国土空间规划需要更好地考虑如何充分对接乡村一二三产融合发展、集体经营性建设用地入市、农村闲置宅基地和闲置农房盘活、生态产品价值实现等政策需求。

二是在用途管制、规划许可等乡村规划管理制度上进行研究。结合国家关于推进建设用地审批和城乡规划许可“多审合一”改革的有关要求，探索完善乡村地区的规划管理。

三是对当代乡村社会经济嬗变进行研究。随着新型城镇化和乡村振兴战略的持续推进，乡村地区的人口、经济、社会特征正在改变，可以研究新乡村国土空间特征，以及适应新乡村人口的农村聚落空间需求。

四是探索建立乡村地区规划理论方法。镇村国土空间规划不能再简单套用城市规划的技术，在规划价值理念、思维模式上等适应“乡愁乡土”的需要，比如“乡愁”空间营造上，需要进一步加强对乡村景观风貌的研究，探索适合乡村地区的村庄布局形态、公共空间景观、建筑高度、建筑风貌和绿化配置等，展现田园风光和乡土风貌。

六、您能对各地镇村规划管理人员谈谈，管理者如何应对上述的这些挑战？

多规合一的国土空间规划更加深化、细化了乡村地区的规划，镇村的规划管理比城市更加复杂，需要深入学习领会国家关于建立国土空间规划体系并监督实施的精神，做好新时期的规划管理工作。

一是要加强业务学习。乡村是一个动态的复杂巨系统，乡村规划管理涉及的政策也很多，这就需要不断强化对规划管理各类业务知识的学习，比如农用地、耕地、生态用地、建设用地等各类相关法律法规和管理政策。

二是要严守底线。要严守“耕地线”，严禁违法占用永久基本农田、一般耕地和林地等非建设用地，确保国家粮食安全；要严守“生态线”，要严格生态保护红线保护，维护国家生态安全的底线和生命线；要严守“用地线”，坚持节约集约、严控增量、盘活存量，提高国土空间利用质量。

三是要依法依规管理。要依法依规编制规划、监督实施规划，防止出现违规编制、擅自调整、违规许可、未批先建、监管薄弱以及服务意识不强、作风不实等问题，切实“严起来”。在此基础上，着力提高审批效率，进一步提升用地服务保障和规划管理水平。

四是要保障农民群众利益。要始终坚持以人民为中心的发展思想，尊重农民群众生产、生活习惯以及乡风民俗，积极反映村民诉求，守住农民利益不受损的底线。

感谢您接受访谈！

访谈人：张立，同济大学，城市规划系，副教授，博导，中国城市规划学会，小城镇规划学术委员会，秘书长。

理论篇
Chapter of Theory
国土空间规划相关知识
Knowledge of Territorial Plan

论小城镇规划与乡村规划

Discussion on Small Town Planning and Rural Planning

何兴华
He Xinghua

[摘　要]　针对人们对小城镇规划和乡村规划的模糊认识，分析两者的来龙去脉，区分了行政建制镇规划、作为政策对象的重点镇规划，以及乡村地域范围内的规划、作为城乡规划专业的乡村规划等概念。认为小城镇规划和乡村规划的学术研究应当将重点放在分析人类居民点体系中间规模层次的演化规律，为政府部门的相关工作提供专业支撑。

[关键词]　小城镇规划；乡村规划；国土空间规划

[Abstract]　This paper analyzes small town planning and rural planning and their evolution to clear public's vague view for them. The concepts of the planning of administrative towns and the planning of major towns as policy targets, as well as planning within the rural area, and rural planning as a major of urban and rural planning, etc., are distinguished. It is pointed that the academic research of small town planning and rural planning should focus on analyzing the evolutionary laws of the middle scale of the human settlement system, and provide professional support for the government policy making.

[Keywords]　small town planning; rural planning; territorial planning

[文章编号]　2020-86-P-010

一、引言

长期以来，学术界乃至社会各界对小城镇规划和乡村规划的含义认识模糊，对两者的关系存在误解。需要认真分析其来龙去脉，在搞好规划编制的基础上，推动学术讨论。

小城镇规划要区分行政建制镇的规划与作为政策对象的重点镇规划，乡村规划要区分乡村地域范围内的规划与作为城乡规划专业的乡村规划。这样，既有利于回顾反思以往的规划实践，也便于更好地理解国土空间规划体系中的乡村规划内容。

二、小城镇规划

1. 小城镇的理解

小城镇的概念由费孝通教授提出，认为小城镇是一种比农村社区高一层次的社会实体的存在，这种社会实体是一批并不从事农业生产劳动的人口为主组成的社区。然而，它们与城市还有一定的差距。因此，小城镇客观上处于城乡过渡的中介状态。

城市与乡村的划分是个大难题，却又非常重要，否则，城市化的概念就成了问题。从学术研究的角度看，城乡划分需要区分实体意义、行政意义和功能意义，不能以偏概全。与此对应，小城镇可以作为居民点、作为管理单元、作为政策对象来分别理解。关于小城镇的许多争议都与没有区分三者的不同特点有关。

2. 小城镇规划的争议

20世纪末，随着中国经济发展进入新阶段、迫切需要扩大消费，小城镇成为带动农村经济和社会发展的一个大战略。2000年，中共中央、国务院下发《关于促进小城镇健康发展的若干意见》，将小城镇发展作为实现我国农村现代化的必由之路，要求科学规划，合理布局，注意节约用地和保护生态环境，避免一哄而起。

但是，小城镇规划的范围存在着争议，主要有两种看法。一是狭义的小城镇规划，指的是行政上与乡平级的建制镇的规划，包括镇域规划和镇区规划。在这种情况下，小城镇的规划等同于镇的规划。二是广义的小城镇规划，向上扩展到县城所在地镇的规划，因为有不少的县级市是“县改市”，这类小城镇的规划与县级市的规划类同；向下延伸到集镇的规划，又因为有大量的镇是 “乡改镇”，这类小城镇的规划与乡的规划交叉。这两种看法虽然范围不同，其实思路是相同的，就是都将现有的行政管理单元作为考虑问题的前提。

3. 小城镇规划的作用定位

关于小城镇规划范围的争议，实际上也是关于发展重点的争议。小城镇规划乃至小城镇发展战略没有达到预期目标的主要原因是误将作为居民点和管理单元的现有小城镇，与作为政策对象的小城镇混为一谈。

作为居民点的小城镇是客观存在，既不可能消失，也不可能承担过多的功能，因为居民点体系是由众多的自然、社会和人文因素逐渐促成的。学术研究需要从实体意义进行识别。作为管理单元的小城镇是根据治理需要划定的，具有更多政治、人为的因素，争议是难以避免的，例如，“撤乡并镇”“移民建镇”，就属于管理单元的调整。学术研究需要为此提供依据，而不是被动地作为统计数据来源。作为政策对象的小城镇是某种政策适用范围的界定，这虽然也是治理手段，但是时效往往更短，具有更多的公共权力动态干预的特征，如“试点镇”“特色小镇”“历史名镇”。学术研究需要对此进行引领，而不是“跟风”。

因此，从行政建制角度对小城镇规划的界定，恰恰是小城镇规划成为问题的起因。如果将现有的镇、乡作为规划对象，不管是狭义还是广义理解，都没有抓住小城镇规划的要害。其实，小城镇所包括的具体对象并不是最重要的，无需人为划分。关键是要通过小城镇规划这个手段，在不同地区的不同发展阶段选取发展重点。否则，小城镇规划与已有的镇、乡规划有何区别呢？只有把小城镇放在县市域甚至更大范围的城镇体系中去考察，才能认清小城镇的功能，小城镇规划的科学性才能增强，布局才更加合理。因此，小城镇规划首先应当是更大空间范围的区域规划。要区分位于大中城市规划范围内的小城镇、可作为大中城市卫星城的小城镇、主要是为乡村服务的独立小城镇、在城镇体系中具有特殊区位条件的小城镇等不同情况，分别在不同的空间层次开展规划。这样，才能符合中央“避免一哄而起”的基本要求。

小城镇规划的提法，源于学术界城乡关系的讨论，兴于政府小城镇发展战略的实施，应理解为城乡规划专业实践的一项任务，也是政府组织开展的一项工作。从学术研究角度看，小城镇规划不构成学科专业；从社会共识角度看，也没有法律法规和技术标准的支持。从城乡关系和城镇化的角度，小城镇规划更多地应当理解为乡村中心规划，同时也是城市与区域规划的延伸和具体化。

三、乡村规划

1. 农村与乡村

在我国，乡村与农村两者经常被相互通用，或混用。实际上，乡村与农村是有一定区别的，这涉及产业和居住形态的分类。传统意义上的农村，指以从事农业生产为主的人聚居的地方。乡村，是与城市相对应的概念，指城市以外的地区。但是，什么是城市？如何识别城市地区？其困难程度，学人皆知。专业术语标准上说，城市指的是以非农产业和非农业人口聚集为主要特征的居民点。根据我国1989年版的《城市规划法》，城市居民点包括设立城市建制的和设立镇建制的两类，即直辖市、市、镇。这样，在规范的政府文件中，城市变为城镇，城市化表述为城镇化。可是，直辖市、市、镇的行政范围内仍旧是有乡村的。于是，就将市区和镇区作为城市居民点。

城市界定的困难其实也就是乡村界定的困难。市区和镇区以外的地区一般称为乡村，设立乡和村的建制。乡村的居民点又有集镇和村庄之分。集镇通常是乡人民政府所在地，或一定范围的农村商业贸易、行政服务中心。村庄又有自然村和行政村两个不同的概念，自然村由若干农户聚居一地组成，为行政便利，把一两个较大的自然村或几个较小的自然村划作一个管理单元，称为行政村。行政村又被分为村民小组，村民小组与自然村有密切关系，但也不是完全对应。一般北方平原地区村庄规模较大，南方丘陵地区村庄规模较小。

虽然城镇以外的地区称为乡村，但是，海洋、高山、沙漠、森林、湿地等无人居住的地方不能算乡村。可见，乡村是人居环境的一种类型，前提是要有人居住。值得注意的是，乡村与农村的区别在改革开放后变得更加明显。随着农村工业化和现代化进程，一些传统的农村地区居民已经不再以从事农业生产为主，农民的身份与是否从事农业已经没有必然的关系，但其居住和生活方式仍旧达不到城镇的标准。在这种情况下，用乡村一词，似乎更加符合实际。因此，从逻辑上讲乡村应该包括农村，但农村还不是乡村的全部含义。

2. 乡村规划的范畴

乡村规划，是与乡村事务有关的各种规划，可以有多种理解。例如，乡村振兴战略规划、农业发展规划、乡村义务教育规划等。有的有空间性质，有的没有。笔者主张将乡村规划区分为乡村地域范围的各种规划和作为城乡规划专业的乡村规划。因为在城市以外地区可以有很多的规划类型，而且不断发生着变化。新中国成立初期，有五年计划中的农村内容、公社规划、新村规划等。“三年不搞规划”后停止。农村改革开放后，政府组织编制了农业区划、村镇规划、基本农田保护规划、乡镇土地利用规划等。强调城乡统筹发展时，又出现了小城镇规划、县域规划、城乡一体化规划等。提出新农村建设，有乡村建设规划、乡村人居环境改善规划、田园综合体规划、乡村旅游规划等。乡村振兴战略实施以来，中央要求“多规合一”，建立国土空间规划体系，在此框架内编制乡镇规划、村庄规划。

我们城乡规划专业人员比较熟悉的乡村规划，社会上普遍认为是乡村建设规划，然而此“建设”非彼“建设”，仅仅与房屋、道路等基础设施建设有关，还不是新农村建设所指的全面的建设。尽管我们强调物质环境建设与社会生活改善同步考虑，但是由于部门主义和学科偏见的影响，没有“落地”内容的规划，通常不认为是城乡规划专业的规划。从城乡规划专业角度看，也有不少发展变化。学科专业名称为城市规划，城市规划下乡，开展公社建设规划、大寨式新村建设规划。法律规定为城市规划，建设部门规章和技术立法提出村镇规划，村镇规划分为村镇总体规划与村镇建设规划两个阶段，后上升为法规。法律规定从城市规划修改为“城乡规划”，学科专业扩展为城乡规划，涉及乡村部分为镇规划、乡规划、村规划。

从国际视野看，规划一开始主要是为城市服务的。由于城市化进程引起乡村地区的衰落，产生了乡村保护和复兴的运动，逐步形成乡村规划。乡村规划不是与城市规划并列的新学科，而是城市规划专业在乡村地区的应用。因此，讨论城市规划在乡村地区的适应性，是规划实践与理论都不可回避的议题。城市问题与乡村问题相互影响，城市发展与乡村振兴是同一件事情的两个方面。更加重要的是，中国传统的农业文明高度发达，现代化的核心问题是农业、农村和农民的改造。从西方引入的城市规划专业一开始并不是为农村而设立，却需要面对中国特殊的国情，处理城乡二元经济与社会结构条件下的乡村规划，其艰难程度是可想而知的。与城市相比较，乡村居民点规模小、功能不全、建设分散，加上技术力量薄弱、管理能力不足，每个自然村和集镇都单独编制规划很困难，也没有必要。乡村规划涉及的内容，更不能局限于乡村人居环境的物质改善，必须与乡村社会治理结合起来考虑。城乡规划并不是规划的全部，需要与其他规划进行协调整合。只有将城乡居民点变迁的规律作为专业研究的重点，城乡规划的科学性才能得到真正的提高。

3. 国土空间规划中的乡村规划内容

国土空间规划体系为整合相关规划提供了顶层设计，作为政府管理职能的城乡规划管理正在调整和重组，乡村规划不能独善其身。但从专业角度看，并不是由哪个部门管的问题，而是规划本来应该怎么做的问题。在国土空间规划体系中，乡村地域范围的规划已经规范化，分为县级国土空间规划、乡镇级国土空间规划和村庄规划。县、乡镇两级规划包括总体规划、详细规划和专项规划，村庄规划直接编制到详细规划的深度。需要注意的是，国土空间规划的每个空间层次都应当包括乡村的内容，而不仅是乡村地域范围内的规划。

不同空间层次的乡村规划内容要有分工。全国国土空间规划纲要中，要有乡村专项，落实乡村振兴总体战略、长远规划和重大政策。省域规划中，要有永久基本农田保护、生态保育、乡土文化培育等内容，引导乡村地区开展全域整治，修复大地景观风貌。城市规划中，要明确乡村发展的重点区域，安排基础设施，延伸公共服务，提出激活乡村活力的政策指引。县规划要确定县域范围镇村体系布局、乡镇合并方案，提出村庄分类标准和布点原则，划定乡村振兴的重点区域，提出优化空间布局的方案。乡镇规划要落实居民点布局，提出村庄分类编制规划的要求、保留与迁并政策、人居环境整治方案、重要公建与设施。规划成果纳入县级以上国土空间基础信息平台统一实施管理。村庄规划没有必要逐个单独编制，应当在县市、乡镇规划指导下对居民点进行分类，再确定单个村庄是否需要单独编制规划。村庄规划编制应当提供建设、保护、复耕等多种不同的“套餐”，而不是用一个万能的模式。

城乡规划与土地利用规划的主要区别是，前者需要处理经济社会环境发展的多目标问题，后者只是处理相对专门的土地管理问题。因此，国土空间规划，既不是部门意义上的城乡规划，也不是部门意义上的土地利用规划，而是国家空间发展的指南、可持续发展的空间蓝图，各类开发、保护、建设活动的基本依据。乡村规划变革是时代的呼唤，是实施乡村振兴战略、落实乡村治理方略、提高空间规划科学性和实效性的具体举措。国土空间规划只是为具有空间性质的各种政府规划提供了一个政策框架，并不是乡村规划的全部内容。乡村规划包括不同主体在乡村事务方面的规划，因此仍旧需要不同规划的合作。如果将国土空间规划作为自然资源部的部门规划，就如同误以为城市规划是住房和城乡建设部的部门规划一样，是不符合学科发展的原理和中央对于空间规划的基本定位的。

四、结语

作为学术研究的小城镇规划与乡村规划，重点需要分析地表宜居环境中人类居民点体系的变迁规律，特别是中间规模层次的镇和大量分散布局的村如何演化，规划如何应对。前者是解释功能，后者是规范功能。

作为政府工作的小城镇规划与乡村规划，可以看作是学术的规范功能对解决现实问题的贡献。如果学术不能为政府工作提供专业支撑，将失去学术存在的意义，那样就不是“向权力诉说真理”，而是回到作为权力和财富工具的老路上去了。

（本文根据作者2019年12月7日在湖南益阳召开的中国城市规划学会小城镇规划学术委员会学术年会上的发言整理修改而成。文章标题、摘要及关键词的英文翻译由编辑部整理添加。）

作者简介

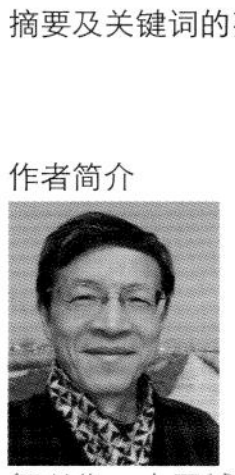

何兴华，中国城市规划学会，副理事长，原住建部计划财务与外事司司长。

论小城镇发展与乡村振兴战略的关联性
——分类定义的视角

On the Relevance of Small Town Development and Rural Revitalization Strategy —The Perspective of Classification and Guidance

赵 民
Zhao Min

[摘 要] 本文从城乡关系的角度研究小城镇发展问题。首先辨析什么是小城镇，以及小城镇功能的分异；然后回顾“小城镇、大问题”命题的提出，以及“小城镇、大战略”作为中央指导方针的提出背景；最后分析小城镇战略在实施中面临的困境，提出乡村地区的大部分小城镇不应以工业化、城镇化发展为基本目标，而应回归乡村基层“公共服务中心”的定位，以服务“三农”为基本导向。

[关键词] 小城镇大问题；小城镇大战略；乡村振兴；分类指导

[Abstract] This paper studies the development of small towns from the perspective of urban-rural relations. Firstly, it analyzes what is small town and its functional divisions. Then reviews the origin of "small town, big matter" concept, and the background of "small town, big strategy" as the central guidance policy. Finally analyzes the difficulties faced by the small town strategy in the implementation, and puts forward the viewpoint that most of the towns in agricultural areas should not take industrialization-urbanization as the basic goal, but should return to the position of "grass-roots public service centers" and serve the countryside, agriculture and farmers as the basic orientation.

[Keywords] small town big matter; small town big strategy; rural revitalization; classification and guidance

[文章编号] 2020-86-P-012

1.克里斯泰勒的中心地结构示意图

一、问题的提出

1. “小城镇”的范畴

什么是“小城镇”？相对于特大城市、大中城市和小城市，不容易说清。小城镇是否包括小城市？根据1989年颁布的《城市规划法》，小城市是指市区和近郊区非农业人口不满20万的城市，同时建制镇亦属于城市范畴；因而，20万人口以下的一般县级市、县城及其他建制镇都属于小城市范畴。由此推论，小城镇应该是“小城市与集镇”的总称。

2007年颁布的《城乡规划法》的相关定义有较大改变，新的立法所称的“城乡规划”包括“城镇体系规划、城市规划、镇规划、乡规划和村庄规划”，即“镇规划”与“城市规划”是并列的，“镇”也就不再属于“城市”范畴。此外，2014年国务院曾印发《关于调整城市规模划分标准的通知》，明确了以城区常住人口为统计口径，将城市划分为五类七档。其中，“小城市”是指“城区常住人口50万以下的城市”；同时还规定，“20万以上50万以下的城市为Ⅰ型小城市，20万以下的城市为Ⅱ型小城市”。如果不与城市的分类体系相交叉，小城镇的范畴应限定为“镇与乡集镇”。因为县人民政府所在地一般也是镇建制，所以这里所称的镇包含了县城与一般建制镇。

2. “特色小镇”与“小城镇”

“特色小镇”与“小城镇”的称谓很相似，两者是否为同一事物，或是可以归为同一范畴？对此需要加以辨析。

特色小镇的概念缘起于浙江省。据介绍，特色小镇不按行政区划来定，其特征为“非镇非区”“一镇一业”和“紧贴产业”；每一个特色小镇都有特定的产业功能，诸如信息经济、环保、健康、旅游、时尚、金融、高端装备制造等产业，其中也包括浙江的茶叶、丝绸、黄酒等有着悠久历史的特色产业。如此看，特色小镇更像是产城融合的专业化产业板块。

在形态上，特色小镇展现“小而美”。“小”即规划面积一般控制在3km^2左右，建设面积一般控制在1km^2左右；“美”指所有的特色小镇都要建成3A级以上景区，其中旅游类特色小镇要按照5A级景区标准建设。

2015年12月，习总书记对浙江省的特色小镇建设作了重要批示：“抓特色小镇、小城镇建设大有可为，对经济转型升级、新型城镇化建设，都大有重要意义。浙江着眼供给侧培育小镇经济的思路，对做好新常态下的经济工作也有启发。”在习总书记的批示中，分别提了特色小镇和小城镇。从后续国家发改委、住建部等部委的发文和工作部署来看，特色小镇与小城镇各有其建设目标及政策导向，空间范畴也很不同。因而不能将两者混为一谈。[1]

3. “小城镇”的功能定位

“小城镇”的称谓中既有“城”又有“镇”，那么如何确定其功能定位？如果被赋予承载工业化和城镇化的任务，则属于城市功能定位；如果主要是为“三农”服务、为乡村振兴服务，则属于乡村或村镇功能范畴。

实际上费孝通先生30多年前就曾提出过“小城镇概念不准确”的问题。费老指出：“任何事物一旦产生了理论概括，便容易使人忽视事物内部之间的性质差异，只从总体概念上去接受这一事物。小城镇也是这样。如果我们从笼统的概念出发，就会把所有的小城镇看成是千篇一律的东西，而忽视各个小城镇的个性和特点。因此，小城镇研究的第一步，应当从调查具体的小城镇入手，对这一总体概念作定性的分析，即对不同的小城镇进行分类。”费老认为：“‘小城镇’应当归在城、乡的哪一边，还是一个可以研究讨论的问题。把它说成城乡的纽带，只说明了它的作用，而没有表明它是一个具体的社区。我主张把农村的中心归到乡的一边。但也可以考虑在城乡之间另立一格，称之为镇。”[2]

小城镇概念模糊、战略导向不准确的问题目前仍然存在。就功能定位而言，有的小城镇显然属于城市范畴，是城市型经济和社会发展的载体；但更多的小城镇仍然是农村的行政中心、商业服务中心和文化教育中心。因而，对不同的小城镇本身的概念仍需要辨析；对不同小城镇的发展导向及规划策略制订，必须基于脚踏实地的调研工作，而不能仅以抽象的一揽子概念来覆盖。[3]

二、从“小城镇、大问题”，到“小城镇、大战略”

1. 乡镇的缘起与基本功能

乡镇及集镇节点诞生于自然经济社会，其原型和功能在世界各国都基本相类。我国乡村地区幅员广阔，乡镇不仅数量众多，而且差异极大。根据有关统计，2016年末全国共有建制镇20 883个，乡（苏木、民族乡、民族苏木）10 872个。据对18 099个建制镇、10 883个乡（苏木、民族乡、民族苏木）、775个镇乡级特殊区域和261.7万个自然村的统计，村镇户籍总人口9.58亿。乡村需要有基本公共服务及交易活动，因而每个乡镇都会基于其本源功能发展出某种程度的中心节点，即集镇区。

德国地理学家克里斯·泰勒对此做过经典论述。[4]克里斯·泰勒提出，在理想的平原上，有三个原则支配中心地体系的形成，即市场原则、交通原则和行政原则。据此可以演绎出中心地结构。中心地的层级大致对应于现实中的县城、中心镇、集镇、村镇体系。

费老很早就对水乡吴江县（今苏州市吴江区）的小城镇层级和作用做过深入调研，并描述了县域乡村中心的三层五级结构[2]：第一层为县属镇，在吴江有人称为7大镇，分两个级别；第二层是拥有公社商业机构的16个公社镇（乡镇），也分为两个级别；第三层是大队镇（或称村镇）。从本源功能看，乡村小城镇是农村的政治、经济和文化中心。这一结构的形成应是乡村服务功能与空间节点长期互动演化的结果。

2. 乡镇企业“异军突起”与小城镇功能蜕变

自1980年起，费孝通先生曾多次访问“江村”，并从江村到吴江，再到江浙两省调研，足迹遍布大江南北。因为在那一时期，后来被邓小平称为“异军突起”的乡镇企业正在这一带兴起，并蓬勃发展。看到自己青年时代的“工业下乡”构想正在变为亿万民众的实践，费老欣喜不已。但作为一名社会学大家，费老清醒地认识到，为了引导这场变革到达理想的彼岸，必须把变革的道理讲清楚。于是，他紧跟实践步伐，提炼总结民众的创造，形成了许多关于以农民为主体的乡村工业化的理论见解。[5]

与提出乡村工业化的观点相衔接，费老还将小城镇发展与中国的城市化道路联系起来，因而，“小城镇”是个“大问题”。小城镇为什么是个大问题？费老在新世纪初对小城镇研究作总结时说[5]：“我在过去20年研究中国的社会经济发展时，曾经花了很多时间关注小城镇的发展建设问题，这是因为中国现代化的起步和发展是一个从‘乡土中国’向现代化都市逐步发展的过程。鉴于中国的历史、人口、城镇规模、发展速度等因素和条件，我们不得不走从农村小城镇开始逐步发展城市化的过程，必须自下而上地发展起多层次的犹如金字塔形的经济中心，以此来最大限度减低高速现代化和都市化对整个社会的冲击和震荡，保证中国改革开放这一人类历史上最大规模的社会变迁平稳进行。”

在我国的深刻社会变迁过程中，核心问题是产业的转型和人口的就业。产业的转型或许是费先生所称的“经济账 ”，而就业就不仅仅是经济账了，而是包含了体制、人的观念和态度在内的经济、社会综合效益问题。因此，从综合效益上来看待小城镇发展，就要把农民的生产生活方式转型作为城镇化的核心。可见，费老的研究和创建有其深刻的时代背景，他尤其关注社会变迁的平稳进行。

回溯来看，先发地区的乡村城镇走上了工业化道路，部分小城镇的功能发生了蜕变及趋于城市的功能定位。但改革要坚持从实际出发，在注意个性和特点的同时，也要看到一般状况，尤其是不能忽视小城镇的本源功能与共同性质。

3. 小城镇、大战略的提出

先发地区乡村工业化、城镇化发展的态势，曾引起了学界的极大关注，体制内的专家也展开了热烈讨论，大都推崇这种自下而上的工业化和城镇化。专家学者的见解似乎影响了中央的判断和政策制定。据《人民日报》（1998年10月8日）报道[6]，江泽民总书记在江苏、上海、浙江考察时指出：改革开放以来，乡镇企业迅速发展，带动小城镇发展，转移了大量农业富余劳动力和农村人口。这是我们在实践中找到的符合自己国情的农村现代化的路子。发展乡镇企业是一个重大战略，是一个长期的根本方针。在大力发展乡镇企业的同时，积极推进小城镇建设，也是一个大战略。认真总结经

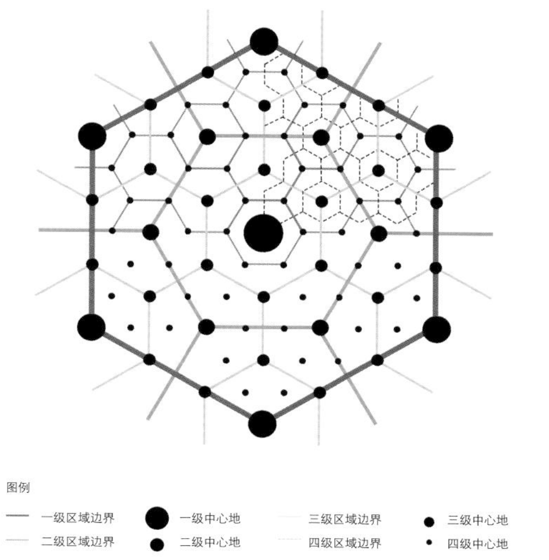

1

验，进一步发展乡镇企业，进一步发展小城镇，应当作为农村经济社会发展的一个重点。

1998年10月14日，中共十五届三中全会通过了《关于农业和农村工作若干重大问题的决定》[7]（后简称《决定》）。《决定》中指出：发展小城镇，是带动农村经济和社会发展的一个大战略，有利于乡镇企业相对集中，更大规模地转移农业富余劳动力，避免向大中城市盲目流动，有利于提高农民素质，改善生活质量，也有利于扩大内需，推动国民经济更快增长。要制订和完善促进小城镇健康发展的政策措施，进一步改革小城镇户籍管理制度。小城镇要合理布局，科学规划，重视基础设施建设，注意节约用地和保护环境。

在东部沿海先发地区的一些乡村，乡镇企业和小城镇发展确实取得了举世瞩目的成就。据《人民网》2001年的一篇刊文[8]，以广东省顺德市北滘镇为例，镇上的著名企业美的集团，是一家生产电风扇起家，而今却在全国空调、家用电器、厨卫产品等市场上都占有较大份额的企业。2000年美的工业总产值达到115亿元，占到全镇的65%。随着美的集团的不断发展壮大，来美的外地员工也逐渐增多。美的集团在自身不断发展的同时，还带动了北滘镇一大批外协配套企业的发展。当时全镇有152家企业为美的配套，配套产值超过20亿元，企业员工达2.4万人。全年总计130多亿元的产值，3.75万人的就业，使北滘镇改变了以传统农业为主的产业结构，成为顺德市（今佛山市顺德区）的工业重镇。

中央提出小城镇大战略的命题，就其内涵而言，就是要基于乡镇企业的经济发展，以乡镇企业发展来带动小城镇建设和城镇化发展。

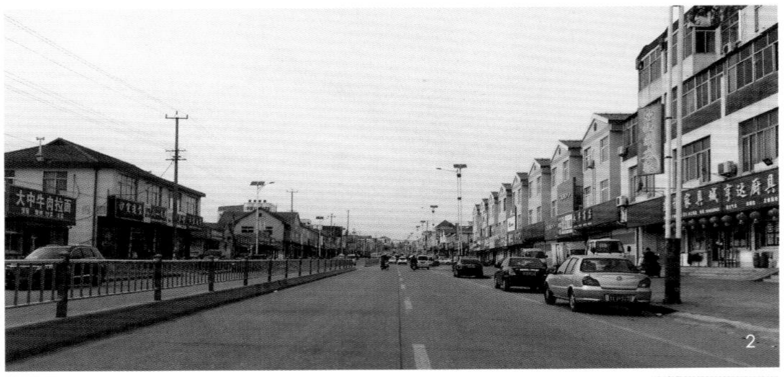
2

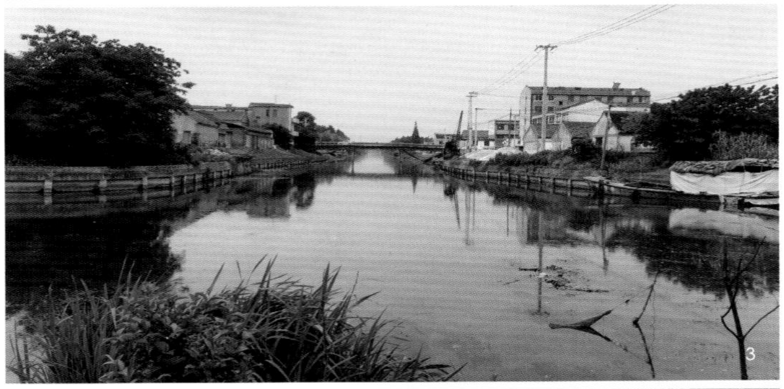
3

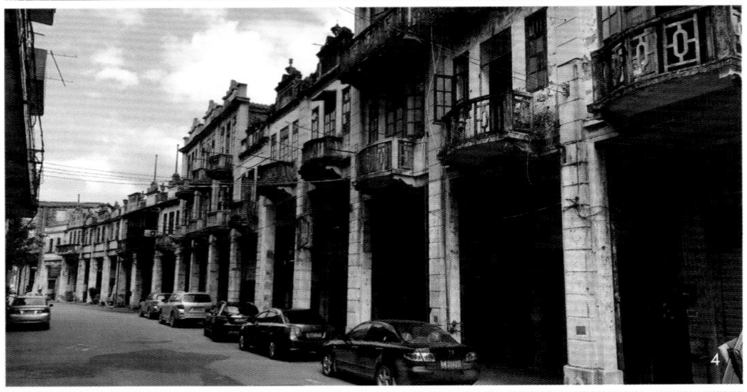
4

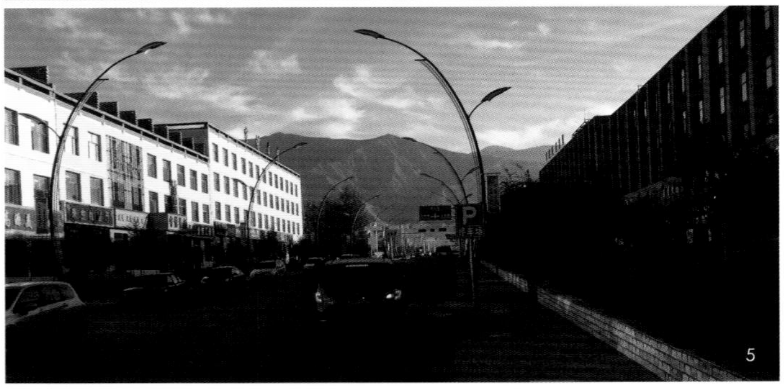
5

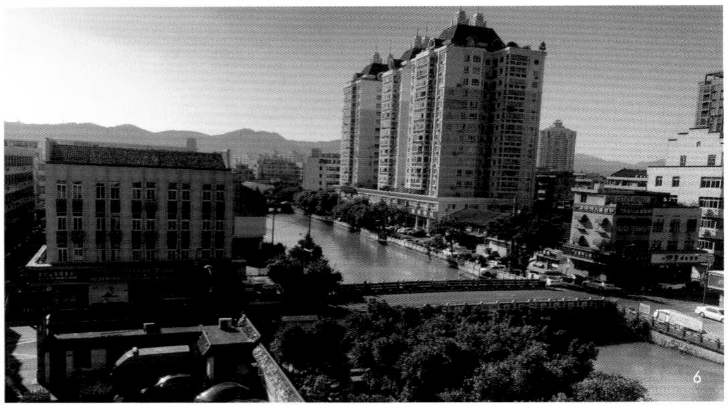
6

三、重新认识“小城镇”的作用与地位

1. “小城镇”战略为何陷于困境

基于部分地区部分乡镇在特定条件下取得了很大成功的客观事实，学界和决策层曾一度认为这是一种普遍可行的模式，即以小城镇来发展非农产业、吸纳农村转移人口和加快城镇化，从而成为全局性的命题及“大战略”。20多年后再来审视，当时的认知显然存在偏颇。

当时的学界和决策层似对小城镇在国家治理方面的基础性作用认识不足。由于多年重视不够，目前乡镇建设滞后现象较为普遍，乡镇镇区作为农村的公共服务中心、教育文化中心、人居中心等的功能亟待健全。

据2017年8月7日《中国新闻网》刊文[9]，进入新世纪以后，特大城市和大中城市的地域规模迅速扩大，而且出现了城市越大聚集经济效益越明显的趋势；相比之下小城镇的发展则黯然失色。尽管提出了“发展小城镇是一个大战略”，但是小城镇的衰落趋势并没有得到有效遏制。小城镇人口大量外流、经济萧条，小城镇联结城乡之间的纽带作用愈发松散，有的县域城镇建成区平均人口只有7 000人左右，相当多的建制镇居民数量不足5 000人。与此同时，乡村的空心化也日益严重。随着全国产业结构的升级和劳动力成本的上涨，乡村工业越来越失去了原来的竞争力，新兴产业逐步向大中城市和工业园区、新技术开发区聚集，很多乡镇的产业空了；其次，年轻人都出外打工，巨大的城乡差距使他们不愿意再生活在乡村，农村成为老年人社会，农业主要由老年人从事劳作。在此情况下，失去生存基础的乡镇财政更加薄弱，乡镇政府的欠债问题也越来越突出。高额的乡镇债务大大削弱了乡镇政府的公共服务能力，有些地方甚至发不出乡镇公务员的工资。总体来看，小城镇的建设发展还相当滞后。

另一方面，东部沿海发达省份确实都有一批工业强镇；东部其他乡镇能否都建成工业强镇？广大中、西部地区能否重现东部的成功？回答是否定的。据有关研究[10]，目前能生存和做大、做强的小城镇，均已经形成了产业基础，其产业集群优势抵消了小城镇的“规模不经济”的劣势，同时也支撑了小城镇的建设和运营。但大批没有优良资源、人才，以及没有优势产业集群，且没有行政性的很大转移支付的乡镇，基本都处于衰退或破败状态。总之，在新的发展背景下，东部内陆和山区，以及中西部地区的大部分乡镇，均难以再沿用或复制沿海发达地区强镇的发展路径。

2. “小城镇”与“乡村振兴战略”

宽泛而言，农业地区的大部分乡镇不应以工业化—城镇化为基本目标，而应回归“基层公共服务中心”的定位，以服务“三农”为基本导向。除了这里所说的“大部分”以外，还有“小部分”及“个别”或“特例”，诸如工业强镇或淘宝镇村；这里的语境即为“分类定义”和“分类指导”。

习总书记批示的“抓特色小镇、小城镇建设”，《国家新型城镇化规划2014—2020》提出的“有重点地发展小城镇”，均体现了分类指导的原则。有产业基础、有特色的小城镇，应继续做大做强产业，并提升城镇建设水平，成为国家工业化、城镇化的重要载体。对于数以万计的一般乡镇，尤其是在中西部地区，它们是乡村行政辖区的行政管理、公共服务、商贸流通、生活聚居中心；要服务于“三农”和“乡村振兴战略”。

2018年9月，中央印发了《乡村振兴战略规划（2018—2022年）》，该规划提出了要“推动城乡公共文化服务体系融合发展，增加优秀乡村文化产品和服务供给，活跃繁荣农村文化市场，为广大农民提供高质量的精神营养”；要“科学设置乡镇机构，构建简约高效的基层管理体制，健全农村基层服务体系，夯实乡村治理基础”；要“继续把国家社会事业发展的重点放在农村，促进公共教育、医疗卫生、社会保障等资源向农村倾斜，逐步建立健全全民覆盖、普惠共享、城乡一体的基本公共服务体系，推进城乡基本公共服务均等化”；要“科学推进义务教育公办学校标准化建设，全面改善贫困地区义务教育薄弱学校基本办学条件，加强寄宿制学校建设，提升乡村教育质量，实现县域校际资源均衡配置。发展农村学前教育，每个乡镇至少办好1所公办中心幼儿园”，并要“加强基层医疗卫生服务体系建设，基本实现每个乡镇都有1所政府举办的乡镇卫生院，每个行政村都有1所卫生室”，“以乡镇为中心，建立具有综合服务功能、医养相结合的养老机构，与农村基本公共服务、农村特困供养服务、农村互助养老服务相互配合，形成农村基本养老服务网络”，等等。

《乡村振兴战略规划》中所提出的这些任务均与乡镇的设施建设和能力建设有关。这是国家治理的基础性工作，在这个意义上，“小城镇”建设发展具有战略性地位。为了保障农村、农业功能正常发挥、并让农民享有现代文明，广袤的农村需要依托星罗棋布的小城镇来提供服务。在此基础上，特定小城镇的建设发展方针，应是宜农则农、宜工则工、宜商则商、宜游则游、宜居则居。

四、结语

无论是“小城镇、大问题”，还是“小城镇、大战略”命题，就其提出背景和内涵而言，都具有时代性和针对性。

费孝通先生30多年前提出的小城镇概念不准确问题目前仍然存在，对城镇、乡镇、集镇、村镇以及特色小镇的概念和功能定位要加以科学辨析。有的小城镇显然属于城市范畴，是城市型经济和城镇化发展的重要载体；而小城镇中占较大比重的诸多县城、乡镇及村镇仍然要以服务“三农”为基本功能定位，继续担当农村的行政中心、商业服务中心和文化教育中心等职能，在国家治理中发挥基础性作用。

因而，对小城镇要分类定义，并施行分类指导。落实到国土空间规划的编制和实施，无论是对城乡空间格局的谋划、城镇性质的确定，还是“三线划定”及空间用途管制，均要基于对地区发展条件及城镇功能定位的准确把握，切忌好高骛远和盲目。

参考文献

[1]住房城乡建设部、国家发展改革委、财政部. 关于开展特色小镇培育工作的通知. 2016. 07.01. https://baike.so.com/doc/25746036-26879159.html.

[2]费孝通. 小城镇 大问题(续完)[J]. 瞭望周刊. 1984(05).

[3]赵民. 重读费孝通先生《小城镇 大问题》之感[J]. 小城镇建设. 2018(09).

[4]百度百科. 克里斯泰勒中心地理论. https://baike.so.com/doc/8428844-8748683.html.

[5]沈关宝.《小城镇 大问题》与当前的城镇化发展[J]. 社会学研究. 2014(01).

[6]人民日报. 江泽民在江苏上海浙江考察时强调沿海发达地区要率先基本实现农业现代化（第1版）. 1998. 10.08.http://www.people.com.cn/item/ldhd/Jiangzm/1998/shicha/sc0026.html.

[7]十五届三中全会. 中共中央关于农业和农村工作若干重大问题的决定. 1998.10.14. https://kns.cnki.net/KCMS/detail/detail.aspx?dbcode=CJFD&filename=XXDO199810000.

[8]占英. 发展小城镇是一个大战. 人民网. 2001（第23、24期合刊）. http://www.people.com.cn/GB/paper81/5648/575882.html.

[9]王珊. “小城镇”战略，为何越走越偏？中国新闻网. 2017.07.28. http://www.hn.chinanews.com/news/jcxx/2017/0728/314015.html.

[10]杜宁, 赵民. 发达地区乡镇产业集群与小城镇互动发展研究[J]. 国际城市规划. 2011(01).

附录

国务院关于调整城市规模划分标准的通知

国发〔2014〕51号

各省、自治区、直辖市人民政府，国务院各部委、各直属机构：

改革开放以来，伴随着工业化进程加速，我国城镇化取得了巨大成就，城市数量和规模都有了明显增长，原有的城市规模划分标准已难以适应城镇化发展等新形势要求。当前，我国城镇化正处于深入发展的关键时期，为更好地实施人口和城市分类管理，满足经济社会发展需要，现将城市规模划分标准调整为：

以城区常住人口为统计口径，将城市划分为五类七档。城区常住人口50万以下的城市为小城市，其中20万以上50万以下的城市为Ⅰ型小城市，20万以下的城市为Ⅱ型小城市；城区常住人口50万以上100万以下的城市为中等城市；城区常住人口100万以上500万以下的城市为大城市，其中300万以上500万以下的城市为Ⅰ型大城市，100万以上300万以下的城市为Ⅱ型大城市；城区常住人口500万以上1 000万以下的城市为特大城市；城区常住人口1000万以上的城市为超大城市。（以上包括本数，以下不包括本数）

城区是指在市辖区和不设区的市，区、市政府驻地的实际建设连接到的居民委员会所辖区域和其他区域。常住人口包括：居住在本乡镇街道，且户口在本乡镇街道或户口待定的人；居住在本乡镇街道，且离开户口登记地所在的乡镇街道半年以上的人；户口在本乡镇街道，且外出不满半年或在境外工作学习的人。

新标准自本通知印发之日起实施。各地区、各部门出台的与城市规模分类相关的政策、标准和规范等要按照新标准进行相应修订。

国务院

2014年10月29日

（此件公开发布）

作者简介

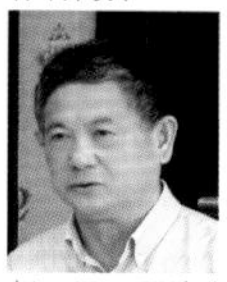

赵　民，同济大学，建筑与城市规划学院，教授，博导，中国城市规划学会，国外城市规划学委会、规划实施学委会副主任委员。

2.山东省烟台市陶村镇
3.江苏省南通市悦来镇
4.广东省江门市赤坎镇
5.青海省海西州柴旦镇
6.浙江省温州市塘下镇

国家层面《乡镇国土空间规划编制指南》的必要性和技术要点的若干思考

The Necessity and Technical Key Points of Guidelines for Township Territorial Plan

张 立
Zhang Li

[摘　要]　国土空间规划改革进入深水期，五级三类的规划体系对相关编制指南的需求日益紧迫。乡镇层级的国土空间规划管理虽然是省级事权，但亦需要国家层面给予总体的技术指引。在解读国家文件的基础上，结合对传统两规优点和不足的认识，提出乡镇国土空间规划的三大定位，并提出了《乡镇国土空间规划编制指南》的编制要点，包括明晰重点内容、有效管控村庄建设、推进全域土地整治和生态修复、做好乡村建设用地减量安排和提出分类型的规划编制指引。

[关键词]　乡镇 空间规划；编制指南；技术要点

[Abstract]　While the reform of spatial planning has entered a deeper research stage, the need of related technical guidelines for the new spatial planning system is becoming increasingly urgent. Although it is the provincial responsibility to conduct and supervise the township spatial planning, it requires overall technical guidance at the national level. Based on the interpretation of national documents and the understanding of both advantages and disadvantages of the traditional township planning, this paper puts forward three orientations for the township spatial planning. Also, five key points of "Guidelines for Township Spatial Planning" have been discussed, including clarifying main contents, controlling village constructions, conducting land remediation and ecology restoration, arranging rural construction land reduction, and proposing various planning guidelines for different types of townships.

[Keywords]　township; spatial planning; technical guidelines; technical key points

[文章编号]　2020-86-P-016

中国国土勘测规划院外协项目和上海同济城市规划设计研究院课题项目支持

1.浙江省某镇“土总规”规划图
2.浙江省某镇“城总规”规划图

一、国家层面《乡镇国土空间规划编制指南》的必要性

2019年1月，中央全面深化改革委员会第六次会议通过《关于建立国土空间规划体系并监督实施的若干意见》：将主体功能区规划、土地利用规划、城乡规划等空间规划融合为统一的国土空间规划，实现“多规合一”。5月23日，中共中央国务院下发《关于建立国土空间规划体系并监督实施的若干意见》（简称《若干意见》）；5月28日，自然资源部发布《关于全面开展国土空间规划工作的通知》（简称《工作通知》）。新的国土空间规划将以国家级、省级、市级、县级、乡镇级五级，总体规划、详细规划、专项规划三类构建空间规划体系。其中，乡镇作为我国行政区划的重要基础单元，该层级的空间规划上承市县国土空间总体规划，下引详细规划和专项规划，十分关键。乡镇国土空间规划应当属于“五级三类”中乡镇层次的总体规划，是乡级人民政府对上位国土空间规划的细化落实，是对辖区范围的自然资源保护和国土开发作出的实施性安排。

在《若干意见》中“乡镇”一共出现7次，分别如下：在第三部分“总体框架”中的第三条“分级分类建立国土空间规划……国家、省、市县编制国土空间总体规划，各地结合实际编制乡镇国土空间规划”；第四条“明确各级国土空间总体规划编制重点……市县和乡镇国土空间规划是本级政府对上级国土空间规划要求的细化落实，是对本行政区域开发保护作出的具体安排，侧重实施性……其他市县及乡镇国土空间规划由省级政府根据当地实际，

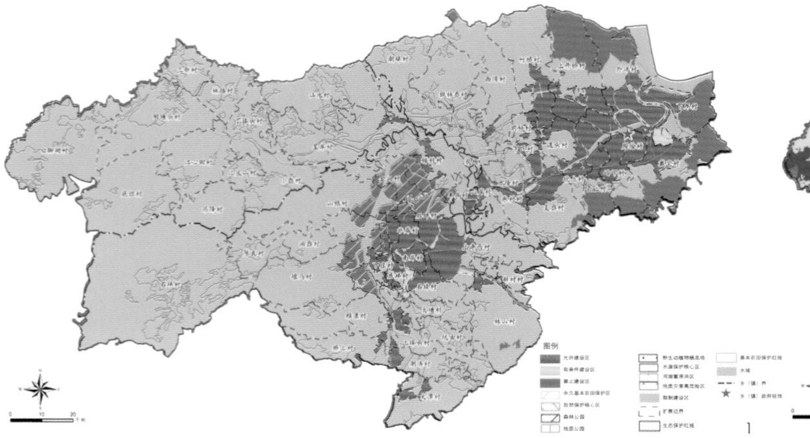
1

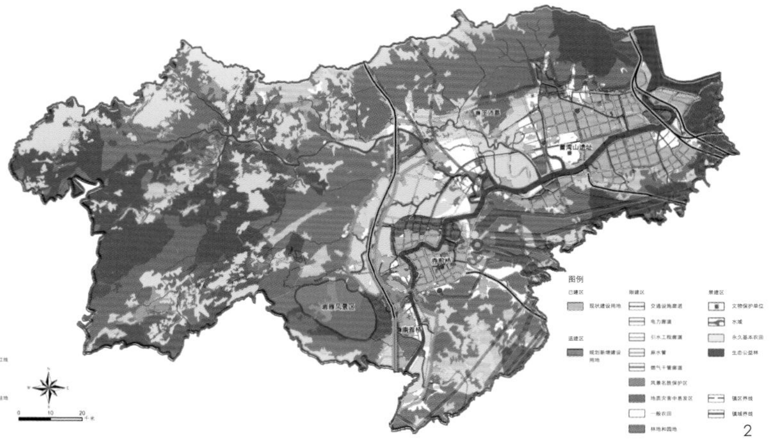
2

明确规划编制审批内容和程序要求。各地可因地制宜，将市县与乡镇国土空间规划合并编制，也可以几个乡镇为单元编制乡镇级国土空间规划”；第六条“在市县及以下编制详细规划……在城镇开发边界外的乡村地区，以一个或几个行政村为单元，由乡镇政府组织编制‘多规合一’的实用性村庄规划，作为详细规划，报上一级政府审批”。

在《工作通知》中，乡镇出现3次，分别如下：在第一部分“全面启动国土空间规划编制，实现‘多规合一’”中，“……按照自上而下、上下联动、压茬推进的原则，抓紧启动编制全国、省级、市县和乡镇国土空间规划（规划期至2035年，展望至2050年），尽快形成规划成果。部将印发国土空间规划编制规程、相关技术标准，明确规划编制的工作要求、主要内容和完成时限”；“……其他市、县、乡镇级国土空间规划的审查要点，由各省（自治区、直辖市）根据本地实际，参照上述审查要点制定”；在第五部分“做好近期相关工作”中，“集中力量编制好‘多规合一’”的实用性村庄规划。结合县和乡镇级国土空间规划编制，通盘考虑农村土地利用、产业发展、居民点布局、人居环境整治、生态保护和历史文化传承等”。

从乡镇在两个文件中出现的频率、位置和内容，可以大体判断相关方面对乡镇层级的国土空间规划的认识特征。其一，对乡镇国土空间规划的作用形成共识，是对上级国土空间规划的传导和落实；其二，乡镇国土空间规划的编制组织比较灵活，可以和市县合并编制，也可以几个乡镇合并编制；其三，对于乡镇层级国土空间规划的属性尚模糊，《若干意见》和《工作通知》中均未明确乡级空间规划是总体规划、详细规划，或兼而有之，或需要分开编制。尽管《工作通知》未明确上述问题，但从《工作通知》的内容来看，是倾向于将总体规划和详细规划予以区分；其四，省级人民政府可以制定乡镇国土空间规划的内容、审批要点和审批程序。其五，自然资源部将尽快发布指导全国国土空间规划编制的相关规程、技术标准、工作要求、主要内容和完成时限等。

基于上述认识，乡镇国土空间规划虽然可以有多种编制组织形式，但其落实市县国土空间规划的作用是明确的。虽然各省可以结合自身情况制定各自的乡镇国土空间规划编制和审批要求，但作为国家职能部门的自然资源部仍然有必要对全国提出总体的乡镇国土空间规划工作要求，以使各地的乡镇国土空间规划在保持差异性的同时，遵循基本的国家层面的管控和引导要求。

二、《乡镇国土空间规划编制指南》与传统两规的关系

1. 传承传统两规的优点，处理好保护与发展的关系

传统两规是指原国土部门主管的“乡镇土地利用总体规划”和住建部门主管的“乡镇总体规划”，以下分别简称“土总规”和“城总规”。“土总规”的优点是全域覆盖、保护优先；内容精简，刚性管控；数据库建设完善，且规程体系健全；“城总规”的优点是面向乡镇的多目标发展；战略引领性强；聚焦于镇区的建设管控，强调土地使用为核心；强调镇村人居环境建设的基本供给和服务。两规的上述优点需要得到传承落实，既不能丢开发展谈保护，也不能为了发展而牺牲自然资源，要处理好保护与发展的有机关系。

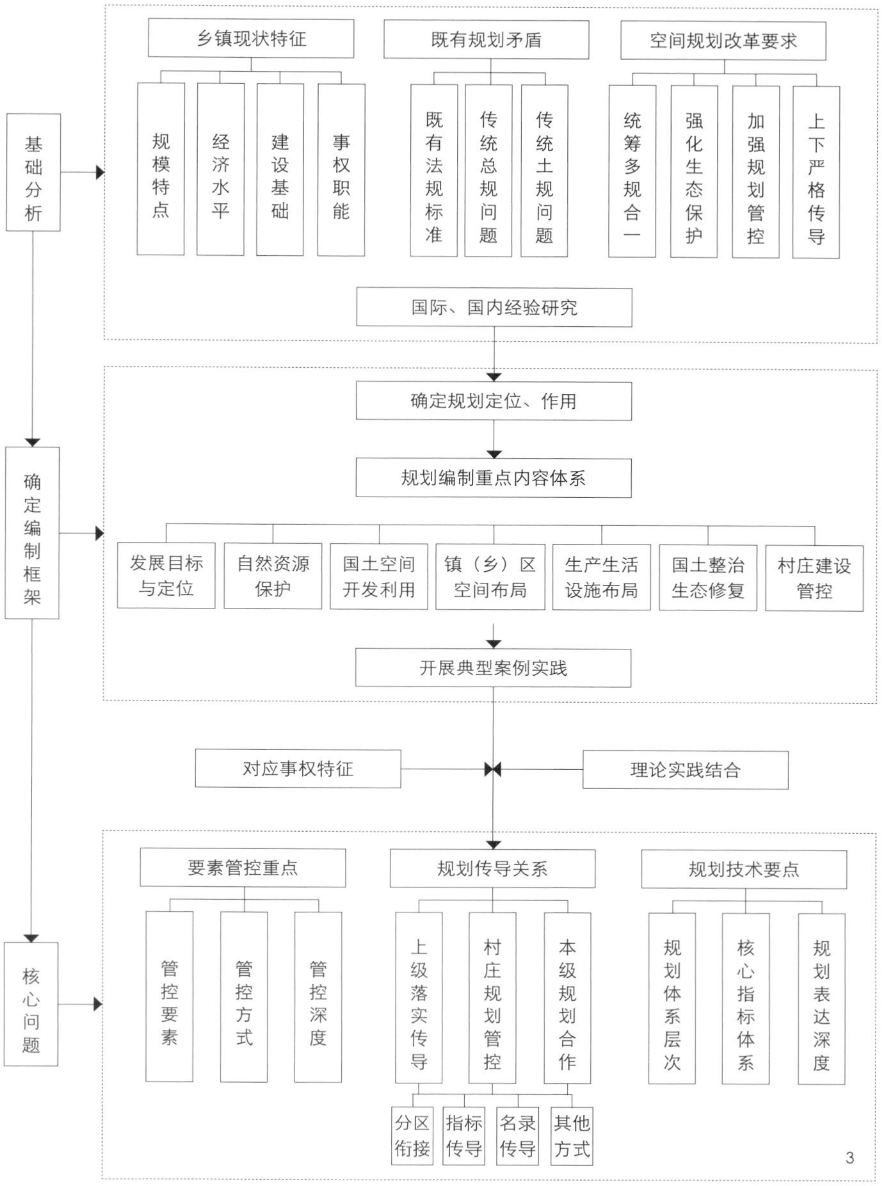

3.乡镇国土空间规划编制指南的初步研究框架

2. 克服传统两规的不足，加强重点内容的攻关

传统两规优点明显，但缺点亦同样突出。“土总规”以建设用地指标为抓手，起到了较好的刚性管控作用，但过于刚性的管控也间接导致地方政府的数据造假等问题发生，土地三调结果迟迟无法正式汇总发布，足见土地管理领域对基础数据管理方面的失控；传统土规重点落在乡村地域的农业用地管理，从而对乡镇建成区的谋划明显不足，规划的土地用途分类较为粗略，无法指导具体的建设行为；公众参与亦非常匮乏。相应的，“城总规”往往关注镇区发展而缺乏对全域层面的空间统筹，资源保护常常让位于实际的发展需要；管控内容全面，但刚性约束不足，信息化建设滞后，规范化和标准化不足；忽视土地的权属特征，且乡镇政府的事与权规划实施的需求不匹配。两规的上述主要不足，需要在新的乡镇国土空间规划中予以完善、修正和重点攻关。

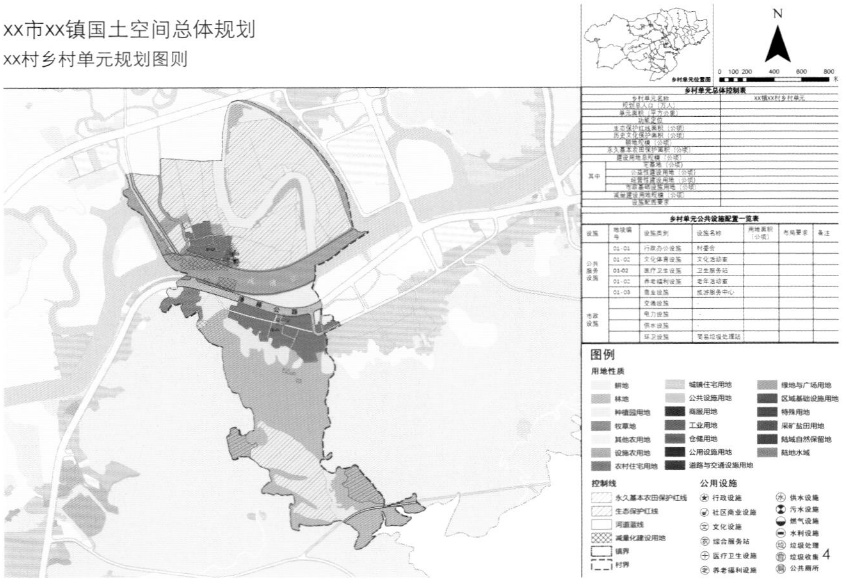

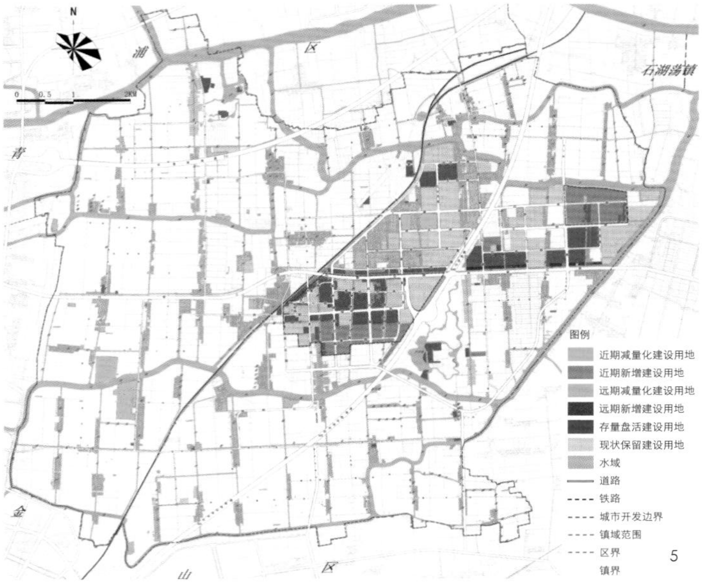

4.乡镇国土空间总体规划中的村庄管控图则示意　5.某镇建设用地减量化规划

三、乡镇国土空间规划的三大定位

1. 定位一：是分解市县规划目标的实施性规划

市县国土空间总体规划是乡镇的上位规划，乡镇国土空间规划须严格落实市县规划中的相关内容。乡镇国土空间规划要针对不同的管控内容与传导要求，采取指标落实、分区落实、名录落实、坐标落实等方式，衔接传导市县国土空间规划（彭震伟等，2020）。针对市县规划中提出的乡镇发展目标，要以具体的实施策略作为传导落实方式，要将总体的目标转换为分项目标予以实施。针对三区三线等强制性管控内容，要从“划示”向“划定”转化。

2. 定位二：不仅是全域管控规划，也应是全域发展规划

国土空间规划改革的目的是落实国家生态文明建设的总要求，强化对生态环境和自然资源的保护，是对全域全要素的管控规划。与此同时，我国尚处在经济社会发展的中期阶段，发展仍然是国家城镇化和现代化进程中的重要使命。因此，乡镇国土空间规划一方面要落实实施最严格的自然资源保护，另一方面也要兼顾发展的需要，重视产业方向的选择和培育，重视对全域资源的统筹以服务于乡镇的整体发展。

3. 定位三：是全域大多数地区的引导性建设规划

乡镇是我国地方政府架构中的最低层级，也是国土空间总体规划的最后实施层级。乡镇国土空间规划对下直接指导村庄规划和其他详细规划，也是引导镇区精明增长的建设指引。我国乡镇普遍规模不大，平均辖区面积220km^2，平均建成区面积158.4hm^2，平均人口规模3.26万人。有67.42%的建制镇镇区人口规模在1万人以下，大多数乡政府驻地人口规模低于3 000人。较小的规模决定了乡镇国土空间规划不能有太多层级，也不能有太多类型，能在一本规划中解决的，就不要编两本规划。因此，乡镇国土空间规划应是乡镇全域大多数地区的引导性建设规划，起到简易的详细规划和村庄规划的作用。

四、《乡镇国土空间规划编制指南》的技术要点

在《若干意见》和《工作通知》的指导下，全国层面的《乡镇国土空间规划编制指南》编写要注意如下技术要点。

1. 明晰规划的重点内容

乡镇与市县不同，且全国各地的差异较大，因此全国层面的《乡镇国土空间规划编制指南》要厘清重点内容，要充分认识我国乡级行政区的基本特征、发展基础、事权职能和多规实施的既有矛盾，提出乡镇国土空间规划的重点内容体系。从目标与愿景、自然资源管理、国土用途分区与开发利用、镇（乡）域生产生活设施布局、镇区（乡驻地）空间布局、村庄规划管控以及国土整治和生态修复等方面研究提出重点内容的编制架构。同时，要重视基础性民生设施、安全防灾设施的统筹规划，要重视镇域历史文化资源的保护，尤其是近现代有历史价值的资源的梳理发掘。

2. 有效管控村庄建设

乡级国土空间规划是乡镇地域的发展蓝图，兼具引领全域乡村振兴的使命，是对村庄建设进行管控的法定上位规划。在我国快速城镇化的发展背景和趋势下，大部分村庄的实际建设需求较小，未来发展的总体趋势是精明收缩。因此，从建设管控视角来看，大部分村庄对详细规划的需求并不大，或者说村庄详细规划编制的难度和必要性并不是很突出。这样的情境下，在乡镇国土空间规划中兼具对村庄的建设管控，是节约国家人力资源、节约规划编制经费、节约社会资源的最优选择。针对部分特殊村庄，比如历史文化名村和传统村落、工业型村庄、规模较大的村等，可以单独编制村庄（详细）规划。此外，集体经营性建设用地入市对未来村庄建设管控提出了新要求，亦需要审慎研究应对（王明田，2020）。

3. 实施全域土地整治与生态修复

我国农村土地制度经历了建国初期的集体所有制改革以及20世纪70年代末期的家庭联产承包责任制改革之后，农地的破碎化严重。虽然近年来国家大力推进农地的规模化和机械化，但总体而言，乡村农地依旧非常分散，土地的集约节约利用程度低。另一方面，我国快速的工业化进程对土地资源和生态环境造成了严重破坏，从具体的地域分布来看，主要在乡镇地域。因此，乡镇国土空间规划应重点促进土地综合整治和生态修复工作，包括农村

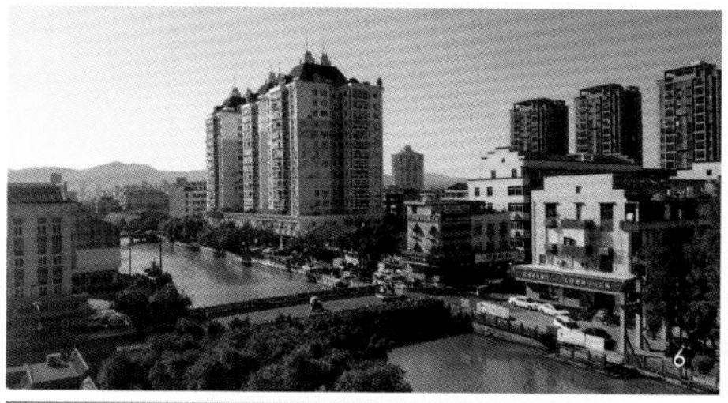

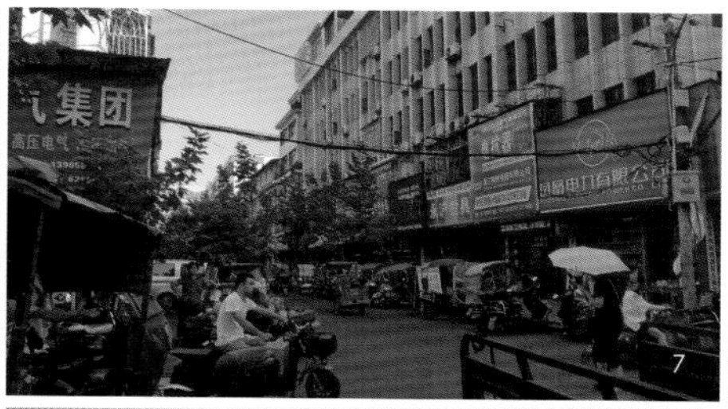

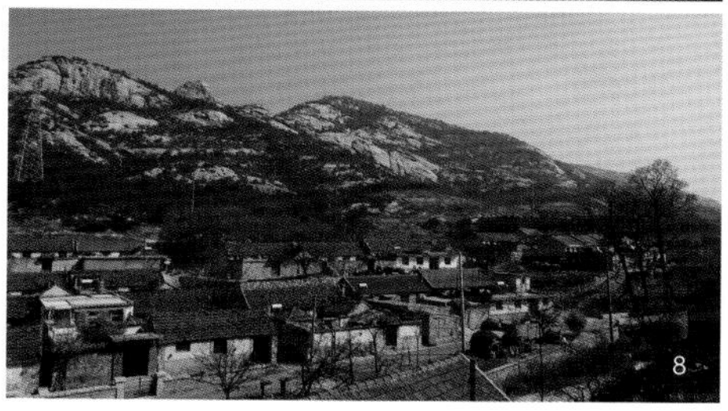

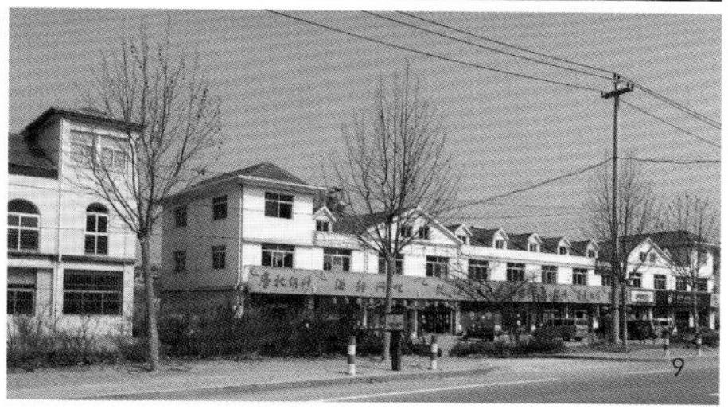

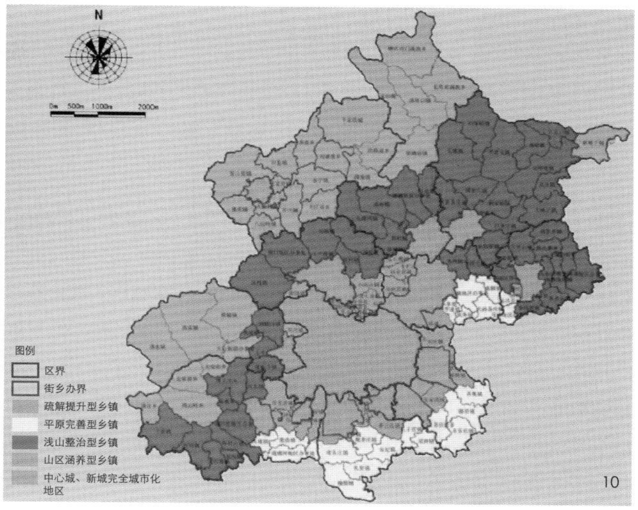

6.温州市塘下镇
7.温州市柳市镇
8.烟台市昆嵛镇
9.烟台市张各庄镇
10.北京市乡镇分区指导示意图

土地整治、生态功能区修复、矿区治理修复和海岸海岛修复等。

4. 做好乡村建设用地减量安排

未来的国土空间规划对建设用地的管控重点是城乡全域的总建设用地规模，不仅仅是城镇建设用地规模，而是总量和结构的管控。解决城镇建设用地的增量需求，势必要对乡村建设用地进行减量安排。当下，我国沿海发达地区的乡村正在进行乡村建设用地的减量化，并取得了初步的成效，比如上海、浙江和江苏等地。乡镇国土空间规划是乡村建设用地减量的统筹规划平台，宜结合镇村体系和村庄建设管控的总体要求，对全域乡村建设用地的减量规模、时序、重点等作出统筹安排。

5. 提出分类型的规划编制指引

乡镇层级的类型差异大，既有常住人口规模10万人以上的产业大镇（72个），也有不足3 000人的农业集镇。既有位于深山区的农村乡镇，也有平原水乡乡镇；既有临海渔业乡镇，也有海岛型乡镇；既有高原荒漠地区的广域乡镇，也有城镇化地区的紧凑乡镇；既有近郊的城市型乡镇，也有远郊的纯农乡镇。多种多样的乡镇类型使得全国层面的《乡镇国土空间规划编制指南》要有多类型、多地域的适用性和有效性，要提出分类型的乡镇国土空间规划编制要点。比如，经济发达地区的大量经济强镇和人口大镇（张立 李雯骐，2020），正面临产业持续发展的压力，且是否能够顺利实现转型发展尚且存在诸多的不确定性，需要以韧性理念去统筹谋划，不能简单地用趋势外推去规划未来的空间发展。

五、结语

2019年年底至今，北京、河北、山东、浙江和湖南等省陆续发布了省级层面的《乡镇国土空间（总体）规划编制导则（指南、技术要点）》，其内容共性诸多，但差异也很大。尤其在核心内容上存在明显差异，比如镇区规划的编制深度，村庄规划如何套编等。这些差异有其一定的合理性，但亦可能对全国的国土空间规划管理带来负面影响（李雯骐、张立、王成伟，2020）。

编写全国层面的《乡镇国土空间规划编制指南》有其必要性，亦有相当的难度，这与我国长期以来对乡镇规划的模糊定位有关。在传统的城乡规划领域，关于乡镇规划相关的技术标准不全面、不及时、不准确，即便《城乡规划法》已经颁布十年有余，对于乡规划和村庄规划依然定位不清、对象不清、内容不清。对于传统的土地利用规划领域，乡镇规划也一直较为模糊，名义上是与市县规划同步编制，但实际上大多数的乡镇土地利用规划在为市县规划提供了基础数据之后就基本停滞，除了总图以及用地指标等方面保持其有效性，其他诸如土地整治、村庄规划方面的内容几乎没有得到实质上的推进落实。

新的国土空间规划体系改革立意高远、指导思想明确，尊重自然和生态文明，追求治理体系和治理能力现代化。乡镇层级的国土空间规划是五级国土空间规划的最基础层级，几乎所有的矛盾都集中凸显在这一层级，难以回避。因此，新的乡镇国土空间规划必须勇于创新，突破旧的约束，赋予新的内涵，新的国土 空间规划不仅仅是两规的简单叠加，而是多规的充分融合。

国家层面的《乡镇国土空间规划编制指南》既要有科学性和可操作性，也要有创新性和前沿性。

注：本文叙述不区分“乡镇国土空间总体规划”和“乡镇国土空间规划”，后者亦泛指乡镇层级的总体规划。

（感谢上海同济城市规划设计研究院李雯骐、同济大学城市规划系硕士研究生董舒婷对本文所做的工作）

参考文献

[1]彭震伟，张立，董舒婷，等. 乡镇级国土空间总体规划的必要性、定位与重点内容[J]. 城市规划学刊，2020.1.

[2]王明田. 集体经营性建设用地入市对乡镇国土空间规划的影响[J].小城镇建设,2020,38(02):5-9+24.

[3]张立 董舒婷，现代治理趋向下建构中国特色市制体系：暨关于镇设市的讨论[J]. 城市规划学刊，2019.6.

[4]张立 李雯骐，面对突发疫情的强镇空间规划韧性和治理策略初探[J] 城乡规划，2020.3.

作者简介

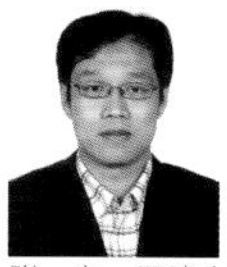

张 立，同济大学，城市规划系，副教授，博导，中国城市规划学会，小城镇规划学术委员会，秘书长。

彻底转变思路的乡镇国土空间规划
Completely Change the Thinking of the Township Territorial Plan

方 明
Fang Ming

[摘　要]　习近平总书记在2019年12月16日出版的《求是》杂志发表的《推动形成优势互补高质量发展的区域经济布局》中指出“我国经济发展的空间结构正在发生深刻变化，中心城市和城市群正在成为承载发展要素的主要空间形式；产业和人口向中心城市和城市群集中，形成以城市群为主要形态的增长动力源，进而带动经济总体效率提升”，这种深刻的变化将带来我国乡镇发展模式的巨变。

今年疫情的肆虐又让我们重新思考未来乡村的发展方向，不少专家认为这次疫情农村地区起到巨大的作用，应该重新认识乡村的价值，要放慢城镇化的脚步，城乡该如何发展，让我们共同来探讨。

[关键词]　城镇化；国土空间；小城镇大战略；功能分区；分类施策；发展规律；陪伴式服务

[Abstract]　In promoting a Regional Economic Layout with Complementary advantages and High-quality Development published by Qiushi Magazine on December 16, 2019, General Secretary Xi Jinping pointed out that "The spatial structure of China's economic development is undergoing profound changes, and central cities and city clusters are becoming the main spatial forms of carrying development elements. Industries and population concentrate on central cities and urban agglomerations to form the growth power source with urban agglomerations as the main form, and then drive the overall economic efficiency improvement. " This profound change will bring great changes in the development mode of towns and townships in China.

This year's outbreak of the epidemic has made us reconsider the future development direction of rural areas. Many experts believe that the epidemic has played a great role in rural areas, and we should re-recognize the value of rural areas, slow down the pace of urbanization, and discuss how urban and rural areas should develop.

[Keywords]　urbanization; national spatial; small town grand strategy; functional partition; classification shice; law of development; accompanying service

[文章编号]　2020-86-P-020

随着城镇化的加速，小城镇大战略面临巨大的挑战，分散、弱小发展的乡镇资源已经彻底不适应了。城镇化的巨变已经让乡镇彻底萎缩，我们不再追求用传统的方式编制乡镇国土空间规划，需要重新思考乡镇规划的意义和重点。

一、镇乡国土空间规划对县域经济城乡建设发展的作用

乡镇的发展是县域经济的误区。所谓县城、乡镇、村庄协调发展，是一个错误的理念，过分强调公平性，必然会拖垮整个县域的经济。不把这个痛点治理好，县域经济更加发展不起来。可以说县域经济当前发展最重要的任务之一就是把村镇资源高度整合起来，镇乡的国土空间规划一定要顺势而为，把握这次机会，承担这个责任。

1. 整合集聚乡镇优势资源

县域经济再不集聚就跟乡村散落，很难发展一样了。为什么乡村长期落后？小农经济破产就是因为分散。当前，各种资源向城市群、国家中心城市集聚，如果再不把全县的资源整合，再不向县城或者是全县的重要中心集聚，县域经济将面临破产，每个乡镇也会共同衰败，共同破产，共同解体。这次的乡镇国土空间规划如果还像之前“村村点火、镇镇冒烟”的发展方式，还不下决心把乡镇资源整合的话，县域经济整体都会面临衰败和破产。凡事要顺应潮流，在高效和公平之间要顺势而为，把握战机。当前乡镇已经严重衰败，不是20世纪80年代乡镇发展的时候了，事实上，过去这20年乡镇大部分地方都没有发展，如果不主动抓住这次机会将会痛失良机。公平和公正，并不意味着平均，在县城或者一些重点镇也可以共同公平，平均意味着贫穷的公正。

2. 高效统筹安排乡镇发展

80%是城镇化的拐点，乡镇发展就是资源的集聚，领头羊带领整体的发展，有发展有衰减不能平均。把一半以上的优势资源集聚起来，就是县域经济发展的成败点。事实上有一半乡镇的人都进城了，为什么不能把这些资源集聚起来，要造成巨大的资源闲置和浪费呢？

3. 减少没必要的乡镇浪费

现在乡镇建设最大的问题是要避免重复建设、平均建设，没必要的建设、浪费的建设。再过几年乡镇都没人了，还去建这些基础设施干什么？这些污水厂、公共服务设施，有谁会需要呢？我们应该以人定设施。

4. 乡镇里有大量的建设用地

一方面为了维护生态环境，造成资源闲置和浪费；另一方面县城发展，缺少土地。一方面乡镇还在建设，公共服务设施和基础设施在不断完善；另一方面还存在大量的文化卫生设施、闲置教育设施，七八个老师、高标准的教室，才十几个学生的现象比比皆是，这些都是规划需要解决的问题。

二、编制镇乡国土空间规划的必要性

（1）现有的县级国土空间规划宏观、空洞、停留在表面，很难抓住重点。需要从镇乡一级的规划，

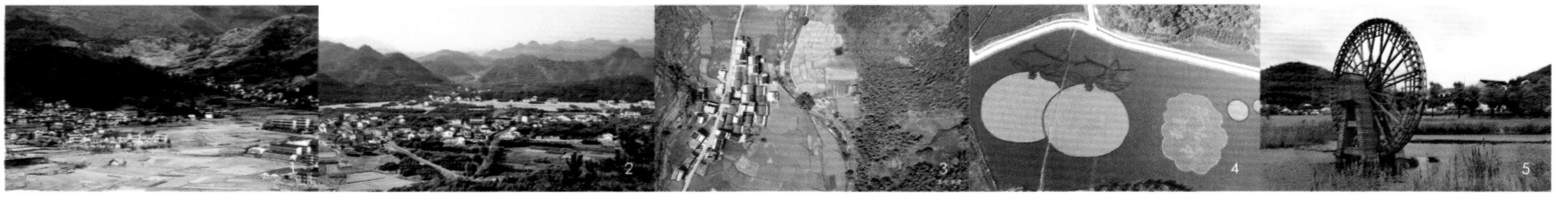

1-5.乡镇建设示意图

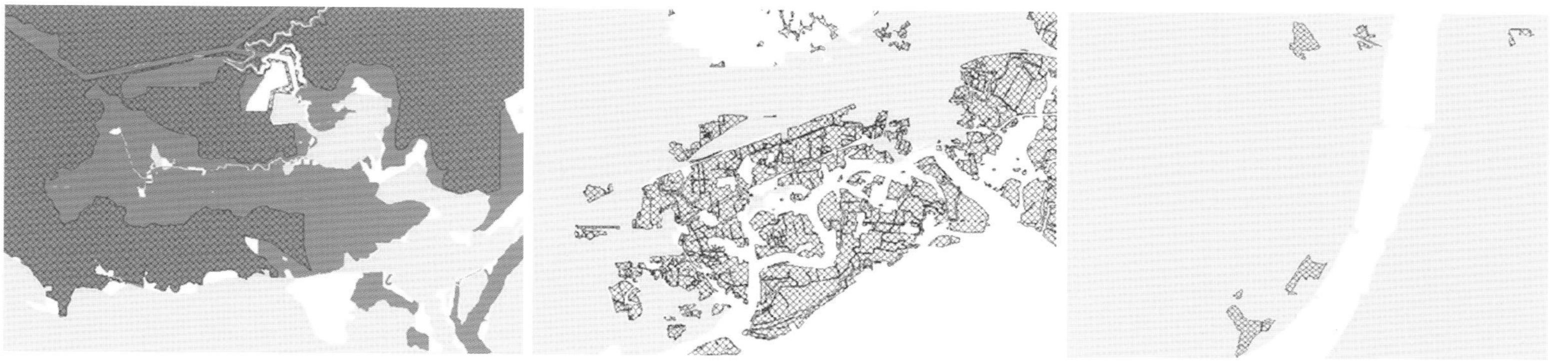

开发边界与生态红线、生态控制区严格分离　　开发边界避让连片永久基本农田　　将城镇周边的零碎基本农田纳入开发边界　6

6.乡镇级国土空间规划示意图

直接面对问题之所在。过去这些年规划最大的问题就是每个乡镇都规划了一倍的发展空间，这个问题比城市还要突出，城市还是有需求的，但是大部分的乡镇在过去20年都是发展停滞的。所以现在特别需要站在全县的角度，从发展需求的角度做好乡镇的规划和定位。

（2）县级国土空间规划设计面非常复杂，本身也很难做到一张蓝图画到底。村庄一级又过于微观，没有实权，没有管理执行的机构和能力。所以乡镇一级的国土空间规划是宏观规划和微观落实的最佳单元，事实上把乡镇国土空间规划作为总规层级最细微的一级是一个正确的考虑。在县一级的规划和项目落地特别需要乡镇一级的具体落实，各种指标和红线要在这种尺度上才能真正地划定，不是理论上想得这么简单。县级国土空间规划既需要宏观上的指引，更加需要具体项目的落地，这些项目落地必须在乡镇一级的比例尺上才能具体实现，否则又会像上一轮城乡规划，用总规的图纸做道路的施工，造成众多的遗憾。

（3）大部分乡镇这些年没有发展动力，没有人口增长的需求，没有发展的资金，甚至也没有相关的人才和技术。未来还面临减量发展，传统规划就是因为有发展需求才要做规划的。减量规划怎么做？需要重新专门思考研究，高度重视才有可能做好。减量提质是未来乡镇发展的主要方向。减量减谁的量？提质谁出钱？这么多的乡镇，哪有那么多的特色去寻找、去定位呢？公共服务设施和基础设施怎么去找到最基本的需求和经济高效之间的平衡？这些问题不能靠一般的思考去解决。

（4）村庄建设。未来村庄衰败解体是个必然，在这个过程中面大量广的村庄还要维持，有些村庄还要发展，还要满足基本的生活需求，有些村庄面临人居环境的改善，少量的村庄还要打造成美丽的乡村。这些乡村都面临着治理和管理，乡村需要振兴起来。单独去村庄开展这些工作，肯定是死路一条，行不通走不下去。只有以乡镇为单元，系统全面地去解决这些村庄问题，才有可能解决。

三、镇乡国土空间规划的重点

1. 总体思路

（1）从全县域统筹研究各个乡镇的发展情况，精准谋划各个乡镇的总体定位、发展策略、规划思路，统一做好各个乡镇的定位、规模、产业、用地等规划内容，为下一步村庄规划做好上位规划。

（2）全县系统地把各个乡镇的国土空间进行统一规划，具体落实，同步推进，不宜单独编制乡镇国土空间规划，使乡镇孤立发展。

（3）对各个乡镇进行科学分类，坚持以实际为导向客观的做好乡镇分类，以发展为导向做好乡镇分类。

（4）乡镇国土空间规划是国土空间规划的最后一个环节，在乡镇国土空间规划中落实县级的国土空间规划对各个乡镇的定位、要求和指标，有效指导项目落地。

（5）重点强调对镇域层面的规划，填补传统规划的空白与不足，把对自然、生态、农业、乡村发展等研究规划在乡镇层面具体做实做细。

（6）科学准确地把握好乡镇发展的趋势，把握乡镇发展两极分化的规律，针对大部分乡镇萎缩的趋势开展系统的研究，根据不同的发展趋势，对镇区的规划要做到更加精准，更符合实际情况，更加高质量的发展。

（7）因类而施策，根据乡镇不同的发展类别，制订各乡镇不同的差异化的发展政策，实际指导乡镇的规划、发展和管控。

（8）在乡镇级国土空间规划中将镇域里的所有村庄实施统筹系统的统一规划，统一研究其发展、定位、产业、土地、人居环境建设等各项工作。系统打包的以乡镇为单位推动村庄规划建设，更具有系统性、差异性，更高效、更经济，也更具有指导意义。

2. 重点内容

（1）乡镇国土空间规划作为县级国土空间规划的一个重要单元，细化县级国土空间规划的定位、要求和指标，有效指导项目落地。

（2）研究好乡镇的发展规律，把握好乡镇发展的趋势，结合各省乡镇发展的实际情况和发展需求，做好科学、准确的分类，同时结合分类对各类型乡镇的发展模式、空间规划、建设指引等制定相应的具体策略。

（3）在镇域范围内充分研究各乡镇的自然生态、产业发展、土地利用、农业农田、乡村发展、生活圈配套等各项内容，统筹乡村发展，科学准确、统一规划好镇域各项功能并落实到空间。

（4）研究好镇区范围内的人口情况、功能布局、产业发展、历史文化、发展趋势等，按照特色化发展、高质量发展的思路，科学预测发展规模，做好镇区规划布局、建设提质、基础设施建设、规划指引等。

（5）以乡镇为单元，系统整体的规划指引村庄的建设和管理，更高效、更系统、更有差异化地向下传导村庄的规划建设指引。

3. 具体要求

（1）上位规划。传递县级国土空间规划的规划定位、要求和指标，落实县级国土空间总体规划中“三线三区”、双评价等各项管控要求和约束性指标，面向实施管理细化乡镇项目入库、矢量数字化等具体相关指标，并能有效指导项目具体落地。

（2）发展规律。研究乡镇的发展规律，判断乡镇人口发展、产业发展、社会发展等变化趋势。在人口流失、空心化普遍的背景下，根据乡镇的区位条件特征、特色资源禀赋、经济社会发展阶段、历史文化传统、城镇建设现状、农民发展意愿等，研究镇区发展思路，统筹镇域村庄发展布局和村庄管控要求。

（3）生产生活。从镇域范围内研究乡镇的功能布局、生产和生活特征，与县域生活圈相互衔接与统筹考虑，优化服务设施供给，建设全域覆盖的生活圈体系，科学合理配置镇域内的基础设施和公共服务设施。

（4）产业发展。研究乡镇的产业类别、产业规模、产业质量和产业发展趋势，判断乡镇的产业发展方向，统筹产业发展空间，制订乡村产业发展和新型业态发展规划，促进农村一二三产业融合发展。

（5）农业种植。落实永久基本农田，任何单位和个人不得擅自或改变用途。摸清农业种植类型、农

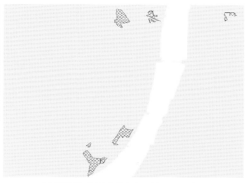

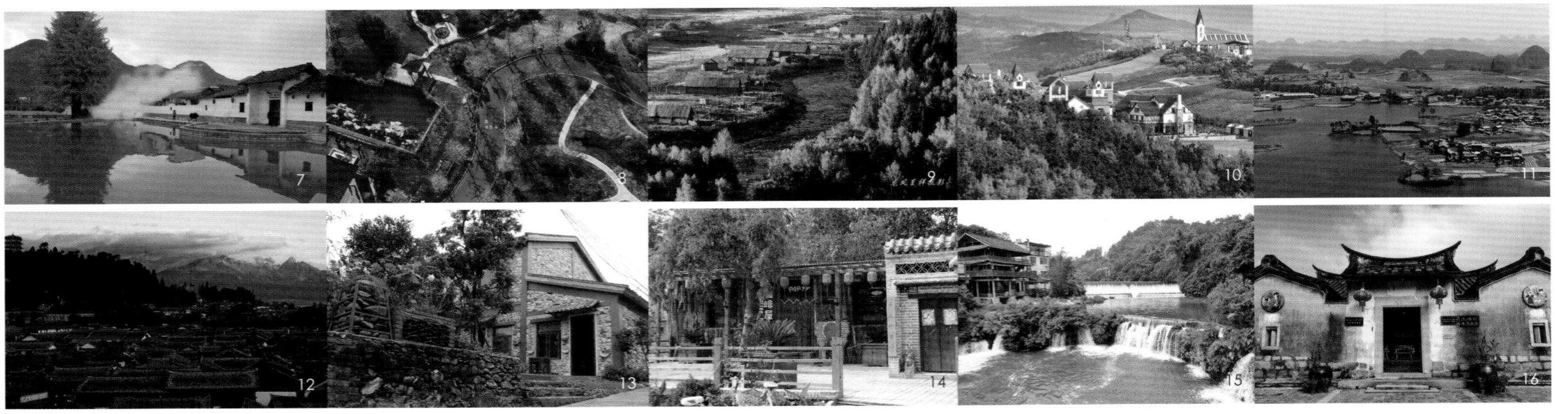

7-16.美丽乡村建设示意图

业用地类型、特色种植、设施农业、高效农业区等空间分布情况，统筹耕地和其他农用地的空间分布，优化农用地空间格局。

（6）土地利用。开展土地利用现状和潜力调查，坚持保护优先、底线控制的原则，统筹安排镇域范围内土地功能分区和各业各类用地的规模数量、空间布局，促进用地利用集约高效、更新提质。

（7）功能布局。研究镇区的住房情况、教育设施、医疗设施、商业（集贸市场）设施、公共文体娱乐设施、行政办公设施、工业园区等用地布局镇区空间布局，提高土地利用集约性和利用效率。

（8）基础设施。结合乡镇发展趋势，完善镇区内供水、污水、环卫、道路、电力、通信等基础设施建设，统筹安排镇域内基础设施综合管网布局，因地制宜，科学布局，规模合理，分期分组团建设。

（9）历史文化。保护和传承历史文化遗产、农耕文化、非物质文化遗产和优秀的传统文化，合理规划相关文化活动场所，突出地域特色，并和乡镇的风貌特征、城乡格局相协调，延续历史文脉。

（10）风貌特色。研究乡镇减量提质，进一步发掘乡镇地方文化特色与时代特色，规范和引导镇域内特色风貌建设，如街巷风貌、建筑风貌、公共空间、绿化、照明、家具小品等，探索乡镇地域化、精细化、乡土化发展方向。

（11）生态环保。分级设置生态红线，保护和修复乡镇周边的自然山水、田园风光等生态环境要素，协调乡镇发展与生态环境保护之间的关系，明确乡镇环保管控要求。

（12）人居环境。围绕人居环境突出问题，聚焦污水、垃圾、公厕等突出“短板”，做好垃圾处理、污水处理、厕所革命、环境卫生等综合治理，提升乡镇环境卫生和城镇风貌。

（13）村庄建设。注重向下位村庄规划的传导，为乡村振兴提供空间指引。以乡镇为单位做好村庄规划的顶层设计。做好村庄规划的共性部分，为单独编制村庄规划打下基础；鼓励以乡镇为单元编制村庄规划。

四、分类施策是乡镇发展的关键

我国的乡镇千变万化，情况复杂，但单一的乡镇又相对比较简单，根据全国不同的情况，把全国乡镇分为以下十种类型，因类施策才是解决乡镇规划的关键。

1. 产业发展型

乡镇都有产业，工矿业和商贸物流等产业很强劲，只有融入产业带和城市群，乡镇未来才有持续发展的可能。主要是指以二、三产业强劲，专业化、特色化、规模化特征明显，吸纳劳动力能力强，对周边乡镇村有一定辐射带动作用，对县域经济有较强支撑作用的乡镇。该类型乡镇应巩固主导产业基础，助推产业创新升级，引导传统产业转型，优化产业结构和空间布局。科学预测产业发展空间需求，适当提高产业用地比例，节约集约用地。严格落实省市县产业准入条件和工业企业环境保护要求，制订相应管控措施。只有一些产业强镇、产业大镇、特色镇能长期存在，一般的产业维持不了多久，在国土空间规划中不要给予它们太多的发展空间。

2. 城郊服务型

城郊服务型的镇是未来乡镇里边有活力的一类。主要是指与市县中心城区经济联系紧密，能够承接城市外溢功能，服务城市能力强，从事非农产业人口比重较高，城乡要素流动通畅，有较好发展动力的乡镇。这类乡镇发展定位应突出区位优势，积极对接市县中心城区，避免贴边发展，在城镇体系中发挥重要作用。产业发展上与市县中心城区互补互动，适当增加战略留白用地，加强城镇弹性发展区研究。推动乡镇与市县中心城区基础设施互联互通、公共服务共建共享。特别是其中已经承接了城市产业外溢或者是一些服务业的乡镇，这些产业已经成为主导产业了，变成城市郊区的一部分或城市群的一部分了。但是不是所有的城郊镇都是这种服务型镇。城市越大，周围的乡镇越有机会，一些大都市旁边也有一些衰败的乡镇，不少地级市周围的产业镇往往参与了产业分工。

3. 区域中心型

主要指距县级及以上城市20km以上，同时镇区人口达1万人以上，有一定经济规模，能够提供一定区域中心服务，对县域经济起到一定弥补作用的镇乡，未来面临缩减可能的镇。区域中心镇应在区域城镇体系中承担重要的中心服务职能。加快传统产业转型升级，发展潜力产业培育，大力推进基础设施建设，提升公共服务能力和水平，坚持底线约束，控制发展规模，进一步在乡镇与县城协调发展的城镇群网络中发挥积极的作用。区域中心型的镇是在过去交通不发达的时候服务于周边乡村，自发形成的一些乡镇，往往商贸物流、农业机械加工等比较发达。随着现在交通的便捷，这一类的镇往往都呈现衰败空心的现象。

4. 人口众多型

人口大镇应科学认识人口发展趋势，加强对人口发展战略的研究。优化产业结构及空间布局，加快一、二、三产业融合发展，助推现有产业升级，根据自身产业发展需要给予相应政策支持。严守生态保护红线、保护永久基本农田、严控建设占用耕地和基本农田的冲突。积极推进镇区建设，优化资源配置，加强和完善公共服务设施供给能力，稳步推进新型城镇化建设，合理提升开发强度，充分发挥人口大镇的集聚与辐射效应。

5. 农业发展型

我国小城镇里有一半的居民都是农业户口，这是一种半城镇化，级别比较低的城镇化，不要简单地把他们当成城镇居民。农业主导型乡镇主要是指位于粮食生产功能区、重要农产品生产区，域内耕地面积比重大，且在农业发展效率、规模、质量方面优势突出的乡镇。该类型乡镇应巩固高标准农田建设和中低产田改造成果，调整种植结构。推动农业与加工流通、

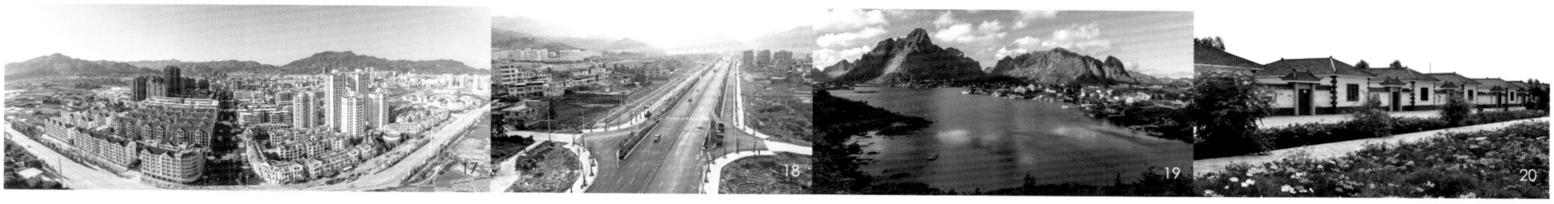

17-20.各类乡镇示意图

文化旅游、信息产业融合，保障重大农业基础设施和现代农业发展用地。突出现代农业导向，对高效设施农业提档升级。

6. 特色保护型

主要是指省级以上历史文化名镇、全国特色景观旅游名镇、省级以上特色小城镇，未公布的具有历史文化价值或其他保护价值的乡镇，或具有省级以上森林公园、国家公园、省级以上非物质文化遗产的乡镇。该类型乡镇应加强对山水格局、文物古迹、传统村落、少数民族村寨、传统建筑、农业遗迹、灌溉工程遗产等自然文化资源的保护利用。一些历史文化资源丰厚，民族特色鲜明，自然山水、田园风光明显的镇和乡需要保护起来，从全县、全社会的角度保护起来，而不是简单地去谈发展，旅游是一个小手段，不是目的。

7. 生态涵养型

主要是指位于省级以上重点生态功能区，生态敏感度较高的乡镇，以及资源枯竭后需生态修复的乡镇。该类型乡镇应着重做好自然资源和生态环境保护修复，引导工矿废弃地复垦和矿山生态修复，增加生态资源总量，保障生态安全。加强人口、用地和风貌管控，严格控制开发强度，注重违法建设治理。严格落实市县产业准入条件，针对存在的生态环境问题，提出生态保护措施。很多乡镇本身就处于一个生态保护区里，或者是一些生态脆弱的地方，一些工矿业转型的地方。这些地区，最主要的思路就是做好生态涵养，乡镇本身解决不了这些问题，需要从全县的角度逐步去解决。

8. 萎缩服务型

主要指未来发展动力有限，空心率达50%以上，镇区人口在5 000人以下，镇区发展以服务于周边乡村为主，其他产业不足，职能与乡类似的，外出务工人员多，基础设施严重不足的镇（乡）。乡村服务镇（萎缩型镇乡）应考虑提升乡镇的服务功能。依据自然环境与发展基础重点调整优化空间布局，集约利用土地，有序开展农村宅基地以及其他低效闲置建设用地整理。大部分的乡镇现在都面临萎缩。怎么去做好减量规划？另外，随着村庄各种管理要求的加强，很多管理职能汇集到乡镇里来了，包括一些公共服务集中到乡镇里来了，这次国土空间规划最重要的就是面对这些萎缩衰败的乡镇。

9. 沿边发展型

主要指位于国界和各省之间相接壤的，位于主要交通要道、口岸的，在商贸物流上有一定窗口功能特色的，形成与邻省协调发展的镇乡。

10. 空心撤并型

主要是指资源禀赋不足，区位条件较差的，镇区人口在2 000人以下，或全镇人口在6 000人以下，人口流失特别严重，镇区人口不足30%，以及因重大项目建设需要合并的镇（乡）。撤并型镇（乡）（严重空心镇乡）应不单独编制乡镇国土空间总体规划，近期不能撤并的乡镇根据实际发展需要，严格控制用地指标。

五、谨防编制误区，不要再用传统的方式编规划

1. 编制主体是乡镇

自古皇权止于县，分配资源的行政权力怎么能够交给乡镇呢？乡镇可以参与，可以提出要求，但是乡镇站位不够，人才匮乏，经费不足，能力有限，只能是需求方和参与方，自己不能做好自己的规划。乡镇的规划一定要县里去谋划和定位，多跟乡镇的人讨论和沟通。现代社会已经是个网络化社会，是个扁平社会，乡镇不是独立王国，县委书记、县长才是真正的乡镇领导。

2. 构建乡镇国土空间结构，划定镇乡四线管控

乡镇的国土空间规划一定要留足弹性。农村村民和城市居民不一样，没那么精细，农村的经济发展也没那么高门槛，要留出弹性和空间。用城市过严过细的管控思路去管理乡镇，管理很难执行，会产生很多社会矛盾，靠一个部门的管理是进行不下去的，也没法执法。

某个省在做国土空间规划的试点，把村庄都划定了增长边界，引起了大量村民违规事件，这就是作茧自缚。自古以来，乡村是自治的，用乡村的办法去治理管理好乡村。乡镇界于城乡之间，应该多用传统的乡村智慧，少用城市的笨办法。

3. 镇区要强调功能分区

一个乡镇大部分在镇区6 000人口，1km^{2}左右，在城市就是一个小区，是一个最好的混合布局单元。乡镇的布局应该顺其自然，沿干道布局，尊重土地的产权，这样的布局往往没有大的问题，格局有特色。反倒是整齐划一、功能分区清晰的乡镇，大都没有活力，没有人气、没有特色，也不是真正的美。

4. 强调绿化率

小城镇周边往往都是自然山水，田园风光。不用再刻意把大城市的绿化率在小城镇强调了。当然在镇的周边，公路的沿线，山边水边田边，要多栽树，成群成丛的绿化。多用本地树种的绿化。多种有果实有经济收效的绿化当然也可以免费吸引城里人来采摘，多栽一些花、有特色的树。

5. 公共服务设施基础设施指标分设

把城市的一些建设指标分设延伸到小城镇是不适宜的，应该根据小城镇“小而综”的实际情况应该引导综合设置。乡镇的公共服务设施和基础设施。一定要超前预判人口的发展情况，要考虑使用维护的基本配置。

6. 成果面面俱到

很多地方的乡镇国土空间规划要求几十张图之多。现在小城镇的情况很多像20世纪八九十年代县一级的城乡规划，建议采用六图两书为宜。乡镇的规划要反复讨论。多请外来的周边的专家、社会学、退休的老同志。一定要在镇里面主要的地方做好永久公示。

7. 陪伴式服务

乡镇的规划更要全县打包。选取好的单位，形成县级规划院，做好长期的陪伴式服务。还要选好长期的责任规划师，5年一届。

作者简介

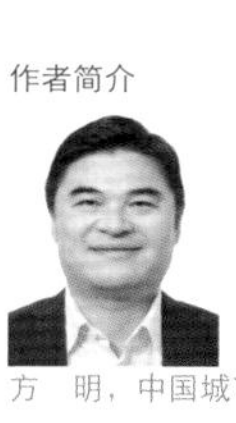

方　明，中国城市科学规划设计研究院，院长。

国土空间规划体系下镇村规划编制方法探讨
——以武汉市新洲区为例

Compilation Method of Town and Village Planning under the Territorial Planning System —A Case Study of Xinzhou District, Wuhan

李佳佳 耿 虹 陈 实 高 鹏
Li Jiajia Geng Hong Chen Shi Gao Peng

[摘　要] 镇村规划作为城乡统筹发展和建设的重要保障性环节，在新时代国土空间规划体系变革和规划编制全面启动的新形势下也面临编制目标、内容、方法的转变。本文以镇村规划在国土空间规划体系下思维导向、体系地位、任务目标、重点内容等方面的再认识为出发点，深入剖析武汉新洲区当前镇村规划中存在的问题，明晰国土空间规划体系改革对生态文明理念和城乡融合高质量发展的要求，探讨国土空间规划体系下镇村规划编制方法，提出“全域统筹、分级优化，机制保障、统筹推进，刚性传导、精细管控”的镇村规划编制思路，从空间、机制、管控三个层面阐述镇村规划编制的具体内容。

[关键词] 国土空间规划；镇村规划；编制方法；新洲区

[Abstract] As an important guarantee link for urban-rural integrated development and construction, town and village planning is also facing changes in the goals, contents and methods of preparation under the new situation of the reform of the territorial plan and the full start of planning. Based on guide town and village planning under the national territory spatial planning system thinking, system status, mission objectives, the key content of recognition as a starting point, and on the basis of in-depth analysis of the existing problems in the current township village planning in Xinzhou District, Wuhan, clear territorial planning system reform, the concept of ecological civilization and the development of urban and rural integration, high quality requirements, to explore the preparation method of town and village planning under the national territory spatial planning system, and puts forward the idea of "overall planning, hierarchical optimization, mechanism guarantee, overall promotion, rigid conduction and fine control", and expounds the specific contents of town and village planning from three aspects of space, mechanism and control.

[Keywords] territorial plan; town and village planning; compilation method; Xinzhou district
[文章编号] 2020-86-P-024

一、前言

国土空间规划是国家空间发展的指南，是国家可持续发展的空间保障。2019年5月，中共中央国务院《关于建立国土空间规划体系并监督实施的若干意见》（以下简称《若干意见》）正式发布，同月，自然资源部《关于加强村庄规划促进乡村振兴的通知》的正式印发，国土空间规划编制审批和实施管理工作全面启动。当前，关于全国、省级以及试点县的国土空间规划编制工作已开展很多，关于乡镇层面的国土空间规划的讨论较少。在“五级三类”国土空间规划体系中，乡镇国土空间规划作为“实施性”规划，既承接市县国土空间规划，又为村庄规划（详细规划）提供指导，是统筹乡村振兴战略与新型城镇化战略的基本单元。因此，本文从国土空间规划下镇村规划的思维导向、体系地位、任务目标等方面的转变入手，聚焦国土空间背景下市县以下的镇村规划存在的问题，结合实践探讨国土空间规划下镇村规划编制方法，以期为各地乡镇国土空间规划及村庄规划的编制提供一定的参考和借鉴。

二、国土空间规划体系下的镇村规划

《村庄和集镇规划建设管理条例》中规定，镇村规划一般分为村庄、集镇总体规划和村庄、集镇建设规划两个阶段（国务院颁布《村庄和集镇规划建设管理条例》）。镇村规划是城乡建设的基础性、总控性规划，是指导镇村空间发展、建设的蓝图[1]，在村庄布局优化、基础设施和公共服务建设、镇村建设与管理等方面发挥了重要的作用。在新时代国土空间规划体系下，镇村规划作为国土空间规划体系中重要的组成部分，在思维导向、体系地位、任务目标、重点内容等方面都面临转变，具体有以下四个方面的再认识。

1. 思维导向：从发展建设到实用管控

国土空间规划体系作为国家规划体系中的基础性规划，从空间角度对社会经济发展、城镇空间布局、产业结构调整等进行指导和约束，促进转变发展方式，引领国土空间高质量发展。[2]现有的“五级三类”规划体系中乡镇层面规划更注重实施性。因此，在国土空间规划体系下镇村规划编制从发展建设向实用管控转变，从“规划思维”向“管控思维”转变[3]，从关注镇村布局、发展目标、规模、用地等各项发展建设的综合部署，到运用战略引导、指标约束、底线管控、系统指引等可操作的方法，保障镇村规划与市县国土空间规划的有效衔接，并能够切实引导村庄规划编制，实现镇村健康可持续发展。

2. 体系地位：从承上启下到全盘谋划

镇村是统筹新型城镇化战略和乡村振兴战略的基础单元。在城乡规划体系下，镇村规划具有承上启下的作用，对上而言，镇村规划是在上级省（市）域规划的指导下编制的县域镇村体系规划，对县域的发展具有战略性和指导性；对下而言，镇村规划的编制为镇规划、村庄规划的编制提供指导和依据。在国土空间规划体系下镇村规划具有两个层次性，将同时为乡镇国土空间总体规划与详细规划（村庄规划）提供重要支撑，一方面，镇村规划中的城镇空间格局、城镇公共资源配置等应与乡镇国土空间总体规划的空间发展战略、土地综合利用、公共服务与基础设施保障等内容相衔接；另一方面，镇村规划中的村庄分类发展指引、村庄布局为村庄规划的编制提供目标和方向。

3. 任务目标：从经济发展到人本导向

在城乡规划体系下，镇村规划编制以实现镇村社会经济发展为任务目标，内容聚焦合理确定镇村发展规模和发展方向，协调镇村空间布局及各项建设的综合部署。乡镇土地利用规划更强调对于耕地和基本农田的保护、对建设用地指标的管控，镇村规划编制应对上级规划中的相关内容、指标进行细化落实[4]。在《若干意见》中，对乡镇国土空间规划和乡村规划的编制提出“侧重实施性、实用性、因地制宜、单元编制”等原则性要求[5]，侧重落实上层规划战略、目标任务和约束性指标、确定镇村发展定位，坚持底线思维、注重镇村经济高质量发展、合理布局镇村体系、统筹产业发展、统筹基础设施及公共服务设施等各类空间要素的适应性落地为目的、提升自然生态和人居环境质量等方面的任务目标，最终实现乡村宜居、宜业、宜人等目标。

4. 重点内容：从建设空间到全域空间

依据国土空间规划体系下镇村规划编制的任务目标，镇村规划编制的工作内容应在承接上位规划中的前置条件下，结合国土空间规划相关政策要求及上层次规划的要求，制订镇村规划编制工作的具体内容。在城乡规划体系下，镇村规划更重视镇村空间建设用地的布局及统筹工作，国土空间规划下镇村规划以“三区三线”的划定为指导与约束，对镇村全域空间各要素的统筹规划，对镇村全域范围内生态保护与修复、农业空间布局合理优化、农村住宅布局统筹、产业发展、公共资源配置、防灾减灾、文化保护与传承等进行统一规划，重点对城镇空间格局、风貌管控、公共服务和基础设施配置与品质提升等内容进行规划。

三、当前案例地镇村规划存在的问题

新洲区是武汉市新城区之一，从地理区位来看，位于武汉市东北部、长江中游北岸，为武汉东部水陆门户；从生态区位来看，作为武汉西北部的生态门户，是武汉城市东北部绿楔的重要组成部分和重要的蓄滞洪区，历来是武汉城市天然生态氧吧和“生态后花园”；从交通区位来看，水陆交通便捷，京九铁路过境设站、拥有长江中上游最大的集装箱港口、武汉新港核心港、地铁的开设加强了新洲区与主城区的交通联系。近年来，随着社会经济的不断发展，推动资源要素不断向城市地区集聚，产生公共服务的越级与跨区域使用、镇村劳动力持续外流等现象，导致镇村关系失衡、经济增长乏力、空间功能错位等问题[6-8]，在规划内容上也存在衔接、传导、实施保障等方面的诸多压力与矛盾。

1. 空间层面：空间逻辑与规划逻辑的不匹配

在城镇化快速推进的背景下，镇村发展面临各种压力和冲击。在空间规划方面，镇村通过构建“集镇—中心村—基层村”的层级结构，同时针对村庄类型，采取村庄整治、迁村并点等发展方式调整镇村空间格局，但随着城市将重点城镇、中心城镇和新城资源要素的有序集聚，导致镇村结构的层级解构现象不断产生，同时由于规划中缺少具体的空间建设指引，存在一户多宅、重复建设，人均建设用地超标等日益突出。2017年，全区23.5%的农户拥有2处住房，旧房不拆，新址建房、扩建住房现象较多；在产业空间方面，由于镇村劳动力人口流失，所造成的内生动力不足，全区约28%的工业企业在乡村，14%的行政村内有1~2家工业企业，类型涉及纺织、建材、农产品加工等类型，但由于规模较小、粗放化经营及创新能力缺乏，面临产业空间再规划；在公共服务设施方面，近年来随着城镇化进程的加快，镇村公共服务设施配套日趋完善，但未“物尽其用”的现象较为突出，造成了配置与使用效率不匹配的状况，进一步反映了规划实施过程中的问题。在镇村规划中，如何处理好规划编制主体、实施主体、需求主体之间的关系，合理调整镇村用地结构、提高空间利用效率、匹配规划空间是镇村规划中首要解决的问题。

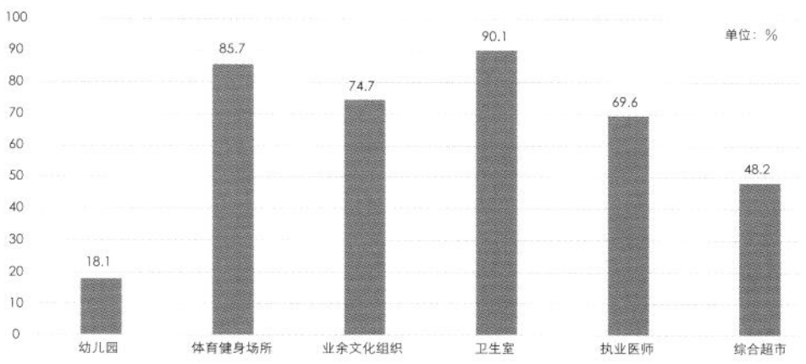

1

2. 制度层面：被动城镇化与政策传导机制的失效

由于武汉市域公共服务、基础设施、产业项目、土地指标、政策支持等发展要素在都市发展

1.新洲区各类公共服务设施覆盖率
2-4.新洲区区位图

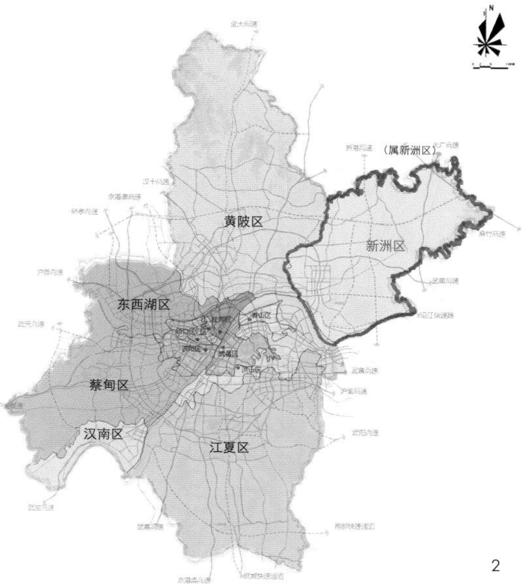

2

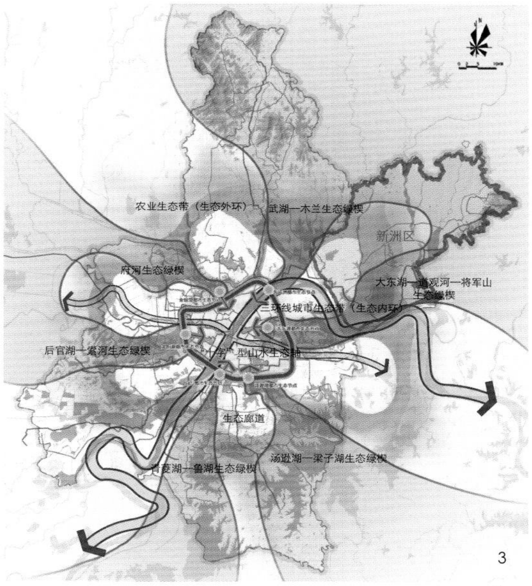

3

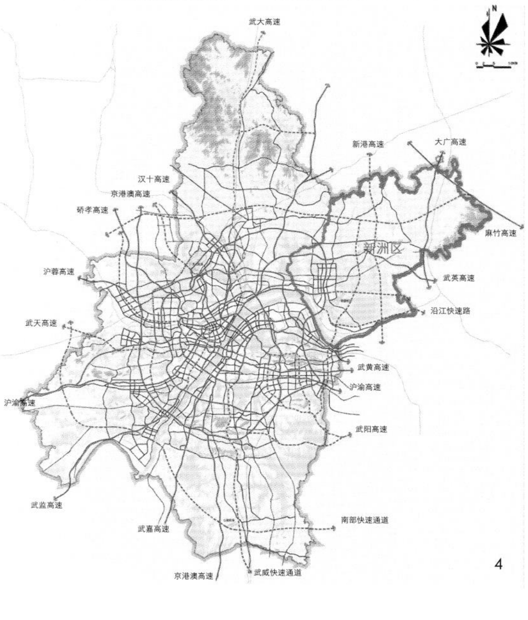

4

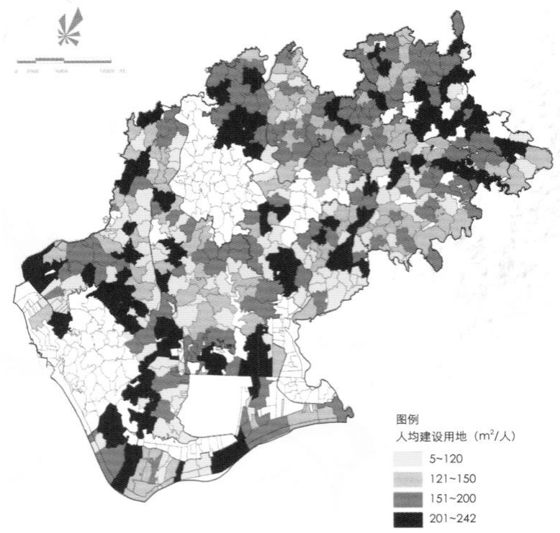

5

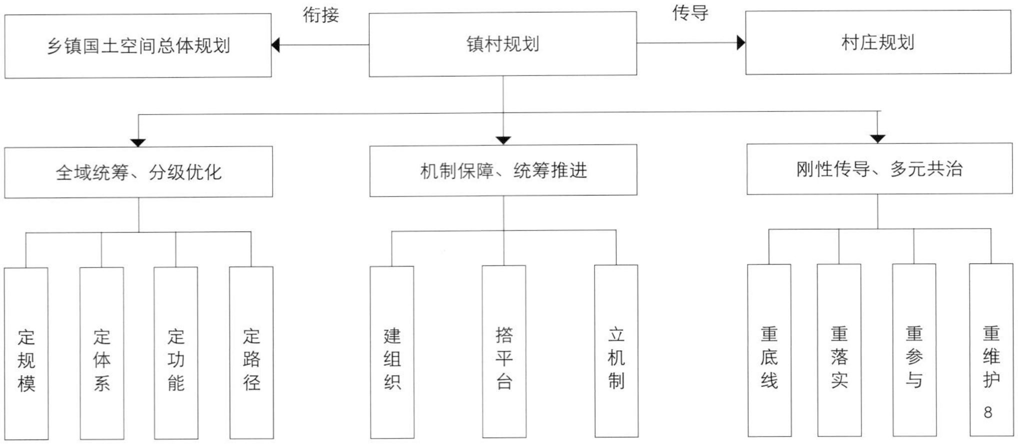

8

5.新洲区人均建设用地图
6.新洲区现状工业企业分布图
7.武汉市城镇建设用地分布图
8.国土空间规划下镇村规划编制思路示意图

区范围内的集中投入以及都市发展区外的小城镇发展动力不足，自身辐射力有限，导致小城镇空间分布呈现圈层变化。特别是自2010年以来，武汉市提出“提升主城，拓展新城”的发展战略，区域发展差异进一步加剧，忽略了城镇有序发展的需求，城镇受政策、交通、土地资源等因素影响，发展乏力、散点分布、城乡空间出现断层。为了让镇村健康发展，出台了很多惠农政策，但在具体实施过程中存在一定缺陷。就土地流转制度而言，在实现乡村地区土地集约高效利用的同时也带了很多弊端，如部分企业以流转土地为名，套取相关补贴、拖欠土地租金；小规模、非专业化的企业无法盈利，导致企业破产，土地抛荒现象时有发生；部分企业流转土地后，高价转包给个人，赚取差价的同时不承担农业种植风险，由于价格过高，租户较少。因此，镇村规划中必须积极利用制度优势，才能更好地推进城乡融合发展。

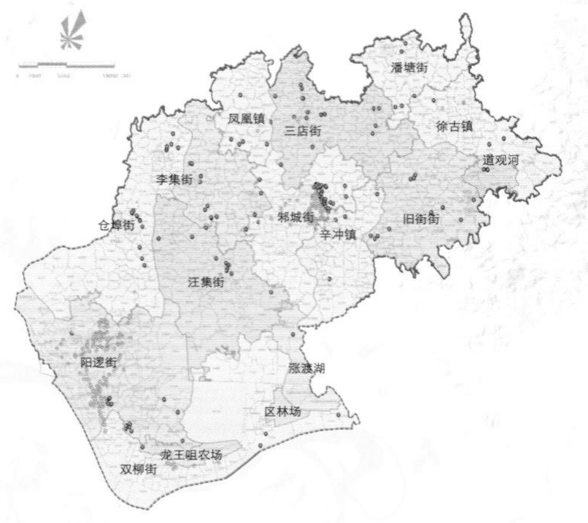

6

3. 管控层面：刚性约束与发展弹性的矛盾

一方面，新洲区内主要存在丘陵，平原，水域三种地理环境，在山水生态的约束下形成了不同的村庄分布特征，存在土地资源紧缺、环境污染生态敏感度较高等现象，对新洲的发展建设有诸多的限制条件，在国家生态文明建设的要求下，面临生态环境的保护与发展建设的矛盾；同时，在上位规划的刚性约束下，镇村自我发展的意愿受到制约，导致适应镇村发展的镇村建设项目难以落地，影响村民的积极性；另一方面，在镇村治理视角下，传统的镇村规划以政府为主导的编制模式较少地反映多元利益主体的意愿，难以应对镇村发展中的问题。自上而下的迁村并点、“农民上楼”，忽略了村庄发展、社会构建、农民的生产生活意愿，产生农民生活成本增加、失地无保障等问题，不利于镇村可持续发展，同时镇村公共服务、公共空间等公共资源的配置涉及多元主体的利益，在配置中也产生多元利益调解困境。因此，引导公众参与、协调多元利益、采取刚性与弹性结合的管控措施，才能更好地保障镇村规划的有效落实。

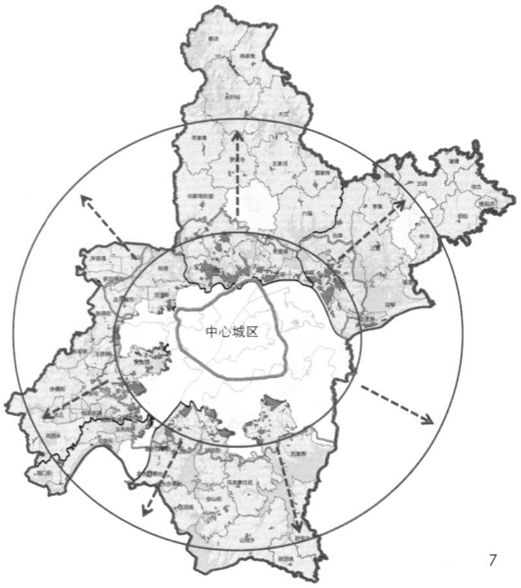

7

四、国土空间规划体系下的镇村规划编制探讨

为了应对上述问题，推进规划编制的科学性和有效性，镇村规划编制应充分考虑上层规划的要求传导的精准落实和村庄建设的诉求，在底线思维的引导下，细化上层规划的任务要求，围绕多元主体的意见和建议，实施发展引导和管控措施，提出“全域统筹、分级优化，机制保障、统筹推进，刚性传导、精细管控”的思路，从空间、机制、管控三个层面阐述镇村规划编制的具体内容。

1. 全域统筹、分级优化

从全域视角出发，坚持底线思维，以《新洲区分区规划（2018—2035年）》中将新洲区国土空间划定的城镇空间、生态空间、农业空间和市县国土空间总体规划中划定的各项边界为管控底线，统筹全域空间格局，按照全域、镇、村层级推进镇村规划，具体内容包括：

（1）多向度、多技术参合，合理预测人口与用地规模。基于镇村人地关系，对接新洲区城镇化进程，综合考虑新洲城镇化目标、户籍人口定居意愿、农村经济特征、农村劳动力特征、设施配置水平等因素，合理预测镇村人口规模。

（2）综合构筑分层、分级、分项的镇村结构、功能耦合体系。基于现状村庄发展潜力评价，遵循“延续适合新洲乡村的发展模式、差异有序推进乡村人口集聚”的原则，对新洲镇村进行分类适度集聚，优化镇村体系结构，初步形成“重点镇—一般镇—中心村—一般村”的层级结构，明确镇村建设拓展方向、划定并管控增长边界，控制建设用地良好的空间结构关系；明确镇村应承担的生态功能、生产功能、生活功能，形成优势互补、功能融合的镇村联动发展模式；明确与镇村层级结构体系和空间发展体系相耦合的分项功能体系的建设要求，即构建圈层一体的公共服务体系、互联互通的道路交通体系、安全高效的基础设施体系等。

（3）整合、引导、培育核心产业，协调内外协作机制。基于镇村产业特色，协调镇村产业发展体系，引导产业发展方向，整合新洲现有产业基础和特色资源，拓展延伸产业链条，优化提升产业门类，逐步形成特色明显、关联显著、区域一体化协同的产业体系。

（4）统筹区域目标与自身禀赋，选择合适的建设路径。按照国家《乡村振兴战略规划（2018—2022年）》的要求，实施分类推进乡村发展策略，推进村庄差异化建设。通过对新洲村庄现状特征、上位规划等分析，根据村庄的发展现状、区位条件、资源禀赋、产业特征等，按照集聚提升、融入城镇、特色保护、搬迁撤并的思路，将新洲区村庄分为4大类、9小类，分类分级进行空间建设优化引导。

2. 机制保障、统筹推进

镇村规划建设涉及部门多、要素全、领域广，需要立足长远规划的要求，建立机制保障，统筹协调各类空间管控手段，建立系统化的机制保障。主要内容包括：

（1）建设协同化、精密化责权与绩效的组织结构。成立镇村规划“区—街—村”三级专项部门，统筹协调各职能部门。针对横纵向管理部门的职能交叉，带来的任务式、验收式、无序发展，重复建设的乡村发展建设现状，建议由“区—街—村”各级农业农村部门牵头，成立镇村规划专项部门，统筹各职能部门的规划计划、项目、资金、人员。各级指挥办公室作为资源调度中心，打破各系统壁垒，避免资源要素间的交叉重叠。

（2）搭建共享化资源要素信息沟通与指导平台。搭建“数据资源平台”和“要素流动平台”，高效利用、盘活赋能各项资源。建立统一的数据资源平台，统筹协调，优化配置，使资源最大限度地得到应用和共享，以减少重复、内耗、低效和浪费，保障规划工作的有效性和效率。

（3）建立、巩固有序高效的法制化建设促进机制。制订相关乡村规划、实施制度，指导村庄规划的编制和实施，落实乡村建设规划许可机制。

3. 刚性传导、多元共治

在镇村规划编制过程中，应实现县—乡—镇—村联动，能够有效地传导上层规划的刚性管控要求，确保信息的精准反馈。刚性传导在于自上而下的落实管控要素，也应充分考虑自下而上的发展诉求。主要内容包括：

（1）重底线。落实底线，维护生态格局，做好生态安全，加强生态保育。满足生态保育、滞水防洪和农业发展的根本要求，生产空间、生活空间、生态空间因地制宜，形成特有的城景交融、镇村共融的一体化格局。如依据《武汉市基本生态控制线规划》空间管制规划中“城镇建设区、生态发展区和生态底线区”的三区空间管制以及《武汉市生态框架保护规划》中的空间管制分区，划定汪集街三界、空间管制细分。

（2）重落实。推进镇村规划要素的刚性传导，包括国土空间规划中明确的“三区三线”的划定、公共服务设施和基础设施建设边界、村庄分类发展建设等内容，同时做好相关规划的衔接工作。

（3）重参与。建立公众参与、共建共享机制。逐步转变传统“自上而下”的乡村建设方式，建议政府转变工作模式，从政府主导向共享共建式转变；广泛吸纳社会力量参与，如企业投资兴业、能人创业带动、市民创业示范、社会组织扶持、乡村规划师建议指导等，作为镇村发展的有力支撑；建立“1+4N”的村民自治组织，充分调动居民的积极性，引导居民成为村庄建设发展的主体。

（4）重维护，建立镇村共同维护机制，在镇村规划编制中镇村主体参与的意见征询、参与决策、民主监督、社会管理等内容，有效动员群众参与镇村规划监督和建设维护。

五、结语

国土空间规划是对原有规划的传承与重构，新时代国土空间规划体系对乡镇国土空间规划和村庄规划的编制提出新的要求，在此背景下，各地有必要依据自身实际发展需求，重新审视镇村规划的定位、体系、编制目标、编制内容编制方法进行符合规划实施逻辑和创新的探索。本文以武汉市新洲区为探讨案例，针对镇村规划在空间层面存在空间逻辑与规划逻辑的不匹配、制度层面存在被动城镇化与政策传导机制的失效、管控层面存在刚性约束与发展弹性的矛盾等突出问题，提出“全域统筹，分级优化、机制保

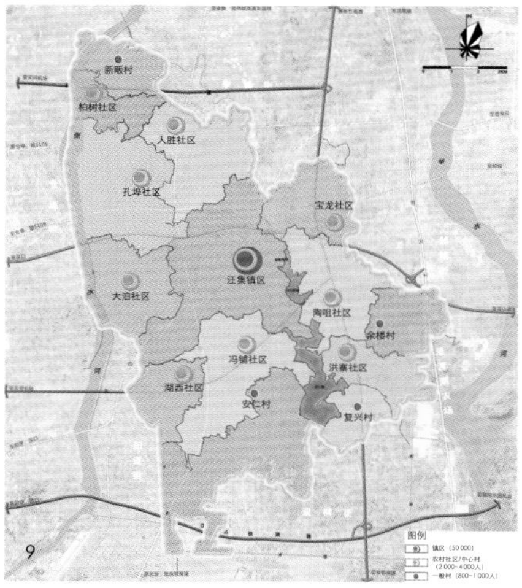

9.新洲区汪集镇镇村体系规划图

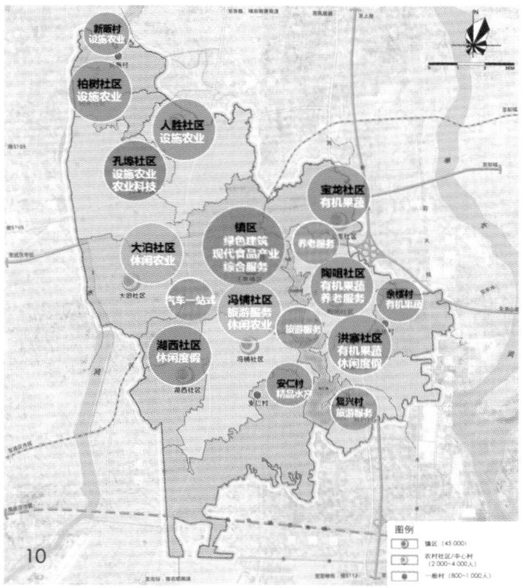

10.新洲区汪集街镇村职能规划图

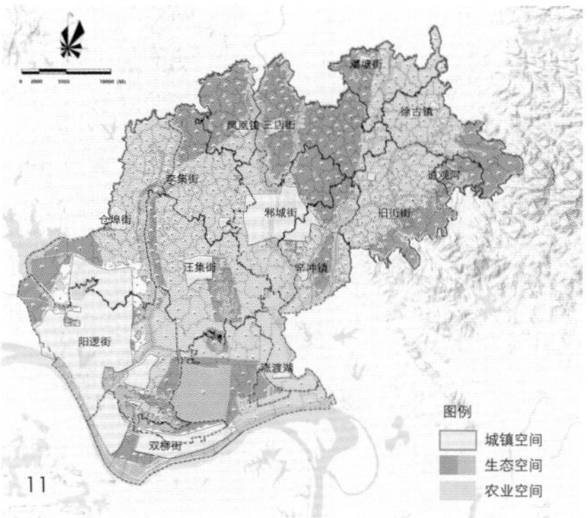

11.新洲区三类空间划定图

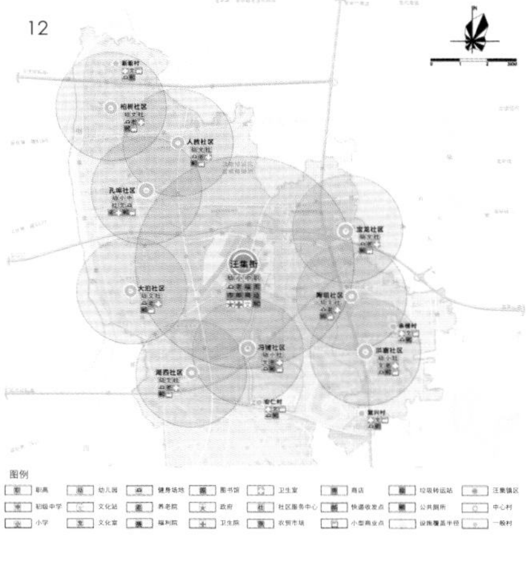

12.新洲区汪集街公共服务设施规划图

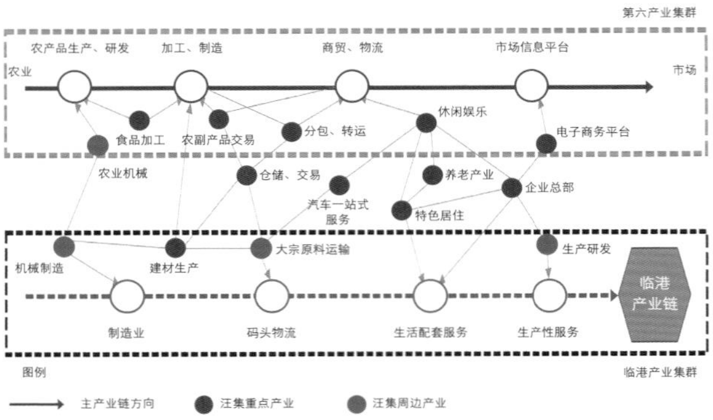

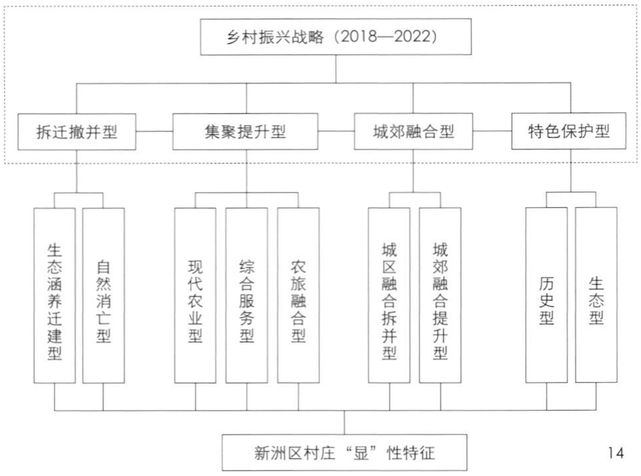

14

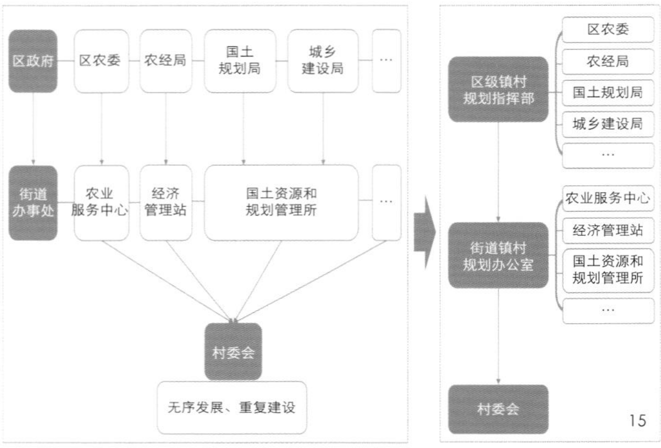

15

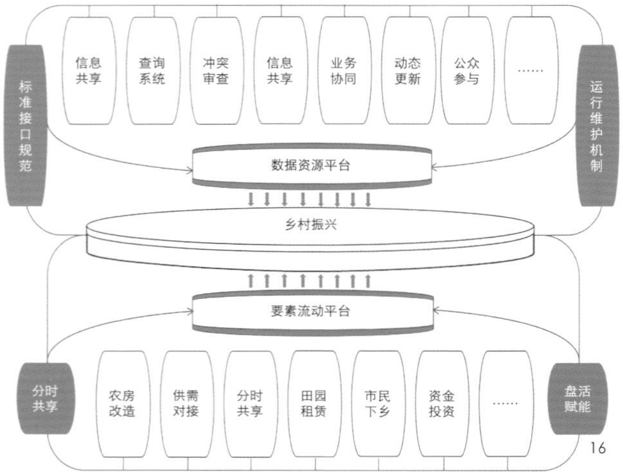

16

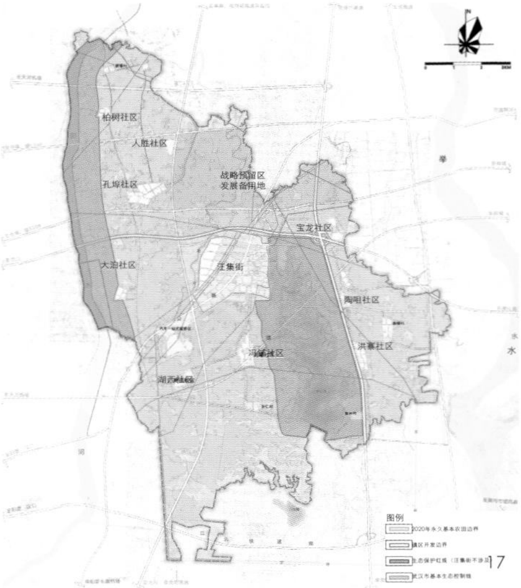
17

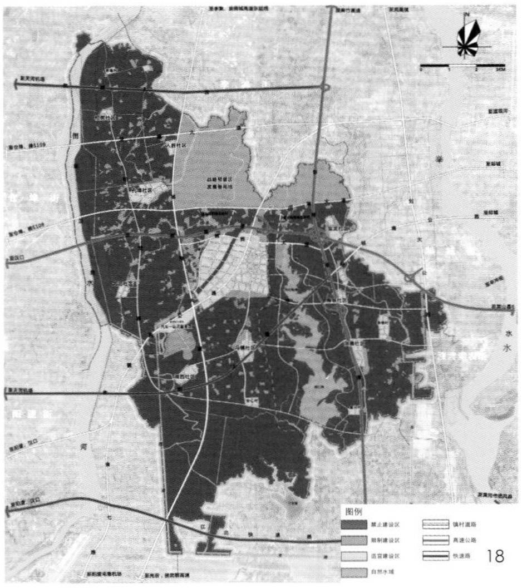
18

障，统筹推进、刚性传导，精细管控”的思路，从空间、制度、管控三个层面阐述镇村规划编制的具体内容。期望本文的探讨能够为镇村国土空间规划的编制提供借鉴，促进其规划能力得到显著提高。

参考文献

[1]邵磊，张晓明，顾朝林，等. 县域镇村体系规划编制技术导则(草案)[J]. 城市与区域规划研究,2018,10(02):144-167.

[2]金云峰，陶楠. 国土空间规划体系下风景园林规划研究[J]. 风景园林,2020,27(01):19-24.

[3]周海波，郭行方. 国土空间规划体系下的绿地系统规划创新趋势[J].中国园林,2020,36(02):17-22.

[4]彭震伟，张立，董舒婷，等. 乡镇级国土空间总体规划的必要性、定位与重点内容[J]. 城市规划学刊, 2020（01）

[5]杨秋惠. 镇村域国土空间规划的单元式编制与管理：上海市郊野单元规划的发展与探索[J]. 上海城市规划,2019(04):24-31.

[6]耿虹,乔晶,吕宁兴.大城市周边镇村关系层级解构的特征、风险与应对：以武汉市为例[J]. 城市问题,2018(09):74-82.

[7]李彦群,耿虹,高鹏. “精明收缩”导向下新型镇村发展模式探讨：以武汉汪集街为例[J]. 小城镇建设,2018(04):76-82.

[8]耿虹，李玥，乔晶，等.武汉市小城镇应对收缩的适应性发展路径探索：以新洲区汪集街为例[J]. 现代城市研究,2019(08):101-108.

作者简介

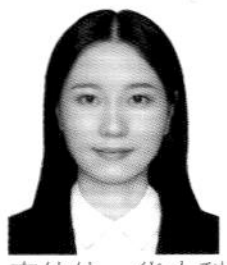
李佳佳，华中科技大学，建筑与城市规划学院，博士研究生；

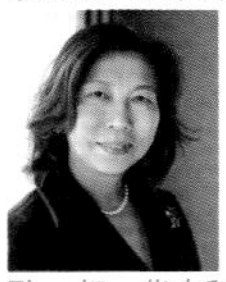
耿　虹，华中科技大学，建筑与城市规划学院，城市规划系，主任，教授，博导；

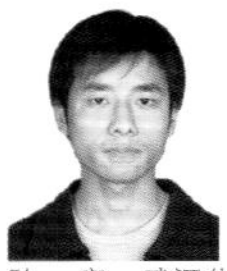
陈　实，武汉华中科大建筑规划设计研究院有限公司，注册城乡规划师；

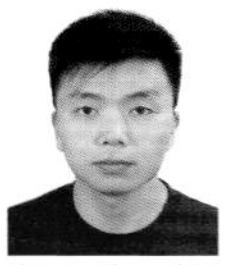
高　鹏，武汉华中科大建筑规划设计研究院有限公司，工程师。

13.大区域产业集群链接示意图
14.新洲区村庄分类发展图
15.新洲区镇村规划三级专项部门组织图
16.新洲区镇村规划数据资源平台示意图
17.新洲区汪集街三界规划图
18.新洲汪集街空间管制规划图

国土空间规划体系下的村庄规划基本问题研究
Basic issues in Village Planning in the Context of Territorial Planning System

郭欢欢 赵雲泰
Guo Huanhuan Zhao Yuntai

[摘 要] 随着中共中央、国务院及自然资源部等一系列国土空间规划指导文件的出台，我国的国土空间规划体系不断完善，村庄规划作为乡村地区详细规划的定位也得以明确。本文结合国家层面出台的相关文件，研究村庄规划中的若干基本问题，以期为有序推进的村庄规划提供参考。

[关键词] 村庄规划；基本问题；国土空间规划

[Abstract] The system of the National Territory Development Planning has been continuously improved in China with the issuing of a series of documents about the planning by the Central Committee of the Communist Party of China, the State Council, and the Ministry of Natural Resources of China. Consequently, the role of village planning as the detailed planning of rural areas has been determined. Based on the relevant documents issued at the national level, this paper studies some basic problems in the village planning, in order to provide reference for the orderly promotion of village planning.

[Keywords] village planning; basic issues; territorial planning

[文章编号] 2020-86-P-029

重庆市规划和自然资源局科技计划项目《乡村振兴土地政策读本》资助

一、序言

长期以来，我国村庄尺度空间规划存在多规并存却又规划缺位的尴尬问题。机构改革前，住房城乡建设部门有村庄规划、农业部门有新农村建设规划、国土部门有村土地整治规划，此外还有美丽乡村规划、村庄建设规划等。[1]这些规划由不同部门主导，规划冲突打架在所难免。关于规划缺位，既有规划技术不成熟问题，也有规划法律地位缺失问题。在城乡规划领域，规划师不注重村庄的特色性和规划的实用性，以城市规划的手法规划村庄，不注重村庄规划中人的需求[2]；在土地管理领域，乡镇土地利用总体规划是土地利用规划体系的最低层次，村庄规划并没有法律地位。尽管原国土部门也开展了一些村级土地利用规划探索，但始终未解决法律地位缺失问题。

2017年，党的十九大报告将乡村振兴战略上升为国家战略，乡村在我国国土空间治理中的地位不断凸显。2019年中央一号文件《关于坚持农业农村优先发展做好“三农”工作的若干意见》（文件1）首次提出“多规合一”实用性村庄规划的总体要求。2019年“两会”期间，习近平总书记参加河南代表团审议时提出：“按照先规划后建设的原则，通盘考虑土地利用、产业发展、居民点布局、人居环境整治、生态保护和历史文化传承，编制多规合一的实用性村庄规划。”同年5月23日，《中共中央国务院关于建立国土空间规划体系并监督实施的若干意见》（文件4）印发，为明确村庄规划的法律地位指明了方向。2019年以来，党中央、国务院及国家相关部委陆续出台了一系列村庄规划相关的文件（表1），村庄规划也逐步走向规范。本文结合国家层面出台的相关文件，研究村庄规划中的若干基本问题，以期为有序推进的“多规合一”实用性村庄规划提供参考。

二、村庄规划的定位和任务

1. 村庄规划的定位

文件4提出：“在城镇开发边界外的乡村地区，以一个或几个行政村为单位，由乡镇政府组织编制‘多规合一’的实用性村庄规划，作为详细规划，报上一级政府审批。”在此基础上，自然资源部印发的《关于加强村庄规划促进乡村振兴的通知》（文件6）进一步明确村庄规划的定位，即“村庄规划是法定规划，是国土空间规划体系中乡村地区的详细规划，是开展国土空间开发保护活动、实施国土空间用途管制、核发乡村建设项目规划许可、进行各项建设等的法定依据”。2019年8月，新修订的《土地管理法》第十八条提出：“国家建立国土空间规划体系。”随着新土地管理法的实施，村庄规划作为国土空间规划体系中的一环，实际已具有法律效力。当然，文件4也明确要求，自然资源部门会同相关部门加快推进国土空间规划立法工作。

2. 村庄规划的决策主体

规划是一种权力，行使好规划权力并非一帆风顺。原土地利用规划受计划经济思维和传统科层制行政体系影响，就存在过正当性危机[3]。城乡规划同样存在公权与私权边界不清等类似问题。只有理清权力分工、明确权力界限，列出权力清单，才能形成责权明晰、公开透明、实用高效的规划管理机制[4]。因此，明确村庄规划的决策主体至关重要。

按照党和国家机构改革方案，自然资源部具有“统一行使全民所有自然资源资产所有者职责，统一行使所有国土空间用途管制和生态保护修复职责”。对应自然资源部的职责，各级自然资源主管部门在所有者权益方面同样限于全民所有自然资源。村庄规划对应的空间单元“集体所有自然资源”，其所有者权益主体为农村集体经营组织。可见，尽管村庄规划的组织编制为乡镇人民政府，但行使村庄规划权力的决策主体应为村集体。正如文件6所要求的，规划编制中要强化村民主体和村党组织、村民委员会主导。

3. 村庄规划的主要任务

家庭联产承包责任制纠正了农村管理高度集中和经营方式过分单调的弊端，适应了当时农业生产力的水平。但经过40年的发展，家庭联产承包责任制释放的农业生产力潜力殆尽，大规模土地流转、耕地撂荒和政策层面的农地“三权”分置即是明证。在此背景下，村庄规划的核心任务就是要激发村民和村集体的主观能动性，优化农业生产关系，促进农业生产力的发展，助推乡村振兴战略实施。根据习近平总书记

表1　　村庄规划相关文件列表（2019至今）

序号	时间	发文机关	文件名	文件号
1	2019年1月3日	中共中央 国务院	关于坚持农业农村优先发展做好“三农”工作的若干意见	——
2	2019年1月4日	中央农办、农业农村部、自然资源部、国家发展改革委、财政部	关于统筹推进村庄规划工作的意见	农规发〔2019〕1号
3	2019年3月4日	农业农村部 财政部	关于印发《农村人居环境整治激励措施实施办法》的通知	农社发〔2019〕1号
4	2019年5月23日	中共中央 国务院	关于建立国土空间规划体系并监督实施的若干意见	——
5	2019年5月28日	自然资源部	关于全面开展国土空间规划工作的通知	自然资发〔2019〕87号
6	2019年5月29日	自然资源部办公厅	关于加强村庄规划促进乡村振兴的通知	自然资办发〔2019〕35号
7	2019年8月27日	农业农村部	农田建设项目管理办法	农业农村部令2019年第4号
8	2019年12月10日	自然资源部	关于开展全域土地综合整治试点工作的通知	自然资发〔2019〕194号
9	2019年12月12日	农业农村部 自然资源部	关于规范农村宅基地审批管理的通知	农经发〔2019〕6号
10	2020年1月2日	中共中央　国务院	关于抓好“三农”领域重点工作 确保如期实现全面小康的意见	——
11	2020年3月17日	农业农村部、国家发展改革委、财政部、生态环境部、住房城乡建设部、国家卫生健康委	关于抓好大检查发现问题整改扎实推进农村人居环境整治的通知	农社发〔2020〕2号

在河南代表团讲话精神，村庄规划主要任务包括土地利用、产业发展、居民点布局、人居环境整治、生态保护和历史文化传承等方面。文件6进一步明确提出村庄规划的主要任务包括“八个统筹和一个明确”，即统筹村庄发展目标、统筹生态保护修复、统筹耕地和永久基本农田保护、统筹历史文化传承与保护、统筹基础设施和基本公共服务设施布局、统筹产业发展空间、统筹农村住房布局、统筹村庄安全和防灾减灾和明确规划近期实施项目。

三、村庄规划的推进策略

1. 村庄规划进度推进策略

2019年3月，《关于印发〈农村人居环境整治激励措施实施办法〉的通知》（文件3）中将“村庄规划编制”作为农村人居环境整治工作成效之一。但从实践看，一些人居环境整治项目并不需要编制综合的村庄规划。而且，村庄规划还面临上位国土空间规划尚未编制、“三调”数据未锚定、专业技术人员缺乏等问题。5月，自然资源部在文件6中提出，“有序推进、务实规划，防止一哄而上，片面追求村庄规划快速全覆盖”。针对只开展简单的人居环境整治的村庄，文件6规定可将国土空间用途管制规则、建设管控和人居环境整治要求作为村庄规划。在保障农村人居环境整治项目落地的前提下，简化村庄规划表达、减轻基层负担。2020年初，农业农村部等在《关于抓好大检查发现问题整改扎实推进农村人居环境整治的通知》（文件11）中对村庄规划管理进一步优化，提出“有序推进‘多规合一’的实用性村庄规划编制”。

2. 村庄规划工作层面推进策略

（1）“面上”：县域村庄布局规划

本轮机构改革前，我国各地陆续开展了一些村庄布点规划或村庄布局规划的探索。[5,6]中央农办等部门在《关于统筹推进村庄规划工作的意见》（文件2）要求，各地结合乡村振兴战略规划编制实施，逐村研究村庄人口变化、区位条件和发展趋势，明确将县域村庄分为集聚提升类、城郊融合类、特色保护类和撤并搬迁类（对于看不准的村庄，可暂不做分类，留出足够的观察和论证时间），结合国土空间规划在县域层面编制村庄布局规划。与之前的村庄布局规划相比，当前的布局规划具有以下特点：一是将县域村庄布局规划作为县级国土空间规划的专项规划，有助于规划落地；二是在全国层面制定了相对统一的村庄分类类型，有利于与乡村振兴战略、扶贫攻坚和自然资源管理等政策配套；三是县域村庄布局规划强化对村庄规划分类指导和布局优化，提升村庄规划的实用性。

（2）“点上”：实用性村庄规划

在国土空间规划体系下，“点上”的村庄规划在内容上整合了村土地利用规划、村庄建设规划等乡村规划，实现土地利用规划、城乡规划等有机融合。具体内容包括落实生态保护红线和永久基本农田，划好历史文化保护线，明确耕地、生态用地、农村住房、产业、基础设施和公共服务设施等各类用地布局，提出了各类开发建设的管控和引导要求。但在形式上，“多规合一”实用性村庄规划不拘泥于形式。文件6提出，要让村民能够看懂村庄规划，鼓励采用“前图后则”（即规划图表+管制规则）的成果表达形式，或将规划内容转化为村规民约。

四、村庄规划与相关政策的衔接

1. 守护“三条底线”和“三条控制线”

中央部署农村土地制度改革时提出，“要坚持土地公有制性质不改变、耕地红线不突破、农民利益不受损三条底线”。村庄规划是国土空间规划体系的末端规划，必须坚守底线，才能保证国土空间规划治理体系在乡村地区落地实施。同时，村庄规划在战略层面落实上级规划确定的城镇开发边界、永久基本农田、生态保护红线三条控制线。中央明确提出，生态保护红线、永久基本农田、城镇开发边界三条控制线是调整经济结构、规划产业发展、推进城镇化不可逾越的红线。在国土空间规划“一张图”中，村庄规划应将三条控制线，尤其是生态保护红线和永久基本农田分解到村、落实到图斑。

2. 与其他自然资源管理政策的衔接

（1）农村土地制度改革

2014年开始，国家探索农村土地征收、集体经营性建设用地入市、宅基地制度改革等“三块地”改革。随着新修订的《土地管理法》正式生效，农村集体经营性建设用地入市已有立法基础。村庄规划需要根据国家和地方相关规定，合理确定农村集体经营性建设的类型、面积和位置等。关于农村宅基地，目前其管理职责已经划归农业农村部，但其操作层面涉及农业农村部门、自然资源部门和乡镇政府、村集体、村民等诸多利益相关人。村庄规划编制过程中，要处理好与宅基地相关的国家、集体和个人的利益关系。

（2）落实设施农用地管理

尽管早在2010年，原国土资源部和原农业部就对设施农用地作出规定，但实践并不理想。2018年全国“大棚房”专项整治工作和2019年全国清理违建别墅工作等都有设施农用地的“影子”。有基层干部建议希望国家和各级政府在有关规划中，给农村一二三产融合发展留出一定空间。[7]2019年，自然资源部、农业农村部印发《关于设施农业用地管理有关问题的通知》（文件8），明确了设施农业用地的类型、用地政策和日常管理要求等。因此，村庄规划编制过程中，有必要吸取过往的教训，满足农村新产业新业态发展需求。

（3）全域土地综合整治

根据文件6和文件8精神，实施全域土地综合整治试点地区属于应编尽编区域，有必要编制村庄规划。为协调推动两项工作，应处理好三个关系：一是村庄规划和整治方案编制的关系。村庄规划和整治方案最终都要归结到一系列量化考核指标，如新增耕地、永久基本农田等。与一般规划的目标不确定性不同，理论上实施国土整治以后，除文件6规定的预留5%机动指标外，村庄规划的各类用地目标都应在土地上落实布局。二是土地整治和各类建设的关系。统筹农村住房布局、公共服务设施布局等是村庄规划的重要任务。开展全域土地综合整治试点的区域，应统筹好拆旧建新的关系，争取在一个建设周期内同时完成拆旧建新任务，避免农村地区“拉拉链”。三是政府引导和市场配置的关系。文件8提出“整治验收后腾退的建设用地，在保障试点乡镇农民安排、农村基础设施建设、公益事业等用地的前提下，重点用于农村一二三产业融合发展”。前者是政府的任务，后者是市场的任务。在试点过程中，需要探讨通过国土整治试点推动农村市场发育。

五、结语

随着村庄规划工作的不断深入，我国农业生产关系将不断适应生产力的发展，进而带动农业第二次革命。从这个角度看，村庄规划的历史价值将会和农村家庭联产承包责任制相提并论。[8]但是，也应该看到村庄规划还面临上位规划缺位、基础数据未定、技术人才缺乏等问题，必须坚持有序推进的原则，实现有条件、有需求的村庄应编尽编。

参考文献

[1]李宪文. 城乡统筹的村级土地利用规划基本问题研究[J]. 中国土地科学,2012,26(1):67-70.

[2]许景.当前我国村庄规划的反思：从“鲁侯养鸟”谈起[J]. 规划师,2015,31(6):139-143.

[3]赵宁. 土地利用规划权力正当性制度研究[D]. 沈阳：辽宁大学,2013.

[4]门晓莹，徐苏宁. 基于建立权力清单的城乡规划管理改革探索[J].城市规划,2014,38(12):23-27.

[5]杨建军,陈飞. 统筹城乡发展的实践:村庄布局规划[J]. 经济地理,2006,26(S1):219-222+227.

[6]田洁,贾进. 城乡统筹下的村庄布点规划方法探索：以济南市为例[J].城市规划,2007,31(4):78-81.

[7]大棚房清理整治的冷思考.新华每日电讯. http://www.xinhuanet.com/mrdx/2019-04/26/c_138010929.htm

作者简介

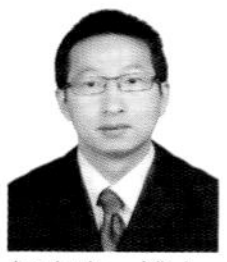

郭欢欢，博士，博士后，重庆市规划和自然资源调查监测院，规划监测所，副所长，正高级工程师；

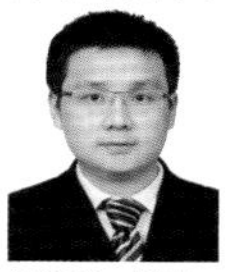

赵雲泰，博士，中国国土勘测规划院，高级工程师。

绿色小城镇与乡镇国土空间规划的耦合性研究

Study on the Coupling of Green Small Town and Township Territorial Plan

王明田 李青丽 陈 玲
Wang Mingtian Li Qingli Chen Ling

[摘　要] 绿色小城镇是小城镇规划建设研究领域的重要课题。在生态文明背景下，小城镇绿色化发展更显迫切，而乡镇国土空间规划将成为小城镇绿色化发展的政策和技术依据。本文在梳理绿色小城镇概念内涵、评价指标、发展策略、建设内容等基础上，从目标定位、指标体系、产业发展、空间布局、治理模式等多个维度，剖析绿色小城镇与乡镇国土空间规划的耦合关系。力争将绿色小城镇相关理论研究和社会实践成果融入乡镇国土空间规划，为正在制定中的规划编制指南提供参考。

[关键词] 绿色小城镇；乡镇国土空间规划；总体规划；规划编制

[Abstract] Green small town planning and construction is an important topic in the field of small town research.Under the background of ecological civilization, it is more important to realize the green development of small towns.The township territorial plan is the legal basis to promote the green development of small towns.On the basis of sorting out the concept connotation, valuation index, development strategy and construction content of green small town, this paper analyzes the coupling relationship between green small town and township territorial plan from the aspects of target orientation,indicator system, industrial development,spatial layout,facility construction and governance mode.

[Keywords] green small town; territorial plan of township; master planning; planning compilation

[文章编号] 2020-86-P-032

1.涿州生态示范基地平面规划图
2.涿州生态示范基地鸟瞰效果图
3.涿州生态示范基地路网密度分析图

一、引言

小城镇一直是我国城镇化战略方针中不可或缺的部分，发达国家经验表明，在城镇化高速发展阶段小城镇是破解城市和乡村发展问题的重要突破口。建设绿色小城镇是落实生态文明理念、贯彻城乡融合方针、实现可持续发展的重要途径，国土空间规划体系的建立为绿色小城镇广泛推广提供了契机。将绿色小城镇发展目标、评价指标、技术方法和实施策略融入乡镇国土空间规划，有利于实现国土空间规划与绿色发展的有机融合，有利于丰富乡镇国土空间规划的内涵，有利于为绿色小城镇建设提供政策支撑和技术平台。

二、绿色小城镇理论研究与社会实践

1. 绿色小城镇提出的背景与意义

20世纪60年代以后，人类逐步认识到工业化和城市化带来的生态环境危机，于是开启了以保护生态环境、协调人与自然关系等新发展理念下的绿色运动。20世纪80年代以后，人类在可持续发展的道路上不断探索。以此为目标，21世纪以来我国开始积极推动生态文明建设，十七大首次提出建设生态文明，十八届五中全会确定了“创新、协调、绿色、开放、共享”五大发展理念，绿色发展融入社会经济发展的每一个领域。

2013年中央城镇化工作会议提出要着力推进绿色发展，2014年出台的《国家新型城镇化规划（2014—2020年）》提出推动城市绿色发展。2015年中共中央、国务院发布《关于加快推进生态文明建设的意见》，提出“大力推进绿色城镇化”“根据资源环境承载能力，构建科学合理的城镇化宏观布局，促进大中小城市和小城镇协调发展”。建设绿色小城镇是实现绿色城镇化发展目标的重要支撑，是小城镇实现可持续发展和提升竞争力的有效途径。

2. 绿色小城镇相关理论研究

20世纪80年代以后，绿色小城镇开始得到国内学者的关注，相关研究主要来自生态小城镇、绿色小城镇和低碳小城镇三个不同方向。起步较早的是“生态小城镇”，马传栋[1]在20世纪80年代中期开始从生态经济视角来认知小城镇发展；90年代可持续发展思想引入国内，余义耕[2]、卫 琳[3]开始将生态观念正式引进小城镇建设；进入新世纪，林琼华[4]正式提出以“生态小城镇”为发展目标指导小城镇规划。

第二个研究方向为“绿色小城镇”。早期绿色小城镇研究着眼于小城镇绿化建设。2000年之后绿色小城镇开始被赋予更多内涵，朱容皋[7]、袁文艺等[8]立足于物质文明、精神文明、生态文明同步建设，提出“绿色小城镇”概念、构建了指标体系并给出了推进路径。蒋永清[9]从“切实发展小城镇的循环经济、注重小城镇的生态规划、治理小城镇的生态环境、合理布局小城镇工业结构、土地集约利用、保护小城镇绿地生物多样性”等六个方面论述了绿色小城镇的建设内容。2010年之后住建部开始牵头推进生态城市和生态新区建设，同期启动了“绿色重点小城镇”试点，于立[5]、王武科等[6]在这一阶段介绍了国外的相关理论和优秀案例。于静等[10]、陈楚琳[11]、吴志敏[12]结合地方实践构建了绿色小城镇可持续发展评价指标体系。王建廷[13]、邹苒[14]、王晓冉等[15]从绿色小城镇运营管理出发，基于政府、开发商、农民三方利益博弈关系剖析了绿色小城镇的实施机制问题，提出通过“政府积极推动引导、市场主体大力拉动、第三方高素质协动”来保障绿色小城镇落地实施。

第三个研究方向为“低碳小城镇”。2009年丹麦首都哥本哈根召开的联合国气候变化大会上，中国政府向世界宣布控制温室气体排放的行动目标，低碳概念开始得到国内学者的关注。陈群元[16]介绍了丹麦低碳小城镇的建设经验；唐相龙[17]从生态经济入手，对我国低碳小城镇建设方向进行了探讨；覃永晖等[18]、刘嗣明等[19]、廖虹云等[20]着重探讨了小城镇发展绿色低碳经济的要素和策略；魏云海等[21]基于发展引导、质量评价和绩效评价三个不同维度，构建了低碳小城镇指标体系。

3. 绿色小城镇相关社会实践

最早的绿色小城镇实践来自绿化领域，1995年2月浙江省绿化委员会、共青团浙江省委、省城乡建设厅、省林业厅公布了浙江省首批21个“绿色小城镇”名单。

2011年6月财政部、住房和城乡建设部联合

表1 第一批绿色低碳重点小城镇试点实施现状

建设重点	试点镇名称	2011年实施现状
低碳规划	福建省灌口镇	着眼于低碳环保，围绕节能环保做了有效的规划指引工作，包括控制性详细规划、中心区修建性详细规划、公共设施专项规划、绿色及旅游专项规划、道路工程专项规划等方面
生态增绿工程	北京市古北口镇	围绕密云县打造“绿色国际休闲之都”的要求，积极实施人工造林、封山育林、小流域治理等工程，全镇林木覆盖率达到73%
	江苏省海虞镇	大力实施增绿工程，绿化覆盖率提高到21.8%，实现了省级“生态村”
	福建省灌口镇	重要的绿化景观工程——风景湖公园建成后，将形成43万m^2的生态休闲公园；截至2011年底，灌口镇新增园林绿地32hm^2、公共绿地10hm^2
	重庆市木洞镇	完成土地整治6 700余亩，新增绿化面积约17 000亩，森林覆盖率增加36%
可再生能源应用	北京市古北口镇	太阳能路灯、太阳能浴室、秸秆气化、集中供热等节能环保项目全面推广
	重庆市木洞镇	12个村已经形成了农村沼气池1 245口，1 200多户农户用上了清洁高效的新能源
绿色建筑	天津市大邱庄镇	以“微缩绿色城市”为设计理念，以低碳、环保、可持续发展为主题，以“绿之树”为原型，按照现代化、数字化、生态化的要求，打造绿色城镇
文化旅游	广东省西樵镇	以项目引领产业发展，三湖书院启动重建，中山大学岭南文化研究院挂盘成立
绿色低碳交通体系	安徽省三河镇	改善镇域公路路网、提高技术等级，形成镇域公路环网，并以镇区为中心，以二、三、四级公路为沟通镇区与各种新村的交通联系，开展农村公交巴士，加快城乡公交体系建设
镇村建设统筹	江苏省海虞镇	以成为宜商、宜居、宜乐的新型小城市为目标，优化镇村空间布局，今年累计投入3亿多元，完成农村道路建设103km，投入基础设施费用1.5亿元建设农村集中居住点11个
环境综合整治	江苏省海虞镇	环境持续优化，先后投入7 600万元完成污水管网建设37.4km，投入6 000万元进行老村改造，投入4 000万元完成了河流整治、危桥改造工程
	福建省灌口镇	先后投资10亿多元，用于建设中心城区生态圈工程、河流治理工程、大气污染防空生态城镇建设系列工程
	安徽省三河镇	加快水环境治理、污水处理等绿色低碳环保体系建设，加快污水处理厂二期工程建设，使污水处理能力达到2.5万吨/天
基础设施建设	广东省西樵镇	构筑“两城三区”新格局，崇民西路、龙湾大桥、新西樵大桥、南九复线等重点工程稳步推进，同时陆续推进汽车客运站、综合地下管线信息系统、垃圾转运系统的建设
	重庆市木洞镇	新建集中式污水处理设施21座，新建分散式污水处理设施3 500多座，实现生活污水处理率80%；禽畜养殖污染防治设施37套，处理生猪当量8 000多头，禽畜养殖粪污综合利用率92%，无害化处理率达100%

制定了《关于绿色重点小城镇试点示范的实施意见》，其后发布了《关于开展第一批绿色低碳重点小城镇试点示范工作的通知》《绿色低碳重点小城镇建设评价指标（试行）》，确定了北京市密云县古北口镇、天津市静海县大邱庄镇、江苏省苏州市常熟市海虞镇、安徽省合肥市肥西县三河镇、福建省厦门市集美区灌口镇、广东省佛山市南海区西樵镇、重庆市巴南区木洞镇等七个小城镇，作为第一批试点示范镇。田丹宇等[22]在调研基础上对“第一批绿色低碳重点小城镇试点示范”实际推进情况进行了回顾，指出试点示范“暴露了小城镇绿色低碳发展理念不强、转型动力不足、基础能力不高等问题”。

在国家政策带动下，部分科研院所开始关注绿色小城镇研究工作。2013年国家发展和改革委员会能源可持续发展研究中心立项，委托城镇规划设计研究院开展了《我国小城镇绿色低碳发展的战略思路、实施路径和配套政策研究》。中国城市科学研究会绿色建筑与节能专业委员会研究中心委托清华大学建筑学院编制了《绿色小城镇建设标准》，并于2015年正式向社会发布，为我国绿色小城镇评价工作提供技术依据。

2016年住房城乡建设部与英国外交与联邦事务部联合，在京启动“中英绿色低碳小城镇”试点项目。项目选取贵州省仁怀市茅台镇、贵州遵义市桐梓县九坝镇和江苏省徐州市睢宁县古邳镇作为试点。中英联合技术团队制定了《中英小城镇绿色低碳发展技术导则》，对试点工作提供技术指导。

三、绿色小城镇的内涵和模式探讨

1. 绿色小城镇的概念与内涵

与绿色小城镇相关的概念包括生

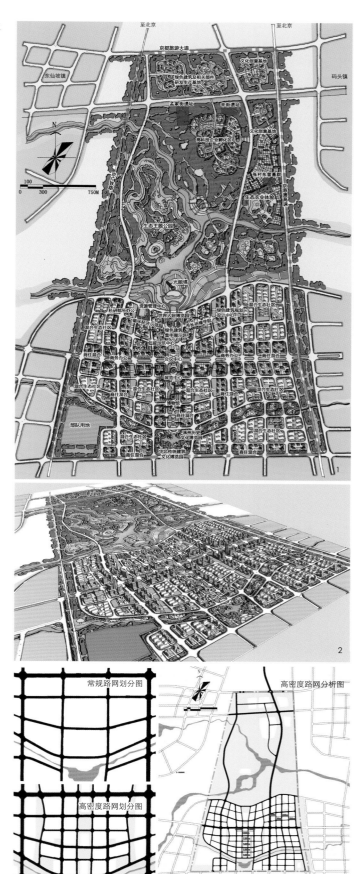

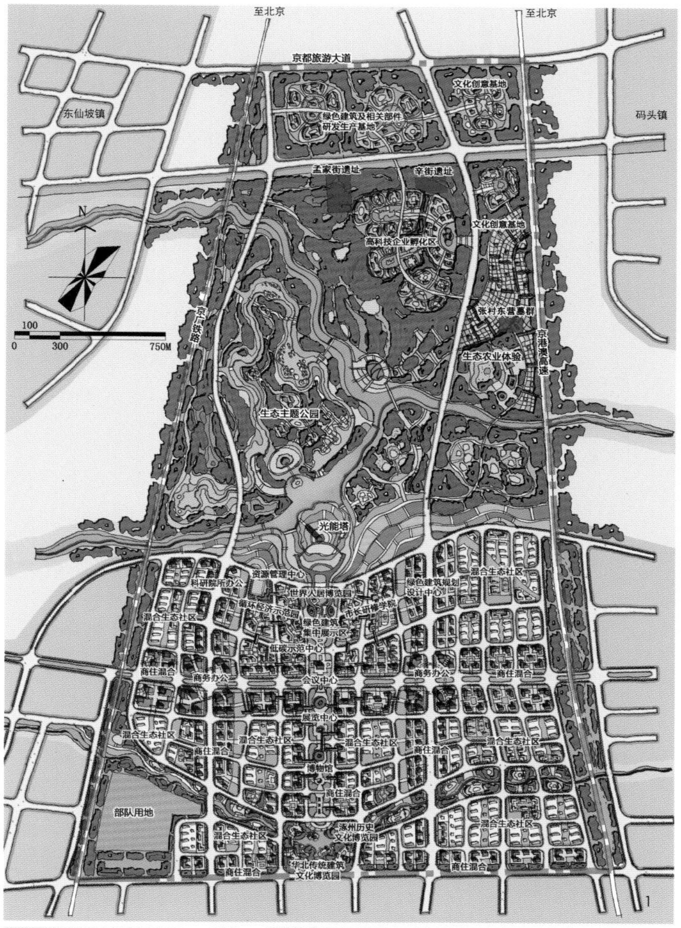

1

2

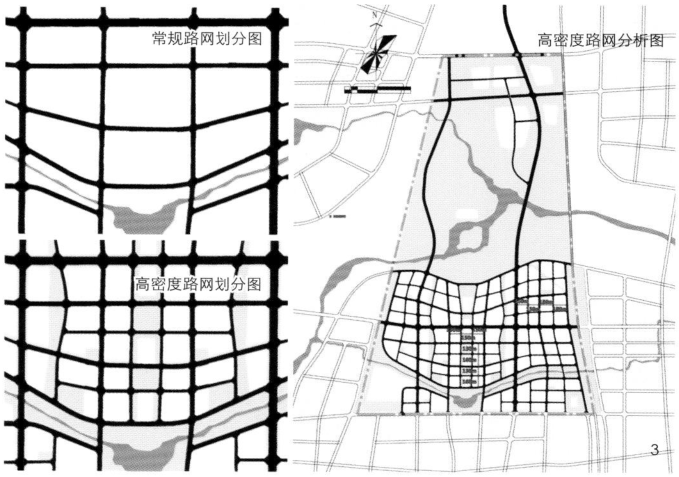

3

4-5.涿州生态示范基地耗水与雨水控制图 6-7.涿州生态示范基地太阳能利用引导图

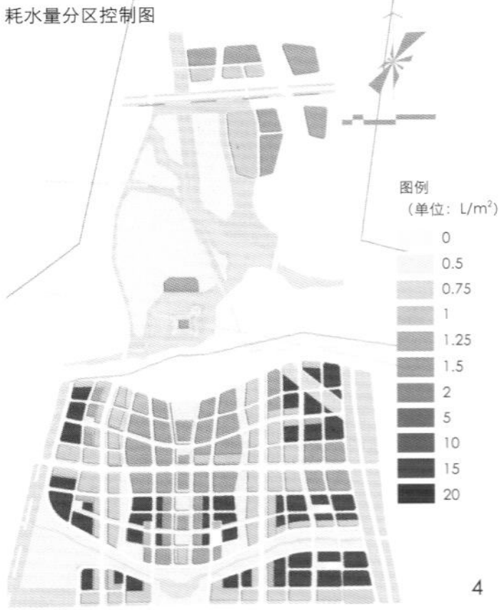
耗水量分区控制图
图例
（单位：L/m²）
0
0.5
0.75
1
1.25
1.5
2
5
10
15
20
4

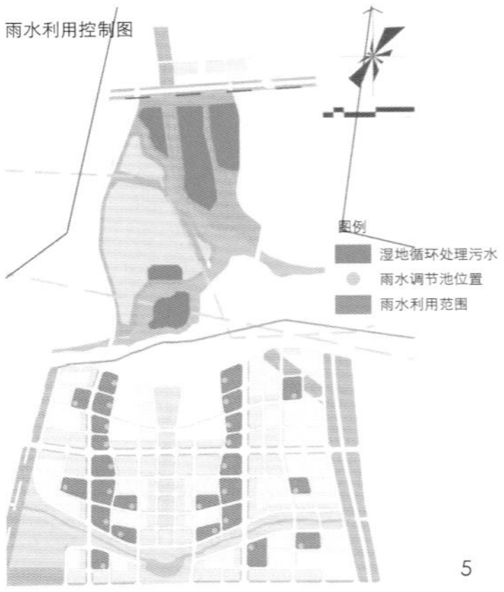
雨水利用控制图
图例
湿地循环处理污水
雨水调节池位置
雨水利用范围
5

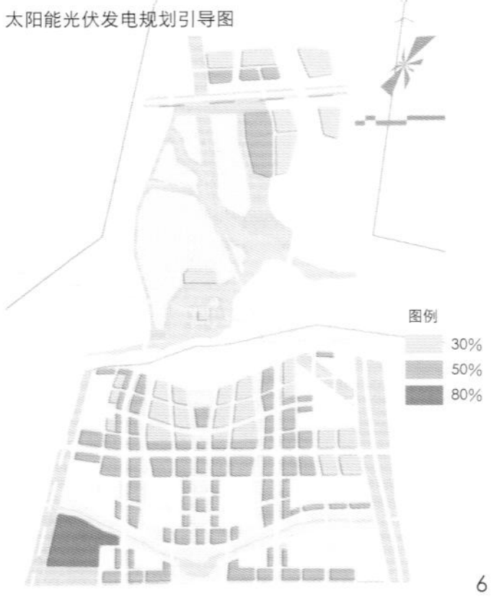
太阳能光伏发电规划引导图
图例
30%
50%
80%
6

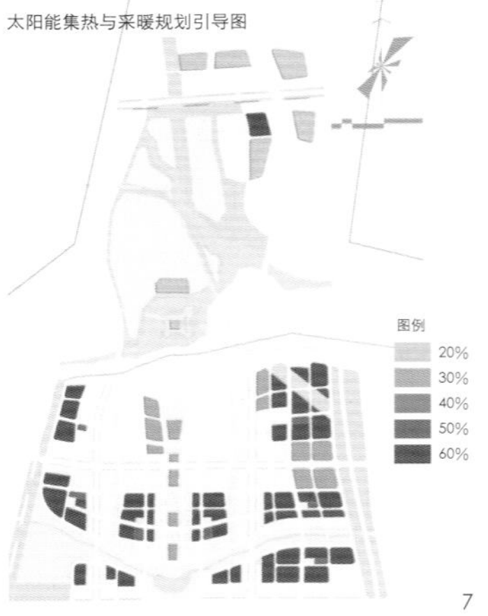
太阳能集热与采暖规划引导图
图例
20%
30%
40%
50%
60%
7

态小城镇、低碳小城镇、绿色低碳小城镇、绿色生态小城镇等，基本都源自可持续发展理念，讲究人与自然和谐共处，社会—经济—环境协调发展。生态小城镇是从生态系统论出发，认为小城镇是一个人与自然和谐共处的“社会—经济—环境”复合生态系统，强调运用生态学和生态经济学原理来指导小城镇发展，促进社会、经济、环境效益相统一，实现城镇生态良性循环，社会经济全面、健康、持续发展。低碳小城镇着重于能源体系重构，通过在小城镇发展低碳产业、低碳技术和低碳消费，在小城镇建立资源节约型、环境友好型的低碳经济模式，建设一个良性的可持续的能源生态体系。而绿色小城镇与政府公共政策结合更紧密，是生态文明背景下小城镇未来发展方向和模式的一种政策导向，着重强调物质文明、精神文明、生态文明同步建设，其中尤其凸显落实“生态文明”发展理念。综合相关研究成果，笔者认为“绿色小城镇”可以定义为“以可持续发展为基本思想，以人与自然和谐共处为目标,实现社会公平、经济高效、环境友好、资源集约、文化持久的小城镇发展模式”。

2. 绿色小城镇的原则与策略

归纳国内外相关研究和社会实践成果，建设绿色小城镇必须需要坚持“生态优先、创新引领、平衡发展、近地循环、全域推进”的基本原则和发展策略。

其一，坚持生态优先。以资源环境约束为底线，确保具有重要生态价值和生态极度敏感地区得到有效保护；科学评估小城镇资源和环境承载能力，科学确定小城镇社会经济和城乡发展规模。

其二，坚持创新引领。依据小城镇社会经济发展特征，运用现代信息、环保、能源等科技手段，探索实用、经济、可持续的绿色技术体系；建立广泛参与、共建共治共享的绿色小城镇治理模式，激发政府、企业、社会机构、群众等各方积极性。

其三，坚持平衡发展。强调物质文明、精神文明和生态文明的同步发展，在小城镇发展过程中始终兼顾社会公平、经济高效、环境友好、资源集约、文化持久，实现各项要素的协调发展和平衡发展。

其四，坚持近地循环。强调就地、近地物质循环和能源平衡，鼓励消费本地农产品和时令食品，鼓励本地可再生能源开发与利用，综合开发利用水能、风能、太阳能、地热能等可再生能源，减少物质、能源的远距离供给。

其五，坚持全域推进。以乡镇行政区划范围为单元整体推进绿色小城镇建设，联动小城镇与周边乡村地域，全域统筹、三产融合、城乡一体、综合整治、系统联动，全域推进小城镇绿色发展。

表2　意大利、德国、英国“慢城”项目表

重点领域	项目名称
环境规划	城市设计、ISO认证、循环利用和堆肥、饮用水保护、禁止转基因景观、生态土地利用规划、文化景观保护、替代性能源、气候变化策略、“无塑料袋”镇、有机食品
基础设施规划	公共交通规划
慢城意识	参与性地方政治、慢城“工作组”、学校食堂的本地食物、家庭生活和休闲的提升、老年人活动
城市质量	中心重塑活力、历史保护、垃圾管理、绿色建筑、社会公平、“卫生区域”计划、“本地购买”运动
好客	停车管理、旅游策略、食品节、慢城出版物
特殊项目	“氢”计划、渔业中小企业扶持、科普公共公园

表3　绿色小城镇评价指标体系比较

序号	城镇院指标体系	住建部指标体系	清华大学指标体系
社会经济发展	经济与社会	社会经济发展水平	产业规划
规划建设管理	规划与建设	规划建设管理水平	生态规划与建设
			小城镇规划与建设
			建筑设计与场地设计
资源环境保护利用	资源环境保护与节能减排	资源环境保护与节能减排	能源规划与利用
		建设用地集约性	节水与水资源利用
			固体废物处理与资源化利用
基础与公共服务设施	基础设施与公共服务	基础设施与园林绿化	——
	——	公共服务水平	——
历史文化遗产保护	——	历史文化保护与特色建设	遗产保护
管理与宣传	——	——	管理与宣传

3. 绿色小城镇评价指标体系

2011年9月住房城乡建设部、财政部、国家发展改革委发布了《绿色低碳重点小城镇建设评价指标（试行）》[23]（以下简称“住建部指标体系”），该指标体系共分为7个大类、35个项目、62个指标，其中7个大类为：社会经济发展水平、规划建设管理水平、建设用地集约性、资源环境保护与节能减排、基础设施与园林绿化、公共服务水平、历史文化保护与特色建设。

清华大学建筑学院编制的《绿色小城镇评价标准》[24]（以下简称“清华大学指标体系”），提出绿色小城镇评价指标共分三级，第一级指标包括“生态规划与建设、产业规划、小城镇规划与建设、遗产保护、建筑设计与场地设计、能源规划与利用、节水与水资源利用、固体废物处理与资源化利用、管理与宣传”等9个方面。

城镇规划设计研究院承担的《我国小城镇绿色低碳发展的战略思路、实施路径和配套政策研究》（以下简称“城镇院指标体系”），提出了由绿色低碳发展指数（一级指标）、4大核心系统（二级指标）和19项基础要素（三级指标）所组成的示范考核指标体系，其中4大核心系统分别为：经济与社会、规划与建设、资源环境保护与节能减排、基础设施与公共服务。

比对上述三套评价指标，均是从比较广义的视角来评价绿色小城镇，指标综合性比较强。提炼共性部分，绿色小城镇评价指标至少应涵盖：社会经济发展、资源环境保护与节能减排、基础设施与公共服务、历史文化遗产保护、规划建设管理

8.张北县小二台镇德胜村装配式保温节能安置房
9.青海黑城村共同缔造组织系统议事流程

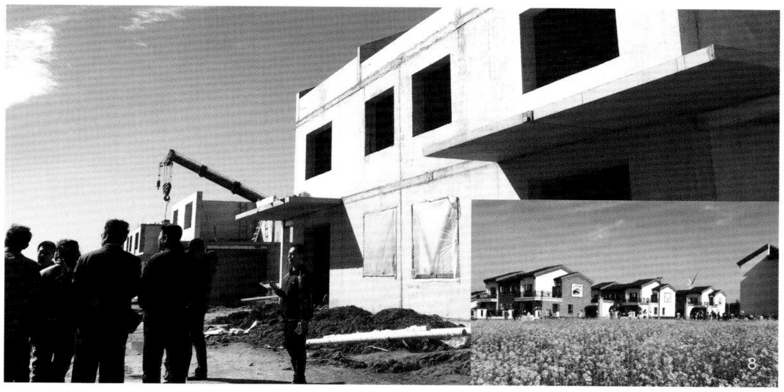

	机构/成员	名称	制度	法律依据
决策	政府 村两委 村民 社会/市场	振兴理事会	章程	《中华人民共和国城乡规划法》 《中华人民共和国村民委员会组织法》
执行	村委 村两委主要领导分管三部工作	产业发展部 建设管理部 文化建设部	产业发展规则 建设管理规定 文化建设制度	《中华人民共和国村民委员会组织法》
监督	村民	保护监督组	保护监督制度 村规八项规定	《中华人民共和国村民委员会组织法》

等五个方面。

4. 绿色小城镇主要建设内容

绿色小城镇在国内外均进行了广泛的社会实践，概括起来其主要建设内容包括以下六个方面。

一是科学限定发展规模。以生态环境容量和资源承载力为前提，科学确定小城镇社会经济发展规模，避免小城镇产业和用地过度开发造成生态环境过载，保障小城镇的持续健康发展。

二是修复受损生态环境。修复生态红线内受损的生态环境，包括溪河、海岸线、山脉和湿地等重要自然生态要素。住建部近年来推动的“城市双修”试点工作，可为绿色小城镇生态修复提供借鉴。

三是构建生态经济体系。践行生态文明，建立循环经济体系，实现三次产业的生态化和绿色化发展，由传统农业、工业、服务业转变为生态工业、生态农业、生态服务业。

四是推行绿色规划模式。借鉴国家生态新区和绿色小城镇试点经验，小城镇开发建设采用低冲击模式，减少对自然环境的扰动和破坏，鼓励精明增长、公交导向和混合用地等绿色规划模式，激发小城镇内生活力。

五是引导绿色建造方式。针对小城镇社会经济发展水平，引进和创新并重，形成适应本地条件的实用型绿色建造技术，重点领域包括：绿色建筑、绿色交通、海绵城市、可再生能源、垃圾资源化利用等。

六是倡导绿色生活方式。鼓励适度消费、绿色消费行为，从绿色出行、节约用水、垃圾分类、简化包装、减少一次性用品等小事做起，引导小城镇居民和村民追求简朴、节约的生活方式。

四、与乡镇国土空间规划的耦合

目前，国家正在加快推进“五级三类”国土空间规划体系建设。乡镇国土空间规划是五级规划体系的基础，对于保障国土空间规划的落地实施意义重大。中共中央 国务院《关于建立国土空间规划体系并监督实施的若干意见》提出：“乡镇国土空间规划是本级政府对上级国土空间规划要求的细化落实，是对本行政区域开发保护作出的具体安排，侧重实施性。”绿色小城镇是在可持续发展理念下，立足生态文明和绿色发展观，对乡镇规划转型的最新探索。以下我们结合乡镇国土空间规划的核心内容，包括规划目标、指标体系、经济体系、产业发展、国土空间开发利用模式、村镇人居环境建设、规划实施机制等方面，阐述绿色小城镇理论与实践对于乡镇规划的启示。

1. 将“绿色小城镇”纳入乡镇规划目标

长期以来，位于“城之尾、乡之首”的小城镇在规划体系中一直处于不上不下的尴尬地位，既没有在新型城镇化规划中得到政策倾斜，也没有在乡村振兴战略中成为实施重点。国土空间规划将乡镇级规划列入“五级”规划体系，明确了乡镇规划在国土空间规划中的基础性作用，也提升了乡镇规划的法定地位。适应生态文明时代小城镇发展和建设方式转型要求，绿色小城镇有助于提高乡镇发展质量和可持续发展能力。从目标定位出发，应将“绿色小城镇”作为乡镇国土空间规划的重要规划目标，这不仅有利于实现乡镇高质量、高品质发展，更有利于改变绿色小城镇缺乏政策引导、难于推广的窘境。

2. 建构适应小城镇特征的绿色指标体系

《市县国土空间开发保护现状评估技术指南（试行）》[25]将现状评估指标分为基本指标和推荐指标两部分。基本指标包括底线管控、结构效率、生活品质三类指标，推荐指标重点围绕“创新、协调、绿色、开放、共享”五大发展理念展开，绿色发展细分为生态保护、绿色生产和绿色生活三个部分 。在乡镇国土空间规划指标体系构建过程中，一方面要传递市县两级规划指标，落实自上而下的国家发展要求；另一方面可以借鉴绿色小城镇评价指标体系，建构一套适应小城镇发展特征的绿色指标体系，尤其是补充“资源环境保护与节能减排”方面的管控指标，如雨洪利用、绿色建筑、绿色交通、循环园区、固废处理与资源化利用等。

3. 建立物质能量闭环运行的循环经济系统

与自然生态系统结构不同，现代工业文明和城市文明没有形成“生产者—消费者—分解者”的物质能量循环系统。工业和城市的规模越大，对不可再生的矿产资源和化石燃料的消耗越大，向大气、水体、土壤排放的废弃物和有害物质越多。比较而言，乡镇贴近自然，广大的自然和农业空间为小城镇、产业园区废弃物的有机分解和资源化利用提供了广阔空间。借鉴绿色小城镇发展模式，利用生态经济学原理，在乡镇国土空间规划中引导建立三次产业联动的循环经济系统，形成符合乡镇发展水平的生态农业、生态工业、生态服务业，力争实现物质能量的闭环运行模式。

4. 做优做精本地化、特色化产业

与开放的城市产业体系不同，绝大多数的小城镇产业发展高度依赖本地的特色资源，这些资源包括农业资源、矿产资源、文化资源、旅游资源等。同时，小城镇的市场和服务业发展也主要取决于本地化的消费水平和规模。发达国家绿色小城镇非常注重特色产业的保护和传承，如本地的特色农产品、特色饮食和特色手工业等，并以此来对抗全球化带来的外部经济冲击。[26]乡镇国土空间规划在产业发展上应该充分借鉴这一理念，深入挖掘本地特色资源，持久传承并做优做精地域化特色产业，以本地化、特色化来提升产业竞争力和持续发展能力。

5. 建立低冲击、微扰动的国土空间开发利用模式

绿色小城镇研究启示，乡镇国土空间规划不仅要认真落实上位规划确定的生态红线、基本农田、城镇

开发边界，更要在生态空间、农业空间、城镇空间内探索一套低冲击、微扰动的国土空间开发利用模式。生态空间修复坚持自然恢复为主，针对目前各类生态退化和环境破坏问题，避免过多的人工干预。农业要转变生产方式，构建有机农业生产体系，以合理利用自然资源和保护生态为前提，通过适量施用化肥和低毒高效农药降低对自然环境的冲击。城镇空间需要采用低冲击的开发模式，以生态和资源承载能力为前提，科学确定城镇和园区规模，优化生产、生活空间布局。

6. 引导小城镇、乡村人居环境绿色化改造

在城乡建设方面，建立绿色村镇建设标准体系，引导小城镇和乡村实现人居环境的绿色化改造。通过划定城乡居民点开发边界，形成倒逼机制，提高新增建设用地使用效率、盘活闲置存量建设用地，实现城乡居民点建设用地的精明增长。提倡“小街区、密路网、窄路幅”的道路交通规划，抑制乡镇机动化的快速发展，建立以自行车、电动车和公交车为导向的绿色交通运输体系。通过“低层、高密度、绿色化”开发建设模式，营造自然化、田园化人居环境，塑造高品质生活场景，强化小城镇特色风貌塑造。探索实用绿色技术，推行绿色建筑和绿色基础设施，提高可再生能源、污水资源化、垃圾资源化利用率。传承中华传统耕读文化，鼓励绿色建筑技术应用，在村镇形成“诗意田园、节能环保”的新型居住方式。

7. 形成多方共谋共建共治的规划实施模式

新的国土空间规划提出要成为“能用、好用、管用”的规划，乡镇规划作为最后一级规划，既要严格落实自上而下的相关要求，又要充分体现自上而下的发展诉求。绿色小城镇相关经验启发我们，在规划实施上必须汇聚城乡居民的发展需求和意愿，凝聚政府、企业、社会、公众等多方共识，建立“共谋、共建、共管、共评、共享”的新型规划实施模式，才能保障规划真正做到“能用、好用、管用”。在操作层面，可以借鉴近期住建部开展的“共同缔造”试点经验，拓宽政府与社区居民交流的渠道，搭建社区居民沟通平台，激发社区居民参与乡镇建设和整治工作的热情，使其成为规划实施的主体，基层政府转变为规划的引导者、辅导者和激励者。

五、结语

绿色小城镇历经三十余年的不断探索，初步形成相对完整的概念内涵、评价体系、技术方法、建设内容和实施机制，在社会实践过程中也取得了一定成果。将绿色小城镇理论研究成果和社会实践经验，融入正在制定中的国土空间规划编制指南，不仅有利于为绿色小城镇的发展和推广提供政策依据，更有利于丰富乡镇国土空间规划的内涵和内容。本文通过梳理绿色小城镇的政策背景、理论研究和社会实践，提炼了绿色小城镇的概念内涵、发展原则、评价指标、发展策略和建设内容，从七个方面提出了绿色小城镇与乡镇国土空间规划的耦合路径，旨在为乡镇国土空间规划编制导则提供参考，同时加快绿色小城镇建设步伐。有待深入研究的问题包括：乡镇循环经济体系建设方式、乡镇绿色发展指标体系构建、乡镇低冲击国土开发利用模式、绿色村镇建设标准等。

参考文献

[1]马传栋. 论小城镇合理发展的生态经济原则[J]. 环境科学与技术，1986（3）:40-42.

[2]余文耕. 以生态观点指导小城镇建设走可持续发展道路 [J]，村镇建设，1996（8）：17-18.

[3]卫琳. 小城镇建设急需引进生态观念[J]. 村镇建设，1998（5）：33.

[4]林琼华. 试谈创建可持续发展的生态小城镇[J]. 小城镇建设，2000（4）：47.

[5]于立. 中国生态城镇发展现状问题的批判性分析[J]. 国际城市规划，2012（3）：93-101.

[6]王武科，徐琴，陈小红. 欧洲生态型小城镇规划的实践与启示[J]. 小城镇建设，2013（5）：77-81+86.

[7]朱容皋. 绿色小城镇:中国小城镇建设的新理念[J]，郴州师范高等专科学校学报，2003（4）：45-48.

[8]袁文艺，金佳柳. 绿色小城镇：现状、理念及建设[J]，鄂州大学学报，2003（3）：18-20.

[9]蒋永清. 绿色城镇:小城镇发展的目标价值取向[J]. 求索，2004（8）：99-101.

[10]于静，周静海，许士翔，等. 绿色生态小城镇可持续发展研究及评价指标体系建立[J]. 建设科技，2014（15）：26-29.

[11]陈楚琳，石磊. 基于AHP的湘西自治州绿色生态小城镇可持续发展评价指标体系研究[J]. 中南林业科技大学学报（社会科学版），2017（5）：8-13.

[12]吴志敏，刘永强，许锦峰，等. 江苏省绿色低碳智慧小城镇建设指标体系构建研究[J]. 墙材革新与建筑节能，2017（7）：63-69.

[13]王建廷，刘恋. 绿色低碳小城镇建设的博弈分析[J]，小城镇建设，2013（7）：61-65.

[14]邹苒. 绿色小城镇推广存在的问题与对策研究[J]. 湖南大学学报(社会科学版)，2016（5）：85-88.

[15]王晓冉，王建廷. 绿色小城镇运营管理利益相关者协同机制研究[J]. 天津城建大学学报，2016（6）：450-454.

[16]陈群元. 丹麦建设低碳小城镇的经验及对我国的启示[C]. 2010年湖南省优秀城乡规划论文集[M]. 湖南：湖南省城乡规划学会,2010:193-197.

[17]唐相龙. 低碳小城镇建设策略[J]. 小城镇建设，2011（1）：37-39.

[18]覃永晖，彭蓬. 建设低碳小城镇的要要素与对策[J]. 城乡建设，2012（8）：68-69.

[19]刘嗣明，周飞. 关于小城镇发展绿色低碳经济的若干思考[J]. 小城镇建设，2012（12）：73-75.

[20]廖虹云，赵盟，康艳兵，等.小城镇低碳发展思路的几点思考[J]，中国发展观察，2017（14）：49-52.

[21]魏云海，郭珊珊，董淑玲. 低碳生态小城镇建设指标体系研究[J]. 科学与管理，2016（5）：58-62.

[22]田丹宇，狄洲. 绿色低碳重点小城镇试点示范研究[J]. 中国经贸导刊(理论版)，2018（2）：23-24.

[23]关于印发《绿色低碳重点小城镇建设评价指标（试行）》的通知[Z].2011-9-13.

[24]自然资源部办公厅关于开展国土空间规划“一张图”建设和现状评估工作的通知[Z].2019-10-24.

[25]中共中央、国务院关于建立国土空间规划体系并监督实施的若干意见[Z].2019-5-23.

[26]保罗·L·诺克斯，海克·迈耶. 小城镇的可持续性：经济、社会和环境创新[M]. 北京：中国建筑工业出版社,2018.

作者简介

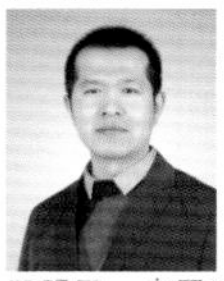

王明田，中国建筑设计研究院有限公司，城镇规划设计研究院，副院长，注册城乡规划师；

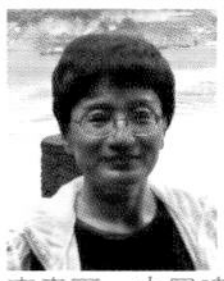

李青丽，中国建筑设计研究院有限公司，城镇规划设计研究院，副总规划师，注册城乡规划师；

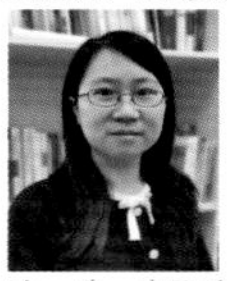

陈　玲，中国建筑设计研究院有限公司，城镇规划设计研究院，村镇所，所长，注册城乡规划师。

镇村关系视角下的村庄规划探析

Analysis of Village Planning from the Perspective of Town-village Relationship

杨明俊
Yang Mingjun

[摘　要]　乡镇政府是最基层的行政机关，村委会是我国基层自治组织。理清镇村关系，良好地衔接村民自治权与乡镇行政管理权，是科学编制村庄规划的重要基础。本文指出，乡村自治是在乡镇人民政府行政指导下的自治，村庄规划要在乡镇国土空间规划的刚性管控和发展引导下，在村域空间内灵活落实。村级规划方面，由乡镇政府组织的村庄规划主要发挥管控和引导作用，由乡村权益主体组织的村庄建设规划重点体现近期具体项目的实施。

[关键词]　镇村关系；村庄规划；国土空间规划

[Abstract]　The township government is the grassroots administrative organ, and the village committee is the grassroots autonomous organization in the country. Straightening out the relationship between towns and villages and linking villagers' autonomy right with township administration right is an important basis for scientifically formulating village plans. This article points out that rural self-government is self-government under the administrative guidance of the township people's government. Village planning should be implemented flexibly in the village space under the rigid management and control of the township territorial plan. In terms of village-level planning, the village planning organized by the township government mainly plays the role of control and guidance, and the village construction planning organized by the rural rights and interests main body focuses on the implementation of the recent specific projects.

[Keywords]　town-village relationship; village planning; territorial plan

[文章编号]　2020-86-P-037

国土空间规划是国家治理体系的重要组成部分，是国家空间发展的指南、可持续发展的空间蓝图，是各类开发保护建设活动的基本依据。2018年年初，国家推进大部制改革，组建自然资源部以统一行使国土空间用途管制相关职责。2019年1月中央深改委第六次会议审议通过《中共中央国务院关于建立国土空间规划体系并监督实施的若干意见》（简称《若干意见》），明确提出构建五级三类的国土空间规划体系，并明确了在城镇开发边界范围外编制村庄规划（村域国土空间规划）。2019年5月《自然资源部办公厅关于加强村庄规划促进乡村振兴的通知》（简称《通知》），明确“村庄规划是法定规划，是国土空间规划体系中乡村地区的详细规划”。以“国土空间规划体系”重构为契机，构建适用于乡村地区的村庄规划，作为村域范围内国土空间开发保护利用的依据，对于提升乡村治理能力具有重要的现实意义。

村委会是我国基层自治组织，是村庄的权利主体，与基层行政机关乡镇政府具有密切的关系。理清镇村关系，良好地衔接村民自治权与行政管理权，是科学编制村庄规划的重要前提。首先，从现代治理的视角对镇村关系进行分析。其次，分析国土空间规划体系中，镇村两级规划的关系。再次，基于自治权益，分析村级单元应有的规划权限。最后，基于乡镇政府对村级单元的刚性管控和村级单元的弹性发展相结合，提出村庄规划编制的方向。

一、现代治理体系下的镇村关系

1. 乡镇政府是最基层的行政机关

乡镇一头连着城市，一头连着农村，在农村乃至整个国家经济社会发展中发挥着基础性作用。宪法第三十条规定：“中华人民共和国的行政区域划分如下：（1）全国分为省、自治区、直辖市；（2）省、自治区分为自治州、县、自治县、市；（3）县、自治县分为乡、民族乡、镇。直辖市和较大的市分为区、县。自治州分为县、自治县、市。”第八十五条规定：“中华人民共和国国务院，即中央人民政府，是最高国家权力机关的执行机关，是最高国家行政机关。”第九十五条规定：“省、直辖市、县、市、市辖区、乡、民族乡、镇设立人民代表大会和人民政府。”由此可知，我国国家机构序列中的行政机关分为五级政府：国务院、省级人民政府、地级市人民政府、县级人民政府和乡镇人民政府；其中，乡镇政府是最基层的行政机关，是国家行政职能和法律法规的具体执行者。

2. 村民委员会是群众自治组织

宪法第一百一十一条规定：“城市和农村按居民居住地区设立的居民委员会或者村民委员会是基层群众性自治组织……居民委员会、村民委员会同基层政权的相互关系由法律规定。居民委员会、村民委员会设人民调解、治安保卫、公共卫生等委员会，办理本居住地区的公共事务和公益事业，调解民间纠纷，协助维护社会治安，并且向人民政府反映群众的意见、要求和提出建议。”可见，村民委员会不是国家机构，而是群众自治组织。

3. 村民在行政指导下实行自治

乡镇人民政府处于国家权力体系的最底层，它代表国家同广大村民进行联系。乡镇人民政府与村民自治组织的关系是十分微妙的。《村民委员会组织法》第五条规定：“乡、民族乡、镇的人民政府对村民委员会的工作给予指导、支持和帮助，但是不得干预依法属于村民自治范围内的事项。村民委员会协助乡、民族乡、镇的人民政府开展工作。”村民委员会是农村基层群众性自治组织，不是乡镇人民政府的下级机关和派出机构，乡镇人民政府只能依法对村民委员会进行指导、支持和帮助，不得干预村民委员会的依法自治；同时，村民委员会也有协助乡镇人民政府开展工作的义务。乡镇人民政府和村民委员会的关系，要避免“过度自治化”和“附属行政化”[1]。

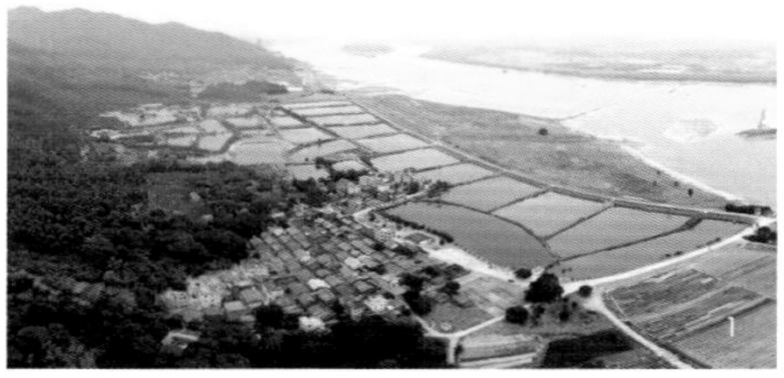

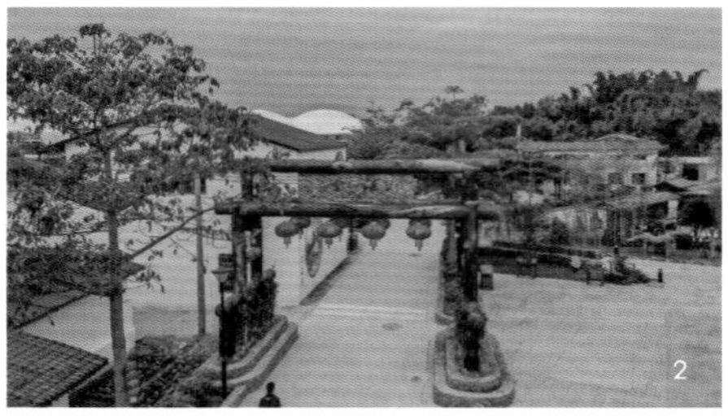

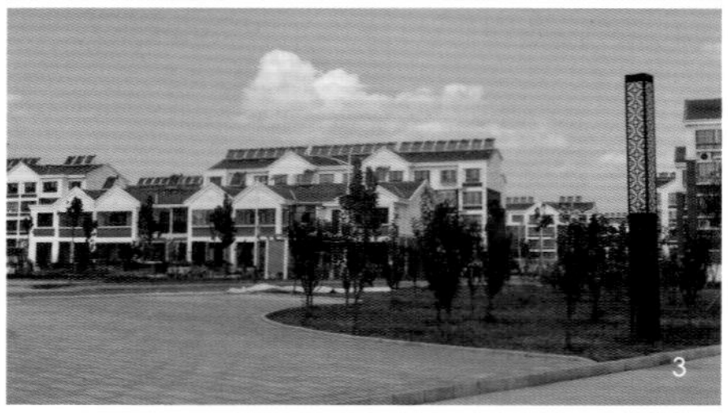

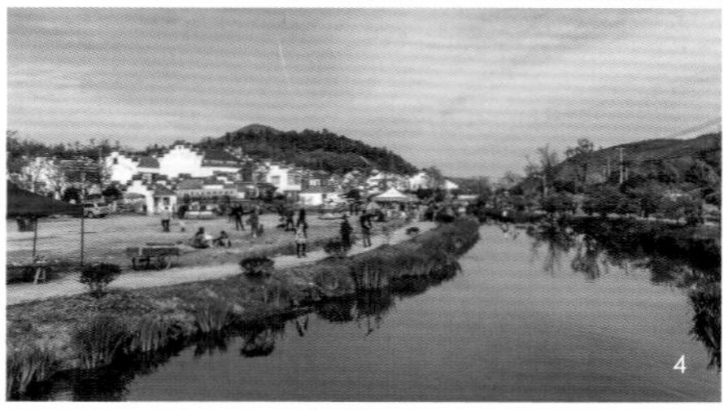

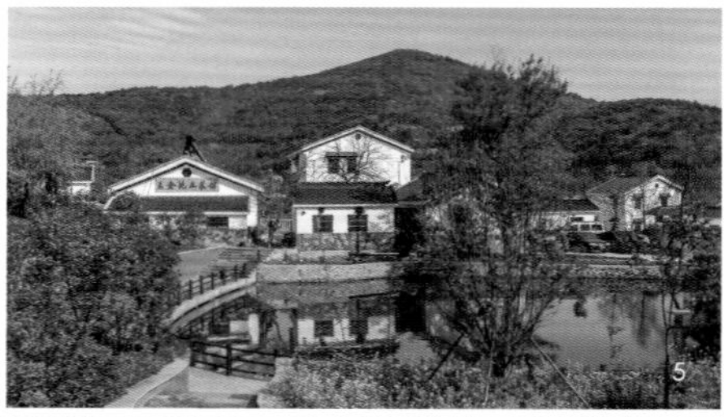

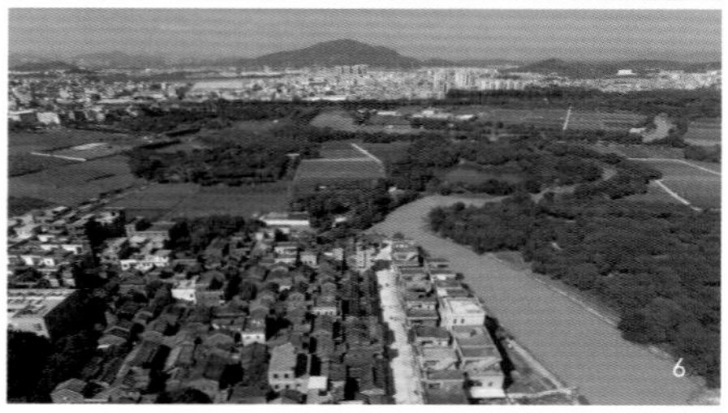

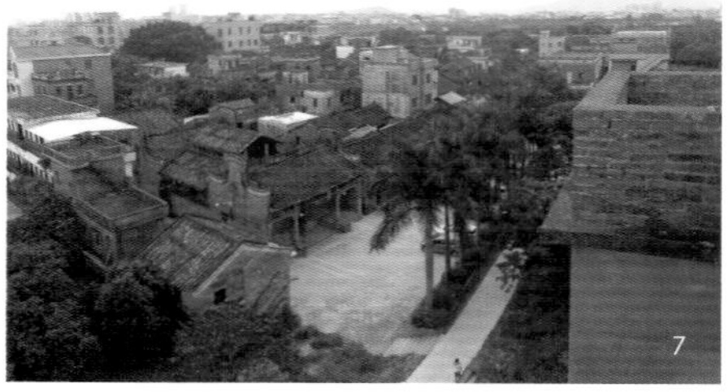

二、国土空间规划体系中的镇村关系

1. 乡镇规划是五级规划的基层规划

乡镇政府是我国行政体系中的基层组织，与之相对应，乡镇规划是最基层的国土空间规划。《若干意见》把我国的国土空间规划分为“五级三类”，“乡镇国土空间规划是本级政府对上级国土空间规划要求的细化落实，是对本行政区域开发保护作出的具体安排，侧重实施性”。从编制深度来看，乡镇国土空间规划要求做到全域、全要素管控。重要管控线在县级规划中示意性划定，在乡镇规划中则具体划定。

2. 村庄规划需具体体现村民自治

根据《通知》，“村庄规划是法定规划，是国土空间规划体系中乡村地区的详细规划，是开展国土空间开发保护活动、实施国土空间用途管制、核发乡村建设项目规划许可、进行各项建设等的法定依据”。第一，村庄规划的编制和审批过程中，村民是重要的权益主体并全程参与。涉及乡村的规划内容，即使刚性约束内容，在保障任务落实的同时，村庄规划具有一定的灵活落实空间。第二，村庄规划属于详细规划，而非总体规划；为适应市场经济的不确定性，应允许村庄规划在乡镇规划重大事项（如管控边界、约束性指标等）的约束下，可以灵活调整，以满足实施性要求。第三，村庄规划具有灵活的组织编制方式，“可以一个或几个行政村为单元编制”，可以村庄单独编制，可以镇村联合编制。

3. 村庄规划不是必然编制的规划

与城市和城镇相比，除少数发达地区村庄，多数村庄发展演变较为缓慢，村域空间要素相对稳定。因此，村庄规划并非必然编制，其编制根据村庄发展需求灵活开展。发展较快的村庄，可在乡镇国土空间规划的指导下，进一步细化调整，实现应编尽编。发展较为稳定的村庄，则可不必编制村庄规划。根据《通知》，“乡镇国土空间规划中明确村庄国土空间用途管制规则和建设管控要求”，并结合村镇建设法律法规和乡规民约，作为村域自发建设的依据。因此，可以在乡镇规划指导下对村庄进行分类，确定是否需要编制规划。[2]

三、村民自治权益与村庄规划

1. 尊重乡村规划事务自治

在精简机构人员、撤乡并镇、税费改革、取消农业税等一系列改革后，乡镇政府对行政村的直接管理能力削弱。这必然要求乡镇与行政村的治理模式由从统治型转向服务型，由自上而下的行政管理型转为群众参与的自治型，由全能型转向有限功能型[3]。上级规划意图从强制“植入”走向村民“主导”，从“自上而下”的“蓝图”规划走向“上下结合”的“过程”规划。[4]我国采用“上下分治的治理体制”，下级只要不违背上级的大政方针，均可以因地制宜地行使其治民权，灵活地处置辖区的民众事务。[5]因此，对于乡村自身的规划事务，应充分尊重村民自治权益。村庄规划建设要适应农民生产生活方式，突出地域特色，坚持因地制宜和分类指导的实施策略。[6]

2. 完善乡镇政府规划指导

乡镇人民政府是乡镇规划的实施主体，在乡镇规划的实施过程中应充分调动村民自治组织的积极性。村民委员会虽然有自治权，但不能理解成“完全自治”[1]。首先，村庄规划的编制和实施应符合上位的乡镇国土空间规划。其次，村庄规划除了刚性落实上位规划的管控边界、约束性指标等重大事项外，还需落实乡镇政府根据发展意图提出的部分事务，如公共服务配置要求、乡村产业发展等。对此，乡镇人民政府应当严格遵循《村民委员会组织法》第五条的规定，对村民委员会予以指导、支持和帮助。乡镇人民政府不能以领导者的角色对村庄规划实施进行“包办”，而应充分调动村民自治的积极性。避免国家对乡村的政策过于细致和具体，深入村庄公共事务内部，形成国家替代集体进行村级治理的局面，压缩村民自治的合法空间。[7]

四、村庄规划中的刚性与弹性

1. 衔接规划管控与实施

改革开放以来，我国经历了从传统的计划经济向现代的社会主义市场经济转型，社会治理模式逐步从行政管理走向社会治理。这必然要求重构政府和社会的关系，理清政府和市场的权力边界。一般来说，规划有开发管控和实施方案两种类型。前者类似于控制性详细规划，后者类似于修建性详细规划。与政府治理改革相结合，政府主导的规划属于开发管控类，实施方案类规划则由权益主体自行组织（2012年10月10日，国务院发文《国务院关于第六批取消和调整行政审批项目的决定》国发〔2012〕52号，取消重要地块城市修建性详细规划审批）。国土空间规划体系中的村庄规划属于开发管控类的村域国土空间规划，重点提出底线保障和目标引导，故具有较强的稳定性，可与中长期的乡镇国土空间总体规划保持协调。而在乡村发展过程中，不可预测的具体建设活动，则可借鉴传统城乡规划中的村庄建设规划（相当于村庄的修建性详细规划。《村庄和集镇规划建设管理条例》（1993）把村庄规划分为村庄总体规划和村庄建设规划，由乡镇人民政府负责组织编制，并监督实施。即使体现村庄具体建设行为的村庄建设规划也由乡镇人民政府组织，可视为上级政府干预乡村具体事务、压缩乡村自治合法空间的现象），在符合村庄规划管控要求的前提下，编制实施方案。按照放管服的思路，村庄建设规划可视为纯粹的乡村事权。由此，乡村规划管理按照管控和实施分开的逻辑，分为开发管控为导向的村庄规划和实施方案为导向的村庄建设规划。

2. 村庄规划的刚性管控

村庄规划的刚性管控，主要表现为乡镇规划中管控边界、约束性指标等重大事项的刚性传导。按照国土空间规划体系的传导机制，生态红线、永久基本农田等管控边界在县级规划中示意性划定，在乡镇规划中具体划定并反馈到县级规划中。因此在村庄规划中，重要管控边界主要强调刚性落实。耕地保有量、永久基本农田保有量、村庄建设用地等约束性指标，村庄规划也要刚性落实。村庄规划客观上起到了乡村地区的控制性详细规划的作用。由于开发管控类规划具有很强的公共属性，理应属于上级部门职能，贯彻上级规划意图。

3. 村庄规划的弹性落实

村庄规划的弹性，主要表现在村庄规划中，根据村庄地域特征、发展阶段、目标导向等因素，规划内容灵活组合、上级要求弹性落实、规划深度弹性把握，充分体现村民在自身规划事务上的自治权益。第一，从规划内容来看，村庄规划根据乡村的多样性进行灵活的落实，如具体划定生态红线和永久基本农田，在保障任务指标的同时，村庄规划具有一定的灵活性；规划编制应当提供建设、保护、复耕等多种不同的“套餐”，而不是用一个万能的模式[2]。第二，从上级要求弹性落实来看，为适应市场经济的不确定性，必然要求村庄规划在乡镇规划重大事项（如管控边界、约束性指标等）的约束下，可以灵活调整，以满足实施性要求；对上级规划提出的目标要求，村庄规划根据自身情况灵活落实。第三，从规划深度弹性把握来看，可采用二级地类细化管控要求；或者根据实际需求，单独加深某些空间或领域的规划深度。第四，从乡村事务村民自治来看，在符合村庄规划管控要求下，村庄具体建设活动由权益主体（如村民委员会、具体开发地块权益人、村民和开发商联合体等）自主组织村庄建设规划；可由县级规划管理部门、乡镇政府和县级专家委员会等加强指导，完善地方性规划标准和政策，以确保规划质量，但不改变规划的自主权。

五、结语

村庄规划是村域的国土空间规划，是落实和细化乡镇国土空间规划、优化村域国土空间治理的重要依据。因此，正确认识村庄规划的特征，必须立足于对镇村关系的科学认知。

1. 乡镇政府是最基层的行政机关，行政村的村民委员会则是群众自治组织。

按照有关法律，乡镇人民政府可以依法对村民委员会进行指导、支持和帮助，村民委员会有协助乡镇人民政府开展工作的义务。因此，体现村级规划事务的村庄规划需要体现村民的主体作用和自治权益，并在乡镇国土空间规划的指导下因地制宜的开展。

2. 根据国家放管服的改革要求，国土空间规划需要合理界定政府层级之间和政府与市场之间的边界。

作为最基层的国土空间规划，重点是界定清楚村庄规划如何灵活落实乡镇国土空间规划，权益主体在管控之下如何自主实施乡村规划事宜。镇村规划方面，村庄规划要在乡镇国土空间规划的刚性管控和引导下灵活落实。村级规划方面，村庄规划主要发挥管控和引导作用，村庄建设规划则作为地方权益主体自主组织。

参考文献

[1]颜强. 宪法视角下的村镇规划管理体制探讨[J]. 规划师，2012, 28(10):13-17.

[2]何兴华. 城市规划下乡六十年的反思与启示[J]. 城市发展研究, 2019, 26(10):1-11.

[3]张晓山. 简析中国乡村治理结构的改革[J]. 管理世界, 2005, (5):70-76.

[4]葛丹东，华晨. 城乡统筹发展中的乡村规划新方向[J]. 浙江大学学报（人文社会科学版）, 2010, 40(3):1-11.

[5]曹正汉. 中国上下分治的治理体制及其稳定机制[J]. 社会学研究, 2011, (1):1-40.

[6]唐燕，赵文宁，顾朝林. 我国乡村治理体系的形成及其对乡村规划的启示[J]. 规划师,2015,31(4):2-7.

[7]桂华. 农村土地制度与村民自治的关联分析：兼论村级治理的经济基础[J]. 政治学研究, 2017,37(1):99-110+128.

作者简介

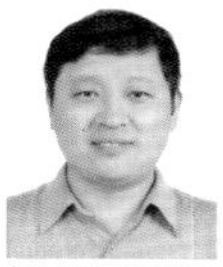

杨明俊，同济大学，建筑与城市规划学院，博士研究生，高级工程师。

1.广东佛山三水区大塘镇
2.广东清远市英德市浛洸镇鱼咀村
3.山东东营市垦利县杨庙社区
4-5.江苏省南京市江宁区横溪街道石塘村
6-7.广东广州市增城区新塘镇瓜岭村

我国乡村人居环境建设评价及特征
——基于全国480村的调查数据

Evaluation and characteristics of Rural Human Settlements Construction in China —Based on the Survey Data of 480 Villages in China

郭伟斌 王丽娟 何 莲 张 立
Guo Weibin Wang Lijuan He Lian Zhang Li

[摘　要]　本文基于2015年对全国13省480村开展的人居环境调查数据，建立了包含住房条件、公共设施、自然环境、人工环境、经济发展、区域环境、人文环境、政策方面8个结构层的指标体系，利用德尔菲法进行优化并给出指标权重，对我国乡村人居环境客观建设水平进行评价并初步总结乡村人居环境建设特征；尝试分析德尔菲法中的指标权重排序和村庄属性的影响，提取乡村人居环境建设水平的影响因素，进一步将其与评价结果相结合，认识并解释我国乡村人居环境的若干特征，进而形成提升对策建议。

[关键词]　乡村人居环境；指标体系；评价；特征

[Abstract]　Based on the human settlement survey of 480 villages in 13 provinces across China in 2015, this paper establishes an indicator system composed of eight structural layers including housing conditions, public facilities, natural environment, artificial environment, economic development, regional development, humanistic environment, and policies. Delphi method is employed to optimize the index system with index weights, assigning for evaluating the objective development level of rural human settlement in China, and initially summarize the characteristics of rural human living environment. Then, this paper analyzes the index weight ranking from Delphi method and the influence of village attributes, extracts the influencing factors of rural human settlement and combines them with the evaluation results to understand and explain the characteristics of the rural human settlement. Finally, some suggestions for rural human settlement improving are advanced.

[Keywords]　rural human settlement; evaluation; characteristics; China

[文章编号]　2020-86-P-040

国家自然科学基金面上项目“我国乡村人居空间的差异性特征和形成机理研究（51878454）资助

1.各省市乡村人居环境评价

一、引言

2017年十九大报告提出“实施乡村振兴战略，改善乡村人居环境，构建美丽宜居和谐的乡村”；2018年《农村人居环境整治三年行动方案》印发，乡村迎来了新发展机遇。在乡村人居环境建设过程中，相关研究亦受到学界的广泛关注，研究内容涉及乡村人居环境建设评价方法、演变、影响因素等诸多方面，研究范围上至省域、市域、县域、下至乡镇和村庄层面，但基于全国性、跨区域的田野研究成果仍较为欠缺，在此基础上形成的策略建议亦有所不足。本文依托2015年国家住房和城乡建设部的农村人居环境系列课题之一“我国农村人口流动与安居性研究”，试图就我国乡村人居环境建设水平建立指标体系，展开评价并进行特征总结，以期对既有研究成果形成补充，并进一步形成延伸思考和讨论。

二、乡村人居环境评价指标体系构建

1. 指标体系构建

关于乡村人居环境建设评价的指标体系构建和运用已形成广泛共识：既有针对客观建设水平评价的定量指标体系，通常包括生态环境、基础设施、公共服务、居住条件、经济社会发展等方面指标；也有针对主观评价层面的定性指标体系，一般基于村民主观满意度而建立。综合评价乡村人居环境的宜居性时，定性与定量指标的结合更能真实全面地反映宜居水平。

根据我国乡村人居环境建设水平的研究目的，按照数据的可获取性、全面性和科学性等原则，结合既有乡村人居环境建设评价的研究方法和结论，拟建构由住房条件、公共设施、自然环境、人工环境、经济发展、区域环境、人文环境和政策环境8个结构层、25个指标构成的评价指标体系（表1）。利用德尔菲法给出指标重要性得分，优化指标体系。其中乡村研究资深专家学者和课题负责人的权重为0.9~1.0，参与调研各学校负责人权重为0.7~0.8，课题核心团队成员权重为0.5~0.8，专家咨询共计20人。根据各专家对农村调研的熟悉程度和参与程度赋予专家不同的权重值，最终得出各指标的重要性得分。

2. 数据来源

文中的数据资料主要来自“我国农村人口流动与安居性研究”课题组对全国样本村庄展开实地考察调研后建立的数据库，共涉及13个省（直辖市）、480个村，对7 578个农户样本展开面对面问卷访谈，收集到28 593个农户家庭成员的相关信息。同时，利用住建部全国农村人居环境信息系统的基础数据对调研进行数据补充。

3. 数据处理

指标体系形成后对调研数据进行分析查验。首先，查验各指标数据的极值及数据分布，剔除错误录入的数据和空白数据，保证原始数据的准确性；其次，对数据进行无量纲化处理，将所有指标量化到0~1，保证指标处在同一比较量级，本文采用极值法，其公式为：

$$X_i' = \frac{x_i}{\max}$$

即每一个指标变量除以该指标变量的最大值，从而使指标变量最大值为1，而最小值在0～1。

最后，结合评价指标的权重赋值，通过线性加权求和对乡村人居环境进行综合评价计算，计算公式为：

$$s_i = \sum w_i * y_{ij}$$

最终得出乡村人居环境综合评分。

三、乡村人居环境建设水平评价

结合上述评价指标表，主要从区域和省（自治区直辖市）两个层面展开分析。其中，按照宏观地理区位，将调研过的13个省、自治区直辖市划分为三大区域：东部地区（上海市、江苏省、山东省和辽宁省）；中部地区（安徽省、湖北省、内蒙古自治区）；西部地区（四川省、陕西省、云南省、贵州省和青海省）。从总体评价分析和八个结构层的分层评价分析两个方面展开。

1. 总体评价

从结果来看，我国乡村地区人居环境建设水平总体呈现出从东到西依次减弱的特征。东部地区的上海和江苏总体水平要明显高于其他省份，中部地区的内蒙古和西部地区的云南省则明显低于其他省份，这一结果与实地调研的感受基本一致。

将八个结构层数值用雷达图呈现出来，可以更加全面地认识各省的人居环境建设差异。区域总体层面，我国东、中、西部各省的乡村人居环境建设水平呈现出截然不同的特点。东部省份在人文环境和政策环境方面有所欠缺，其他方面整体表现较为均衡且优于中西部地区。中部地区除内蒙古之外，整体水平介于东、西部地区之间。西部地区虽然总体情况弱于东部和中部，但在人文环境方面优势明显，且在自然环境方面与东、中部基本持平。中西部地区除内蒙古和青海两个牧区省份的政策优势明显之外，整体在区域环境、经济发展、公共设施等方面与东部地区存在较大差距。

区域内部及分省层面，东部地区各省份的情况相对均衡，辽宁省与本区域内其他省市相比差距明显，江苏、山东乡村经济发展水平较区域内其他省份有差距，但仍要优于中西部绝大部分省份。中部地区的安徽、湖北两省的人工环境得分明显优于其他各项得分，这与调研时中部地区正在大力推进人居环境改善工作的认知相一致。西部地区的青海、云南、贵州作为少数民族和传统村落最为密集的省份，人文环境优势突出。除此之外三个省份在各指标中表现为“全面塌陷”。同属中西部的四川和陕西两省则在区域及人工环境方面明显优于西部其他省份，因此呈现出更为均衡的评价结果。

2. 分层评价

分层评价针对指标体系中八个结构层具体指标内容进行评价，可以更加清晰地看到各省市乡村人居环境建设的差异和特征。

从住房条件评价来看，区域间存在一定差距，但省份间差距更为明显。如东部地区的辽宁和广东要低于中部的湖北和西部的四川，辽宁进一步低于安徽和青海。从具体的住房指标看，上海、江苏、广东、四川各项指标得分均衡。随着建筑工艺的整体改善与提

表1　乡村人居环境评价指标体系

结构层及占比	指标及占比	单位	计算方式	数据来源
1. 住房条件 14.70%	户均住房面积4.24%	平方米/户	总住房面积/村庄户数	村长问卷
	建筑质量5.10%		质量较好农房的套数/户籍农户住房套数	住建部
	房屋内生活设施配置占比5.36%		有厕所的房屋配备比例；有厨房的房屋配备比例；有空调的房屋配备比例；有网络的房屋配备比例；	村民问卷
2. 公共设施 12.64%	人均道路面积2.52%	平方米		住建部
	市政设施普及率2.77%		供水普及率是否达到90%；供电普及率是否达到90%；供气普及率是否达到90%；电话普及率是否达到90%；	村长问卷
	村镇公交普及率2.01%		是否有村镇公交	村长问卷
	服务设施普及率2.76%		行政村是否有卫生室；是否知道本村有养老服务；行政村是否有文体设施；行政村是否有图书室；行政村是否有公共空间	村长问卷
	子女小学就学单程距离2.58%	米		村民问卷
3. 自然环境 7.10%	本村气候属性2.73%		热带：50%；亚热带：100%；暖温带：80%；中温带：50%；寒温带：30%；青藏高原区：30%；	村庄区位
	本村地形属性1.75%		平原：100%；丘陵：90%；山区平原：70%；山区：50%	乡村属性
	本村的自然灾害属性描述2.62%		宜人：100%；一般：50%；干旱、洪水、塌方：20%；地震/多灾：0%	村长问卷
4. 人工环境 8.25%	是否有污水处理设施2.30%			村长问卷
	是否有垃圾收集设施3.12%			村长问卷
	5km内是否有污染型企业2.83%			村长问卷
5. 经济发展 20.42%	农民人均可支配收入10.32%	元		村长问卷
	人均农林渔牧收益5.14%	元	农林渔牧总收益/常住人口	统计年鉴
	村中休闲农业和服务业开发进展4.96%		正在建设：40%；进展顺利：100%；初具规模：60%；进展一般：40%；经营困难：0%；准备开始：20%；没有：0%	村长问卷
6. 区域环境 11.53%	所处省份的发达程度4.05%		根据2014年全国各省份农民人均纯收入而定的分级指标	乡村属性
	所处地级市的发达程度7.48%		根据2014年全国人均GDP而定的分级指标	乡村属性
7. 人文环境 12.03%	与村里亲友邻里来往关系3.35%		往来密切：100%；往来一般：50%；偶有往来：0%	村民问卷
	村内能人的带动作用4.73%		①有能人且发挥作用：100%；②有能人但未发挥作用：50%；③无能人：0%	村民问卷
	村庄历史文化属性3.96%		中国传统村落名录：100%；省级历史文化名村：70%；一般传统村落：50%；非传统村落：0%	乡村属性
8. 政策环境 13.33%	人均政府拨款5.47%	元/人		政府当年拨款金额/常住人口
	户均社保补助金额3.57%	元/户		社保补助金额平均值
	每千人专职村庄保洁员拥有量4.29%			村庄专职村庄保洁员数量/常住人口

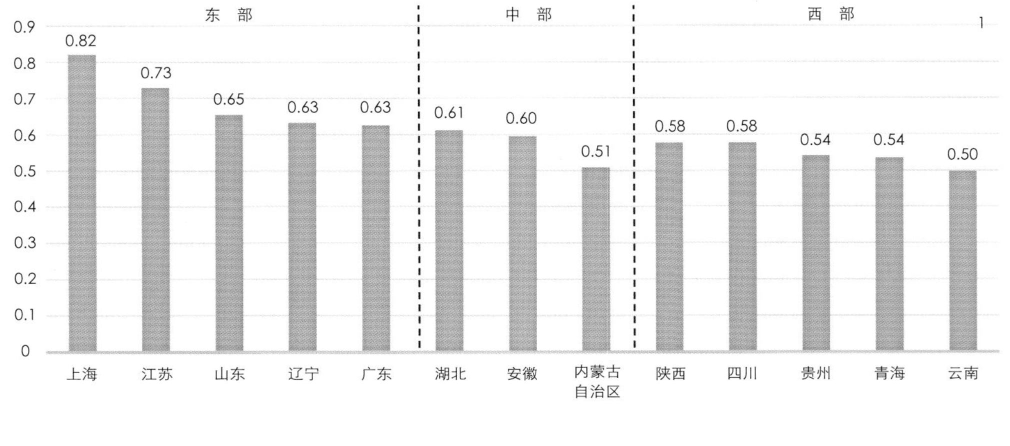

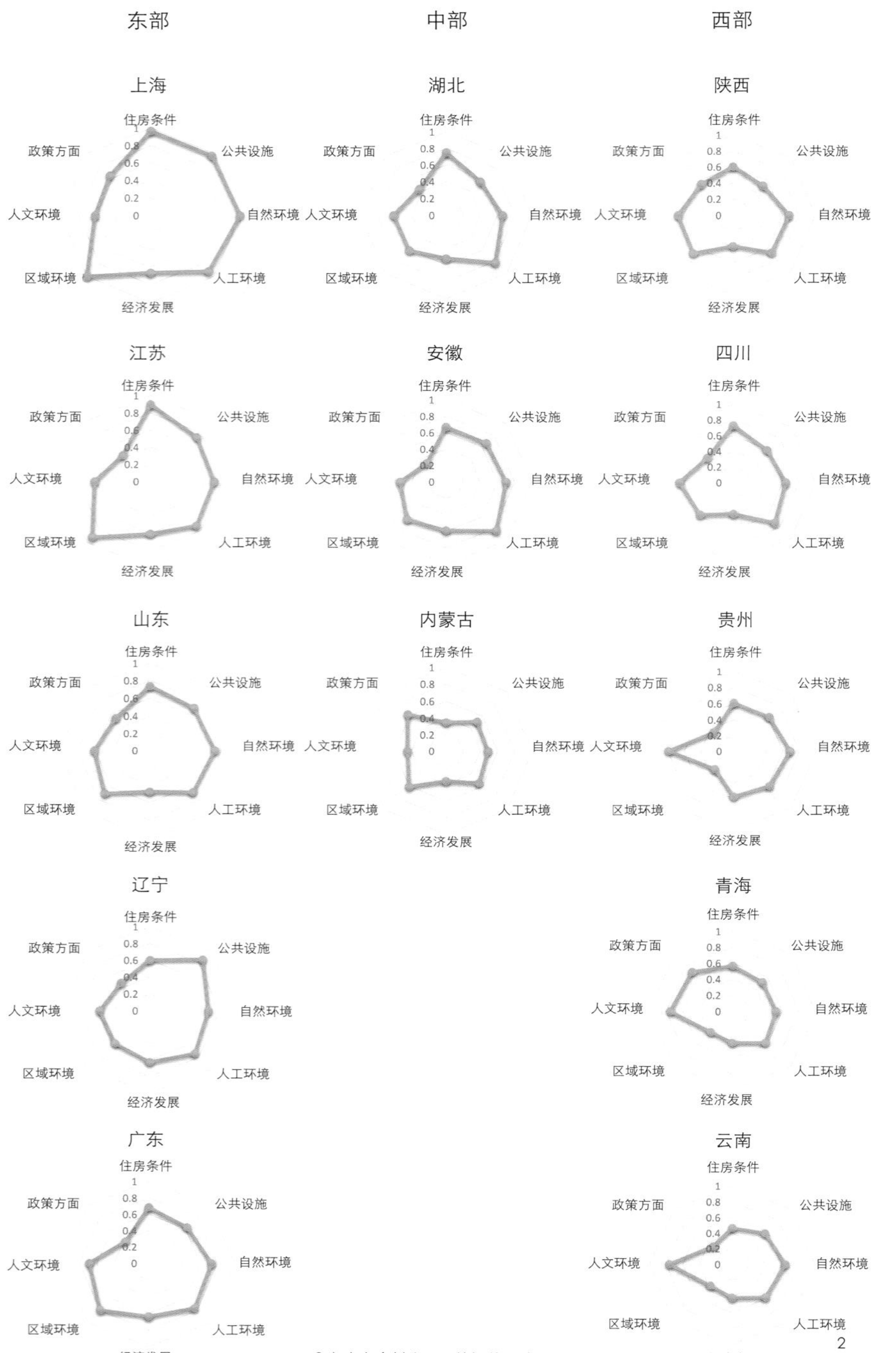

2.各省市乡村人居环境评价雷达图

升，除以牧区为主的内蒙古和木结构建筑仍广泛分布的云南省之外，其他各省之间在建筑质量方面无明显差距。北方省份户均住房面积明显低于南方省份，与南北居住形式紧密相关。生活设施配置上则表现出较大的差距，内蒙古的房屋内设施配置明显滞后，与其牧区乡村散居有一定关联性。偏远山区较多的贵州、青海、云南三省以及东部地区的辽宁省房屋内设施配置水平同样明显落后于其他省份。

从公共设施评价来看，东部地区优于中西部地区，中部和西部地区差异不大。近年来，中西部地区通过新农村、美丽乡村建设等大力推进农村人居环境改善工作，弥补农村地区建设短板，其主要精力放在改善村庄公共服务设施、基础设施建设及危房改造方面。因此，从评价结果看，市政设施普及率和服务设施普及率的区域差距并不明显。区域差距主要体现在人均道路面积、村镇公交普及率两方面，东部地区优势明显。子女小学就学单程距离一项普遍存在短板，内蒙古、陕西和贵州尤甚。

从自然环境评价来看，表现为东、中、西部地区依次下降。分指标看，村庄气候属性除上海以外，其它省份差异不大。村庄地形方面，从东到西地形条件依次变差，尤其西部地区乡村受山地地形影响较大。村庄自然灾害方面，中西部地区乡村受自然灾害的威胁较东部地区更严重，尤其内蒙古自治区、青海和云南等地。内蒙古的自然灾害主要有洪涝灾害、沙尘暴（风灾）、疫灾等，青海和云南等多山地区往往受泥石流、山体滑坡等灾害影响更为严重，青海地区同时面临地震、雪灾、低温冷冻的威胁，农村地区生产生活条件相对恶劣。

从人工环境评价来看，除了得分最高的上海和得分最低的内蒙古自治区，人工环境水平呈现出中部地区高，东部地区次之，西部地区最低的特征。分指标看，垃圾收集设施配备水平和5km内是否有污染型企业与总体特征呈现出较为一致的趋势。上述现象可能与日常的认识有一定偏差，但亦可解释。东部江苏和山东两省的乡镇工业相对较多，而安徽和湖北两省在2015年前后在乡村垃圾治理方面的投入很大。

上海的污水和垃圾收集设施配置水平最高，具备较强的污染治理能力。贵州的垃圾收集设施配备水平较高，青海则由于生态环境的脆弱性受工业化污染的威胁较小。污水处理设施配备水平在各地呈现出较大的差异性，辽宁、内蒙古和青海省污水处理设施配置水平整体较低。

从经济发展评价来看，在区域层面，乡村经济发展总体呈现出从东部到中部和西部依次降低的特征，东部地区广东不及中部的安徽、湖北，主要是珠三角内部和外围乡村发展的巨大差异所致。分指标看，人均可支配收入亦大体呈现东中西逐步降低的特征，与区域经济发展水平梯度相一致。另外两项指标则表现出较大的省际差异性，人均农林牧渔总产值东部和中部地区要高于西部地区，其中辽宁最高、内蒙古其次，而上海较低，可见上海的乡村收入来源更加非农化。东部地区的江苏、山东，中部地区的安徽以及西部地区的云南、贵州的休闲农业和服务业开展情况较好。

从区域环境评价来看，总体评价呈现东—中—西三个梯度依次降低的趋势，但西部地区的陕西省则高于中部三省水平，东部地区的辽宁省则呈现出较低的区域环境水平，西部地区的云南、贵州、青海在区域环境方面与其他各地存在明显差距。这也间接证明区域发达程度对乡村人居环境有正向的促进的作用。对比各省市及地级市发达程度来看，东部地区的省域发达程度更为突出，西部地区的省域发展总体落后。

从人文环境评价来看，西部地区人文环境水平最高，东部地区次之，中部地区最弱。东部和西部地区村民与亲友邻里关系更为和睦，西部地区乡村的历史文化属性更为突出，且能人带动作用更明显，中部地区整体偏弱。本次调研的480个村中，列入中国传统村落名录的村庄有18个，各级历史文化名村有12个，一般传统村落有74个，其中大部分位于西部地区。在工业化进程较为落后、经济发展水平总体不高的背景下，西部地区乡村的能人对本村发展带动作用较为明显。

从政策环境评价来看，内蒙古和青海是重要的政策扶持区，上海得益于较高的人均政府拨款，总体评分也较高。分指标看，东部地区优势主要体现在人均政府拨款，而中西部更依赖于户均社保金额和每千人专职村庄保洁员数量。政策环境和乡村人居环境建设的紧迫度有明显的相关性。

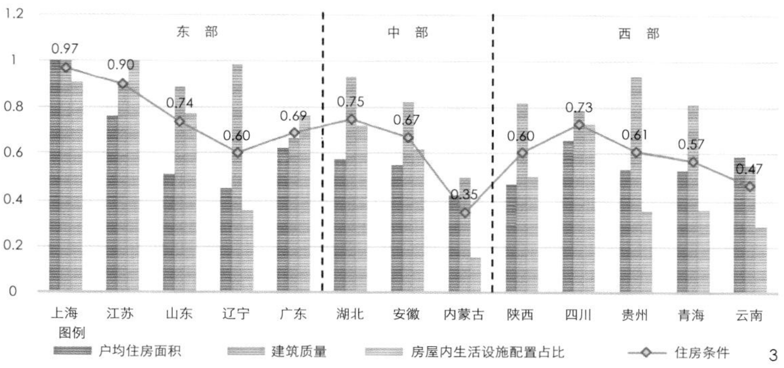

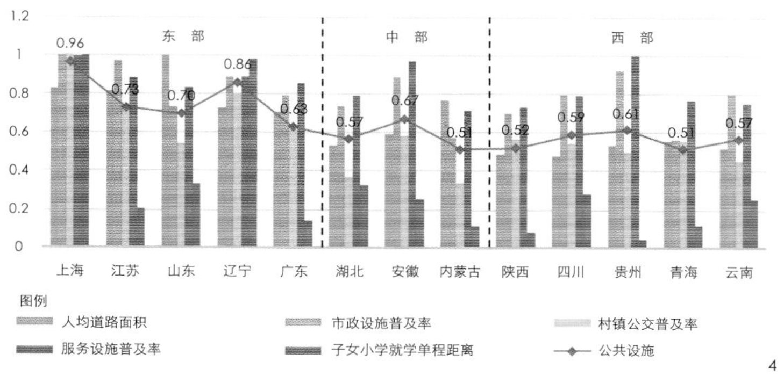

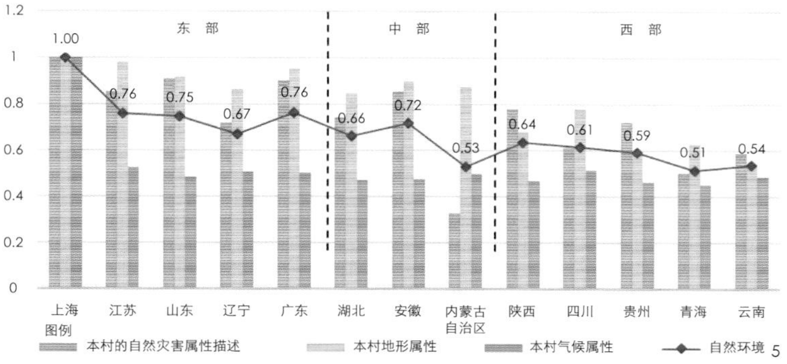

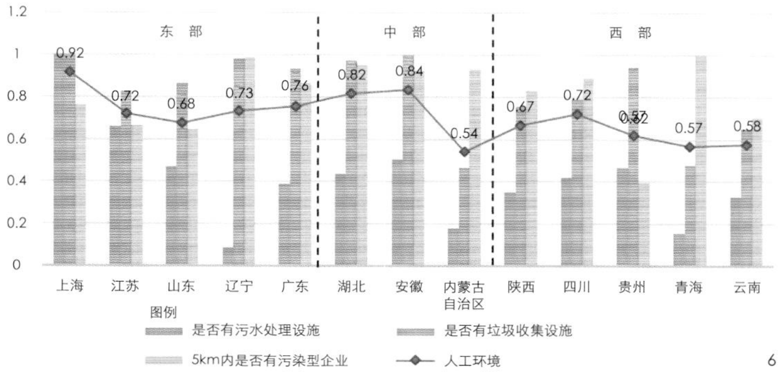

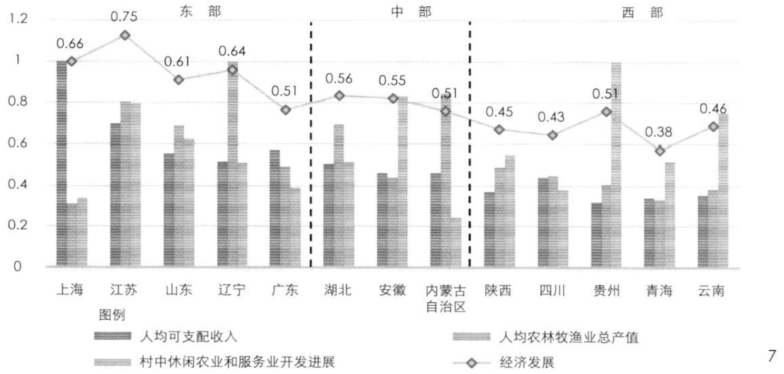

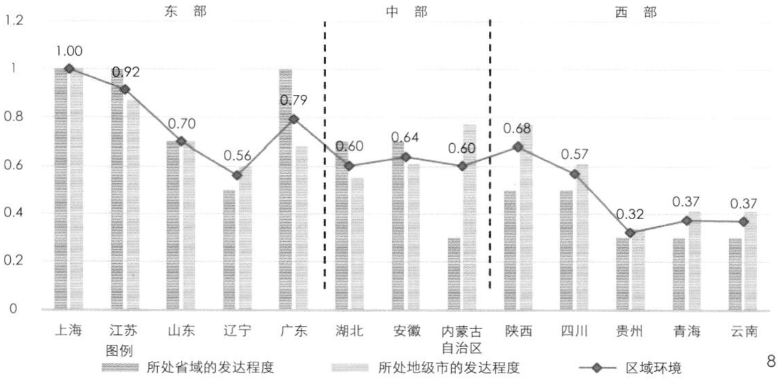

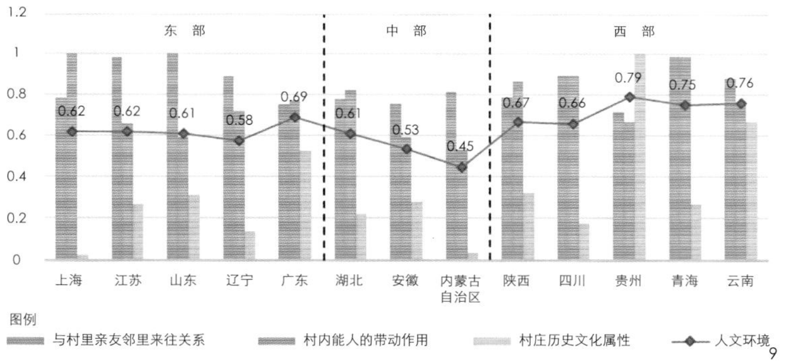

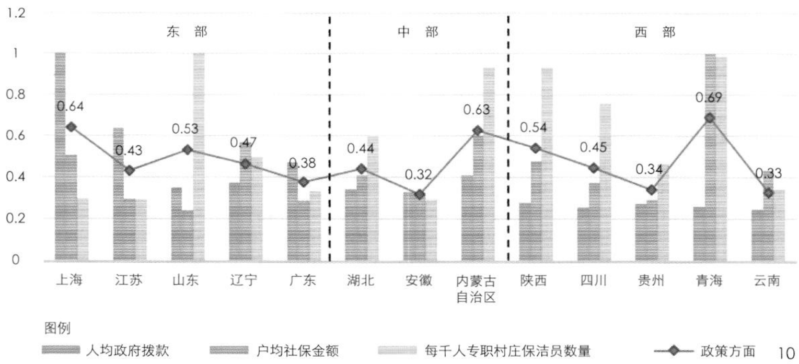

3.各省市自然环境分指标评价
4.各省市公共设施的分指标评价
5.各省市自然环境分指标评价
6.各省市人工环境分指标评价
7.各省市经济发展分指标评价
8.各省市区域环境分指标评价
9.各省市人文环境分指标评价
10.各省市政策环境分指标评价

四、乡村人居环境的影响因素

对乡村人居环境影响因素的分析可以帮助理解乡村人居环境建设水平差异产生的原因。德尔菲法从专家对于不同要素的打分倾向可以看出各指标的重要性和影响力，本次指标计算向20位相关研究人员进行邀请，可以认为权重大的指标能够较好的反映人居环境的差异性，同样也很有可能是影响人居环境的核心要素。而村庄属性影响则将480村的人居环境评价按村庄的不同属性划分，结合总体评价结果，可进一步证明或补充德尔菲打分法对影响因素的解释。

1. 基于权重的影响因素

在德尔菲法中，指标可归为三类：第一类是反映村庄客观物质条件的指标，既包括气候、灾害、地形等自然地理条件，也包括反映客观建设的设施配置水平等；第二类是反映村庄内部发展动力的相关指标，如农业、休闲和服务业发展水平指标、村庄历史文化

11.各指标要素权重依次排列

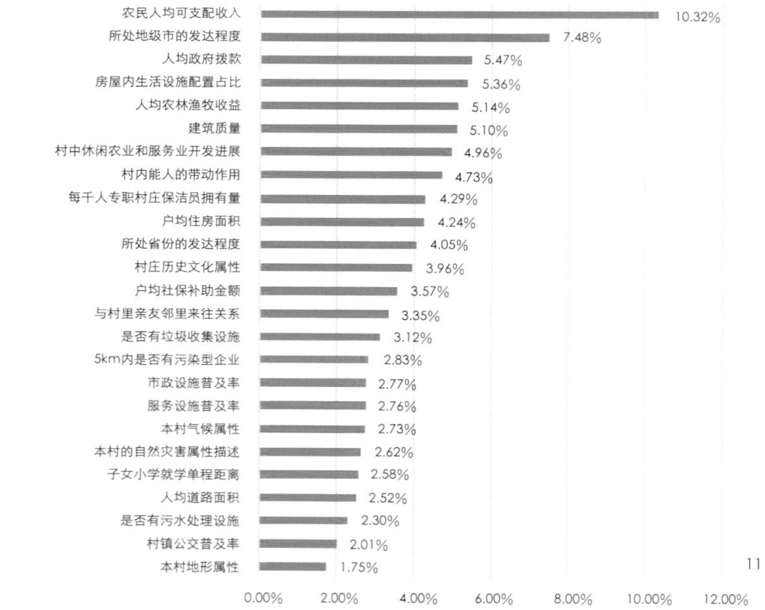

表2　按乡村属性划分的乡村人居环境评价结果

地理属性					
宏观区位	得分	中观区位	得分	地形因素	得分
东部	**0.424**	城郊村	0.378	山区村	0.338
中部	0.378	近郊村	0.379	丘陵村	0.371
西部	**0.336**	远郊村	0.354	平原村	**0.395**
平均分	0.379	偏远地区	0.329	山区平原村	**0.313**
		平均分	0.360	平均分	0.354
正向10%	0.417	正向10%	0.396	正向10%	0.390
负向10%	0.341	负向10%	0.324	负向10%	0.319

经济属性					
区域发达程度	得分	村庄发达程度	得分	农业类型	得分
发达	**0.418**	发达	**0.433**	种植业	**0.374**
中等	0.371	中等	0.363	林业	0.342
欠发达	0.336	欠发达	0.342	畜牧业	**0.257**
落后	**0.325**	落后	0.332	渔业、养殖业	0.363
平均分	0.363	平均分	0.368	平均分	0.334
正向10%	0.399	正向10%	0.404	正向10%	0.367
负向10%	0.326	负向10%	0.331	负向10%	0.301

社会属性			
村庄历史文化属性	得分	人口流动	得分
列入中国传统村落名录	0.358	人口流入为主	0.406
省级、市级、县级历史文化名村	0.367	人口基本平衡	0.359
一般传统村落	0.371	人口大量外出	0.357
非传统村落	0.365	平均分	0.374
平均分	0.365		
正向10%	0.402	正向10%	0.411
负向10%	0.329	负向10%	0.337

空间属性			
村庄规模	得分	居住类型	得分
大村	0.382	集中居住	0.371
较大村	0.349	混合型	0.352
中等村	0.337	散点居住	0.369
小村	0.374	平均分	0.364
平均分	0.361		
正向10%	0.397	正向10%	0.400
负向10%	0.324	负向10%	0.328

注：粗体显示为某属性下村庄人居环境评价得分偏离了该属性总样本平均分的10%以上。

属性和能人带动作用等指标；第三类是影响村庄发展的外部带动要素的指标，如区域经济和中心城市发达程度、政府推动等相关指标，其隐含内容包括政策、市场、规划、管理、资金等方面的外在因素推动作用。指标权重排序结果与反映建设水平的“物质条件建设权重应该更高”的传统认知并不吻合：反映村庄内部发展动力和村庄建设外部带动要素的指标排名更加靠前；反映客观建设水平的指标，前十位中只有“房屋内生活设施配置占比”、“建筑质量”和“户均住房面积”，这三项与居民自身家庭收入水平更加相关。说明人居环境的完善不仅仅是硬件设施的布局投入，而是村庄内生发展动力和全方面的生活水平的提高。

结合第二节乡村人居环境建设评价相关内容，总体评价得分呈现出东、中、西部地区及省份依次降低的总趋势，8个结构层评价结果则展现了区域和省市的差异所在。东部地区的区域经济发展水平、农村生活水平整体提升对乡村人居环境建设水平的带动作用最为明显，对相关政策的叠加运用也更能最大化其效力，但经济的率先腾飞亦带来乡村人文风貌的快速消解、农村地区的工业污染问题等；中西部地区得益于国家近年来的大力投入和支持，乡村市政设施普及率和服务设施普及率虽较之东部地区有差距，但差距并不明显。同时，西部地区由于工业发展相对落后、地方政府财政相对薄弱，对乡村地区的整体带动和设施配置能力较为不足，但也使得自然和历史文化环境得以较好地保存，成为乡村人居环境的优势所在。随着乡村文化休闲产业、服务业的崛起，中西部地区的人文优势及其能人带动作用更加凸显出来，有的村子已经形成农民增收和人居环境改善间的良性循环。因此，在后续的乡村人居环境建设过程中，应正视差异和原因，进一步细化管理政策及提升措施。

2. 村庄属性的影响

乡村属性包含村庄的地理、经济、社会和空间属性。各乡村属性下，某属性下的评价得分如果偏离了该属性平均分的10%，则认为该属性对乡村人居环境有明显影响，反之亦然（表2）。

基于以上四大类型、八大属性的乡村人居环境评价结果显示，地理属性和经济属性对乡村人居环境建设水平的影响较为明显。东部地区、区域发达地区、村庄经济发达、平原地区、种植业为主的乡村，其人居环境评价表现为正向领先；西部地区、落后地区、山区平原村庄和畜牧业的乡村，则表现为负向落后。

东部地区以平原、丘陵为主，种植业发达，农业农村发展基础条件良好；作为经济先发地区，小城镇、县城发展较好，各级政府对乡村建设投入力度相对较大，城市经济对乡村发展的带动作用强，村民思想更加开放，有自主改善人居环境的动力和能力，由此对村庄人居环境建设的带动作用也更加明显。西部地区地形主要为山地、高原、盆地，自然灾害威胁较多，生态环境相对脆弱，乡村发展条件存在天然劣势，山区平原村人居环境建设落后一定程度上证明地形对村庄的发展的天然影响。此外，西部地区经济发展相对落后，村民观念转变较慢，近年来大力度自上而下地投入建设进一步降低了村民参与的主动性，因此人居环境建设水平较之东部、中部地区更低。与农耕地区相比，牧区乡村由于其特殊的作业、居住形式，给人居环境的提升改善带来很大难度。从已实施的牧区集中定居政策来看，需要充分重视牧民意愿，并将其置于畜牧业全面现代化的大背景下综合考量（张立、林楚阳，2020）。

同时也应注意到区域发展对乡村建设的带动作用。一些中西部省份及其中心城市在中部崛起、西部大开发战略中快速发展，带动区域乡村人居环境建设水平的不断提升，与东部省份的差距不断缩小。如前文所分析的中部湖北省和安徽省，突出表现为人工环境的快速改善，但乡村经济发展动力与东部地区仍有差距。未来乡村建设投入的区域平衡和引导策略也应有所考量。

随着全国性、普惠性的乡村建设工作的广泛开展，以及政策在各地施行的效果不一，使得中观区位、历史文化属性、空间属性等对人居环境的影响作用不断弱化，各类因素的叠加影响效果更加明显。以中国传统村落保护政策为例，历史文化属性并不显著影响村庄人居环境，叠加中观区位、产业经济相关政策后对人居环境影响显著。区域或村庄发达、区位良好的传统村落，会实现政策的累加效应，达到“锦上添花”的效果；而经济落后地区、偏远贫穷的山村若仅依靠政府的政策拨款依然难以实质性改变乡村人居环境建设水平，且局部地区由于严格的一刀切的保护政策压抑了村民改善住房条件的需求，甚至引起本地村民的抵触，造成政策愿景难以落实。

五、结论与建议

综上所述，我国乡村人居环境建设存在明显的地区差异，区域内部及分省市人居环境建设亦存在差异与共性。既要正视区域差距，也要观察形成区域、省市间发展差异的主要影响因素，以期在下一步相关工作中因地制宜加以引导：

兼顾城乡区域发展差距，差异化引导人居环境建设与投入。在发展导向由经济第一转向更加兼顾社会平衡的背景下，应从宏观政策出发，针对不同区域制定适应的政策。东部地区经济发展水平较高，地方政府带动作用强，应更加注重推进城乡基础设施一体化、公共服务均化等工作，加强农村工业污染治理能力，进一步改善乡村人居环境；中西部地区农村发展相对滞后，应加大对其落后地区的扶持力度，重点放在补足其基础设施、公共服务设施建设短板，加大自然灾害、生活垃圾污染防治投入方面，改善较为恶劣的自然环境。同时还要抓住中西部城镇化发展机遇，通过农业、畜牧业现代化转型发展提升乡村地区经济水平，从物质条件建设和经济发展动力两个方面缩小区域发展差距，从而实现乡村人居环境的可持续发展。设计相关政策时，应注意不同政策的叠加运用，达到效果最大化。

立足农村生活水平全面提高，激发村庄自主建设动力。富裕的村集体会有更多的资金和资源开展有利于村庄发展的各项活动，个体及家庭的经济实力决定其有更多的消费机会去满足更高需求，乡村人居环境建设的提升还应立足于农村生活水平的全面提升。尤其是城镇化和工业化基础相对薄弱的中西部地区，既面临面多量广的偏远地区贫穷村落，又无法同东部省市一样拥有较为雄厚的地方政府财力，这就要求其推进城镇化、工业化的同时，更加注重借助村庄的自然和历史人文优势，通过挖掘乡村特色资源和产业，发掘能人匠人的带动作用，提升乡村经济发展水平和农民收入，进一步激发出个体、家庭及村庄自主改善人居环境的动力。无论东部、中部还是西部地区的村庄，都应积极探索政府、村民、村委会、企业、社会组织多元主体共建共治的可行性，改变过去多年形成的政府作为农村人居环境建设主要主体带来的村庄强依赖性和等靠要思维。

差异化推进住房政策，切实改善农民居住条件。住房建设在农村社会语境中具有绝对地位，是实现良好居住环境的基础，也是重中之重。如前文分析，我国省际住房条件差距依然较大，也是各地工作难点。乡村地区住房差异则体现在南北方的居住形式差异、东西部住房设施需求的差异、牧区与农耕地区的聚居差异等等方面。无论是农民建房的控制引导，还是政府大力推进的住房改造工作，都应充分结合各地的居住形式（平房或楼房）、材料运用（砖石或木结构）、设施需求（寒冷地区的采暖设施）、作业方式（游牧、机械化耕作、兼业）等方面，进一步细化建设引导方向、配套资金分配等，避免“千村一策”。

尊重村庄发展基础，因地制宜，分类施策。《乡村振兴战略规划（2018—2022年）》将村庄划分为集聚提升类、城郊融合类、特色保护类和搬迁撤并类4种不同类型，并明确要分类推进，不搞一刀切。这既是对多年来农村建设工作的阶段性总结，也是基于已有工作总结提出的新发展思路。人居环境提升亦要尊重乡村发展基础，有的放矢，并不是所有村庄都适宜大力投入建设，尤其针对民族众多、文化多样、经济发展相对落后的中西部地区，应注意其农村地区的复杂多样性。如青海省某传统村落，区位偏远，全村只剩下15户有人居住，且都为70岁以上高龄村民，其余都已搬离，房屋多有废弃、倒塌，仅靠传统村落配套资金无法落实村庄建设和建筑修复。比起大力投入建设，此类村庄的静态活化石式保护要更为实际。同省另一传统村落则由于全面的民居建筑保护而限制村民新建翻建房屋，引发不满。这类真正有新房建设需求的传统村落应研究制定切实的建设引导政策，而非完全限制村民建房需求。

总体而言，我国地域广阔、文化多样、村庄数量众多，乡村人居环境的整体提升仍面临巨大挑战和压力。同时，乡村人居环境治理是推进乡村振兴、实现城乡一体化、新型城镇化的基础性工作和必由之路，还需不断认清地区差异、影响因素及发展基础，真正做到因地制宜、分类施策，才能事半功倍，提升治理效率。

（感谢承晨、林楚阳等同学对本文所做的工作，感谢合作高校对本次调研工作的支持。）

参考文献

[1]唐宁，王成，杜相佐. 重庆市乡村人居环境质量评价及其差异化优化调控[J]. 经济地理, 2018,38:160-165+173.

[2]朱彬，张小林，尹旭. 江苏省乡村人居环境质量评价及空间格局分析[J]. 经济地理, 2015,35:138-144.

[3]俞雅乖，李淑莹. 浙江省乡村人居环境综合评价及其空间分异[J]. 西部经济管理论坛, 2019,30:37-44+78.

[4]常虎，王森. 黄土高原村域农村人居环境质量评价研究：以子洲县西北部为例[J]. 农村经济与科技,2019,30:27-30.

[5]刘学，张敏. 乡村人居环境与满意度评价：以镇江典型村庄为例[J]. 河南科学, 2008:374-378.

[6]陈雷. 临洮县王家咀美丽乡村规划实施效果评价及优化策略研究[D]. 西安：西安建筑科技大学，2017：45.

[7]李伯华，曾菊新，胡娟. 乡村人居环境研究进展与展望[J]. 地理与地理信息科学, 2008:70-74.

[8]刘嘉瑶，叶磊. 国内外乡村地区宜居评价指标体系研究综述[C]. 中国城市规划学会、贵阳市人民政府. 新常态：传承与变革——2015中国城市规划年会论文集（14乡村规划）. 中国城市规划学会、贵阳市人民政府：中国城市规划学会,2015:1109-1121.

[9]夏荣景，吴雨桦，钱静. 基于文献计量学的国内乡村宜居评价研究综述[J]. 江西农业, 2019:120-123,126.

[10]张立，林楚阳. 牧区乡村人居环境[M]上海：同济大学出版社，2020.

作者简介

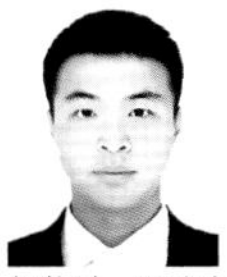

郭伟斌，同济大学，硕士研究生；

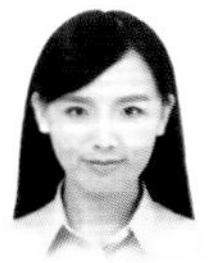

王丽娟，上海同济城市规划设计研究院有限公司，规划师，通讯作者；

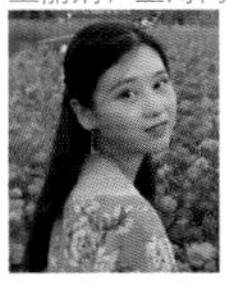

何　莲，上海天华城市规划设计有限公司，助理主创规划师；

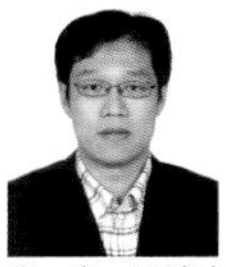

张　立，同济大学，城市规划系，副教授，中国城市规划学会，小城镇规划学术委员会，秘书长。

基于灰色关联度分析的草原聚落空间结构绩效评价方法与实证

Performance Evaluation Method and Empirical Study of Grassland Settlement Spatial Strcture Based on Grey Correlation Analysis

李伊彤 荣丽华

Li Yitong Rong Lihua

[摘　要]　空间结构绩效是空间结构研究的重要手段之一，依据草原聚落三生空间特征构建草原聚落三生空间结构绩效评价体系，以镶黄旗下辖61个嘎查为评价样本，对该地2016年三生空间结构绩效展开综合评价。运用熵权法+层次分析法组合权重确定评价因子最终权重，通过灰色关联度计算得出各子系统及整个系统的综合评分，运用GIS热点分析对绩效值进行空间格局分析，为镶黄旗地区草原聚落空间政策制定提供依据。为草原地区国土空间规划建立一套完善的空间动态监控机制。通过评价发现：①现阶段草原聚落以人居环境提升与经济发展为首要任务；②镶黄旗北部草原聚落需通过畜牧业政策进行生态恢复，南部草原聚落更加适合发展畜牧业，巴音塔拉镇中部草原聚落适合工矿业发展。

[关键词]　草原聚落；三生空间；空间结构绩效；组合权重；灰色关联度

[Abstract]　Based on the spatial characteristics of grassland settlements, the performance evaluation system of grassland settlement Sanshneg spatial structure was constructed. Based on the evaluation of 61 investigations by the Xiagnhuangqi, the comprehensive evaluation of the spatial structure performance of the three generations in 2016 was carried out. The entropy weight method + analytic hierarchy process method is used to determine the final weight of the evaluation factor. The comprehensive score of each subsystem and the whole system is calculated by the grey correlation degree. The spatial pattern of the performance value is analyzed by GIS hotspot analysis, which is the inlaid Xiagnhuangqi. Provide a basis for the formulation of the grassland settlement space policy. Through evaluation, it is found that: (1) The grassland gathering at the present stage is the primary task of improving the living environment and economic development; (2)The grassland settlement in the northern part of the inlaid Xiagnhuangqi needs ecological restoration through the animal husbandry policy, and the southern grassland settlement is more suitable for the development of animal husbandry. The grassland settlement in the central part of the town is suitable for the development of industry and mining.

[Keywords]　grassland settlement; sansheng spatial; spatial structure performance; combination weight; grey correlation

[文章编号]　2020-86-P-046

内蒙古草原聚落空间模式与适宜性规划方法研究，国家自然科学基金地区科学基金项目，基金号：51868057

生态导向下草原城镇空间绩效评价方法研究，内蒙古自治区研究生创新基金，基金号：S2018111950Z

内蒙古锡林郭勒草原城镇空间绩效评价研究，内蒙古自治区自然科学基金，基金号：2019LH05023

1.权重分布图

“草原聚落”是根植于草原深处的基本聚居单元，特定地理环境和生产生活方式影响下，形成了独具特色的聚落空间，内蒙古草原聚落按照行政体系可划分为苏木（乡、镇）、嘎查（村）、浩特（居民点）三级，本研究以嘎查为研究对象。近年来，随着生产生活方式的转变，草原牧区聚居点规模不断扩大，加之缺乏科学的规划引导，聚落与草原生态环境的契合关系受到较大冲击。[1, 2]过度的矿业开发和盲目的草原工业行为，极大地影响了草原生态环境和牧民生产生活，致使草原聚落生态空间、生产空间、生活空间（以下简称“三生空间”）结构关系紊乱。对于草原聚落而言，空间结构研究局限于理论性的描述，并未进行有测度量化研究。随着国土空间规划的展开，如何以空间为抓手、合理制订地区发展战略成为研究与实践的重点之一，因此将空间结构绩效评价思路引入有关草原聚落的研究，通过对三生空间结构的全面综合评价，描述草原聚落三生空间发展现状，从而有针对性的提出空间发展策略。

20世纪80年代国内相继有学者对城市空间结构进行研究，提出城市与区域空间结构是对某空间范围内经济社会活动全面的描述；[3, 4]但研究以定性为主，多学科交融后，引入管理学相关知识，以绩效为切入点，有测度的探讨城市空间与经济社会现象之间的映射关系；[5-7]之后，开始通过空间结构绩效评价的方式对区域、城市群、大中城市的社会经济活动、生态环境质量、土地利用方式、政策执行程度等方面进行有侧重的全面评价。[8, 9, 11, 12]本文融合草原地区地域特殊性、民族特殊性、文化特殊性等牧区特有因素，构建草原聚落空间绩效评价体系，通过空间绩效评价研判草原聚落空间构成要素及组合效用，揭示草原聚落三生空间结构特征。本文对于拓展乡村聚落规划研究的领域和方法、实现内蒙古“牧区振兴”和人居环境可持续发展具有咨鉴意义。

一、研究区概况及数据来源

镶黄旗位于东经113° 22′至114° 45′、北纬41° 56′至42° 45′，全旗总面积5137.26 km²，下辖新宝拉格镇、巴音塔拉镇、文贡乌拉苏木、宝格达音高勒苏木4个镇级行政区，61个草原聚落（村级行政区），由于区位条件不同及资源环境禀赋迥异，各草原聚落发展程度及产业类型略有不同；镶黄旗传承了较为纯粹的察哈尔文化，其中有藏传佛教寺庙1座、喇嘛洞1处、成吉思汗边墙1段，均为有代表性的草原文化空间要素。

本研究产业、经济、人口等数据源于《镶黄旗统计年鉴2016》与历年政府工作报告及相关部门访谈；气象数据源于镶黄旗气象局2016年监测数据；行政边界及用地类型数据来源于国土资源局，第二次土地利用调查数据；道路矢量交通数据源于镶黄旗交通局；土壤侵蚀数据源于中科院资源环境数据中心（1km×1km土壤侵蚀栅格）；牧草地草产量因子通过资源环境数据云平台获取2010—2015年初级净生产力并取平均值，用牧草地范围叠加各个嘎查行政范围作为裁剪要素将其进行裁剪，得出各个嘎查牧草地碳储量，以此作为牧草地草产量的表征因子。

二、研究方法及评价体系

现阶段空间结构绩效评价思路为：确定指标因

子—指标因子确权—空间结构绩效评价。本研究在前人空间结构绩效评价因子的基础上，选取适合草原聚落空间结构绩效评价因子，进行绩效值计算。该领域中权重的确定方法有层次分析法[8]、熵权法[12]法等；评价方法有数据包络分析（DEA）[9]、灰色综合评价法[13]、压力—状态—响应模[10]型等。草原聚落样本选择数量不确定性较大，相关数据并没有典型的分布规律，因此本文运用熵权法结合层次分析法确定因子权重，运用灰色关联度的计算得出各子系统绩效值及系统绩效值[15, 16]，通过灰色关联度评价草原聚落空间结构绩效，可较为普适地运用于内蒙古草原地区乡村聚落。

1. 研究方法

（1）指标标准化

以镶黄旗61个嘎查为评价对象，对指标数据进行无量纲化，由于系统中各因素的物理意义不同，导致数据的量纲也不一定相同，不便于比较，或在比较时难以得到正确的结论。因此在进行灰色关联度分析时，一般都要进行无量纲化的数据处理。指标标准化公式：

正向指标标准化公式：$r_{ij}=\dfrac{R_{ij}-\min(R_{ij})}{\max(R_{ij})-\min(R_{ij})}$

负向指标标准化公式：$r_{ij}=\dfrac{\max(R_{ij})-R_{ij}}{\max(R_{ij})-\min(R_{ij})}$

（2）权重的确定

利用熵值法对原始数据的内部变化规律客观赋权,从而计算客观权重；此外采用层次分析法（AHP）有效地分析目标准则体系层次间的非序列关系，根据专家打分利用YAAHP软件建立判断矩阵，确定主观权重。最后通过将主观权重与客观权重进行1:1分配确定评价因子最终权重。熵权法公式如下：

$$w_b=\frac{1-H_i}{n-\sum_{i=1}^{n}H_i}$$

公式中， 为评价指标权重； 为信息熵，其表达式为：

$$H_i=-\frac{1}{\ln m}\sum_{j=1}^{m}f_{ij}\ln f_{ij}$$

$$f_{ij}=\frac{r_{ij}}{\sum_{j=1}^{m}r_{ij}}$$

（3）灰色关联度分析

在草原聚落三生结构系统发展过程中，若两个因素变化趋势具有一致性，即同步变化程度较高，即可谓二者关联程度较高；反之，则较低。灰色关联决策模型公式如下：

$$r_{ij}^{+}=\frac{\min\limits_i(\min\limits_j\left|y_j^{+}-y_{ij}\right|)+\rho\max\limits_i(\max\limits_j\left|y_j^{+}-y_{ij}\right|)}{\left|y_j^{+}-y_{ij}\right|+\rho\max\limits_i(\max\limits_j\left|y_j^{+}-y_{ij}\right|)}$$

其中， r_{ij}^{+} 为灰色关联决策模型的关联系数，$\min\limits_i(\min\limits_j\left|y_j^{+}-y_{ij}\right|)$ 为两级最小绝对差，$\max\limits_i(\max\limits_j\left|y_j^{-}-y_{ij}\right|)$ 为两级最大绝对差，ρ为分辨系数，本研究取值为0.5。然后求灰色关联得分，计算关联序（关联系数均值），公式如下：

$$rc=\frac{1}{m}\sum_{j=1}^{m}r_{ij}^{+}$$

式中*rc*为综合得分，m是第j个指标。

2. 空间结构绩效评价评价体系构建

内蒙古草原聚落经过长期的演进，形成一定地域内典型的草原聚落形态，与农业发展地区不同。三生空间结构绩效评价指标体系和评价方法以现有的空间结构绩效评价因子与模型为基础，结合牧区特有因素，构建绩效评价指标体系，找出能够体现空间行为高效、集约、公平的核心要素和关键性问题，研究草原聚落空间构成要素及组合效用，为空间发展模式和规划方法研究奠定基础。生态空间绩效评价主要对草原聚落生态环境质量，指标选取以评价其生态环境质量为目标；生活空间绩效指标因子选取以生活便捷性、草原文化传承与保护为切入点，来衡量草原聚落生活便捷程度、生活水平及精神文明建设程度；生产空间绩效评价以牧业发展、与工矿业发展切入点进行

表1　草原聚落空间结构绩效评价体系

系统	子系统	评价指标	单位	指标说明	指标正负	AHP权重	熵权	综合权重
草原聚落空间结构绩效评价体系	生态环境质量评价	土壤侵蚀表征因子	%	土壤强侵蚀面积占嘎查总面积比	负	0.0979	0.0587	0.0783
		年降水量因子	mm	嘎查年均降水量	正	0.0659	0.0358	0.0609
		风沙影响因子	天	沙尘暴天数	负	0.0237	0.0306	0.0272
	生活便捷性评价	交通便捷性因子	m/km^2	交通性干道长度/嘎查面积	正	0.1351	0.0726	0.1039
		公共服务便捷性因子	km	聚落质心到中心城镇质心距离	负	0.0675	0.0423	0.0549
		聚落规模因子	ha	居民点规模	正	0.0955	0.1314	0.1135
		基础设施完善因子	—	各类基础设施配置数量	正	0.0318	0.1842	0.1080
	草原文化传承评价	人口密度因子	人/km^2	人口/嘎查面积	正	0.0588	0.1155	0.0872
		文化传承潜力因子	个	古迹、宗教设施数量	正	0.0396	0.0058	0.0227
	牧业生产能力评价	劳动力因子	%	16~60劳动力占嘎查总人口比重	正	0.0574	0.0046	0.0620
		畜载量因子	头	各嘎查畜载量	正	0.0594	0.0070	0.0332
		牧草产量表征因子	gc/m^2	牧草地碳储量表征近年牧草地草产量	正	0.0659	0.0130	0.0394
	工业生产能力评价	工矿规模因子	%	工矿用地占嘎查总面积比重	正	0.0293	0.1180	0.0736
		工矿业产值因子	亿	工矿产值	正	0.0878	0.1391	0.1134

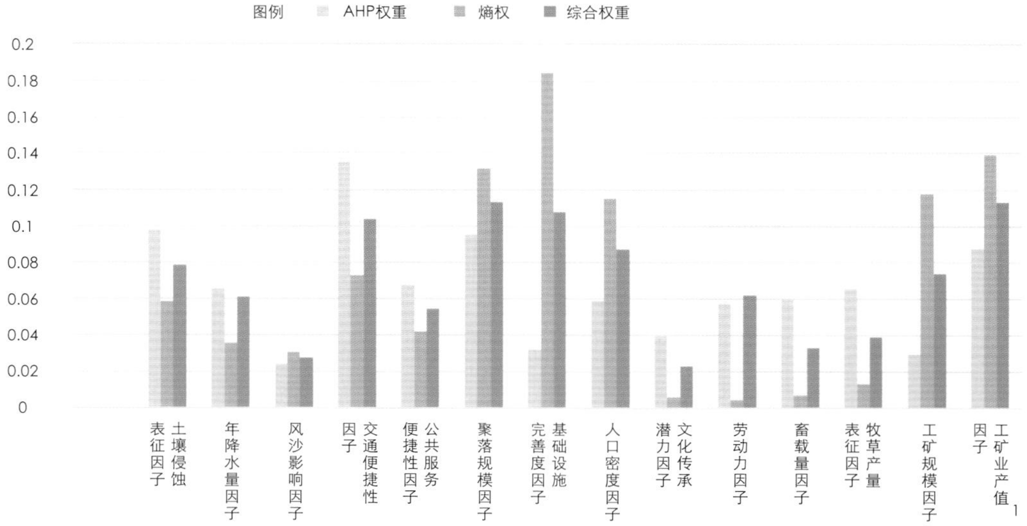

1

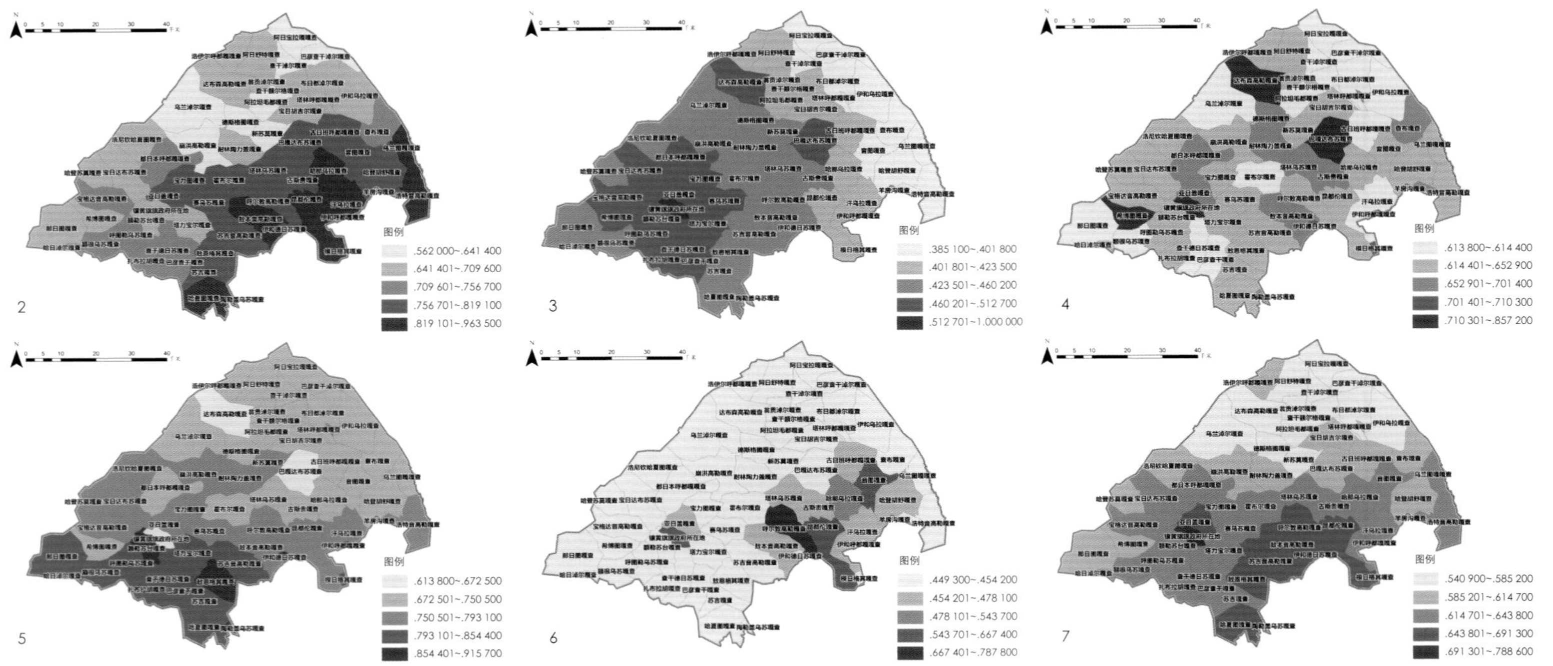

2.生态环境质量评价　3.生活便捷性评价　4.草原文化传承评价　5.牧业生产能力评价　6.工矿业生产能力评价　7.综合评价

指标选取（详见表1）。

三、实证研究

1. 权重分析

本研究采用组合权重法确定评价因子权重。首先值用熵权法对系统进行权重的确定，得出客观权重；运用层次分析法（AHP）对系统进行主观权重的确定，系统一致性比例：0.0664，系统有效。通过权重的确定可知：

（1）影响草原聚落三生空间结构的主要因素为交通性道路占比、聚落规模、基础设施配置、人口密度、工矿业产值；

（2）牧业发展相关因子相对于工矿业发展相关因子对系统的影响程度较低，草原聚落工业发展对空间结构绩效影响程度较高；

（3）草原聚落生态环境主要受到土壤侵蚀程度的影响；

（4）草原聚落基础设施配置及公共服务设施服务能力对草原地区空间结构绩效影响较大。

2. 空间结构绩效评价结果

通过三生空间绩效评价，镶黄旗2016年空间绩效呈现南高北低的趋势，由于现阶段草原聚落发展仍需以人居环境提升与经济发展为主要任务，北部则以牧业生产为主，经济发展较为滞后，南部有工矿产业作为经济增长动力，因此南部空间结构绩效较高；生态环境质量呈现南高北低趋势，巴音塔拉镇生态环境质量较好，文贡乌拉苏木及宝格达音高勒苏木生态环境质量较差；生活便捷性以镶黄旗旗政府所在地为中心逐步扩散，越趋近于中心生活便捷性越良好，其中巴音塔拉镇及文贡乌拉苏木政府所在地因基础设施、公共服务设施较为完善生活便捷性较高；草原文化传承能力较强草原聚落点状分布于全旗县，主要为人口较为聚集城镇为主；牧业生产能力较强的区域主要集中于宝格达音高勒苏木南端，但该区域生态环境质量较差；工矿生产能力较高的草原聚落主要集中于文公乌拉苏木，镶黄旗旗政府所在地因花岗岩加工企业的集中工矿生产能力较高。

3. 镶黄旗草原聚落空间结构绩效空间分析

在Arcgis10.2中调用Hot Spot Analyst工具箱进行草原聚落三生空间结构绩效热点分析，以镶黄旗整个区域为参照，依照自然裂点法的分级结果，以Gi_Bin字段为参照将镶黄旗各个评价方面划分为类型不同的热点区，并根据综合评价图生成镶黄旗三生空间结构绩效空间格局图，从中可以看出，镶黄旗草原聚了三生空间结构绩效存在着较大差异，绩效高的热点区县分布在镶黄旗西部，围绕镶黄旗旗政府所在地，绩效较低区域分布于文贡乌拉苏木北部，与浑善达克沙地接壤；生态环境热点区分布于巴音塔拉镇南部，冷点区集中分布于文贡乌拉苏木；生活便捷性热点区分布于镶黄旗旗政府所在地周围；草原文化传承热点区分布于镶黄旗旗政府所在地周围，冷点区分布于文贡乌拉苏木北部；畜牧业生产热点区集中分布于宝格达音高勒苏木与巴音塔拉镇，冷点区分布于文贡乌拉苏木；工矿业生产热点区集中分布于巴音塔拉镇。

四、结语

文中根据草原聚落生态、生产、生活方面特征，构建三生空间结构绩效评价体系.探究旗域内空间结构绩效地理维度差异及绩效主要影响因素。通过评价体系的构建，建立一套草原聚落空间长效评价机制，用于对草原聚落空间实时监控，以期及时修订规划中的偏差及个体聚落发展方向。通过灰色关联度分析及热点分析等手段对三生空间绩效和绩效影响因素进行分析，并探求影响该类地区空间结构绩效主要因素，此评价体系对于牧区空间规划中三生结构问题探寻及优化策略提出具有现实指导作用。文中研究结论表明，草原聚落当前以提升人居环境为主要任务；生活便捷性与草原文化传承对于该类地区空间结构绩效具有主导影响；生态环境质量较好的地区工矿业生产较为滞后，畜牧业较为发达；工矿业较为发达地区，生活质量良好，但草原文化传承较弱；靠近沙漠地区生态环境质量较差。“三生空间”结构优化是草原聚落

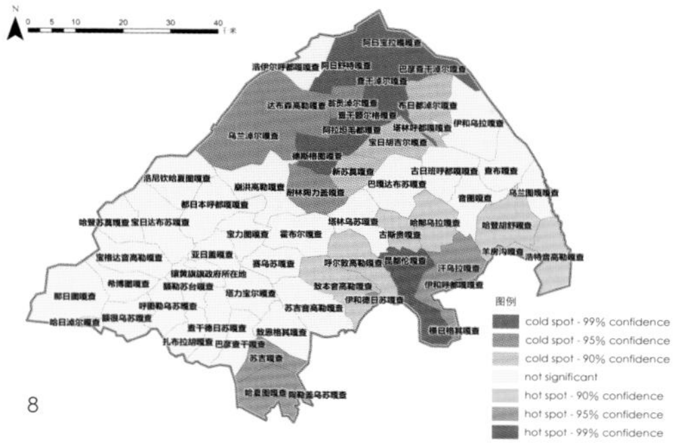

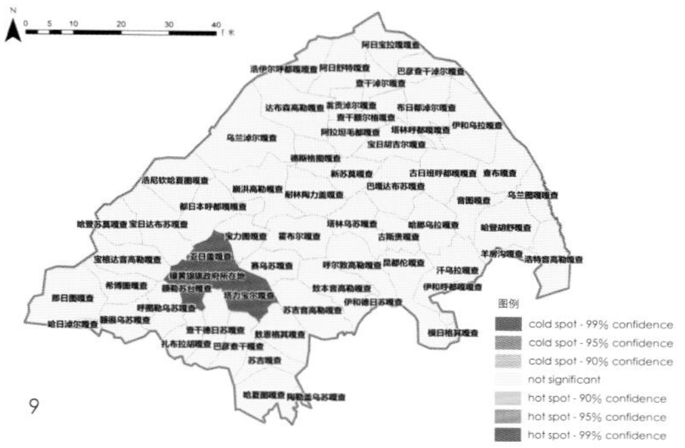

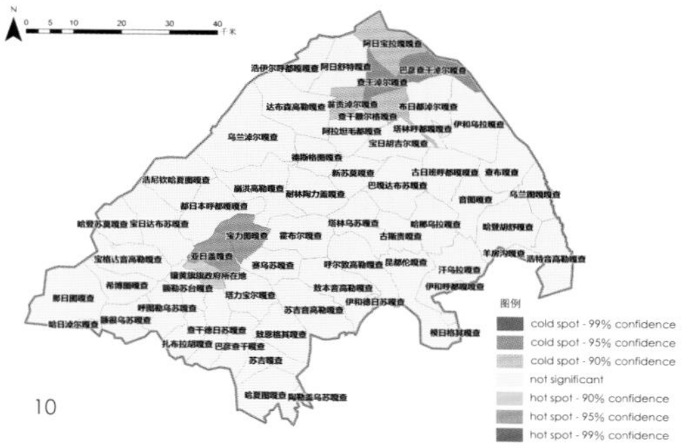

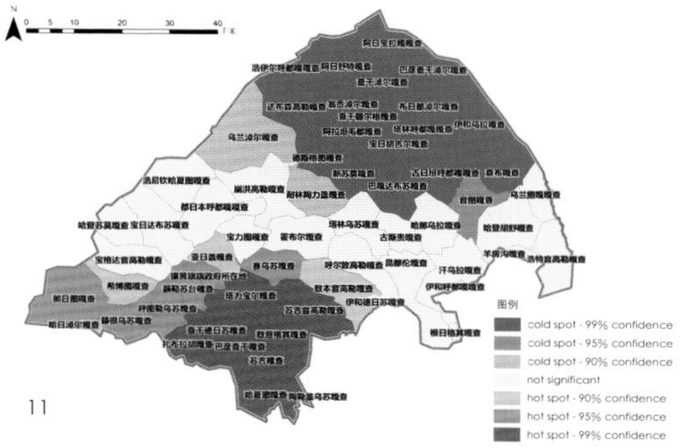

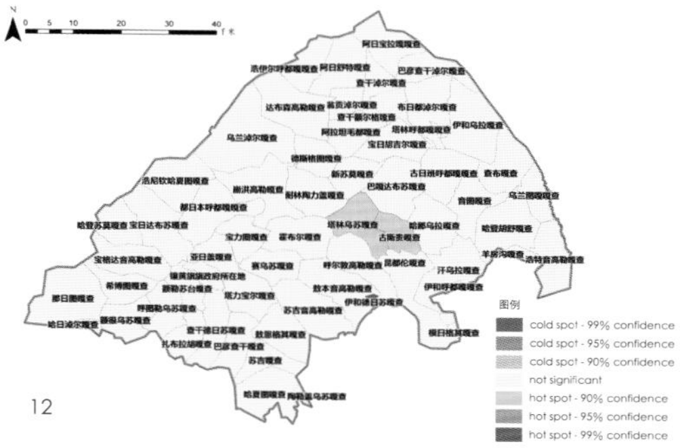

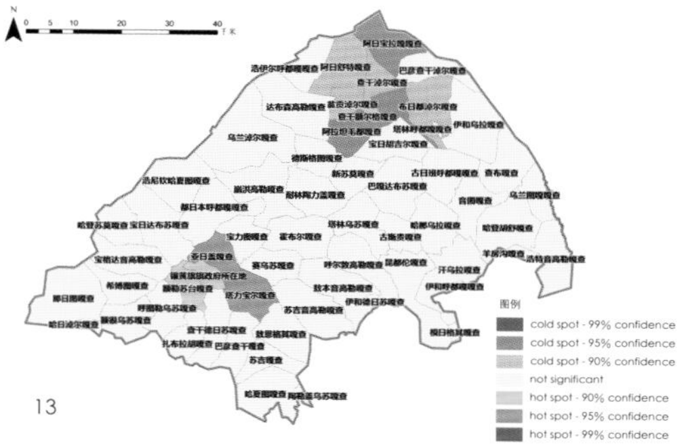

“乡村振兴”战略落实的重要空间抓手，在牧区人居环境提升方面具有不可替代的地位。草原聚落应在保证生态环境质量的基础上，以提升草原聚落人居环境为主要任务，经济发展是人居环境提升的基础保障，三者之间如何协同发展、统筹推进应作为进一步研究与实践的重点。

参考文献

[1]徐广亮. 生态导向的草原聚落适宜规模及布局研究[D]. 呼和浩特：内蒙古工业大学, 2017.

[2]康美. 呼伦贝尔草原聚落空间特征研究：以新巴尔虎左旗为例[D]. 呼和浩特：内蒙古工业大学, 2016.

[3]饶会林. 试论城市空间结构的经济意义[J]. 中国社会科学，1985：49-58.

[4]薛东前，姚士谋，张红. 关中城市群的功能联系与结构优化[J]. 经济地理，2000：52-55+6.

[5]赵莹. 大城市空间结构层次与绩效[D]. 上海：同济大学，2007.

[6]陈睿. 都市圈空间结构的经济绩效研究[D]. 北京：北京大学，2007.

[7]彭坤焘. 提升城市住房市场宏观调控的绩效：空间视角的分析[J]. 城市规划，2008：21-27.

[8]李雅青. 城市空间经济绩效评估与优化研究[D]. 武汉：华中科技大学，2009.

[9]刘耀彬，杨文文. 基于DEA模型的环鄱阳湖区城市群空间网络结构绩效分析[J]. 长江流域资源与环境, 2012：1052-1057.

[10]刘志涛，苏根成. 乡村振兴战略背景下和林格尔县土地资源可持续利用量化评价研究[J/OL]. 内蒙古农业大学学报（自然科学版）：1-12[2019-09-12].

[11]孙斌栋，蔡寅寅. 城市空间结构的经济绩效研究：集中分散的视角[J]. 中国城市研究, 2013：100-111.

[12]刁星，程文. 城市空间绩效评价指标体系构建及实践[J]. 规划师，2015：110-115.

[13]李兰. 基于主体价值的城市空间扩展绩效研究[D]. 西安：西安建筑科技大学，2014.

[14]车志晖，张沛. 城市空间结构发展绩效的模糊综合评价：以包头中心城市为例[J]. 现代城市研究，2012：50-54+58.

[15]王宏亮，郝晋珉，高艺宁. 基于AHP-TOPSIS模型的建设用地利用强度评价及灰色关联分析:以内蒙古为例[J]. 北京师范大学学报（自然科学版），2018, 54:277-283.

[16]冯欢，谢世友，柳芬，等. 基于灰色关联定权Topsis和GIS的重庆市资源环境承载力研究[J]. 西南大学学报(自然科学版), 2017, 39:92-99.

作者简介

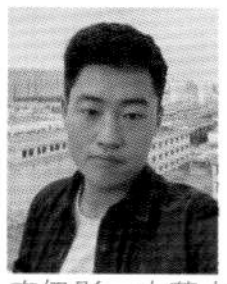

李伊彤，内蒙古工业大学，硕士研究生；

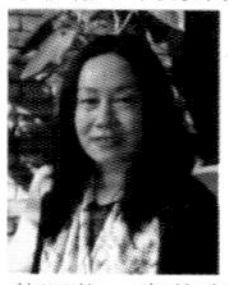

荣丽华，内蒙古工业大学建筑学院，博士，副院长，教授，通讯作者。

8.生态环境冷点热点区
9.生活便捷性冷点热点区
10.草原文化传承冷点热点区
11.牧业生产能力冷点热点区
12.工矿生产能力冷点热点区
13.综合评价冷点热点区

农民工回流：趋势、特征、影响因素及国土空间规划的应对
——以河南省为例

Return of Migrant Workers: Trends, Characteristics, Influencing Factors, and Countermeasures for Territorial Plan
—The Case in Henan Province

王成伟
Wang Chengwei

[摘　要]　在以人为本的使命推动下，对农民工回流趋势、特征以及影响因素的把握有助于提高国土空间规划编制的科学性和实用性。本文以国家卫计委2017年的中国流动人口动态监测调查数据为基础，从是否回流、回流时间和回流地域三个层面探析河南省农民工回流意愿的基本状况，并分析其影响因素和回流趋势，探析其对国土空间规划的影响。研究表明，农民工回流有产业、人口、文化等维度的原因和对县级、乡级和村级不同层面的影响。为了引导农民工有序回流并使空间规划与其需求相匹配，国土空间规划应当致力于推进土地集约利用并形成良好的布局结构，具体可从产业潜力激发、公共服务完善、人居品质提升、城镇村体系优化和空间微生长等多个角度来应对。

[关键词]　农民工回流；国土空间规划；河南省

[Abstract]　Driven by the people-oriented mission, understanding the trends, characteristics and influencing factors of the return of migrant workers can improve the scientificity and practicability of territorial plan. Based on the dynamic monitoring data of China's floating population by National Health and Family Planning Commission in 2017, this paper analyzes the basic situation of migrant workers' return willingness in Henan Province from the perspectives of 'whether to return', 'return time' and 'return region', and analyzes its influencing factors and trends, as well as its impact on the territorial plan. The research shows that the reasons for migrant workers' return include industry, population, culture, and other dimensions, and the impact on the county, township, and village levels. To guide the orderly return of migrant workers and match the spatial planning with their needs, territorial plan should be committed to promoting the intensive use of land and forming a good layout structure, which can be dealt with from various angles, such as stimulating industrial potential, improving public services, promoting the quality of people's living standard, optimizing the urban and village systems and furthering spatial micro-growth.

[Keywords]　return of migrant workers; territorial plan; Henan province

[文章编号]　2020-86-P-050

一、引言

改革开放40年是我国经济发展与城乡要素流动高速推进的时期，回顾这一阶段，以主体功能区规划、国土规划、土地利用总体规划与城乡规划为代表的传统空间类规划发挥了不可忽视的作用，在国土空间的开发、保护、治理等层面取得了历史性成就。然而，这一时期的空间类规划也存在着类型过多、内容冲突、规划意图难以落实等诸多问题，其中最难达成共识的部分就是如何正确应对和推进城乡“发展”的问题。河南省国土空间规划的编制必然要形成真正的“多规合一”，对这一问题做出回应。[1]一方面，国土规划和土地利用总体规划强调底线约束和刚性管控，具有很强的约束导向，[2]在发展的灵活性方面有所欠缺；另一方面大量城市总体规划又执着于土地与人口指标的“增量”，缺少集约意识和实施价值。十九大指出了我国社会的主要矛盾的转变并建立了新的国土空间规划体系，指明了空间规划未来发展的方向。可以说，新的空间规划体系最重要的特征与最根本的使命就是实现国土空间以人为本的高质量发展。[3]

我国的2.87亿农民工群体正是在这一视野下得到广泛关注的对象，他们长期穿梭于城乡之间，在为经济发展做出贡献的同时，也为城乡土地利用带来新的挑战，例如，如何安排其居住空间，如何满足其就业、消费和服务需求等。

农民工在城乡之间的流动是长期[4]、双向[5]且动态[6]的，不仅有大量农村剩余劳动力进入城镇务工就业，同时也伴随着相当数量的逆向迁移流。回溯历史上我国的3次农民工回流高峰可以发现，农民工基本都是因宏观的国家政策和经济形势而被迫回流的。[7]第一次是1989—1991年的清理“盲流”运动，第二次是1998—2000年为缓解城镇下岗职工的就业压力的农民工限制政策，第三次是2008年引起大量企业倒闭的国际金融危机。然而，当前中部农民工"回流"却体现了主动性和长期持续态势，国家统计局发布的《2019年农民工监测调查报告》显示，2019年珠三角、长三角这样传统劳动力净输入地区出现了劳动力的净流出现象。其中，在江浙沪地区就业的农民工5391万人，比上年减少61万人，下降1.1%；在珠三角地区就业的农民工4 418万人，比上年减少118万人，下降2.6%。相比之下，中西部地区吸纳的农民工人数却在持续增加，2019年在中部地区就业农民工6 223万人，比上年增加172万人，增长2.8%。

诸多迹象表明，我国中部地区的吸引力正在不断增强，农民工向中部回流的趋势愈发显现，国土空间规划必须能够适应这样的流动格局并做出合理决策。河南省是中部地区的传统劳务输出大省，但从2011年开始，河南省内农村劳动力转移就业人数就已持续高于向省外输出农村劳动力人数，农村劳动力向省内净回流已成常态。[8]因此，分析河南省农民工回流的趋势、特征和影响因素对于把控河南省未来发展趋

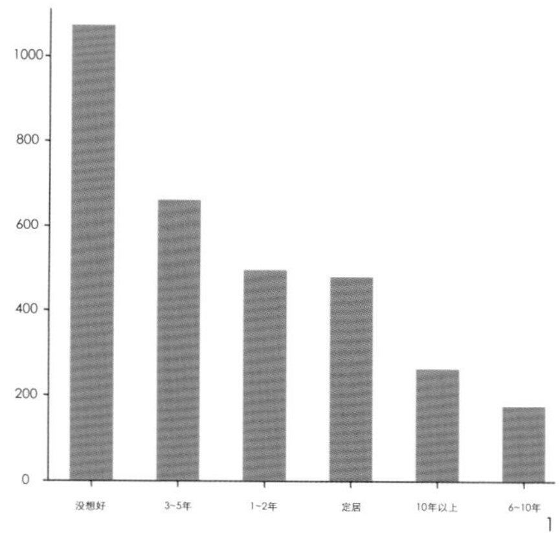

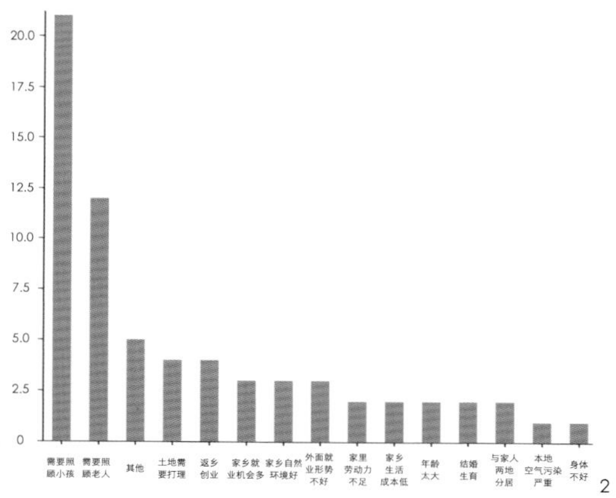

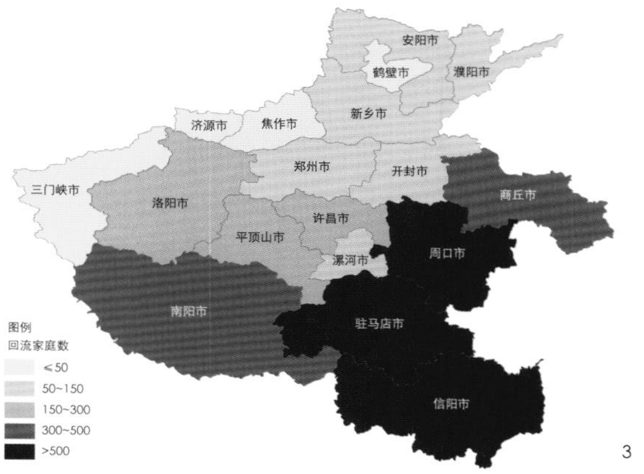

1.农民工回流意愿与回流时间　2.农民工家庭回流原因　3.农民工家庭回流城市分布

势，进一步提高国土空间规划编制的战略性和科学性有着重要意义。

二、研究方法

1. 研究思路

本文主要通过分析农民工回流意愿，以预测未来数年的农民工回流状况。首先就农民工是否回流、回流时间、回流地域三个基本问题做描述性分析，了解新型城镇化背景下中部地区农民工回流意愿的大致情况，分类概括其特征。之后借鉴人口迁移经典理论，[9-13]选取产业导向、就业与支出、生命周期划分、是否举家流动、学历水平几项指标作为自变量，以是否回流、回流时间和回流地域三个指标作为因变量，[14]借助交叉列联表分析其相关性，了解不同影响因素对农民工回流意愿的影响。最后基于前两个步骤得到的结论延伸讨论，多角度归纳农民工回流之“因”与“果”，提炼农民工的需求模式，并结合河南省的实际情况，提出空间规划的应对之策。

2. 数据来源

使用国家卫计委2017年的中国流动人口动态监测调查数据，只保留了第一流动人（以下简称“户主”）户籍为河南省农业户口且流动原因为“务工/工作和经商”的样本；剔除有缺失值的样本后，最终纳入模型的户主共3 549人（其中，打算回流样本为735人），全部样本量为11 685人（默认其他家庭成员随户主迁移，打算回流样本共计2 013人）。数据的调查时间为2017年，对该数据的分析可及时反映当前我国农民工回流的趋势、特征及其影响因素。

三、农民工回流的趋势与特征

1. 是否回流：意愿较高，区域差异明显

首先计算农民工家庭计划回流的比例，回流意愿根据题“314今后一段时间，您是否打算继续留在本地”进行测量，并且筛选出这些家庭的原始流出地进行比较，观察农民工回流的区域差异。

计算得知，计划在本地定居的农民家庭仅479个，占15.2%，回答“没想好”的家庭有1 071个，占34.04%，其他绝大部分农民家庭都有回流意愿和打算。而在原始流出地河南省各市的农民工家庭选择回流的数量差异很大，计算回流周口的农民工家庭有672个，而选择回流鹤壁的农民工家庭仅有21个，前者是后者的32倍，区域差异明显。回流家庭数量比较多的市主要集中在河南省的南部，尤其是秦岭淮河线以南的城市，如信阳、驻马店等，对农民工回流的吸引力很高。特别的是，省会城市郑州是河南省经济最发达的城市，然而其回流家庭数在省内仅排名倒数第五，说明其对农民工回流的吸引力并不高。

2. 回流时间：未来五年内大批回流

回流时间根据题“如果您打算留在本地，您预计自己将在本地留多久”进行衡量。在有计划回流的农民工家庭中，有41.5%的农民工家庭打算3.5年内回流，31%的农民工家庭打算1~2年内回流（近期回流），说明农民工家庭对在工作地长久居留的意愿不高。

3. 回流地域：4/5回流至农村，1/5回流到县、乡镇政府所在地

回流地域通过题“317如果您不打算留在本地，您是选择返乡还是去其他地方”和题“320您打算回到家乡的什么地方”进行测量。统计结果表明，在回流家庭中，选择返乡的占62.6%，占据绝大多数。而回流到其他地方的农民工家庭中，68.7%计划回流到农村，13.4%计划回流到县政府所在地，9%计划回流到乡镇政府所在地。

4. 回流原因：主要为了照看亲人

回流原因通过题“319您打算返乡的最主要原因是什么”进行测量。统计结果表明，农民工家庭回流的原因主要是照顾小孩和抚养老人，占到将近50%。其次是为了返乡创业和打理自家土地。因为农民工自身年龄、身体、个人偏好等原因选择回流的农民工家庭数量最少。

5. 主要困难：身在城里为钱发愁，心在家中为亲人担忧

通过题“311目前在本地，您家主要有哪些困难”和“312目前在您老家，您家主要有哪些困难”来衡量，由于回流是农民工主动选择的结果，将前一个题目的选项解读为城市的推力，而后一个题目的选项则解读为农村的拉力。

感到自己在本地没有困难的农民工家庭占51.1%，而认为本地有困难的农民工家庭中，困难的体现是多样的。最重要的原因是收入太低、买不起房子、生意不好做等经济收入方面的问题。感到自己在老家没有困难的农民工家庭占60.9%，其余家庭大多是因为家人两地分居有老人赡养、子女照看等困难。

四、农民工回流的影响因素

1. 产业导向：所在行业与产业导向越一致，越

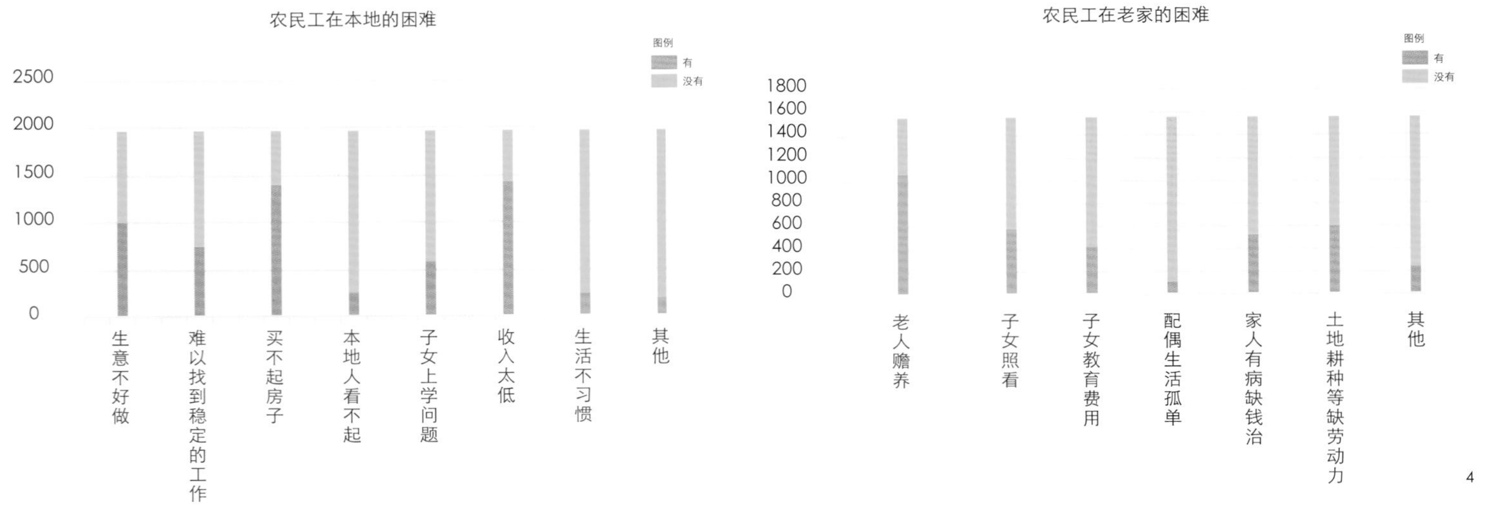

4.农民工在本地和老家的困难

容易有回流意愿，但并不显著

在2013年发布的《河南省人民政府关于加快推进产业结构战略性调整的指导意见》中，河南省构建产业结构战略性调整的总体目标为建成具有较强竞争力的先进制造业大省、高成长服务业大省和现代农业大省，对各类型产业有比较全面的部署。其中，大力发展的制造业类型有电子信息、装备制造、汽车及零部件、食品、现代家居、服装服饰等高成长性制造业；生物医药、节能环保、新材料、新能源等战略性新兴产业，引导转型升级的有冶金、建材、化学、轻纺和能源工业等传统行业。将文件中的制造业、服务业和现代农业导向门类与农民工的所属行业进行对比，用以衡量产业导向对农民工回流的作用与价值。（表1）

从是否回流来看，所属行业与产业导向一致的农民工“打算回流”的比例高于与产业导向不一致者，从回流时间来看，打算“2年内回流”的比例与产业导向一致者高于与产业导向不一致者，打算“3年后回流”的比例则是前者低于后者。从回流地域来看，与产业导向一致者打算“回原居地”的比例高于与产业导向不一致者，打算“回乡镇、区县政府所在地”的比例也是前者高于后者，但这一差异在统计上不显著。由此可知，所属行业与产业导向一致，对其外出务工的农民工具有一定的拉力。

2. 收入与支出：高收入和高支出的农民工回流意愿相对较低

农民工的回流意愿受到家庭收入与支出的影响。收入高于平均值的农民工有1.88%打算回流，20.29%打算近期回流，65.63%打算回原居住地；收入低于平均值的农民工有3.18%打算回流，20.79%打算近期回流，67.65%打算回原居住地。前者较后者分别低1.30%，0.5%，2.02%。支出低于平均值的人员“打算回流”“近期回流”和“回原居地”的比例分别为3.17%，25.19%，66.67%，分别高于支出高于平均值的人员这一比例。所以，总体上，高收入和高支出会降低回流意愿，相比低收入和低支出人员倾向于不回流、不近期回流和不回原居地。

3. 生命周期划分：老生代农民工比新生代农民工更倾向于回流

一般来说，18~35岁的劳动力比18岁以下和35岁以上的劳动力更愿意流动，前者被称为“新生代农民工”，后者被称为“老生代农民工”。老生代农民工“打算回流”和“回原居地”的比例更高，尤其回原居地的比例要比新生代农民工高19.33%。但对于回流时间而言，老生代农民工往往还在犹豫，或者倾向于3年后再回流。

4. 是否举家流动：非举家流动的农民工更容易有回流意愿

对比并观察举家流动和非举家流动的农民工，可以发现两者回流意愿的差异非常显著，可以说非举家流动的农民工更“恋家”。非举家流动的农民工“打算回流”的比例比举家流动的农民工高2.39%，“近期回流”的比例高8.14%，“回原居地”的比例高14.06%。非举家农民工的“恋家”不仅受到家庭成员是否团聚的影响，而且还具有典型的时间和空间属性。

5. 学历水平：学历更低的农民工不一定更有回流意愿，但更容易回原居地

俗话说“人往高处走”，通常人们认为，学历更高的人会倾向于定居城市。但数据分析显示，高学历农民工“打算回流”的比例比低学历者高1.2%，“近期回流”的比例比低学历者高0.8%，说明这一说法可能并不符合农民工的情况，学历高的农民工作为村庄“能人”甚至可能比低学历的农民工更愿意回流。

对回流地域的分析表明，学历更低的农民工计划回原居地的比例更高，且“没想好”的比例更低，这一选择已经是农民的固化思维。

五、国土空间规划的应对

1. 农民工回流之“因”

农民工回流有多维度之“因”。人们总是将农民工群体比作“候鸟”，这是因为农民工在整个打工过程中，一直进行着生活状况的比较和迁移意愿的抉择[15]。在横向的差异性地理空间层面，农民工的生活状况比较和个体决策除了受到宏观经济社会环境相关之外，与自身属性、家庭结构、思想观念这些微观因素也不可分割，除此之外还受到诸多不确定性的影响。在纵向的个人生命史层面，农民工的生活状况比较和迁移意愿抉择则更多受到当前个人实力与过去的对比、当前生活环境、家庭团圆状况与过去对比的影响。这些考虑转化到影响国土空间规划的实际维度上，主要包括以下四点：

产业维度，前文已经证实了产业导向与农民工所

表1

变量与农民工回流意愿的交叉列联表分析

变量名称	变量类别	是否回流			回流时间			回流地域		
		打算回流	不打算回流	没想好	2年内回	3年后回	没想好	原居地	乡镇或区县政府	没想好
所属行业是否与产业导向一致	与产业导向一致	2.90%	81.11%	15.99%	*23.16%*	*34.87%*	*41.97%*	*64.58%*	*14.58%*	*20.83%*
	与产业导向不一致	1.98%	78.19%	19.83%	*19.21%*	*35.67%*	*45.12%*	*62.07%*	*13.79%*	*24.14%*
家庭收入	高于平均值	1.88%	85.21%	12.91%	20.29%	38.28%	41.42%	65.63%	31.25%	3.13%
	低于平均值	3.18%	75.52%	21.30%	20.79%	32.60%	46.62%	67.65%	7.35%	25.00%
家庭支出	高于平均值	2.15%	83.35%	14.50%	15.30%	37.57%	47.14%	*67.57%*	*21.62%*	*10.81%*
	低于平均值	3.17%	75.44%	21.39%	25.19%	32.50%	42.30%	*66.67%*	*11.11%*	*22.22%*
生命周期划分	老生代农民工	2.96%	77.06%	19.98%	17.51%	34.64%	47.85%	76.47%	7.84%	15.69%
	新生代农民工	2.46%	80.91%	16.63%	22.87%	35.02%	42.11%	57.14%	22.45%	20.41%
是否举家流动	举家流动	1.61%	79.21%	19.18%	16.71%	36.04%	47.26%	57.58%	15.15%	27.27%
	非举家流动	4.00%	79.07%	16.94%	24.85%	33.57%	41.59%	71.64%	14.93%	13.43%
学历水平	中专及以上	3.61%	81.93%	14.45%	*21.21%*	*38.39%*	*40.40%*	50.00%	16.67%	33.33%
	中专以下	2.41%	78.28%	19.31%	*20.41%*	*33.82%*	*45.77%*	74.29%	14.29%	11.43%

注：卡方检验显示，表中各自变量与回流意愿的交互分析在统计上具有显著性（斜体内容除外）

在行业的匹配度的影响，但其实除了城镇工业产业门类、技术门槛以及工资水平能够大幅度影响农民工的流动去向之外，一些例子还表明，农业的现代化（一定程度上也可以转化为农业的工业化）与返乡创业的机遇也产生了一部分对农民工回流的引力，“回流原因”里的部分选项也证实了这一点。

人口维度，生命周期划分和是否举家流动都是微观家庭决策的反映，扩展到宏观层面，河南省的劳动力人数、老龄化水平是微观家庭做出共性决策的内在源头，而村庄留守人员的数目更是影响巨大，对“回流原因”和“主要困难”的调研结果也证实，尽管被金钱限制了返乡的脚步，但是家中的父母与妻儿总是时时牵引着游子的思乡之情。

文化维度，尤其是村庄熟人社会的攀比压力与孝道观念，是农民工往返于城乡的重要主观动因，这一点对于传统的劳务输出大省而言更为显著。一般而言，劳务大省的村庄都鼓励新生代农民工外出“闯荡”，并且希望老生代农民工“落叶归根”，这是村庄为了维持自身可持续发展的本质使然。结合以往学者的研究，并从老生代农民工比新生代农民工的回流意愿高出将近2个点来看，这一因素仍然在发挥作用。

服务与资源维度，伴随着城乡统筹工作和城乡空间等值化发展的持续推进，农村的生活环境品质和公共服务条件一直在逐步改善。如果说改革开放初期，“市民”的身份要比“农民”的身份抢手很多的话，那么至少今天，这一差距正在逐渐缩小，农民工的不完全市民身份也使得城市的公共服务看起来并不那么诱人。与此同时，老家的耕地也是农民工心中不可浪费的生产要素，产生了一定的吸引力。在“主要困难”这一问的选项中，认为在本地“子女入学困难”的人占到30.2%，认为老家“土地耕种等缺劳动力”的人占到38.3%，反映了农村老家在空间维度具备拉力。

2. 农民工回流之“果”

农民工回流有多层次之“果”：

“是否回流”“回流时间”“回流地域”三个问题的分析结论有助于我们把控农民工回流的意愿并预测农民工回流的时间范围、地域范围。

按抽样比例估算，河南省未来五年内将迎来约410万~790万回流农民工家庭，这可能会成为未来国土空间规划的基础性参考数据之一。其中，秦岭淮河线以南的城市将迎来至少270万。在未来5年回流农民的城乡分布上，农村将接受至少310万农民工，县政府驻地至少60万，乡镇政府驻地至少40万。在年龄分布上，稳定回流的老生代农民工约185万~360万，动态回流的新生代农民工约220万~430万。在学历分布上，中专及以上高学历农民约100万~190万，中专以下低学历农民约300万~600万。这批农民工经历了城市洗礼，有了更加丰富的生活与工作经验，普遍具有较为深厚的传统观念，对家人非常关心，未来将成为推动县域发展的重要力量。

在县一层，农民工回流将为县城建设带回一部分较为年轻、收入和学历水平较高的“中坚劳动力”和另一部分在城市务工多年、希望与家人团圆并过上城市化的惬意生活的老生代农民工，他们未来的结婚、生子、养老等生命活动将在县城继续，伴随着相当程度的就业、消费与服务需求，形成对县域城镇化水平的促进，同时也会对公共服务提出更高要求。

在乡一层，乡镇政府驻地同样也会迎来一定的人口回流机遇，只是在总量和质量上都要明显逊色于县城。但是由于在这一层级，受到日常出行距离的影响，镇与村的联系本身就非常紧密，农民工回流农村的人数庞大，加上农民兼业生产具有普遍性，所以回流的影响在镇村体系方面可能更为显著。例如，出于对居住条件愿望的改善，回流农民虽然回归宅基地，但同时也有可能落脚至重点镇和特色镇；或者出于辛勤劳作的习惯和工商业兼业的需求，回流农民工选择白天在镇上务工，晚上回到农村家中居住，等等。

表2 河南省各地市产业结构类型划分

类型划分	地级市	第一产业比重（%）	第二产业比重（%）	第三产业比重（%）
服务业发展型（三产比重≥50%）	郑州市	1.45	43.88	54.67
	洛阳市	5.11	44.55	50.34
工矿/服务业过渡型（一产比重<15%，二、三产比重相当）	开封市	13.64	38.76	47.60
	平顶山市	7.53	47.62	44.85
	安阳市	8.15	46.15	45.70
	新乡市	8.96	47.85	43.19
工矿业发展型（一产比重<15%，二产比重大于50%）	焦作市	5.69	56.58	37.73
	鹤壁市	6.97	62.93	30.11
	濮阳市	9.91	50.62	39.47
	许昌市	5.24	57.76	37.00
	漯河市	8.97	59.94	31.09
	三门峡市	7.79	55.11	37.09
	济源市	2.94	64.82	32.24
农业发展型（一产占比≥15%）	南阳市	14.69	41.37	43.94
	商丘市	15.98	41.34	42.68
	信阳市	18.69	37.59	43.72
	周口市	16.71	45.13	38.17
	驻马店市	17.41	39.05	43.54

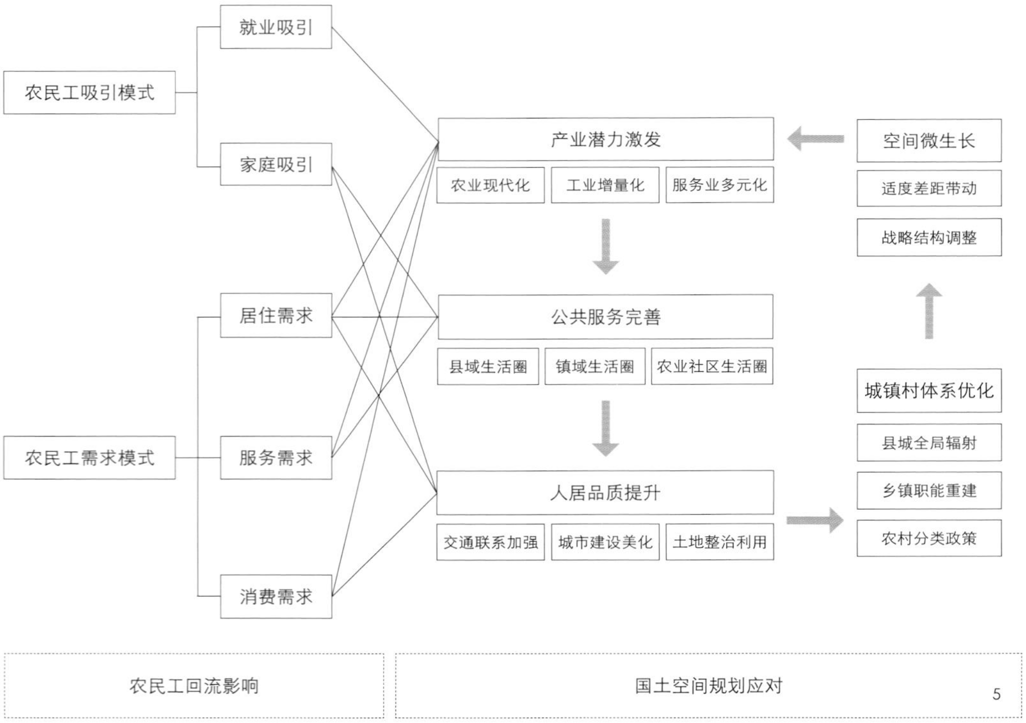

5

在村一层，农民工回流将带回一大批走南闯北、具有多年务工经验的乡村“能人”，为乡村产业发展带来机遇，部分地改善乡村的空心化状况。在宅基地和耕地层面，回归的农民工可能会通过租赁和使用行为加强土地的集约性。总体上，回流的农民工将有助于达成乡村“人、地、产”的协调与平衡状态。

3. 农民工吸引模式与空间规划应对

为了引导农民工有序回流，推进县、乡、镇、村的发展，需要结合农民工回流的影响因素探讨可能的农民工吸引模式，并以空间规划的具体策略形成应对。

农民工吸引模式主要可分为就业吸引和家庭吸引，前者是农民进城务工的推力不足所致，后者则是农民工主观回流的拉力较强的体现。河南省是传统农业大省和新兴工业大省，在产业结构升级调整上的潜力尚未被完全激发，回流的农民工恰好可以对改变这一现状有所贡献。根据前文分析，计划回流到秦岭淮河线以南的农民工人数远大于计划回流到该线以北的农民工人数，这一空间结构与常规认识中以郑州为重心的集聚状态大相径庭。分析显示，秦岭淮河线与河南省产业结构的空间分布关系密切。数据表明秦岭-淮河线以南的南阳市、商丘市、信阳市、周口市、驻马店市的一产占比全部大于15%，基本可以归为农业发展型；而该线以北的大多数城市都属于二产比重大于50%的工矿业发展类型，或二、三产比重相当的工矿业向服务业过渡类型，仅郑州市和洛阳市的三产比重大于50%，属于服务业发展型（表2）。从回流人数来看，回流到农业发展型地级市的人数最多，回流到服务业发展型地级市的人数次之，回流到工矿业发展型地级市的人数最少，说明农业仍然是河南省吸引农民工就业的最重要部门，服务业（通常主要是工商业）的发展也有一定吸引力，相比之下，河南省的工业发展并没有达到能对外出农民工产生明显吸引力的程度，这或许也是许多农民工对是否回流摇摆不定的主要原因之一，也侧面说明了北部虽然有不少经济发达的地市，但在城乡统筹方面仍有短板。另一方面，数据也证实农民工所在行业与产业导向越一致，越倾向于回流，说明激发产业潜力与吸引农民工回流是一个可以相互促进的过程。因此，河南省在国土空间规划中应该着重推进农业的规模化与现代化，提升农业发展型地市的宜居宜业水平，并以此进一步提升其对回流农民工的吸纳能力、激发河南作为传统农业大省的转型潜力；在此基础上，继续推进工业增量化和服务业多元化，以加快秦岭淮河线以北地市吸纳回流农民工的进程，着重提升其城乡统筹能力。

在家庭吸引这一层面，农民工回流主要是对过去略显激进的城镇化形成后果的一种弥补，减少跨地域家庭在我国的传统文化里有着重要意义，有助于提升回流农民工的幸福认知。子女上学、夫妻团聚、老人赡养是外出务工的广大农民工的共同愿望，国土空间规划中必须要在提供就业的同时完善公共服务设施，才能够顺利减少农村留守人员的数目，让农民工家庭有获得团圆和稳定的机会。

4. 农民工需求模式与空间规划应对

回流农民工作为一种特殊群体，有自身的独特需求，主要可分为居住需求、服务需求、消费需求三个层面，这三类需求都在多年城市务工的经历之上，在城乡与个人生活史的对比之上，需求水平达到更高标准。例如，回流之后的农民工通常不再满足于居住在破旧的老宅中，而是希望在新村甚至镇区购置房屋，至少也是修缮当前住宅；又如，许多新生代农民工回流并结婚生子之后，比父辈更加重视教育，开始希望子女能够获得和城里孩子同等的教育条件。在消费上，变化也比较显著，主要就是见识过城里的“花花世界”并且有足够的闲钱之后，回流农民工的享受型消费需求变强了。相应地，这三类需求对县域的产业、公共服务和人居品质也都提出了新的要求。

立足于国土空间规划的视角，为了提升这三个方面的综合水平，必须要协调好开发与保护的关系，盘活资源、重塑动力。河南省的国土空间规划应该要推进土地集约利用并形成良好的布局结构，为了完成这一任务，可以在推进产业机构调整和公共服务完善的同时，借助推进国土空间整治利用和城镇村体系优化两样工具，调整空间布局使其与产业结构更好地耦合。在城镇村体系优化方面，应当要考虑到河南省不同地区地理环境差异和交通出行条件的影响。由于日常出行距离的限制，不同地区县城、乡镇与农村的职能分工都会有所差异，以平原区为例，县城应该起到全局辐射作用，乡镇则不应当仅仅起到与县城略显重复的公共服务职能，而是应当承担起“企业发生器”的作用，在职住层面加强与农村腹地的联系。

回流农民工或许有助于在当前百强县市和百强、千强镇集聚的环郑州区域之外，通过产业结构调整的适度差距带动空间结构优化升级，形成“空间微生长”效应。这种“微生长”不是要延续过去的“增量”思路，而是要统筹考虑“人、地、产”三要素，在产业优先的前提下推进耕地整治、撤村并点和构建农村新型社区。随着产业升级尤其是农业现代化水平的提升，“空间微生长”的思路应当始终致力于通过微小的增量，形成县域土地的高效、集约利用格局。具体做法上，可结合企业的战略布局，尤其是“三农”和制造业龙头企业以及返乡创业企业的成长和牵引作用展开。

此外，由于回流农民工普遍在文化观念上有传统坚持和乡土特色，并且计划回原居地的比例非常高，在他们身上甚至可以看出一些“耕读文化”的影子，只不过这里的“读”不仅是读书，更多是经历城市的洗礼和淬炼。在一定的有意识引导下，回流农民工更容易接受并致力于塑造在地的文化特色。我们有理由相信，在河南省以郑州为中心的南北双轴之外，回流农民工或许可以帮助基层县、乡、村单元走出一条差异化的、文化特征鲜明的“涌现”之路。

（感谢张立老师对本文的指导，感谢课题组成员李雯骐、何熠琳、李一姣提供的支持和帮助）

参考文献

[1]王星. 河南加快推进全省国土空间规划编制[J]. 资源导刊, 2020, 10, (10).

[2]林坚，吴宇翔，吴佳雨，等. 论空间规划体系的构建：兼析空间规划、国土空间用途管制与自然资源监管的关系[J]. 城市规划, 2018, 11-19.

[3]孙雪东. 国土空间规划的使命：塑造以人为本高品质的国土空间[J]. 资源导刊, 2019, 24-26.

[4]戚学祥. 新时代的农民工回流：逻辑、错位及其平衡——基于安徽、贵州、江西三省的调查[J]. 天津行政学院学报. 2020: 72-80.

[5]Ravenstein E G. 1885. The Laws of Migration. Journal of the Royal Statistical Society of London, 48(2) :167-235.

[6]王利伟，冯长春，许顺才. 传统农区外出劳动力回流意愿与规划响应：基于河南周口市问卷调查数据. 地理科学进展，2014（7）：990-999.

[7]袁方，史清华，卓建伟. 农民工回流行为的一个新解释：基于森的可行能力理论[J]. 中国人力资源开发，2015（1）：87-96.

[8]新华网. 河南农民工返乡创业人数已达81.42万人，[EB/OL]. http://www.xinhuanet.com/local/2017-05/12/c_1120962928.htm,2017-05-12/2020-07-15.

[9]Junge V, Diez J R and Schatzl L. 2015. Determinants and Consequences of Internal Return Migration in Thailand and Vietnam. World Development, 71: 94-106.

[10]白永秀. 城乡二元结构的中国视角：形成、拓展、路径[J]. 学术月刊, 2012,69-78,69-78.

[11]刘振亚. 发展中国家的人口迁移问题：托达罗人口迁移模型评述[J]. 农村经济与社会, 1990,49-55.

[12]Concyant A and Massey D S. 2002. Return Migration by German Guestworkers: Neoclassical Versus New Economic Theories. International Migration, 40 (4): 5-38.

[13]张晓青. 国际人口迁移理论述评[J]. 人口学刊, 2001, 41-45.

[14]谢永飞，马艳青，李红娟. 新型城镇化背景下流动特征与农民工回流意愿的关系[J]. 热带地理, 2020, 1-16.

[15]张世勇. 返乡农民工研究：一个生命历程的视角[M]. 北京：社会科学文献出版社, 2013: 209.9-263.

作者简介

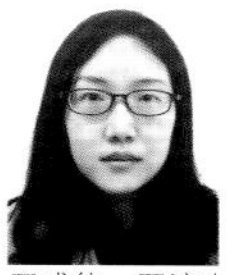

王成伟，同济大学，建筑与城市规划学院，硕士研究生。

5.农民工回流影响的模式提炼与国土空间规划应对

055

技术篇
Chapter of Technique
各省镇村规划技术规范引介
Technical Standard on Rural Settlement Planning of Provinces Introducing

新时期北京市乡镇国土空间规划的实践初探
A Preliminary Exploration of Beijing's Township Territorial Plan in the New Period

施卫良 牛 锐
Shi Weiliang Niu Rui

[摘　要]　党的十九大以来，经济发展由高速增长阶段转向高质量发展阶段，对国土空间规划工作提出了新要求。乡镇国土空间规划是本级政府对上级国土空间规划要求的细化落实，是对本行政区域开发保护作出的具体安排，侧重实施性。文章在供给侧结构性改革、生态文明建设和乡村振兴战略的时代背景下，重点论述乡镇国土空间规划在国土空间规划体系中的传导、引导、指导作用，构建北京市乡镇国土空间规划“1+5+1”的工作体系，探索提出生态要素规划指引、农村产业融合发展用地政策和集体建设用地统筹试点等重点内容，为乡镇国土空间规划工作提供引导和支撑。

[关键词]　乡镇国土空间规划；高质量发展；生态文明；乡村振兴；工作体系；重点内容；北京市

[Abstract]　Since the 19th session of national congress of the communist party of China, economic development has shifted from a stage of high-speed growth to a stage of high-quality development, which has put forward new requirements for territorial plan. Township territorial plan is the detailed implementation of the requirements of the higher-level territorial plan by the government at the same level. It is a specific arrangement for the development and protection of the administrative region, focusing on implementation. In the context of supply-side structural reforms, ecological civilization construction, rural revitalization strategies, this article focuses on the conduction, guidance, and guidance role of township territorial plan in the territorial planning system, and the establishment of Beijing's township territorial plan "1+5+1" work system. Meanwhile focus content of plan guidelines for ecological elements, development land for rural industrial integration policies, and pilot coordination for collective construction land is explored and put forward, so as to provide guidance and support for township territorial plan.

[Keywords]　township territorial plan; high-quality development; ecological civilization; rural revitalization; work system; key content; Beijing
[文章编号]　2020-86-P-056

党的十九大以来，我国经济由高速增长阶段转向高质量发展阶段。国土空间规划作为国家空间发展的指南、可持续发展的空间蓝图，是各类开发保护建设活动的基本依据[1]。北京新版城市总体规划于2017年获得中共中央、国务院批复，2019年，14个分区规划公布实施，压茬推进乡镇国土空间规划工作成为落实总规的重要实施任务。按照新时期新要求，北京市乡镇国土空间规划需要进一步明确自身功能定位，探索确定工作架构和重点研究内容，为下一步乡镇国土空间规划工作提供引导和支撑。

一、北京市乡镇国土空间规划编制的背景

我国经济发展的高质量，是以生态优先、绿色发展为导向的高质量，是农业强、农村美、农民富的高质量。北京市乡镇国土空间规划坚决落实国家发展的整体战略，立足于北京市市情，落实减量提质总体要求，坚持生态优先，助力乡村振兴战略实施。

1. 以供给侧结构性改革推动高质量发展

十九大明确我国社会的主要矛盾已经转化为人民日益增长的美好生活需要同不平衡不充分的发展之间的矛盾，而我国社会最大的不平衡是城乡发展不平衡，最大的不充分是农村发展不充分。[2]主要矛盾是结构性的，归根结底在于供给侧。这就要求我们把改善供给侧作为主攻方向，创造适应新需求的有效供给，破除无效供给，着力提升供给质量，实现由低水平供需平衡向高水平供需平衡跃升，坚持把高质量发展作为确定发展思路、制定经济政策、实施宏观调控的根本要求。北京市作为全国第一个实施减量发展规划的城市，新版北京城市总体规划明确提出到2020年，全市城乡建设用地规模从2017年的2 945km^2减少到2 860km^2，2035年减少到2 760km^2，平均每年减量任务约30km。[2][3]减量发展不是不发展，而是为北京市实现更高质量发展腾挪空间。乡镇地区和集体建设用地是实施减量的重点，乡镇国土空间规划作为北京市“三级三类”规划中的托底性和实施性规划，要把全面传导落实新版总规要求作为一项重要政治任务。

2. 践行“绿水青山就是金山银山”理念

2005年，时任浙江省委书记的习近平同志首次提出了“绿水青山就是金山银山”。党的十八大以来，我国发展更加注重处理好经济发展与生态环境保护的关系，坚持在发展中保护、在保护中发展，保持加强生态环境保护的战略定力，积极探索以生态优先、绿色发展为导向的高质量发展新路子，使良好的生态环境成为经济高质量发展的重要支撑[4]。党的十九大将坚持“人与自然和谐共生”纳入新时代坚持和发展中国特色社会主义基本方略，指出“建设生态文明是中华民族永续发展的千年大计”，奠定了我国新时代生态文明建设的新格局。乡镇地区是北京市域空间的重要组成部分，位于中心城区、副中心、新城外的乡镇地区面积约占市域总面积的82%，包括全市90%以上的林地、80%以上的农田、水域。同时，各类自然资源要素在空间分布上呈现碎片化布局，生态空间布局和结构还需要进一步优化，亟需在规划层面实现生态要素从数量管控向布局优化转变，

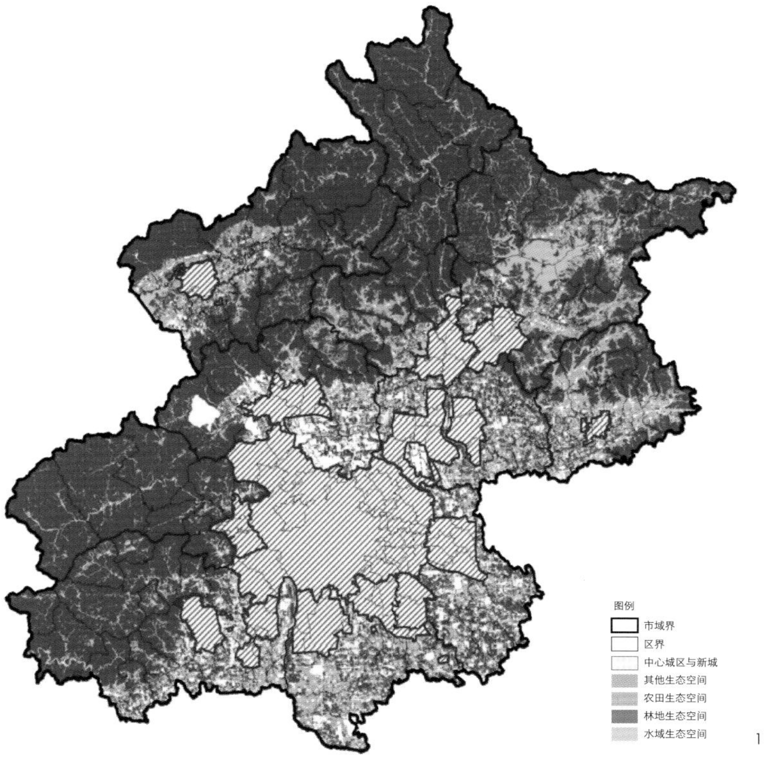

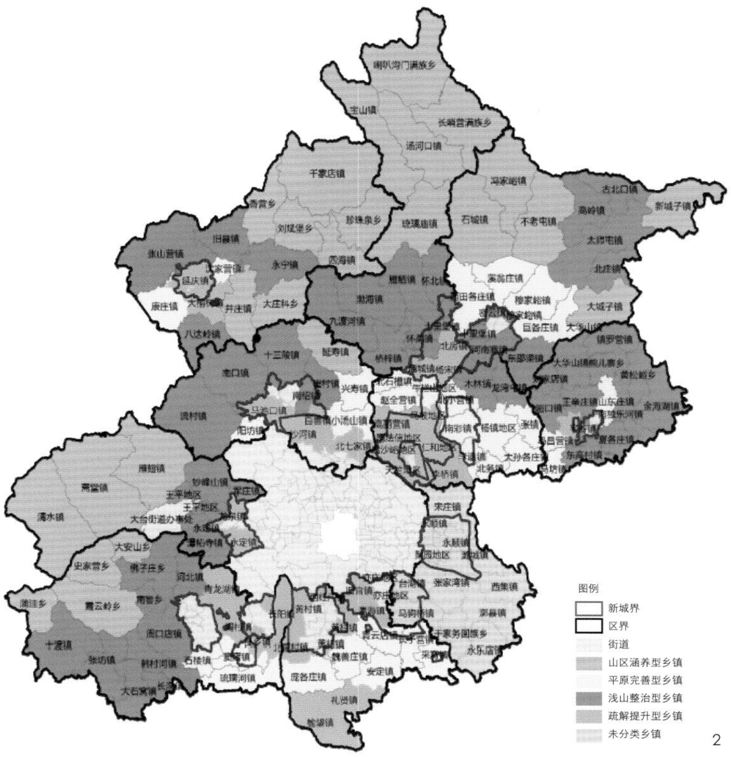

1.北京市乡镇生态空间现状分布图　　2.北京市乡镇分区指导示意图

发挥规划的引领管控作用，提高非建设用地空间保护和利用的科学性。

3. 科学把握乡村振兴战略总体要求

习近平总书记指出，实施乡村振兴战略的总目标是农业农村现代化，总方针是坚持农业农村优先发展，总要求是产业兴旺、生态宜居、乡风文明、治理有效、生活富裕，制度保障是建立健全城乡融合发展体制机制和政策体系。北京市具有“大城市小农业”“大郊区小城区”的空间特点，乡镇国土空间规划工作要自觉站在战略和全局的高度，把城市和乡村作为有机整体进行统筹谋划。以更广阔的空间和时间维度，思考首都乡村地区如何落实“建设一个什么样的首都，怎样建设首都”重大课题，深刻认识乡村规划在建设国际一流和谐宜居之都的美丽乡村中的定位和作用，围绕首都乡村地区如何服务“四个中心”建设等战略研究，深化阐释“和谐乡村、宜居乡村、美丽乡村”的内涵，充分发挥乡村规划在全面推进乡村振兴战略中的的引领作用，坚持农业农村优先发展的总方针，系统对接“产业兴旺、生态宜居、乡风文明、治理有效、生活富裕”的总要求，为乡村“五位一体”全面振兴提供坚实的规划保障。

二、北京市乡镇国土空间规划的工作架构探索

1. 发挥乡镇国土空间规划在“三级三类”规划体系中的传导、引导、指导作用

乡镇是连接城乡的纽带，乡镇国土空间规划是落实全域全空间管控、实现城乡融合发展的重要支撑。要坚决克服重城市轻乡村现象，把城市和乡村作为有机整体统筹规划，着力解决制约乡村发展和生态文明建设的短板问题，充分发挥乡镇国土空间规划传导落实、承上启下、支撑保障的作用。

一是落实刚性传导，建立全域全要素国土空间规划管控体系。按照《中共中央国务院关于建立国土空间规划体系并监督实施的若干意见》的要求，明确乡镇国土空间规划在“三级三类”国土空间规划体系中的功能定位，对接所在区分区规划备案的刚性指标。强化底线约束，落实“三条控制线”的空间管控要求，优化“两线三区”边界，对乡镇战略留白用地进行细化落位，为可持续发展预留空间。充分处理好远期与近期、减量与发展、承上与启下的关系，形成上下闭合、覆盖全域的规划管控体系。

二是坚持统筹引导，完善以乡镇为基本单元的政策集成平台。乡镇国土空间规划要统筹布局生态、农业、城镇等功能空间，落实分区规划对各乡镇的发展定位，明确疏解提升、平原完善、浅山整治和山区涵养等不同类型乡镇的规划引导策略，形成各具特色、差异化发展格局。落实分区规划确定的城乡建设用地总规模，以乡镇为基本单元统筹规划实施，为集约优化布局后的集体产业用地发展方向做好统筹谋划。按照城乡资源统筹的原则，优化乡镇的生态、生活、生产空间，推动城乡一体化发展，努力实现生产空间集约高效、生活空间宜居适度、生态空间山清水秀。

三是加强综合指导，探索符合乡村地区实际的规划实施路径。乡镇国土空间规划是各乡镇开展详细规划、村庄规划和专项规划编制的依据，指导开展规划建设、自然资源保护修复、开发利用等工作。坚持“村地区管”，以乡镇为单元梳理集体建设用地、耕地、林地等底数，形成各类用地指标备案表。坚持以符合规划和用途管制要求为前提，坚持农地农用，管好农村集体建设用地、宅基地、永久基本农田和耕地、生态绿地。创新集体建设用地利用模式，探索建立差异化减量实施策略和路径。

2. 探索构建“1+5+1”的乡镇国土空间规划工作体系

为落实新版北京城市总规提出的任务要求，进一

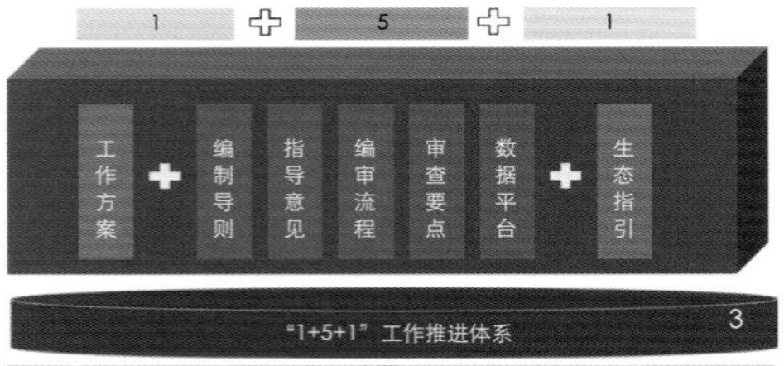

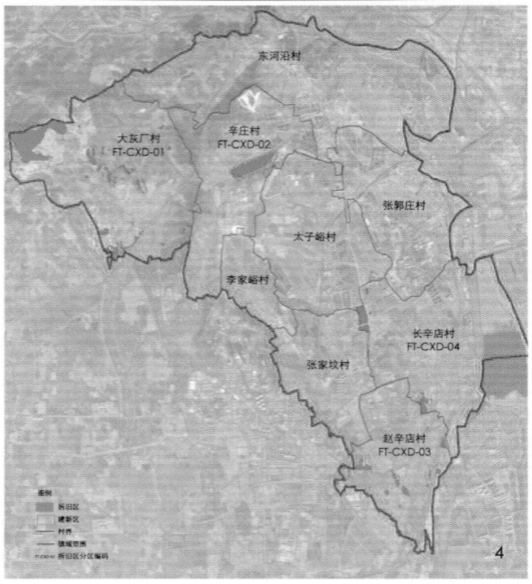

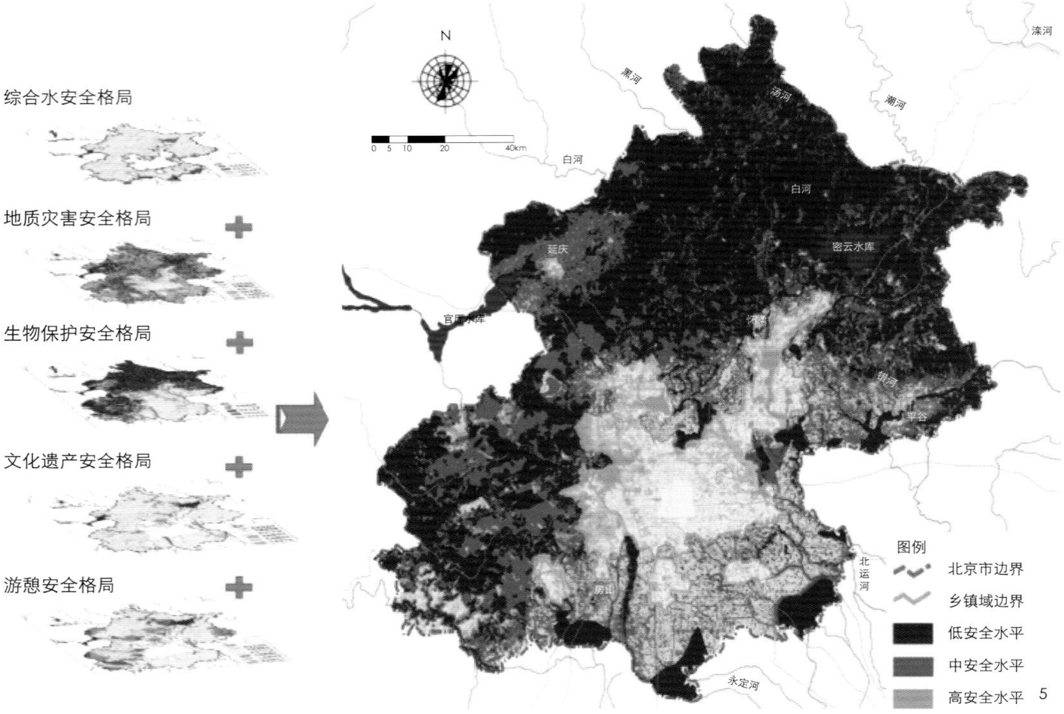

3.北京市乡镇国土空间规划"1+5+1"工作体系　4.北京市丰台区长辛店镇集体产业用地统筹利用示意图　5.北京市乡镇生态综合安全格局示意图

步界定乡镇国土空间规划细化落实分区规划要求，统筹村庄布局、用地减量和生态治理的定位，全面落实建立面向实施、城乡统管的规划编制机制，以制定《乡镇国土空间规划编制导则》为重点，从乡镇规划的工作组织、技术规范、程序优化、重点引导、审查机制、数据支撑和生态指引等方面全面思考，初步建立了"1+5+1"的工作体系，作为系统推进乡镇规划工作的基本架构，即"一个工作方案+一个编制导则、指导意见、编审流程、审查要点、数据平台+一个生态指引"。以工作方案统领乡镇规划编制工作有序推进，以编制导则作为规划编制的基本技术规范，以指导意见规范乡镇国土空间规划编制工作，以编审流程规范规划编制、审查和报批管理工作相关程序，以审查要点明确规划审查人员在审查乡镇规划时的关注内容，并配套建设乡镇国土空间规划数据平台。此外，为进一步加强生态要素管控，出台生态要素规划指引，指导乡镇国土空间规划聚焦非建设用地管控，建立以乡镇为单元的分类、分区生态要素管控体系，构建乡镇生态安全格局。

三、北京市乡镇国土空间规划的重点内容探索

乡镇是保障首都可持续发展的重要生态空间，是实施乡村振兴战略的主要阵地。要牢固树立"绿水青山就是金山银山"的理念，加强"数量、质量、生态"三位一体保护，构建山水林田湖草生命共同体。要以"产业兴旺、生态宜居、乡风文明、治理有效、生活富裕"为总要求，遵循乡村建设规律，完善推动乡村振兴战略的规划保障机制。

1. 从"反规划"到"正规划"：探索研究生态要素规划指引

"反规划"理论主要是针对以开发建设为导向的空间规划带来问题提出的，即先做"不建设的规划"，划定禁止建设区，重点是守住生态基础设施底线。乡镇地区拥有绿水青山等丰富的生态资源，规划的核心是如何发挥其金山银山的生态价值，将生态保护与经济社会发展的"零和博弈"转变为"互惠共赢"。不仅要按"反规划"的思路明确禁止建设的区域，更要通过空间管控和政策引导，统筹非建设用地管控，从简单化、被动式的生态保护规划模式走向全域管控、控用结合的规划，促进生态基础设施的空间优化和质量提升，编制生态要素和生态空间的"正规划"。

在生态文明建设理念下，围绕乡镇规划"1+5+1"的工作推进体系，从生态系统的完整性和可持续性的角度出发，在全市生态空间规划体系的大背景下，重点对接"双评价"的生态专题内容，并与生态保护红线、大林大田等生态空间划定要求进行衔接，梳理和借鉴了目前国内其他省市开展生态空间规划的实践案例，例如上海市"双环、九廊、十区"的生态空间规划、武汉市全域生态空间管控的行动规则、深圳市精细化的分级管控规则等，研究出台《生态要素要点规划编制指引》，以重要的区域性绿色生态空间为重点，摸清生态资源底数，建立"分区+分类"的生态要素管控体系，明确划定重要的生态廊道和生态功能区，发挥乡镇地区生态、景观、游憩、文化等多元价值，优化林地和永久基本农田集中连片布局，形成高中低安全格局有机协调的生态系统，逐步实现生态要素由数量管控向布局优化转变。

2. 从"无序分布"到"融合发展"：探索农村产业发展用地政策

为推动乡村振兴战略，自然资源部等陆续出台了推进农村产业融合发展用地的相关意见，浙江、四川、广东等省据此开展了"点状供地"政策实践，通过农业生产、旅游休闲等项目提供相应建设用地指标，发挥山水林田湖草等生态系统服务价值，获取生态收益，实现生态保护与乡村发展的双赢。

北京市按照"农地农用、农地姓农"的原则，

对于清查出的“大棚房”问题进行分类处置，探索农村产业融合发展用地保障政策。立足于北京市情，借鉴相关省市实践经验，为适应现代农业和农村产业融合发展需要，在乡镇国土空间规划中统筹安排农村公共公益、民生工程、农业生产、农业科研等用地，明确各区应在镇级层面预留乡镇规划城乡建设用地指标（不超过5%），用于零星分散的单独选址农业设施、乡村旅游设施等建设，并合理保障农业产业园、科技园、创业园建设用地需求，促进农村一二三产业融合发展。预留城乡建设用地指标的使用原则、布局要求、使用程序等，须符合市级统一要求，不得占用永久基本农田和生态保护红线，严防变相搞房地产开发。

针对农村产业融合发展用地保障政策如何落地实施后续还需要进行深入研究探索，构建全流程、严监管、可操作的规划实施体系，进一步发挥“生态+”“农业+”促进乡村振兴战略的支撑作用。

3. 从“粗放增长”到“精明收缩”：探索集体产业用地统筹试点

自2017年以来，北京市全面实施以疏解非首都功能为牛鼻子的京津冀协同发展战略，积极疏解与首都战略定位不相符的产业，在缩减产业、仓储等用地占比，腾退低效集体产业用地等方面取得了明显成效。作为疏解整治促提升的重要战场，乡镇地区集体产业粗放经营、无序扩张势头已经扭转，乡镇国土空间规划需要在此基础上，坚持高质量发展，调动自上而下的实施动力，探索“减地不减利”的规划实施路径。

北京市乡镇国土空间规划立足于减量之上的提质增效，立足于本地区生态资源和空间区位优势，探索发挥新市镇、特色小镇和小城镇在服务首都发展战略中的功能，激活集体产业潜能，打造产业增长极。以集体经营性建设用地入市为契机，依托已开展的乡镇统筹利用集体产业用地“一区一镇”试点，整体考虑集体产业用地的调整升级，以用地规模减量为前提，加强“村地区管、乡镇统筹”，允许跨村调整空间布局，改变过去集体产业用地散乱无序的现状，优化提升整合后集体产业用地的区位条件，加快集体产业向高端化、服务化、集聚化、融合化、低碳化的方向发展。在这一理念引导下，丰台区长辛店镇采取“全镇统筹”的方式，统筹乡镇域中全部集体产业用地，将未纳入棚改项目村庄的集体产业用地向集中建设区内的科技园区调整。集体产业用地流转采取“折股分红”的方式，产业收益按建设用地面积折股向村庄进行分红，实现发展红利村镇共享的格局。

四、结语

乡镇是城乡融合的桥梁纽带，乡镇国土空间规划是落实全域全要素管控、实现城乡融合发展的重要支撑，是助力乡村振兴的强大引擎。要基于乡村地区思考“建设一个什么样的首都，怎样建设首都”的重大课题，深入贯彻落实习近平总书记视察北京系列重要指示批示精神，全面实施新版北京城市总体规划，坚持生态优先、城乡统筹，立足首都乡村实际，奋力谱写新时代首都乡村振兴的新篇章。

参考文献

[1]中共中央国务院关于建立国土空间规划体系并监督实施的若干意见[N]. 人民日报，2019-05-24(001).

[2]湖南省中国特色社会主义理论体系研究中心. 实施乡村振兴战略，走城乡融合发展之路[J]. 求是，2018-03-16.

[3]中国共产党北京市委员会，北京市人民政府. 北京城市总体规划（2016年—2035年）[M]. 北京：中国建筑工业出版社，2019.1.

[4]新时代生态文明建设的根本遵循[N]. 光明日报，2020-06-11.

作者简介

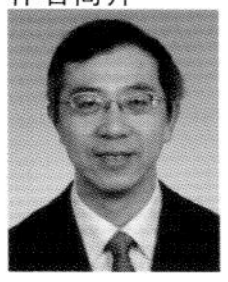

施卫良，北京市规划和自然资源委员会，副主任；

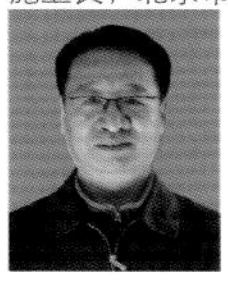

牛　锐，北京市规划和自然资源委员会，总规划师，乡村规划处，处长。

超大型城市郊区乡村规划编制与实施探索
——以上海实践为例

Exploration on the Rural Planning Compilation and Implementation of Megacity Suburbs —Taking Shanghai Practice as a Case Study

顾守柏
Gu Shoubai

[摘　要]　为推进实施乡村振兴战略，优化村庄布局，提高农民居住保障水平，在国务院批复“上海2035”总体规划的基础上，上海加快完善并构建乡村规划体系，推进村庄布局规划和郊野单元村庄规划编制工作，积极探索超大型城市郊区乡村规划编制和实施的实践路径，进而形成具有上海特色的乡村规划编制与实施经验。

[关键词]　超大城市；乡村振兴；规划编制；郊野单元村庄规划；村庄布局规划

[Abstract]　In order to promote the implementation of rural revitalization strategies, optimize the layout of villages, and improve the living standard of farmers, Shanghai speeds up the improvement and construction of rural planning system, promotes village layout planning and Countryside unit rural planning, and actively explores the practical path for the formulation and implementation of rural planning in megacity suburbs, so as to form the experience of the formulation and implementation of rural planning with Shanghai characteristics.

[Keywords]　megacities; rural revitalization; planning compilation; countryside unit rural planning; village layout planning

[文章编号]　2020-86-P-060

一、背景情况

为进一步深入实施乡村振兴战略，根据党中央、国务院和自然资源部、农业农村部相关文件精神和工作部署，上海市委、市政府切实将规划引领作为实施乡村振兴战略的优先议题，加快推进高质量乡村规划编制。国内外不少专家学者也围绕各类乡村规划展开了理论研究和实践：一方面是土地资源利用角度，国外主要是包括德国结合“农村土地整治”工作开展的农村居民点用地整理，美国20世纪80年代通过划定保护区规范并约束农村居民点用地的持续扩张等案例；国内主要有吴次芳、罗士军、师学义等学者关于农村居民点整理潜力路径和测算的研究等。另一方面则是城乡规划布局角度，20世纪80年代初开始，不少学者（龚达麟、卢家睿等）就农村民点规划布局中的集中和分散问题展开研究，当前结合GIS等计算机技术的发展，不少学者（刘晓清、李爽等）转向寻求更加理性的农村居民点布局和村庄规划原则。这些都对上海开展村庄布局规划奠定了较为成熟的“规土合一”的理论基础和经验借鉴。

二、上海乡村规划工作基础

上海历届市委、市政府高度重视城乡一体化发展，始终坚持乡村规划和城市规划的统筹协调、同步推进，在规划编制和管理上不断探索新理念和新方法。自2001年《上海市城市总体规划（1999—2020）》批复以来，上海乡村规划工作大致可分为以下四个阶段。

1. 第一阶段：探索期（2008年以前）

《上海市城市总体规划（1999—2020）》获得批复后，上海市在层层落实、分步实施城市总体规划的过程中，明确了全市1966城镇体系，乡村地区以中心村为载体，推进郊区农民集中居住。2006年，完成全市约600个中心村布局规划的全覆盖。但由于在实施层面缺少土地管理和资金投入等机制保障，该阶段规划实施率普遍较低。

2. 第二阶段：创新期（2008年\—2013年）

2008年，上海市规划和土地管理职能合并，成立市规划和国土资源管理局。之后的几年内，重点推进“两规合一”体系构建，完成区（县）、镇（乡）两级城乡总体规划梳理完善和土地利用总体规划编制工作；同时根据住房城乡建设部全国村庄规划试点要求，积极探索创新村庄规划编制方法，完成了一批村庄规划编制工作。上海市奉贤区四团镇拾村村村庄规划还获得了2013年度全国优秀城乡规划设计奖（村镇规划类）一等奖。

2013年启动新一轮城市总体规划编制工作，明确上海未来面向2035追求卓越的全球城市目标愿景，构建“网络化、多中心、组团式、集约型”的城乡空间格局，同步，结合低效建设用地减量和土地整治工作推进，上海市创新设立郊野单元规划，作为乡村地区的相关工作的规划依据。

3. 第三阶段：过渡期（2014—2016年）

2015年在“十八大”生态文明战略背景下，2.0版郊野单元规划启动编制。上海正处于从“两规合一”向“多规合一”转型、各级2035总规正在编制、“新三线”正在划示的过渡时期，与各级规划的新要求进行衔接是郊野单元规划2.0版升级必然面临的任务。规划关注的重点从农用地整治转向包含生态用地的全地类，形成了城乡“全地类”规划。

4. 第四阶段：完善期（2017年至今）

2017年随着“十九大”“乡村振兴战略”的提出，中共中央《关于建立国土空间规划体系并监督实施的若干意见》提出构建国土空间规划体系，明确村庄规划法定地位，同时“上海2035”总规正式批复。为落实中央要求并适应上海特点，3.0版郊野单元规划启动编制，从镇级土地整治规划转向村庄规划，重点解决规划传导、用途管制依据、建设项目依据、推动实施的问题。构建了“村庄布局规划（总体规划层次）—郊野单元（村庄）规划（详细规划层次）—村庄规划设计（项目实施层次）”三级乡村国土空间规划体系。

2019年，《自然资源部关于开展全域土地综合整治试点工作的通知》要求在国土空间规划的引领下，进行全域规划、整体设计、综合治理。2020年，《中央上海市委、上海市人民政府关于建立国土

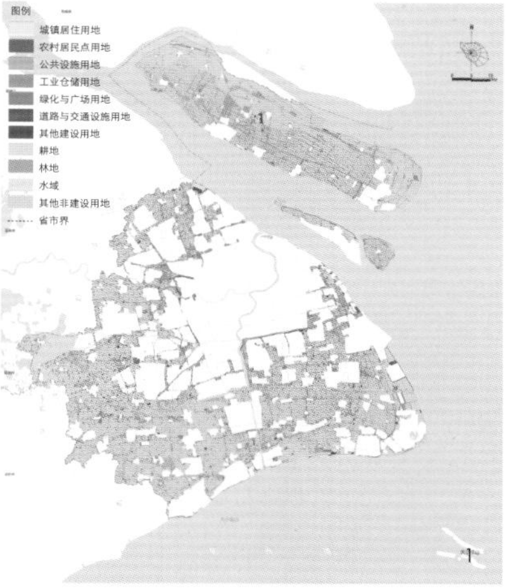

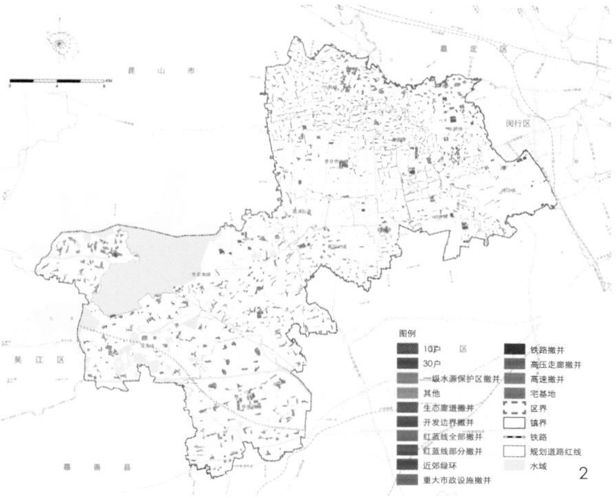

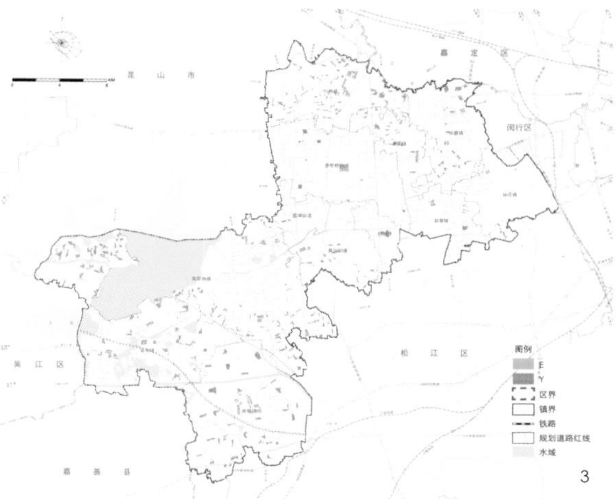

1.上海市2035开发边界外的土地使用现状图　2.青浦区撤并宅基地分布图　3.青浦区村庄布局规划图

空间规划体系并监督实施的意见》提出建立全域全要素国土空间管控体系，完善国土空间用途管制制度，依托“多规合一”规划协同平台，统筹乡村地区各类专项规划，优化村庄用地布局，整合近期建设项目和资金安排，推进国土空间用途管制审批制度改革，实现规划编制、审批、实施、监管全过程管理。因此，郊野单元村庄规划仍在不断优化完善。

三、新时期上海乡村面临主要问题分析

2014年，上海市委二号课题“推进本市城乡发展一体化”，通过详细调研，对新时期上海城乡发展和乡村的现状、问题、瓶颈等做出详细的论述和判断。

1. 农民生产和居住分散现象突出、土地利用效率较低

上海作为超大型城市，人口高度集中、土地等资源供需矛盾突出、环境容量十分有限。本市现状宅基地共约75.5万户，约3.3万个自然村，布局较为零散，乡村地区老龄化、空心化趋势明显，土地集约化利用程度较低，基础设施和公共服务配套困难，效率低下。据统计，全市乡村地区（城市开发边界外）现状农户总数共计约68万户，农村居民点用地规模约336.6km^2，户均综合建设用地占地面积约495m^2，远高于城镇居住用地标准。

2. 乡村规划基础较为薄弱

“1966”城镇规划体系中60个新市镇规划未覆盖到所有镇，600个中心村规划基本未实施，规划指导作用不足；一段时期以来，上海市镇域层面缺少涵盖城乡、统筹兼顾的综合性、实施性规划，缺乏统筹各类规划的空间规划载体和协同编制机制，乡村地区基础信息基础薄弱、历史遗留问题复杂；郊野单元规划开展编制工作后，上述现象得到改善，但受限于规划定位问题，尤其是近期中央明确国土空间规划体系后，乡村规划体系亟待进一步厘清。

3. 乡村配套支持政策缺乏顶层设计

乡村规划实施需要各条线政策的支持，2004年起，本市落实中央要求出台一系列支农惠农政策，但碎片化、聚焦整合不够情况较多，有些政策导向性和精准性不足，间接影响了乡村规划的实施，随着市政府统筹推进乡村振兴战略工作，部分问题已得到解决，但政策顶层设计和统筹仍有待进一步加强。

4. 土地资源紧约束下乡村地区的空间资源亟待挖潜

上海乡村地区普遍存在土地节约集约利用水平较低的问题，2014年2月上海市政府印发《关于进一步提高本市土地节约集约利用水平若干意见》（沪府发〔2014〕14号），制定了“总量锁定、增量递减、存量优化、流量增效、质量提高”的土地利用基本策略，确立了全市建设用地总规模天花板，从而引领上海规划迈向“全域统筹、整体实施”的新阶段，拉开了低效建设用地减量化的序幕。乡村地区的存量工业用地、闲置宅基地等存量房地资源需要分类统筹和布局优化，“山水林田湖”等空间资源价值和利用方式也应得到进一步审视和重估。

四、对策路径构建

1. 构建规划体系

2017年12月，国务院批复了“上海2035”城市总体规划，为深入贯彻党的十九大精神，全面实施乡村振兴战略和“上海2035”，上海结合地区实际情况在乡村地区构建了“村庄布局规划—郊野单元村庄规划—村庄规划设计”的规划体系，对农民集中居住、乡村产业发展、基础设施配套、耕地保护和自然资源管控、近期行动计划等内容，在空间布局和政策路径上作出统筹安排。

村庄布局规划分区、镇两级明确保留（保护）村、撤并村的边界范围，在城市开发边界内和乡村地区分别落实农民集中安置点的布局和规模；郊野单元村庄规划是以多个村庄为单元编制的村庄规划，是各类专项规划划的整合统一，为国土空间开发保护活动、实施国土空间用途管制、核发乡村建设项目规划许可提供法定依据；村庄设计是在上位规划指导下，对村落风貌、乡村建筑、自然景观、公共空间等村庄国土空间开展的详细设计。

2. 加快完成村庄布局规划全覆盖

村庄布局规划在坚持农民相对集中居住的前提下，明确全市各乡镇城市开发边界外的保留（保护）村、撤并村的边界范围，优先撤并市、区2035总规中明确的生态环境敏感区、环境综合整治区中的自然村，规划分三种类型“城镇集中安置区（开发边界内）+农村集中归并点（开发边界外）+农村保留居住点（开发边界外）”保障农民居住空间，优化全市整体乡村空间布局。截至2019年6月，上海市已全面完成村庄布局规划编制工作，实现各区、镇村庄布局规划全覆盖，为实施乡村振兴战略和村庄规划编制打下坚实的基础。

3. 创新编制郊野单元村庄规划

2013年，上海以镇级土地整治规划为基础，创

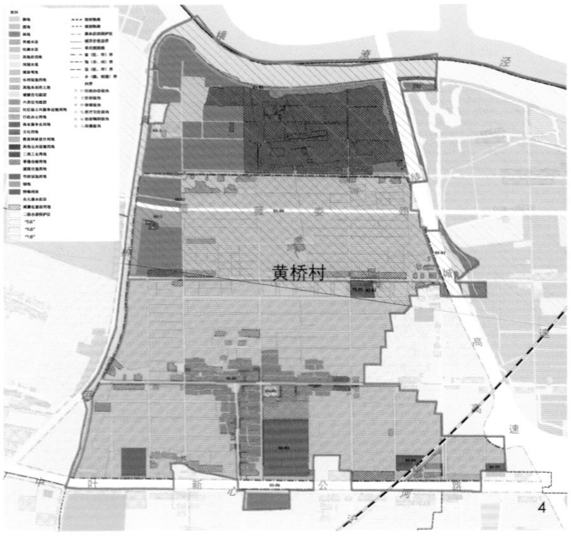

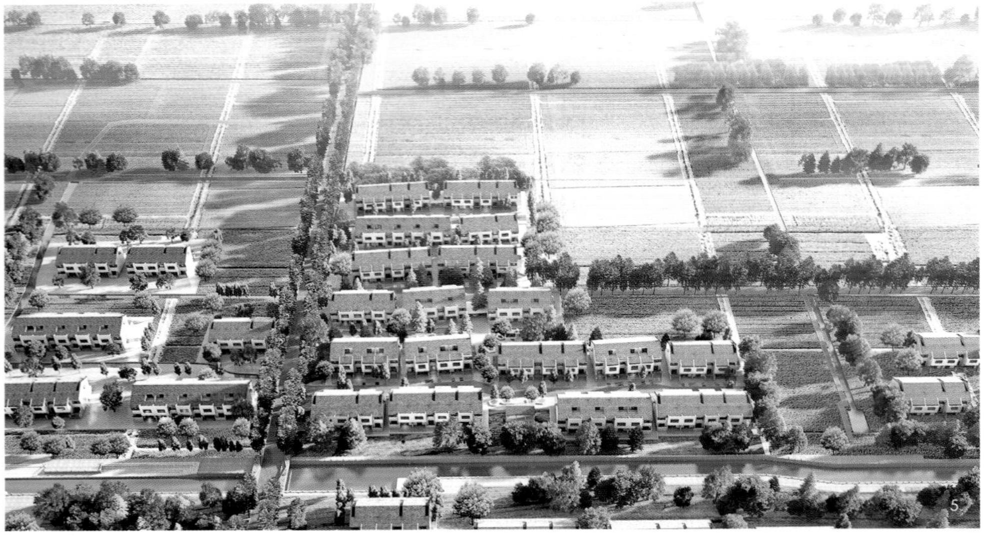

4.上海市松江区郊野单元村庄规划黄桥乡村单元（SJMGJY09）图则
5.松江区农民安置项目设计方案

新设立了郊野单元规划。郊野单元作为集中建设区外的郊野地区实施规划和土地管理的基本地域单位，是郊野地区统筹各专项规划的基本网格，原则上以镇域为1个标准单元，对于镇域范围较大，整治内容、类型较为复杂的可划分为2~3个单元。郊野单元规划的主要内容主要包括三个部分：一是农用地以及未利用地整治的总体安排，包括对田、水、路、林等农用地以及未利用地的综合整理、高标准基本农田建设等内容；二是建设用地整治的总体安排，重点确定集中建设区外现状低效建设用地的分类处置时序和策略，并明确附带建设用地整治规模条件的新增建设用地，也即有条件建设区的结构、规模和布局；三是郊野单元规划作为一个开放性的规划平台，统筹整合农村建设所涉及的各类专业规划，承载规划实施的政策设计、行动安排、资金整合、路径选择等内容，具备实用性、行动性、策略性的特点。传统的村庄规划主要是村庄建设边界内的各类用地进行统一安排和空间设计，主要内容是农村居民点建设。按照国家自然资源管理改革的总体部署和建立统一的国土空间规划体系的总体思路，结合上海地区特点和自然资源管理实际，在乡村地区建立全地类、全要素的国土空间详细规划，覆盖国土空间保护、开发和修复各项内容，为此在深入评估和研究的基础上，将原郊野单元规划和村庄规划内容进行系统整合，构建了郊野单元村庄规划的技术标准和成果体系。

上海郊野单元村庄规划作为镇级全域、全地类的实施性规划，按照“镇编—区批—市备案”的审批路径，以镇域范围内多个行政村为编制单元，有效推动了镇域范围内多规整合、政策融合、资金叠合和项目集合，实现了乡村地区网格化、精细化管理，成为有效传导上位空间规划目标和统筹安排乡村自然资源保护和开发的实施载体，目前，上海正在按需有序推进规划编制工作。

4. 通过村庄设计强化郊野地区风貌管控

为了加强乡村传统文化传承，塑造具有江南特色、上海特征的乡村风貌，结合乡村规划编制，上海启动了乡村传统建筑元素和文化特色的“地毯式”普查和提炼工作，形成乡村传统建筑的认知框架，提炼出“四个文化圈层”内乡村传统建筑的五个层面十二大风貌特征。在乡村传统建筑元素提炼的基础上，组织团队制定并印发《上海市郊野乡村风貌规划设计和建设导则》，聚焦“田水路林村”五类风貌要素，分生态重塑、文脉传承和活力激发三个方面，指导郊野单元村庄规划编制、村庄设计和乡村建设。通过多种途径，募集汇聚规划、建筑、土地管理、景观艺术以及运营策划等各个方面专业人才编制《乡村设计师手册》，建立乡村规划师制度，为乡村规划建设提供全流程智力支撑。

5. 做好规划实施配套政策设计

市政府统筹加强乡村规划土地管理配套政策的顶层设计，先后印发《关于推进本市乡村振兴做好规划土地管理工作的实施意见》（沪府办规〔2018〕30号）、《关于切实改善本市农民生活居住条件和乡村风貌进一步推进农民相对集中居的若干意见》，并修订颁布《上海市农村村民住房建设管理办法》（市政府2019第16号令），细化明确农民相对集中居住、村民建房等配套土地管理政策和路径。

在乡村建设项目审批方面，出台了《乡村建设项目审批制度改革实施细则（试行）》（沪规划资源乡〔2020〕206号），将乡村建设项目审批事项简化归并为国土空间用途管制准入条件阶段的规划土地意见书和国土空间用途管制许可阶段的乡村建设规划许可证，细化明确了市、区、镇（乡、街道）审批权限以及集体建设用地使用、集体经营性建设用地入市、农户建房和设施农业项目的审批流程。

五、启示

实施乡村振兴战略，做好规划和土地资源的管理和服务工作必不可少。上海作为超大型城市，在推进乡村规划编制和实施规划过程中注重了几方面的内容：一是以多村庄为单元统筹各类国土空间资源，落实上位规划管控要求，保证了总体规划战略在乡村地区详细规划层面的传导落地，同时在空间上落实保障了全市乡村振兴战略规划的发展目标；二是结合上海实际自然地理特征和城市极化效应的影响，在以“促进农民相对集中居住、改善农民居住生活质量、塑造良好的生态基底”为主要原则的基础上，分区确定规划重点内容和技术路径；三是切实做到“规土合一”，统筹推进规划编制和规划实施配套土地政策的研究与制订，推进城乡的自然资源管理工作的精细化。这些经验可以对全国其他超大城市或大城市的村庄布局规划或乡村建设发展可以起到启示和借鉴作用。乡村地区情况复杂，历史遗留问题多，多元空间叠加，多重领域叠合，刚性管控与弹性选择交织，诸多瓶颈和难点也非通过规划的编制一蹴而就地彻底解决，本文前述的问题分析和解决策略也难免挂一漏万，下一步，还需要政府、市场、集体经济组织、市民、农民等各方积极参与，通过智慧下乡、资本下乡、情怀下乡，持续助力乡村的发展，共建江南田园，才能真正探索走出具有上海特色的乡村振兴之路。

参考文献

[1]上海2035总体规划[R]. 2017.

[2]上海市规划和自然资源局. 上海市郊野乡村风貌规划和设计建设导则（一）[R]. 2018.

[3]上海市规划和自然资源局. 上海江南水乡传统建筑元素普查和提炼研究[R]. 2018.

[4]赵之枫，范霄鹏，张建. 城乡一体化进程中村庄体系规划研究[J]. 规划师，2011增刊第21卷：211-215.

[5]何灵聪. 城乡统筹视角下的我国镇村体系规划进展与展望[J]. 规划师，2012 (06)：5-10.

[6]李王鸣，江勇. 结构快速变动下村庄规划编制研究：以浙江省村庄规划编制实践为例[J]. 城市规划，2012 (03)：90-96.

[7]周晓娟. 城乡统筹背景下上海市村庄体系规划研究的思考[J]. 上海城市规划，2016 (02)：118-123.

[8]吴燕. 全球城市目标下上海村庄规划编制的思考[J]. 城乡规划，2018 (01)：84-92.

[9]上海市规划和国土资源管理局，上海市城市规划设计研究院. 上海郊野单元规划探索和实践[M]. 上海：同济大学出版社，2015.

[10]顾守柏，谷晓坤，刘静，等. 上海大都市土地整治[M]. 上海：上海交通大学出版社. 2019.

[11]文锐. 农村宅基地空间布局调整模式探索及分配政策重构：基于宁波市镇海区村庄布局规划的剖析[D]. 杭州：浙江大学，2010.

作者简介

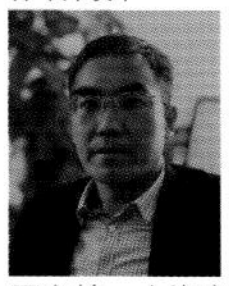

顾守柏，上海市规划和自然资源局，乡村规划处，高级工程师。

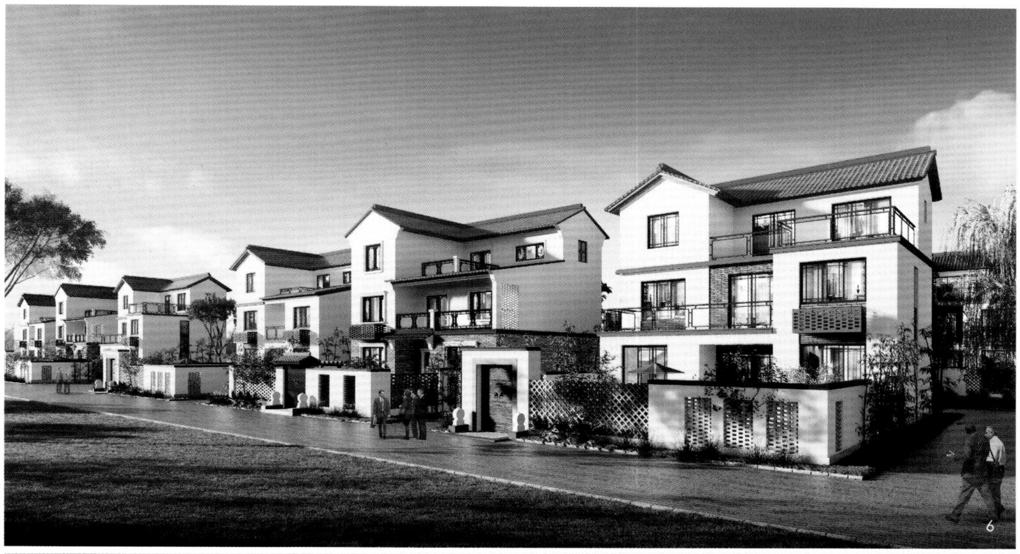

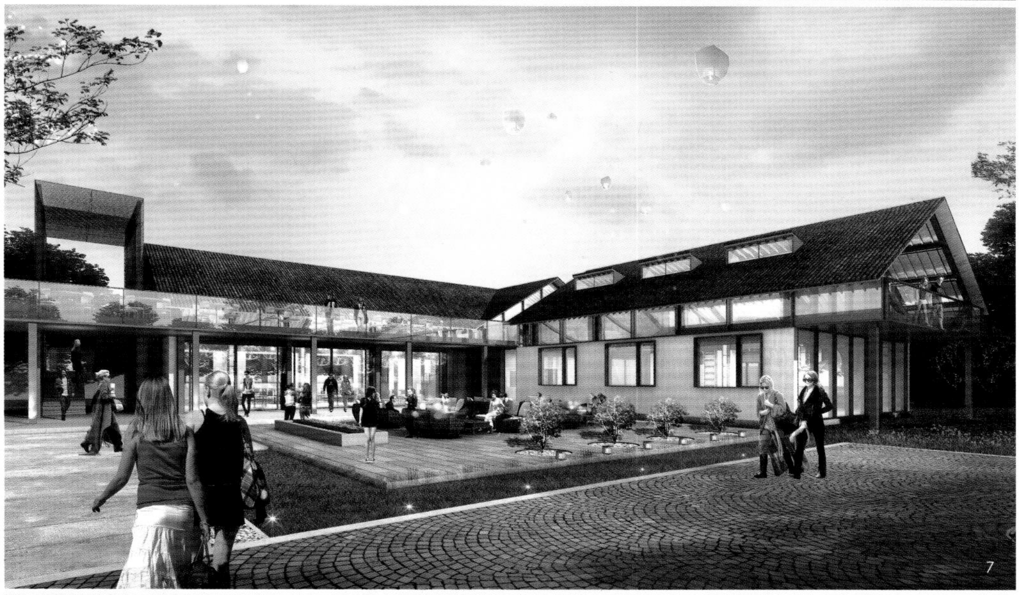

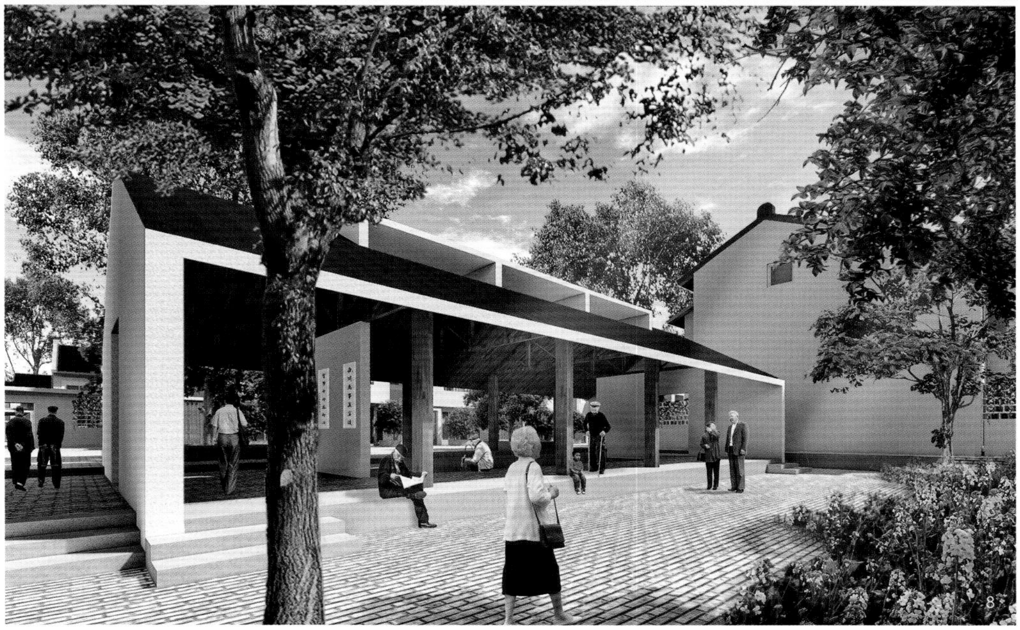

6-8.嘉定区和松江区部分村庄设计方案

问题导向下河北省乡镇国土空间总体规划编制思考

Thinking on the Compilation of the General Planning of the Township Territorial Plan in Hebei Province Under the Guidance of Problems

崔立烨 赵 勇 苗润涛 赵晓朋
Cui Liye Zhao Yong Miao Runtao Zhao Xiaopeng

[摘　要] 建立国土空间规划体系并监督实施是党中央、国务院作出的重大部署。乡镇国土空间总体规划作为我省“五级三类”国土空间规划体系的重要组成部分，是乡镇政府对上级国土空间规划要求的细化落实，是对本行政区域开发保护作出的具体安排，侧重实施性。科学合理编制乡镇国土空间总体规划对空间治理能力现代化具有重要意义。

河北省共有1970个乡镇，在经济社会、区位条件、产业发展等方面都具有各自特征，但在规划编制方面存在共性问题，主要有乡镇国土空间规划体系先天不足、乡镇国土空间规划体系执行力不足、乡镇总体规划的向下传导与落实差、乡镇规模差异大、职能不完备等问题。

结合河北乡镇类型特征和主要问题，本文在乡镇分类、职能定位、空间布局、镇村体系、文化保护、空间治理等方面开展研究，为差异化编制乡镇国土空间总体规划提供借鉴。

[关键词] 乡镇国土空间总体规划；问题导向；河北省

[Abstract] The establishment of territorial planning system and supervision of the implementation is the central Party Committee, the State Council made an important deployment. As an important part of the "five levels and three categories" territorial planning system of our province, the overall planning of township land space is the detailed implementation of the requirements of the superior national land space planning by the government at the corresponding level, and is the specific arrangement for the development and protection of the administrative region, focusing on implementation. It is of great significance for the modernization of spatial governance capability to scientifically and rationally formulate the overall spatial planning of towns and townships.

A total of 1970 villages and towns in Hebei province, in the condition of econsomic and social industry development, etc, all have their respective characteristics, but there are common problems in planning, the deficiency of national spatial planning system towns mainly include lack of national spatial planning system execution down town overall planning of the conduction and to carry out the poor problem such as the large difference of scale function is not complete.

Combined with the characteristics of the types of towns and townships in our province and the main problems, this paper carries out research on the spatial layout of the classification function of towns and townships, the cultural protection of villages and townships system, the spatial governance and other aspects, so as to provide reference for the overall planning of differentiated land space of towns and townships.

[Keywords] territorial plan of township land space; problem orientation; in Hebei province

[文章编号] 2020-86-P-064

1.国土空间五级三类图
2.河北省乡镇分类图

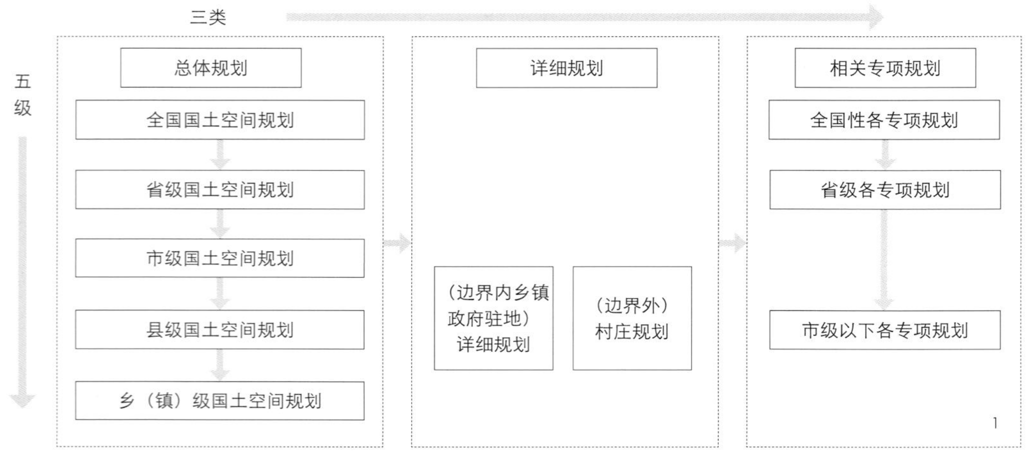

2019年5月，中共中央国务院发布《关于建立国土空间规划体系并监督实施的若干意见》，提出国土空间“五级三类”空间规划体系。目前，河北省省级、市县级国土空间规划的编制已经陆续展开并取得了阶段性的成果。乡镇作为我国行政区划的重要基础单元，上承市县国土空间总体规划，下引详细规划（含村庄规划），是落地性规划，十分关键。《河北省乡镇国土空间总体规划编制导则（试行）》已经印发，但乡镇层面的实践刚刚开展，还没有形成一个可借鉴的案例参考，现就乡镇国土空间总体规划存在的问题和思考进行总结。

一、河北省乡镇国土空间规划存在问题

表1　市县级向乡镇级传导指标

指标名称		用水总量	耕地保有量	生态保护红线面积	永久基本农田面积	建设用地总规模	城乡建设用地规模	村庄建设用地规模	城镇建设用地规模	新增生态修复面积
指标属性		约束性	约束性	约束性	约束性	预期性	约束性	预期性	预期性	预期性
单位		万m^3	hm^2	hm^2	hm^2	hm^2	hm^2	hm^2	hm^2	hm^2
指标落实	下达指标	暂缺	暂缺	暂缺	暂缺	暂缺	暂缺	暂缺	暂缺	暂缺
	落实指标	暂缺	暂缺	暂缺	暂缺	暂缺	暂缺	暂缺	暂缺	暂缺

由于城乡规划空间布局不均衡，导致很多乡镇的发展空间不足，也普遍面临着新增建设用地指标投放少、规划空间不足的问题。目前问题主要有以下四个方面。

1. 乡镇国土空间规划体系先天不足

（1）土规和城规存在差异

从土地利用规划城镇开发边界与城市规划建设用地范围边界对比，两规边界存在一定的不一致性。导致可实施性的建设项目阻力重重，项目调规难度大，项目落地困难，审批效能不高，严重制约了当地经济社会发展。

（2）镇村体系不完善，产业特色不明显

既往的乡镇总体规划对村庄单元仅做宏观的体系性引导（如划定中心村、基层村等），而不涉及村庄具体的管控内容和建设指导，对村庄管控也仅限于建设用地和非建设用地的区分，没有细化村庄土地的规划管理。产业特色不明显，对村庄产业发展没有很好地引导。

（3）资源保护与利用管控不到位

①规划引导缺失。既往的乡镇土地规划在资源保护与利用方面只是基本划定了各类自然资源要素的管控边界、保护范围，并没有提出具体的管控措施。

②重利用、轻保护。在涉及过度利用资源时，片面追求资源的经济价值而将保护资源抛之脑后。由于经济价值体现时间短，立竿见影，过度利用资源带来的负面影响却不会在短时间内显现，这就导致为了眼前利益而忽略长远影响的重利用、轻保护现象出现。

③国家针对自然资源的相关法规制度虽有涉及却并不完善。国家的国有资源产权所有者地位缺乏法规与制度的支持，城乡规划、区域规划、主体功能区规划和土地规划等缺乏统一的划度，大多数是由实际情况而裁定，但若不同规划类型有了重合，就会产生新的矛盾。

2. 乡镇国土空间规划体系执行力不足

（1）指标突破严重

集镇和农村建设密度分散，农村建设密度过低，土地浪费现象严重。农村宅基地指标突破严重。实施时产生了“一户多宅”的现象。农村因为大量人口外流，“空心村”、异地迁建现象逐年增加，导致建新不拆旧问题突出，居民点规模并未减小。

（2）擅自改变土地利用权属

擅自改变土地利用权属。尤其在农村更为显著，大部分私人工厂利用自家宅基地，建设作坊、冷库、蔬菜收购棚等非法用地，这些现象对执法力度和执法能力都提出了很高的要求。

3. 乡镇总体规划的向下传导与落实差

（1）落地实时性较差

目前乡镇层面基本有一套完整的城总规成果，但下位详细规划层面的控规、城市（镇）设计及村庄规划的编制完成度较低，这直接导致城总规的落地实施性较差。

（2）镇村体系较弱，管控能力差

在对村庄规划的引导上，既往的乡镇城总规对村庄单元仅做宏观的体系性引导（如划定中心村、基层村等），而不涉及村庄具体的管控内容和建设指导；对于村庄的管控也仅限于建设用地与非建设用地的区分（三区四界），对村庄建设的管控作用较弱，且讨论多年的村庄土地利用规划基本没有启动编制。总体来看，乡镇两规都表现出对镇村的不适应性，难以全面指导乡镇的发展和有效管控空间资源。

4. 乡镇规模差异大、职能不完备

河北省地形地貌多样，是我国唯一兼有高原、山地、丘陵、平原、湖泊和海滨的省份，各乡镇在经济社会、区位条件、产业发展上都存在巨大差异。经济社会方面，乡镇政府驻地常住人口从几千人到几万人，国土面积从几十到几百平方公里；区位条件方面，城市郊区的乡镇形态和功能已经具备了小城市雏形，偏远山区的乡镇建设还是村庄形制；产业发展方面，部分乡镇已形成特色的工贸产业，成为区域产业集群的中心，部分乡镇仍是以种植业为主的农业乡镇。

二、总结思考

结合我省乡镇类型特征和主要问题，笔者探索在乡镇分类、职能定位、空间格局、镇村体系、文化保护、空间治理等方面开展研究，为差异化编制乡镇国土空间总体规划编制提供借鉴。

1. 差异发展，引导乡镇合理分类

为了提高河北省乡镇国土空间总体规划的科学性和可操作性，将河北省的乡镇大致可分为城郊服务型、工贸带动型、特色保护型、资源生态型和现代农业型等类型，乡镇根据发展实际落实一种或多种类型的编制指引，引导乡镇差异化发展。

2. 落实定位，科学制定战略目标和指标

（1）摸清家底，找准发展特征和核心问题。

梳理乡镇有关规划，结合市县规划确定职能分工，结合自身特色、发展条件，明确乡镇职能定位和发展战略。

（2）落实定位，科学制订战略目标和指标。

乡镇规划强化了对市县规划的落实和村庄规划的传导。落实市县规划分解指标，明确生态保护

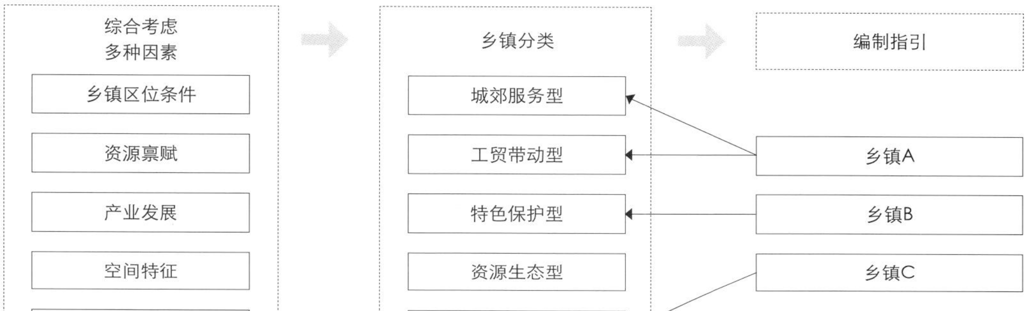

乡镇根据发展实际落实一种或多种类型的编制指引　2

3.国土空间格局图

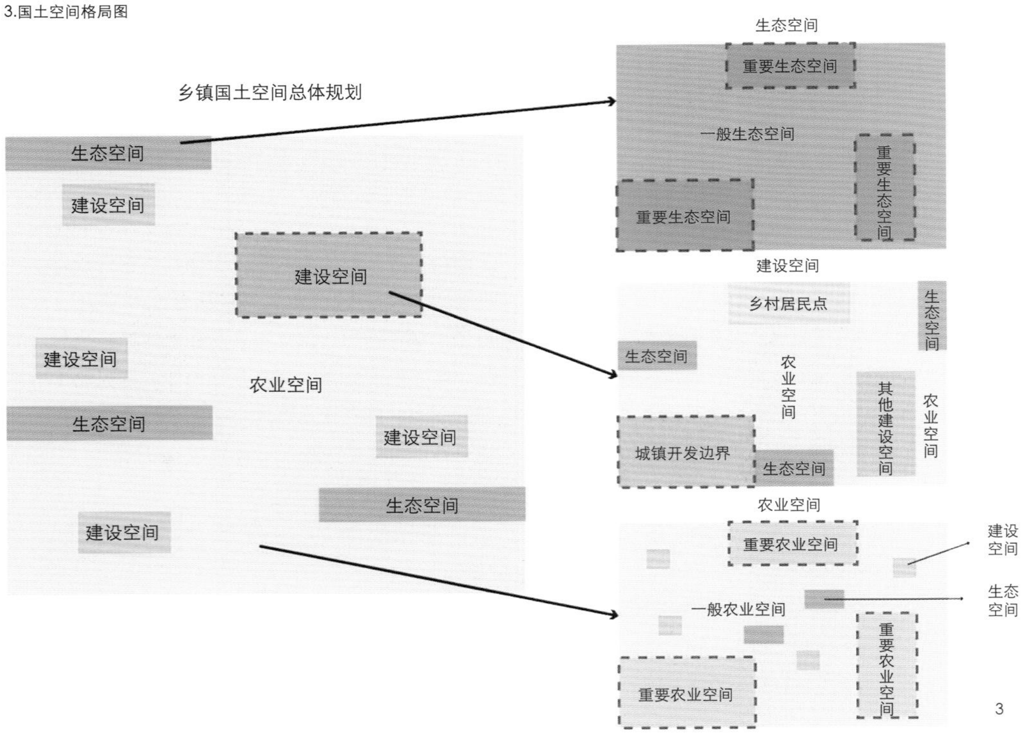

红线面积、耕地保有量、永久基本农田、城乡建设用地规模等刚性指标的分解落实情况，并向村庄传导。

结合自身发展条件，提出2025年、2035年产业经济、社会发展、国土空间保护与开发等目标。在落实市县规划下达的各项指标基础上，明确底线管控、结构效率、生活品质等指标。

《河北省乡镇国土空间总体规划编制导则（试行）》根据底线管控指标（13个）、结构效率指标（5个）、生活品质指标（7个）三大项出发，与市县规划指标相比，做出如下调整：

①强调约束性指标要求，对不符合河北省乡镇情况，以及难以进行管控传导的部分指标进行删减。如用水总量、单位GDP使用建设用地（用水）下降率、乡镇政府驻地道路网密度、公园绿地、广场步行5分钟覆盖率等；

②替换部分指标。如将城镇人均住房面积换为人均住房面积，将城镇生活垃圾回收利用率换为生活垃圾无害化处理率等。

这25项指标只作为参考。不同乡镇可根据本乡镇特色选择增加或减少指标。

3. 统筹协调，谋划全域国土空间保护格局

（1）明确发展容量

按照人口、环境相均衡，经济社会生态效益相统一的原则，统筹划定生态空间、农业空间、建设空间，落实市县规划分区，明确农用地、建设用地和其他用地的范围、规模和管控要求，因地制宜确定国土空间总体格局。

（2）落实底线管控

严格落实市县规划确定的生态保护红线、永久基本农田保护红线、城镇开发边界。乡镇级国土空间规划控制好规划的刚性和弹性尤为重要。乡镇级国土空间规划的刚性应体现在底线管控上，对区域发展有重要影响的要素如定位、生态空间、永久基本农田等方面必须严守；对其他方面应考虑给予更大的弹性空间，例如在一定区块或管理单元内“预留”有一定经营性用地指标余量可根据市场分配、按“区间”指标进行管控等，给与市场一定的自我调节空间。

（3）国土空间规划用途与结构调整

落实市县规划分区和调控目标，立足土地利用现状，稳定耕园林牧草等农用地结构，优化城乡建设用地结构，恢复湿地和陆地水域等原有空间，在乡镇域范围内明确农用地、建设用地、其他用地的规模、范围和管制要求，提出国土空间结构调整优化的重点、方向及时序安排。

乡镇级国土空间规划较市县级有很大不同，市级国土空间规划强调基本分区、功能导向、片区概念；县级国土空间规划强调基本分区、用途导向、片区概念；而乡镇国土空间规划强调规划用途、地块概念，细化到地类。由功能到用途、由片区到地块一个逐级细化的过程。

（4）优化全域国土空间格局

基于各乡镇未来的发展定位和需求，各乡镇规划应优先保障生态空间、永久基本农田和建设空间的需求，适度调整生态、农业、建设用地的比例，实现全域用地供需平衡，以此作为规划方案的基础。

4. 城乡统筹，重塑镇村体系结构

（1）构建分类体系，重构村镇布局

构建分类体系，提出发展指引。优化乡镇域村庄布局，落实城乡空间格局和乡村振兴阶段目标，结合重大战略和项目落位，建立由城郊融合类村庄、搬迁撤并类村庄、集聚提升类村庄、保留改善类村庄、特色保护类村庄构成的村庄体系，为适应国土空间规划体系要求，推动乡村振兴战略实施。有序推进乡村分类整治。优先生态保护，加强城乡统筹，推动乡村振兴，发展特色小镇、美丽乡村簇群和特色村庄。

综合考虑县（市、区）、乡镇、不同类型村庄发展需要，适当调减村庄建设用地，预测规划期内建设用地变化。鼓励战略留白。预留不超过5%的建设用地机动指标，用于乡镇域内村民居住、农村公共公益设施、零星分散的乡村文旅设施及农村新产业新业态等用地，计入建设用地指标，明确规模、位置和管控要求。

（2）做优乡镇，特色突出

发挥各乡镇的资源禀赋和基础优势，探索差异化发展路径，打造特色鲜明的乡镇节点。坚持因地制宜、分类指导、顺应民意、分步推进原则，按照“产业兴旺、生态宜居、乡风文明、治理有效、生活富裕”的目标要求。重点完善乡村基础设施、盘活农村低效用地、推动农村产业振兴，打造乡村振兴示范区。

（3）梳理三产空间，加强镇域产业联动

乡镇可依托现有产业基础，构建发展大平台，积极推进三大产业多元融合。乡镇规划优先落实“不少于10%建设用地指标重点保障乡村重点产业和项目用地”的要求。充分利用农村现状集体经营性建设用地，在村庄建设用地规划范围内，优先将腾退的宅基地等闲散建设用地规模，集中用于乡村产业发展。此处落实“不少于10%建设用地指标重点保障乡村重点产业和项目用地”应和“居民点体系中战略留白，预留不超过5%的建设用地机动指标”予以区别。

农业围绕各乡镇特色农业的生态和经济功能，大

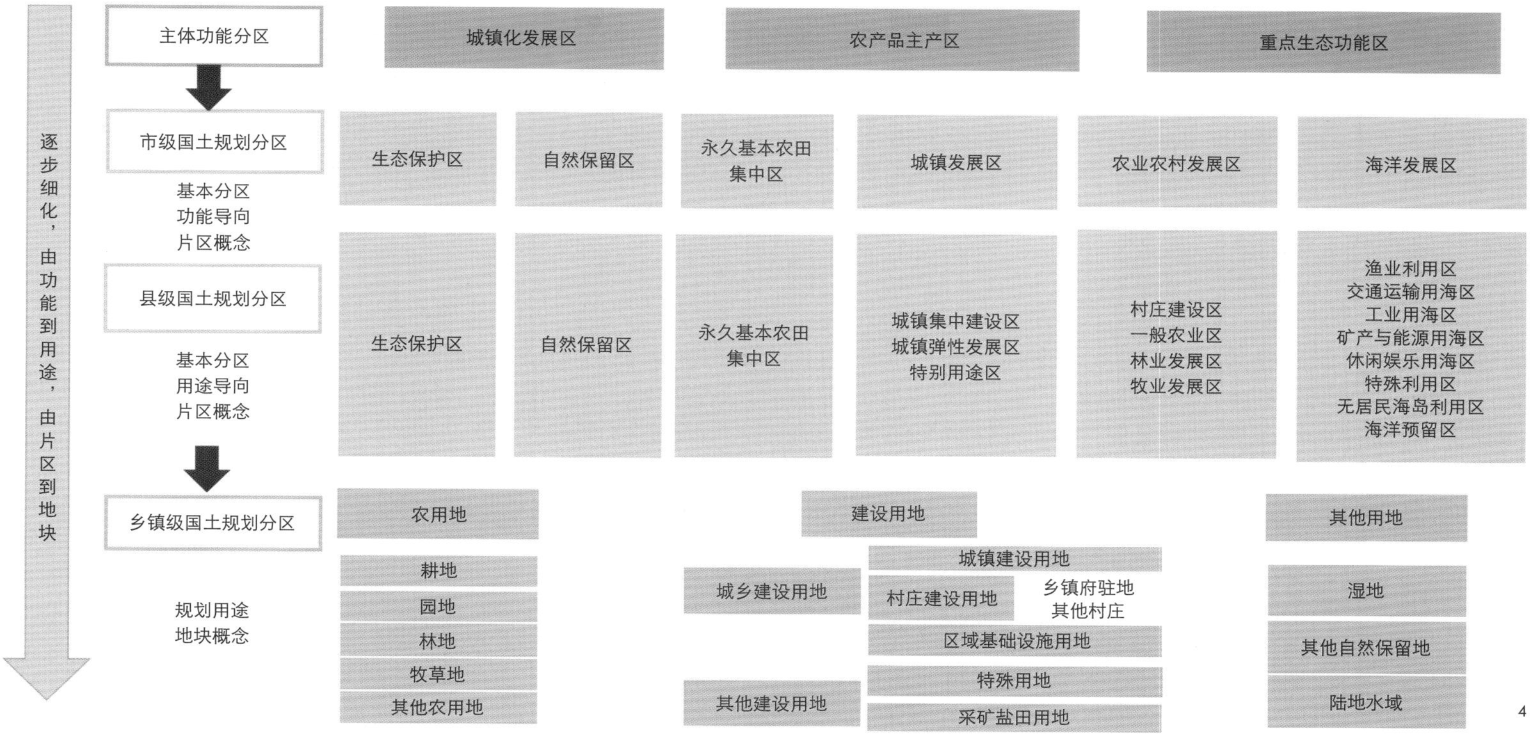

4

4.国土规划用途与结构调整图

力推动绿色果蔬、林果花卉等优势特色主导产业发展，推进农业产业与旅游、教育、文化、康养等业态融合，建成集现代农业、休闲文旅、田园社区为一体的田园综合体。

工业立足区域协同发展，改造提升传统产业，培育高端装备制造和现代商贸物流等新兴产业，集聚资本推动农业现代化。鼓励适度向乡镇政府驻地和县级以上工业园区集中，提高土地利用效率。有条件的地方打造创新创业平台，引导新产业新业态特色化、规模化、专业化经营。

服务业依托交通和旅游资源，推动商贸物流产业集聚建设，大力发展电子商务和会展经济，同时坚持全域旅游，一三联动，借助不同主题旅游项目，打造特色旅游产品，壮大发展乡村旅游，激活乡村绿色经济。

5. 延续脉络，建立历史文化保护体系

落实市县级历史文化保护传导名录，各乡镇落实保护各级文保单位、不可移动文物、历史建筑及非物质文化遗产。

塑造城市文化空间体系，对接首都文化脉络。将现代文化创意产业与历史文化弘扬相结合，依托传统历史文化资源，结合各级城镇等各类文化功能区，建设现代文化功能区网络体系。

6. 治理单元，推进高效空间治理

空间治理单元是落实国土空间管控要求与治理策略的空间，是实现国土空间治理与城市发展战略下沉的重要手段和空间平台，为国土空间规划用途管制和实施保障提供直接依据，是国土空间治理体系的向下推进与补充。

治理单元的划定与治理要充分体现在国土空间规划“一张图”上，以空间治理单元为载体，充分考虑治理的全过程，向上衔接国土空间治理体系，向下因地制宜地落实国土空间管控措施和治理策略，横向协调空间管理体制与治理主体，同时也为国土空间规划的实施与监督提供基础平台。

综合考虑空间治理单元划定需要遵循的要素及划定原则，以三区三线为前提，将空间治理单元划分为城镇治理单元、生态保护单元和农业发展单元三大类别，各图层通过叠加得到全域空间治理单元边界。

三、研究展望

乡镇国土空间总体规划作为“五级三类”规划体系的最末端，不仅仅是对原有各类空间性规划的整合，更是从编制、审批、实施、监管全流程的改革创新。《河北省乡镇国土空间规划编制导则（试行）》在乡镇规划编制内容上进行有益探索，下一步还将在加强全域自然资源保护与利用、村庄建设管控、乡镇政府驻地建设引导等方面做进一步研究。

作者简介

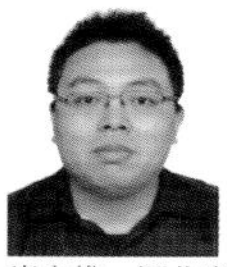

崔立烨，河北省国土空间规划编制研究中心，所长，高级规划师；

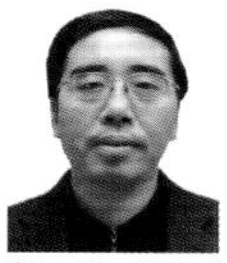

赵　勇，河北省自然资源厅国土空间规划局，副局长，通讯作者；

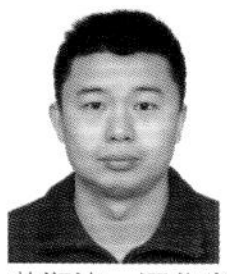

苗润涛，河北省国土空间规划编制研究中心，副所长，高级规划师；

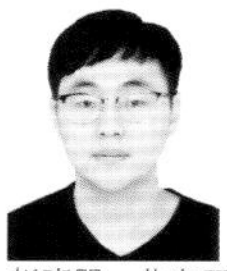

赵晓朋，北方工程设计研究院有限公司，助理工程师。

空间管控视角下乡镇国土空间总体规划的解析与思考
——基于北京、河北、山东三地编制导则的分析

Analysis on the Township Territorial Plan from the Perspective of Spatial Regulation
—Based on the Township Territorial Plan Formulation Guidelines of Beijing, Hebei and Shandong

耿慧志 李开明
Geng Huizhi Li Kaiming

[摘　要]　基于官方发布的北京、河北、山东三地的《乡镇国土空间总体规划编制导则》，将空间管控分为总纲和分项两个层面，分别对乡镇国土空间总体规划的编制内容进行解析。总纲层面包括结构管控和分区管控，分项层面包括名录管控、指标管控、边界管控、用途管控和规则管控。最后从关注空间管控的战略内容、重视空间创意的重要意义以及提高指标确定的科学性三个方面进行了探讨。

[关键词]　空间管控；乡镇；国土空间总体规划；编制导则；解析

[Abstract]　The analysis is based on the "Guidelines for The Formulation of Township Territorial Plan" issued by the government in Beijing, Hebei and Shandong. The spatial regulation is divided into two levels of general outline and sub-items, and the contents of township territorial spatial master planning are analyzed respectively. The general outline level includes structure regulation and division regulation, while the sub-items level includes directory regulation, index regulation, boundary regulation, land use regulation and rule regulation. Finally, it discusses the strategic contents of spatial regulation, the importance of space creation and the improvement of scientificity of index formulation.

[Keywords]　spatial regulation; township; territorial plan; formulation guidelines; analysis

[文章编号]　2020-86-P-068

国家自然科学基金资助项目“提升生态韧性的乡村空间规划和建设指引研究”（项目编号：71841002）

国家留学基金资助项目“国家建设高水平大学公派研究生项目”（项目编号：201806260232）

乡镇国土空间总体规划（以下简称乡镇总规）在“五级三类”国土空间规划体系中居于第五层级，不仅直接指导镇区的规划，而且统筹整合各项专项规划要求，将其落实传递到乡村各类规划的编制中，是实现“一张蓝图绘到底”的最接地气规划蓝图[1]。

《土地管理法》第十九条规定：“乡（镇）土地利用总体规划应当划分土地利用区，根据土地使用条件，确定每一块土地的用途，并予以公告。”

《城乡规划法》对镇总体规划和乡规划的制定是分开表述的。第十七条规定了镇总体规划的强制性内容：“规划区范围、规划区内建设用地规模、基础设施和公共服务设施用地、水源地和水系、基本农田和绿化用地、环境保护、自然与历史文化遗产保护以及防灾减灾等内容”；第十八条规定了乡规划的内容：“规划区范围，住宅、道路、供水、排水、供电、垃圾收集、畜禽养殖场所等农村生产、生活服务设施、公益事业等各项建设的用地布局、建设要求，以及对耕地等自然资源和历史文化遗产保护、防灾减灾等的具体安排。乡规划还应当包括本行政区域内的村庄发展布局。”

可见，《城乡规划法》更多着眼建设空间，因此对镇和乡采取了不同的态度，镇规划向市规划靠拢，乡规划向村规划延伸。《土地管理法》则关注每一块土地的用途管制，镇和乡同等对待。

“多规合一”的国土空间规划体系下，为乡镇国土空间的全域和全要素管控提供规划依据是乡镇总规面临的基本任务，下文从总纲和分项两个空间管控层面对北京、河北、山东三地发布的《乡镇国土空间规划编制导则》进行解析（以下分别简称北京导则、河北导则、山东导则）[2-4]。

一、总纲层面规划管控的编制内容解析

在上位市县区规划的指导下，乡镇总规首先需要确定乡镇发展的目标和定位，进而从总纲和分项两个层面进行细化和落实，总纲层面侧重结构管控和分区管控，分项层面则关注指标管控、边界管控和用途管控等方面。

1. 结构管控的编制内容

结构管控既包括对乡镇全域国土空间的结构管控，明确城镇、农业、生态三类空间的总体结构和重要空间廊道；又包括对三类空间内部的结构管控，初步细分各类空间内部的功能分区，细化内部空间结构。整体上，结构管控搭建了乡镇空间的总体结构，为下一步分区管控提供基础。

国土空间结构。①总体要求：“落实生态、农业、历史文化等重要保护区域和廊道，合理安排城镇、产业开发轴带和重要节点、重大交通基础设施网络，因地制宜确定国土空间保护、开发、利用、修复、治理总体格局，构建多规合一、协调发展的国土空间格局”（山东导则）；②结构廊道：“明确……生态廊道、交通廊道以及空间发展走廊（轴、带）”（北京导则）。

生态空间结构。①总体要求：“落实上位规划对自然保护区、森林公园、地质公园、湿地公园等各类自然保护地范围和保护要求，以自然保护地和重要山体林地、河流水系、滩涂湿地等为重点，发挥农田生态基质功能，系统保护山水林田湖草资源”（河北导则）；②要点指引：“以重要的区域性绿色生态空间为重点，构建乡镇国土生态安全格局”“延续区域绿色空间体系，明确空间管控要

求”“以生态保护红线为基础，明确生态控制区内的重点管控地区”“确定重要的生态廊道体系和生态功能分区”（北京导则）。

产业空间结构。①农业布局：“因地制宜提出具有地方特色的农业生产布局规划方案，落实粮食生产功能区和重要农产品生产保护区，合理布局果蔬生产区、畜牧区、养殖区以及特色农产品区。”（河北导则）；②工业布局：“明确工业主导发展方向，统筹工业用地布局和功能分区”（河北导则）。

2. 分区管控的编制内容

分区管控则是在结构管控的基础上，进一步落实城镇、农业、生态三类空间的分区，细化各项管控要求；同时细分三类空间内部的分区和管控要求。考虑到土地使用用途的复合性和兼容性要求，在分区管控的基础上，还需要划定用途管理复区，制定相关管控要点[5]。

国土空间分区。①总体要求：“统筹建设空间和非建设空间，遵循用途主导功能的原则，合理划分覆盖全域全类型的国土空间用途分区，以山水林田湖草非建设用地为重点，优化国土空间保护和开发利用格局”（北京导则）；②三区划分：“生态控制区、集中建设区、限制建设区三部分空间互相不重叠，相加应等于全镇（乡）土地总面积”（北京导则）；③规划分区：“包括城镇建设用地、村庄建设用地、战略留白用地、对外交通及设施用地、特殊及其他建设用地、水域保护区、永久基本农田保护区、林草保护区、生态混合区、自然保留地、有条件建设区共十二类”；④目标分区：面向保护和保留的规划目标，对生态保护区、自然保留区和永久基本农田集中区进行划定；面向开发与利用的规划目标，对城镇集中建设区、城镇弹性发展区、村庄建设区、留白用地、一般农业区、林业发展区、牧业发展区进行划定（河北导则）。

生态空间分区。生态空间包括生态保护红线区和一般生态区，①总体指引：“按照非建设用地承担的生态涵养、农业生产或休闲游憩的主导功能，确定功能相对统一的生态功能分区明确生态功能分区的范围、类型、主导功能、管控要点，科学划定集中建设区外的生态型、农业型、休闲游憩型的功能片区”（北京导则）；②要素指引：“结合地形、地貌进一步细化乡镇范围内深山区、浅山区范围和面积，明确浅山保护、矿山修复的地区范围”“划定重点生态公益林地、一般林地斑块集中连片区”“严格保护永久基本农田，划定永久基本农田储备用地”（北京导则）。

农业空间分区。农业空间包括永久基本农田红线区和一般农业区，①总体指引：“落实永久基本农田保护红线。严格落实市县规划下达的永久基本农田传导指标和要求，将永久基本农田落实到具体地块，并分解至村庄”“划定一般农业空间。落实市县规划确定的耕地保护任务，确保数量不减少、质量不降低、布局有优化，划定永久基本农田储备区，明确耕地后备资源储备规模。将永久基本农田以外耕地、园地、林地、牧草地、其他农用地等用地，统筹划入一般农业空间”（河北导则）。②农业生产分区：“科学合理安排粮食生产功能区、果蔬生产保护区和特色农产品优势区”（北京导则）。

建设空间分区。建设空间包括开发建设区和开发建设预留区，①总体指引：“建设空间包括城镇开发边界、乡村居民点、区域基础设施和其他建设用地空间。”“城镇开发边界。落实市县规划划定的城镇开发边界，包括镇区、开发区等集中建设区域”（河北导则）；②要点指引：“统筹安排集中建设区内外城乡建设空间”“保障交通、水利及其他建设用地”“各乡镇根据分区规划要求落实战略留白用地。原则上战略留白用地应选择集中连片、具有一定规模的区域在集中建设区内划定”（北京导则）

用途管理复区。①总体指引：“乡镇国土空间规划应在土地用途管理基础上结合相关部门的管理要求在集中建设区外划定用途管理复区”“用途管理复区是土地用途混合的区域，其内部的城乡建设和自然资源管理需在满足规划的基础上，严格遵守各部门的管理条例”（北京导则）；②要点指引：“乡镇集中建设区外用途管理复区共十一类，分别为生态保护红线、自然保护区、风景名胜区、水源保护地、水域管理线、交通廊道控制线（高速公路、快速路、轨道交通、铁路）、市政廊道控制线（高压走廊、油气廊道、输水干线）、历史文化保护控制线、耕地保有量储备区、各类公园（城镇公园除外）、村庄居民点”（北京导则）。

二、分项层面规划管控的编制内容解析

乡镇总规分项层面的管控措施可以概括为5类：名录管控、指标管控、边界管控、用途管控和规则管控。

1. 名录管控的规划编制内容

名录管控是指对乡镇总规中难以实施空间定位、但又需要管控的对象，在乡镇总规中确定目录，并提出对下一层次空间管控的边界和相关管控要求[6]。例如，在乡镇总规中确定的村托老所等设施，在乡镇域层面难以准确定位，通过提出项目名录，以指导在下一层级的村庄规划中落实。

①建设用地指标预留名录：“预留规划城乡建设用地指标（不超过5%），统筹用于解决农村公共公益、民生工程、农业生产、农业科研的用地需求，确保用于零星分散的单独选址农业设施、乡村旅游设施等建设”（北京导则）；②有条件建设区预留名录：“各乡镇可根据发展需求，在不突破乡镇城乡建设用地总规模的前提下，合理确定一定规模的镇级有条件建设区，引导集体建设用地腾退减量后的集中布局和集约利用。原则上有条件建设区不超过本乡镇城乡规划建设用地指标的10%”（北京导则）。

2. 指标管控的规划编制内容

指标管控是指在乡镇总规中对上位市县区规划确定的人口、建设用地、非建设用地、公共服务、水资源、能源、市政、历史文化等约束性和预期性指标的落实。

三地导则对约束性指标和预期性指标的指引既有共同点，也有所差异。城乡建设用地规模、永久基本农田面积、耕地保有量是三地导则的共同选择，北京导向还包括人口规模和建筑规模，河北导则包括生态保护红线面积、林地保有量、基本草原面积、湿地面积，山东导则增加了城镇开发边界面积、国土开发强度、近岸海域水质优良（一、二类）比例、单位地区生产总值地耗、城市人均紧急避难场所面积。

对预期性指标而言，类似人均公共服务设施建筑面积、人均公园绿地面积、森林覆盖率、污水处理率是常见的选项，此外还包括一些与政策性联系紧密的指标选项，如战略留白用地面积、城乡建设用地增减挂钩规模、存量土地供应占比等指标。

3. 边界管控的规划编制内容

边界管控是指在乡镇总规中对各类用地的边界予以划定，这是乡镇总规最核心的工作，是实现“一张图”建设的关键所在。

山东导则的相关指引。①总体指引：“落实市、县（市）国土空间总体规划要求，划定生态保护红线、永久基本农田、城镇开发边界控制线以及各类海域保护线，形成国土空间开发保护底

表1　　国土空间规划与土地三调用途分类差异对应表

国土空间规划用途分类		土地三调用途分类
一级类	二级类	
居住用地（06）	城镇住宅用地（0601）	城镇住宅用地（0701）
	农村住宅用地（0602）	农村宅基地（0702）
	城镇社区服务设施用地（0603）	
	农村生产生活服务设施用地（0604）	
公共设施用地（07）	行政办公用地（0701）	机关团体新闻出版用地（08H1）
	文化用地（0702）	科教文卫用地（08H2）
	教育用地（0703）	
	体育用地（0704）	
	医疗卫生用地（0705）	
	社会福利用地（0706）	
	科研用地（0707）	
	商服用地（0708）	商业服务设施用地（05H1）
工业用地（08）	一类工业用地（0801）	工业用地（0601）
	二类工业用地（0802）	
	三类工业用地（0803）	
仓储用地（09）	一类仓储用地（0901）	物流仓储用地（0508）
	二类仓储用地（0902）	
	危险品仓储用地（0903）	
道路与交通设施用地（10）	城镇道路用地（1001）	城镇村道路用地（1004）
	村庄道路用地（1002）	
	城市轨道交通用地（1003）	轨道交通用地（1002）
	交通枢纽用地（1004）	交通服务场站用地（1005）
	交通场站用地（1005）	
公用设施用地（11）	供水用地（1101）	公用设施用地（0809）
	排水用地（1102）	
	供电用地（1103）	
	供燃气用地（1104）	
	供热用地（1105）	
	通信用地（1106）	
	广播电视用地（1107）	
	环卫用地（1108）	
	消防用地（1109）	
	防洪用地（1110）	
	其他公用设施用地（1111）	
绿地与广场用地（12）	公园绿地（1201）	公园与绿地（0810）
	防护绿地（1202）	
	广场绿地（1203）	
留白用地（13）		
区域基础设施用地（14）	……	……
	区域公用设施用地（1406）	公用设施用地（0809）
		水工建筑用地（1109）
特殊用地（15）	军事设施用地（1501）	特殊用地（09）
	外事用地（1502）	
	宗教用地（1503）	
	文物古迹用地（1504）	
	安保用地（1505）	
	殡葬用地（1506）	
	储备库用地（1507）	
	其他特殊用地（1508）	
湿地（17）	沼泽（1702）	森林沼泽（0304）
		灌丛沼泽（0306）
		沼泽草地（0402）
		沼泽地（1108）
	滩涂（1703）	沿海滩涂（1105）
		内陆滩涂（1106）

资料来源：《河北省乡镇国土空间总体规划编制导则（试行）》

线‘一张图’”；②矿山修复边界：“结合自然地形划定山体本体范围及保护范围，明确矿山修复的地区范围”；③水源地、水体、湿地边界：“严格落实水源地保护区范围、河湖蓝线和湿地保护线”“严格划定生态公益林、商品林等基本林地集中保护区”；④海域、海岛、海岸线边界：“落实上位规划关于海域、海岛、海岸线资源保护和利用的范围”；⑤矿权边界：“落实上级国土空间规划确定的合法矿业权范围”；⑥历史文化保护边界：“对具有较高利用价值的自然景观、人文风貌等历史文化保护传承区域，明确范围边界”。

河北导则的相关指引。①四线边界：“乡镇政府驻地划定道路红线，重大基础设施和公共安全设施黄线，公园绿地和防护绿地绿线，水域蓝线，历史文化资源保护紫线，明确管控范围和要求”；②旧区拆改边界“规范城乡建设用地增减挂钩，明确拆旧区规模、范围和图斑位置”。

4. 用途管控的规划编制内容

用途管控是指在乡镇总规中对每一块用地的用途进行明确，并在国土空间总体规划图、乡镇驻地用地布局规划图中予以落实。

一方面，地块用途的划分需要符合《规划用途分类表》的规定；另一方面，要区分国土空间规划用途分类与土地三调用途分类的差异（表1）。

北京导则的指引：①非建设用地。“细化乡镇层面非建设用地用途分类，共包括十三类，分别为河流水域、水库水面、沟渠坑塘、滩涂、永久基本农田、一般农田、重点生态公益林地、一般林地、园地、牧草地、永久基本农田储备用地、其他农林混合用地、自然保留地”；②城乡建设用地。“集中建设区内城乡建设用地表达至中类，三大设施根据专项规划要求，表达至中类或小类”“各乡镇根据分区规划要求落实战略留白用地……计入城乡建设用地指标”“集体建设用地包括农村居民点、集体产业用地、公共服务设施和基础设施四种类型”。

5. 规则管控的规划编制内容

规则管控是指在乡镇总规中对各类分区、各类用地的保护修复开发利用制定管控规定，以指导后续的规划实施。

山东导则的相关指引。①村庄导向：“立足城乡空间统筹发展，将镇域村庄分为集聚提升类（包括集聚发展类和存续提升类）、城郊融合类、特色保护类、搬迁撤并类和其他类，提出对现状村庄保留、保护或撤并的规划导向”；②农村空间策略：“提出优化农村居民点布点、产业空间、公共服务和基础设施配置的目标原则、空间策略”；③国土整治和生态保护修复：“落实市、县（市）国土空间总体规划关于国土整治和生态保护修复的管控要求以及准入退出和转换规则”；④自然生态保护：“自然保护地体系、重要生态廊道及生态系统保护控制要求”。

河北导则的相关指引：①邻避设施：“落实市县规划确定的基础设施和廊道，提出邻避设施控制要求”；②重大危险源：“对重大危险源防治、搬迁、改造提出管控要求”；③历史保护：“对特色村镇和历史街巷、传统民居等，明确保护利用措施”；④风貌控制：“对山水格局、林田肌理、镇村形态、建筑特色等提出具体的风貌控制安排”。

北京导则的相关指引：①集中建设区外功能片区：“集中建设区外功能片区应按照自然资源部‘约束指标+分区准入’的管理要求……制定差异化准入政策与门槛。”②乡镇生态片区：“制定严格、精准的生态片区管控细则，片区引导图则中应明确生态片区内的负面清单。”③乡镇农业片区：“片区引导图则中应明确允许的与农业生产、农业科研相关的建设行为。”④乡镇休闲游憩片区：“明确休闲游憩片区中的建设行为管控细则，列举正负面清单。”

三、面向空间管控的乡镇总规编制思考

1. 正确认识结构管控和分区管控的战略指导作用

“多规合一”的国土空间规划整合了之前的城乡规划、土地利用规划、主体功能区规划等多部门主导的空间规划。对乡镇总规层面而言，需要“确定每一块土地的用途”，其落地性和实施性更强，当规划编制人员更多沉浸于具体技术内容落实的工作之中，容易对乡镇总规的战略内容产生错觉和忽视。

实际上，同上位层级的国土空间规划相类似，如果缺少结构管控和分区管控的规划内容，乡镇总规将失去“灵魂”，结构管控和分区管控内容是“纲”，指标、边界等分项管控内容是“目”，纲举才能目张。一方面，结构管控和分区管控的规划内容需贯彻落实上位市县区国土空间总体规划确定的战略意图，另一方面，也要依据乡镇自身的客观条件量身定制，突出地方特色并贴合现实需求。结构管控和分区管控旨在为乡镇总规实施提供指导思想和原则，其战略引导需要落实于各分项管控内容之中。

2. 既要落实底线思维和弹性预留，也要重视空间创意的管控指导

本轮国土空间总体规划极大地推动了全域统筹的落实，生态保护红线、永久基本农田红线是要坚守的底线思维，也是生态安全和粮食安全的基本保障，只有在此前提下谋划城乡建设才是理性和可持续的。同时，面对未来发展的不确定性，做好弹性预留也是必要的。例如，集中建设区外是施行“约束指标+分区准入”的管理机制，为了更好地指导“分区准入”的项目落地，需要做好弹性预留。一般生态区并不绝对排斥生态教育和生态旅游项目，一般农业区也可以适当布置农业科普和农业旅游项目，等等。

规划编制工作是规划综合知识的集成应用，既有法律规范的严格遵循，又有空间创意的审慎畅想。集中建设区内的建设项目落地是实施“详细规划+规划许可”的管理机制，在集中建设区内，如何更好地指导下一层级的详细规划编制，是需要在乡镇总规层级的空间创意指导的。例如，“明确集中建设区开敞空间、景观视线通廊、重要空间界面以及建筑风貌管控要求”（北京导则），这些规划内容的落实便需要依据空间创意的整体构思，同步编制总体城市设计也不失为一个好的选择。

3. 强化约束性指标的科学性，提高预期性指标的可信度

北京、河北、山东三地的导则都明确了乡镇总规的约束性指标，包括：生态保护红线面积、永久基本农田保护面积、耕地保有量、城乡建设用地规模等，这些指标的确定需要科学方法的论证支撑，目前广泛开展的双评价、双评估已经建立了相对规范的技术路径，有利于提高约束性指标的科学性。

与约束性指标相对应的是预期性指标，除了千人指标、人均指标、覆盖率、处理率等常规指标之外，三地导则也给出了更多的选项，包括：战略留白用地面积、城市公共交通占全方式出行比重、城乡建设用地增减挂钩规模、存量土地供应占比、规模化畜禽养殖用地面积等。如何确定这些预期性指标的种类构成和具体数值，需要借鉴双评价、双评估的技术路线，结合各省市的自然资源条件和社会发展状况，通过广泛的现状数据收集和已有经验数据的类比更加有技术含量地确定，逐渐形成逻辑相对严密、技术相对成熟的方法和路径，这应该是今后国土空间规划的技术完善方向，即更加强调技术分析手段的规范化，避免随机性，提高可信度。

参考文献

[1]赵坤，许景权，沈迟. 基于人类行为为视角的市县国土空间总体规划管控措施编制思路探究[J]. 自然资源学报, 2019,34(10):2234-2243.

[2]北京市规划和自然资源委员会. 北京市国土空间规划编制导则（试行）. 2019.12.

[3]河北省自然资源厅. 河北省国土空间总体规划编制导则（试行）. 2020.4.

[4]山东省自然资源厅. 山东省国土空间总体规划编制导则（试行）. 2019.11.

[5]耿慧志，李开明，韩高峰. 内生发展理念下特大城市远郊乡村的规划策略：以上海市崇明区新征村村庄规划为例[J]. 规划师, 2019(23): 53-59, 75.

[6]林坚，吴宇翔，吴佳雨，等. 论空间规划体系的构建：兼析空间规划、国土空间用途管制与自资源监管的关系[J]. 城市规划, 2018, 42(5): 9-17.

作者简介

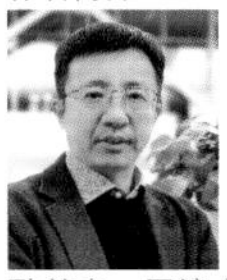

耿慧志，同济大学建筑与城市规划学院，城市规划系，副主任，教授，博士生导师；

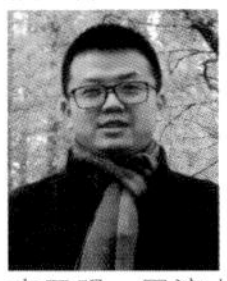

李开明，同济大学建筑与城市规划学院，博士研究生，美国北卡罗来纳大学教堂山分校，联合培养博士生，通讯作者。

地域特征视角下的乡镇国土空间规划的编制要点探析
——基于北京市、上海市、河北省、山东省乡镇导则的比较

The Key Points of Township Territorial Plan from the Perspective of Regional Characteristics —Based on the Comparison of "Township Spatial Planning Guidelines" of Beijing, Shanghai, Heibei Province, and Shandong Province

李雯骐 张 立 王成伟
Li Wenqi Zhang Li Wang Chengwei

[摘　要]　聚焦乡镇层级空间规划，选取已经发布的四个省市乡镇国土空间（总体）规划编制导则为研究对象，重点对规划编制内容的共性和差异性进行横向对比和总结归纳。在此基础上，结合对地域特征差异的思考，提炼出乡镇国土空间规划的四个编制要点：细化管控，落实自然资源管理职责；刚弹结合，统筹全域发展与管控格局；底线约束，实现对村庄建设的基本管控；有效传导，探索规划的多种实施路径。

[关键词]　乡镇国土空间规划；规划导则；编制要点；地域特征

[Abstract]　Focusing on township spatial planning, this paper selects four Township Spatial Planning Guidelines, which have been officially issued from Beijing, Shanghai, Heibei Province, and Shandong Province, and summarizes commonalities and differences of the planning content through horizontal comparison. On this basis, considering the differences of regional characteristics, four main trends of township spatial planning have been proposed, including refining control rules to implement natural resource management responsibilities, coordinating global development and control pattern with both rigid and elastic rules, constraining bottom line to complete the basic management and control of rural constructions, and setting up multiple transmission systems to realize the effective implementation of planning.

[Keywords]　township spatial plan; planning guidelines; planning key points; regional charactersitics

[文章编号]　2020-86-P-072

"十三五"国家重点研发计划"绿色宜居村镇技术创新"专项——"县域村镇空间发展智能化管控与功能提升规划技术研发"项目的子课题"县域村镇规模结构优化和规划关键技术"（批准号：2018YFD1100802）资助

1.四个省市的乡镇镇域与镇区常住人口规模对比
2.四省市的乡镇行政辖区与镇区面积比较

一、引言

当前，国土空间规划体系改革工作已经进入到攻坚阶段，加快技术研究、做好做实相关编制指南的起草工作、推动管理体制和法律法规的同步改革，是现阶段的工作重点。在国家层面，继《中共中央、国务院关于建立国土空间规划体系并监督实施的若干意见》以及《自然资源部关于全面开展国土空间规划工作的通知》两份纲领性文件发布之后，自然资源部陆续出台《省级国土空间规划编制指南》等若干政策文件，涉及空间规划相关技术研究、用地审批制度改革、土地管理法修改等多项重要工作。在地方层面，多个省市结合实际情况，相继出台了市县国土空间总体规划编制导则（指南）、乡镇国土空间（总体）规划编制导则、村庄规划编制导则（指南）等技术文件。以截至目前的导则（指南）发布情况来看，村庄层级居多（共计9个省市），市县层级其次，而乡镇层级的导则文件最少，且对乡镇规划层面的学术研究讨论相对不足。因此，有必要对各省市已经发布的乡镇国土空间（总体）规划导则中的编制内容和技术要点予以梳理总结，为编写全国性的乡镇国土空间（总体）规划导则（指南）文件提供参考，也为其他省份起草本省的乡镇国土空间（总体）规划编制导则（指南）提供借鉴。

本文选取已发布的四个省市（北京市、上海市*、山东省、河北省）乡镇国土空间（总体）规划编制导则（以下简称"乡镇导则"）为研究对象（表1），横向比较不同省市的"乡镇导则"在规划编制要求上的共性和差异性，以此探究乡镇国土空间规划编制的核心内容和要点。在此基础上，从地域特征差

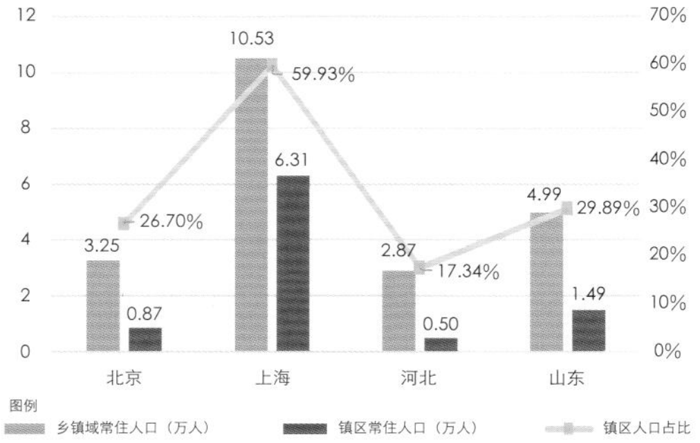

1

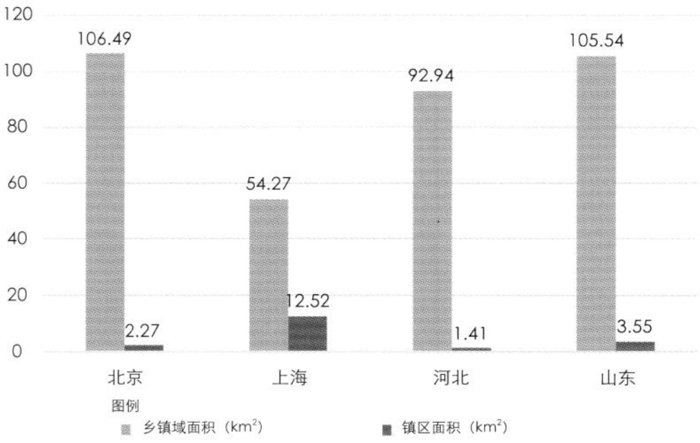

2

表1　四个省市乡镇导则发布情况

行政区	发布时间	发布机构	文件名称
北京市	2019年12月	北京市规划和自然资源委员会	《北京市乡镇国土空间规划编制导则》（试行）
上海市	2018年12月	上海市规划和自然资源局	《上海新市镇总体规划暨土地利用总体规划（含近期重点公共基础设施专项规划）编制技术要求和成果规范》（试行）（2018年12月修订）
山东省	2019年11月	山东省自然资源厅	《山东省乡镇国土空间总体规划编制导则》（试行）
河北省	2020年4月	河北省自然资源厅	《河北省乡镇国土空间总体规划编制导则》（试行）

资料来源：笔者根据参考文献[1-4]整理

异的视角尝试提出乡镇国土空间规划编制的要点。

二、乡镇特点与国土空间规划体系

乡镇基础规模和资源禀赋的差异，使得不同地域在指导乡镇规划编制时要有一定的侧重。同时，在不同的规划体系架构下，对乡镇规划的内容要求亦有所不同。识别案例省市在乡镇特点和国土空间规划体系上的差异，是理解不同省份乡镇导则差异的前提。

1. 乡镇特点

结合相关统计数据可以基本观测四个省市乡镇的基础特征差异。从用地规模上看，北京、河北和山东省的乡镇平均辖区面积在100km^{2}上下，而镇区面积较小，基本在1~4km^2，乡村地区（非建设用地）腹地较大，可理解为“大乡镇，小镇区”的空间特征；而上海市乡镇的平均辖区面积虽然相对较小，仅54km^2，但镇区面积高达12km^2，建成比例较高，反映出“小乡镇，大镇区”的空间特征。

从人口规模上看，上海市的乡镇人口规模最大，镇域平均常住人口超10万人，镇区人口超6万人。其他三省市的乡镇平均常住人口均不到5万人，镇区人口均在2万人以下。以镇区人口占总人口的比重简单推算乡镇的城镇化水平，可以得出，上海市乡镇的城镇化水平相对较高，镇区是重要的人口集聚地，而其他三省市的乡镇仍处于相对较低的城镇化发展水平。因此，对于上海而言，优化提升城镇效能，加强城乡要素统筹是乡镇规划的重点任务，而北京、河北和山东的乡镇非建设空间的占比更高，承担着更为重要的生态保育和粮食生产功能，乡镇规划要更加重视对生态资源和农业资源的保护和建设管控。

2. 国土空间规划体系

在四省市发布的国土空间规划体系中均明确，在乡镇层级编制国土空间总体规划，作为开展详细规划、村庄规划和专项规划编制的依据。山东省、河北省的乡镇国土空间总体规划以市、县（市）国土空间总体规划为上位规划，北京市和上海市以区级国土空间总体规划作为上位依据。其中，上海市于2008年开始实行土地利用总体规划和城市总体规划的“两规合一”，原新市镇总体规划暨土地利用规划在全域精细化管控、多规内容融合等方面已做出了长期探索。尤其是与郊野单元（村庄）规划共同形成了镇村域层面的规划基础，即新市镇总规作为上位规划，统筹全镇域空间布局；郊野单元（村庄）规划作为下位规划，聚焦开发边界外乡村地区，落实总规的建设任务、土地减量与新增空间指标的安排。两者在规划内容和管控要求上建立了较为充分的衔接，使得乡镇总规在规划内容安排和管控规则制定上更具针对性。

三、乡镇国土空间规划编制导则解读

乡镇国土空间（总体）规划导则的内容主要聚焦于总体规划（关于乡镇国土空间总体规划的必要性、定位与重点内容方面，请参阅参考文献[13]）层面，涉及乡镇总规的编制组织程序、规划编制内容及成果要求等。四省市乡镇导则在主体结构上大致相同，差异点主要集中在对规划编制内容的安排。

3.上海市国土空间规划体系 4.北京市国土空间规划体系 5.北京市乡镇生态要素规划的用途分类

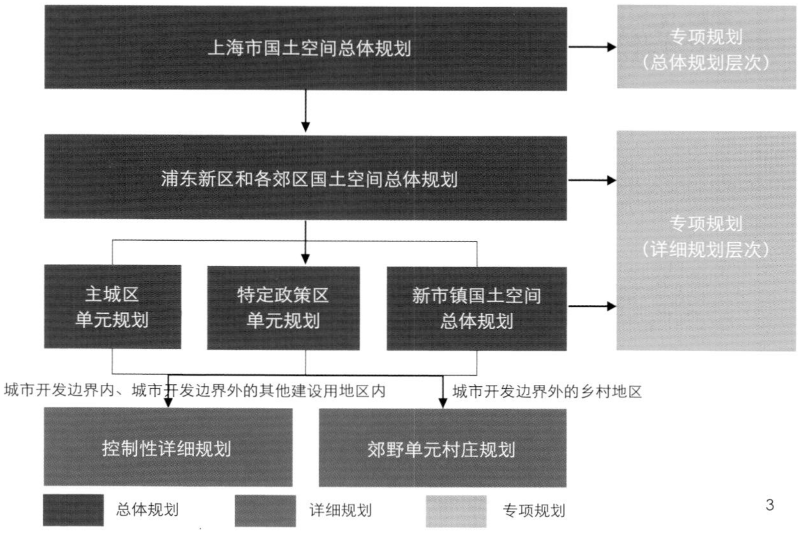

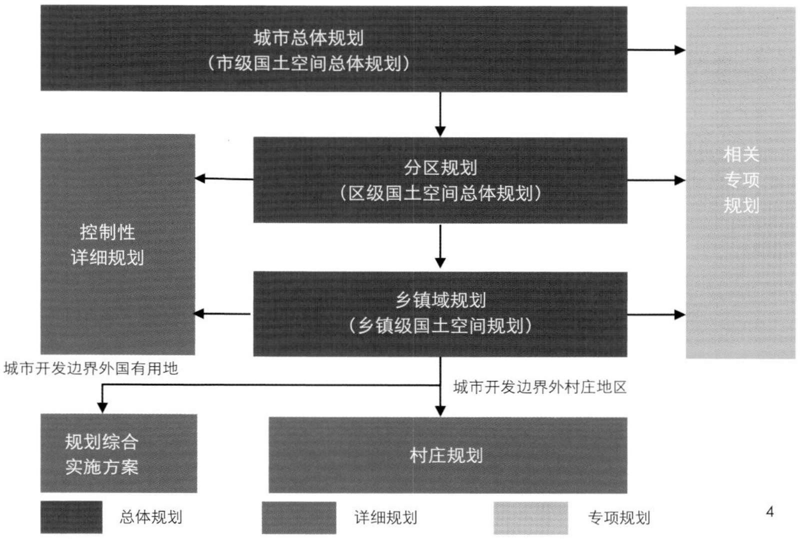

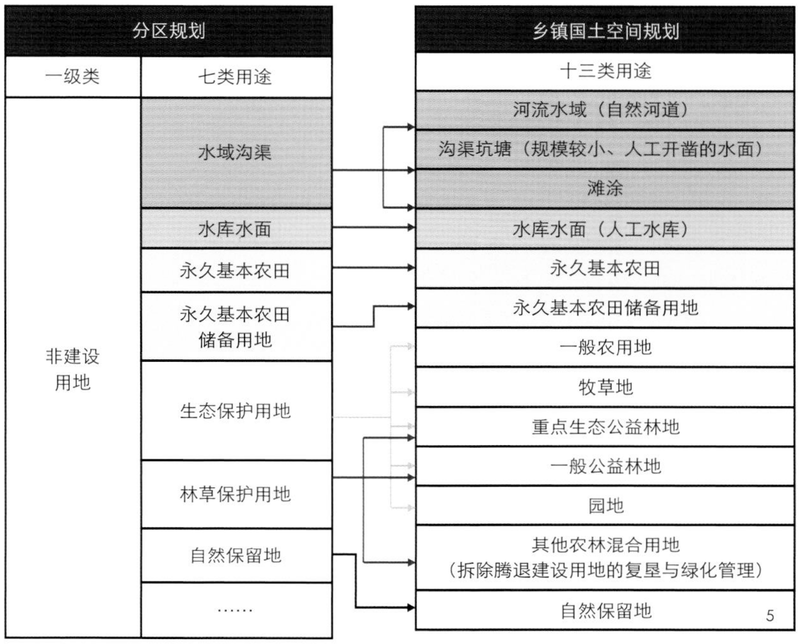

6-7.上海市朱家角镇总体规划城镇单元图则

8.上海乡镇总规向详细规划的传导体系

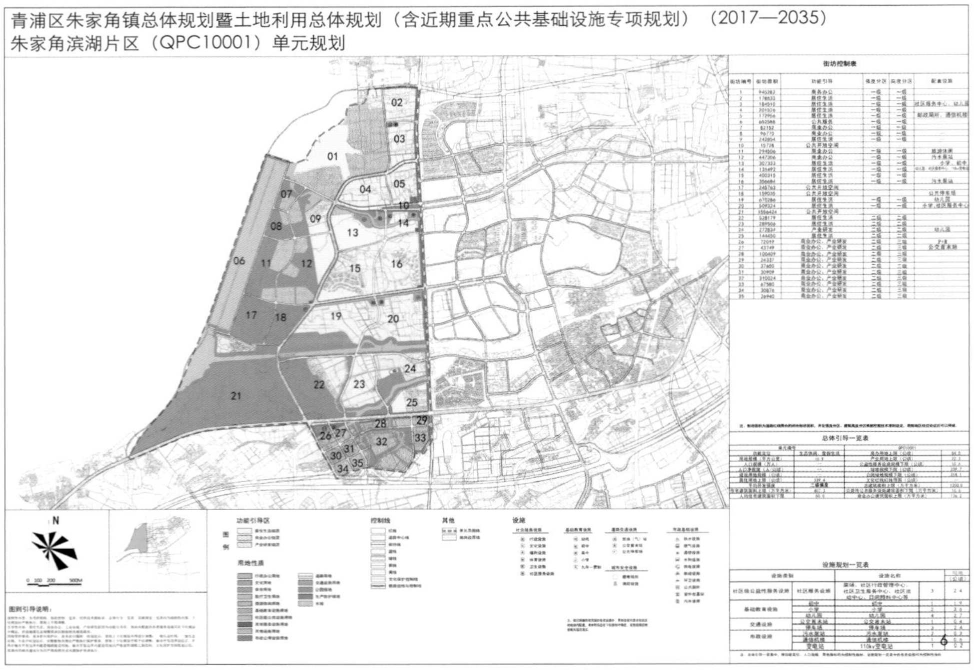

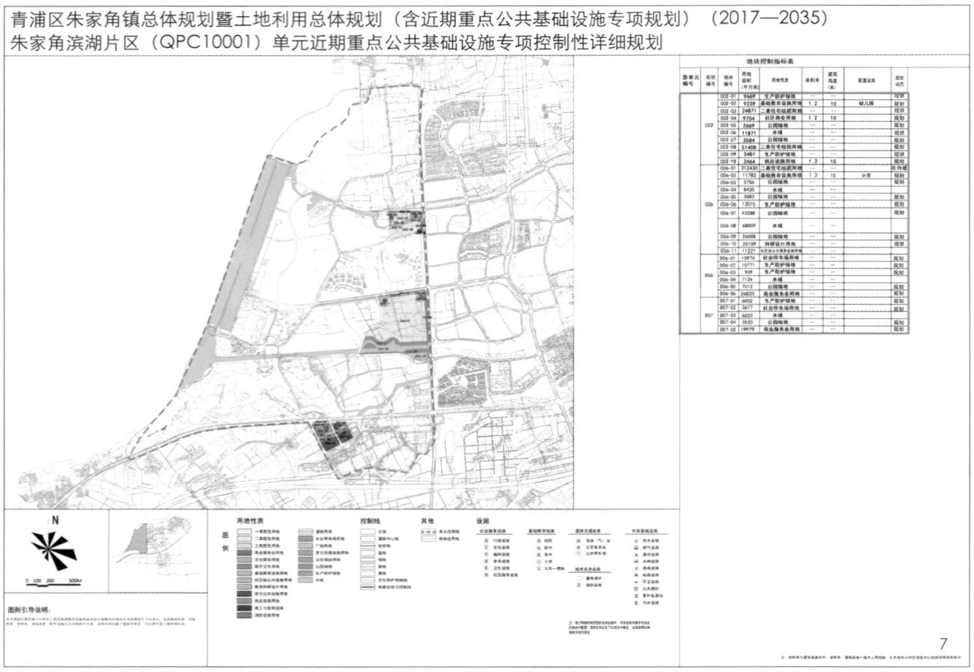

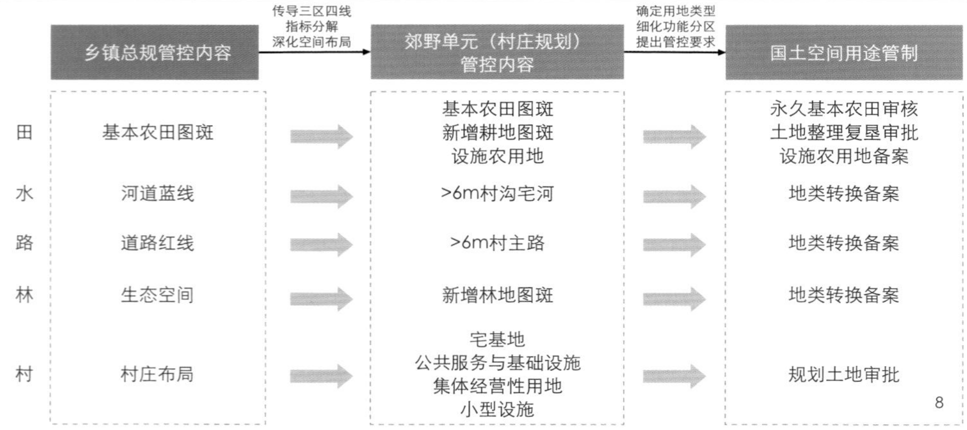

1. 分类指导规划编制

针对区域内乡镇发展的差异性，河北省和北京市导则均提出了要分类指导乡镇总规的编制，并结合类型提出规划编制的重点指引。在具体分类上，河北省的乡镇分类侧重产业职能导向，即分为城郊服务型、工贸带动型、特色保护型、资源生态型和现代农业型；北京市的乡镇分类侧重区位导向，结合乡镇与城市建成区和生态空间的关系，划分为疏解提升型、平原完善型、浅山整治型、山区涵养型四类，落实到市域所有乡镇，并在成果要求中明确提出每类乡镇的重点文本和图纸内容。

2. 落实管控要求

乡镇规划是国土空间规划体系中的基础层规划，同时也是分解市县规划目标的实施性规划。对此，四省市乡镇导则都明确提出，将严格落实上位空间规划的管控要求作为本层级规划编制的首要内容，具体落实包括但不限于发展定位、发展规模、空间管控边界、生态与农用地保护、历史和文化资源保护、公共服务及市政设施等方面。在核心内容的落实方式上，以控制线、分区和指标为总体思路。各地结合地方实际，在关注重点和管控要求方面制定了差异化的总体空间格局管控策略（表2）。以“三区三线”（即《中共中央 国务院 关于建立国土空间规划体系并监督实施的若干意见》提出的生态、农业、城镇空间，生态保护红线、永久基本农田、城镇开发边界）为基础，山东导则提出加强各类海域保护线的管控要求，上海导则强调文化保护控制线，重视对乡镇历史文化遗产、自然（文化）景观和公共文化服务设施的保护，且对核心指标有更细致详尽的落实要求。北京导则以“两线三区”作为空间上的刚性管控边界，调整后的分区方法体现了农林生态系统统一保护和建设用地逐步集中的管控思路。从四省市的核心内容管控上看，上海和北京的内容更加深入，管控指向更加落地、更加直接，北京聚焦于生态区控制和集中建设区控制，上海聚焦于建设用地减量化和开放空间管控等。

3. 生态资源保护

落实国土空间规划改革对全域全要素资源保护的要求，各省市的乡镇导则均提出乡镇层级的生态保护任务，即强调对生态空间的底线保护，在划定生态红线的基础上落实山水林田湖草等各类自然要素的管理边界和保护范围。除了红线约束，四省市乡镇导则均体现了对生态空间属性分区分级保护的思路，只是具体方法略有不同。河北导则提出在落实上位规划下达的生态红线之外，将乡镇内具有重要生态功能的空间统筹划入一般生态空间进行管控；山东导则和北京导则均提出将生态空间按照主导功能划分生态型、农业型和休闲游憩型的生态功能分区；上海导则提出划分四类生态空间，将城市开发边界内外的重要结构性生态空间统一纳入生态空间保护体系，形成对生态空间的系统性保护。

此外，北京导则对生态要素的管控更为严格，将上位分区规划确定的保护要素转化为十三类非建设用地，以用途管控的形式提出相关要求和布局引导。

4. 统筹镇域空间

对乡镇全域国土空间保护与开发格局的整体规划是乡镇总规中的核心内容。针对过去传统的乡镇土地利用总体规划采取指标管控过于刚性，而传统乡镇总体规划重视建设空间缺乏全域空间统筹且刚性约束不足的问题，如何刚弹结合实现全域管控是各省市乡镇导则制定的难点。从案例导则来看，除河北省外，其他三地导则均提出了“用途分区+用途分类”的管控模式（表3）。山东导则明确全镇域层面划定一级分区与一级用地分类；北京导则要求按主导功能将全域划分为十三类分区，在分区基础上以建设用地和非建设用地作为区分，设定不同精度进行用途分类的表达；上海导则更加关注建成区的用地功能，在全域划定六类主导功能引导区，并要求对公共空间、公共设施和基础设施进一步明确到用地和相关控制线。此外，四地市的乡镇导则均提出在规划中鼓励战略留白，预留一定比例的建设用地机动指标和空间范围，用于统筹解决村民安置、新产业发展、以及未来重大事件或项目的落地等。

从四省市的比较来看，北京和上海的乡镇导则的实施性更强，对公共服务设施和基础设施建设等的管控更为直接、明确。

5. 镇区建设管控

对比传统乡镇总体规划将规划内容主要集中于镇区建设和镇域空间组织结构，乡镇国土空间规划更加强调对全域资源和要素进行统一规划，在资源统筹的基础上深化对镇区建设的有效引导。从导则内容的安排上可比较清楚地看出这一转变，仅河北导则将“乡镇政府驻地规划”作为单独章节表述，其他导则对镇区（部分导则中以“乡镇驻地”“城镇集中建设区”“镇中心”等进行表述）规划内容的阐述相对较弱。

从案例导则来看，目前针对镇区的规划存在两种思路。一是采取“用途分类+关键要素控制”的管控方式，如山东、河北和北京导则在用地管控上均明确乡镇驻地片区做到用地地类的结构性控制，同时深化公共服务设施、基础市政设施和公共空间布局，确定整体开发强度、高度控制，提出风貌管控和引导要求。另一类是采取划分控规单元的编制方式，将管控要求与控规相衔接。如上海导则提出，将城市开发边界内的区域按照控规编制单元划分若干城镇单元，明确各单元内的用地功能引导（上海对镇区内的用地管控使用用途功能分区的方法，仅明确公益性设施和公共空间的用地布局）、公益性设施空间布局等控制要求，并与已批控规相结合，提出深化至各街坊的控制指标和近期重点建设的公共基础设施项目，以单元规划直接指导下位规划的编制。

表2　四个省市导则针对核心内容的管控方式

行政区	核心控制线落实	结构性分区落实	核心指标落实
北京市	1.生态控制线（含生态保护红线和永久基本农田保护红线） 2.城镇开发边界	1.生态控制区 2.集中建设区 3.限制建设区	1.人口规模（城、乡常住人口） 2.城乡建设用地规模 3.永久基本农田和耕地保有量规模 4.建筑规模
上海市	1.永久基本农田保护红线 2.生态保护红线 3.城市开发边界 4.文化保护控制线	1.禁建区 2.限建区 3.适建区	1.城乡建设用地规模 2.四类生态空间面积 3.二类永久基本农田保护面积和耕地保有量 4.现状建设用地减量化面积 5.开放空间各项指标等
河北省	1.生态保护红线 2.永久基本农田保护红线 3.城镇开发边界	1.生态空间 2.农业空间 3.建设空间	1.城乡建设用地规模 2.永久基本农田和耕地保有量规模 3.生态保护红线控制面积 4.国土开发强度
山东省	1.生态保护红线 2.永久基本农田保护红线 3.城镇开发边界 4.各类海域保护线	1.生态空间 2.农业空间 3.城镇空间	1.城乡建设用地规模 2.永久基本农田和耕地保有量规模 3.生态保护红线控制面积 4.国土开发强度 5.近岸海域水质

资料来源：笔者根据四省市的乡镇导则整理

表3　四个省市导则中对镇域国土空间的管控方式

行政区	全域用途分区	用途分类
北京市	城镇建设用地、村庄建设用地、战略留白用地、对外交通用地、对外交通设施用地、特殊及其他建设用地、水域保护区、永久基本农田保护区、林草保护区、生态混合区、自然保留地、有条件建设区	建设用地表达至中类、公共服务设施、市政基础设施、公共安全设施表达至小类，非建设用地十三类
上海市	居住生活功能区、工业仓储功能区、商业办公功能区、教育科研设计功能区、农林复合区、基本农田保护区	仅对公共空间、公共设施和基础设施进行用地分类，并精确到地块
河北省	未明确提出分区要求	明确全域农用地、建设用地、其他用地的用途结构控制
山东省	生态保护区、自然保留区、永久基本农田集中区、城镇发展区、农业农村发展区	全域一级用地分类表达

资料来源：笔者根据四省市的乡镇导则整理

6. 村庄建设管控

四省市乡镇导则都提出了对村庄建设管控的要求。通过梳理案例导则可总结乡镇规划在村庄层面的主要工作，一是落实村庄分类、确定村庄布局，二是对村庄建设进行底线管控。针对村庄分类，四省市乡镇导则的主要分类思路是考虑村庄保留、保护或撤并的规划引导，以及基于乡村产业的特色化发展引导。针对底线管控，四省市乡镇导则均提出以一个或多个村庄划分村庄单元（或片区），分解落实各村庄单元（或片区）的建设用地、生态控制要求、农业控制要求、公共服务设置配置标准等核心控制线和指标任务，以“图则+指标”的方式进行村庄建设管控，同时作为向村庄规划的传导。

此外，上海导则要求对于乡村单元内已明确近期实施的土地整治项目、重点公共设施和基础设施等，形成近期重点公共基础设施专项规划图则，可直接作为建设项目和土地整治项目管理的依据。即可理解为，在乡镇总规图则中直接落实村庄近期建设需求，如需调整再通过村庄规划进行调整。

7. 其他规划重点

除了上述核心内容外，四省市针对实际发展需要，因地制宜补充了不同方面的规划要求。如山东省重视乡镇层级的海岸带开发规划，强调合理安排海岸线旅游、渔业、城镇、港口等功能；北京市和上海市均十分重视在乡镇层面开展建设用地减量化工作，并作为近期实施重点，精确锁定近期（及远期）全镇域建设用地减量化的规模和图斑位置。

四、地域特征下的乡镇国土空间规划编制要点

在上文对四省市乡镇导则比较分析的基础上，提炼乡镇国土空间规划的编制要点，并结合地域特征提出乡镇国土空间规划的引导方向。

1. 细化管控，落实自然资源管理职责

乡镇作为生态空间的重要载体，是落实生态资源保护的最基础层级，因此乡镇级的国土空间规划必须对自然资源各类要素作出精准管控，落实乡镇对自然资源的管理职责。由于规划精度的局限，上位规划所确定的生态保护红线范围以较高等级的生态资源为主，往往无法覆盖乡镇全域的生态空间。而基于四省市乡镇导则的共性内容，可以清晰地看到，乡镇除了直接落实上位规划所确定的生态保护要求外，仍需从乡镇本身的资源特点出发，统筹划定乡镇级的重要生态资源。尤其是对于自然资源更丰富、生态功能更突出的地域内的乡镇而言，更需要树立分级分类的生态空间保护体系，按照不同等级区分管控强度、制定管控规则，由此形成由（红线内）“刚性管控”到（红线外）“严格保护”的管控模式过渡。

同时，在划定保护范围时，要重视对生态空间的系统性保护与规划，将“斑块化”的底线思维与“结构化”的发展思维相结合，使各类自然资源的生态功能和生态价值能够得到最大程度的发挥，避免因被动保护造成生态空间的破碎化。

2. 刚弹结合，统筹全域发展与管控格局

从重视镇区走向全域统筹、从蓝图式愿景规划走向全要素管控规划，是乡镇国土空间规划的重要思路转变。面向全域统筹，乡镇总规有必要对不同控制内容作出区分，对上位规划传导的管控类要求实行刚性落实，同时对本级规划中的发展类诉求建立弹性管控规则，使规划的刚性和弹性内容结合，以切实起到指导实施的作用。

针对全域的国土空间用途管控，案例导则都突破了原有按照单一地类的用地分类方式，而更强调以功能分区突出用地的主导功能，同时叠加政策导向（如战略留白区），允许用地混合（尤其是生态用地与农业用地的混合）。从全域到镇区，可采取用途大类的深度表达（如北京、山东和河北导则），或采用“用途分区+要素控制”的方法（类似上海导则的做法），在全域用途分区的基础上，深化分区精度和管控规则，后者的灵活性和向专项规划传导的准确性更佳。总体上看，从分类到分区的转变，大大增进了用途管控的弹性。

对于设施规划同样存在不同深度的考虑，针对区域层面的重要交通走廊、市政设施走廊、重大公共服务设施等确定总体布局并划定控制线，而对于社区级的设施，全域统筹确定配置标准、规模和规划布局要求，向专项规划或详细规划传导进行精确落位。此外，考虑不同地域对公共服务设施的建设需求，对于经济较为发达、建设和管理水平较高地域的乡镇，可学习上海和北京的做法，将近期重点设施或集中建设区内的“三公”类设施（公共服务、公共空间和基础设施）按照控规深度划定地块控制线和控制指标，作为控详规划未修编之前的近期公共服务设施项目建设与实施的审批和管控依据。

3. 底线约束，实现对村庄建设的基本管控

《自然资源部关于加强村庄规划促进乡村振兴的指导意见》中明确，在县域层面基本完成村庄布局工作，有条件、有需求的村庄应编尽编；对于暂时没有条件编制村庄规划的，应在县、乡镇国土空间规划中明确村庄国土空间用途管制规则和建设管控要求，作为实施国土空间用途管制、核发乡村建设规划许可的依据。实际上，过去大量推进村庄规划编制过程中出现的村庄规划实用性不强、盲目推进规划全覆盖、地方财政不堪重负等问题，证明了村庄规划应是有选择地按需推进，而对于村庄基本的布局安排、设施配置、用途管控等都应在直接管理村庄的乡镇层面予以落实，这不仅是对传统总规长期忽视乡村问题的补充，也是实践中的现实需求。在乡镇总规中将基本农田保护线、生态保护红线、建设用地管控线等重要控制线和建设用地规模、公共服务设施配置要求等核心指标分解落实到各乡村单元，并提出管控要求，完成对村庄建设的基本底线约束，同时形成向（有需要编制的）村庄详细（笔者认为，村庄规划长期的混乱与村庄规划本身的定位不清有关。长期以来，村庄规划是总体范畴还是详细范畴、是村域规划还是居民点规划，一直存在争议。本次五级三类改革中虽然明确了村庄规划是详细规划，却省略了“详细”二字）规划的传导。

值得思考的是，四省市乡镇导则体现了对村庄管控的不同精度要求。山东和河北导则均以行政村为管控对象；上海和北京导则将管控对象深化到了居民点，上海导则提出深度至自然村的村庄布局，北京导则要求划定村庄居民点的空间管控边界。因此，对于具体的村庄管控方式仍需结合地方实际村庄规模、乡镇管理能力和管理需求等予以综合确定。

4. 有效传导，探索规划的多种实施路径

乡镇总规在“承上”落实要求的同时，也要“启下”向详细规划和专项规划进行有效传导。总结四省市乡镇导则，主要实施路径有，确定城市开发边界内详细规划、开发边界外村庄规划的编制单元，以单元的形式进行指标衔接（耕地保有量、生态红线面积、永农面积、建设用地规模、设施配置规模等）、控制线衔接（“三线”、城市“五线”等）、分区衔接（用途分区、生态功能分区、开发强度分区等）、名录衔接（近期建设项目、历史保护名录等）等。

值得注意的是，四个省市在发布乡镇导则之时，都已陆续出台市县层级的国土空间规划编制指南以及村庄规划编制导则（河北省于2019年11月发布了《河北省村庄规划编制导则（试行）》，于2020年2月发布了《河北省市县国土空间总体规划编制导则（试行）》；山东省于2019年8月发布了《山东省村庄规划编制导则（试行）》，9月发布了《山东省市县国土空间总体规划编制导则（试行）》；北京市《北京城市总体规划（2016—2035）》以及2019年获批的14个分区规划（国土空间规划），是各乡镇国土空间总体规划编制的上位依据；上海市《上海市城市总体规划（2017—2035年）》、各区单元规划以及《上海市生态空间专项规划》等，是各乡镇国土空间总体规划编制的上位依据），使得各层级之间的规划内容传导和衔接要求较为明确、具体。如上海导则中对村庄布局规划、减量化规划、公共服务设施规划的要求，与上海市郊野单元（村庄规划）的内容能形成较好的对应衔接。因此，建议尚未发布乡镇导则的省市，宜同步推进市县指南和村庄导则的相关工作，以结合地方实际情况探索有效、明确、个性化的乡镇规划编制和规划传导机制。

五、结语

《中共中央、国务院关于建立国土空间规划体系并监督实施的若干意见》以及《自然资源部关于

全面开展国土空间规划工作的通知》提出乡镇国土空间规划要“侧重实施性”“根据当地实际，明确规划编制审批内容和程序要求”“因地制宜，与市县合并编制，或以几个乡镇为单元编制”等原则性要求。各地可根据实际发展阶段、乡镇空间和资源禀赋等特征、乡镇管理能力与需求、过渡期规划体系的衔接等因素，对乡镇国土空间规划的定位、编制内容和技术方法进行个性化的创新探索。但总体上，乡镇国土空间规划存在四个主要发展趋势，即细化对全域自然资源要素的保护；以刚性管控与弹性规则相结合，统筹全域空间格局；落实底线约束，完成对村庄建设的基本管控；明确向详细规划和专项规划的传导机制。

需要指出的是，针对已发布的四省乡镇导则的分析仅作为抛砖引玉，以探究乡镇国土空间规划的总体趋势，尚且不能覆盖所有乡镇类型和对应的规划需求，未来仍需要在多个方面作出进一步探索。比如市县、乡镇、村庄如何同步开展规划编制；乡镇土地复杂的产权属性如何在空间规划中予以妥善应对；对于规模近似县级市和县城的诸多产业大镇、人口大镇，其规划单元应如何划分等，诸多问题仍需结合更多的地方实践，进一步研究和明确。

*《中共上海市委、上海市人民政府关于建立上海市国土空间规划体系并监督实施的意见》中明确，上海市已批新市镇总体规划暨土地利用总体规划为乡镇级国土空间总体规划。因其内容基本符合国土空间规划编制的思路和要求，故纳入本文的比较分析。

参考文献

[1]北京市规划和自然资源委员会. 北京市乡镇国土空间规划编制导则（试行）[R].2019.

[2]上海市规划和自然资源局. 上海新市镇总体规划暨土地利用总体规划（含近期重点公共基础设施专项规划）编制技术要求和成果规范（试行）（2018年12月修订）[R]. 2018.

[3]河北省自然资源厅. 河北省乡镇国土空间总体规划编制导则（试行）[R].2020.

[4]山东省自然资源厅. 山东省乡镇国土空间总体规划编制导则（试行）[R].2019.

[5]住房和城乡建设部. 2018年城市建设统计年鉴[M]. 中国统计出版社，2019.

[6]李妍，张超，朱小卉，等. 用地紧约束背景下上海新市镇总规的转型：以青浦区华新镇、金泽镇为例[J]. 城市规划学刊, 2017(S2):174-181.

[7]杨秋惠. 镇村域国土空间规划的单元式编制与管理：上海市郊野单元规划的发展与探索[J]. 上海城市规划, 2019, 000(004):24-31.

[8]中共上海市委，上海市人民政府. 关于建立上海市国土空间规划体系并监督实施的意见[R]. 2020.

[9]中共北京市，北京市人民政府. 关于建立北京市国土空间规划体系并监督实施的实施意见[R]. 2020.

[10]陈景，晋璟瑶，曹娜，等. 统筹山水林田湖草,实现北京全域全类型国土空间管控[J]. 北京规划建设, 2019(04):19-22.

[11]王新哲，薛皓颖. 国土空间总体规划传导体系中的语汇建构[J]. 城市规划学刊, 2019(S1):9-14.

[12]彭震伟，张立，董舒婷，等. 乡镇级国土空间总体规划的必要性、定位与重点内容[J]. 城市规划学刊, 2020(1):31-36.

[13]张京祥，张尚武，段德罡，等. 多规合一的实用性村庄规划[J]. 城市规划, 2020,44(03):74-83.

[14]上海市规划和自然资源局. 上海市郊野单元（村庄）规划编制技术要求和成果规范 [R]. 2018.

作者简介

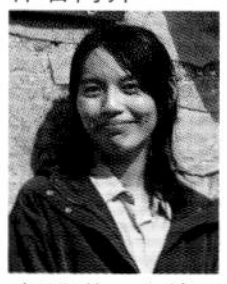

李雯骐，上海同济城市规划设计研究院有限公司，规划师；

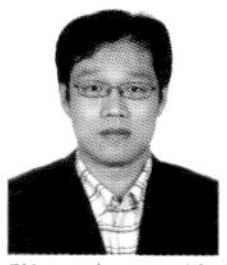

张　立，同济大学，城市规划系，副教授，中国城市规划学会，小城镇规划学术委员会，秘书长，通讯作者；

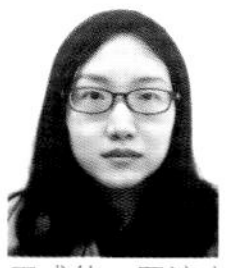

王成伟，同济大学城市规划系，硕士研究生。

国土空间规划改革背景下的乡镇公共服务设施规划思考

Planning of Township Public Service Facilities Under the Background of Territorial Plan Reform

赵雪琪 李雯骐 张 立
Zhao Xueqi Li Wenqi Zhang Li

[摘 要] 公共服务设施规划是乡镇国土空间规划的核心内容之一。首先提炼乡镇公共服务设施规划的关键难点，并基于地方标准，回顾总结传统乡镇公共服务设施规划的一般方法；在此基础上，立足于国土空间规划改革背景，结合国家政策要求和地方实践探索，归纳乡镇层面公共服务设施规划趋向的主要转变，并提出若干规划建议，包括建立从国家到地方的乡镇公共服务设施配置标准体系、构建乡镇多层级生活圈应对多层次的设施需求、倡导城乡共建、镇村共享的设施布局、刚性与弹性并重实现乡镇设施配建的质量标准提升、积极引入新理念，持续动态创新乡镇公共服务设施规划方法和技术标准。

[关键词] 乡镇规划；公共服务设施规划；国土空间规划

[Abstract] The planning of public service facilities is one of the main contents of township spatial plan. This article first extracts the key difficulties in planning township public service facilities, and review the general methods of traditional township public service facilities planning based on five local standards. On this basis, under the background of territorial spatial planning reform, this article discussed the main changes in the planning of public services facilities at the township level, through national policy requirements and the latest local practices. In further, several planning suggestions have been put forward, including establishing a standard system from the state to the local level for the allocation of public service facilities, constructing multi-level township living circles to meet multiple needs, encouraging the co-construction and sharing of public service facilities between urban and rural, setting up both rigid and elastic rules to achieve the improvement of township facilities' quality, and actively introducing new concepts to keep innovating the methods and technical standards of township public service facilities planning.

[Keywords] township planning; planning of public service facilities; territorial plan

[文章编号] 2020-86-P-078

"十三五"国家重点研发计划"绿色宜居村镇技术创新"专项——"县域村镇空间发展智能化管控与功能提升规划技术研发"项目的子课题"县域村镇规模结构优化和规划关键技术"（批准号：2018YFD1100802）资助

一、引言

基本公共服务是指在一定的经济条件下和发展时期内，由政府主导提供，旨在保障全体公民生存和发展基本需求的公共服务。为缩小我国长期以来在城乡基本公共服务供给上的差距，国家"十二五""十三五"规划和党的十八大先后提出"推进城乡基本公共服务均等化"，十九大报告直接将"2035年基本实现城乡基本公共服务均等化"作为国家社会主义现代化的发展目标。《2019年新型城镇化建设重点任务》再次提出了"强化小城镇基础设施和公共服务补短板"等政策要求，进一步强调了在乡镇层面完善公共服务设施建设的目标。

同样在规划层面，公共服务设施的配置规划一直是我国城乡规划工作的重要内容。在城市，1980年代起逐步建立完善了公共设施的相关配置标准；但是，在乡镇，相关标准规范以及技术方法却严重滞后。对此，既有研究针对传统以"镇村等级""千人指标""服务半径"等标准进行设施配置的方法进行反思，开始引入需求分析法、空间句法、空间拓扑分析法等多元化多要素的分析方法，并尝试引入"生活圈""协同配置"等理论概念，探索更为科学的乡镇公共服务设施配置方法和标准。但上述研究多从城乡一体化、城乡基本公共服务均等化的视角来展开对设施配置标准的讨论，而缺少对规划方法的系统性回顾与反思。且既有研究多以某一地区乡镇或某一类型的设施为例进行针对性的技术探讨，较少从宏观视角来总结适用于全国乡镇公共服务设施规划的一般性原则。

当前，正值我国国土空间规划改革的攻坚阶段，有必要对空间规划体系下的乡镇公共服务设施规划进行全面审视与方法建构。因此，本文立足于国土空间规划改革的时代背景，通过回顾既有标准，总结过去传统乡镇公共服务设施规划在设施配置类型、设施配置方法、规划管控方法等方面的不足，结合国土空间规划改革的内在要求和各地的前沿实践探索，提出新时期乡镇公共服务设施规划的若干建议，并展开一定的延伸讨论。

二、乡镇公共服务设施规划的难点

1. 乡镇服务职能有限，难以满足城乡两级的服务需求

基本公共服务的属性决定了，公共服务设施的供给水平直接由基层地方政府的财政能力决定，即可认为地方政府的财政能力已经成为影响基本公共服务设施供给均等化程度的最为重要的直接影响因素。而乡镇政府作为我国行政体系中最低层级政府，一直以来存在权责被压缩、经济社会管理权限弱、上级财政依赖度高、缺乏发展自主权等问题，进而导致乡镇的服务职能十分有限，公共服务设施的配置能级较低，设施类型大多仅限于为农村居民提供的日常基础服务为主，而缺少能与城市接轨的较高水平的城镇服务。即便考虑到我国当下乡镇建设投入主要来自上级的县（县级市），县级财政和经济亦有明显的局限性，难以顾及众多乡镇。以2016年乡镇调查为例，仅16.6%的乡镇配置体育场馆，有将近半数乡镇没有配置敬老院等社会福利设施。此外，长期以来乡镇对公共服务设施建设在资金与专业人员上的投入不足，进一步造成乡镇公共服务设施建设水平低、服务质量低，与城市水平相去甚远。

2. 国家层面标准不清晰，无法有效指导乡镇公共设施规划

国家层面针对乡镇层面公共服务设施配置的规

划标准或规定仅有2007年发布的《镇规划标准》（GB50015—2007）（以下简称《镇标准》），以及2010年住建部发布的《镇（乡）域规划导则（试行）》（建村〔2010〕184号）（以下简称《镇导则》）。就内容而言，《镇标准》仅从分类角度区分了"中心镇"与"一般镇"的设施配置标准差异，而《镇导则》仅从分级角度规定了镇域内按"镇区（乡政府驻地）—中心村—基层村"三级配置公共服务设施，两个文件所涵盖的公共服务设施内容要求均不全面，且缺乏对设施布局要求的具体描述。从技术方法上看，两则文件中所覆盖的公共服务设施类型主要沿袭了1993年《村镇规划标准》（GB50188—93）中的设施类型。

《镇标准》和《镇导则》发布距今十余年，已难以完全与现代化的生活服务需求接轨；且设施配置分类分级的标准单一，欠缺对乡镇规模和功能差异的考量，同时缺乏相对独立性的量化指标参考，导致国家标准在实际指导乡镇公共服务设施配置时的可操作性较差（表1）。

3. 传统规划内容不完善，向详细规划的传导不明晰

镇级层面的公共服务专项规划往往缺位，乡镇公共服务设施规划通常仅仅作为传统乡镇总体规划中的组成部分。而在国土空间规划改革之前，总体规划的编制常常"重城轻乡""重发展轻保障"，公共服务设施规划作为调节城乡公共服务均等化的杠杆作用被大大弱化，主要表现为，设施配置重点关注镇区，而对乡村地区的基本公共服务设施保障严重不足。此外，在规划编制方法上，传统乡镇总体规划中对公共服务设施规划大多仅停留"配置"层面，而对设施布局、规模指标、建设控制等需要向详细规划传导的核心要求和指标，普遍缺乏明确的交代（如《xx镇总体规划（2013—2030）》规划文本中对教育设施规划的要求仅表述为："规划将xx镇的小学和中学整合为九年一贯制学校，形成一个初步完善的现代化教育体系，提高全镇的文化水平和整体素质"……"教育机构用地2.06hm^2，占总建设用地的1.28%"，而对具体的布局要求、建设标准等均未做出进一步的交代），直接造成对公共服务设施建设管控的不足。

4. 理论指导欠缺，针对性的规划方法仍有待完善

在城市层面，基于社区生活圈、产城融合、大数据技术支持等新的城市公共服务设施规划理念及规划技术方法在学术和实践层面均已展开了大量研究探索，形成了较为丰富的研究成果和实践指导。与之相比，针对乡镇层面的公共服务设施规划研究，在理论关注度和实证研究上都表现得尤为滞后（莫海彤，等，2020），尤其针对设施配置的标准和规划技术方法，均缺乏理论层面的系统反思，使得乡镇公共服务设施规划总体上仍套用城市设施规划的方法，如设施服务半径、千人指标等，但缺少对乡镇层级特殊性问题的有效回应。

三、乡镇公共服务设施规划的一般方法：基于地方标准的总结

在地方层面，全国多个省市结合地方特点和发展条件，相继制定了乡镇公共服务设施配置标准或导则，作为当地指导乡镇公共服务设施配置的主要依据。下文以江苏省、河北省、上海市、重庆市、长沙市相关标准为例，深入公共服务设施配置的规划技术层面，总结国土空间规划改革之前，传统乡镇公共服务设施规划在横向设施配置类型、纵向设施分级布局、以及规划管控方法上的一般方法（表2）。

1. 按乡镇类型划分公共服务设施配置能级

考虑区域内乡镇发展的差异，对不同类型乡镇的公共服务设施配置予以分类引导，是设施配置规划的工作基础。对此，地方标准普遍将区域城镇体系作为乡镇公共服务设施配置标准的依据，多以规划的"中心镇——一般镇"两类来区分不同等级或服务职能的乡镇在公共服务设施配置能级上的差异。其中，上海在补充考虑区位、功能、规模和特色等发展条件的基础上，对郊区乡镇（新市镇）进一步细分为重点镇（中心镇）、毗邻中心城的镇和远郊独立镇，提出三类镇的设施配置目标和重点配置内容；重庆市将部分公共服务设施按乡镇所属的城市功能分区来进行分类引导，如针对基础教育设施的千人指标按照都市核心区城镇、城市发展新区城镇、生态发展保护区城镇三类予以确定。

总体来看，目前的分类标准侧重从空间区位和城镇职能的角度设计，考虑因素仍相对局限，未能体现乡镇在规模、服务对象、产业特色等方面的差异性。

2. 按基础功能确定公共服务设施配置类型

公共服务设施类型一般覆盖几大基础功能，即教育、文化体育、医疗卫生、商业服务、以及社会保障等。各地标准基本保留了国家标准中的分类，其中，江苏省、上海市和长沙市在此基础上将市政工程、公共安全、公共交通、环境保护等设施类型补充纳入了配置标准中，明确城乡公交、污水处理、垃圾转运、农村信息化设施、乡镇综治中心、应急避灾点等设施和开放空间的配置要求，初步体现了地方在公共服务设施配置需求上的差异性（表3）。

表1　国家层面相关标准（导则）中的公共服务设施类型

标准文件	村镇规划标准	镇规划标准	镇（乡）域规划导则
发布年份	1993	2007	2010
公共服务设施类型	行政管理 教育机构 文体科技 医疗保健 商业金融 集贸设施	行政管理 教育机构 文体科技 医疗保健 商业金融 集贸市场	行政管理 教育机构 文体科技 医疗保健 商业金融 集贸市场 社会保障
施行情况	已废止	现行	现行

资料来源：笔者根据相关标准（导则）文件整理

表2　部分省市乡镇公共服务设施配置标准

编制省市	标准名称	发布部门	发布时间
江苏省	《江苏省"十三五"时期基层基本公共服务功能配置标准（试行）》	江苏省委省政府	2017年
上海市	《上海市郊区镇村公共服务设施配置导则（试行）》	原上海市规划和国土资源管理局	2016年
河北省	《河北省城乡公共服务设施配置和建设导则》	河北省住房和城乡建设厅	2015年
长沙市	《长沙市小城镇公共服务设施配置（试行）》	原长沙市城乡规划局	2015年
重庆市	《重庆市城乡公共服务设施规划标准》	原重庆市规划局	2014年

资料来源：笔者根据各地标准（导则）文件汇总

3. 按镇村等级规划公共服务设施布局

配置镇村公共服务设施是乡镇公共服务设施规划中的核心工作，也是引导城乡建设发展的重要工具。对此，根据镇村等级进行公共服务设施的纵向分级配置，是从国家标准到地方标准都普遍采用的配置思路（表4）。实践证明，依据行政等级序列的配置方法区分镇与村所对应的公共服务设施需求差异，对于保障基础性公共服务设施的配置是有效管用的，尤其是大力推动了村庄层面基础公共服务设施的普及（比如上海市明确要求将“三室两点”作为每个村必配基础性公共服务设施，即医疗室、多功能活动室、村委会办公室、室外健身点和便民店）。

而其局限在于，其一是对空间服务范围在设施配置中的重要性考虑不足，缺乏对服务半径的考虑，尤其在村庄分布零散的地区容易造成设施服务半径过大；其二是人为将公共服务设施分为镇村两个配置系统，不利于镇与村、村与村之间设施的统筹协调与共建共享；其三是难以体现不同村庄社区的需求差异。重庆市的分级方式较为综合地考虑了人口规模和服务半径，但以效仿城市居住区的划分标准划分居民点的层级，在乡镇层面的适用性仍有待进一步验证评估。总体来看，未来仍需要在现行等级化的模式基础上细化完善公共服务设施级配标准。

4. 按指标管控公共服务设施建设水平

各省市在针对各类设施配置和建设时，最常见的做法是控制设施配置的建筑面积和用地面积指标，以此作为刚性管控依据，同时提出设施布局建议等弹性指引。例如重庆市标准针对不同居民点层级的设施提出其刚性底线指标，包括建筑规模、千人指标、用地规模下限等，同时依据不同层级的服务人口和服务半径提供配置标准作为参考，提出涉及公共服务内容、设施布局建议等的弹性指引。

表3　地方标准中公共服务设施配置横向分类对比

地方标准	设施类型							各省市增设的设施类型
江苏省	政务服务	公共教育	文化体育		医疗卫生	——	社会服务	住房保障、公共交通、市政公用、公共安全、环境保护
河北省	——	教育设施	文化	体育	医疗卫生	商业设施	社会福利	——
上海市	——	教育设施	文化	体育	卫生医疗	商业设施	福利设施	交通设施、市政设施、公园绿地、其他设施
重庆市	——	基础教育	公共文化与体育		医疗卫生	其他设施*	社会福利	——
长沙市	行政管理	教育机构	文化体育		医疗保健	商业服务	社会保障	工程设施（公用工程、环卫、防灾和其他设施）

资料来源：笔者根据各地标准（导则）文件整理

*指居住区级的街道服务中心、派出所、菜市场，居住小区级的社区服务站、警务室、菜点，村级管理设施和商业服务设施

表4　地方标准中公共服务设施分级配置方法

标准	设施分级方法	设施分级类型		
江苏省	划分镇村	乡镇、建制村、自然村		
河北省	划分镇村	乡镇、村庄		
上海市	划分镇村	新市镇、集镇、村庄		
重庆市	划分居住层级	居住区（乡镇）级	居住小区级	居住组团级
		4.0万～8.0万人、800～1200m	0.8万～2.0万人、300～400m	0.1万～0.3万人
长沙市	划分镇区镇域	（中心镇、一般镇、乡集镇）镇区级、镇域级		

资料来源：笔者根据各地标准（导则）文件整理

表5　浙江省标准中的生活圈分级

生活圈	可达距离（km）	参考出行方式	服务面积（km^2）	人口规模（万人）	对象
5分钟邻里生活圈	0.3	步行	0.1~0.3	0.1~0.5	村庄、镇建成区
15分钟社区生活圈	1.0	步行为主	1~2	0.5~3	
30分钟镇村生活圈	——	综合交通	50~150	3~10	镇村域
城乡片区生活圈	——	综合交通	——	——	跨区域覆盖周边乡镇

资料来源：笔者根据《浙江省美丽城镇生活圈配置导则》整理

四、国土空间规划对乡镇公共服务设施规划的要求

在当前国土空间规划改革背景下，有必要针对上述传统乡镇公共设施规划在配置标准和规划方法上的局限性进行检视。下文结合国家政策要求明确乡镇公共服务设施规划的目标和原则，并以地方层面的最新规划实践来初步把握国土空间规划下乡镇公共服务设施规划的主要趋向。

1. 国家政策层面

《中共中央 国务院关于建立国土空间规划体系并监督实施的若干意见》提出了建立国土空间规划的总体要求。其中，坚持“以人民为中心、实现高质量发展和高品质生活”、坚持“区域协调、城乡融合”应当成为空间规划改革背景下乡镇公共服务设施规划的重要导向。

（1）以人民为中心

乡镇公共服务设施规划要从人的需求出发，首先体现在设施配置类型上以基本公共服务为切入点，加强政府对公益性服务设施的投入以补足乡村设施建设短板，切实保障城乡居民基本生活需求得到满足；同时，考虑差异化、多样化的人群需求进行特色化设施供给，以实现城乡居民品质化生活为目标，提高公共服务质量，增进城乡居民的获得感。

（2）城乡融合

乡镇公共服务设施规划要承担并发挥促进城乡设施共建、服务共享的杠杆作用，以国土空间规划为引领，推进城乡公共服务设施统筹布局。一方面要强化城镇服务功能，推动高质量公共服务向镇区集中；同时补足乡村短板，加强基本公共服务设施向乡村延伸，服务乡村特色功能的培育，建立全域覆盖、普惠共享、城乡一体的公共服务设施网络。

（3）区域协调

乡镇服务职能的有限性决定了乡镇公共服务设施的配置不能依靠自身解决，更应关注城镇乡村各个层级之间的资源统筹、服务共享和衔接协同。以区域视角谋划设施配置，与周边乡镇资源形成有益互补、与上级更高层次的公共服务体系相衔接，以提升区域整体的公共服务设施供给能力。

2. 地方规划实践层面

落实国土空间规划改革任务，多个省市已相继对乡镇层面的规划工作做出安排。通过对新近出台的《浙江省美丽城镇生活圈配置导则》（2020年3月）、河北省（2020年4月）、山东省（2019年11

月）、北京市（2019年12月）、上海市（2018年12月）等省市的《乡镇国土空间规划编制导则》的分析，可初步探究乡镇公共服务设施规划的配置内容、布局、规划技术方法在适应国土空间规划改革要求下的转变。

（1）从基础保障向针对性的设施补充

为适应新时期的发展要求，公共服务设施的配置目标不仅是满足居民生活需要的重要保障，也是提升村镇综合实力的重要内容。对此，各地在传统的设施配置类型框架基础上均有所改进，结合地方特征和民生需求，针对性地补足短板、强化城镇功能的提升。如北京市导则增设体育设施（含足球场地）和公共绿地的配置；上海市导则增设社区级公共服务设施，强调提升社区层面的服务能力；浙江省从自身制造业和民营企业强省的基础出发，将产业设施纳入其乡镇公共服务设施配置类型中，对专业市场、仓储物流中心、创新研发设施、创业创新服务中心、农产品精深加工和冷链物流等与不同产业类型相关的设施提出配置的要求和建议，以适应其乡镇产业特色化发展的需求；河北导则提出针对人口规模较大、工贸产业发达、位于城市郊区、具有旅游发展潜力的乡镇，其公共服务设施应根据实际发展需求适度超前配置。

（2）从等级化分配向以生活圈引导设施全覆盖

从重视等级化配置向关注居民出行范围、以生活圈来组织设施在城乡空间的全覆盖，是乡镇公共服务设施空间布局的重要思路转变，也是最新的导则文件中所反映出的共同趋势，如浙江、山东、北京和上海均提出了构建城乡生活圈体系。其中，浙江省综合考虑了出行方式、出行时间、可达距离、服务面积和人口规模等因素，提出了包括5分钟邻里生活圈、15分钟社区生活圈，30分钟镇村生活圈以及城乡片生活圈四个不同层级的生活圈（表5），不仅覆盖了整个镇域范围，还考虑了区域范围内的多个乡镇组团，以及和城市的联系。浙江省的做法实际上是对城市生活圈理论在乡镇层级应用的适应性完善，即考虑到了乡镇居民的出行既具备日常短距离出行圈的特征，同时也存在定期跨区域地使用更高层级设施或服务的需求。因此，对乡镇公共设施服务圈的设计不能仅在本乡镇范围内孤立地考虑，而应同样体现城乡融合、区域协调统筹的原则。

（3）从粗放式的指标管控走向精细化的规划保障

针对过去较为粗放的以指标管控公共服务设施建设的问题，逐步转换“千人指标”的传统思路、弱化人均面积等较为“僵硬”的技术规定，结合国土空间规划改革对规划管控和传导的要求，因地制宜地提高供给标准，使空间规划体系中的乡镇公共服务设施规划能够起到切实的引导建设和保障落地的作用。比如，浙江省规定，5分钟邻里生活圈、15分钟社区生活圈的设置以定规模、定布局的方式进行刚性管控；而北京市和上海市的导则进一步强化与详细规划和村庄规划的衔接：在公共服务设施规划的总体布局基础上，将基础性设施的管控要求落实到村庄规划的内容中，将镇区内的公共服务设施建设要求与控制性详细规划要求相对接，形成落实到详规深度的空间落位与指标要求，以有效指导详细规划的编制。

五、乡镇层级的公共服务设施规划建议

结合国土空间规划改革的内在要求，应对传统乡镇公共服务设施规划的不足，提出乡镇层级公共服务设施规划的若干规划建议。

1. 建立并完善从国家到地方的乡镇公共服务设施配置标准体系

针对现行国家标准内容不清晰、地方标准内容不完整的问题，建立并完善从国家到地方的公共服务设施配置标准体系十分必要。国家层面的标准，应当对乡镇公共设施配置提出原则性和底线性要求，尤其是针对义务教育、医疗卫生、最低生活保障、基本养老服务、环境质量、公共安全等公益性设施领域，确定必须配置的设施类型、内容和标准，并整合行业标准明确最小规模和服务半径等底线指标，确保服务兜底。

在地方标准层面，各省市可根据地方乡镇发展特征，增加满足其特色化发展需求的公共服务设施类型，并规范相应的配置标准。例如，在经济较为发达地区的省市地方标准中，应更多关注乡镇图书馆、影剧院、体育馆等设施的配置，而在乡村服务为主的欠发达地区的地方标准中，应加强对农业服务类设施的配置，并强化兜底性的基础服务保障。

2. 建构乡镇多层级生活圈，精准对应多层次的设施需求

对应乡镇居民的出行特征和设施空间特征，建构不同服务范围尺度下的城乡生活圈，以满足多层级的公共服务设施需求。在邻里生活圈层强调补短板、保基本，提供满足日常生活需求的基础设施；在社区生活圈层强调完善供给、提升品质，增加多元化的公共服务，同时提供更为专业化的设施类型，提升设施及服务质量；在镇村生活圈层强调提升能级、强化特色供给，缩小城乡设施建设标准的差异。对于人口规模较大的大镇和强镇而言，可结合实际空间特征，构建更为丰富细致的生活圈服务体系。

3. 强化区域协调，城乡共建、镇村共享

在具备一定交通条件的情况下，设施共享机制的建立将有利于城与镇之间、镇与村之间的设施功能配合与互补，提升资源配置效率和公平性。例如针对乡镇医疗卫生设施供给能力的不足，未必局限于对乡镇自身的医疗设施体系调整，而可以改善交通环境、加强与区域内更高等级医疗设施的交通联系和制度保障，以提高设施供给能力；此外，对于养老康养设施等，未尝不是更适合选址于自然环境更优的乡村地区，发挥乡村自身在特定服务供应上的优势；甚至于可以实现季节性的差别化供给。因此，乡镇公共服务配置应当在区域背景下进行思考和规划，对于一些职能层级较高、发展基础较好的乡镇，在考虑其设施服务覆盖范围时，不应局限于本镇域，而要综合考虑城乡之间人口的流动趋势和动态特征，以及乡镇对周边乡镇和农村地区的辐射带动作用，实现乡镇之间的服务和设施共享。

4. 刚弹结合、提升乡镇设施配建的质量标准

加强对公共服务设施建设的保障，落实国土空间规划的管控要求，在乡镇层面探索刚弹结合的公共服务设施规划方法。建议在乡镇总体规划层面适当强化对重要的公益性公共设施配置与布局的刚性管控，将控规中的强制性底线管控内容上移，并形成向专项规划的明确传导要求，包括用地规模、布局要求、控制线、建筑高度控制等。而对于邻里生活圈、社区生活圈内满足日常生活的公共设施，提出设施配置类型、最小规模和布局指引，为其自下而上的设施供给预留一定弹性空间。对于规模较小、建设需求较小的乡镇，可探索在总规层面直接落实详细规划的编制要求，作为设施建设审批的供地依据。更为重要的是，在技术规范、相关标准和国土空间规划中，要逐步建立城乡无差别的乡镇公共服务设施配建的质量标准，让居民能够在村镇享受到与城市一样质量的基本公共服务。

5. 积极引入新理念，持续动态探索创新

乡镇公共服务设施规划同时需要与时俱进，注重在新的生活方式、生产方式下诞生的新兴公共服

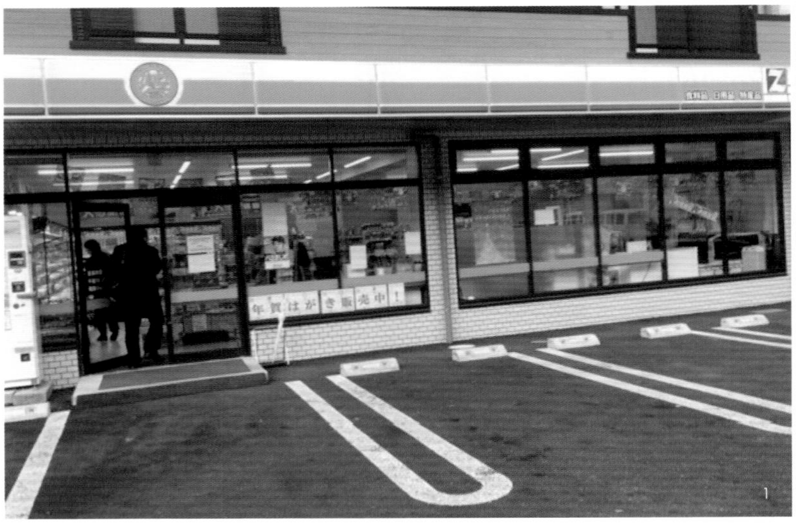

1

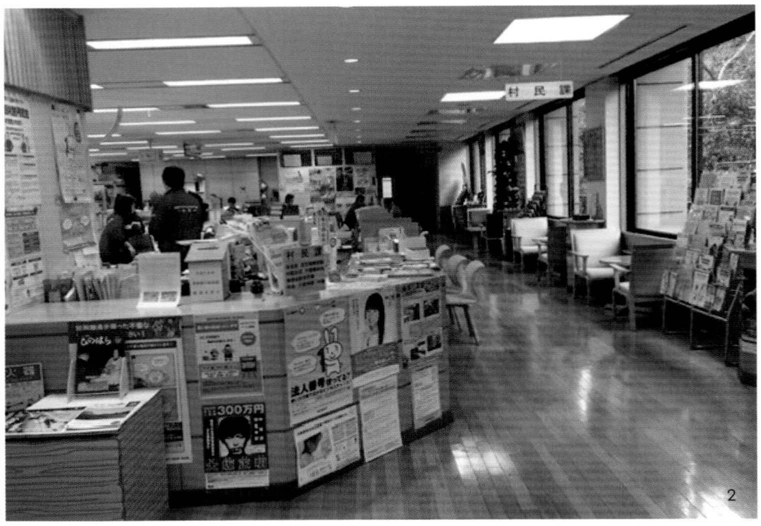

2

务设施服务需求，比如为老龄化背景下的康养医疗、老年大学等新兴需求提供发展空间；结合互联网技术推动智慧物流、智慧设施等，改变乡村地区公共服务的供给方式，推广“互联网+教育”“互联网+医疗”等在线服务在乡村地区的应用，以远程服务弥补乡镇公共服务末端的供给不足。同时要加强技术攻关，积极引入新规划理念来指导公共服务设施的规划。比如融入韧性理念指导公共服务设施配置，尤其针对人口流动量大、具有特定发展需求的乡镇（比如江浙和珠三角地区），既要考虑设施规划的最大可承载人口、进行适度超前配置，又要避免过度建设，增强设施使用功能的转换弹性；加强公共安全考量，鼓励乡镇内大型公共空间和场所进行一定程度的功能混合，并为应急服务提供应急转换通道，提升设施的安全韧性。与此同时，公共服务设施规划也是一个持续渐进的动态过程，鼓励各地积极探索、完善创新，与专项规划、城市设计相衔接，形成包括技术标准、地方规章、设计方案、建设指引等多层次体系的“政策工具包”。

六、延伸讨论

国土空间规划改革亦是国家治理体系现代化进程中的重要部分。以人民为中心、城乡融合、区域协调，实现城乡等质的公共服务供给，是未来中国现代化进程中的关键环节。针对我国政府层级组织的特点，乡镇可以积极探索公共服务供给主体的多元化参与，鼓励以PPP（政府和社会资本合作）项目的形式，将市场配置和社会参与引入到乡镇公共服务供给体系中，吸引社会资本投入环境治理、教育、医疗、养老等乡镇公共服务的短板行业，从而缓解乡镇政府的职能局限和财政压力。此外，在存量发展阶段，亦可积极探索乡镇公共设施用地供给模式的优化，如鼓励集体建设用地向公共服务设施用地转化、低效土地资源挖潜进行公共设施和公共空间改造等。总之，在我国当下土地资源供给紧约束的时期，国土空间规划要确保乡镇公共设施用地的供给，这是提升乡镇公共服务质量的基础保障。

参考文献

[1]张京祥，葛志兵，罗震东，等. 城乡基本公共服务设施布局均等化研究：以常州市教育设施为例[J]. 城市规划, 2012,36(02):9-15.

[2]孙德芳，沈山，武廷海. 生活圈理论视角下的县域公共服务设施配置研究：以江苏省邳州市为例[J]. 规划师, 2012,28(08):68-72.

[3]官卫华. 基于句法分析的农村公共服务设施配置方法：以南京为例[J]. 城市规划,2015,39(12):80-90.

[4]赵万民，冯矛，李雅兰. 村镇公共服务设施协同共享配置方法[J]. 规划师, 2017,33(03):78-83.

[5]耿健，张兵，王宏远. 村镇公共服务设施的“协同配置”：探索规划方法的改进[J]. 城市规划学刊, 2013(04):88-93.

[6]肖作鹏，柴彦威，张艳. 国内外生活圈规划研究与规划实践进展述评[J]. 规划师, 2014,30(10):89-95.

[7]王新鹏，王庆峰. 城乡统筹理念下的村镇基本公共服务资源配置方法研究：以山西省孝义市乡村建设规划为例[J]. 小城镇建设, 2017(02):20-24.

[8]康晓娟. 基于小城镇生活圈的城乡公共服务设施配置优化：以辽宁省瓦房店市为例[J]. 小城镇建设, 2020,38(05):92-100.

[9]罗震东，韦江绿，张京祥. 城乡基本公共服务设施均等化发展的界定、特征与途径[J]. 现代城市研究, 2011,26(07):7-13.

[10]张立，董舒婷. 国家治理现代化趋向下中国特色的市制体系建构：暨关于“镇设市”的讨论[J]. 城市规划学刊,2019(06):50-55.

[11]莫海彤，刘玉亭，何深静. 国内村镇公共服务设施研究新进展：基于CiteSpace的知识图谱分析[J]. 城乡规划, 2020(02):42-47+75.

[12]杨新海，洪亘伟，赵剑锋. 城乡一体化背景下苏州村镇公共服务设施配置研究[J]. 城市规划学刊, 2013(03):22-27.

[13]赵晖，等. 说清小城镇：全国121个小城镇详细调查[M]. 中国建筑工业出版社, 2017.

[14]野村理惠. 日本老龄化背景下的“冬季集住”实践—以北海道西神乐地区为例[J]小城镇建设，2018（4）:53-57.

[15]张立，李雯骐. 面对突发疫情的强镇空间规划韧性和治理策略初探[J]. 城乡规划, 2020(02):1-10.

作者简介

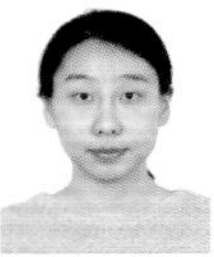

赵雪琪，同济大学，城市规划系，硕士研究生；

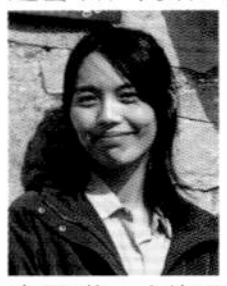

李雯骐，上海同济城市规划设计研究院有限公司，规划师；

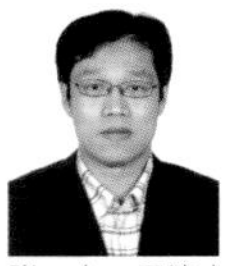

张　立，同济大学，城市规划系，副教授，中国城市规划学会，小城镇规划学术委员会，秘书长，通讯作者。

1.日本东京多摩地区桧原村的超市
2.日本东京多摩地区桧原村役场（政府）

村庄规划分类编制的思考

Research on the Classification of Rural Planning

赵雲泰
Zhao Yuntai

[摘　要]　科学编制实施村庄规划是实施乡村振兴战略的重要基础。面对类型众多的村庄现状，多规合一实用性的目标导向决定了村庄规划内容的多元化。结合乡村振兴战略规划提出的四种村庄类型，从土地利用、产业发展、居民点布局、人居环境整治和历史文化传承等视角，探索了不同类型村庄的任务、路径和措施，提出了规划编制需要关注的基础信息、公众参与、特色风貌等重点问题。

[关键词]　村庄规划；多规合一；实用性；村庄分类

[Abstract]　The scientific formulation and implementation of rural planning play an important rule of the strategy of Rural Revitalization. There are many types of villages in China, the goal of integration of multi-plans and practicability determines the diversification of village planning content. Combined with the four types of villages proposed in the Rural Revitalization Strategic Plan, this paper explores the tasks, paths and measures through the perspectives of land use, industrial development, residential layout, human settlements improvement and historical and cultural heritage. It suggests that pay attention to the key issues of basic information, public participation, characteristics and features.

[Keywords]　rural planning; integration of multiple plans; practicability; rural classfication
[文章编号]　2020-86-P-083

改革开放以来，城镇化改变了中国城乡发展格局。城镇化不仅吸引了农村人口的转移，同时也改变了农业农村发展方式，促进了农民收入增长。城市化率从1978年的17.9%增加到2018年的60.6%，农业劳动力由1990年的38 914万人下降到2016年的21 496万人。农村人口的转移也造成了村庄空心化现象并加剧了村庄合并[1]。全国村委会的数量由1996年的93万个下降至2010 年的59.5万个[2]。农村人口的转移以及村庄合并并没有带来农村建设用地的节约集约利用。2009—2016年，城市建设用地规模增长了1703.9万亩，村庄用地却也增长了1 091.3万亩。由于农民获得了更多城镇务工的机会，农民人均纯收入从1997年的2 090元增长到2019年的16 021元，增长了8倍。此外，村庄空间形态也发生了较大变化。农业生产空间由传统的家庭分散经营，逐渐向机械化、规模化经营；乡村生活空间由独立松散向紧凑集中转变；工业生产空间有零星分散相园区规模集中转变。中国乡村发展环境发生了巨大变化，加剧了城乡的差异化和村庄的异质化。

为加快乡村发展，促进乡村振兴，《乡村振兴战略规划（2018—2022年）》提出“产业兴旺、生态宜居、乡风文明、治理有效、生活富裕”的总要求，提出顺应村庄发展规律和演变趋势，根据不同村庄的发展现状、区位条件、资源禀赋等分类推进乡村振兴。因此，需要因地制宜、因村施策，针对不同类型的村庄确定差异化的发展策略和规划管控要求。分类编制村庄规划已成为共识，但如何科学划分村庄类型，合理确定不同类型村庄规划的编制内容还需要进一步探讨。

一、科学划分村庄类型

村庄类型的划分，从地形地貌、产业发展、区位条件、城乡关系等不同的视角均可以将村庄划分为不同的类型。《乡村振兴战略规划（2018—2022年）》将村庄划分为集聚提升类村庄、城郊融合类村庄、特色保护类村庄和搬迁撤并类村庄四种类型。《关于加强村庄规划促进乡村振兴的通知》（自然资办发〔2019〕35号）要求根据村庄定位和国土空间开发保护的实际需要，抓住主要问题，聚焦重点，对村庄规划进行分类编制。村庄规划，需要坚持县域一盘棋，在县域范围内通过识别村庄的自然资源禀赋、历史文化资源、区位条件、社会经济发展等关键因素，对集聚提升型、城郊融合型、特色保护型和搬迁撤并型村庄进行分类编制。

1. 面向规划编制的村庄分类思路

村庄分类是规划编制的基础。目前有关村庄（乡村）分类的研究很多，多服务于乡村发展评价、乡村振兴评价、村庄布局适宜性评价等。这些研究总体思路是从资源禀赋、区位条件、土地利用、产业结构、设施配套等多维度构建综合的评价指标体系[3-5]，实施评价并进行分级分类。这种综合评价的思路注重了不同指标的综合表现结果，却难以体现某些指标的限制性作用或决定性作用，以及不同评价指标之间的空间异质性，很难指导村庄规划分类编制。采用如村庄景气指数等[6]、产业结构[7]较为简单的评价指标来进行村庄规划分类反而更加科学和实用。此外，以上基于村庄发展评价的目标具有统一性和可比性。而乡村振兴规划确定的集聚提升型、城郊融合型、特色保护型和搬迁撤并型的划分依据却不一定体现统一性和可比性。如城郊融合型是以区位条件为依据；搬迁撤并型是以灾害易发率、生态脆弱性等限制性因素为依据；特色保护型也是以历史文化发展潜力为依据；而集聚提升型则是需要综合指标为依据。

面向规划分类编制的村庄分类思路，应考虑单项评价和综合评价相结合、限制性评价和发展性评价相结合。应先考虑限制性因素和特殊性因素的单项评价，甄选搬迁撤并类村庄和特色保护类村庄，在剩余的村庄中再进行综合评价。首先，应进行县域的地质灾害危险性评价和生态脆弱性评价，并结合生态红线划定成果，确定搬迁撤并类村庄；其次，通过梳理县域内已列入历史文化名村等村名录以及具有文化传承价值挖掘的村庄，确定特色保护类村庄；最后，通过构建综合型的评价指标体系甄选集聚提升类村庄和城郊融合性村庄。

2. 面向规划编制的村庄分类依据

搬迁撤并类村庄指位于生存条件恶劣、生态环境脆弱、自然灾害频发等地区的村庄，因重大项目建设需要搬迁的村庄，以及人口流失特别严重的村庄。判断村庄是否属于搬迁撤并型村庄，选择是否位于自然灾害易发区、是否位于生态红线内、是否与重大项目建设冲突、人口流失率高等作为衡量的依据。

特色保护类村庄指历史文化名村、传统村落、少数民族特色村寨、特色景观旅游名村等自然历史文化特色资源丰富的村庄。特色保护型的判断标准，可选择是否入选“历史文化名镇名村”“传统村落”“中国少数民族特色村寨”或“特色景观旅游名镇名村”[8]，是否有典型的民族特色和民族文化、特殊文化和特殊工艺或者拥有世界非物质文化遗产、典型的建筑风貌和特殊古迹等具有文化传承价值挖掘作为衡量依据。此外，拥有优越的山水资源的村庄也可作为特色保护型村庄。

城郊融合型村庄是指城市近郊区以及县城城关镇所在地的村庄，其交通相对便利，生产生活与城市（镇）联系紧密，非农就业比重较高，基础服务设施相对完善的村庄。判断村庄是否属于城郊融合型村庄，从交通条件、城乡联系、公共服务设施均等化几个方面衡量，可选择村庄至城镇通勤时间、路网密度、进城务工比例、城镇公共服务设施共享率作为衡量的依据。

集聚提升型村庄指现有规模较大的中心村和其他仍将存续的一般村庄，其人口相对稳定、现状基础设施和公共服务设施相对完善、经济社会发展基础较好的村庄。判断村庄是否属于集聚提升型村庄，需在以上类型村庄甄选完成后通过构建资源禀赋、区位条件、土地利用、产业结构、收入增长、设施配套等综合性评价指标体系对剩余村庄进行分级，确定集聚提升类型。

二、不同类型村庄的规划任务

《关于加强村庄规划促进乡村振兴的通知》（自然资办发〔2019〕35号）提出村庄规划编制要通盘考虑土地利用、产业发展、居民点布局、人居环境整治、生态保护和历史文化传承，但由于不同类型村庄的资源禀赋、区位条件、土地利用、公共及基础设施配套、村民诉求存在较大差异，规划的任务导向应有所侧重。

1. 集聚提升型村庄

集聚提升型村庄规划应重点推进人口和产业集聚，加强土地节约集约利用，强化基础设施和公共服务设施配套，提升村庄服务功能。

土地利用上，根据人口发展和产业发展需求，在坚持节约集约的原则下科学合理确定村庄建设边界；通过存量挖潜优化建设用地布局，保障村民户有所居的用地需求，同时为产业发展、公共服务和基础设施提升提供用地空间。落实永久基本农田保护红线和生态保护红线，形成布局相对集中、利用集约高效的乡村国土空间格局。

产业发展上，依据村庄发展基础与资源禀赋，科学确定村庄产业特色与发展定位，提出产业发展策略；依托特色产业和优势产业，延伸产业链；明确产业发展业态、用地类型和空间布局。

居民点布局上，考虑村民分户需求，确定居住用地总规模；根据房屋质量调查和村民意愿，明确新建、保留、拆除的规模和布局。

人居环境整治上，重点推进道路、给水排水、电力、天然气（液化气）、网络等基础设施的升级改造；加大教育（小学或幼儿园）、医疗（卫生室）、文化（文化服务中心）、体育（篮球场、室内活动）、卫生（厕所改造、垃圾回收站、垃圾中转站等）、养老（敬老院）等设施的配置。

2. 城郊融合型村庄

城郊融合型村庄规划应重点加快城乡产业融合发展、基础设施互联互通、公共服务设施共建共享，在空间形态、建设方式、配套水平、社会管理等方面与城镇建设接轨。

土地利用上，以节约集约利用土地为核心，加大村庄建设用地挖潜力度，合理控制村庄规模；落实永久基本农田保护红线和生态保护红线。

产业发展上，立足于承接城镇产业链延伸，转变农业经营方式，增加非农业就业机会；适度发展都市休闲农业、观光农业、文创、民宿、旅游、康养等产业。

人居环境整治上，重点推进道路、给水排水、电力、天然气（液化气）、网络等基础设施的升级改造；推进城镇公共服务设施共享。

3. 特色保护型村庄

特色保护型村庄重点在保护历史文化传承，延续乡村自然机理和地域文化；保护、修缮和改造传统建筑；依托历史文化，发展“文化+”产业。

土地利用上，划定历史文化保护红线，按照传承保护、突出特色要求，提出村庄景观风貌控制性要求和历史文化景观保护措施；适当保障文旅、文创、农旅等产业用地需求。

产业发展上，以自然环境、历史文化、乡土文化等资源禀赋为依托，发展特色旅游、文化创意、农旅、文旅等产业；完善与旅游、文创、地理标识产品等产业相关的配套基础设施建设，实施区域特色旅游资源和地理标识产品的保护。

人居环境整治上，保留加强古建筑、传统建筑的保护和修复；加强公共服务设施升级改造，加大基础设施改造力度，实施硬化、净化、绿化、亮化、美化，提升村容村貌；加大旅游配套的停车场、景点接待处、公厕、住宿、餐饮等建设，提高旅游接待能力。

历史文化传承上，对传统民居、古村民俗、地名文化、历史沿革、典故传说、名人文化、古井古树等历史文化遗产与乡土特色元素进行调查登记，提出历史遗存保护名录，对历史文化传承与保护提出引导策略与要求。修建绿色长廊、乡土展示屋、生态文化墙等优秀文化传播载体。深入挖掘乡村历史文化资源，对重点历史文化保护区域划定乡村历史文化保护线，提出历史文化景观整体保护措施，保护好历史遗存的真实性。

4. 搬迁撤并型村庄

搬迁撤并型村庄重点以保障农民生计与改善人居环境，保护搬迁村民和村集体的合法权益；实施全域土地综合整治和生态修复。

搬迁拆并型村庄禁止新建、扩建等行为，统筹规划建设用地退出指标，优先用于迁入地或新建村庄的住房、基础设施和公共服务设施建设；对退出的宅基地进行整理复垦，因地制宜复垦或还绿；实施全域土地综合整治，通过土地平整、完善田间道路、沟渠、防护林带等基础设施建设，促进农业规模经营。

搬迁安置是此类村庄规划的另一个重要任务。要充分考虑搬迁农民的经济能力、技能特点、文化习惯等，选择能够促进与当地农民融合，能够发挥搬迁农民技能，在规划中作为集聚提升类的村庄作为迁入地；也可以将村庄搬迁与新型城镇化相结合，尊重农民意愿，引导有意愿的农民迁入城镇。统筹解决村民生计，妥善安置拆迁人口，可将被安置人口纳入城镇失业、生育、医疗、养老、最低生活保障等社保体系。

三、分类规划需要关注的几个方面

1. 基础信息需求的差异性

深入乡村调研是科学划分村庄类型的前提，也是编制实用性村庄规划的基础。乡村调研获取的信息包括自然条件和区位、土地利用、社会经济、生态环境、公共服务设施及基础设施配套、村民需求及意愿。然而，不同类型的村庄规划对信息的侧重点和详略程度有所区别。以公共服务设施及基础设施调查为例，集聚提升类村庄所需的信息最详细、最全面、最精细，不仅要调查现有水、电、气、路、网的建设现状，以及教育、医疗、文化、卫生、体育、养老等公共服务设施的建设现状，确定用地规模、空间布局、建设标准，还要调查这些设施的建设需求。城郊融合类村庄调查，由于规划共享城镇公共服务设施，侧重对基础服务设施建设现状和规划需求进行调查。特色保护类村庄调查与集聚提升类村庄调查相似，但还需要对村域外来旅游人口进行科学预测，从而使规划的公共服务设施和基础设施能满足文旅、文创等产业发展的需求。对于搬迁撤并类村庄，重点在与调查这些设施的用地规模和建设标准，为搬迁补偿提供依据。

2. 公众参与内容的差异性

村庄规划不仅要落实地方政府发展意愿，体现专家智慧和规划师专业技能，还要充分尊重村民意愿，以及协调社会资本对乡村产业发展的需求。因此，村庄规划通过广泛深入的公众参与实现利益平衡、知识整合、合作共治。不同类型村庄的公众参与的内容上有所侧重。对于村民而言，集聚提升类村庄规划，村民侧重提出分户需求、集中居住的意愿、基础设施及人居环境整治需求、产业发展需求，协商搬迁的补偿安置、集体建设用地入市方式和收益分配等。城郊融合类村庄规划，村民侧重提出产业发展需求及合作方式、基础设施配套需求，协商宅基地退出补偿等；特色保护类村庄规划，村民协商文旅、文创等产业发展的用地需求、产业发展和合作中的收益分配，提出公共服务设施和基础设施完善需求等；搬迁拆并类村庄规划，村民则侧重协商搬迁选址和补偿安置，协商进城的居住、就业和社会保障。

3. 乡村风貌引导的差异性

村庄风貌引导要通过对村庄原有自然水系、街巷格局、建筑群落等空间肌理的梳理，从村庄实际需求出发，充分考虑现代化农业生产和村民生活习惯，形成具有地域文化气息的景观风貌。对于集聚提升类村庄规划，不仅考虑空间肌理延续引导，提出旧村改造和新村建设中空间肌理保护延续的规划要求；还要考虑公共空间布局引导、绿化景观设计引导和建筑设计引导，提出村口、公共活动空间、主要街巷等重要节点的景观整治措施，以及对村民自建房屋的风格、色彩、选材等的规划引导，提出村庄环境绿化美化的措施，以及沟渠水塘、壕沟寨墙、堤坝桥涵、石阶铺地、码头驳岸等的整治措施。城郊融合类村庄规划，侧重考虑公共空间布局引导和绿化景观设计引导。特色保护类村庄规划，重点在于保护原有的村落聚集形态，处理好建筑与自然环境之间的关系；保护村庄街巷尺度、传统民居、古寺庙以及道路与建筑的空间关系等；继承和发扬传统文化，适当建设标志性的公共建筑，突出不同地域的特色风貌。搬迁撤并类村庄规划，侧重村域山水林田湖的统筹协调和保护。

参考文献

[1]邓燕华. 村庄合并、村委会选举与农村集体行动[J]. 管理世界, 2012(7):76-82.

[2]周兆安，张蕴洁. 村庄人口差异与村庄社会整合：基于2014 年中国劳动力动态调查的分析[J]. 兰州大学学报, 2018,46(4):107-119.

[3]乔陆印. 乡村振兴村庄类型识别与振兴策略研究：以山西省长子县为例[J]. 地理科学进展, 2019,38(9): 1340-1348.

[4]李高峰，郝润梅，吴晓光. 乡村振兴战略背景下的村庄规划编制类型划分. 中国国土资源经济, https://doi.org/10.19676/j.cnki.1672-6995.000407.

[5]杨绪红，吴晓莉，范渊，等. 规划引导下利津县村庄分类与其整治策略[J]. 农业机械学报, 2020,51(05):232-241+323.

[6]陈雪原，周雨晴. 实施乡村振兴战略须视村况分类推进：以北京郊区3885个村庄为例[J]. 农村经营管理, 2019,(9):25-27.

[7]张正峰，张阿曼. 中国县域乡村发展类型及时空变化[J]. 资源科学, 2020, 42(2): 207-216.

[8]李裕瑞，卜长利，曹智，等. 面向乡村振兴战略的村庄分类方法与实证研究[J]. 自然资源学报, 2020, 35(2): 243-256.

作者简介

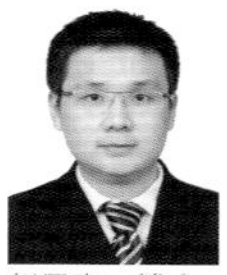

赵雲泰，博士，中国国土勘测规划院，高级工程师。

国土空间规划体系下村庄规划编制新思考
New Thoughts on Village Planning Under the System of Territorial Plan

张秀华 陶特立
Zhang Xiuhua Tao Teli

[摘　要]　在实施乡村振兴战略、重构国土空间规划体系等大背景下，村庄规划的地位急剧提升。村庄是国土的基层地理单元，村庄规划是乡村地区开发建设的法定依据，这使得村庄规划具有总体规划和详细规划的双重特点。目前社会各界都在积极探索国土空间规划体系下实用性村庄规划编制方法，本文从规划地位、规划内容、规划成果等方面分析，探索新时期村庄规划的要求与特点，以期为其他地区规划编制提供借鉴。

[关键词]　村庄规划；总体规划；详细规划；实用性

[Abstract]　Under the background of implementing rural revitalization strategy and reconstructing the territorial planning system, the status of village planning has been greatly promoted. Village is the basic geographical unit of land, and village planning is the legal basis for the development and construction of rural areas, which makes the village planning have the dual characteristics of overall planning and detailed planning. At present, all walks of life are actively exploring the practical method of village planning under the land space planning system, this paper analyzes the planning status, planning content and planning results, and explores the requirements and characteristics of village planning in the new period, in order to provide reference for other areas planning.

[Keywords]　village planning; master planning; detailed planning; practicability

[文章编号]　2020-86-P-086

1.村域空间管控示意图
2.上阮村建设用地整治项目分布示意图
3.山蓬村建设用地整治项目分布示意图
4.村庄规划编制体系

一、规划地位

村庄规划的相关要求最早源于1993年出台的《村庄和集镇规划建设管理条例》，《条例》明确村庄规划由乡级人民政府组织编制，分为村庄总体规划和村庄建设规划两个阶段，村庄总体规划经乡级人民代表大会审查同意，村庄建设规划经村民会议讨论同意后由乡级人民政府报县级人民政府批准。

村庄规划法定地位的明确始于2008年出台的《城乡规划法》，村庄规划与城镇体系规划、城市规划、镇规划、乡规划共同构成城乡规划体系，成为法定规划，明确由乡、镇人民政府组织编制，报上一级人民政府审批，在报送审批前，应当经村民会议或者村民代表会议讨论同意。但《城乡规划法》回避了村庄规划是属于总体规划还是详细规划的定性问题。在实际操作过程中，单独开展的村庄规划编制并不多，以自然村环境整治提升为主的村庄整治规划比较多见，且一般不经过法定程序审批，村庄规划多被定性为有名份无地位的村庄整治规划或村庄建设规划。

2017年2月3日，原国土资源部印发《关于有序开展村土地利用规划编制工作的指导意见》（国土资规〔2017〕2号），明确鼓励有条件的地区编制村土地利用规划，统筹安排农村各项土地利用活动，以适应新形势下农村土地利用和管理需要。《意见》指出村土地利用规划是乡（镇）土地利用总体规划的重要组成部分，是乡（镇）土地利用总体规划在村域内的进一步细化和落实，其规划期限与乡（镇）土地利用总体规划保持一致；规划成果由规划图件、表格和管制规则组成，经村民会议三分之二以上成员或者三分之二以上村民代表同意后，纳入乡（镇）土地利用总体规划按法定程序报批。

2019年5月23日，《中共中央国务院关于建立国土空间规划体系并监督实施的若干意见》（中发〔2019〕18号）出台，村庄规划被正式纳入国土空间规划体系。《意见》提出村庄规划为国土空间规划“五级三类”体系中城镇开发边界外的详细规划，以一个或几个行政村为单元，由乡镇政府组织编制，报上一级人民政府审批。

2019年5月29日，《自然资源部办公厅关于加强村庄规划促进乡村振兴的通知》（自然资办发〔2019〕35号）明确村庄规划是法定规划，是国土空间规划体系中乡村地区的详细规划，是开展国土空间开发保护活动、实施国土空间用途管制、核发乡村建设项目规划许可、进行各项建设等的法定依据，须整合村土地利用规划、村庄建设规划等乡村规划，实现“多规合一”，至此，村庄规划的法定地位及主要任务得以正式确立。

二、规划内容

1. 村庄规划内容新变化

《城乡规划法》中村庄规划内容包括规划区范围、住宅、道路、供水、排水、供电、垃圾收集、畜禽养殖场所等农村生产、生活服务设施、公益事业等各项建设的用地布局、建设要求以及对耕地等自然资源和历史文化遗产保护、防灾减灾等的具体安排。《江苏省村庄规划导则》（苏建村〔2008〕145号）将村庄规划分为村域规划和村庄（居民点）建设规划两部分。村域规划以行政村为单位，主要对村庄布点及规模、产业及配套设施的空间布局、耕地等自然资源的保护等提出规划要求。村庄建设规划以自然村为单位，强调充分利用、挖掘村庄自然条件和文化内涵，突出地方特色，并对村庄居民点的住宅建设、道路交通、空间景观、公共服务设施、基础设施等提出规划引导。

虽然《城乡规划法》《江苏省村庄规划导则》等对村庄规划的内容已作出明确要求，但在具体的操作过程中，一方面由于村域层面涉及与耕地、农村宅基地、产业发展密切相关的农业、住建等多个部门，村庄规划作为最基层的规划，其自下而上的约束力度、反馈支撑力度不大；另一方面村庄规划的实施验收多以自然村为主体，因此最终的规划成果更关注村庄建设空间，对村域生产空间等非建设空间的管控和引导不足。

2017年原国土资源部颁发的《关于有序开展村土地利用规划编制工作的指导意见》（国土资规〔2017〕2号）相对《城乡规划法》而言，更关注村庄全域空间。《意见》指出，村土地利用规划应以乡（镇）土地利用总体规划为依据，以耕地保护制度和节约用地为导向，统筹布局农村生产、生活、生态空间；统筹考虑村庄各类用地需求并合理安排；落实乡（镇）土地利用总体规划确定的基本农田保护任务；加强对农村建设用地规模、布局和时序的管控，优先保障农村公益性设施用地、宅基地，合理控制集体经营性建设用地；科学指导农村土地整治和高标准农田建设，推进山水林田湖村路综合整治；强化对自然保护区、人文历史景观、地质遗迹、水源涵养地等的保护，加强生态环境的修复和治理，促进人与自然和谐发展。

《自然资源部办公厅关于加强村庄规划促进乡村振兴的通知》（自然资办发〔2019〕35号）在借鉴《关于有序开展村土地利用规划编制工作的指导意见》（国土资规〔2017〕2号）的基础上，进一步明确村庄规划的主要任务为“八个统筹一个明确”，即统筹村庄发展目标、统筹生态保护修复、统筹耕地和永久基本农田保护、统筹历史文化传承与保护、统筹基础设施和基本公共服务设施布局、统筹产业发展空间、统筹农村住房布局、统筹村庄安全和防灾减灾、明确规划近期实施项目，可以看出新时期村庄规划更注重生态保护、基本农田保护、产业发展和规划实施，更关注全域空间管控而非具体建设用地安排，规划重心由原来的自然村转为村域。

2. 构建“1+X”规划体系，明确编制主要内容

新时期村庄规划是整合原村庄规划、村庄建设规划、村土地利用规划、土地整治规划等形成的“多规合一”的法定规划，从属性上讲，村庄规划是法定规划、详细规划；从技术要求则是“多规合一”。鉴于“多规合一”内容较为庞杂，笔者首先梳理出“1+X”的编制体系：“1”为村庄规划主体，包含村庄发展规模定位、村庄布点、道路交通、土地利用规划、管控空间、产业发展等基本内容，是规划体系的骨架；“X”为农用地整治规划、建设用地整治规划、生态修复整治规划、闲置集体建设用地盘活利用、产业融合发展规划、人居环境规划等多个专题规划。“1”为村庄规划必做内容；“X”可根据村庄实际和发展需要选做。农用地整治、建设用地整治、生态修复整治等专题既是近期实施规划，同时为远期村域用地规划布局提供支撑；产业融合发展规划着力解决产业空间布局，增强村庄造血功能；人居环境整治规划同样作为近期实施规划，着重对公共空间、村容村貌、基础设施等进行改善，是提升村民生活品质的重要抓手。

3. 落实上位规划要求，确定村庄发展任务

以相关上位规划为基础，结合周边区域发展态势及村庄自身资源禀赋，统筹确定村庄发展目标定位。村庄发展目标包含耕地保有量、基本农田保护区面积、村庄建设用地规模等约束性指标和生态保护修复成效、乡土文化传承等预期性目标。村庄建设用地规模以现行乡镇土地利用总体规划中该村庄的允许建设区总量为准。村庄发展定位主要以阐述村庄特色和发展路径为主。

4. 统筹村域空间要素，落实用途管制要求

“多规合一”，一方面是整合之前多部门各自牵头的规划，如土地利用规划、林地规划、农业发展规划、水库保护规划等，形成村域规划“一张蓝图”；更为重要的是在新时代生态文明乡村振兴视角下，认清村庄山水林田湖草全域要素和管理肌理，按照自然生态的整体性、系统性及其内在规律，统筹安排村庄涉及的生态红线保护区、河流水库本体及生态缓冲区、生态公益林等生态空间，基本农田保护区、粮食生产功能区和重要农产品生产保护区等农业空间，村庄居民点用地、村庄集体经营性建设用地、村庄基础设施用地等建设空间，保证各类空间无缝衔接且全域覆盖。各类空间依据上位规划落实国土空间用途管控要求，引导各类土地合理保护和开发利用。

村庄建设空间布局中针对村庄居民点布局，规划首先综合分析镇土地利用总体规划、镇总体规划、镇村布局规划等相关上位规划，将上位规划中均作为保留点的村庄筛选出来优先作为规划发展村，其次重点以县（区）镇村布局规划为基础，结合规划前期搜集的县（区）、镇、村等各级发展意愿，综合确定集聚提升类、特色保护类等规划发展村庄。其次，根据村民调查问卷及区域发展需求，合理确定其他一般村及拆迁撤并类村庄内村民进城、进镇、留村比例。留村人员集中居民点用地规模根据《江苏省土地管理条例》以及相应的用地配比合理测算确定。最后，以村委所在自然村及其他重要的集聚提升型村庄为主

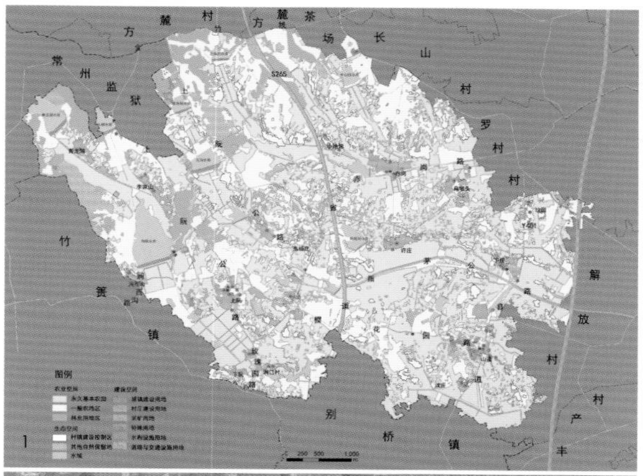
1

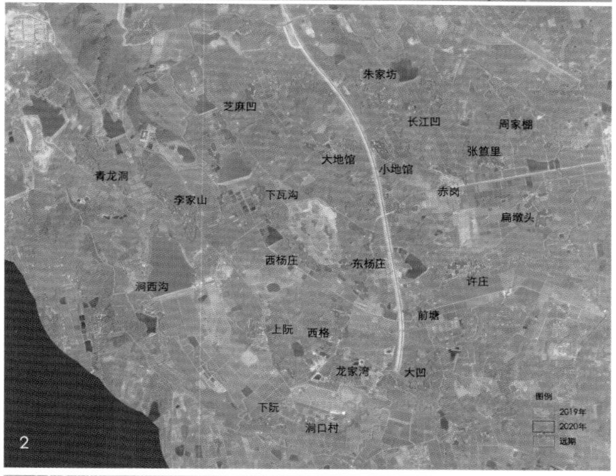

2

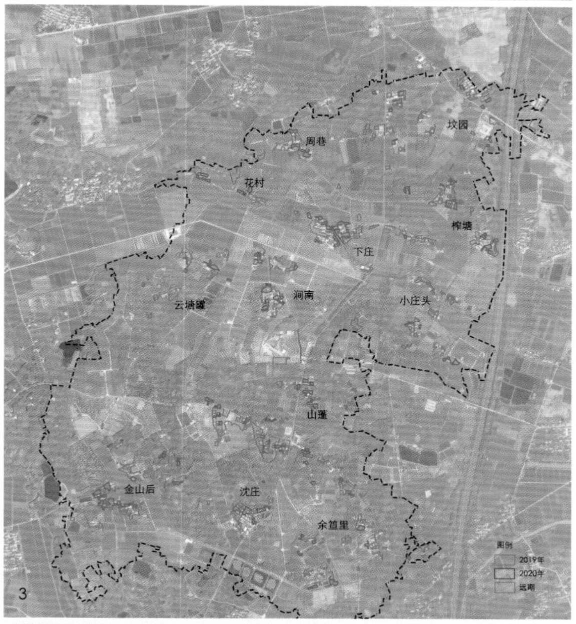

3

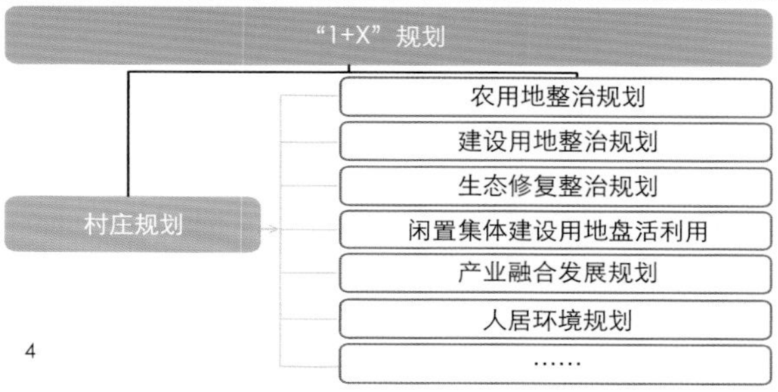

4

表1　　土地利用结构调整表

一级分类	二级分类	现状基期年 面积（hm²）	现状基期年 比重（%）	规划目标年 面积（hm²）	规划目标年 比重（%）	规划期内增减（hm²）
农业用地（E）	耕地（A1）	1 503.93	46.72	1 620.89	50.35	116.96
	园地（A2）	569.65	17.70	569.21	17.68	-0.44
	林地（商品林）（A3）	222.88	6.92	222.85	6.92	-0.03
	草地（A4）	0	0	0	0	0
	其他农用地（A5）	458.61	14.25	453.65	14.09	-4.96
	合计	2 755.08	85.59	2 866.60	89.23	111.52
建设用地（H）	城镇建设用地（H1）	2.80	0.08	2.80	0.09	0
	农村居民点（H2）：农村住宅用地（H21）	206.15	6.40	97.95	3.04	-81.60
	农村居民点（H2）：公共服务设施用地（H22）			2.07	0.06	
	农村居民点（H2）：经营性建设用地（H23）			17.94	0.56	
	农村居民点（H2）：市政基础设施用地（H24）			0.66	0.02	
	农村居民点（H2）：公园与绿地（H25）			0	0	
	农村居民点（H2）：其他建设用地（H26）			0	0	
	农村居民点（H2）：留白建设用地			5.93	0.18	
	采矿用地（H3）	15.11	0.47	5.43	0.17	-9.68
	对外交通用地（H4）	38.20	1.19	52.27	1.62	14.07
	水利设施用地（H5）	10.90	0.34	10.90	0.34	0
	风景名胜及特殊用地（H6）：风景名胜用地（H61）、特殊用地（H62）	16.67	0.52	16.67	0.52	0
	其他建设用地（H7）	0	0	0	0	0
	合计	289.83	8.99	212.62	6.60	-77.21
生态用地（E）	水域（E1）	32.94	1.02	32.82	1.02	-0.12
	林地（生态林）（E2）	36.31	1.13	36.31	1.13	0
	合计	69.25	2.25	69.13	2.25	-0.12
未利用地	自然保留地（E3）	105.07	3.26	70.88	2.20	-34.19
村域总面积		3 219.23	100	3 219.23	100	0

体，结合限制性要素，将规划拟新增的集中居民点用地在空间上落位。针对村庄产业发展及公共服务用地，应根据村庄主导产业及发展路径，详细分析产业发展空间需求，优先盘活利用村内闲置集体资产及需要清退的工业用地，根据需要依据区位条件、资源禀赋等适度增加农产品冷藏、住宿等产业发展配套用地和村庄公共服务设施用地，改善村庄生产生活条件，促进村庄产业发展。

5. 开展土地综合整治，修复国土开发品质

生态文明视角下，建设用地的减量和集约利用势在必行，作为村庄规划，首先以现行乡镇土地利用总体规划村庄中限定的村庄允许建设区总量作为建设用地总量的天花板，锁定规划建设用地总量，实践减量规划理念；其次在各类用途管制区面积不变的前提下，优化村庄宅基地和产业空间布局，确保项目实施和产业发展节约用地、合法用地，通过开展土地综合整治，运用指标收储、指标自用等多种方式，将结余的建设用地指标优先配置在本村经营性用地和促进特色产业发展，使得村域空间布局更加符合生态管控要求、企业村民意愿和村庄发展诉求。

村庄规划中应根据实际情况综合部署农用地整理、建设用地整理和生态保护修复等整治任务，作为近期工作的抓手。农用地整治的主要措施包括填埋废弃坑塘、平整土地、缩小沟渠断面等；建设用地整治按照地块与周边的耕地、园地、林地、坑塘水面、河流水面相邻或者仅隔一条农村道路且不被房屋建筑四周包围，面积不小于200m²等原则，遴选村庄内部散乱、废弃、闲置、低效的农村建设用地。综合整治可采用影像识别和实地调查相结合的方法，结合村民意愿及历年整治情况，确定整治任务、指标和布局要求，形成整治项目分布图。

6. 弹性控制，合理确定村庄规划管控要素

村庄规划作为国土空间规划体系中的详细规划，凸显底线控制思维的同时，应考虑后期开发建设的不确定性，留有一定的弹性。参照城市控制性详细规划编制及管理方法，村庄控制内容建议分为强制性内容和引导性内容，控制方式分为总量控制、虚线控制和图标控制三种方式。村庄耕地保有量、永久基本农田保护区面积、建设用地总规模作为强制性内容，采用总量控制的方式；部分村庄建设用地可采用虚线控制的方式，用地面积为强制性内容，用地边界为引导性内容；公共服务设施和基础设施可采用图标控制的方式，在保证配置规模不变的前提下，允许在一定服务半径内优化调整。

由于村庄规划年限原则上跟国土空间总体规划一致，即至2035年，鉴于后期村庄建设灵活性较大，存在村民宅基地远期改造为民宿、农家乐等经营性用地，或村庄合并后原村公共服务设施用地改造为旅游服务设施用地等情况，建议在土地利用规划图中将村庄建设用地中的农村居民点建设用地表达为大类，不再细分为居住用地、公共管理与公共服务设施用地、绿地与广场等小类，为后期村庄建设用地间的转换留有弹性。同时为了更清楚详细地表达村庄内部各类土地规划使用状况，可提供用地表达至小类的用地规划图附件作为村庄规划的引导性内容。

此外，在乡村振兴大背景下，一些生态及产业优势明显的村庄后期发展潜力较大，远期村庄发展可能需要新增建设用地，但新增建设用地的位置、性质、强度等是未知数，在符合村庄建设用地总规模约束性指标的前

提下，村庄规划可采取“留白”管控、“点位”管控、机动指标管控等弹性管控方式，引导各类土地高效利用和设施合理布局。“留白”管控主要针对用地位置明确但规划用途暂不确定的建设用地；“点位”管控适应地块位置和规模边界都无法确定的情况；机动指标管控更加灵活，按照规划农村居民点用地的5%预留建设用地机动指标（包含预留指标，村庄建设用地总规模仍不得突破现行乡镇土地利用规划中该村允许建设区总量），在在土地利用调整表中明确预留用地面积，后期建设项目审批落地机动指标，项目批准后更新数据库。机动指标使用规则或适用项目清单可由市县级自然资源主管部门制定。

为了方便后期集体经营性建设用地入市，针对规划新增地块，可在规划文本中增加管控图则，明确用地性质、位置、边界、容积率、建筑高度等开发控制指标，为实施阶段规划条件的拟定提供支撑。

三、规划成果

1. 规划基础数据更扎实

（1）规划基础数据调查

村域基础数据调查涉及的行政村人口及主导产业等农村经济产业情况，可以借用由国家统计局规范格式进行填写的农经报表，表格基本能较为准确和详尽地反映出村庄的人口、经济、土地经营、收入构成等基本情况，也可以根据需要增加设计一张表格对村域内的各个自然村进行调查。

村域土地利用现状调查主要借助全国第三次国土调查数据或者基期变更数据，并结合现状踏勘进行核实，详细摸排村庄各类用地使用情况。

村庄居民点调查应统筹普查建筑质量，找寻建筑及环境特色，作为建筑修缮及特色提炼的前提，了解村民种植蔬菜或树种的习惯，作为村庄绿化完善的基础。

（2）电子问卷调查

村庄问卷调查在以往的村庄规划中多以纸质问卷的形式发放，这种做法一方面增加了基层工作人员负担，另一方面问卷回收后的数据统计工作同样耗时耗力。现阶段村庄问卷调查建议以电子问卷形式发放，由项目组设计好问卷后转发给村委会，由村委会转发至村民小组长，再由小组长转发至村大队各成员，充分发挥互联网的便民效应。鉴于村中村民多以老人为主，智能手机使用率较低，提倡由了解村庄情况的村民子女进行填写。此外电子问卷调查数据可以在后台观测，时时更新，且可根据需要进行相应的筛选分析，充分节约资源的同时提高规划编制人员工作效率。

（3）无人机调查

5-6.集体经营性用地管控图则
7.村庄规划前期村民访谈
8.村庄规划征求村民意见
9.搭建多方对话平台

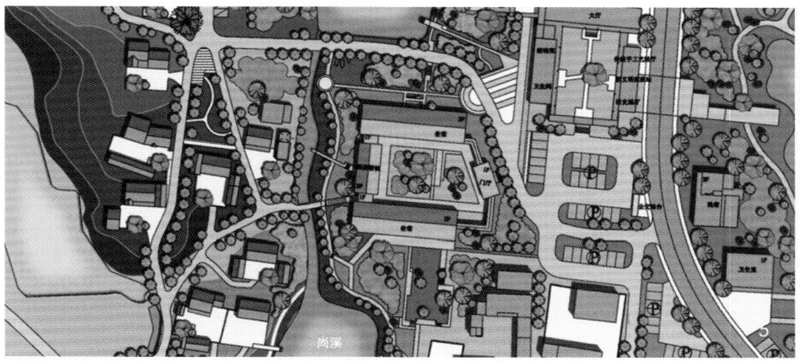

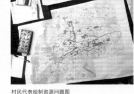

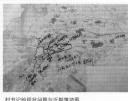

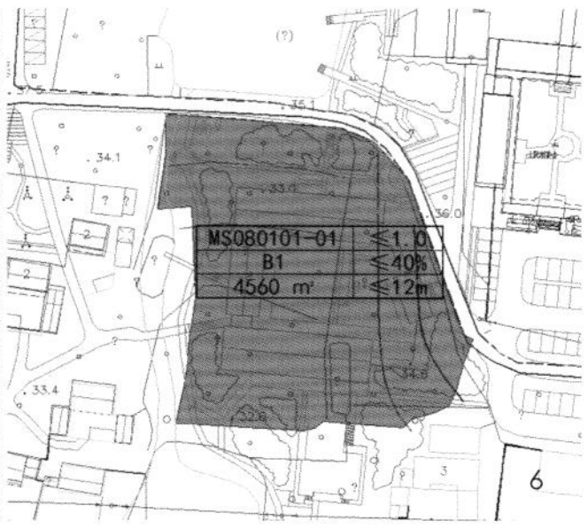

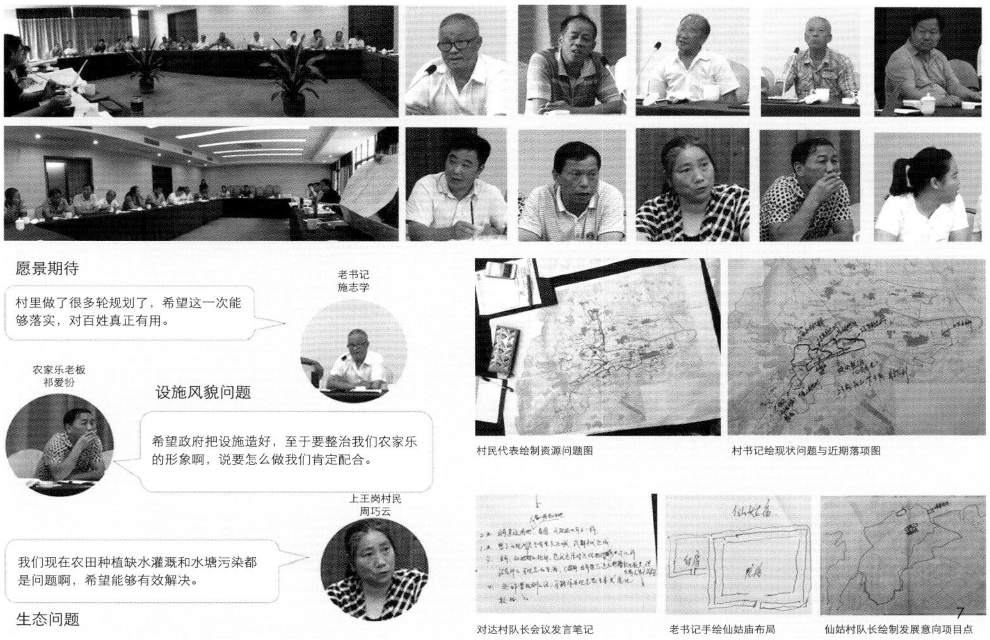
愿景期待
老书记
施志学
村里做了很多轮规划了，希望这一次能够落实，对百姓真正有用。
农家乐老板
祁爱钧
设施风貌问题
希望政府把设施造好，至于要整治我们农家乐的形象啊，说要怎么做我们肯定配合。
上王岗村民
周巧云
我们现在农田种植缺水灌溉和水塘污染都是问题啊，希望能够有效解决。
生态问题
村民代表绘制资源问题图
村书记绘现状问题与近期落项图
对达村队长会议发言笔记
老书记手绘仙姑庙布局
仙姑村队长绘制发展意向项目点
7

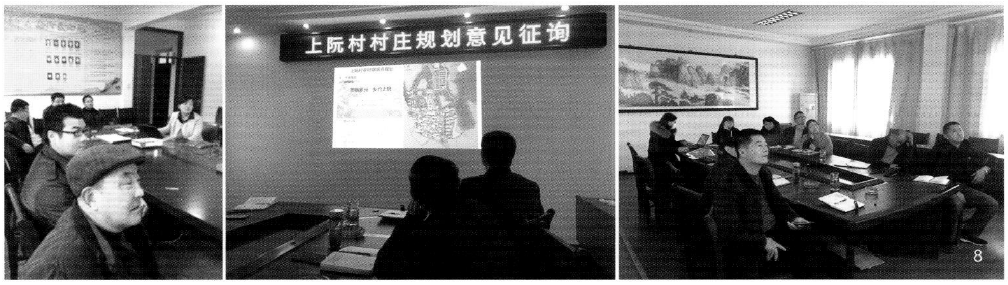

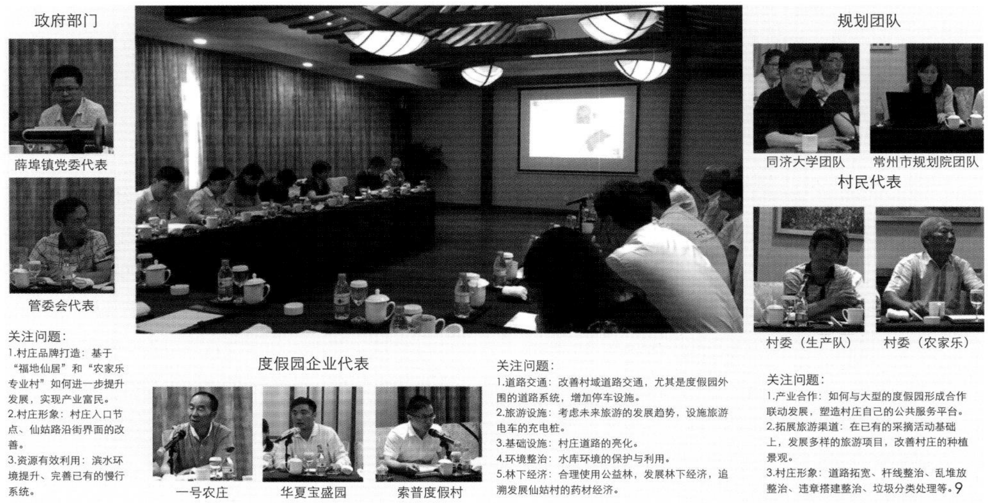
政府部门
薛埠镇党委代表
管委会代表
关注问题：
1.村庄品牌打造：基于“福地仙居”和“农家乐专业村”如何进一步提升发展，实现产业富民。
2.村庄形象：村庄入口节点、仙姑路沿街界面的改善。
3.资源有效利用：滨水环境提升、完善已有的慢行系统。
度假园企业代表
一号农庄
华夏宝盛园
索普度假村
关注问题：
1.道路交通：改善村域道路交通，尤其是度假园外围的道路系统，增加停车设施。
2.旅游设施：考虑未来旅游的发展趋势，设施旅游电车的充电桩。
3.基础设施：村庄道路的亮化。
4.环境整治：水库环境的保护与利用。
5.林下经济：合理使用公益林，发展林下经济，追溯发展仙姑村的药材经济。
规划团队
同济大学团队
常州市规划院团队
村民代表
村委（生产队）
村委（农家乐）
关注问题：
1.产业合作：如何与大型的度假园形成合作联动发展，塑造村庄自己的公共服务平台。
2.拓展旅游渠道：在已有的采摘活动基础上，发展多样的旅游项目，改善村庄的种植景观。
3.村庄形象：道路拓宽、杆线整治、乱堆放整治、违章搭建整治、垃圾分类处理等。9

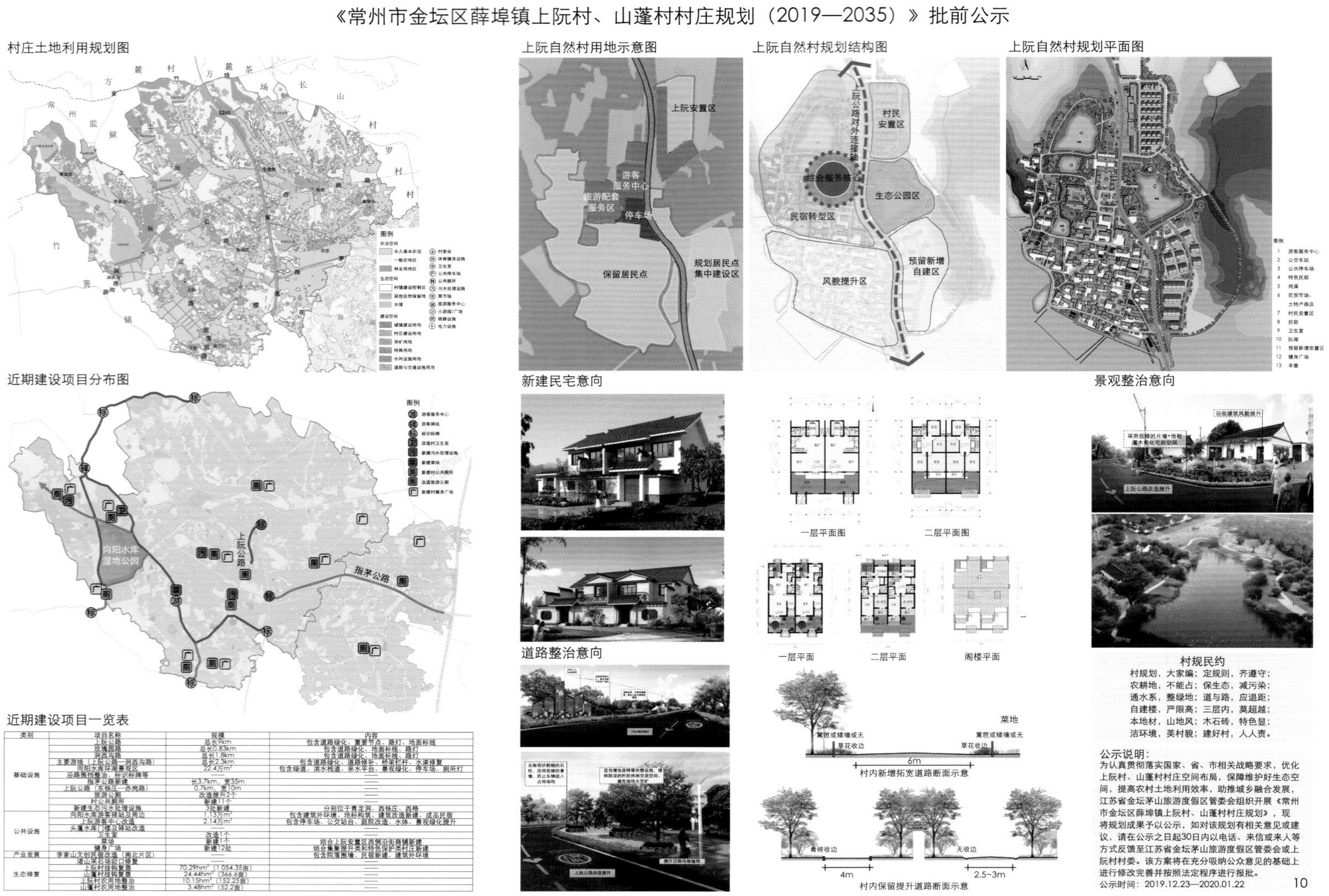

10.村庄规划公示图

无人机作为近几年兴起的热门摄像工具，具有视野开敞、灵活度高等战略优势，尤其对于山地、林地等人员较难进入区域的现状调查具有很好的补充作用，且随着农业规模经营发展需求的增强，无人机的高视角调查对于掌握地形地貌特点、植被现状以及后期大地景观营造等方面的辅助调查效果十分显著。

（4）微信工作组调查

建立包括规划组织编制部门、规划编制人员、镇相关部分负责人、村委等汇集的微信工作组联系平台，及时反馈并解决规划编制工作过程中存在的问题，有利于规划工作的推进。

2. 规范标准多部门整合

在国家、各部委一系列文件出台后，截至目前，全国已有20多个省份出台了村庄规划编制指南或导则，成为新时期各省村庄规划编制的主要规范依据。新时期的村庄规划标准整合了《城乡规划法》、《关于统筹推进村庄规划工作的意见》、《自然资源部办公厅关于加强村庄规划促进乡村振兴的通知》等相关要求，并兼顾海洋、生态、农业农村等部门标准，成为新时期村庄规划编制的主要依据。

3. 面向公众参与的展示成果

规划成果面向村民，必须使村民看得懂、易遵守，提炼出扎根于村民心中的村规民约，促进村民自治。同时，鉴于村民更关注与自身利益息息相关的自然村建筑布局、承包地位置、公共服务设施布局，左邻右舍和宅前屋后整治意向等，因此在村庄居民点规划层面，须详细展示自然村各类土地使用用途和村庄总平面布局；提出新建建筑位置、面积、建筑高度、建筑风格等要求以及保留居民点道路、公共空间等整治指引，引导村民按照规划新建住房、规整提升宅前屋后空间。

4. 面向管理的法定成果、报批成果

在以往的村庄规划中，规划成果多以汇报PPT的形式表达，内容庞杂，专业性较强而约束力不足，使用率较低。新时期村庄规划作为法定规划，须强化公共政策属性，规划成果以力求简洁明晰，同时还要提供易于后期动态管控的数据库作为成果的核心内容。面向规划管理建议提供“两图、两表、一库、一清单”作为规划管理的核心文件，“两图”即土地利用现状图、土地利用规划图。土地利用规划图须落实生态保护红线、永久基本农田保护区、历史文化保护等各类控制线以及镇村布局规划等相关上位规划。“两表”包含规划目标表和土地用途

结构调整表。规划目标表主要包含规划人口规模、基本农田保护区面积、耕地保有量、村庄建设用地总量等约束性指标，确保耕地面积和质量增加，建设用地总规模减量。“一库”为规划数据库，数据库成果现阶段建议更新进现行乡镇级土地利用总体规划，纳入省厅一张图系统，后续与乡镇级国土空间总体规划数据库做好衔接。“一清单”为近期规划项目清单，可从基础设施、公共服务设施、产业发展、生态修复等多个方面考量，明确近期需要实施的项目，作为规划验收的依据。

四、编制审批

1. 以村民为中心，完善公众参与机制

村民是村庄的主体，也是村庄规划的出发点和落脚点，因此村庄规划前期的村民调研访谈极为重要。访谈围绕村民、村庄本身展开，可以分为村庄的最大特色、村庄的最大问题和村庄发展的最大意愿三个方面展开，通过村民尤其是村内老年人的回忆和口述，清晰地了解村庄的发展脉络，摸清困扰村民的各项问题，了解村民对村庄发展的期望和意愿，从而使得村庄规划更贴近村庄实际，符合村民的意愿。村庄规划初期成果、中期成果、最终成果应及时与村民对接并征得村民或村民代表同意，有利后期村庄规划的实施及村民意愿的落实。

2. 上下联动搭建多方工作平台

村庄规划涉及村民的宅基地、公共服务设施、公共活动场所等，与村民利益直接相关；而随着乡村旅游市场的兴起及现代农业产业园的发展，较多的农业企业入驻村庄，成为村庄的有机组成部分，村庄的空间格局既影响到入园企业发展，入园企业经营的好坏同样反作用于村庄及当地的村民。但由于村委是无独立财政权与话语权的基层社会组织，因此单靠村委以及村民力量，很难将村庄规划定位准确并实施到位，而村庄的发展，跟区域情况息息相关，因此需从区域入手，搭建县（区）、镇、村、企业协同的工作平台与工作机制，搜集各方意愿，强调多方的共同参与，实践过程性规划与开放式规划的规划方法。

村庄规划成果需多次向组织编制主体、市（区）有关部门进行汇报以及时反馈修正并促进规划实施，如通过汇报反馈的区域道路、灌溉渠道等问题在经上级部门决策后可以将任务分解至交通局、水利局等政府部门予以化解，正是这种自上而下的汇报与反馈明确了村庄发展方向与任务，有效促进了村庄各项工程实施责任主体的落实。

3. 改善规划报批机制

村庄规划作为法定规划，在报送审批前须在村内公示30日，充分征求村民意见。规划成果由乡镇人民政府报上一级人民政府审批，报送审批时应附村民委员会审议意见及村民会议或村民代表会议讨论通过的决议。规划批准之日起20个工作日内，要形成规划公开成果，通过村内布告栏、乡镇人民政府和市县自然资源主管部门官方网站等多种形式“上墙、上网”公开。规划批准后由县级及以上自然资源主管部门将规划报备材料逐级汇交至省自然资源厅，叠加到国土空间规划“一张图”系统管理。

五、结语

村庄规划既是管理者的规划，也是村民的规划，更是立足乡村振兴对村域土地的全局谋划。规划既强调自下而上的规划过程与共同参与，凸显以民为本的规划理念；同时也强调自上而下的规划管理需求，注重与规划实施的紧密衔接。规划既要守底线、抓重点、菜单式、留弹性，同时还要使村民看得懂，易遵守。新时代的村庄规划既要具备规划设计功能，描绘村庄发展蓝图，更要具备能够促进构建村庄管理秩序的乡村管理能力，尤其是土地管理、建设管理、组织管理等核心能力，破解农村发展不平衡、不充分的问题。关于新时期村庄规划的内容、深度、方法、成果、实施要求等，社会各界还在不断地实践探索，笔者仅抛砖引玉，期望村庄规划逐渐成为上连管理、下接村民的实用性规划。

参考文献

[1]石华，王瑒，高慧智，等. 郊野单元控制性规划管控思考与策略[J]. 规划师. 2019, (20): 39-45.

[2]李京生，张昕欣，刘天竹. 组织多元主体介入乡村建设的规划实践[J]. 时代建筑. 2019, (01): 14-19.

[3]刘馨月. “多规合一”导向下的村庄规划编制方法研究[D]. 西安：长安大学. 2017.

[4]王颖靓. 乡村振兴视角下基于“多规合一”的村庄规划编制实践：以怀化市辰溪县村庄规划为例[J]. 智能规划. 2019, (07): 77-78.

[5]付旭. 新时期村庄规划控制研究[J]. 住宅与房地产. 2019, (3): 247.

[6]朱敏. 乡村振兴背景下的“多规合一”村庄规划[J]. 住宅与房地产. 2019, (7): 224.

[7]董川丽.黄藤.以土地整治为抓手奏响乡村振兴“最强音”[J]. 资源与人居环境. 2019, 4.

作者简介

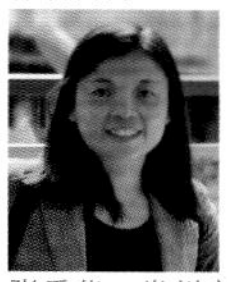

张秀华，常州市规划设计院，规划研究所，高级规划师，注册城乡规划师；

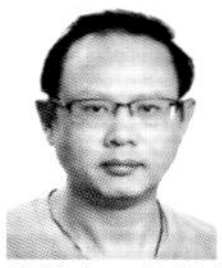

陶特立，常州市规划设计院，城乡发展所，高级规划师，注册城乡规划师。

实践案例篇
Chapter of Practical Cases
国土空间规划编制
Territorial Plan Drafting

“多规合一”实用性村庄规划的几点思考
——以仪征市合心村为例
The Some Thoughts of Practical Village Planning Based on Multi-plan Integration

张 伟 闾 海
Zhang Wei Lü Hai

[摘　要]　“多规合一”实用性村庄规划是当前国土空间规划体系中的重要组成部分，也是实施乡村振兴战略的关注焦点。本文结合《江苏省村庄规划编制指南（试行）（2020年版）》研究和一系列规划实践总结提出：村庄规划在编制内容上要突出因村制宜，要根据村庄的实际分类选择编制内容，也可以根据建设发展时序分时滚动编制相关内容；在编制重点上要突出全域全要素管控和预留管理弹性，统筹谋划产业、公共服务、历史文化、人居环境等各类要素，实现生产、生活、生态空间“一张图”管理，同时需要考虑村庄发展的不确定性较好地预留管理弹性；在成果形式上强调简化表达、通俗易懂，既要满足地方管理实际需要，也要适应基层规划管理人员的能力，还要易于村民理解接受和监督执行；在组织方式上强调农民主体、陪伴式规划，规划师要充分尊重农民意愿、深入乡村驻点服务，了解农民诉求，以陪伴的方式与村集体、农民群众共同开展规划编制。本文将规划编制技术路径简要概括为“四部曲”，并以仪征市马集镇合心村为例进行了详细解析。

[关键词]　村庄规划；实用性；多规合一

[Abstract]　The practical village planning based on multi-plan integration is an importment part of land spatial planning system, and is also the focus of rural revitalization strategy. Combined with the study of "guidelines for village planning in Jiangsu Province" and a series of planning practice,we propose that the village planning should:about the compilation content, it is necessary to highlight the measures according to the village conditions, select the compilation content according to the actual classification of the village, or compile the relevant content according to the time sequence of construction and development. About the key points, it is necessary to highlight the flexibility of overall factor control and reservation management, the planning should contend all kinds of factors such as industry, public service, history and culture, human settlements, and realize the "one map" management of production, life and ecological space, at the same time, it is necessary to consider the uncertainty of village development and better reserve management flexibility. About achievements, it is emphasized to simplify expression and be easy to understand, not only to meet the actual needs of management, but also to adapt to the ability of grass-roots planning and management personnel, and to be easy for villagers to understand, accept and supervise the implementation. About the organizational mode, it emphasizes the main body of farmers and the accompanying planning, the planners should fully respect the wishes of farmers, go deep into rural resident services, understand the demands of farmers, and jointly develop the planning with the village collective and farmers in the way of accompanying. In this paper, the technical path of planning and compilation is briefly summarized as "four parts", and a detailed analysis is made with Hexin village as an example.

[Keywords]　the village planning; practical; multi-plan integration
[文章编号]　2020-86-P-092

1.村庄规划编制内容示意图

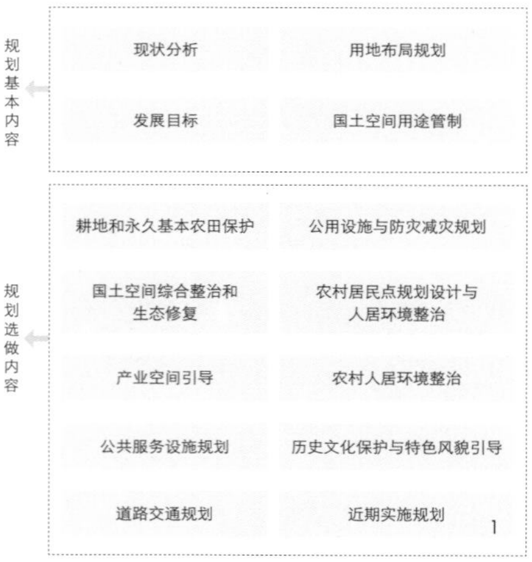

一、引言

“三农”问题是关系到我国国计民生的根本问题。自2004年以来，中央每年的一号文件均聚焦“三农”问题的解决[1]，党的十八大更是进一步提出“必须始终把解决好‘三农’问题作为全党工作的重中之重，实施乡村振兴战略”。乡村发展受到越来越多的关注，作为乡村发展和建设的基础——村庄规划实践也开展的如火如荼。然而，受限于人员、技术和认识等方面的不足，导致部分村庄规划科学性和操作性不强。具体表现为：部分规划重点放在村庄物质环境的改善，对产业发展、文化提升关注不足，村庄发展后继乏力；部分规划过多地套用城市模式，缺乏对村庄自身的特色挖掘，缺少长期根植于乡村的精神；部分规划成果大而全，内容庞杂缺乏针对性，不利于村民和规划管理部门使用；另外，不同部门编制的村庄规划由于目标任务差异工作重点不尽相同，甚至彼此之间冲突矛盾较大。

为助力乡村振兴战略的实施，切实解决“多规”在乡村地区的冲突矛盾，提高村庄规划的实用性，国家提出要编制“多规合一”的实用性村庄规划，明确要“在城镇开发边界外的乡村地区，以一个或几个行政村为单元，由乡镇政府组织编制‘多规合一’的实用性村庄规划，作为详细规划”[2]。本文基于笔者参与的《江苏省村庄规划编制指南（试行）（2020年版）》研究和一系列规划实践，提出“多规合一”实用性村庄规划编制的几点思考，以期为相关工作的开展提供参考。

二、分类分时开展规划编制

村庄规划是国土空间规划体系中的详细规划，需要统筹村庄发展目标、生态保护修复、耕地和永久基本农田保护、历史文化传承与保护、基础设施和公共服务设施布局、产业发展、农村住房布局、安全和综合防灾，并明确近期实施项目[3]。但是，我国的村庄面广量大、类型多样，发展的基础和现实的需求也各有不同，如果按照以上内容全部做一遍，将花费巨大的人力财力，既没有必要，也不现实。因此，从实用的角度出发，村庄规划的编制首先需要弄清楚村庄发展的实际需求，确定规划重点，分类分时开展规划编制。

1. 分类选择规划内容

根据村庄的区位、资源禀赋、建设基础、近期建设需要等村庄的类型特点不同，可以选择相应的内容重点开展规划编制。比如，历史文化名村应编制历史文化保护专篇，有成规模的农民住房建设需求的可编制村庄建设规划，有乡村休闲旅游发展项目需求的可详细编制乡村产业发展相应篇章。当然所有村庄规划都需要编制能满足规划管理需求的目标指标、用地布局、用途管制等基本内容。

2. 分时滚动编制

考虑到有的村庄确实有必要编制很多的规划内容，但限于近期建设重点不明确或投入不足等现实原因，无法一次全部完成。我们提出村庄规划也可以分不同的阶段开展编制工作，先完成基本内容，然后根据规划建设的需要，在不同时段分步编制相应需要选做的内容，分别叠加到一张规划底图上，形成“一套”村庄规划。

三、全域全要素管控和弹性管理

1. 全域全要素管控

传统乡村地区的村庄规划存在着类型多，参与主体多，条块分割严重等问题，并且难以有效覆盖全域全要素，如原来村庄建设规划，侧重于居民点的规划建设，环境整治等内容；而原来的村土地利用规划，则侧重于村域土地利用安排、基本农田保护和土地整理等。在新的国土空间规划改革的背景下，村庄规划需要落实“多规合一”的要求，实现行政村全域空间全要素的规划管控，涵盖村庄聚落等生活空间、农业等生产空间、以及各类生态空间，合理制定各类空间的管控规则，形成全域统一的“一张图”。同时，村庄规划也要围绕人与自然和谐共生、山水林田湖草是一个生命共同体的核心理念，统筹安排好自然资源、人文景观、产业及配套设施、公共服务和基础设施等各类要素，兼顾保护与发展的需要，形成全要素融合的管控基础。

2. 预留管理弹性

村庄的规划建设往往受到各类外部因素的影响，存在诸多的不确定性。村庄的发展诉求也会随着区域周边环境的变化或是外部力量的介入而发生改变。作为乡村地区空间管理的法定规划，村庄规划既要能用、管用，又不能“管死”，因此需要较好地预留规划管理弹性，才能更好地应对发展的不确定性，提高规划的适应性和操作性，避免出现频繁修编、造成规划浪费。具体来说，可在用地布局和用途管制中选择采用

2.村庄规划分时编制示意图
3.某村建设用地弹性管控策略图
4.村民公开示意图
5.苏州市木渎镇天池村村民手册

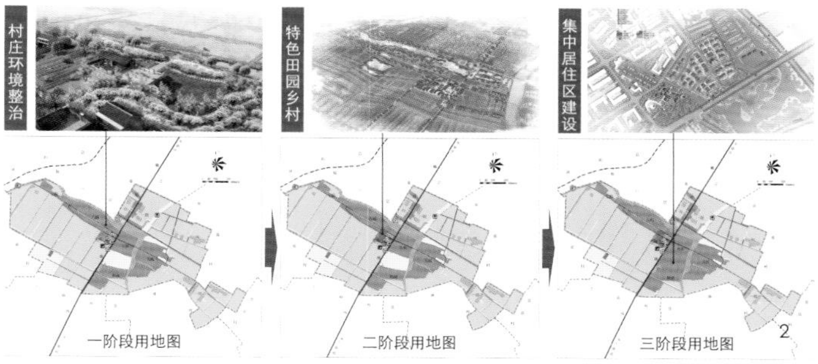

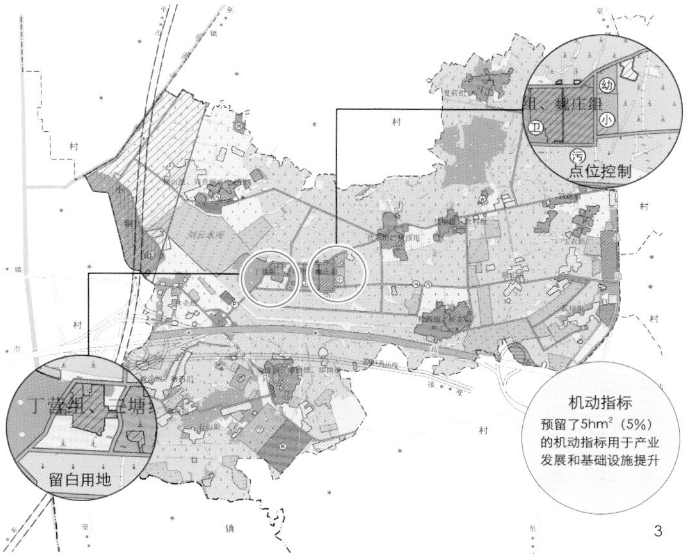

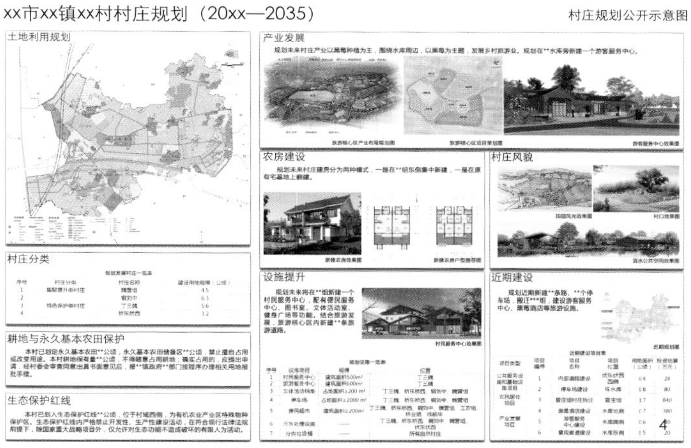

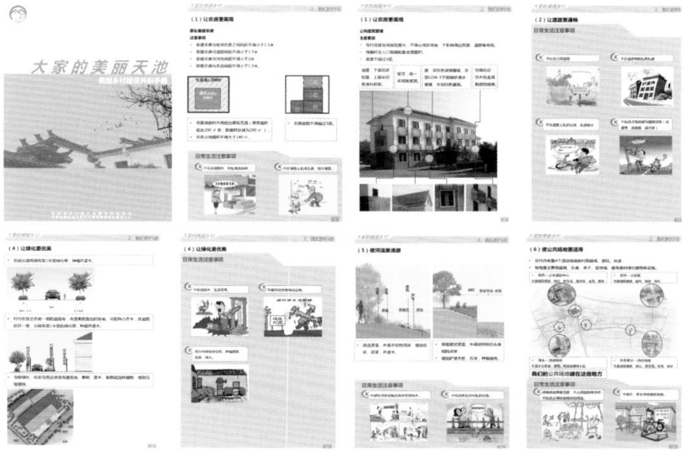

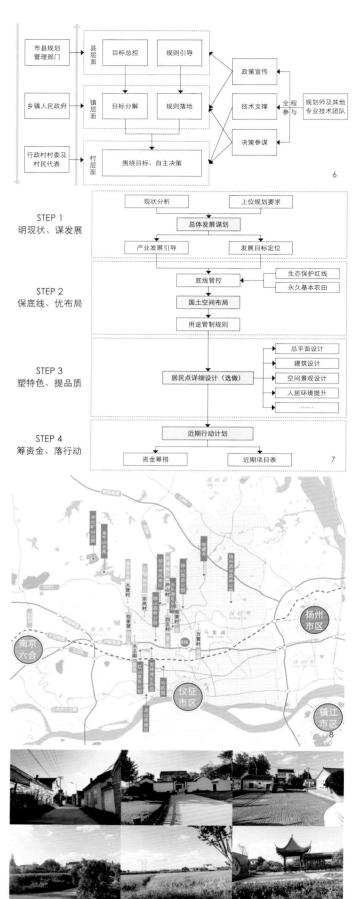

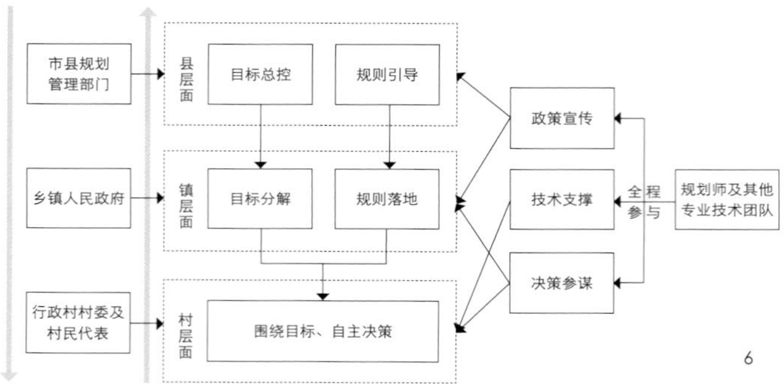

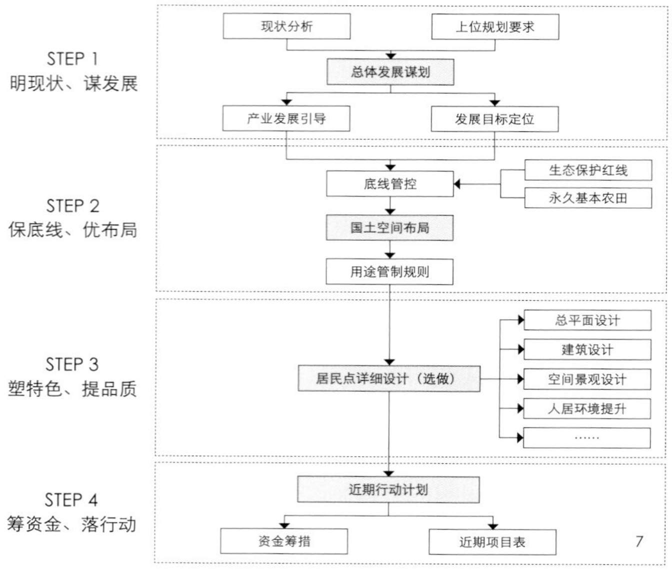

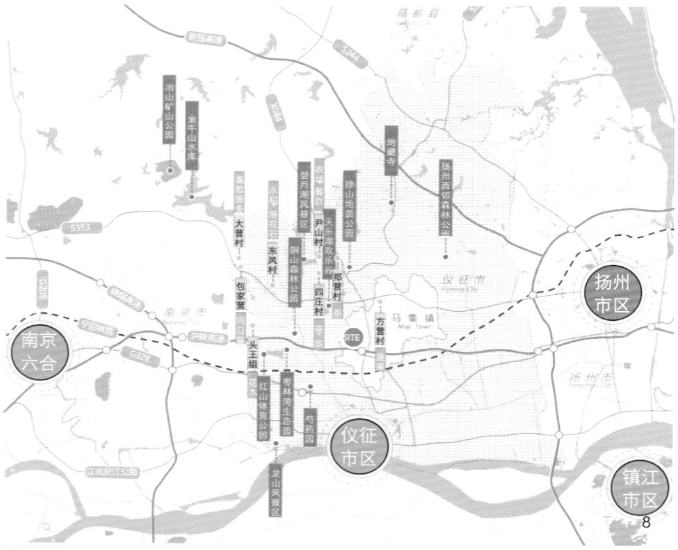

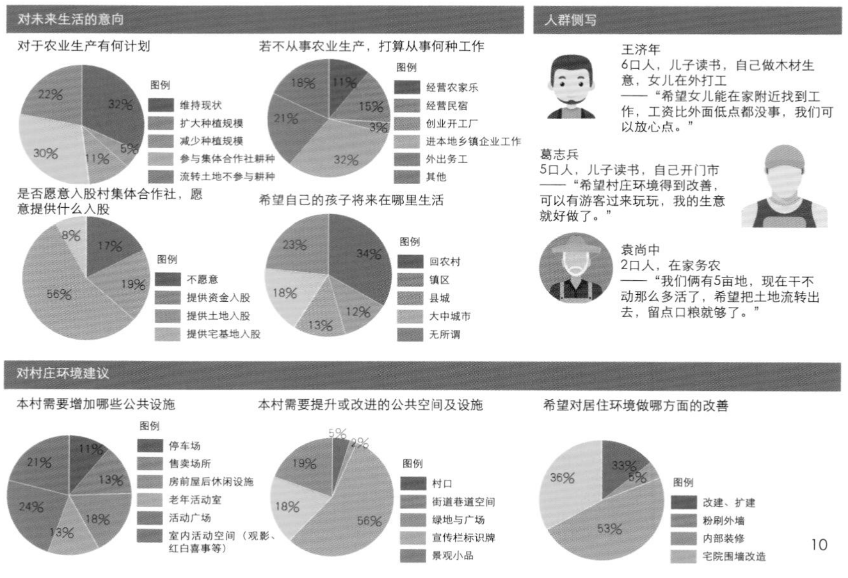

6.村庄规划层面规划师职能界定

7.村庄规划编制“四部曲”

8.区位图

9.村庄现状建筑与风貌

10.村民意愿调查分析

三种弹性管控策略。一是“预留性质不定边界”，即“点位控制”。对于一些已经明确要实施、但是暂时还无法明确其具体的规模的项目，可以在规划图中采用“点位”控制的方法，表达项目的类别和意向性位置，待项目规模明确并即将落地实施前具体划定其用地边界。二是“预留用地不定性”，即“用地留白”。在规划图上预留一部分建设用地斑块不给定具体的用地性质，作为机动用地留待有实际项目需求后再来给定地块性质。三是“预留指标不上图”，即“机动指标”。借鉴原土规里的清单管理方式，预留一部分建设用地指标不在图纸上表达，列出项目建设正负面清单，待有需要的时候再去选择合适的空间，当然，落地时不能占用底线管控的区域。通过这几种管理方式，总体上可以基本满足村庄规划管理弹性的需要。

四、成果表达与组织方式

1. 成果形式：简化表达、通俗易懂

村庄规划面向的对象主要是基层规划管理人员、村集体以及农民群众，其成果的表达，一定不能太过于复杂和繁琐。规划成果形式既要适应地方规划管理的实际需要，也要适应基层规划管理技术人员的能力，还要能够易于村民理解接受和监督执行。规划成果的表达形式要尽量以图表和简要的文字，实现“吸引人、看得懂、记得住和能落地、好监督”。从规划管理的角度来说，可采用“前图后则”的表达形式，着重表达各类用地布局和用途管制要求。从面向村民规划公开的角度来说，可以编制规划公开图或村民手册，以通俗易懂、接地气的图画形式表达各类功能安排、管控要求和建设效果示意等内容。

苏州市木渎镇天池村在编制村庄规划时，为了便于村民能够更好地读懂规划，了解村庄未来建设和发展方向，编制了村民成果手册，采用了通俗易懂的图表、漫画形式表达房屋建设、产业发展、道路交通、绿化景观、基础设施配套等内容。

2. 组织方式：农民主体、陪伴规划

自然资源部文件明确指出了村庄规划编制由政府组织、村民主体和村两委主导、开门编规划。厘清村庄规划涉及到的各类人群在规划编制和实施过程中承担的职责，广泛征询、充分尊重农民意见，是村庄规划编制组织中需要遵循的重要原则。对于规划师团队来说，需要深入乡村驻点服务，以陪伴的方式与村集体、农民群众共同深入开展规划编制。规划师要发挥好“政策宣传、技术支持、决策辅助”的作用，既要在工作全过程中统筹落实政府各部门要求，还要帮助村民们理解政策

11.土地利用现状图　12.村庄布局规划图　13.产业发展路径

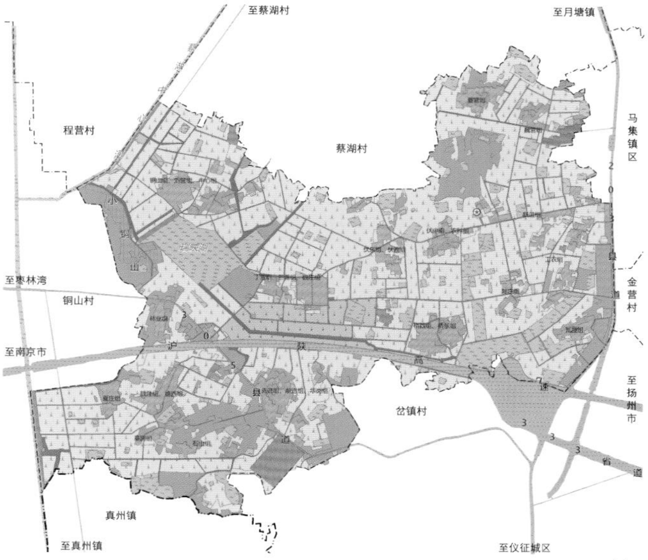

11

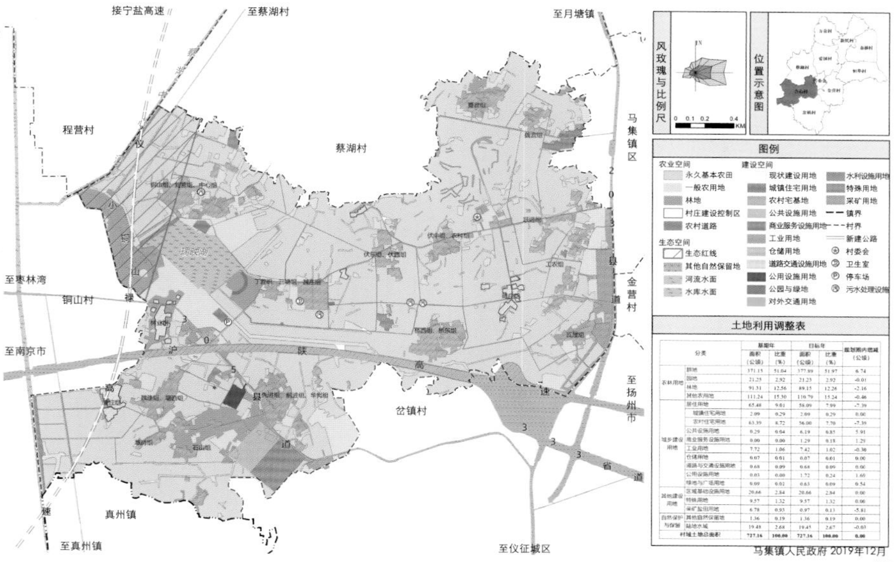

12

表1　　规划指标体系

指标	规划基期年	规划目标年	变化量	属性
户籍人口规模（人）	2 878	2400	-478	预期性
生态保护红线规模（hm^2）	53.43	53.43	0	约束性
耕地保有量（hm^2）	451.15	451.15	0	约束性
永久基本农田保护面积（hm^2）	439.36	439.36	0	约束性
村庄规划建设用地规模（hm^2）	111.37	94.88	-14.49	约束性
其中：建设用地机动指标（hm^2）	0	4.52	4.52	预期性
新增户均宅基地规模（m^2）	——	135	——	预期性

表2　　近期建设项目表

序号	类型	项目名称	参考单价	建设内容	计划投资总额（万元）	资金来源
1	区域设施	区域燃气站建设	——	——	——	专项资金
2		看守所建设	——	——	——	专项资金
3	产业发展	黑莓酒店建设	——	——	——	企业投资
4		游客服务中心建设	——	——	——	企业投资
5		景观游廊建设	——	——	——	企业投资
6	村庄设施	内部道路建设	80元/m^2	约2500m^2	20	财政投资
7		停车场建设	100元/m^2	约8000m^2	80	财政投资
8	建设用地整理	瓦屋组北村庄拆迁	30万/户	18户村民拆迁	540	财政投资
9		先进组北村庄拆迁	30万/户	10户村民拆迁	300	财政投资
10		夏庄组村庄拆迁	30万/户	28户村民拆迁	840	财政投资
11		草房组村庄拆迁	30万/户	67户村民拆迁	2 010	财政投资
合计			——	——	3 790	——

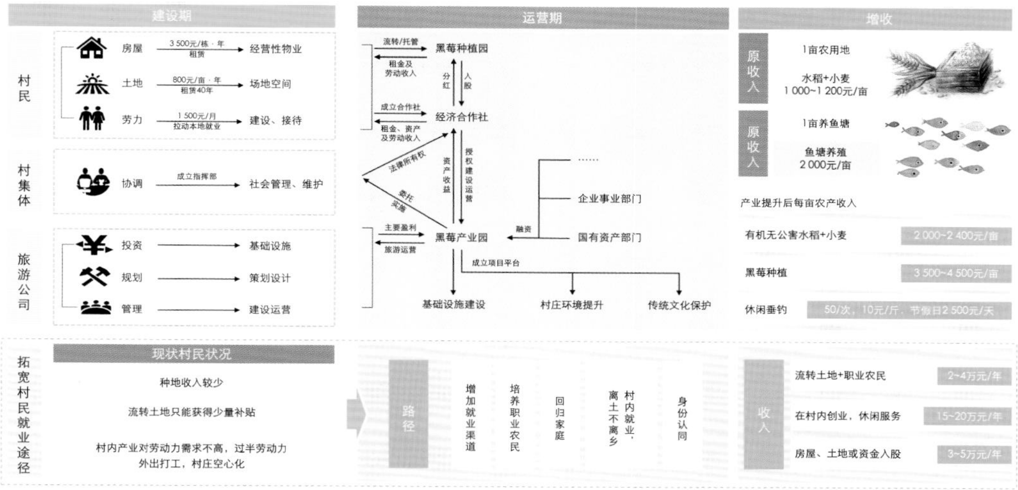

13

要求、认识自身本底特色和发展潜力、梳理吸纳合理的诉求、开展方案模拟讨论，最终形成村庄建设发展的共识决策。由于涉及上上下下、方方面面，农村地区的语言、民风民俗等差异很大，要想编好村庄规划对当前的规划师队伍而言可能是一个比较大的挑战。

五、工作框架与技术路线

结合笔者已有的系列实践，可以将村庄规划的工作框架与技术路线简要概括为村庄规划“四部曲”。第一是明现状、谋发展，是要盘点家底，分析现状问题和各类要素，找到规划目标任务，讲好发展故事；第二是保底线、优布局，核心内容是落实自上而下的管控要求，根据发展需要优化村域空间布局，同时制定相应的空间用途管制规则或细则，为规划管理提供法定依据；第三是塑特色、提品质，开展乡村人居环境优化提升设计，这部分内容可根据需要灵活确定内容深浅；第四是筹资金、落行动，明确近期实施项目和资金筹措机制，制定详细行动计划。这四部曲基本可以概括村庄规划编制基本内容要求，当然这四部曲之间也是需要相互影响和反馈才能达到最优的结果。

六、实证案例：仪征马集镇合心村

合心村地处仪征市北郊、紧邻马集镇区，属典型的丘陵地貌，交通便利，沪陕高速仪征出口坐落境内，紧临S125，合心路与黑莓大道贯穿东西。周边产业资源、旅游资源丰富，位于仪征市重要的旅游发展轴上。

1. 明现状、谋发展

合心村资源禀赋突出，特色产业初具规模，但

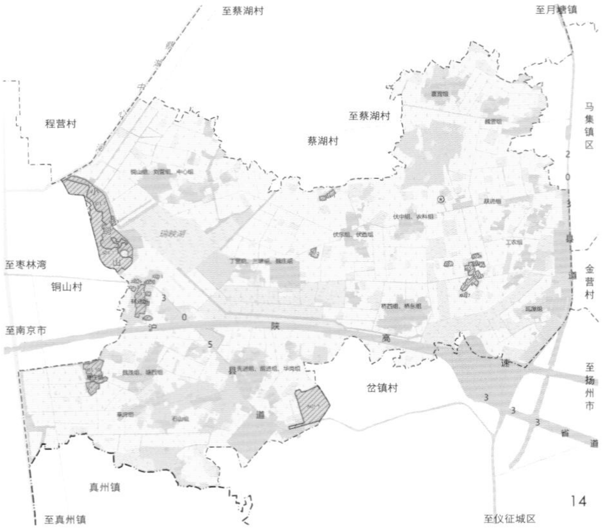

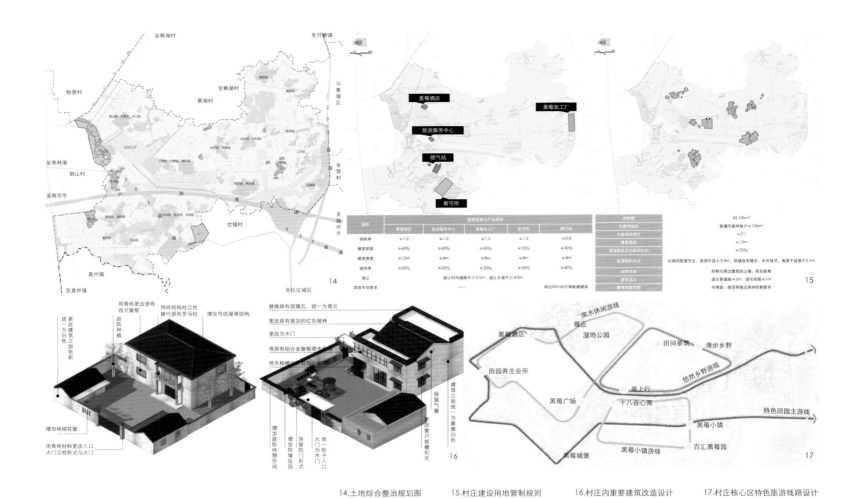

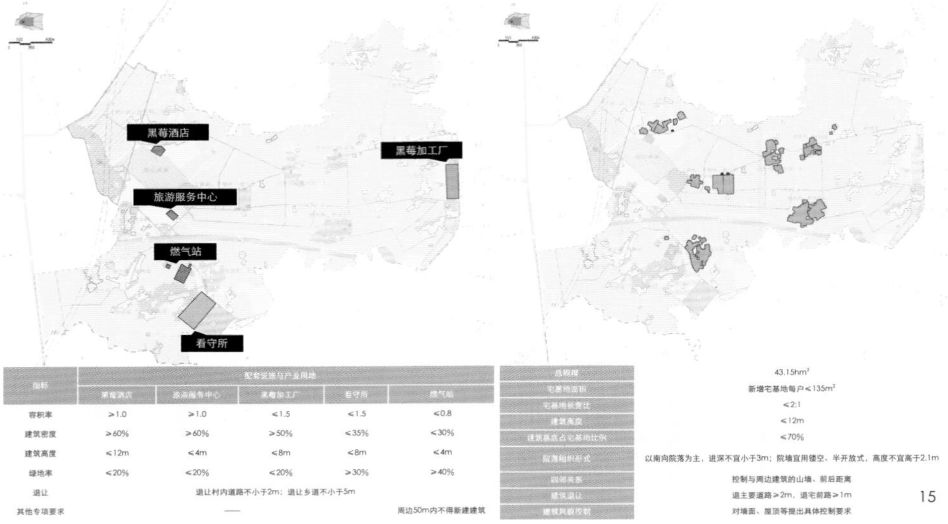

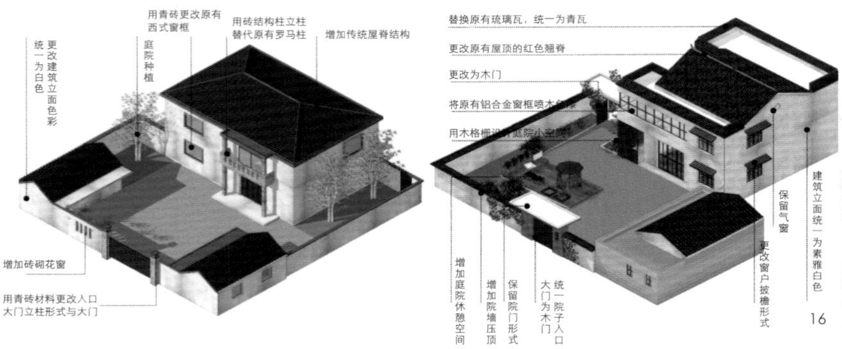

14.土地综合整治规划图　15.村庄建设用地管制规则　16.村庄内重要建筑改造设计　17.村庄核心区特色旅游线路设计

人口流失严重；村庄地处城市近郊地区，承担了多种区域性交通和公共服务职能。通过问卷调查发现，大多村民希望自家农田能够流转，自己能够从事二三产业；希望村庄内部的各类设施配套能够得到进一步完善。据此，规划通过解读城市（镇）总体规划、镇村布局规划、土地利用总体规划等上位规划，落实生态保护红线、永久基本农田、区域性基础设施等保护和建设要求，初步梳理村庄产业发展和人居环境提升方向。

据此，规划提出合心村定位为“以丘冈田园景观为基底，以百汇园、博鳌生态园为品牌，以生态养生慢生活体验为主题，以企业带动、村企合作为模式，打造集种植、加工、休闲、展示、体验、生活相融的悠然田园”，并进一步构建村庄发展目标体系，落实并明确人口、生态保护红线、耕地保有量、永久基本农田保护面积等各类约束性和预期性指标。其中，为了提高规划弹性，应对未来发展的不确定性，规划预留了4.52hm^{2}的建设用地机动指标，用于村庄未来设施提升、农房改善和产业发展（表1）。

2. 保底线、优布局

规划在落实永久基本农田、生态保护红线等各类底线管控要求基础上，结合上位规划要求和村庄发展需求，进一步挖掘村庄存量空间，促进建设用地整体减量化，优化村域各类用地布局。为了进一步保护生态空间和农业空间，推动村庄规划实施，规划提出了土地综合整治，通过整治可腾挪建设用地14.49hm^2，新增耕地14.49hm^2。整治后新增的各项指标可按照要求在省级平台进行交易，初步匡算可实现收益7 600万元，扣除土地整治成本、近期基础设施建设等支出，可净收益约3 500万元，能够有效的支撑村庄未来发展。

针对规划后的各类土地用途，规划提出了具体管制规则。其中，农业和生态空间严格按照国家、省有关要求进行保护。关于产业用地和配套设施用地，规划提出了具体的容积率、建筑密度、建筑高度、绿地率以及退让等具体建设指标；关于农村居住用地，考虑到合心村未来农民住房以自建为主，规划主要从宅基地规模、院落组织形式、四邻关系、建筑退让以及风貌等方面提出具体管控要求。

3. 塑特色、提品质

规划提出合心村未来要充分利用“山、水、莓、茶、果、林”的生态优势，围绕瑞映湖生态旅游开发，保护自然生态环境，各类新建建筑需顺应地形地貌，尊重现状肌理，处理好水与建筑的关系、塑造滨水景观，传承合心村多元包容、兼济南北、简约大气的传统建筑特色。规划结合村庄产业发展需求，在丁三魏和刘铜中两个自然村内进行了特色田园乡村详细规划设计。设计的内容主要包括：田园风光塑造、住宅整治、公共建筑设计、公共空间打造、道路交通规划、慢行体系规划、旅游线路策划、生态环境整治、景观提升、绿化配置、市政基础设施配套等方面。

4. 筹资金、落行动

结合村庄发展实际需求，规划提出合心村近期需要重点实施11个项目，涵盖建设用地整治、公共服务设施和基础设施提升、农民居住环境改善、产业发展等内容（表2）。

七、展望

“多规合一”实用性村庄规划是国土空间规划体系变革中的一个重要组成部分，目前国家有关国土空间规划的技术标准体系尚未完整公布，村庄规划的编制技术方法仍处在地方实践摸索期。而新《土地管理法》对于乡村地区土地管理的诸多要求也尚未明确具体的落地操作政策，诸如农村产业发展支持政策、集体经营性建设用地入市、“三块地”改革、全域土地综合整治等方面的政策也是村庄规划编制需要面对巨大挑战。

随着乡村振兴战略深入实施，村庄规划编制的需求量是巨大的，如何答好“多规合一”实用性村庄规划这个命题，需要地方政府和规划从业人员共同努力。笔者长期从事乡村规划建设研究与实践，希望随着实践的深入，不断总结思考，与行业同行持续探讨村庄规划编制的技术思路与方法。

参考文献

[1]于霞. 十六大以来党的“三农”理论创新研究[D]. 大连：大连海事大学, 2013.

[2]中共中央国务院关于建立国土空间规划体系并监督实施的若干意见[R]. 2019.

[3]自然资源部办公厅关于加强村庄规划促进乡村振兴的通知[R]. 2019.

作者简介

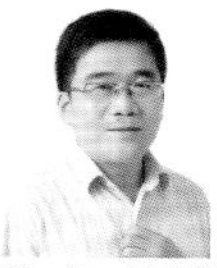

张 伟，江苏省城镇与乡村规划设计院，院长，研究员级高级工程师；

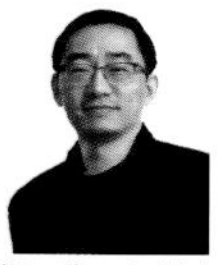

闾 海，江苏省城镇与乡村规划设计院，城乡规划所，所长，正高级城乡规划师。

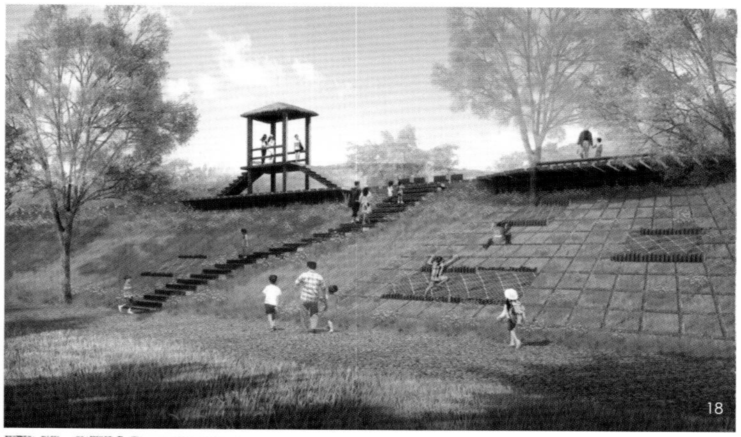

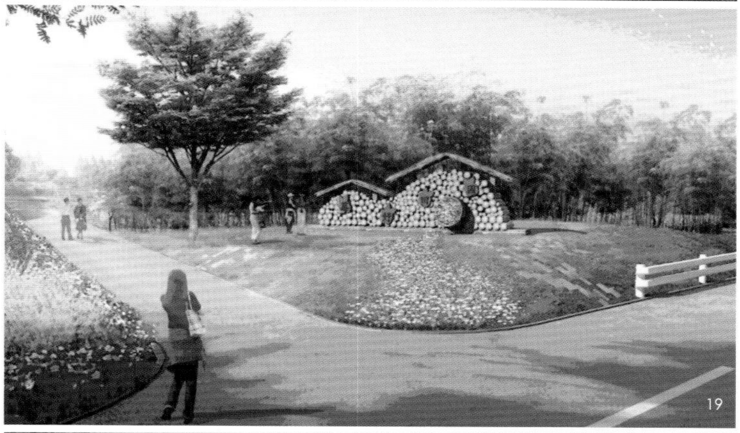

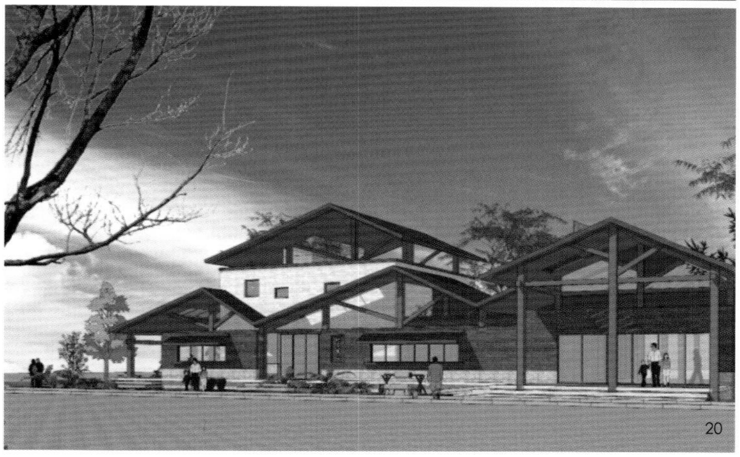

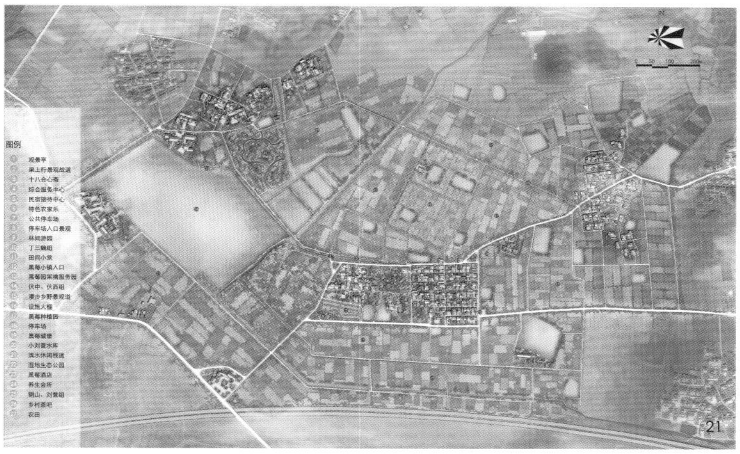

18-20.空间景观风貌设计

21.村庄核心区总体平面设计

多尺度融合视角下“双评价”成果在县市域乡村建设规划导控中的应用与实践

Application of “Double Evaluation” Results in County Level Rural Construction Planning and Guidance from the Perspective of Multi-scale Integration

陈前虎 吴 婕
Chen Qianhu Wu Jie

[摘 要] 随着乡村振兴战略的实施及国土空间规划的推进，作为科学进行国土空间布局的关键和基础，“双评价”成果可以有效应用于县市域乡村建设规划导控中。本文着眼全域，融合发展引导与底线管控两种思维，通过不同尺度的有效传导，对县域、镇域以及村域规划进行衔接落位，并以永康市为例论述“双评价”成果在乡村建设规划导控中的应用方法与途径，以期满足生态文明时代国土空间规划落地实施与精准管控的需求，为我国乡村地区的规划编制提供借鉴。

[关键词] 乡村建设规划；县市域；双评价；多尺度融合；永康市

[Abstract] Along with the implementation of rural revitalization and territorial plan, the double evaluation results can run through county level rural construction planning and guidance effectively as the foundation of national land use and spatial plan. Therefore, this article combines two thinking methods of development and bottom line controlling to carry out spatial planning of three dimensions of the county, township, and village through the conduction at different scales effectively. With Yongkang as a case study, this paper demonstrates the methods and roadmaps for application of “double evaluation” results in county level rural construction planning and guidance, which would offer references for the implementation and precise regulation of territorial plan in China’s era of Ecological Civilization and provide a reference for rural planning.

[Keywords] rural construction planning; county level; double evaluation; multi-scale integration; yongkang

[文章编号] 2020-86-P-098

1.“双评价”成果应用思路
2.国土空间规划体系与县市域乡村建设规划
3-4.永康市国土空间规划体系与村庄用地现状

一、引言

自党的十九大以来，“五级三类”国土空间规划体系逐步建立，而空间规划的职能也由原有的“建设主导型”向“资源配置主导型”转变。[1]目前国土空间规划体系已基本形成了以“三线”管控底线思维和“三区”功能引导思维相结合的规划管控思路，这对传统县域、村镇规划的编制思路及技术方法均产生了重大影响。[2]

县级国土空间规划重视城区发展逻辑，对乡村发展问题关注不足，而镇、村规划则主要依赖涉农资金的投放，帮扶逻辑导致其与上位规划衔接不足，因此中观层面的“县市域乡村建设规划”起到了很好的“承上”和“启下”的作用，紧扣乡村振兴战略和生态文明建设需求，针对乡村的产业分布、用地布局、生态保护等提出可落地的规划要求与建设指引，为乡村建设和乡村振兴明确空间载体以及提供规划支撑。

为此，本文通过案例研究，在资源环境承载能力和国土空间开发适宜性评价（即“双评价”）的基础上，采用县域、乡镇和村庄多尺度融合视角推进国土空间规划在乡村地区的实施，夯实乡村振兴发展基础。

二、“双评价”成果在乡村建设规划导控中的应用思路

各地的乡村建设发展没有标准模式，需要因地制宜，结合本地的资源禀赋特征和目前所遇到的问题统筹考虑。因此，乡村建设规划导控是一个不断探索前进的过程。[3-6]

1. 底线约束思维对乡村建设规划的影响

近年来，在生态文明建设指引下，为控制生态保护地区开发建设活动的进一步扩大，国家和地方相继出台了一系列的生态保护补救型政策措施。例如，全面划定了全国生态保护红线，制定对应的生态红线区域保护规划，并借助行政手段和财政补偿手段，分别自上保证和自下激励生态保护意识，提高生态保护和修复成效。但是这是基于当前生态资源环境形势的严峻性，政府采取的补救型政策，主要为发展与保护的博弈建立了来自外部的调控机制。这种外部机制的形成是对发展中的空间扩张模式在地区规划建设应用中的一种否定，是在尚未寻求到更为合适的乡镇发展与国土空间的互动模式下，借用城市化的绩效反哺生态资源环境的一种非可持续途径。随着乡村发展诉求的不断凸显，需要以更为积极主动的方式变革城镇发展与国土空间保护之间的联动关系，探索实践中发展除出“生态保护—空间营建”的耦合状态[7]。

与传统的城乡规划不同的是新的国土空间规划体系强调了底线约束思维，突出了对全域全要素的综合评价规划，其中，“双评价”作为保护自然本底资源、优化国土空间生态格局的重要技术方法，强调了对资源环境本底的挖掘以及环境资源承载能力的评价，[8]这在一定层面上强化了底线约束，为未来的可持续发展预留了国土空间。

2. “双评价”成果应用思路

基于“双评价”这种对国土空间的保护、开发、利用特征的客观认识，再结合地方资源禀赋特征，可以构建一种在国土空间规划详细规划层面融合生态空间规划与建设管控的新思路。

（1）承接市县级“双评价”结果，构建底线和规模约束，将其贯穿于整个乡村建设规划当中，同时结合实际情况进行局部修正，优化乡村地区国土开发保护格局。

（2）明确未来乡村地区人口集聚和产业发展的空间载体，保护乡村特色风貌，为下一步因地制宜推进实用性乡村建设规划编制，分类推进村庄建设改造，深入推进乡村振兴战略实施等工作提供了规划支撑。

将“双评价”成果与县市域乡村建设规划整合的最大效应是使所做的规划更加落地，从一开始就从生态环境、自然资源、农业发展等维度考虑问题，使更多的乡村振兴项目可以落到适宜的国土空间中，更有利于项目的推进。

三、多尺度融合的乡村建设规划方法

不同尺度上的规划在协作与传导方面存在错位，尤其是乡村非集中建设区域，保护管控的传导机制相对较弱，导致面向实施的乡村建设规划难以落实，为化解上述矛盾，推进国土空间规划编制的科学性和实施的有效性，提出“刚弹结合的要素传导、全域统筹的多尺度融合调控措施”的思路，着眼全域，融合发展引导与底线管控两种思维，通过不同尺度的有效传导，实现不同层级间规划的分工协作。下文将从县域、镇域和村域三种尺度分别阐述乡村建设规划编制的主要内容。

1. 构建县域尺度下的国土空间功能分区

基于“双评价”给出的每个格网单元用于城镇建设、农业生产或生态保护等不同地域功能的适宜程度,将其具体落地构成空间组织方案，在县域空间中明确其主体功能，实现地域功能优化分区。

2. 明确镇域尺度下的城镇发展承载规模

基于“双评价”的农业生产与城镇建设控制性参数测算，通过降尺度的参数分解落实于每个城镇，得到其极限发展规模,是实现问题导向与目标导向并重的国土空间规划的重要科学基础。

3. 优化村域尺度下的村庄发展模式

分类引导村庄发展，科学引导规划建设。在确定各村庄发展类型时，应首先遵循底线思维，将位于生态保护红线等其他禁止建设范围内的村庄逐步迁出，并对位于限制建设区域内的村庄加以引导，适度特色发展。对于适宜建设区域， 应结合“双评价”结果对村庄所拥有的资源相对优势和区位情况进行综合分析， 分类型发展。

四、永康市案例实践

1. 永康市国土空间规划体系与村庄现状特征

永康市地处浙江省中部，土地总面积1049km^2，全市现辖3个街道、11个镇和2个区，常驻人口72.5万，属浙东低山丘陵盆地地貌类型，土地面积中丘陵面积占44.3%，平原占38.7%，低山占17.0%，呈“七山一水二分田”的特征。

新型国土空间规划体系体现在永康市就是县级国土空间规划，包括国土空间总体规划、各类专项规划、详细规划，以及乡镇级的国土空间总体规划和村庄规划或者详细规划，其中县市域乡村建设规划包含在专项规划中。

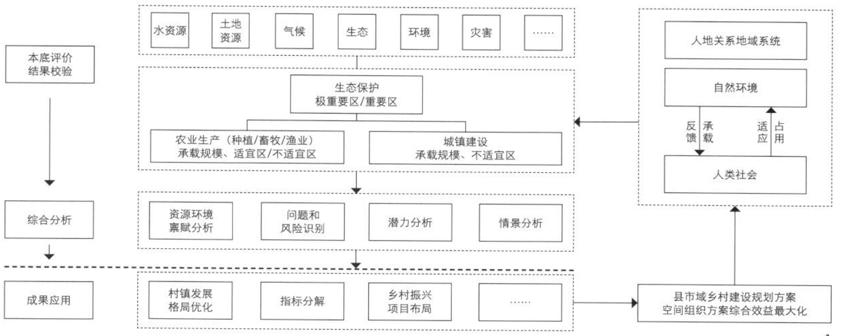

1

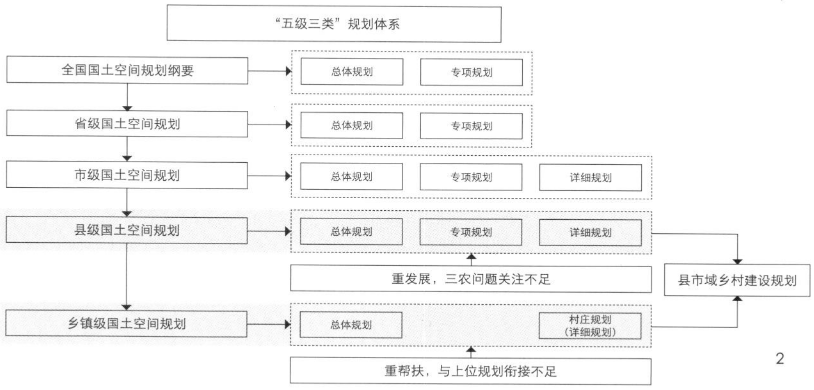

2

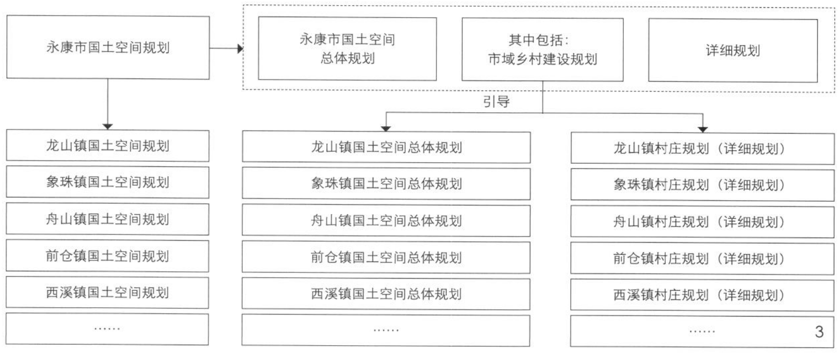

3

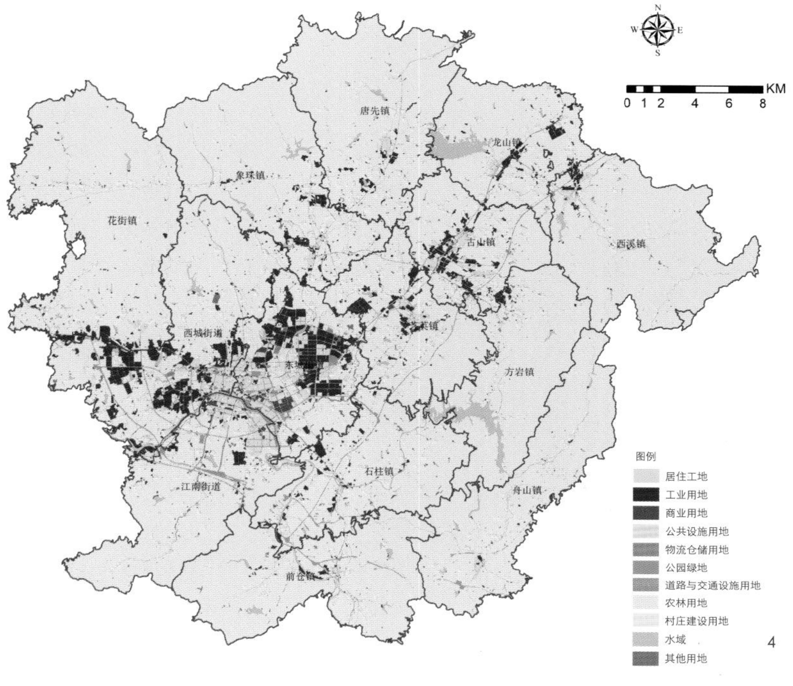

4

生态保护重要性 永康市域生态保护极重要、重要区域面积分别占市域总面积的18%和55%，从空间分布来看生态保护重要性等级从高至低大致可划分为两侧南北部山区及中部盆地区两个层级。

农业生产适宜性 除去生态保护极重要区，永康农业生产适宜、一般适宜和不适宜面积分别占总面积的15%、48%和18%，从空间分布来看农业生产适宜性区域主要集中于地势平坦的中部地区。

城镇建设适宜性 除去生态保护极重要区，永康城镇建设适宜、一般适宜和不适宜面积分别占总面积的24%、31%和27%，从空间分布来看，城镇建设适宜区域主要分布在地势平坦的中部盆地地区，与农业生产适宜区域重叠部分较大，周边山区城镇建设条件差、区位优势度低。

5

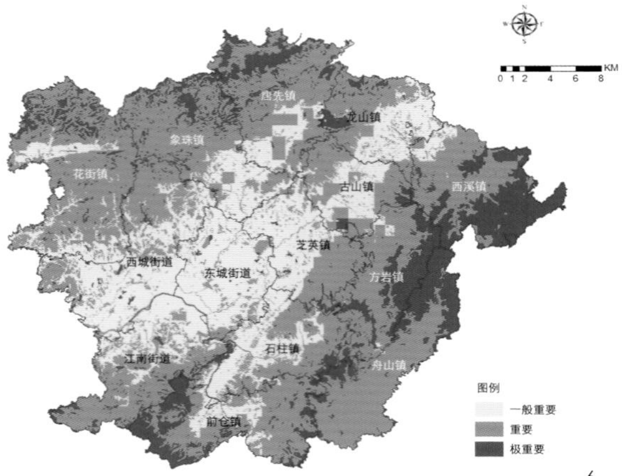

生态保护重要性

6

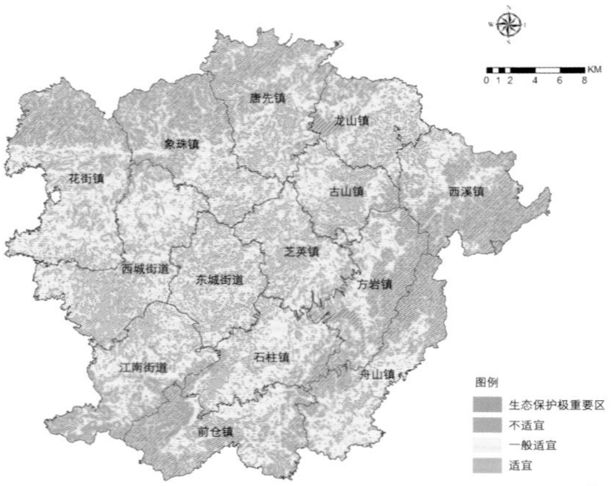

农业生产适宜性

7

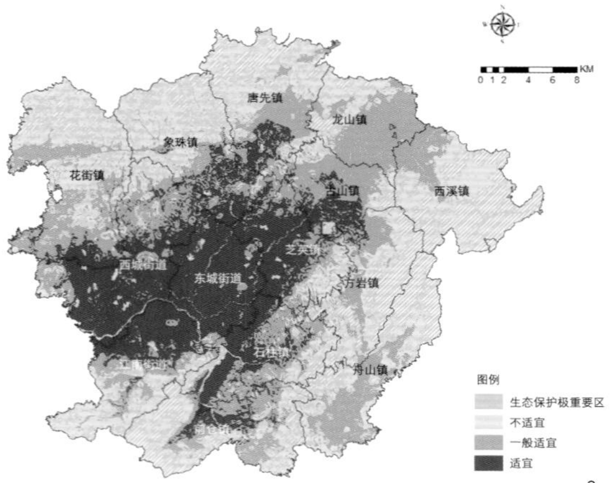

城镇建设适宜性

8

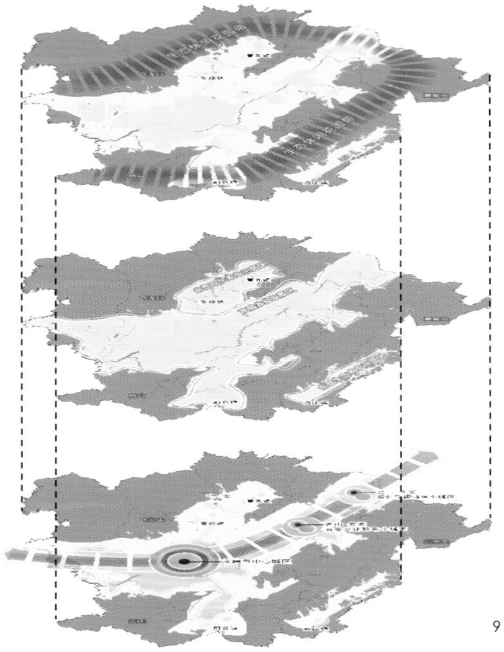

9

5-8.永康双评价成果图
9.永康国土空间布局
10.区域农业生产空间格局特征
11.土地资源约束下农业生产承载规模
12.区域城镇建设空间格局特征
13.土地资源约束下城镇建设承载规模
14.村庄发展模式规划

永康市村庄用地密布，占国土总面积的5.06%，占全域总建设面积的32.32%，同时空间碎片化特征明显。村庄布局散乱，工业用地与居住用地相互交织，“上楼下厂”现象较为普遍，生活区和生产加工区混杂。现状农村住宅布局已经偏于密集，再加上小型加工企业对住宅的挤占和工业生产过程中产生的噪音、废气等污染隐患，乡村整体环境较差。

2. 永康市“双评价”成果

围绕生态保护、农业生产、城镇建设等功能指向的差异化要求，结合地级市空间规划评价的精度要求，对土地资源、水资源、气候、环境、生态、灾害和区位等要素进行单要素评价，针对不同功能指向与评价层级分别构建相应的评价指标与方法，具体评价过程突出生态优先原则，首先开展生态保护重要性评价，再在生态评价结果基础上，开展农业和城镇评价，得到永康市“双评价”结果如下图：

可以看出，永康市的国土空间本底呈现南北生态、中部城乡的态势。

3. 多尺度融合视角下“双评价”成果应用

（1）县域尺度下的国土空间功能分区

在“双评价”结果的基础上，将三类空间划分如下图，永康市国土空间总体呈现生态空间呈带状环绕、农业空间主要集聚成三区、城镇空间一轴三片的构建格局，通过空间功能分区，提升城镇格局质量。

（2）镇域尺度下的城镇发展承载规模

通过降尺度的参数分解，将双评价结果落实于每个城镇，得到其城镇发展空间格局以及极限发展规模，用于乡镇规划中的指标确定。

①区域农业生产空间格局特征及承载规模

②区域城镇建设空间格局特征及承载规模

（3）村域尺度下的村庄发展模式

基于“双评价”对市域国土空间的资源禀赋分析，分类引导村庄发展，其中将位于水源保护区、重要自然湿地等生态保护区、风景名胜区核心保护区、地质灾害易发区以及重大基础设施等规划区的村庄进行就近全部搬迁或部分搬迁；其余村庄规划发展模式如下图。

其中，城镇型、工业型、宜居生活型村庄保留稳定发展；乡村旅游带动型、文化保护型、特色产业型与特色农业型村庄根据需求进行特色发展；水源涵养型、景区型村庄位于核心区的村庄择机撤减，位于核心区外的村庄逐步萎缩；生态型村庄视情况特色发展或逐步萎缩，地质灾害整治型受灾害直接影响的村庄择机撤减，未直接受灾害影响的村庄可逐步萎缩。

五、结语

本文基于多尺度融合视角，着眼于“双评价”成果在县市域乡村建设规划导控中的应用，对县域、镇域以及村域规划进行衔接落位，并以永康市为例论述“双评价”成果在乡村建设规划导控中的应用方法与途径，希望能为国土空间规划体系的完善提供有益探索。

但是，在整个研究推进过程中，“双评价”成果在规划中的应用还不够完备，未来应重点加强功能分区的理性划定以适应其乡村规划与生态属性，以提高乡村建设规划及镇村规划落地实施的可操作性。

随着国土空间规划的进一步推进和发展，各层级空间整合与协调必将进一步落实，从而满足生态文明时代国土空间规划落地实施与精准管控的需求。

参考文献

[1]郭炎，许红梅，李志刚，等. 多尺度多维度融合视角下县域国土空间规划编制体系探讨[J]. 上海城市规划, 2019(04): 70-77.

[2]孙梦琪，赵彬. 新型空间规划体系下的镇村布局规划编制方法探究：以江苏省兴化市为例[C]. 中国城市规划学会、重庆市人民政府. 活力城乡，美好人居：2019中国城市规划年会论文集（18乡村规划）. 中国城市规划学会、重庆市人民政府：中国城市规划学会, 2019:2076-2084.

[3]张璐璐，仇昕晔，付航. 上海市郊野单元规划的实施矛盾分析及对策：以祝桥镇为例[J]. 上海城市规划, 2020(02): 122-127.

[4]舒波，徐晶菁，陈阳. 中国乡村规划建设研究进展与展望：基于国家自然科学基金项目成果的文献计量分析[J]. 规划师, 2020, 36(04):41-49.

[5]李宏志，王苏宁. 乡村振兴战略背景下恩平市域乡村建设规划实施路径探讨[J]. 小城镇建设, 2020, 38(01):14-21.

[6]邹钟磊，杨文平，赖奕锟，等. 乡村振兴战略下的乡村建设问题及规划对策：以汉源乡村建设规划为例[J]. 城市发展研究, 2018, 25(11):8-16.

[7]陈学璐，李崛，许立言. 国土空间规划体系中控制性规划的生态拓展：以北京市门头沟区为例[J]. 景观设计学, 2020, 8(01):42-55.

[8]张臻，曹春霞，何波. 国土空间规划体系重构语境下“双评价”研究进展与趋势[J]. 规划师, 2020, 36(05):5-9.

[9]裴欣，高宜程. 国土空间规划背景下的村庄规划发展方向研究：基于对九个省级村庄规划导则的分析[J]. 小城镇建设, 2020, 38(04):25-30.

[10]白娟，黄凯，李滨. “双评价”成果在县(区)级国土空间规划中的应用思路与实践[J]. 规划师, 2020,36(05):30-38.

作者简介

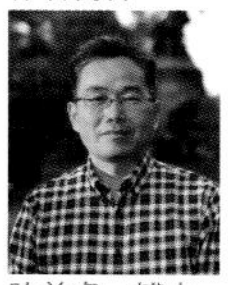

陈前虎，博士，浙江工业大学，设计与建筑学院，院长，教授；

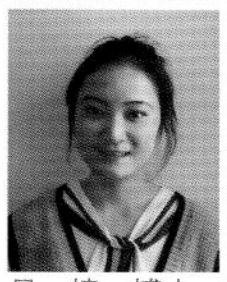

吴　婕，博士，浙江工业大学，设计与建筑学院，助理研究员。

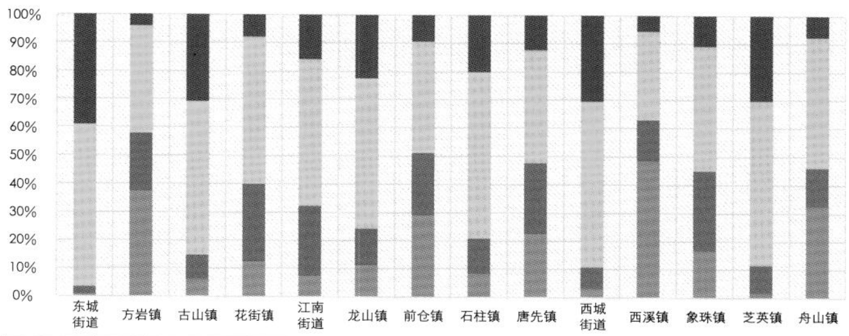

	东城街道	方岩镇	古山镇	花街镇	江南街道	龙山镇	前仓镇	石柱镇	唐先镇	西城街道	西溪镇	象珠镇	芝英镇	舟山镇
适宜	39.13%	4.19%	30.77%	7.92%	15.81%	22.28%	9.25%	20.08%	12.16%	30.39%	5.54%	10.86%	30.05%	7.76%
一般适宜	57.37%	38.10%	54.50%	52.06%	51.76%	53.37%	39.75%	59.24%	40.20%	58.85%	31.68%	44.15%	58.44%	46.19%
不适宜	2.62%	20.12%	8.63%	27.62%	24.87%	13.15%	21.90%	12.18%	25.05%	7.51%	14.26%	28.11%	9.77%	13.41%
生态保护极重要	0.88%	37.59%	6.10%	12.40%	7.57%	11.20%	29.10%	8.50%	22.58%	3.25%	48.52%	16.87%	1.74%	32.64%

10

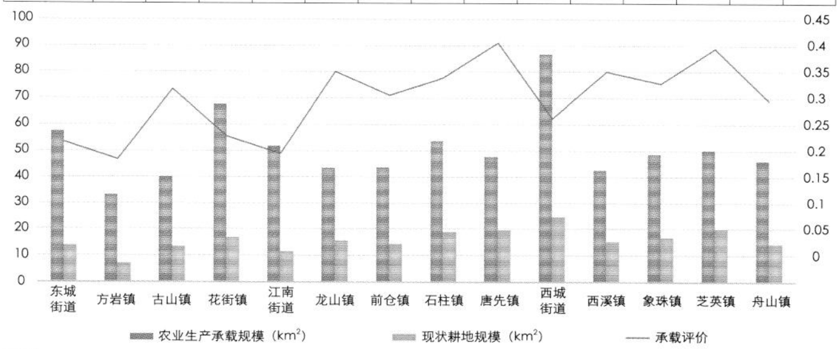

11

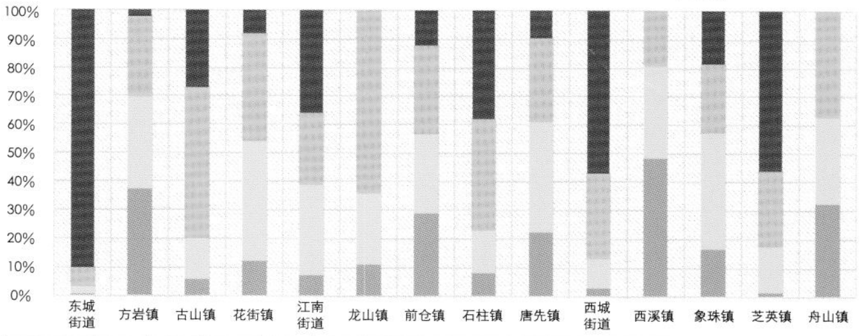

	东城街道	方岩镇	古山镇	花街镇	江南街道	龙山镇	前仓镇	石柱镇	唐先镇	西城街道	西溪镇	象珠镇	芝英镇	舟山镇
适宜	90.17%	2.16%	26.94%	8.00%	36.08%	0.00%	12.17%	38.06%	9.56%	56.93%	0.00%	18.28%	56.02%	0.00%
一般适宜	6.15%	28.05%	52.90%	37.65%	25.03%	63.79%	31.02%	38.73%	29.32%	29.81%	18.96%	24.42%	26.28%	37.12%
不适宜	2.79%	32.20%	14.06%	41.95%	31.32%	25.01%	27.71%	14.71%	38.54%	10.01%	32.52%	40.42%	15.97%	30.24%
生态保护极重要	0.88%	37.59%	6.10%	12.40%	7.57%	11.20%	29.10%	8.50%	22.58%	3.25%	48.52%	16.87%	1.74%	32.64%

12

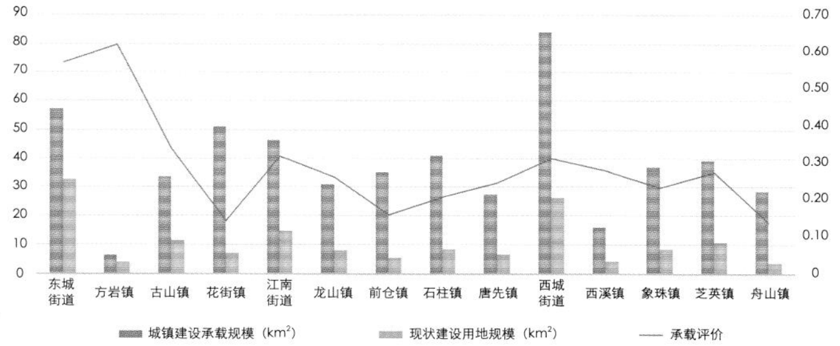

13

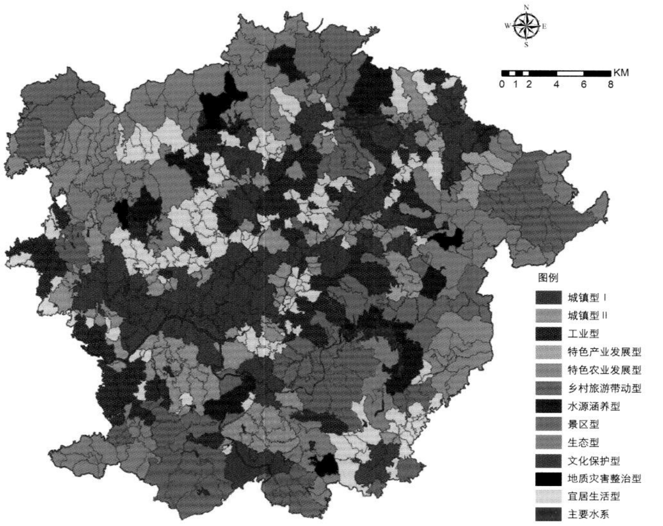

14

资源紧约束背景下的乡镇国土空间总体规划探索
——以庆云县尚堂镇国土空间总体规划为例

Exploration on Township Territorial Plan Under the Background of Resource Decreasing —Taking the Territorial Plan in Shangtang Town, Qingyun County As an Example

蒋 波 曹 枭
Jiang Bo Cao Xiao

[摘　要]　生态文明理念下传统土地扩张发展模式已经难以为继，土地、环境资源的紧约束已经成为未来城镇空间发展的新常态。在这一背景下，如何重构空间规划体系，提高土地利用效率，优化土地资源配置，统筹资源要素布局，促进发展转型升级成为一项值得研究的课题。本文将以庆云县尚堂镇国土空间总体规划为例，从底线约束、全域统筹、格局优化、潜力挖掘、分区引导五个方面，探索资源紧约束背景下乡镇国土空间规划体系的重构路径。

[关键词]　资源紧约束；空间规划；乡镇；国土空间总体规划

[Abstract]　The traditional mode of land expansion and development under the concept of ecological civilization is no longer sustainable. The tightly constrained of land and environmental resources has become the new normal of urban space development in the future. In this context, how to restructure spatial planning system, improve the efficiency of land use, optimize the allocation of land resources, coordinate the layout of resource elements, and promote the transformation and upgrading of development has become a topic worth studying. This paper will take the territorial plan in Shangtang town, Qingyun County as an example. From the bottom line constraints, global co-ordination, pattern optimization, potentiality exploitation and partition boot, these five aspects to explore the reconfiguration path of township territorial plan system under the background of resource constraint.

[Keywords]　resource constraint; spatial plan; township; territorial plan

[文章编号]　2020-86-P-102

一、引言

改革开放以来我国工业化、城镇化和农业现代化发展迅猛，生态环境保护、粮食生产和经济增长对土地、环境资源的需求不断增长，土地、环境资源成为开发、保护、建设活动争夺的核心资源。在生态文明发展理念下，土地、环境资源的紧约束将成为未来城镇空间发展的新常态。

在资源紧约束背景下，各地以乡镇为基本单元，结合区域经济社会发展状况和自然资源禀赋特点，从土地节约集约利用、生态保护修复、优化三生空间等方面进行了乡镇空间规划可实施路径探索。上海市面对发展动力转变、建设用地减量化等新要求，积极探索全域精细管控、差异化动力升级、多规深度融合、保公共促落实等措施；浙江、四川地区，以土地综合整治为抓手，侧重服务城乡融合发展，保障农村新产业新业态发展用地，统筹产业发展空间；江西、湖北、河南等中部地区，以乡村振兴战略为抓手，着重解决现代农业发展、“空心村”整治问题，促进中部崛起。

山东省在2019年11月印发了乡镇国土空间总体规划编制导则的试行版本，对全省乡镇国土空间开发保护体系构建提出明确要求。庆云县尚堂镇以该导则为依据，编制了《尚堂镇国土空间总体规划（2020—2035年）》，笔者以此规划成果为例，从底线约束、全域统筹、格局优化、潜力挖掘、分区引导五个方面，对资源紧约束背景下，乡镇国土空间应对策略进行探索。

二、项目概况

庆云县位于山东省北部渤海湾畔德州市东北部，地处两省（河北、山东）三市（德州、滨州、沧州）五县（乐陵、阳信、无棣、惠民、盐山）交界处，北部紧靠京津，南部依托济南，县域总面积502km^2，现辖五个镇三个乡和一个街道办事处。

尚堂镇位于庆云县南部，全镇总面积106km^2，总人口6.5万人，辖66个村，是全县人口、面积第一大镇。先后荣获全国重点镇、全国文明村镇、国家级石斛特色小镇、全国最美特色小镇50强、全国中医药健康旅游示范基地等荣誉称号。尚堂镇土地肥沃，拥有高质量粮食产区、生态采摘园、水库等资源，近年来高效智慧设施农业、铁皮石斛、花卉苗木种植等特色农业产业都有了长足的发展。在社会经济发展中，尚堂镇也面临着生态环境脆弱，耕地保护压力大，城镇空间受限等瓶颈。

三、发展目标

主动融入庆云县城镇化发展中，把尚堂镇建设成为规划布局合理、公共服务便捷、生态环境优美、充满经济活力的现代化新型宜居城镇。

产业强镇：采取巩固提升传统产业与培育新兴产业相结合的发展思路，大力发展高端制造业、循环产业和现代服务业，以大健康产业和田园综合体建设为特色、设施农业和农产品深加工为支撑，加快产业园区的更新升级，将尚堂镇建设成为产城深度融合示范区。

幸福名镇：推进人口就业、土地利用、产业发展、基础设施建设等方面的城乡一体化发展，提高城乡统筹发展水平，改善城乡居住环境，优化社区空间，使经济结构、社会结构与空间结构契合度不断提高，建设社会进步、宜居宜业的幸福尚堂。

农业重镇：充分发挥现有农业产业优势，以现代农业、林果种植、畜牧养殖为特色走出一条“绿富美”的发展道路，着力打造绿色粮仓、绿色蔬菜带、绿色林果园、绿色生态肉、绿色农家游和绿色小镇的“六绿”创建工程，加快农村产业结构调整，助推生产方式转型提升，夯实农村经济发展基础，不断提升尚堂镇的综合实力，全面夯实农业重镇。

宜居美镇：构建生产、生活、生态协调均衡的国土空间开发格局，促使“三生”空间布局合理、功能互补、相互支撑。以创新引领镇域经济发展，切实转变经济发展方式，实现人口增长、经济社会发展与国土资源环境承载能力相适应，建设资源节约、环境友好的美丽尚堂。

1.区位分析图

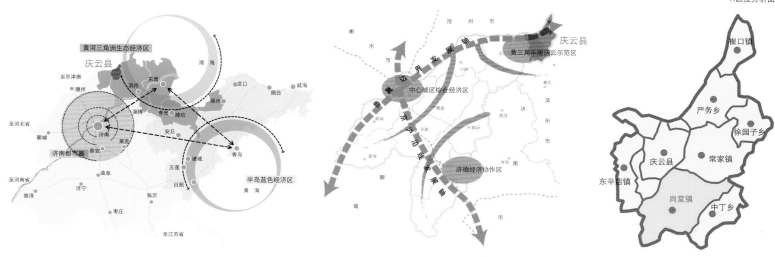

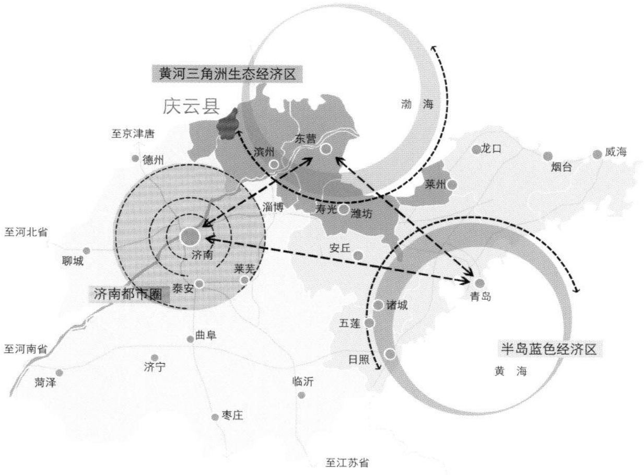

庆云县在山东省区位分析图

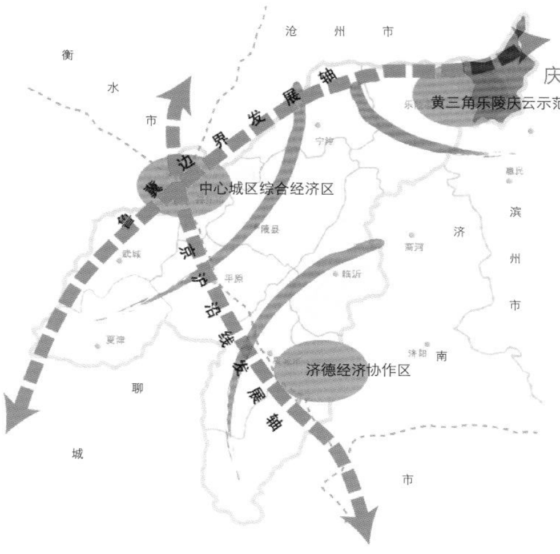

庆云县在鲁西北地区区位分析图

尚堂镇在庆云县区位分析图 1

四、探索与实践

1. 约束底线，加强管控

在资源紧约束条件下，要树立底线思维，无论是经济结构调整、产业发展还是推进城镇化都要将生态保护、粮食安全、空间约束作为不可逾越的红线。践行“绿水青山就是金山银山”的理念，始终坚持生态保护优先；落实最严格的耕地保护制度，划定永久基本农田保护线，切实保护耕地特别是永久基本农田，做到“耕地数量有增加、质量有提升”；统筹划定城镇开发边界，防止城镇无序蔓延，同时为未来发展留有开发空间。

（1）生态保护红线

以水系、湿地等各类自然保护地和生态环境敏感脆弱区域为主体，划定生态保护红线。主要包括德惠新河西段两河三堤湿地公园和双龙湖水库。

严格管控措施。对于生态保护红线原则上将其视为禁止开发区域进行保护。对于各类开发活动，如不符合主体功能定位，应严格禁止，同时严禁任意改变用途。应保持生态保护红线总量稳定，对于因特殊原因如重大基础设施、民生保障工程等需要进行调整的，应由县政府组织论证，提出调整方案，经市自然资源部门会同有关部门提出审核意见后，按程序报批。

加强生态保护与修复。加强生态保护红线内生态修复，作为山水林田湖生态保护和修复工程的重要内容。对生态系统良好的区域和重要物种栖息地要优先进行保护。逐步打造和改善生态廊道系统，达到提升生态系统完整性和连通性的目的。对受损生态系统进行分区、分类修复，采取封禁为主、人工修复为辅的自然恢复措施，改善和提升生态功能。

（2）永久基本农田保护红线

严格落实永久基本农田特殊保护制度，明确划定永久基本农田保护线。

一旦永久基本农田划定，不得随意调整。除法律规定（能源、交通、水利、军事设施等国家重点建设确定无法避让的）的情况外，其他任何建设均不可占用。

城市建设要跳出已划定的永久基本农田，不得侵占永久基本农田搞新区，也不能以各种园区、开发区名义非法圈地、占用永久基本农田。这是一道不可逾越的“红线”。对于永久基本农田的划定和保护，要在严格规范管理的基础上加强执法督察，对违法违规问题要依法追责。

（3）城镇开发边界

以尚堂镇开发建设现状为基础，综合考虑资源承载能力、人口分布、经济布局、城乡统筹、城镇发展阶段和发展潜力，划定城镇开发边界，包括集中建设区和弹性发展区。

城镇开发边界线以内为适宜建设区，城镇开发建设不能突破开发边界的规模和界限。城镇开发边界范围内除了建设规模、边界的控制以外，仍然有生态保护任务，对河道、湖面、滩地等河湖水系不得违法违规侵占，实现城乡建设开发与资源环境保护的有机统一。

2. 多规合一，全域统筹

（1）总体格局

构建“一轴、一廊、六片区”的国土空间开发保护格局。

“一轴”是祥云大道城镇发展轴，延续南北向城镇发展脉络，引导城镇北连县城、南依高速出入口发展的空间轴线；

“一廊”是指沿北部马颊河、德惠新河构筑的滨河生态保护廊道，发展生态田园休闲带；

“六片区”由镇驻地中心片区、李家店综合发展区、沿河乡村旅游服务业发展区、东部苗木和粮食种植区、南部畜牧和粮食种植区、西部现代农业产业园区构成。

（2）国土生态安全格局

严格保护以永久基本农田为核心的农业生产空间。落实县级下达的永久基本农田保护任务，充分满足划足、划优、划实的工作要求，提升永久基本农田质量，优化空间布局，促进集中连片分布。

不断维护以基本林地为主导的绿色生态空间。进一步改善生态环境，维护生态平衡，保护生物多样性，满足生态、社会和可持续发展的需求。

加强双河水域与双龙湖水库的维护与提升，保护区域内的河流、水面、滩涂湿地等生态空间，构筑区域水系生态廊道。

将各部门管控的生态要素进行统筹，加强区域生态涵养，确保自然生态系统功能保持稳定，退化生态系统功能得到不断改善。

（3）国土空间开发利用格局

通过划定“两界”即城镇开发边界和村庄建设边界，对城镇发展空间及村庄建设空间实施开发建设管控，其中，城镇开发边界是对城镇建设用地扩张的空间管控边界，需严格控制城镇开发边界外的城镇集中建设；村庄建设边界是对农村居民点扩张的空间管控边界，应在加强传统农村聚落保护的前提下逐步引导农村居民点向村庄建设边界内聚集。

强化对驻地产业聚集的管控要求，通过划定产业集聚区，明确城镇开发边界内部的工业发展空间，采取配套政策措施积极引导已有产业逐步向产业集聚区内集中靠拢，发挥规模经济效益。引导农村社区建设规模化特色农业产业小区。

构建包括能源网、安全网、交通网、水利网、信息网在内的区域基础设施保障体系，形成支撑区域建

2.镇域三线规划图　3.镇域国土空间开发保护格局规划图　4.镇域国土空间规划分区图

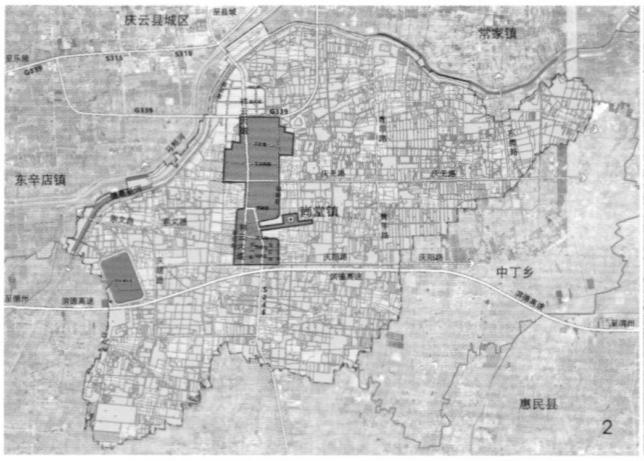

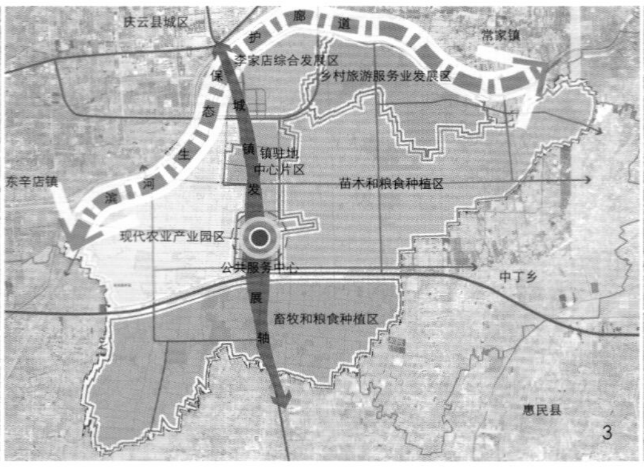

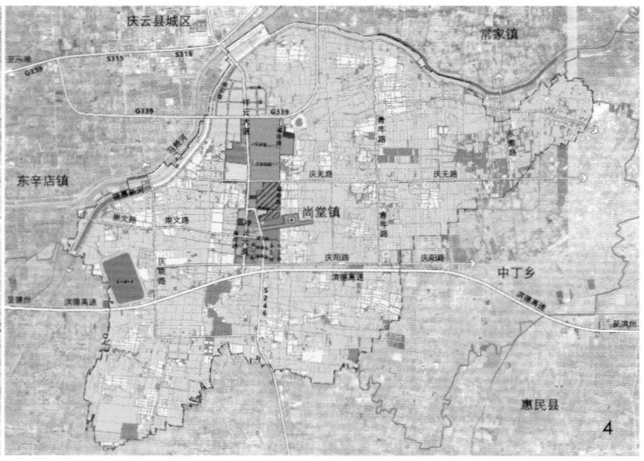

表1 庆云县尚堂镇农用地整理新增耕地潜力分析（部分）

序号	行政村名称	地类名称								面积（亩）
		果园	其他园地	其他林地	乔木林地	其他草地	内陆滩涂	盐碱地	养殖坑塘	
1	北侯村	0.00	0.00	0.15	0.33	0.08	0.00	0.00	0.00	1.31
2	北堂村	0.00	0.00	2.28	2.81	0.00	0.00	0.00	0.00	8.73
3	北王村	0.00	0.00	1.01	1.30	0.74	0.00	0.00	0.00	3.92
4	毕家村	0.00	0.00	0.79	0.93	0.37	0.00	0.00	0.00	2.10
5	菜张村	0.00	0.00	5.47	8.74	0.63	0.00	0.00	0.00	14.84
6	慈王村	0.00	0.00	2.23	1.11	0.07	0.00	0.00	0.00	4.83
7	大勾村	0.00	0.00	5.22	1.06	0.00	0.00	0.00	0.00	6.75
8	大郝村	1.63	0.00	8.71	0.20	0.18	0.00	0.00	0.00	13.82
9	大胡楼村	2.80	0.00	12.66	14.42	2.74	0.00	0.00	0.10	32.83
10	大靳村	0.00	0.00	2.73	10.01	0.00	0.00	0.00	0.00	12.74

表2 庆云县尚堂镇农村宅基地整理潜力分析（部分）

序号	行政村名称	宅基地面积（亩）	人口数量	现状人均（m^2）	规划人均（m^2）	潜力值（亩）
1	北侯村	8.45	649	130.15	100.00	1.96
2	北堂村	20.13	1257	160.16	100.00	7.56
3	北王村	18.39	1176	156.35	100.00	6.63
4	毕家村	12.31	677	181.90	100.00	5.54
5	菜张村	38.71	2039	189.87	100.00	18.32
6	慈王村	8.92	440	202.72	100.00	4.52
7	大勾村	16.08	849	189.43	100.00	7.59
8	大郝村	23.41	1901	123.14	100.00	4.40
9	大胡楼村	27.57	1889	145.97	100.00	8.68
10	大靳村	26.45	1790	147.74	100.00	8.55

设开发格局的“骨架”。

3. 优化结构，科学布局

（1）优先保护基础性生态空间

构筑城乡生态安全网络，重点保护河流、湿地、林地、水源地等生态敏感区，加强沿河沿路沿田的林网建设，严格控制对具有重要生态功能的未利用地开发。规划期内，确保具有改善生态环境作用的耕地、园地、林地、水域等地类面积占国土总面积的比例在85%以上，为城乡发展构建一个良好的生态环境。

（2）高效保护耕地和基本农田

对土地利用加强宏观控制，优化农用地的布局和结构。以不占用或少占用为原则，对耕地和基本农田进行严格保护；加强耕地保育技术创新，提升耕地质量；严格落实上位规划确定的基本农田保护目标。

（3）统一管控城乡建设用地

落实“逐级管理、规模统筹、空间管制”策略，统筹城乡建设用地。实行最严格的节约用地制度，严控城乡建设用地规模，2035年全镇人均城乡建设用地控制在250m^2。

（4）合理布局区域基础设施及特殊用地

统筹兼顾区域基础设施用地安排和特殊用地布局，发挥交通基础设施对城乡结构和功能引导作用，引导交通基础设施合理布局、节约用地，保障墓葬、风景名胜等特殊用地等需求。

（5）集中布局产业用地空间

充分研究区域优势和发展形势，结合本地产业特色制定长远的产业发展规划，预留合理的产业发展空间，保证发展需求。逐步引导本区产业向产业集聚区聚集，促进产业空间集中有序发展。

（6）塑造尚堂特色景观风貌

稳定具有尚堂特色和区域优势的自然景观用地，严格保护马颊河、德惠新河、双龙湖水库为代表的景观资源，保护自然景观格局的连续性和完整性；引导各类用地合理布局，促进耕地、园地、林地等连片集中布局，合理穿插分布，保证重要视点之间的视觉通廊开敞。

4. 综合整治，挖掘潜力

（1）土地整治潜力分析

围绕推进农业农村现代化、城乡融合发展和生态环境提升为总目标，按照生态保护优先、土地节约集约优先的总要求，通过实施全域土地综合整治与生态修复工程，进一步优化生产、生活、生态空间布局，形成“农田连片、村庄集聚、企业入园”的农村土地利用新格局。按照“控制总量、优用增量、盘活存量、用活流量”的要求，强化多规融合和规划引导，促进用地结构布局更加合理，节约集约用地水平稳步提升。

①农用地整理新增耕地潜力

新增耕地潜力主要来自于：历史原因未纳入的耕地、林地保护内范围的废弃园地、残次林地、养殖坑塘等进行农用地整理；对盐碱地、内陆滩涂以及其他草地等未利用地进行开发（表1）。

②农村宅基地整理潜力

农村宅基地整理是对农村地区散乱、废弃、闲置和低效利用的建设用地进行调整改造，完善农村基础设施和公共服务设施，提高农村建设用地节约集约利用水平。根据《山东省村庄规划导则》，若建设村庄居民点，则规划人均建设用地面积不大于100m^2。若建设新型农村社区，需进一步分析（表2）。

③工矿废弃地整理潜力

根据宜绿则绿、宜耕则耕、宜景则景、宜

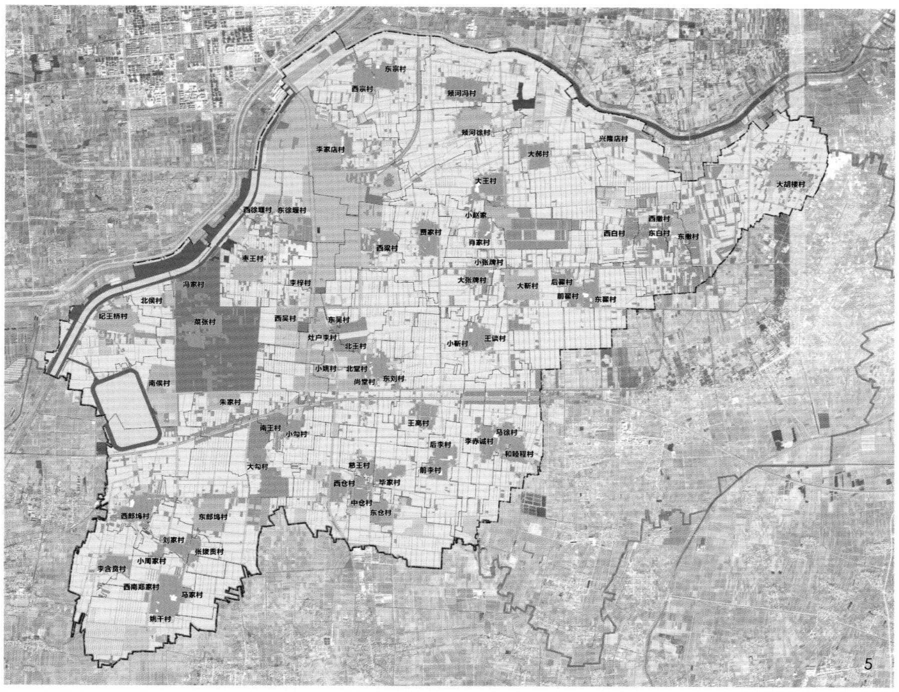

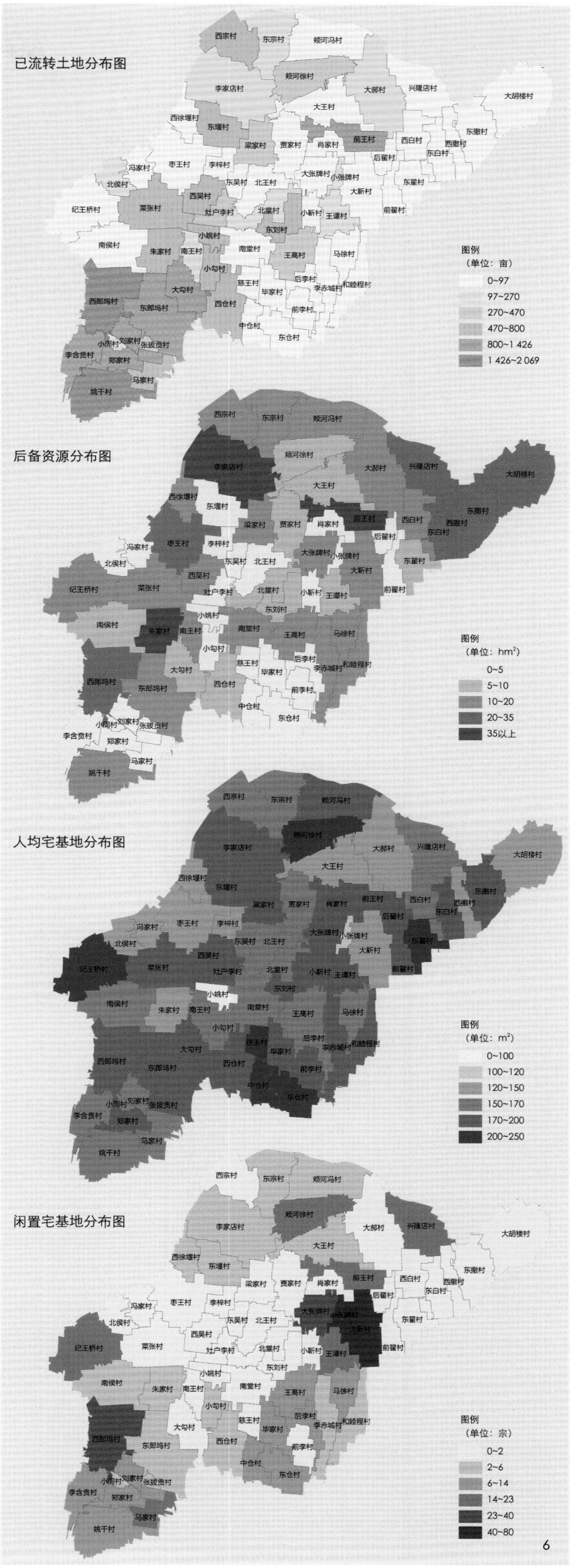

5.土地综合整治与生态修复图　6.镇域土地整治潜力分析图

建则建的原则对该废弃采矿用地进行立项复垦，生态治理修复和综合利用的路径为：生态恢复—综合开发—循环利用。

④城镇低效用地整理潜力

对现有批而未用城镇低效用地，进行再开发；盘活存量建设用地，提高土地节约集约利用水平。

（2）土地综合整治规划

①农用地整理

高标准农田建设：统筹推进高标准农田建设工程，有效解决耕地分割细碎、水利设施短缺、质量较低和农田环境恶化等问题，加大中低产田改造力度，提高耕地质量和产能，确保粮食安全。通过土地流转促进适度规模经营，推广现代农业新技术，位于莱张村和冯家村附近建设国家级现代农业产业园。

园、林等其他农林用地整治：通过农用地整理，将撤并村周边环村林地、残次园林地开发、即可恢复林地和残次园地整理成耕地。

②建设用地整理

工矿废弃地治理：通过工矿废弃地生态修复治理，改善生态环境，增加耕地数量，提高耕地质量，对镇域内位于姚千村南的窑厂一处采矿用地进行复垦。

低效用地再开发：低效用地再开发，是指针对城市不符合现行规划用途、利用粗放、布局散乱、设施落后、闲置废弃以及不符合安全生产和环保要求的存量建设用地的再开发利用。现状对庆元路北，祥云大道东侧一处供而未用低效用地进行整理再开发。

农村宅基地整理：充分考虑村庄区位条件、发展基础、发展定位，以及农民的生产、生活方式等，优化农村居民点布局，建设功能完善、生态环保、和谐文明的新型农村社区，逐步实现农民居住聚集化、基础设施现代化、农民就地城镇化，实现居住形态的变革。

③生态修复项目

将土地综合整治与生态保护修复相结合，按照整体保护、系统修复、综合整治的要求，保护和恢复乡村生态功能，保持乡村自然景观。

结合德惠新河两河三堤湿地公园，枣王湿地、颊河湿地，通过污水截流系统、垃圾清理、河道清淤、护坡建设、防渗工程、绿化工程，对现状河道和坑塘进行生态修复治理。改善人类生存环境，为乡村旅游服务业发展带来机遇。

5. 划分单元，分区导引

为了管控乡村建设向有序的方向发展，本规划按照单元管理的思路，将镇域划分为

7.石斛小镇单元规划引导图

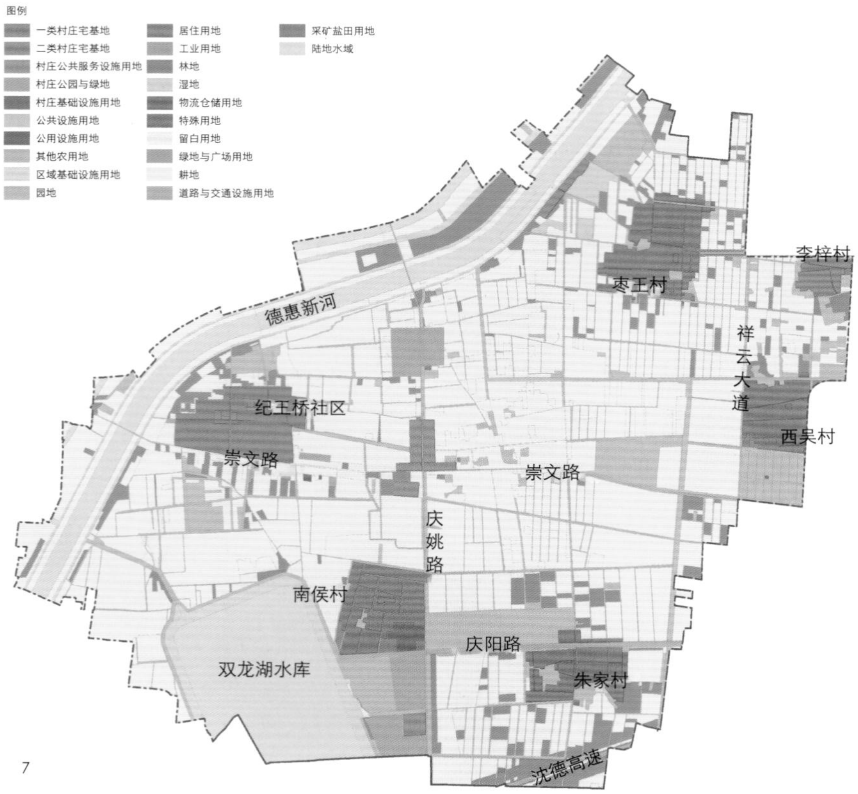

7

表3 石斛小镇单元导引控制表

类型	分类		面积（亩）	管控刚性
村庄单元	JY-02石斛小镇单元			预期性
发展定位	以生态观光和特色农产品种植为主导的乡村旅游单元			预期性
人口	6 440人			预期性
建设用地	239.99			约束性
	城乡建设用地		195.65	约束性
	留白用地		1.52	约束性
生态保护红线	137.38			约束性
基本农田保护区	695.86			约束性
生态建设指标	耕地		840.97	预期性
	林地		110.44	预期性
	园地		20.24	预期性
	水域		162.89	预期性
	湿地		7.19	预期性
公共服务设施配套	总量控制	幼儿园	≥0.25hm^2，3班	约束性
		小学	2处，≥1.4hm^2，6班	约束性
		幸福院	1 500~2 500m^2	预期性
		社区中心（文化站卫生室社区管理中心）	约为1 600m^2	预期性
	布局要求	幼儿园	纪王桥社区	预期性
		小学	纪王桥社区：6班枣王村：6班	预期性
		幸福院	纪王桥社区	预期性
		社区中心（文化站卫生室社区管理中心）	与村委会联合布置	预期性
基础设施	排水设施	规划纪王桥社区建设一处污水处理设施，处理居民生活污水，处理规模为1000m^3/d，可根据实际情况选择地埋式无动力污水处理设施		预期性
	电力设施	规划菜张设置110kV变电站		预期性
	燃气设施	规划纪王桥社区建设一处燃气调压站		预期性
	热力设施	规划纪王桥社区建设一处换热站		预期性
历史文化保护控制	菜张村有一处县级文保单位菜张古井，古井本体为保护范围，外扩5m为建设控制地带			约束性
单元合并	纪王桥社区、枣王村和西吴村、李梓村、南侯村、朱家村，其中纪王桥村、北侯村、菜张村、冯家村迁入纪王桥社区			预期性
社区建设指引	结合枣王湿地和石斛小镇发展生态观光和体验式的乡村特色旅游，同时以国家级石斛特色小镇、山东水发设施农业产业集群的美丽乡村示范点为依托，以中药材和设施蔬菜为主导产业，提高农业种植的专业化			预期性
单元风貌指引	以低强度开发为主，采用散点、组团式开发模式，纪王桥社区应以独栋式住宅为主建设特色乡村；注重生态保护，村庄开发建设禁止占用生态绿地空间；推进教育设施和文化旅游项目落地			预期性

镇驻地单元和郊野村庄单元。镇驻地单元划分以城市道路、河流等为界限，郊野村庄单元以行政区划为主。共划分镇驻地单元2个，郊野村庄单元7个，无缝衔接，统一制定单元编码系统。

郊野村庄单元规划，对集聚发展类、存续提升类、特色保护类三种类型村庄进行规划指引。分为总体定位、生态保护、文化服务、设施配套、规划指引5大方面，制定13项指标，进行村庄管控。其中预期性指标7项，约束性指标6项。预期性指标包括村庄类型、人口、发展定位、其他生态建设、设施农用地布局、建设指引和风貌指引，约束性指标包括建设用地、生态保护红线、基本农田保护区、公共服务设施配套、历史文化保护遗产控制区、基础设施配套等。（表3）

五、结语

在乡镇域空间上，存在农村耕地破碎、空间布局混乱、土地资源低效利用、生态质量下降等多方面问题，单一要素、单一手段、城乡割裂的传统规划体系已经难以适应现阶段发展诉求。

在资源紧约束条件下，必须建立新的国土空间规划体系，进行全域规划、整体设计、综合治理、多措并举，用“内涵综合、目标综合、手段综合、效益综合”的综合性思维构建新的国土空间开发保护格局。统筹布局生产、生活、生态空间，促进耕地保护和土地集约节约利用，促进三产融合发展，改善农村生态环境，助推乡村振兴。

感谢姚丽主任在本文写作过程中提供的帮助。

注：本项目仍在编制过程中，因此文中出现的图纸、文字仅作研究使用，不可作为规划实施的法定依据。

项目负责人：姚丽

主要参编人员：曹枭 刁真 李睿 刘金玉 刘哲 栾名歌

参考文献

[1]李妍，张超，朱小卉，等. 用地紧约束背景下上海新市镇总规的转型：以青浦区华新镇、金泽镇为例[J]. 城市规划学刊, 2017(S2):174-181.

[2]郭珍. 资源环境紧约束下的土地利用:竞争与冒险[J]. 郑州大学学报（哲学社会科学版）, 2018,51(06):59-63.

[3]张立. 我国乡村振兴面临的现实矛盾和乡村发展的未来趋势[J]. 城乡规划, 2018(01):17-23.

[4]杨秋惠. 镇村域国土空间规划的单元式编制与管理：上海市郊野单元规划的发展与探索[J]. 上海城市规划,2019(04):24-31.

[5]周远波. 全域土地综合整治若干问题思考[J]. 中国土地, 2020(01):4-7.

[6]李红举，曲保德. 全域土地综合整治的实践与思考[J]. 中国土地, 2020(06):37-39.

[7]张伟，彭晓燕. 城乡融合视域下土地综合整治的实施评价及优化[J]. 中国土地, 2020(05):37-39.

作者简介

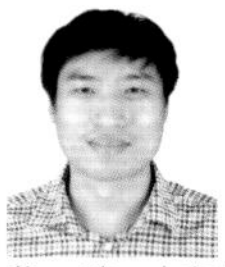

蒋 波，山东省城乡规划设计研究院，副总规划师，工程技术应用研究员；

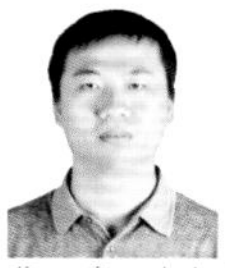

曹 枭，山东省城乡规划设计研究院，副所长（主持工作），高级工程师。

从郊野单元规划迈向镇域国土空间规划
——以上海青浦练塘镇为例

From Countryside Unit Planning to Town Territorial Plan
—A Case Study of Liantang Town, Qingpu, Shanghai

承 晨 沈高洁
Cheng Chen Shen Gaojie

[摘　要]　上海郊野单元规划是符合时代特色和上海特点，在镇村域层面进行国土空间规划编制与管理的创新及有益探索。通过介绍“两规合一”以来上海郊野单元规划从1.0到3.0版的具体实践，对上海郊野单元规划的发展历程以及最新进展进行梳理回顾。结合上海市青浦区练塘镇郊野单元（村庄）规划实践，紧扣郊野地区特色风貌优势，衔接深化上位规划用地、平衡多条线空间要素，并重点从村庄布局、乡村生活圈构建、全域土地利用统筹、乡村单元图则管理和核心项目行动计划等多方面探讨乡村振兴背景下的规划思路和路径。面向新时代的国土空间规划改革以及本次郊野单元（村庄）规划的现存不足，本文提出相应的规划展望，以期为上海及同类大都市郊野地区的相关规划提供可行借鉴。

[关键词]　郊野单元规划；郊野单元村庄规划；乡村单元；国土空间规划

[Abstract]　The countryside unit planning of Shanghai is an innovation and beneficial exploration in the compilation and management of territorial plan at the town and village level. By introducing the specific practice of Shanghai rural unit planning from version 1.0 to 3.0 since integrate urban plans into a single plan, this paper reviews the development process and the latest progress of Shanghai countryside unit planning. Based on the practice in Liantang Town, Qingpu District, the planning shows how to deepen upper plan and balance multiple elements. The planning discuss rural revitalization plan paths from the aspects of village layout, rural life circle construction, overall land use planning, village unit chart management and core project action plan, etc. Facing the territorial plan reform in the new era and the existing deficiencies of the countryside unit planning version 3.0, this paper puts forward the corresponding planning prospects, in order to provide a feasible reference for the relevant planning of metropolitan areas.

[Keywords]　countryside unit planning; rural unit village planning; rural unit; territorial plan

[文章编号]　2020-86-P-107

为更好发挥郊野地区在生产、生态、游憩的功能价值，结合乡村居民对美好生活的新期盼和规划部门在国土空间的全管理，上海市结合自身实际开展郊野单元规划的理论研究与实践，探索在区域层面统筹资源要素配置的编制内容和实施形式。郊野单元规划整合涉农规划及资金项目，优化开发边界外空间管制，是新阶段镇村国土空间规划的创新典型。

一、上海郊野地区的规划探索

郊野单元规划是上海国土空间规划体系下乡村地区国土空间用途管制和乡村建设规划许可的法定依据，自2012年起，上海开始探索开发边界外的规划编制与实施管理，由于历史背景和目标导向的演进变化，已历经三次迭代，目前正在酝酿完善村庄规划全覆盖后新版本的编制路径。

1. 上海郊野单元规划的发展历程与主要特色

（1）上海郊野单元规划1.0版

面对规土合一和用地调控的时代背景，围绕“增效”和“减量”两大关键词，上海创造性提出了郊野单元规划（即1.0版），该版规划以土地整治为综合平台、以增减挂钩为政策工具，包含农用地整治、建设用地整治和专项规划整合等内容。虽然目的聚焦在开发边界外工业地块等建设用地地块和指标的流转增减，对土地整治以外地区的管理缺乏统筹，但奠定并初步形成了开发边界内城镇单元、边界外郊野、乡村单元的划示管理体系。

（2）上海郊野单元规划2.0版

为衔接以“2035”为时间期限和目标导向的市—区—镇三级总规编制，该阶段上海编制了诸如农民集中专项规划、保护村选点规划、郊野公园规划等多种类型的专项规划以服务区总规、镇总规，其中也包括郊野单元规划2.0版。2.0版本以行动规划为导向，对成果应用和管控形式进行优化更迭，内容专注开发边界外建设用地、农用地、生态用地的近期布局和空间落实，形成“文本+项目库+图则”的统一成果框架。并对郊野单元进一步划分，以几个行政村或一块生态空间形成的乡村单元为管理空间，并借鉴城镇地区控规图则对乡村单元进行全域的单元图则管理。

（3）上海郊野单元规划3.0版

为探索超大城市乡村振兴的空间规划和土地管理新模式、新路径，有序推进“上海2035”实施，上海规划和自然资源部门提出构建“村庄布局规划—郊野单元规划—村庄设计” 三级乡村国土空间规划体系，规划层次简化、规划界面明晰、规划引导统一。其中详细规划层级将村庄规划与郊野单元规划合并，以镇为单位进行编制，3.0版本故称为郊野单元（村庄）规划。3.0版本落实上海乡村振兴工作的决策部署，以农民相对集中居住和镇村布局为核心抓手，并在2.0的基础上具体深化落实区、镇总规明确的乡村规划建设内容，优化调整建设用地、基本农田、生态用地等各类用地布局，形成近期行动计划。

编制范围	规划层次	规划体系	
区+镇	总体规划层次	xx区总体规划暨土地利用总体规划	村庄布局规划
		xx镇总体规划暨土地利用总体规划	
镇+村	详细规划层次	控制性详细规划	郊野单元（村庄）规划
村庄	实施方案层次	建筑设计方案	村庄设计

1

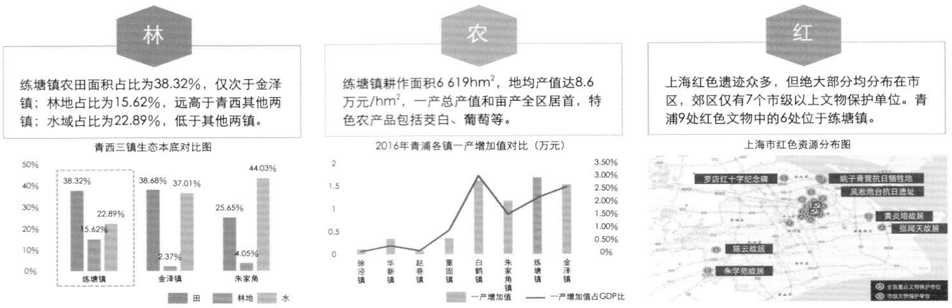

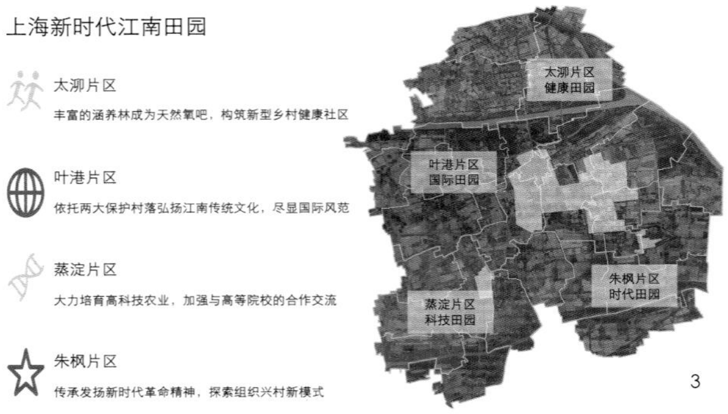

3

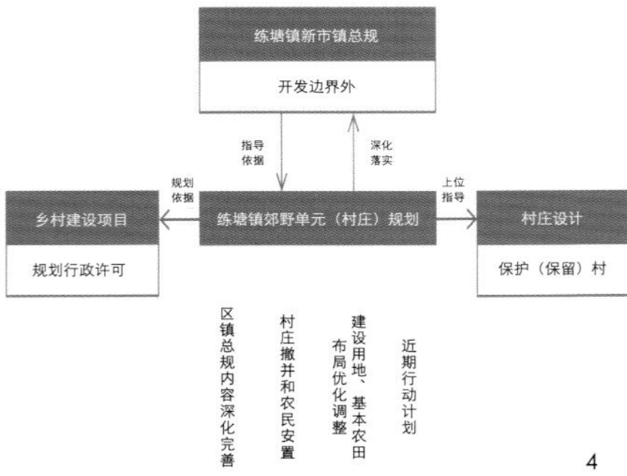

4

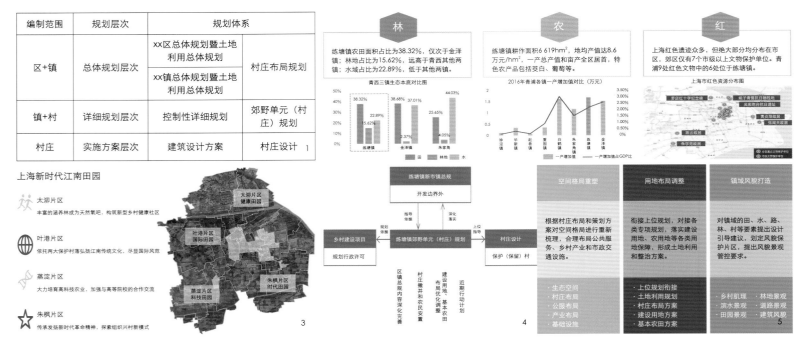

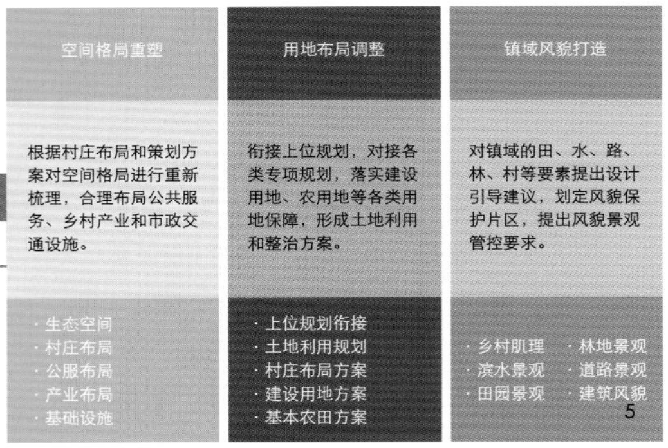

5

1.上海市乡村规划体系（2019版） 2.练塘乡村特色 3.练塘乡村定位和单元片区划分 4.练塘镇郊野单元（村庄）规划定位 5.练塘镇郊野单元（村庄）规划主要任务

2. 上海郊野单元（村庄）规划编制情况

郊野单元（村庄）规划是城市开发边界外乡村地区的详细规划，是镇域、村域层面实现“多规合一”的规划，是开展乡村地区国土空间开发保护活动、实施国土空间用途管制、核发乡村建设规划许可的法定依据。《上海市乡村振兴战略规划（2018—2022年）》提出加快实现多层次规划全覆盖，至2019年实现郊野单元（村庄）规划实现全覆盖。目前82个郊野单元（村庄）规划均已获批，梳理完善了全市乡村布局，九个涉农区形成299E（含E'）+287X+806Y的布局体系，核定农户53%进镇（进入城镇集中安置区E点），12%农村归并（进入农村集中归并点X点），35%保留（留在农村保留居住点）。

由于推进力度大、编制期限短，郊野单元（村庄）规划以简本形式呈现，原定的自然资源管护、产业发展策略、乡村风貌引导等国土综合整治和乡村振兴内容并未充分体现。

二、编制策略

本文以青浦区练塘镇为例，详细介绍上海郊野单元（村庄）规划（为叙述方便，以下部分简称“郊规”）的编制策略和成果内容。练塘镇位于上海浙江交界处，是淀山湖世界湖区的重要组成部分，与长三角生态绿色一体化发展示范区的先行启动区互为一体，具有优越的自然生态本底和特色的红色文化资源。

1. 细化新市镇总规对开发边界外的关注留白

郊野单元（村庄）规划与新市镇总体规划暨土地利用总体规划（以下简称“镇总规”）都以镇级层面为规划对象，关系和侧重点不一而同：镇总规为上位规划和法定规划，统筹全镇域的空间布局，明确乡村单元并分解各单元用地指标；郊野单元（村庄）规划为下位规划，深化落实区、镇总规明确的乡村规划建设内容，优化调整建设用地、农用地、生态用地等各类用地布局。镇总规已编地区，郊野单元（村庄）规划在刚性规模不减少的前提下可对各乡村单元的布局和分配进行深化优化；对于镇总规在编或未编地区，依据区总规和镇总规现有方案，提炼或深化形成镇级村庄布局方案纳入镇总规，其余内容则作为镇总规的重要编制参考。

练塘镇镇总规于2018年批复，旋即启动了练塘镇郊野单元（村庄）规划的编制。镇总规已锚固城乡发展格局，划定“四线”管控（四线即生态保护红线、永久基本农田保护红线、城市开发边界和文化保护控制线，是上海生态基底硬约束和空间战略导向的国土空间管控体系），制定单元指标体系，划定边界外建设用地748hm^2，农村常住人口2.5万人，减量化指标579hm^2，为本次郊规奠定刚性前提和良好基础。郊规基于村庄布局更集约、公共服务设施更高效、道路交通更通畅、乡村产业更融合、市政设施更精简的乡村规划理念，对镇总规的集中居住安排和乡村用地布局进行精益优化调整。

2. 平衡农林水各条线要素的空间落地

以促进乡村地区建设用地布局优化和土地利用效率提升为主要任务，郊野单元（村庄）规划将关注点从建设用地的增减平衡转向全域空间的用地平衡，将农林水等条线从各自为政向一张蓝图转变。本次规划改变农、林、水分离式发展，充分衔接了基本农田、设施农用地、河道蓝线、林地建设等专项或专业规划，对耕园林等农用地内部转换、设施农用地建设、坑塘和养殖水面转水域及未利用地等农业、生态空间的地类要素转变提供统一标准和规划保障。规划减量的建设用地未来是用于乡村振兴用地、耕地保有平衡抑或生态林地建设，都精准落实到了每个图斑；新增建设用地也根据河道陆域控制、道路绿线进行避让；基于基本农田规模不减少、质量有提升、布局更成片理念，对占用基本农田进行补划；做到了面向全地类的一张图规划管理。

3. 基于青西水乡特色的风貌片区划分

在上海新时代江南田园的定位号召下，练塘郊野单元（村庄）规划按照地域文化、资源特色将辖区内25个村庄划分为太泖、叶港、蒸淀和朱枫“四大片区”，连片打造，分步实施。一方面片区内乡村同襟怀水、阡陌无间，彼此拥有相似的田园特质和邻近的往来需求，规划的道路交通和公服设施资源避免“撒胡椒面”，可通过片区共享倾斜形成区位互补，促进连片发展；另一方面，各乡村单元的精细图则管理对后续规划调整和项目落实造成一定的不便，在郊野单元指标分解一乡村单元图则管理之间，以片区实施总量管控，后续一个村的规划调整造成的永久基本农田量、建设量等上位规划确定的刚性管控指标的增减可在同一片区内进行跨乡村单元平衡。

三、规划内容

1. 基于宅基地调查确权数据落实农民集中居住安排

引导农民集中居住，提出农民安置的3条路径“E(城镇集中安置区）+X（农村集中归并点）+Y（农村保留居住点）”（E点指城镇集中安置区，原则上为城市开发边界内规划农民集中居住区，按照国有建设用地进行供地。Y点指农村保留居民点，为远期保留的自然村和城市开发边界外历史归并的现状保留农民集中居住点。X点指农村集中归并点，为城市开发边界外，依托保留（保护）村布局的用于村内归并或跨村归并的规划农民集中居住点，土地性质为“宅基地”），是本次郊野单元（村庄）规划的核心及创新成果。练塘镇农民集中居住中根据二调更新底板和农村地籍调查数据梳理各自然村的户数分布和户均规模，并对全镇分户、离婚户及无房户进行排查，明确完整详尽的现状农民居住情况。依据历史文化保护优先、三高两区明确撤并（高速铁路、高速公路、高压线、生态敏感区、环境整治区）、综合评价确定保留、村民自愿选择安置等原则，确定了保留（保护）的24个Y点。撤并村落依据《上海市农村村民住房建设管理办法》，结合练塘镇实际情况和相关政策导向，确定以最大限度集约节约用地为原则，采用全部进镇安置，在镇区内落实2个E点，经测算可节余土地194hm^2，节地率可达73%。鼓励居民灵活选择货币安置，分农民户和渔民户提出不同安置标准，并对安置地块的用地规模和容积率予以测算，保证本镇撤并村民可全部安置，并分2019年、2022年和2035年三个阶段形成农民相对集中居住的时序规划。

2. 基于乡村生活圈高效配置公共服务设施

在村庄布局和镇村体系明确后，从舒适便捷、可达均等、层级叠加角度出发，综合考虑自然村村民需求和生活圈叠加辐射影响等情况，对保留保护村的公共服务设施予以增设提质，构建“镇区—重点村—一般村”三级生活圈模式，促进基本公共服务城乡全域覆盖。镇区生活圈以3个城镇社区为中心，服务范围覆盖全镇域，与乡村振兴互促共生；选择9个重点行政村配置综合文化中心、室内健身点、大型村民会所、为农综合服务站、百姓戏台、村史馆、儿童活动场所等设施，并通过“1个重点+1至2个一般村”联席模式便于跨村共享。16个一般行政村完善村委会（含一站两中心）、医疗室、多功能活动室、室外健身点、便民商店、日照中心、小型村民会所等基础保障型设施，做到步行15分钟内可满足村民基本生活生产需求。

3. 基于土地调查深化细化全域全地类用途管制内容

上海郊野地区用地一方面落实“上海2035”总规和区总规的要求，传导“四线”及刚性管控内容，在镇村域内实行全域空间管制；另一方面深化确定城镇、生态、农业空间，加强非建设用地规划引导，形成全域全地类的管控要求。练塘郊规推进生态系统的整体保护、系统修复和综合治理，基于生态空间总量不减、建设用地规模不增、空间结构贯通的前提，优化太浦河—泖河、大蒸港等生态廊道内用地结构，优先在生态空间区域内实施现状建设用地减量和造林还湖，提升生态空间连通性和景观完整性，整体森林覆盖率达16.5%、河湖水面率达15.6%。此外，充分拓展耕地和粮食生产空间，挖掘减量复垦潜力共新增583hm^{2}耕地，占边界外用地6.7%，在保证耕地保有量同时化零为整、化田为景，提升农业规模化种植水平，营造观赏度较高的大地农田景观。

6.三级生活圈建议空间模式图
7.公共服务设施规划图
8.村庄布局规划图

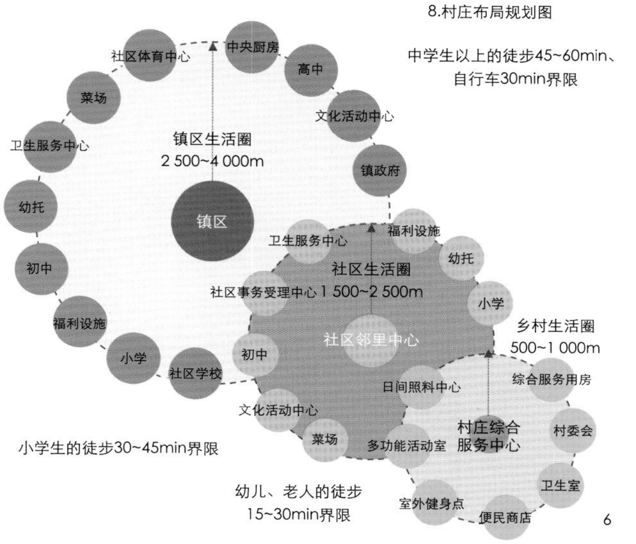

6

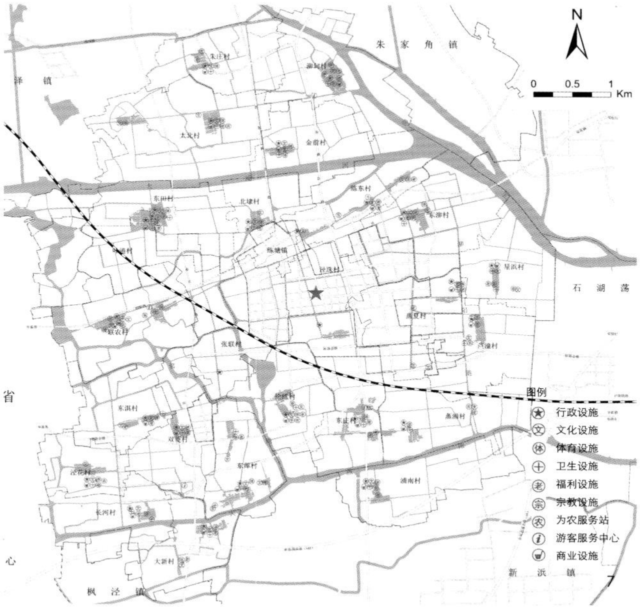

7

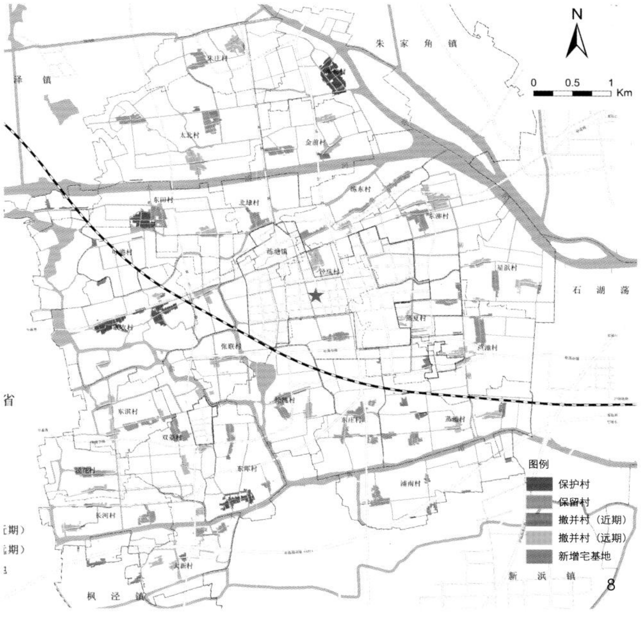

8

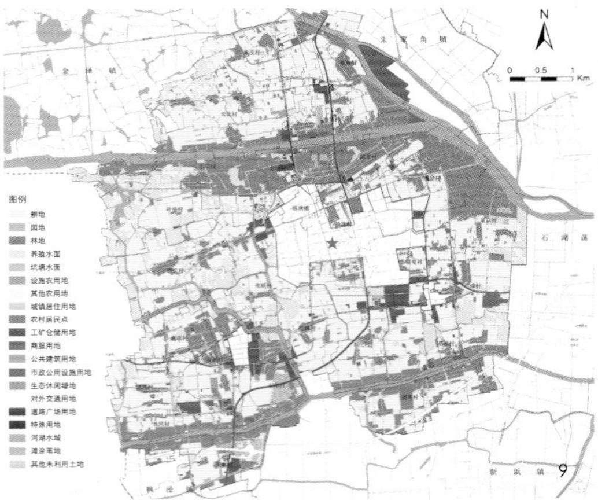

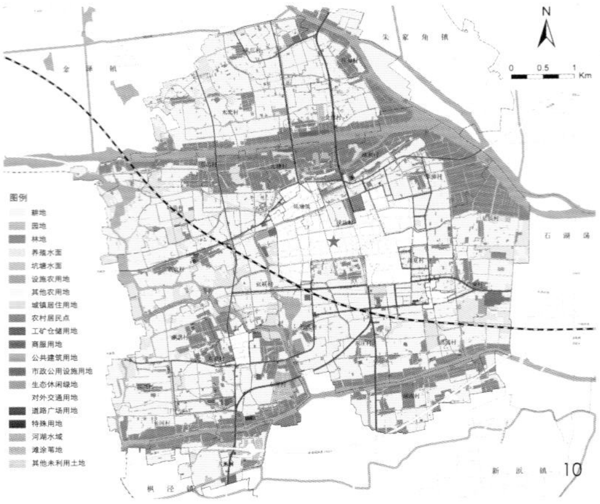

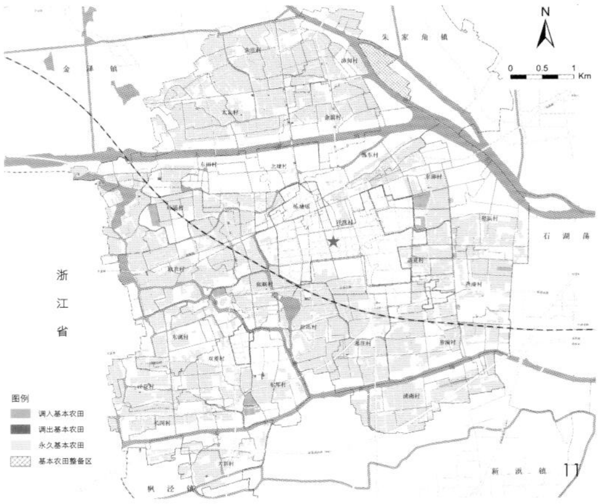

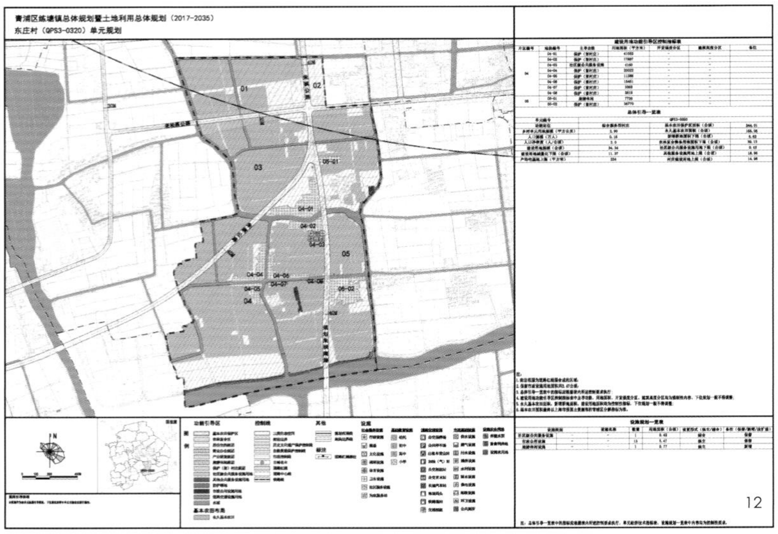

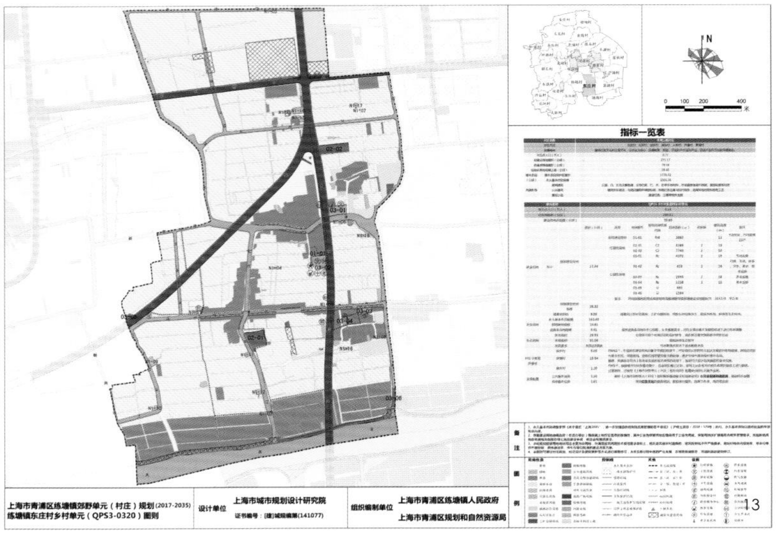

9.土地利用现状图
10.土地利用规划图（2035年）
11.基本农田布局优化图
12.镇总规的东庄村单元图
13.郊野单元（村庄）规划的东庄村单元图则

4. 基于重点地区策划明确乡村振兴路径和核心项目布局

练塘镇内东庄村入选上海市第二批乡村振兴示范村，东庄村概念策划和村庄设计恰巧在本次郊规编制期内，两者相互联动，红色文化的东庄主题和绿色资源的练塘田园是本次郊规的景观风貌主旨，而乡村振兴必要的产业及项目在本次规划中也予以落地，避免后续不必要的规划调整。镇总规乡村单元图将建设用地分化居住生活、商业办公、保护（留）村庄等组团，农用地分为基本农田保护区和农林复合区两类分区。郊规的东庄乡村单元图则细化用地至图斑深度，对镇总规基础上新增的6块公益性、经营性用地进行编号，明确用地性质、容积率和建筑高度等管控指标，农用地按照用地中类进行优化调整，减量化用地、四线划示、古树名木、田间道、小型设施等亦相应落图。同时全镇共预留45hm^{2}机动指标，占边界外建设用地总量6.0%，未来有实际建设需求时，可以通过增补图则或村庄设计的形式将项目进行落地。

同时，在全镇统筹优化资源配置的前提下，以东庄为核心重点聚焦其所处的朱枫片区实行乡村振兴和产业发展，以一图一表形式形成郊规的近期重点项目行动库，涵盖公服配套、道路、市政等公益性项目，农业、新产业等经营性项目，环卫设施、河道整治等生态类项目，以及村容村貌、土地整治等其他项目。

四、郊野单元（村庄）规划的不足与规划展望

1. 郊野单元（村庄）规划与镇级国土空间规划关系难以厘清

郊野单元（村庄）规划与镇级国土空间规划（原镇总规）均以镇域为编制范围，且均为法定规划。理论上，镇级总体规划应侧重城市开发边界内；郊野单元（村庄）规划应侧重开发边界外。然而一方面镇级国土空间规划对于开发边界外的编制要求不断提高，内容深度不断加深；另一方面，郊野单元（村庄）规划已全面铺开并报批入库，而镇级国土空间规划编制期漫长，同一的规划对象和不同的编制时限很有可能造成两者存在冲突，如出现总规层面的道路市政未明确导致郊规用地指标溢出、在编总规因开发边界等重大调整颠覆已编郊规的现象。

2. 乡村地区规划快速全覆盖导致后期调整变动可能性大

郊野单元（村庄）规划是聚焦近期，注重实施性的规划，对近期农民集中居住和用地减量盘算起到了积极意义。然而，对于大部分近期实施不明确的村庄而言，郊规只是提出底线管控要求，预留的

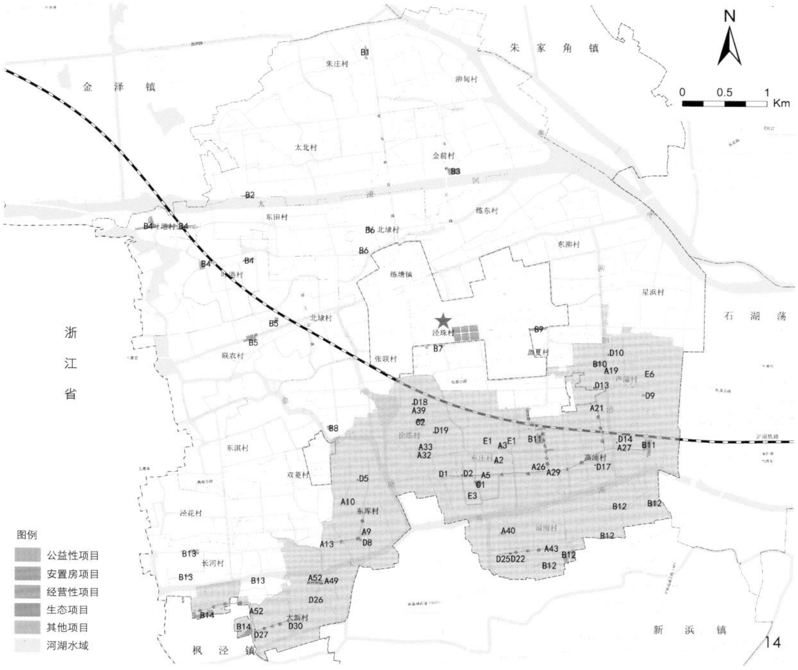

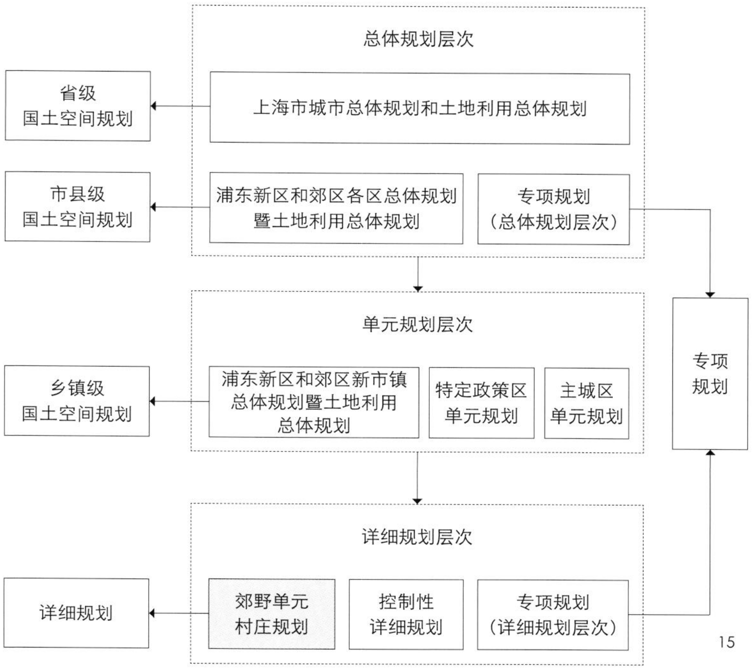

14.近期重点建设项目汇总图

15.上海市国土空间规划体系

产业用地往往与后期实际项目需求不匹配，缺乏有效的长远发展指导。同时，由于现状底板将从二调全部更新为三调，基本农田等专项规划尚未稳定，郊野单元（村庄）规划对空间布局的执行力和成效性有待后续深化。

3. 加强并落实村级层面的行动性规划编制

乡村作为我国最基本的社会单元，其内承载着农业生产发展、生态环境整治、水利设施建设等一系列任务，需要一个统筹、综合、实用的规划来指导乡村建设。郊野单元规划3.0版本对上承接了各级国土空间总体规划中的约束性指标和各类空间管制分区要求，为乡村地区的空间治理构建良好框架。为应对精细化管理的要求，未来在详细规划层面，依旧应该以一个或多个乡村单元的范围进行村庄规划编制，结合村庄设计方案对下指导乡村建设项目和土地整治项目的工程设计与建设实施，从而体现国土空间规划体系中乡村地区面向操作实施、落实资金项目的行动性规划。

五、结语

郊野单元规划在短短十年间经历了三次更新换代，正在迈向未来新的版本，每个版本因编制背景和管制要求导致侧重方向不尽相同，甚至对郊野单元词汇的涵义也因语境而迁易。但坚持问题导向、实施导向，对于探索郊野地区全地类、全要素、全时序的刚性管控和有需求、有举措、有阶段的弹性协同的理念长期如一，并在全生命周期的国土空间管控中逐步丰富框架、优化布局，对郊野地区建设项目和资金安排起到承上启下的整合之力。

项目负责人：沈高洁

主要参编人员：许思韵、承晨、周为天、侯晓晖、许志榕

参考文献

[1]中共上海市委，上海市人民政府. 上海市乡村振兴战略规划（2018—2022年）[R]. 2018.

[2]上海市规划和自然资源局. 关于推进本市乡村振兴做好规划土地管理工作的实施意见（试行）[R].2018.

[3]上海市规划和自然资源局. 上海市乡村规划导则（试行）[R]. 2018.

[4]上海市规划和自然资源局. 上海市郊野单元（村庄）规划编制技术要求和成果规范[R]. 2018.

[5]陈琳，杜凤娇. 生态文明视角下上海市国土空间规划的实践与探索[J]. 上海城市规划，2019（4）：1-8.

[6]沈高洁，陈晨. 基于上海村庄规划历程的规划方法变革思考[J]. 上海城市规划，2020（4）:61-66.

[7]杨秋惠. 镇村域国土空间规划的单元式编制与管理：上海市郊野单元规划的发展与探索[J]. 上海城市规划，2019（4）：24-31.

作者简介

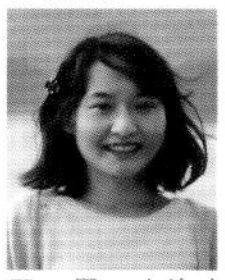

承　晨，上海市城市规划设计研究院，助理规划师；

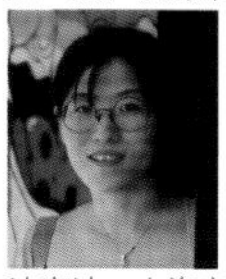

沈高洁，上海市城市规划设计研究院，规划师。

大都市边缘郊野空间发展规划初探
——以惠南镇郊野单元规划为例

A Preliminary Study on the Development Planning of Metropolis Suburban Area: a Case Study of Huinan Countryside Unit Planning

孙 舸
Sun Ge

[摘　要]　伴随着高速城市化发展，超大城市发展受建设用地总量“天花板”的限制难以进一步提升。上海郊野地区集中着上海大部分的耕地、生态资源，郊野单元的规划管理、实施建设对于打造上海的可持续化发展、土地资源的合理化利用至关重要。以上海市惠南镇为例，梳理郊野单元地区存在问题，聚焦生态建设、农民居住、产业发展、乡村风貌等方面的规划策略，惠南郊野单元规划的实践对于大都市边缘郊野空间的发展有着一定借鉴意义。

[关键词]　大都市边缘；乡村振兴；郊野单元规划

[Abstract]　With the rapid development of urbanization, the development of megalopolis is limited by the ‘ceiling’ of construction land. As most of the cultivated land and ecological resources are concentrated in the countryside area of Shanghai, the planning, management and implementation of countryside units are of great importance for sustainable development and rational use of land resources in Shanghai. Taking Huinan Town as the research object, this paper summarizes the existing problems in the countryside unit area, and focuses on the planning strategies of ecological construction, farmers' residence, industrial development, townscape and other aspects. The practice of Huinan countryside unit planning has a certain reference significance for the development of metropolis suburban area.

[Keywords]　metropolis suburban area; rural vitalization; countryside unit planning

[文章编号]　2020-86-P-112

改革开放以后，中国城市进入到快速发展的时期，多数城市以土地开发、集聚人口、开发新区等为导向促进城市的发展。随着城市进一步集聚，中国的特大城市如北京、上海、深圳出现了土地资源供需矛盾、环境容量十分有限等问题。

为落实习近平总书记在党的“十九大”报告中提出的乡村振兴战略的精神，上海颁布了《上海市贯彻2018年重要1号文件的实施意见》，指出要探索超大城市乡村振兴的空间规划和土地管理新模式、新路径，强化乡村振兴制度供给。上海应面向全球和未来，深刻理解乡村振兴的重要意义，在更高层次上审视郊野地区的规划管理工作，其郊野单元规划应与“卓越的全球城市”[1]相匹配，成为建设生态文明的主战场，利用乡村地区来进一步提升上海的城市能级和核心竞争力。

郊野单元规划是上海针对城市开发边界外的郊野地区制定的规划类型，是郊野地区实施规划和土地管理的基本地域单位，是郊野地区统筹各专项规划的基本网格[2]，是指导上海乡村地区建设的法定依据[3]。

一、大都市边缘郊野空间发展概况

1. 现状问题

（1）减量化压力大

2015年，上海市建设用地总面积为3 071km^2，已经接近《上海市城市总体规划（2017—2035年）》（以下简称“上海2035总规”）的规划目标3 200km^2，新增建设用地十分有限，上海的郊野地区承担着巨大的减量化任务。

（2）土地利用低效、公服配套资源不均[4]

上海郊野地区的建设用地大部分为农村宅基地和工业仓储用地，农村宅基地建设散乱无序，工业用地管理权属混乱，[5]地均产出较低。由于二元结构的存在，缺乏规划统筹，公服配套设施建设滞缓。

（3）生态用地被蚕食

上海郊野地区部分生态空间被建设用地侵蚀，耕地、林地功能减弱，水系不通，造成了生态环境空间品质下降。同时，由于缺少统筹管理，乡村空间环境品质不高，环境污染问题严重。

2. 发展导向

党的十九大提出实施乡村振兴战略，而土地整治是支撑乡村振兴的重要抓手。上海的规划土地工作基于上海本身发展要求，围绕国家战略，依托于“两规合一”的背景优势，在国土空间治理的转型期，聚焦上海郊野地区，积极探索郊野地区城镇发展道路和城乡一体化的规划路径。

上海于2012年底提出上海市郊野公园选址及概念规划，自2013年起创立“郊野单元规划”，先后经历了1.0版、2.0版、3.0版的郊野单元规划[6]。2014年提出的1.0版本郊野单元规划，通过规划许可的手段来管控，在多规合一的背景下，通过规划许可的手段管控郊野地区的用地，更偏重于土地整治专项规划[6]。2016年提出的2.0版本郊野单元规划，其实质是土规和城规结合的专项规划，更注重与法定规划的衔接，提出了城乡增减挂钩，加强集建区外有条件建设区的图则管理，增加了控制性详细规划的层面的内容。2018年提出的3.0版本郊野单元规划，形成了整个全域全地类统筹布局、统一用途管制，相当于国土整治规划与控制性详细规划的结合，并且成为乡村地区土地管制的法定依据、统筹管理平台。

二、惠南镇发展特征与问题

惠南镇位于上海市浦东新区中部，是典型的的大都市边缘城镇。东邻老港镇，西接宣桥镇，南至大团镇，北至祝桥镇，镇域总面积为65.83km^2，其中郊野地区占全镇面积近一半，郊野地区规划与建设对于惠南镇而言尤为重要，而规划是其生态、生活、生产优化提升的前提条件。

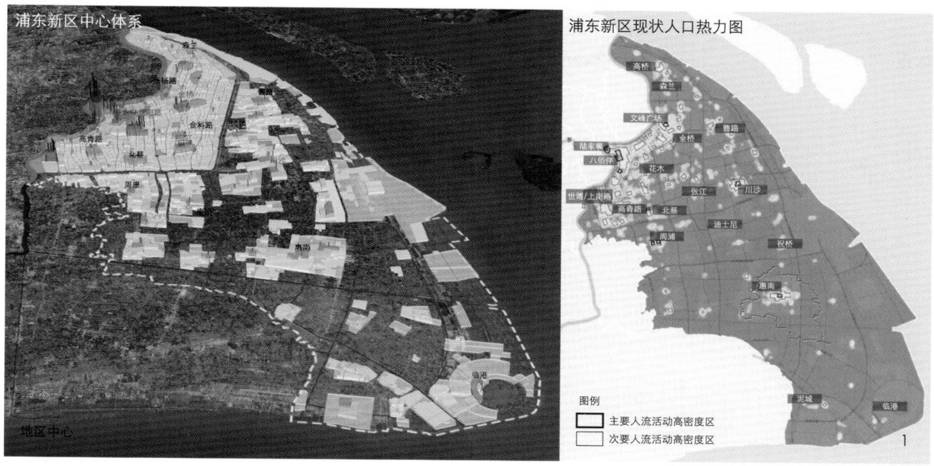

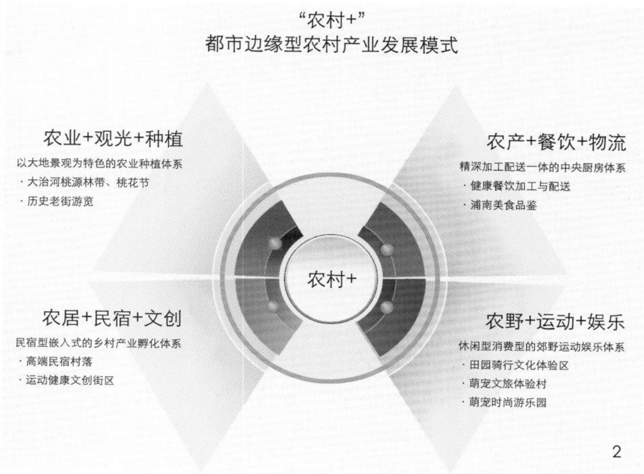

1.惠南镇区位条件示意图
2.都市边缘型农村产业发展模式图

1. 定位能级高，潜力大

在上海市层面，在上海2035总规中将惠南镇定位为地区中心，仅次于上海城市主中心、城市副中心的第三层级公共活动中心，为浦东远郊地区重要的新市镇中心。在浦东新区层面，惠南镇是浦东人流活动高密度地区，且是浦东主城区以外人流活动密度最高的地区，惠南镇人口总数位列浦东新区第五名，外来人口占总人口的四成，地区活力度较高，与浦东新区重要区域衔接紧密，具有较高的发展潜力。

2. 交通条件优越，但空间发展受限

惠南镇交通条件优越，未来的道路及轨道交通带动辐射作用明显。现状惠南镇境内有多条快速路和主干路通过、轨道交通16号线穿越镇区，规划沪通铁路、沪通城际线经过镇域，惠南东站将形成惠南东枢纽，是上海2035总规规划的城市级客运枢纽。惠南镇进一步融入区域大交通网络中，长三角范围内的重要交通节点。

然而，惠南镇现状建设用地规模已超过规划管控规模，郊野地区减量化压力巨大、发展受到极大限制。《上海市浦东新区总体规划暨土地利用总体规划（2017—2035年）》对惠南镇的建设用地总规模控制在38.00km^2，其中开发边界外建设用地规模控制在4.92km^2以内。现状开发边界外建设用地已达到9.45hm^2。在“以拆定增”的原则指导下，郊野地区的发展空间受到极大的限制。因此，惠南镇郊野单元减量化任务重，急需特色发展路线。

3. 生态区位优越，但生态网络有待完善

惠南镇郊野地区生态本底相对较好，镇域被市区级重要生态空间环抱，是浦东生态廊道建设的攻坚区。然而，从现状生态空间的建设来看，各生态廊道内农田林网零散分布、未成规模。因此，惠南镇郊野单元需重新梳理农田林网，完善生态网络，严守生态底线。

4. 资源有特点，特色不足

惠南镇水网密布，郊野地区自然生态空间基底较好，村、田、林、路、水等空间要素都具有典型的上海平原地区特色。惠南镇人文内涵丰富，作为原南汇老县城，传统滨海文化从自然、经济、社会等多个方面在本地区的人民与乡村空间中留下了深刻烙印。

然而，由于现状资源缺乏梳理和组织，导致惠南镇郊野地区品牌形象尚未树立。从上海市、长三角地区乡村地区范围内来看，惠南镇郊野地区的资源与其他地域的重叠较多，特色不足。因此，未来需要加强特色资源的利用和挖掘，强化符合本地发展的功能性项目导入，树立独具特色的惠南乡村品牌形象。

5. 公服配套相对完善，农民分户安置意愿强烈

惠南镇郊野单元现状公服配套相对完善，基本满足村民的要求，文化、体育、行政设施较为完备，医疗卫生稍有欠缺。然而，惠南镇郊野单元受生态廊道建设影响，严格限制新增农村宅基地建设，因此近期对新分户，新增宅基地的意愿强烈。由于惠南镇郊野地区的农村居民点与镇区毗邻，交通出行较为便利，除了村级公服设施能够满足村民的日常使用外，镇区高等级的公服配套设施也可部分覆盖到郊野地区的农村。

6. 乡村建设已开启，但品质有待提升

惠南镇已开展了美丽乡村、美丽庭院、民宿、乡创空间等一系列乡村建设项目，并已取得一定效果。虽然已开展的乡村建设项目为惠南镇发展休闲农业、乡村生态旅游奠定了一定基础，但从总体来看，现状已启动的乡村建设整体品质一般，缺乏系统性的规划和梳理，未能体现惠南镇的乡村特色。因此，惠南镇郊野单元的乡村建设应着重产业联动，梳理和融合村庄产业发展，形成乡村振兴示范。

三、惠南镇规划策略

1. 目标定位和产业发展

（1）目标定位

浦东生态廊道建设核心区。惠南镇郊野单元拥有丰富多样的生态空间，规划惠南镇郊野单元北部为区级北横河生态走廊，东部为区级渤马河生态走廊，南部为市级大治河生态走廊，镇域被市区级重要生态空间环抱。镇域内生态廊道均为三类生态空间，划入限制建设区予以管控，占惠南镇郊野单元总面积的80%以上。惠南镇郊野单元结合土地综合整治，落实河道蓝线和十三五林地专项的用地空间，梳理海防遗迹和沟渠肌理，结合主要水系、林地、绿道形成生态廊道，发挥生态效益。

惠南新市镇绿色发展支撑区。惠南镇郊野单元占镇域面积的45%，为惠南镇不可或缺的郊野绿环，田园风貌宜人，农业资源禀赋较好，依托自身自然资源禀赋，通过以海沈村为代表的休闲健康产业带动，形成一二三产业联动格局，壮大集体经济，促进郊野地区进一步发展，支撑惠南镇新市镇的乡村振兴典范。

3.产业规划分区图
4.公共服务设施规划图
5.“E+X+Y”镇村体系规划图
6.基本农田布局优化图
7.2035年土地利用规划图
8.农林水一体化布局图
9.健康骑行线路规划布局图

积极推进城乡结合，提升乡村风貌，挖掘海洋文化，打造独具特色的美丽乡村。惠南镇人文内涵丰富，历史层级深厚，见证着沧海变桑田。传统滨海文化从自然、经济、社会等多个方面在本地区的人民与乡村空间中留下了深刻烙印，惠南镇郊野单元将加强对历史文化的保护，结合村庄风貌、圩田肌理，形成海洋文化的承载地，打造独具特色的美丽乡村。

（2）产业发展

惠南镇是浦东南部地区中心所在，位于浦东南北科技创新走廊上承北启南的位置。

惠南镇郊野单元产业发展上，充分考虑服务辐射区域及支撑保障镇区的两大层面的要求，形成“农村+”的发展模式。结合现有的“农居、农业、农产、农野”为基础资源，以大都市边缘地区特征性消费为突破口，形成乡村产业的跨界衍生发展模式，推进乡村产业融合、产城融合。

立足本地，强化农业市场经营理念，培育郊野地区形成现代农产新业态。完善产业利益联结机制，探索郊野地区消费潜力。促进农业作物（一产）与制作、加工（二产）和流通、销售、文化、体验、观光等服务（三产）相结合，创造出新附加值的活动。立足区域，打造浦东郊野地区特色化旅游目的地。推动新型产业要素注入，激发郊野地区成为乡村振兴先行区。开发传统文化资源，建设文化相关配套，将文化与农业相结合。带入新产业，落地示范区，利用交通优势及周边重要板块的人流引导，传统文化与新产业的相互融合和促进，拉动区域发展。

2. 建设用地规划

惠南镇郊野单元减量化任务巨大，需要严格控制建设用地总规模，同时积极盘活存量建设用地，才能实现建设用地高效利用。依据上位规划，惠南镇减量化任务为521hm^2。

规划引导重大基础设施、生态廊道及环境限制区的影响范围内村撤并、“三高”沿线、规划河道及道路建设、10户以下和30户以下村落的撤并。综合考虑上位规划要求、村庄发展条件、以及外部综合环境影响因素，并结合惠南镇镇村意愿，优化后的村庄布局形成“2E+5X+16Y”镇村体系。规划2处城镇集中安置区（E点），位于城市开发边界内，按照2.5容积率、180平方米/户标准进行安置，在充分容纳进镇上楼安置农民规模的前提下，保障农民进镇上楼安置的合理有序。规划5处农村集中归并安置点（X点），户均综合用地面积不大于250m^2，所有X点均紧邻农村保留居住点，形成较大规模集中居住点。规划16处农村保留居住点（Y点），保留村各设置1处，保留村以行政村为单位整体考虑，重点对保持村庄格局、生态培育、产业发展、环境改善等提出相应的规划设施策略，完善基础服务设施配套。

3. 自然资源和国土综合整治

惠南镇郊野地去是浦东生态廊道建设的重要组

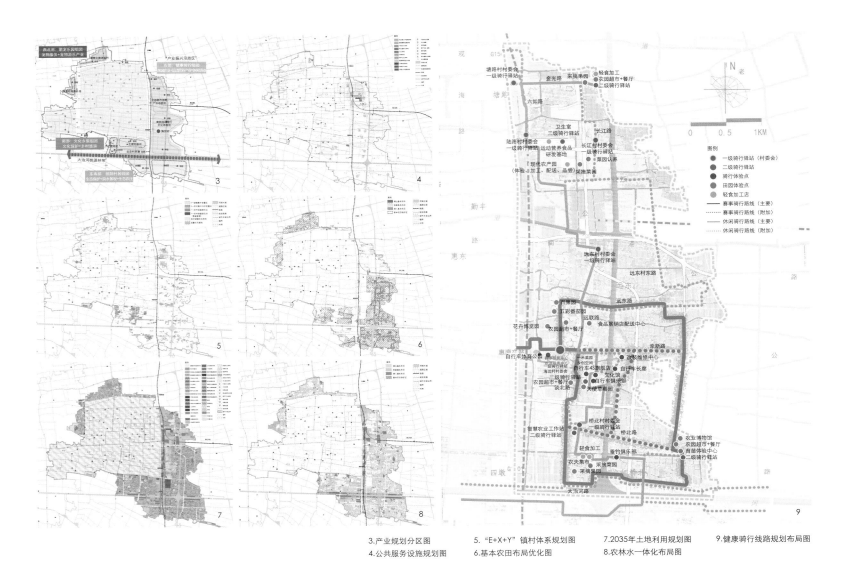

成部分，其生态功能优化、空间服务功能提升尤为重要。

至2020年，确保落实永久基本农田948.54hm^2，十三五林地222hm^2，保障大治河两侧各100m生态林带，落实蓝线专项规划。发挥各类空间要素的景观性、生态性、生产性功能，综合运用多种复合方式，在林地、水域增加的同时，发挥耕地生产空间，丰富生物多样性，构建一个结构复杂，功能复合，生态涵养能力和农业产出效能并重的“农林水”系统。

4. 风貌规划

（1）示范区骑行风貌带

结合健康休闲产业项目落地，策划涵盖郊野地区的6个村落的特色骑行道线路，注重乡村景观与特色骑行道相结合，形成惠南镇郊野骑行风貌带。规划特色风貌村落1处，为海沈村，形成自行车骑行产业的启动区，先行进行村落风貌改造。

（2）文化传承策略

基于惠南镇悠久的历史文化底蕴和自古在区域中重要的战略意义，惠南镇郊野地区为惠南文化传承的重要承载区，其文化传承策略为：依托文化根基“捍海南汇，沧海桑田”，围绕“园、林、居、站”，衍生四大空间元素，分别为郊野特色的诗意田园、生态宜人的千米林带、多元文化的海派村居、美丽乡村的时尚驿站。

四、创新和特色

1. 土地规划管理的创新

上海郊野单元规划的发展，经历了从一个专项规划到综合管理平台的过程。郊野单元规划对于超大城市的乡村地区提供了一种网格化、信息化、精细化的管理[2]，充当了高度城市化地区乡村层面的总体规划的作用。对于高度城市化地区，通过郊野单元规划的实施，有助于依托于大都市发展的辐射带动，精准地位，实现乡村振兴的目标。

2. 新技术标准的实践

惠南镇郊野单元规划是对于上海3.0版本郊野单元规划的一次实践。基于上位规划的要求，衔接各项专项规划，立足区域定位，明确功能要求，在实现镇域整体发展中，综合考虑郊野地区的未来发展，寻求减量化背景下的转型发展。依据《上海市郊野单元（村庄）规划编制要求和成果规范（拓展版）》对规划进行编制，对于惠南镇土地利用、空间管制、建设用地及自然资源等方面进行系统梳理和规划目标制定，形成近期行动计划，有利于镇村实施方案；形成郊野地区乡村单元图则管理，达到控规深度，有利于农村建设的推进。

惠南镇郊野单元（村庄）规划的编制，将作为对惠南镇城市开发边界外的区域，进行统筹规划的专业性综合规划，具有示范和创新意义：是推进低效现状建设用地减量化的实施规划，是推动浦东新区农村化农民居住集中、农业规模布局、农村事业协调发展的重大举措，是指导农村公共服务设施和基础设施配套、休闲农业和乡村旅游配套的推进，是土地整治、生态保护和建设、村庄建设等规划编制和土地管理工作的依据。

3. 大都市边缘地区规划思路特色

（1）优先保障生态廊道建设，落实基础设施

结合生态保护控制线内生态保护和建设，增加生态用地面积；提出生态水质净化措施，提高出水水质要求，提高生态修复能力，加强农、林、水复合利用。提高农产品有机、绿色和无公害认证率，控制面源污染，减少农药和化肥的使用强度，采取合理的休耕轮作等措施，改善土壤质量。落实上位规划重大基础设施，三高沿线进行减量化。

（2）优先保障民生，循序渐进推动农民集中居住

通过排摸人口底数及流向、宅基地现状使用及权属情况，结合农村居民点区位条件及郊野地区重点基础设施建设情况，按照节约集约用地，保护生态环境和乡土文化特色的原则，开展多元安置模式。

（3）推进城乡结合，实现精品示范村庄的三产融合发展

结合惠南镇乡村产业基础及区位优势条件，综合统筹乡村地区三产融合发展。

结合乡村建设，充分考虑服务辐射区域及支撑保障镇区的要求，形成“农业+”的发展模式，推动新型产业注入，开发传统文化资源，重点发展现代农产、运动休闲娱乐、文化街区旅游等产业，打造精品示范村庄，促进三产融合，落实农村产业用地。

（4）提升乡村风貌，打造海洋文化特色美丽乡村

通过对农村居民点的环境整治提升和配套完善，加强公共服务资源配置，着重体现生态宜居功能，使得惠南镇郊野地区成为生态宜居的现代乡村生活典范，对惠南镇郊野单元的乡村风貌进行分区指引，提出乡村风貌引导策略及相关色彩规划引导。

五、结语

大都市边缘地区城镇发展与乡村发展差距较大，在城乡一体化的要求下，迫切需要依靠郊野单元规划来解决乡村地区土地混乱、环境品质差的问题。从土地整治规划到镇域国土空间规划，以郊野单元作为基本规划管理单位，落实到图则管理层面，实现中观层面的郊野地区规划。从郊野地区本身发展来看，聚焦生态建设、农民居住、产业发展、乡村风貌，实现上海的可持续发展，推进乡村振兴进程。本文以惠南镇郊野单元规划为例，探讨郊野地区的未来发展方向和实施策略，为大都市边缘郊野地区的规划方法提供一些思考。

在此感谢项目组成员：上海市浦东新区规划设计研究院：张龄、濮卫民、王思齐；上海同济城市规划设计研究院有限公司：俞静、顾玄渊、孙舸、卢程、陈浩等。

参考文献

[1]上海市城市总体规划（2017—2035年）[S]. 2017.

[2]吴沅箐. 上海市郊野单元规划模式划分及比较研究[J]. 上海国土资源, 2015,36(02):28-32.

[3]王奕. 乡村振兴背景下的超大城市近郊乡村规划实践：以上海唐镇郊野单元规划为例[J]. 广西城镇建设, 2020(04):83-87.

[4]宋凌，殷玮，吴沅箐. 上海郊野地区规划的创新探索[J]. 上海城市规划, 2014(01):61-65.

[5]刘俊. 上海市郊野单元规划实践：以松江区新浜镇郊野单元规划为例[J]. 上海城市规划, 2014(01):66-72.

[6]林坚，陈雪梅. 郊野单元规划：高度城市化地区国土整治和用途管制的重要抓手[J]. 上海城市规划, 2020(02):99-103.

作者简介

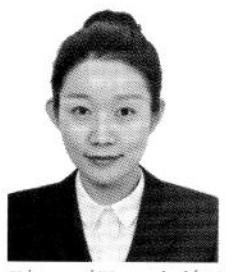

孙　舸，上海同济城市规划设计研究院有限公司，六所，规划师，注册城乡规划师。

共同缔造模式下的乡村振兴示范村发展研究
——以上海金山区水库村为例

Co-founding Pattern Research of Shanghai's Model Village
—Example of Shuiku Village

高 璟 彭震伟 高 楠
Gao Jing Peng Zhenwei Gao Nan

[摘　要]　上海乡村振兴示范村的建设是上海探索全球城市乡村发展道路的尝试。这一过程同时体现了共同缔造活动的理念，并可分解为多元主体、多域空间、多线职能和多元文化的共同打造，反映在规划建设中可以集中体现在乡村规划设计体系的共同构建、乡村重点公共空间的共同营造和乡村人居微环境的共同更新这三个方面。水库村作为上海首批乡村振兴示范村之一，在示范村的建设过程中全面体现了上述理念和工作内容，重点推进作为全球城市乡村的产业振兴和新江南田园的乡村风貌提升，尝试探索乡村地区作为上海全球城市未来战略性空间的发展道路，也形成了对共同缔造模式下乡村振兴发展路径的创新。

[关键词]　共同缔造；乡村振兴示范村；水库村；全球城市

[Abstract]　After 2018, Shanghai selected several villages to find different approaches of rural vitalization. Shuiku village is one of the model villages which is also following Co-Founding policy. This policy could be separated into the co-founding of different subjects, different scales, deferent functions and different types of culture. Under the guidance of the policy, Shuiku village focuses on rural planning & design system, village's key public space and village's micro-habitat environment as the key point of Co-Founding policy. The objective of Shuiku village is to find its unique approach of rural vitalization and to confirm the value of rural area to Shanghai metropolitan.

[Keywords]　co-founding; rural vitalization; Shuiku village; global city

[文章编号]　2020-86-P-116

上海市哲学社会科学规划一般课题（2019BCK003）

一、乡村振兴战略与共同缔造活动的政策背景

2017年10月党的十九大报告中首次提出乡村振兴战略，2017年12月中央经济工作会议提出要科学制定乡村振兴战略规划，中央农村工作会议研究实施乡村振兴战略的重要政策并进行部署。2018年1月，中央一号文件《中共中央国务院关于实施乡村振兴战略的意见》正式发布，至2018年9月《国家乡村振兴战略规划（2018—2022）》出台，对乡村振兴战略第一个五年工作的实施做出具体部署。

在这期间以及之后，各省市也陆续发布了指导各地方乡村振兴工作实施的战略规划或实施方案文件。上海市于2018年12月连续发布了《上海市乡村振兴战略规划（2018—2022年）》和《上海市乡村振兴战略实施方案（2018—2022年）》两个文件，指导上海市乡村振兴工作的推进，并逐步开展了迄今共三批乡村振兴示范村的建设工作。

与此同时，2019年2月，住房和城乡建设部发布了《住房和城乡建设部关于在城乡人居环境建设和整治中开展美好环境与幸福生活共同缔造活动的指导意见》，这一意见重点针对城乡社区的人居环境，提出了以城乡社区为基本单元，在改善、优化城乡社区人居环境的基础上，构建“纵向到底、横向到边、协商共治”的城乡治理体系、打造共建共治共享的社会治理格局为路径，发动群众“共谋、共建、共管、共评、共享”，最大限度地提升了人民群众的获得感、幸福感、安全感。

从乡村振兴的视角来看，乡村振兴战略和共同缔造活动在乡村社区的空间美化和人居环境改善方面拥有较为广泛的交集，都强调了以乡村居民为主体，多方位的共同组织和协作下开展乡村空间环境治理工作的特征。因此，共同缔造活动的政策意见也成为上海乡村振兴示范村建设过程中重要的组织性特征。

二、上海乡村振兴示范村和水库村的试点

《上海乡村振兴战略规划（2018—2022）》指出：“上海的乡村地区是上海超大城市的稀缺资源，

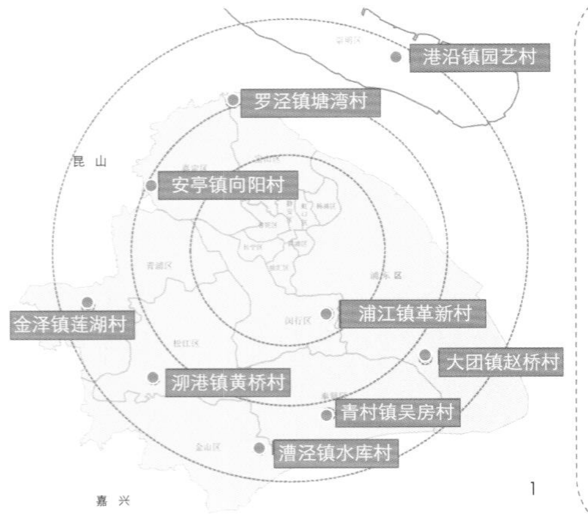

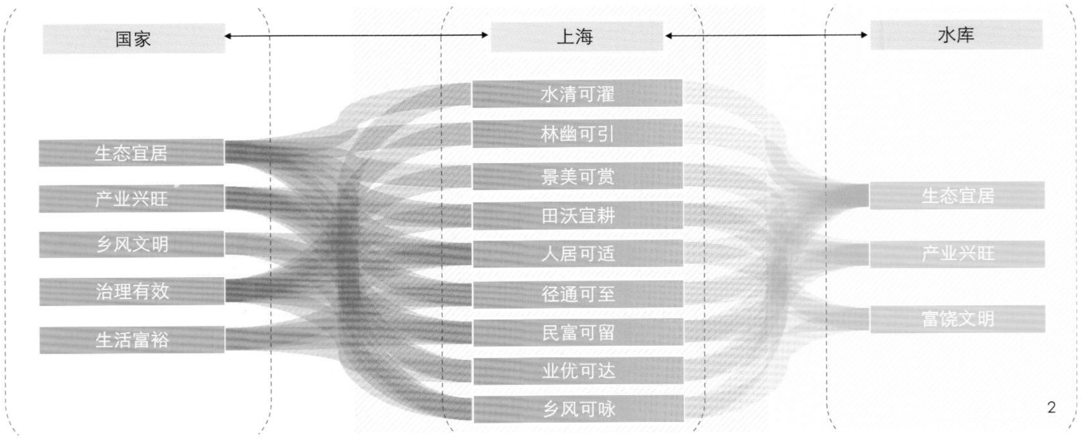

1.上海市第一批示范村布局
2.上海乡村振兴的路径

是‘五个中心’城市核心功能的重要承载地，是提升全球城市发展能级和核心竞争力的战略性空间。”而如何找到提升上海乡村地区的发展能级和核心竞争力的路径，是上海乡村振兴示范村所承载的使命。从2018年以来，三年间上海共分别认定了9个、28个和33个乡村振兴示范村，并计划至2022年建设90个以上的乡村振兴示范村，全面破题上海全球城市乡村振兴的命题。

水库村属于2018年的首批9个乡村振兴示范村之一，位于漕泾镇北部，金山与奉贤两区交界处，旧时俗称“水库里”，因水网密布、纵横交错、河宽漾大而得名。村域面积3.66km^2，耕地面积3336亩，户籍人口1 763人，以水稻种植和水产养殖为主要产业。全村现有大小河道33条，总长约23km，最宽处达110m，村域水面率接近40%。还有70多个小岛、半岛点缀其中，主要河道水质常年保持在Ⅲ类水标准，堪称“乡村小威尼斯”，是金山区水面覆盖率最高的一个村。从2018年中被选定为第一批乡村振兴示范村开始，水库村的发展进入了一个快车道。

三、水库村乡村振兴共同缔造的发展路径

自从水库村乡村振兴示范村建设的启动以来，实际上遵循了共同缔造活动的基本原则，开展了全社会、全方位、全流程和全空间的共同缔造活动，这其中可以梳理为多元主体、多域空间、多线职能、多向专业和多元文化的共同缔造。

1. 多元主体的共同缔造

新一轮乡村振兴战略实际上改变了传统由政府主导乡村发展建设的模式，开启了政府、村民组织、社会资本共同描绘乡村振兴图景的发展模式。政府的角色从初期的建设启动者逐步转向中期的资本引入者和协调者，将乡村振兴中最重要的产业振兴营造为全社会多元主体共同参与的开放格局。以水库为例，依托水库传统的水产养殖特色，吸引专业化养殖机构入驻；利用农林地资源吸引CSA社区农场入住；利用水体资源吸引乡村旅游机构入驻，并将这些社会资本的需求整合到乡村振兴的整体布局中，使得每一处空间都可以发挥其最大的潜力。而作为被引入的社会资本，也同样积极发挥其潜在价值。例如引入水库村的乡伴公司作为发展乡村旅游的重要平台，将自身对于空间价值和利用方式的判断融入水库村的整体规划中，相应提出平台方的规划建议，有力地协助优化了水库村的整体发展规划。而村民组织作为其中的重要的利益相关方，不仅承担了保障村民利益的重要作用，也是对乡村发展情况最为了解的地方，可以更好地协助村庄产业的发展和提供适宜的在地人力支持。同时，水库村引入了乡村规划师团队，作为外部介入的规划设计智库，体现了专业性社会主体对乡村振兴的参与和支持，对整个示范村打造的过程起到了良好的咨询作用。在这一过程中，乡村规划师团队坚持驻村服务，每周都有工作人员在建设现场提供服务咨询，体现了长期而稳定的乡村振兴规划服务。

2. 多域空间的共同缔造

多域空间的共同缔造体现为从村域整体到农业空间和建设空间的全覆盖、从村庄公域空间到村民私域空间的全更新。除去传统的村庄建设用地规划之外，本次乡村振兴的规划更加扩展到了全域空间的打造。

共同缔造活动的主要目标是城乡社区的人居环境，更多地侧重于对宅前屋后小微空间环境质量的改善，落实在乡村社区中也就是前庭后院的村民私域空间的改善。以水库村为例，在上海市“小三园”（花园、菜园、果园）建设的政策推动下，水库村开展了“美丽宅基”的创建工作，对宅

3.上海乡村振兴示范村的总体要求和发展计划
4.水库村乡村振兴的总体策略
5.水库村规划总平面图
6-7.何家宅微环境改造

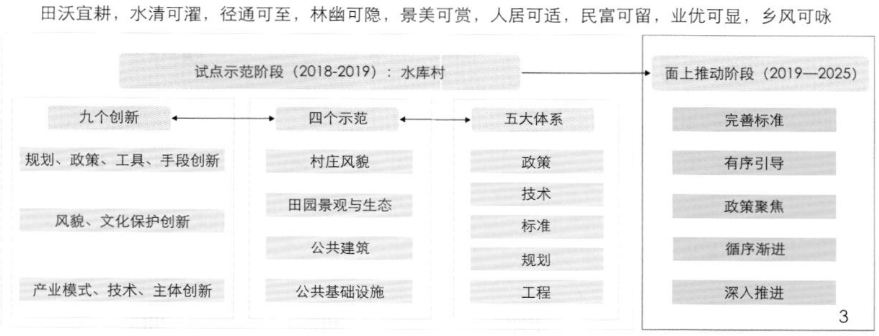

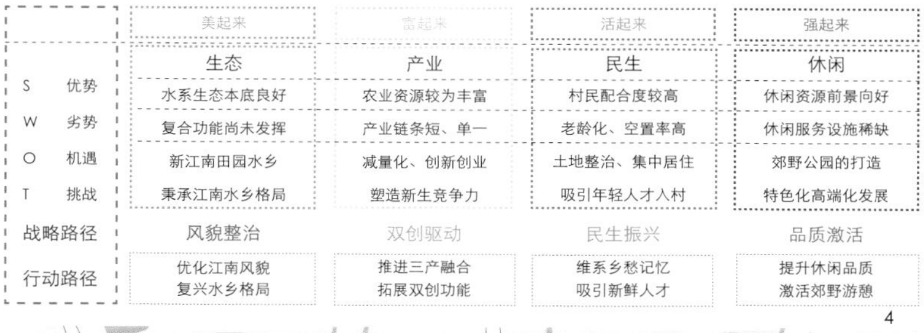

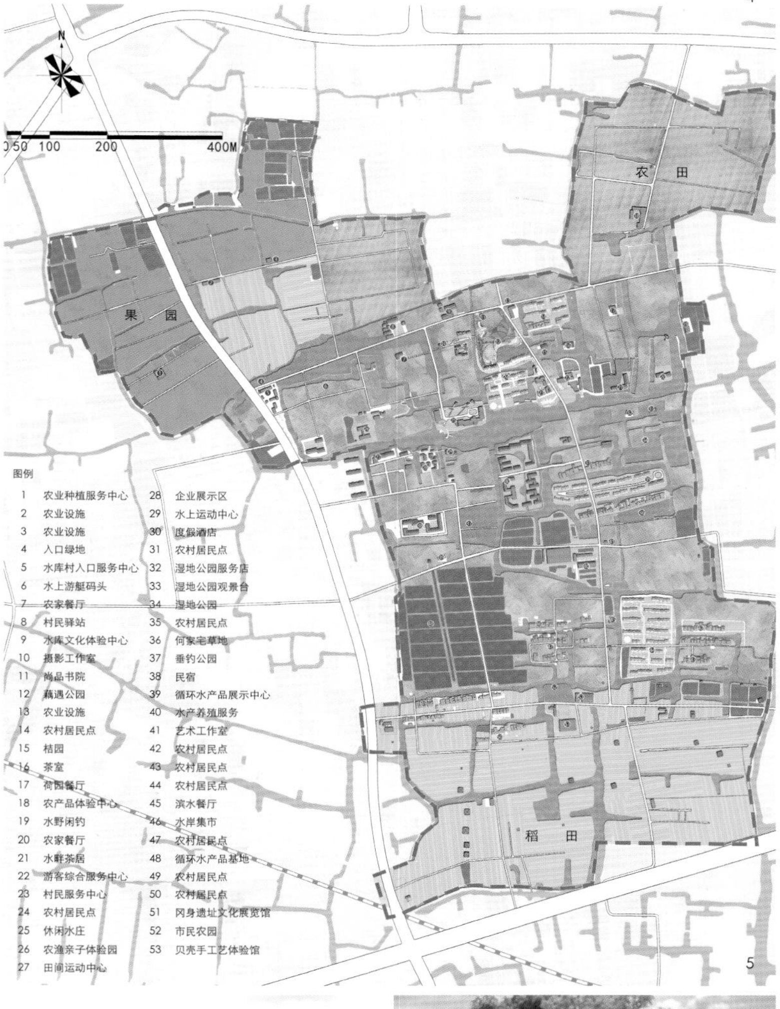

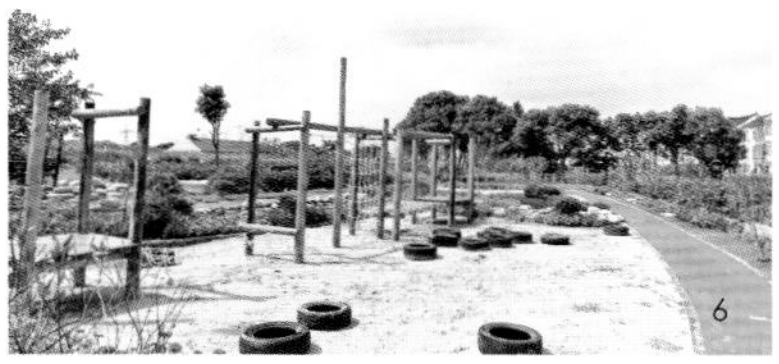

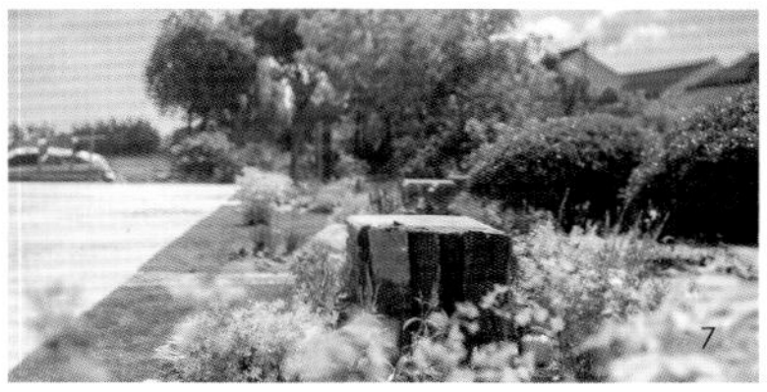

8-10.水库村河道优化方案及改造意向　11-12.沈家宅河道与广场改造　13.水库村田园亲子活动实景

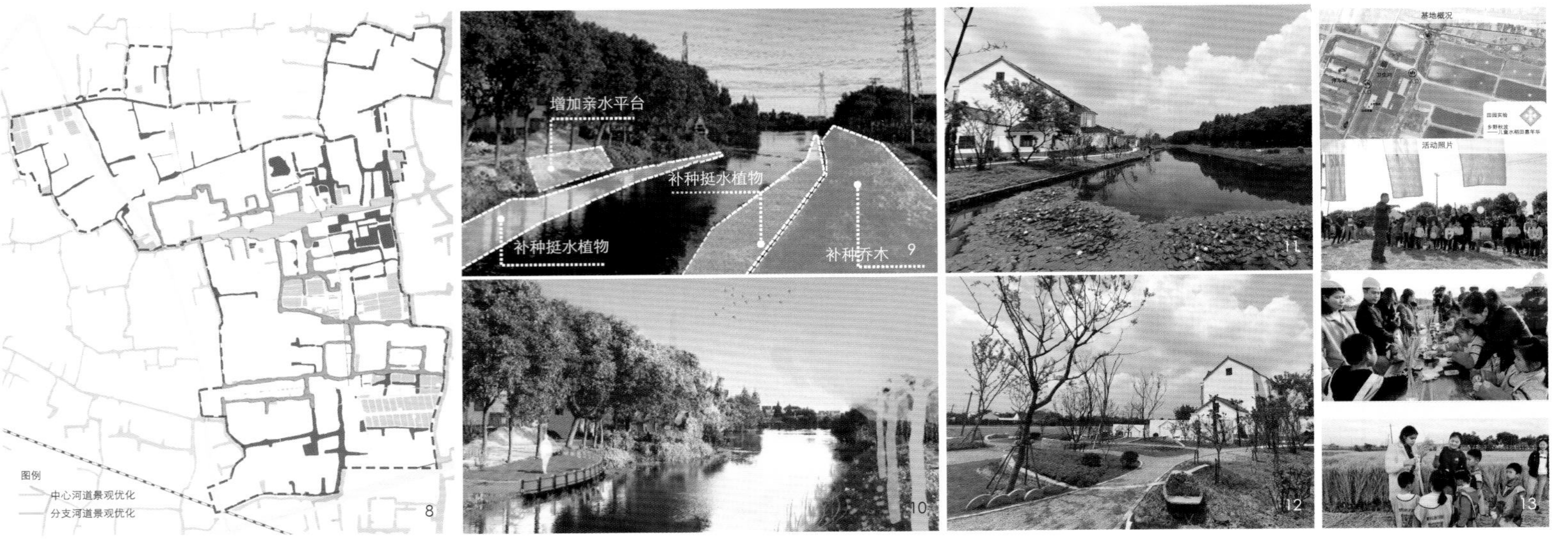

前屋后的宅基空间进行优化设计，共通过253户“美丽宅基”评选，有力地改变了原有重视村庄公共空间改善、忽视村民私域空间美化的痼疾。

而同时在村域层面，也从建设用地转向全域空间的整体打造，对农业景观、水体湿地景观等等进行针对性的社会细化，有效地提升了乡村特有的自然风貌特征，形成了新江南田园的水乡意象。

3. 多线职能的共同缔造

多线职能意味着乡村的规划建设不仅仅是自然资源局单一的工作职能和责任，而是要发挥政府各部门的作用，巧用自然资源、农业农村、交通、水务、园林等各条职能线的政策和资金资源，尤其是充分利用土地整治、乡村振兴、四好公路等农村专项建设资金，将乡村振兴内各个面向的工作整合对应好相应的扶持政策，获取更多条线共同缔造的成果。例如，水库村成功申报了上海市第五批市级土地整治项目，把农用地和建设用地的整理以及交通水利等各项建设工程打包成共分三期的土地整治工作，顺利地获取了乡村振兴示范村前期的建设资金投入，保障了各项建设的顺利启动和推进。再以水库村内的长堰路的改造工程为例，原本仅为公路交通部门农村四好公路的示范工程。在实际建设过程中，水库村整合了公路设计、沿线景观设计和生态设计以及沿线建筑改造等多项工程，不仅完成了路面和附属设施的改造，更形成了从林木景观、建筑景观和公路景观的一体化打造，展现了上海最美农村公路的品牌。

4. 多类专业的共同缔造

在水库村入选第一批乡村振兴示范村之后，同济大学协助组建了规划、建筑、景观、生态等多专业协作的乡村规划师团队，开展了长期持续、全面深入的设计实践，引领了水库村打造“新江南田园”范本、建设中国羊角村的发展蓝图。其中，从长期的《乡村振兴发展规划》到重点区域的安置区规划，乃至每座桥梁和景观的具体设计，都遵循了统一的乡村设计导则，形成了以自然乡野、亲近宜人为特色的滨水生态人居的理想图景。

同时，在规划建设工作开展的同时，乡村规划师团队以水库村为基地建立了生态环境检测和科技服务平台，力图全面地把握水库村的生态基础数据和地域特征，针对性地指定生态环境改善优化的实施方案。与此同时，交通专家对乡村道路的设计，艺术家对乡村景观的接入都体现了多个专业在水库村乡村振兴过程中的协同作用。

5. 多元文化的共同缔造

水乡文化是水库村的传统文化，水承载的各类产业活动、生活活动构成了水库村水乡文化的丰富图景。乡村规划师团队在工作过程中挖掘出水库的冈身文化，找到水库村在上海千百年来由海向陆的演变过程中的地质文化特征。同时，在乡村振兴战略的推动下，水库村作为全球城市的乡村示范，和全球城市流行文化的接触为现代的乡村文化带来了新的触媒。2019年上海城市艺术季期间在水库村设立了乡村展区，引入了大量的现代大地艺术作品，成为了水库村新乡土文明的标志。与此同时举办的各类丰收祭、亲子游等各种类型的乡村旅游活动都在逐步改变着水库村的传统文化面貌，为水库村带来了丰富的现代乡村文化。

四、水库村乡村空间共同缔造的规划研究

1. 乡村规划设计体系的共同建构

水库村在乡村振兴示范村的建设过程中，构建了以郊野单元法定规划和乡村振兴发展规划为统领，以土地整治规划和村庄设计导则为抓手，以项目设计落实的完整的规划设计体系。在这一过程中，尤其体现了多元主体、多线职能和多元专业的共同缔造和协同推进。

郊野单元规划是水库村的法定上位规划，对水库村国土空间的利用进行了总量控制、斑块落位和功能引导，总体上确立了水库村的空间发展格局。而郊野公园规划更多地从功能策划和形象打造的角度出发，围绕“水木栖谷、滨海绿廊”的发展愿景，找寻漕泾镇背靠2 400万人口超大城市以及身处长三角区域一体化发展国家战略的区位优势，探索全球城市乡村郊野生产生活的新模式。

在以上两个上位规划的指引下，水库村开始了全方位的乡村振兴示范村的打造过程。但在工作伊始，千头万绪的专项工作亟需更为细致的规划整合和梳理，尤其是针对水库村作为漕泾郊野公园核心区的功能更加需要进行精准的功能匹配和空间落位，从而全面指导乡村振兴示范村的建设过程。因此，乡村振兴发展规划成为了水库村乡村振兴工作的整合平台。

乡村振兴发展规划实现了示范村建设的几个重点目标。首先，规划精准提出了水库村产业振兴的方向、定位和产业吸引的具体类型，提出以“农”“渔”“旅”作为产业招引的主导门类，形成集现代农业、休闲旅游、田园社区“三位一体”的沪尚水乡，直接呼应了陆续落地的产业发展项目。其次，规划全方位落实了水库村乡村风貌设计的具体需求，深入理解“新江南田园”的风貌理念，综合建筑、生态和景观多专业知识编制水库村的乡村风貌导引，区别公共空间和私人宅院两类不同空间管理方式的风貌塑造方式、建设方式和导引机制，以水为魂，实现水库村“溪渠田园”“滩漾百岛”“荷塘聚落”等不同景观主题的展现，体现江南水乡意蕴和

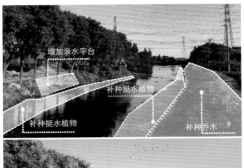

14.村民中心改造方案及效果　15.宅前场地空间改造意向

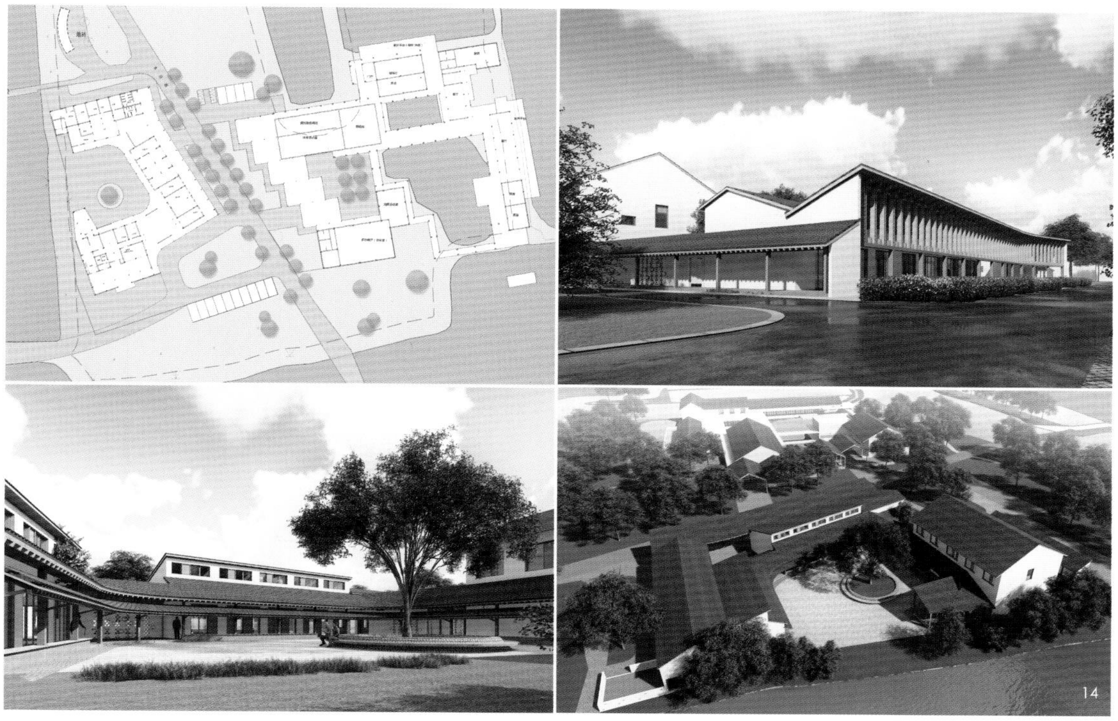

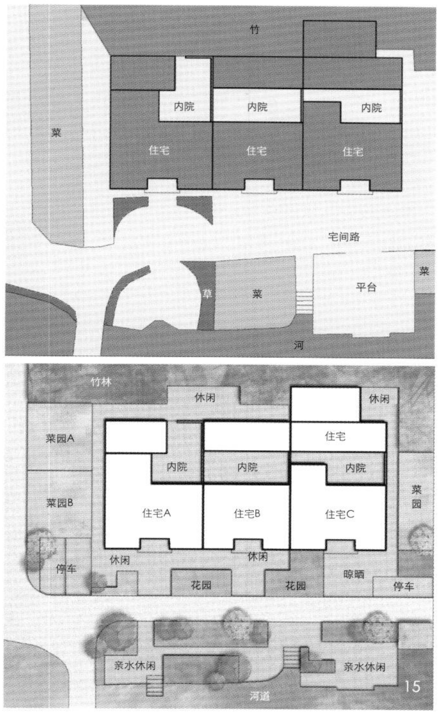

全球城市精神的有机协调。第三，乡村振兴发展规划作为实施性的工作平台，作为整个建设过程的总抓手，整合了建筑改造和新建、景观修复与更新、河道整治与修复、道路翻新与提升等不同空间类型、不同职能类型的各项工作，提出了总体的项目库、建设计划和资金台账，对水库村的乡村振兴示范建设工作进行了总体把控和实施整合，有效地推进了整体的工作进程，把控了总体的建设质量。

因此，从多专业、多职能、多主体等多个维度出发，水库村乡村规划设计体系的建立是水库村发展建设的基础性工作，漕泾镇政府、水库村村委会、各相关职能部门以及各类规划的设计部门在其中通力合作。这一过程始终围绕着水库村丰富的水资源，做深、做足、做靓“水文章”，通过完善的规划设计链条，全力打造拥有良好城市配套设施兼具农村新貌的超大城市特色乡村风貌。

2. 乡村重点公共空间的共同营造

每一处村庄都拥有村民心目中最值得聚集和记忆的公共空间，无论是山乡古村的磨盘和老树，还是水乡村落的小桥和岸柳，都是属于本地居民最值得铭记的乡愁。在新的乡村振兴示范村的建设中，如何营造属于新一代乡村居民的集体记忆，创造体现新时期乡村文化、生活和精神需求的公共空间，是水库村建设过程中的极大挑战。

把脉水库村作为典型的远郊乡村面临的几个特点，一是“离散”，村民的情感和日常管理缺乏向心力；二是“老化”，乡村的老龄化程度较高；三是“疏离”，乡村生活和最大的景观特征——水的关系疏离。规划通过问题把脉和空间分析提取了四处公共空间进行集中打造，塑造属于新时期水库村民的时代乡愁。

首先，对原有村委会进行改造更新，容纳更多的乡村公共服务职能，成为村民公共管理和服务的一站式场所。建筑改造中融入水库村记忆展馆，通过廊、庭、院等具有典型水乡建筑特征的空间营造，吸引村民到这里来办事、咨询、闲谈和驻足，成为整个村落的精神中心。其次，对一处原有厂房进行改造建设水库村日间照料中心，为高龄的老人提供日间休闲、餐饮和护养的场所。同时，日间照料中心也提供部分住宿式的养老服务，满足村民差异化的养老需求。建筑改造中充分注重老龄化的空间设计需求，在空间使用和设施配置上充分满足村民提出的各种意愿，并在庭院景观上通过可食地景的小型菜园塑造亲切的乡村庭院景观。第三，营造藕遇公园和安置区滨水广场等多个滨水休闲空间。藕遇公园是对原有一处闲置池塘的改造，通过满池荷花体现最为典型的水乡意蕴。安置区滨水广场是在第一批集中居住点的半岛滨水位置，集中打造田、水、路、林有机协调的广场景观，以一棵参天大树为视觉焦点，营造属于安置区居民的公共中心和精神中心。

乡村重点公共空间的共同营造充分体现了村民在其中体现的共同缔造作用。在设计前期对村民意愿的充分了解是保证建设后合理使用的前提，在建设过程中村民日常不断提出的建议是保证建筑符合村民日常使用习惯的基础。以上公共空间的成熟也缺少不了村民在后续生活中活动轨迹的不断强化，才能最终成为具有乡村精神记忆和向心活力的公共场所。

3. 乡村空间微环境的共同更新

共同缔造的主要工作对象是城乡社区，主要针对的是城乡社区人居环境质量的不断提升。而传统乡村的落后面貌很大程度上就体现在乡村人居环境的散乱差，因此也成为了水库村所提出的乡村空间微环境更新的目标。而这一过程融汇了村委会、村民小组、乡村规划师和普通村民的多方交流和协力，集中体现了共同缔造活动的宗旨。

前庭后院是典型江南民居的空间序列，但在乡村的长期发展中，前庭演化为硬质的水泥场地，后院退缩为杂乱的岸埠杂屋。因此，水库村乡村空间微环境的更新重点放在了屋前场地的整理、屋后滨水的环境和建筑本身的风貌三个方面，从而重新打造出“傍水而居、择水相望”的江南水乡建筑风貌。“小三园”是上海提出在村庄宅前体现的特色空间，分别是小菜园、小果园和小花园。“小三园”满足了村民日常种植、采摘和赏景的需求，结合硬质场地和休闲空间，形成了屋前场地具有多功能、多层次的空间景观。屋后的滨水环境首先是对杂乱厢房的规整和步行空间的疏通，形成屋后连续的滨水休闲空间。并且在岸线上，以自然恢复为主、人工修复为辅，探索运用工程技术、农艺技术、生物技术、生态技术等整治修复手段，以生态性、自然性、亲水性、休闲性为基础，实

16.水库村安置区水岸广场　17.现有建筑立面改造意向　18.水库村核心区空间意向　19.水库村全景效果图

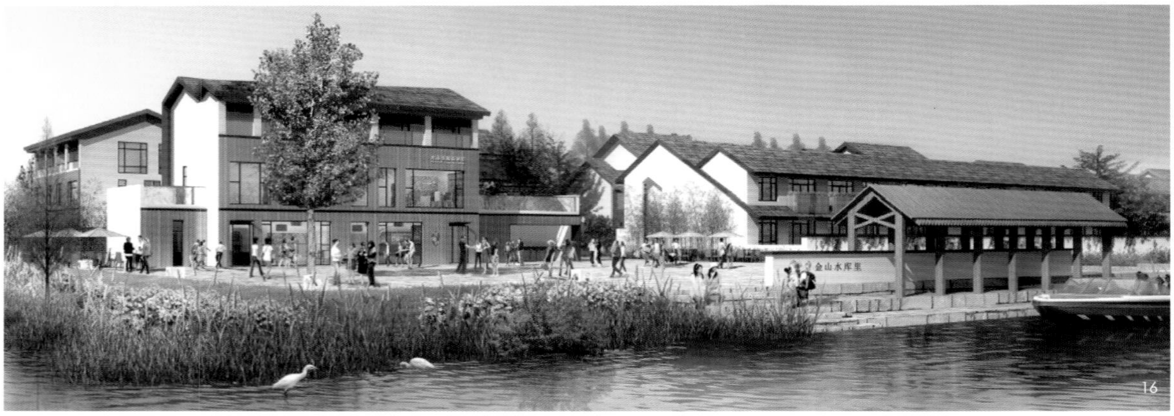

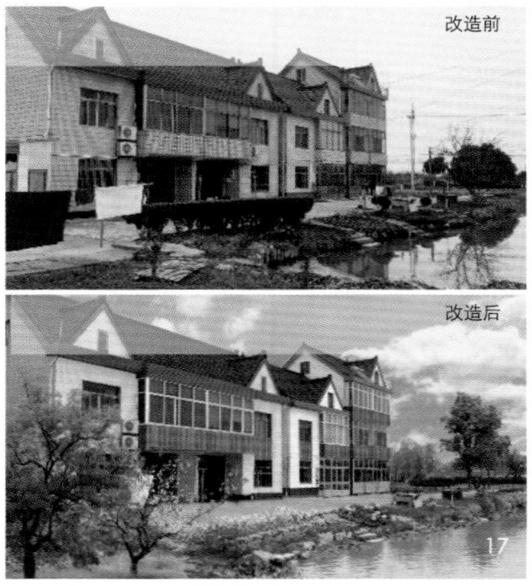

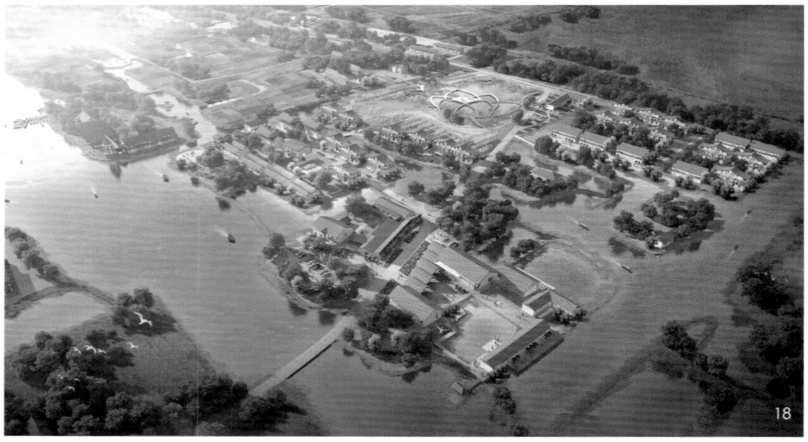

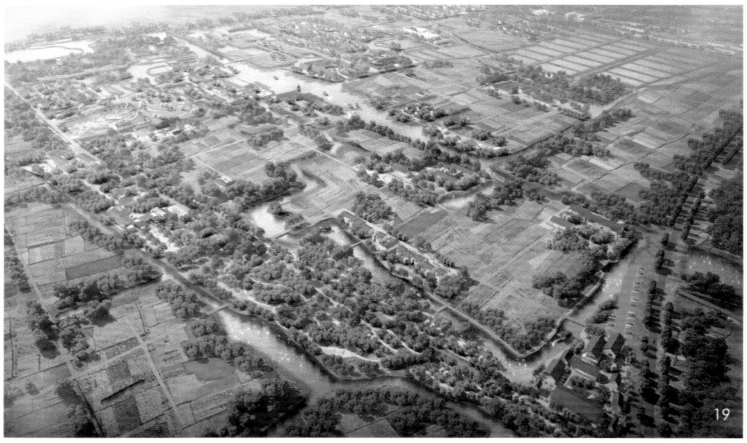

现“一河清水、两岸绿色、田景交融、人水和谐”目标。同时，将屋后滨水空间和河道游线和道路慢行线有机结合，让村民和游客都能闻到水的清新，赏到水的美景，摸到水的荡漾。

村宅建筑风貌的提升是乡村风貌的重要元素，纷乱的建筑材质、比例适当的立面结构、风格多样的细节特征是上海乡村建筑风貌无序的集中体现。因此，新江南田园作为对上海乡村发展风貌的总体特征提炼，在建筑层面意味着以传统江南民居的空间理念来容纳新时代上海乡村的空间需求，以水平舒展的屋顶形式和清新宜人的建筑风格来整体改善上海乡村的空间气质。由此，在规划建设过程中，水库村提炼了针对现有建筑的改造导则，从屋面材质和风格、墙面材质和色彩、窗户比例与形式、沿廊空间和功能以及立面的整体搭配等多方面提出了传统建筑的改造建议，并通过广泛的宣讲提供给农户进行参考。同时，水库村选取集中的连片保留建筑沈家宅区域进行改造试点，形成了较为成功的工作经验，并逐步地在全村进行推广。

五、结语

水库村乡村振兴示范村的规划建设过程是尝试去形成乡村地区作为上海全球城市未来发展的战略性空间的发展道路的探索，这其中既包括了对全球城市乡村产业发展的振兴，也包含了对新江南田园乡村风貌的提炼，更是对共同缔造模式下乡村振兴发展路径的创新。多元主体、多域空间、多线职能和多元文化都在这一建设过程中得到了充分的体现，形成了具有水库特色的共同缔造活动的特征。道阻且长，乡村振兴示范村的发展始终在前进中。水库村今后的发展将逐步从集中打造的快车道转入稳步推进的持续态，以土地整治为重点推进空间生态修复转型，以农民集中居住为载体推进乡村风貌改善，以水利空间为基础推进全村水土保持示范，以产业融合为核心推进水库田园综合体建设，从而不断吸纳新的发展主体、新的空间职能和新的文化形态，真正形成具有上海全球城市气质的乡村品牌。

致谢：感谢同济大学建筑与城市规划学院姚栋、董楠楠、王红军三位老师在水库村的设计实践及对本文作出的贡献。

参考文献

[1]李周. 乡村振兴战略的主要含义、实施策略和预期变化[J]. 求索，2017（12）：44-50.

[2]周立. 乡村振兴战略与中国的百年乡村振兴实践[J]. 学术前沿，2018(02上):6-13

[3]住房和城乡建设部印发指导意见《在城乡人居环境建设和整治中开展“共同缔造”活动》，http://www.mohurd.gov.cn/zxydt/201903/t20190305_239662.html.

[4]章黎东，张瑜，高璟. 助力乡村振兴战略，绘就水库美丽新貌[J]. 上海农村经济，2020（03）：22-24.

[5]彭震伟. 新型城镇化模式下的城乡统筹发展[J]. 时代建筑，2013（6）：18-21.

作者简介

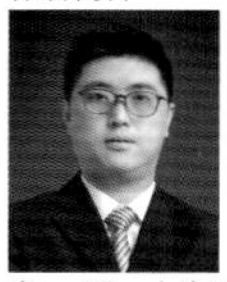

高　璟，上海同济城市规划设计研究院有限公司，主任规划师，高级工程师；

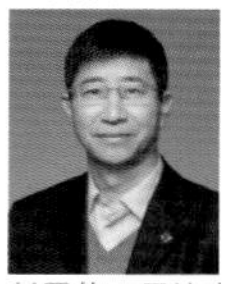

彭震伟，同济大学建筑与城市规划学院，党委书记，教授，博导，通讯作者；

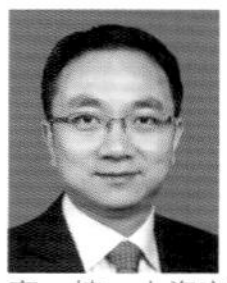

高　楠，上海市金山区农业农村委员会，副主任。

空间规划语境下村庄规划编制思路与技术转变
——以山东省巨野县试点村村庄规划为例

Mentality And Method Transformation Of Village Planning In The Context Of Spatial Planning —A Case Study Of The Pilot Village Planning In Juye County, Shandong Province

陆 嘉 张 硕 王显国
Lu Jia Zhang Shuo Wang Xianguo

[摘　要]　在国土空间规划体系建立的过程中，村庄规划作为城镇开发边界外乡村地区的法定详细规划，在编制思路上既需自上而下落实县镇级国土空间规划的刚性传导，又应自下而上体现村民主体的内在需求，在规划内容上强调村域“多规合一”和村民“真正实用”。本文基于笔者在山东省巨野县若干试点村村庄规划的实践，在规划过程中探讨根据村庄发展条件进行上位规划、专项规划与村庄规划统筹协调的方法，在规划成果中尝试体现乡村振兴分类发展的差异及土地整治的思维。通过反复的摸索和不断的思考来探讨空间规划语境下村庄规划的编制思路与技术方法。

[关键词]　国土空间规划；村庄规划；村庄分类发展；多规合一；巨野县

[Abstract]　In the process of establishing the territorial planning system, village planning is regarded as the legal detailed planning of rural areas outside the urban and town development boundary. It is necessary to implement the rigid transmission of county-town-level land spatial planning, and to reflect the internal needs of villagers. In terms of planning content, it emphasizes "multi compliance" and "real utility" of villagers. Based on the author's practice in the planning of several pilot villages in Juye County, Shandong Province, this paper discusses the methods of overall coordination between county-town-level land spatial planning, county village layout planning and village planning according to the development conditions of villages, and tries to reflect the differences of classified development and the thinking of land remediation in the planning results.

[Keywords]　territorial plan; village planning; village classification development; multiple compliance; juye county

[文章编号]　2020-86-P-121

十三五国家重点研发计划课题资助（批准号：2018YFD1100802）

一、新时期村庄规划的总体要求

1. 乡村振兴战略明确乡村地区的发展目标

党的十九大提出实施乡村振兴战略，中央农村工作会议明确了实施乡村振兴战略的目标任务和基本原则。2018年9月中央发布《乡村振兴战略规划（2018—2022年）》，明确产业兴旺、生态宜居、乡风文明、治理有效、生活富裕的总要求，围绕乡村振兴“人、地、钱”等要素供给，首次建立了乡村振兴指标体系，对如何统筹城乡发展空间、优化乡村发展布局、打好精准脱贫攻坚战提出了要求，合理划分村庄类型，结合各地美丽宜居乡村建设工作举措，有针对性、有序地统筹推动乡村产业、人才、文化、生态和组织振兴，实现农业强、农村美、农民富。

2. 国土空间规划体系明确村庄规划的法定地位

伴随国家机构改革提出组建自然资源部，2019年5月中央正式发布《关于建立国土空间规划体系并监督实施的若干意见》，明确了国土空间规划“五级三类”的编制体系，其中要求在城镇开发边界外的乡村地区，以一个或几个行政村为单元，由乡镇政府组织编制“多规合一”的实用性村庄规划，层次定位是法定规划、乡村地区的详细规划。同年，各省自然资源厅陆续出台村庄规划编制导则或指南文件（山东、河北、福建、湖北、湖南、四川等），基本明确村庄规划是乡村地区开展国土空间开发保护活动、实施国土空间用途管制、核发乡村建设规划许可、进行各项建设等的法定依据。

3. 自然资源部提出村庄规划的具体要求

2019年6月自然资源部发布《关于加强村庄规划促进乡村振兴的通知》，提出结合国土空间规划编制在县域层面进行村庄分类布局工作，依据差异化分类，聚焦重点、突出特色，坚持有序推进、务实规划。而在覆盖村域全部国土空间的村庄规划编制中，则应强调“多规合一”，侧重于保护村域山水林田湖草等全要素自然生态资源，合理管控村庄建设用地和振兴产业发展。同时，突出村庄规划可实施、可管理的“实用性”，对于重点发展的村庄编制综合性规划，对于简单人居环境整治的村庄只规定国土空间用途管制、建设管控和环境整治重点，对于紧邻城镇开发边界的村庄可与边界内的城镇建设用地统一编制详细规划。此外，强化村民主体和村委组织的规划参与度，将政策规定、规划内容、文化保护等方面纳入村民可理解、易接受的村规民约，保障规划的真正落地实施。

二、空间规划语境下村庄规划编制的总体思路

1. 规划思路

在国土空间规划体系中已明确村庄规划将作为城镇开发边界外的乡村地区的法定详细规划，需要结合县镇级国土空间规划编制工作，落实上位规划的刚性和柔性传导要求，确保生态环境保护良好、耕地保有量不减少、建设用地规模不增加。结合乡村振兴和美丽宜居乡村建设工作举措，按照保护自然要素、集约节约土地、传承乡土文化、突出当地特色的思路，对县域所有村庄摸清家底，因地制宜识别村庄类型，针对不同类型的村庄优化其村域国土空间开发与保护格局，强化对村域生态、生产和生活空间的统筹和管控，同时坚持村民和村委组织的主体地位，切实抓准村民亟待解决的核心问题，保障农民群众的根本利益，确保村庄规划管用、适用、好用。

1.村庄规划编制内容框架
2.试点村分布和分类结果
3.村域国土空间规划分区图

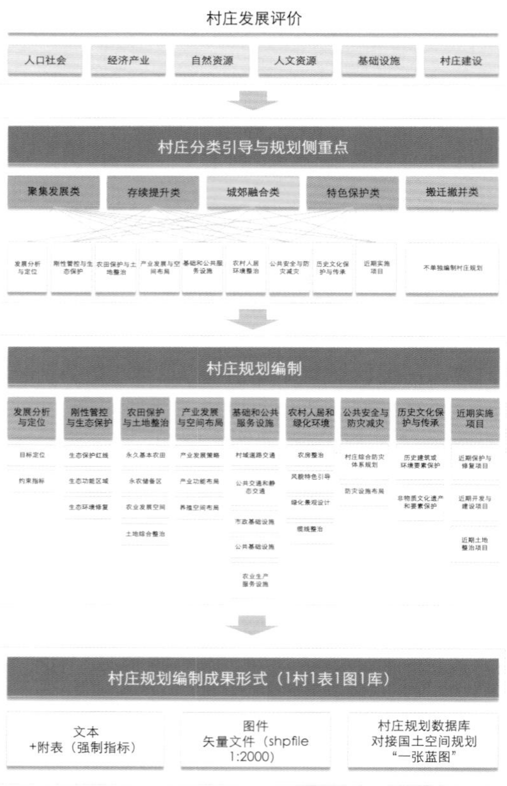

1

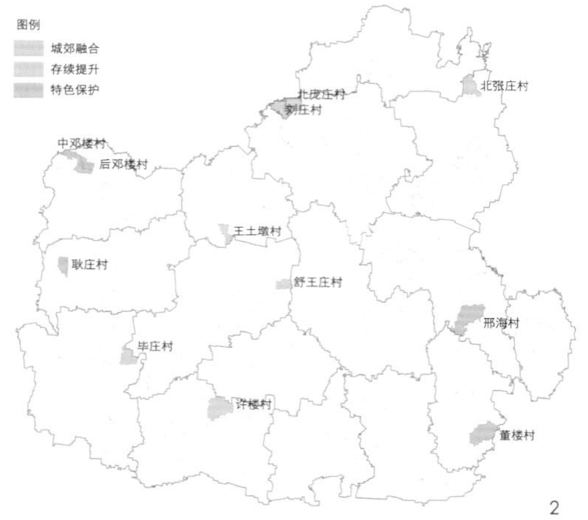

2

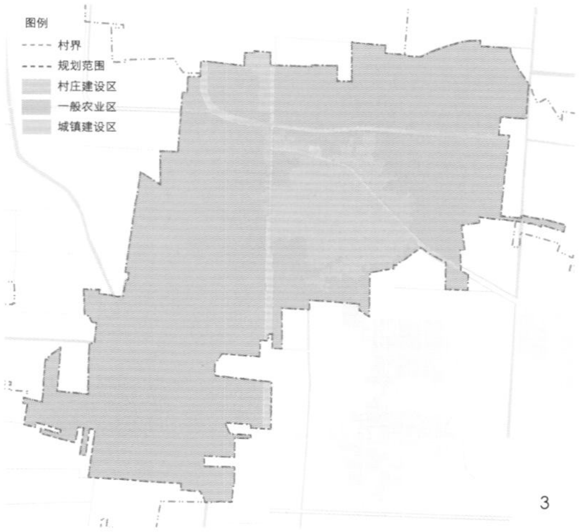

3

2. 内容框架

当前村庄规划的主要内容包含村庄发展评价、村庄分类引导和村庄规划主体内容。村庄发展评价基于第三次国土资源调查和年度变更调查成果为基础，在村域人口社会、经济产业、自然资源、人文资源、基础设施、公共服务设施、村居建设和环境风貌等方面开展调查研究工作，全面收集基础资料、准确判断村庄现存问题和发展需求。理清各村庄的差异化特征，顺应每个村庄的发展规律和演变趋势，因地制宜地按照集聚发展、存续提升、城郊融合、特色保护和搬迁撤并五种类型进行适度引导，合理明确乡村发展的空间载体。明确村庄类型后，可以一个或者几个行政村为单元编制村庄规划主体内容，包括发展目标定位、生态红线和永久基本农田保护范围线的刚性管控、生态保护修复、农业空间布局、土地综合整治、产业发展布局、农村人居环境整治、基础设施和公共服务设施提升、公共安全保障和历史文化保护等，形成村庄管控条文、强制性指标体系表、图件、村庄规划数据库等“1村1表1图1库”的完整成果。

3. 技术标准

村庄规划编制过程中需要与县镇级国土空间规划的现状“一张底图”和规划“一张蓝图”进行良好衔接，然而县级“三调”数据在比例尺度上对于农村现状用地的调查精度无法用于指导详细的居民点布局；在分类深度上，只有居住、宅基地和道路用地进行了城和村的区分界定，其他城乡公用设施用地和城乡商业服务设施用地等均为同一地类属性。因此国土空间规划语境下，村庄规划在现状“一张底图”和村庄规划分类阶段均需做统一数据基准、统一坐标体系、统一分类标准、统一入库要求。

（1）统一村域现状“一张底图”

村域技术底图可以在县级“三调”已有的成果基础上，采用村庄分类标准进行细化和优化，满足村域国土空间规划的需求，建议技术底图比例尺度应大于1:2 000。对于村居建设居民点的详细设计，可以采用外业测绘和现场踏勘的方式补充调查，建议技术底图比例尺度应大于1:500。对于有特色保护风貌的建筑群，应着重补充文化要素和历史沿革的调查，为后续提出保护管控和周边建筑风貌引导提出详细要求。

（2）统一村庄规划用地分类标准

目前自然资源部尚未发布统一标准的村庄用地分类技术规范，参考已有学者的研究（张灵芝等，2019），村庄规划用地分类标准应首先区分三大类用地：建设用地、农用地及生态用地，其次对各地类进行定义并与“三调”数据进行衔接细化。依据《山东省村庄规划编制导则（试行）》（鲁自资字[2019]80号），村庄规划用地分为4大类：农林用地、建设用地、自然保护保留和海洋利用，其中建设用地细分为居住用地、中小学用地、幼儿园用地、村庄游览接待用地、工业用地、物流仓储用地、道路用地、区域基础设施用地等。同步，各省的编制导则也陆续增加符合国土空间规划特色和乡村振兴战略要求的乡村旅游类用地和留白用地，但是仍然缺乏对于特色保护型村庄特有的用地分类，建议增设乡土文化与风貌保护用地，尽快形成统一的村庄规划用地分类标准。

三、基于山东省巨野县试点村村庄规划的实践

巨野县隶属山东省菏泽市，为鲁西南地区典型的平原县。根据巨野县民政局及“三调”统计口径，巨野县域范围内，共有18个建制镇（街道、开发区），下辖624个行政村。

由于地处平原地区，巨野县的村庄人口规模普遍较大，多在1 000~2 000人之间，基本均衡地分布于沿县内主要交通干线形成的城镇生活带之间。巨野也是个农业大县，2017年第一产业在GDP中的占比接近10%，特别是县域南部的几个镇，农业所占比重更高。农村的住宅形式仍以鲁西传统的独门独院平房为主，高门头、院墙封闭，居住面积多在150m^{2}以下，居住条件及环境设施一般。

当前，巨野县的村庄普遍存在着劳动力外流，村庄空心化、老龄化的现象，村庄内的非农产业多以劳动密集型的低端加工业、服务业为主，村庄环境和设施配置有待提升，村域用地碎片化、无序化特征明显，急需通过“多规合一”的实用性村庄规划来整治和盘活各类村庄用地，引导村庄合理发展、振兴发展。

2019年下半年，巨野县的国土空间规划、县域村庄布局规划与十余个试点村的村庄规划编制同步开展，我们有幸参与其中。这个从县级国土空间规划到县域村庄布局规划到“多规合一”的村庄规划的工作过程，给了我们在空间规划语境下、乡村振兴目标中，思考和探索新时期村庄规划编制思路与技术转变的契机。

本次作为试点村编制村庄规划的共涉及巨野县10个镇（街道）的12个行政村（表1），其中8个

表1　　试点村村庄基本情况表

序号	村庄名称	所属乡镇	户籍人口（人）	村庄建设用地面积（hm^2）
1	北庞村	凤凰街道	1 032	13.91
2	刘庄村		844	7.35
3	北张庄村	麒麟镇	1 180	13.84
4	中邓楼村	太平镇	1 493	17.91
5	后邓楼村		690	8.42
6	耿庄村	龙堌镇	1 292	15.56
7	毕庄村	柳林镇	806	11.63
8	王土墩村	田桥镇	882	11.55
9	舒王庄村	董官屯	1 384	17.80
10	许楼村	万丰镇	3 048	37.62
11	邢海村	独山镇	3 040	43.52
12	董楼村	陶庙镇	2 678	33.70

表2　　农业生产适宜性评价表

评价因子	权重	等级划分	标准	评分
耕作可达	0.3	高	村庄外围500m	5
		中	村庄外围1 500m	3
		低	其他区域	1
灌溉覆盖	0.3	高	沟渠周边500m	5
		中	沟渠周边1 000m	3
		低	其他区域	1
土地肥力	0.4	高	高质量农田、连续规模水浇地	5
		中	林地	3
		低	其他	1

表3　　某试点村农用地整理一览表

编号	现有用途	面积（hm^2）	整理后用途
1	农村宅基地	0.35	耕地
2	农村宅基地	0.93	林地
3	工业用地	0.68	耕地
4	公路用地	0.29	耕地
5	林地	1.01	耕地
6	设施农用地	1.65	耕地
7	耕地	1.65	设施农用地

行政村为独立编制，4个行政村为两个行政村连片编制。

1. 科学识别试点村村庄类型——基于县域村庄布局规划的分类结果

如前文所述，国家发布的《乡村振兴战略规划（2018—2022年）》中将县域村庄分为集聚提升、城郊融合、特色保护、搬迁撤并四类进行分类发展引导。中央农办等5部门印发的《关于统筹推进村庄规划工作的意见》中也明确了在合理划分县域村庄类型的基础上，在县域层面基本完成村庄布局工作的前提下，可以开展村庄规划的编制工作。

因此，我们在着手对巨野县试点村编制村庄规划之前，首先基于已有一定工作基础的《巨野县县域村庄布局规划（2019—2035）》对各试点村的村庄类型进行识别和确认。巨野县的县域村庄布局规划中，以“三调”图斑数据为基础，建立了重视村域全要素的指标评价体系，选择了由人口情况、经济产业、交通条件、设施配套、发展特色、建设存量6类一级评价指标、24个二级评价指标构成的评价体系，对村庄的综合发展潜力进行评价。进一步结合我们对14个试点村实地踏勘、村民走访后对其现状特点的认知，从区位条件、特色产业、用地条件、集聚意愿等若干对村庄综合发展潜力评价结果具有补充和校核性质的判断视角，最终综合得出了对试点村的分类判定结果。

2. “多规合一”的村庄全域规划探索

在完成对试点村村庄类型的识别之后，我们基于新时期国土空间规划语境下对于村庄规划内容编制的要求，并结合试点村所在地域暂行实施的《山东省村庄规划编制导则（试行）》（鲁自资字[2019]80号）拟定本次“多规合一”的村庄规划编制内容。由于篇幅所限，本文仅选取编制内容中与传统村庄规划具有较大差异的内容进行展示和技术探讨。

（1）国土空间开发保护

村庄规划层面对国土空间开发保护目标与策略的探讨主要体现为，在村域层面落实上级国土空间规划划定的生态保护红线、永久基本农田保护红线，细化国土空间规划分区并明确管控要求。

一般来说，村庄大多位于上级国土空间规划中划定的农业农村发展区中，少数临近城镇的村庄可能出现村域内涉及城镇发展区的情况，以及高等级的道路或设施空间属于城镇发展区。农业农村发展区采用农业农村利用功能规划分区方式细化落实规划发展需求，可分为村庄建设区、一般农业区、林业发展区、牧业发展区四个区域。本次试点村大多仅涉及村庄建设区和一般农业区。

对村庄建设区和一般农业区的管控均采用“用途准入+指标控制”的方式进行管理。村庄建设区的用途限定为村庄建设用地，对其的管控要求包括优化用地结构、提高土地利用效率、深入挖掘用地潜力、零星分散地块腾退集聚等，同时也要体现村民诉求和发展意愿。一般农业区的用途限定以充分满足农业生产需要为原则，除必要的农业生产设施外不安排其它产业用地，对其的管控要求为优先落实上位规划传导下来的基本农田保

4.某试点村农业产业规划结构图
5.某试点村基本农田储备区分布图
6.某试点村农业发展策略模式图
7.某试点村产业发展模式图

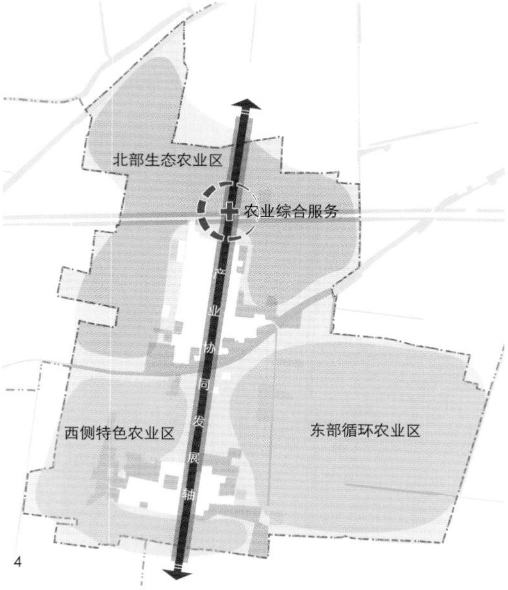

4

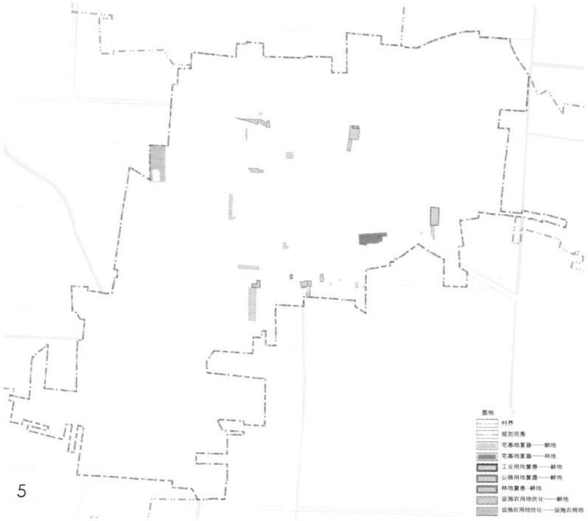
5

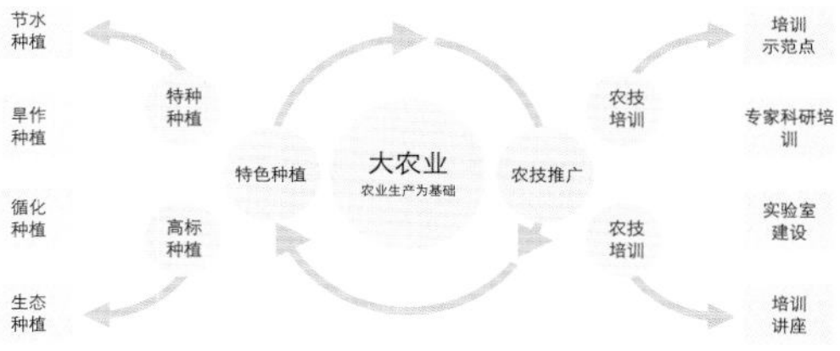

6

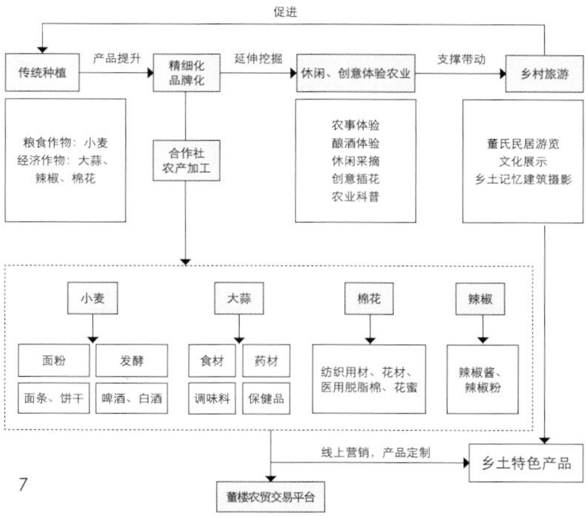

7

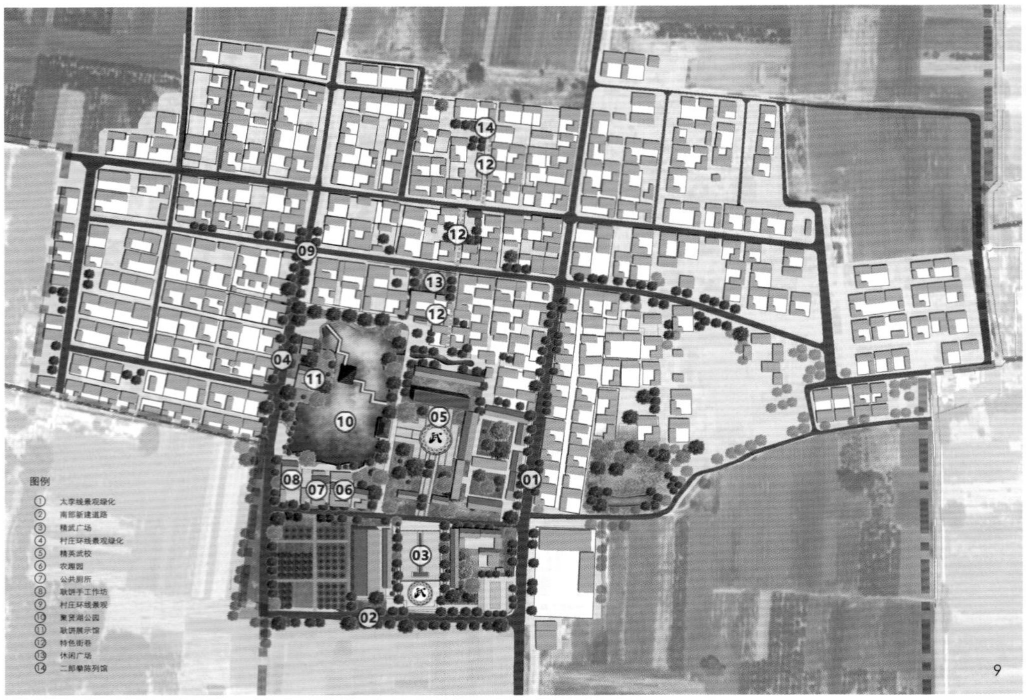

9.耿庄村村庄居民点规划总平面图

护面积、耕地保有量等刚性指标，支持鼓励以提高土地集约利用和农业现代化水平为目的的综合整治类项目等。

（2）农田保护与农业空间规划

村庄规划中应落实上级国土空间规划的永久基本农田和永久基本农田储备区划定成果，明确保护管控要求，守好耕地红线。

对于永久基本农田范围的具体划定，可以2020版土地总体利用规划为依据，在“三调”成果与现状农田实际使用状况比对的基础上，通过农业生产适宜性评价的方法，最终确定永久基本农田的红线范围。对村域土地资源的农业生产适宜性评价以是否适于耕作为评价出发点，考虑耕作便捷、灌溉保障、植被覆盖因素，分为适宜耕作、有条件耕作、不宜耕作三个等级（表2）。总体优化策略为调出低质量永久基本农田，并在村内基本农田周围的现状耕地中补划；如本村无可调整划入的耕地，则在本镇其他耕地资源丰富的村庄补划同等面积的新增优质耕地。

村庄规划中还应统筹安排农业发展空间，推动循环农业、生态农业发展，保障设施农业和农业产业园的合理发展空间。本次试点村的现状农业生产格局多以传统的小麦与玉米种植为主，县域南部部分村庄种植大蒜与棉花较多，此外，部分村庄有果蔬种植的区域，各村均有养殖鸡、鸭、猪的场地。各试点村虽然都有一定的农业产业基础，但是缺乏现代化的农业产业人才、技术及资金扶持，特别是对于老龄化的人口结构，维持现状的农业模式也将变的困难。

因此，在试点村的农业发展策略中，我们提出要以大农业为发展导向，突破传统的农业产业发展思维，聚焦农业种植的产品高附加值及服务型产品输出，以此为抓手应对当前土地生产效率低下及未来劳动力匮乏的问题。具体路径包括试点推行特色种植项目，引入定向农技培训支撑，村庄提供场地支撑；规模化特色种植推广，农业技术培训及实验在地服务常态化；以节水农业、设施农业、循环农业为导向，提高农产品品牌价值，推进种植模式生态化等。相应地，在村庄农业发展空间布局中，落实农业服务、农业培训中心，划分生态高标农业区、特色农业种植园区、规模化循环农业区、配套农技试验田等农业空间。

（3）土地综合整治

村庄规划中的土地整治内容主要涉及农用地整理和农村建设用地整理两部分。农用地整理主要是将现状零星农用地、永久基本农田范围内存在的非农建设用地，划定为农用地重点整理区域，通过土地开发整理复垦形成新增耕地。整理后耕地达到永久基本农田标准的，可纳入永久基本农田储备区（表3）。

农村建设用地整理主要是对于现状建设用地调整为非建设用地的，按农用地进行土地整理，适合复垦为耕地的优先复垦为耕地；继续保留建设用地性质的，根据规划用途，进行用地性质转变和项目建设。

我们在试点村的实践中，也尝试了将调研梳理出来的闲置、空置宅基地，通过集体购买或租用的方式，在规划中将用途调整为村庄急需的公服设施用地或公园广场用地，以解决村庄设施不足却又无建设用地可用的困境。

（4）产业发展与空间布局

村庄产业发展的策略与空间布局，是村庄能否真正实现“产业振兴”，实现农村集体经济“造血机制”的关键。因此，在试点村村庄规划中，我们分别结合各村庄的资源禀赋和区位条件，以生态+为导向，土地集约利用为推手，提升村庄现有产业的质量及集聚度。如村庄现状具备二产加工业的发展基础，则规划中我们尽量对村庄建设用地范围内，具有一定就业规模的产业用地予以保留，并在不占用基本农田的前提下，依托周边存量用地，给予这类解决村庄大量就业需求且无污染的产业一定拓展空间。

而对于村域内具备一定特色农业、文化、旅游资源的，我们提出这类村庄应以农业+为导向，依托农业生产合作社，在特色农业种植区等空间开展包含农业休闲、农事体验、乡村文化展示等内容的乡村旅游发展策略，并在规划中通过存量用地激活等方式保障乡村旅游服务设施用地的供应。

3. 不同类型的村庄规划特点体现

（1）耿庄村：武术传承的特色保护型村庄

耿庄村是以“武术文化”和“耿饼文化”为独特文化特色的村庄，确定为特色保护类村庄。规划定位该村为集文化体验、研学、农业休闲为一体的，反映精武文化内涵保护和传承特色的美丽乡村。依据耿庄村的发展目标定位，规划在村域划分人文体验型产业区、特色农业产业示范区、景观型生态农产业区、有机农业产业区四大产业功能片区。为传播耿饼文化打造耿饼展示馆、手工作坊、创意坊；为营造精武文化氛围打造精武擂台、二郎拳陈列馆、武术健身广场等系列项目。规划根据村民生活和旅游产业的发展需求，适当增加了公园、小广场和商业服务设施用地、旅游服务设施用地，提升村民的生活品质，提高村庄产业发展能力。

（2）舒王庄村：果树特色的存续提升型村庄

舒王庄村是远近驰名的苹果和樱桃之乡，村域内有大面积苹果种植园和樱桃种植园。每年5~6月举办巨野樱桃采摘节，期间旅游人口可达1万人。总体上

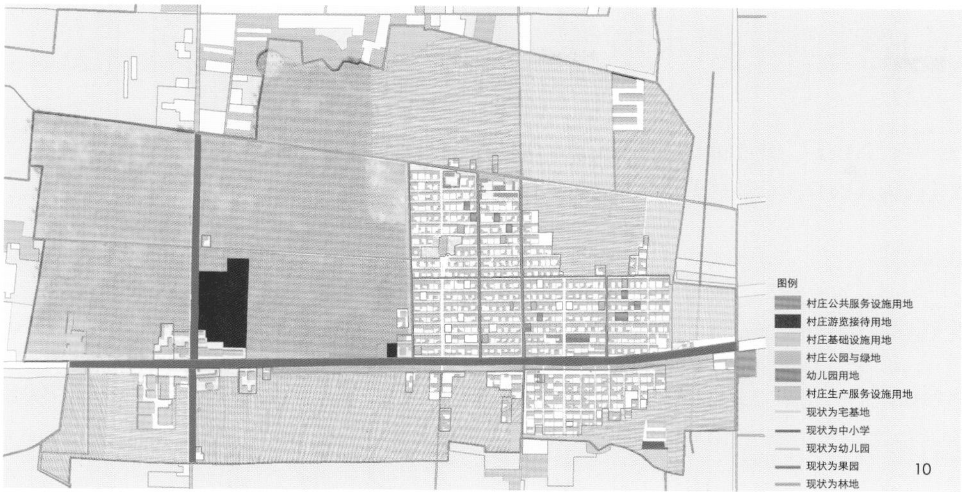

表4　舒王庄村农村建设用地整理一览表

现有用途	面积（hm^2）	整理后用途
宅基地	0.29	村庄公共服务设施用地
	0.28	村庄公园与绿地
	0.06	村庄生产服务设施用地
	0.20	留白用地
果园、水浇地、小学	1.46	村庄游览接待用地
幼儿园	0.05	村庄公园与绿地
	0.06	村庄游览接待用地
	0.01	村庄公共服务设施用地

10.舒王庄村农村建设用地规划用途调整图

村庄自身的建设规模增长需求不高，在村庄分类类型中属于存续提升型。

规划利用村内小学今后迁至镇区的契机，利用原址及少量一般耕地，形成了既服务于村庄旅游产业发展，又服务于樱桃产业延伸的综合生产服务中心，解决了村庄当前缺少旅游接待用地的难题。同时利用村庄内部空闲宅基地的挖潜，整理后用于村庄公服设施、公园绿地等用途，弥补了当前村庄建设中急需解决的短板（表4）。

（3）北庞村和刘庄村：共享发展的城郊融合型村庄

北庞村和刘庄村其地理区位上与东侧的高铁新城紧密相接，且两个行政村的村庄建设用地肌理连绵。因而，本次规划中确定其作为城郊融合型村庄，2个行政单元联合编制村庄规划。在规划中强调共享发展的思路，一方面体现在两个村庄与东侧城区中的设施共享，具体为村庄的基础教育设施依托于车程15分钟内的文昌路小学，现状即由校车接送，满足村内教育需求；另一方面体现在规划于北庞村和刘庄村的用地相交处，充分利用两个村当前的闲置建设用地，共同打造集卫生、文体、养老、广场等服务功能集中的村庄综合服务核心区域。

四、结语与思考

在我国国土空间规划体系建立的过程中，新背景新语境下的村庄规划也处于反复摸索、不断探寻的过程中，对于编制思路与技术方法的探索必然是持续性的。空间规划语境下的村庄规划更加强调对上级国土空间规划传导指标的落实，但也应根据村庄发展现状进行全域范围内的统筹协调，同时要求村庄规划体现乡村振兴分类发展及土地整治的思维。

在这次巨野县的村庄规划编制实践中，尽管具备了一定的自上而下各级空间规划进行统筹协调的优势和条件，但由于各个层级规划的工作时间要求不一致，也导致了部分村庄规划的内容在缺少上位传导或政策指引的条件下，便不得不“自行决策”。

此外，上位规划指标传导及控制线的刚性管控，在面对村庄实际发展需求时，也会面临诸多矛盾。比如村内的低端加工产业，从用地绩效的角度看可能属于低效用地，应予腾退，想略微扩张却被周边的各种控制线所限制，但从解决村民就地就近通过打工的形式提高家庭经济收入的角度来看，确是不能缺少的产业类型，同时也增强了农村集体经济的“造血功能”。

总之，新时代背景下的村庄规划仍有诸多内容需要我们不断进行反思和探索，这个过程将有助于村庄的不断发展。

参考文献

[1]张灵芝，曾毓隽. 国土空间规划背景下村庄规划编制的思考与探究[J]. 城市建筑, 2019,16(19):136-139.

[2]杨贵庆. 新时代村庄规划的使命和特点：《关于统筹推进村庄规划工作的意见》解读[J]. 小城镇建设. 2019,37(1):119-120.

[3]杨贵庆. 乡村振兴视角下村庄规划工作的若干思考：《关于统筹推进村庄规划工作的意见》再读[J]. 小城镇建设, 2019,37(4):85-88.

[4]陈荣，陶臻，谢芸，等. 探寻：乡村振兴语境下的乡村规划：以即墨乡村规划实践为例[J]. 理想空间. 2018, 80-86.

[5]山东省自然资源厅. 鲁自然资字〔2019〕80号 山东省村庄规划编制导则（试行）[S]. 2019.

作者简介

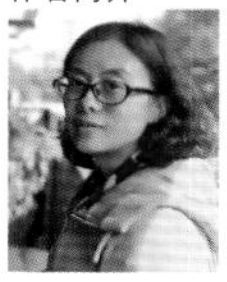

陆　嘉，上海同济城市规划设计研究院有限公司，教师规划设计中心，主任规划师，高级工程师，注册城乡规划师；

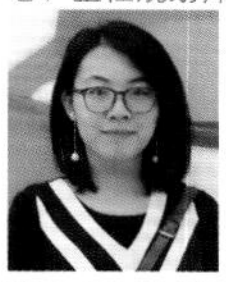

张　硕，上海同济城市规划设计研究院有限公司，城市与社会研究中心，副研究员；

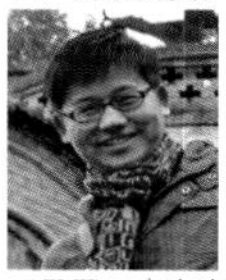

王显国，山东省巨野县城乡规划服务中心，副主任，注册城乡规划师。

国土空间规划背景下乡村全域土地综合整治探索与实践
——以辽宁阜新太平沟村、黄家沟村为例

Reflection and Exploration on Comprehensive Land Consolidation Covering in the Territorial Plan
—Take the Taipinggou&Huangjiagou, Fuxin, Liaoning for Example

马 健 刘宇晴 荣 雪
Ma Jian Liu Yuqing Rong Xue

[摘 要] 传统的村庄规划与土地整治模式难以解决同一空间上乡村土地碎片化、无序化、低效化和生态退化等多维度问题。国土空间规划背景下的村庄规划通过"多规合一"，将全域规划设计与土地综合整治合而为一，使全域土地综合整治成为贯彻习近平生态文明思想、实施乡村振兴战略的重要手段，成为促进国土空间规划实施的重要抓手。本文以辽宁阜新太平沟村、黄家沟村为例，探索将村庄规划目标思路、空间布局与土地综合整治相结合，通过农用地整理、建设用地整理、乡村生态保护修复等手段优化三生空间格局，推动乡村振兴和生态文明建设。

[关键词] 土地综合整治；国土空间规划；村庄规划

[Abstract] Traditional village planning and land management is difficult to solve the problem of land degradation, disorderly, inefficient and ecological degradation, etc. Under the territorial plan village planning combines the global planning with the comprehensive renovation, to be a integration of multiple planning. In this way, Comprehensive Land Consolidation is becoming an important means to carry out Xi Jinping's ecological civilization thought and implement Rural Revitalization Strategy, also an important step to promote the implementation of the territorial plan. This study takes the Taipinggou&Huangjiagou, Fuxin, Liaoning as an example, to explore the combination of village planning objectives, spatial layout and Comprehensive Land Rehabilitation, and also to optimize the spatial pattern through Agricultural Land Consolidation, Construction Land Consolidation and Rural Ecology Restoration, eventually promoting Rural Revitalization and ecological civilization construction.

[Keywords] comprehensive land consolidation covering; territorial plan; village planning

[文章编号] 2020-86-P-126

一、研究背景

近年来，随着工业化、城镇化和农业现代化的快速推进，自然资源和生态环境约束日益凸显。在同一空间上，乡村耕地碎片化、空间布局无序化、土地资源利用低效化、生态质量退化等多维度问题并存，单独编制村庄建设规划与单一要素、单一手段的土地整治模式已经难以完全解决综合问题。需要探索"多规合一"的实用性村庄规划综合全域农用地整理、低效建设用地挖潜盘活和生态保护修复等各种土地整治手段，促进耕地保护和土地节约集约利用，拓展农村一二三产业融合发展空间，改善农村生态环境，全面提高国土空间治理能力，助推乡村振兴。

1. 地方实践推动国土空间规划与土地综合整治合而为一

2003年以来，浙江推动实施"千村示范、万村整治"工程，2018年又部署实施乡村全域土地综合整治与生态修复工程，树立了"全域规划、全域设计、全域整治"的理念[1]，将村庄规划与土地整治结合在一起，造就了万千生态宜居美丽乡村，成为践行绿水青山就是金山银山的最佳典范。除浙江外，湖北、河南、江西等省也开展了类似的土地综合整治工作，助推乡村振兴战略和扶贫攻坚战略，探索了不同模式，在生态、经济、社会等综合效益方面都取得了较好的成效。实践证明，全域土地综合整治已经成为贯彻习近平生态文明思想、实施乡村振兴战略的重要手段，是履行自然资源部统一行使所有国土空间用途管制和生态保护修复职责、实施国土空间规划的平台抓手[2]。

在此背景下，2019年5月，自然资源部印发了《关于全面开展国土空间规划工作的通知》，提出编制"多规合一"的实用性村庄规划，通盘考虑农村土地利用、产业发展、居民点布局、人居环境整治、生态保护和历史文化传承等，落实乡村振兴战略，优化村庄布局。2019年12月，自然资源部印发了《关于开展全域土地综合整治试点工作的通知》，强调村庄规划是全域土地综合整治的前提，需要开展全域土地综合整治的，必须编制村庄规划，两者要实行充分衔接，不能搞"两张皮"。两份文件的接连出台充分表明自然资源部的工作思路，即在编制村庄国土空间规划时，就要明确全域土地综合整治的目标任务、整治区域、主要内容、空间布局等，将各项整治任务纳入村庄规划，整体推进农用地整理、建设用地整理和乡村生态保护修复，实现生产、生活、生态空间格局的优化。

2. 国土空间规划背景下土地综合整治内涵不断丰富

国家开展土地整治工作已经近20年，从最初的土地开发整理，到土地整治，再到国土空间规划背景下的土地综合整治[3-4]，经历了四个发展阶段，这不仅仅是概念上的变更，其内涵也发生了深刻的变化。从整治重点上，由增加耕地数量为主向耕地"三位一体"整治和改善生态环境转变，继而开始保护乡村人文风貌，打造山水林田湖草生命共同体；从整治模式上，从单一项目向农用地整理、农村建设用地整理、土地复垦、未利用地开发转变，国土空间规划背景下又增加生态修复、流域治理等综合整治活动。

总的来看，全域土地综合整治突出生态目标和效益，强化空间规划引导，对生产、生活、生态空间进行全域化布局，整治废弃土地，盘活存量建设用地，修复治理生态环境，提升土地节约集约利用水平和生态服务功能，倒逼形成节约资源和保护环境的空间格局、产业结构、生产方式、生活方式，切实推动乡村振兴和生态文明建设。

二、案例介绍

黄家沟村、太平沟村位于辽宁省西北部，隶属于阜新市细河区四合镇。这两个村庄虽然区位上相邻，但从地形地貌、主导产业、村民生活、发展水平上都具有较大差异，一个是省内闻名的明星村，一个是尚未脱贫的贫困村。秉着先富带后富、共同发展的目

土地整治历程	整治重点	整治模式
土地整治1.0时期	新增耕地，聚焦于增加耕地数量，保证耕地红线	土地开发整理项目
土地整治2.0时期	基本农田建设与保护，趋于耕地数量和质量并重	土地开发整理系项目、农用地整理项目
土地整治3.0时期	日益重视保护生态，开展多类型土地整治，但仍以耕地保护建设为主	农地整理、建设用地整理、土地复垦、未利用地开发等
土地整治4.0时期 全域土地综合整治	更加注重土地综合整治，提倡保护乡村人文风貌、保护乡愁，打造山水林田湖草生命共同体	生态修复、流域治理、农用地整理、建设用地整理、增减挂钩等

1

标，2019年5月，阜新市细河区政府提出了两村融合发展的思路，并积极申报成为辽宁省“多规合一”实用性村庄规划试点，探索大城市郊区多个村庄同步编制规划。在规划编制过程中，设计团队提出将全域土地综合整治作为促进两村融合发展、实现乡村振兴的重要抓手和平台。由于两村的先试先行，2019年底自然资源部开展全域土地综合整治试点工作后，黄家沟村、太平沟村又获批为辽宁省全域土地综合整治试点，成为全省唯一的村庄规划和全域土地综合整治双试点。

1. 两村规划基础：资源不平衡，发展不平衡，发展诉求不同

黄家沟村邻近阜新市中心城区，长深高速、101国道穿境而过，地势平坦，耕地连片分布，具有半干旱地区少有的丰沛水系。借助优越的交通条件、自然条件、工业遗产和乡贤能人，建设了黄家沟生态旅游特色小镇，是国家AAAA级景区，年接待游客量80万人，旅游收入5 000万元。依托这一村集体产业带动了村民就业和致富，并极大改善了村庄基础设施和村容村貌，村民安居乐业，老有所养，在东北农村人口普遍收缩的情况下人口逆势增长，是远近闻名的富裕村。随着旅游产业升级，现有旅游服务设施无法满足游客需求，急需提升品质、扩展内容，但前期建设已经占用了村内大量建设用地，几乎到了无地可用的地步，在此状况下，黄家沟的发展诉求近期以品质提升为主，远期实现乡村振兴。

太平沟村位于山地丘陵地区，地势起伏较大，是阜新城区北部重要的生态屏障。村域内沟叉纵横，素有九沟十八岔之称，耕地和居民点零散分布在相对平坦的区域，其他地方多为林地和未利用的荒草地。太平沟村以传统种植业为主，主要生产玉米、花生等耐旱作物，坡地上开垦了一些果园，种植苹果、葡萄，农产品的品质一般，没有发展延伸产业。村域内有两处矿山，连续开挖造成山体部分损毁，废渣和运输严重污染村民生活环境，但税收上缴区财政，并未反哺村里。村民生活条件普遍较差，市政配套设施不完善，2018年人均收入不足2万元，人口外流和老龄化情况较为突出，大部分民房闲置。因此，近期脱贫致富为太平沟村主要发展诉求，远期则希望实现乡村振兴。

2. 两村规划思路：融合空间，整合资源，综合整治

根据对两村现状基础的分析，发现黄家沟村有发展动力，有产业基础，缺少发展空间；太平沟村有大量土地，但缺少发展动力和特色产业。因为发展阶段不同，近期发展诉求不同，但远期发展目标一致，因此可以将两个村作为一个整体进行规划设计，打破行政界限融合空间，整合全域资源，采用综合整治手段，实现产业共融、资源共

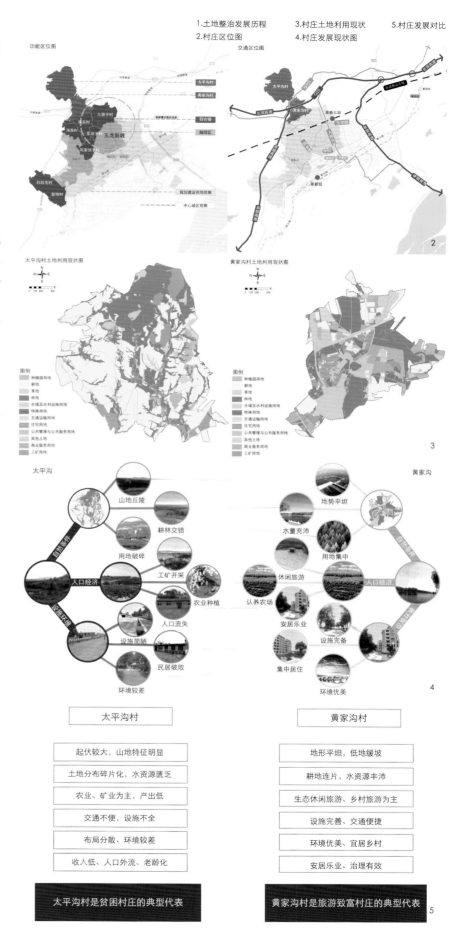

1.土地整治发展历程 2.村庄区位图 3.村庄土地利用现状 4.村庄发展现状图 5.村庄发展对比

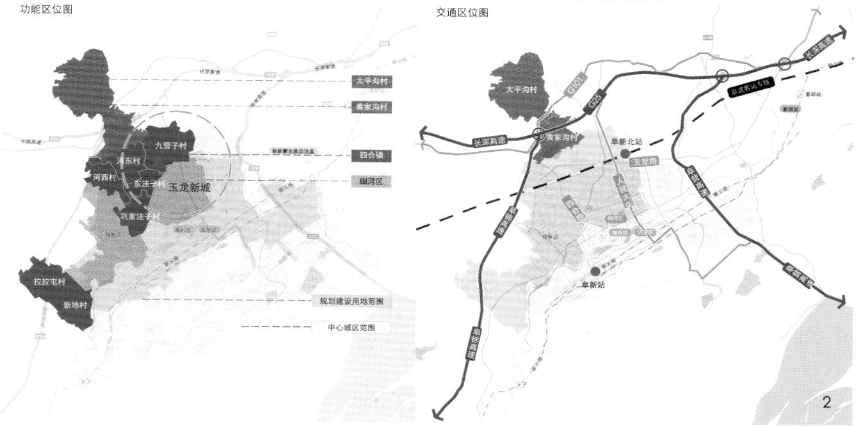

2

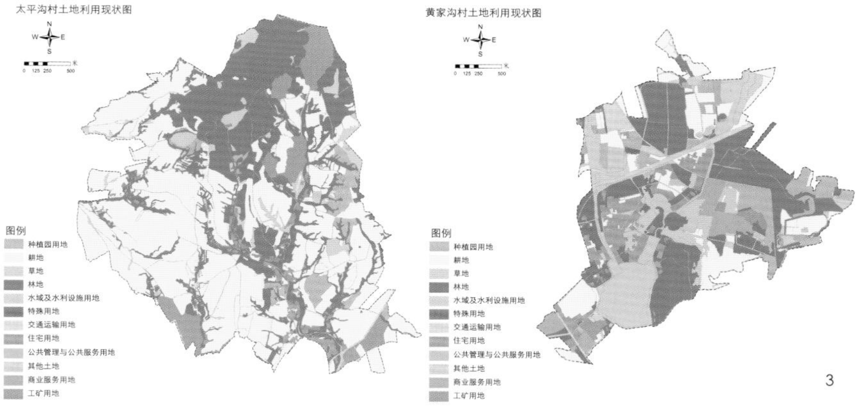

3

4

太平沟村
起伏较大，山地特征明显
土地分布碎片化，水资源匮乏
农业、矿业为主，产出低
交通不便，设施不全
布局分散、环境较差
收入低、人口外流、老龄化
太平沟村是贫困村庄的典型代表
黄家沟村
地形平坦，低地缓坡
耕地连片，水资源丰沛
生态休闲旅游、乡村旅游为主
设施完善、交通便捷
环境优美、宜居乡村
安居乐业、治理有效
黄家沟村是旅游致富村庄的典型代表

5

6.空间结构规划图　8.村庄综合现状图
7.村庄分区管控图　9.村庄综合规划图

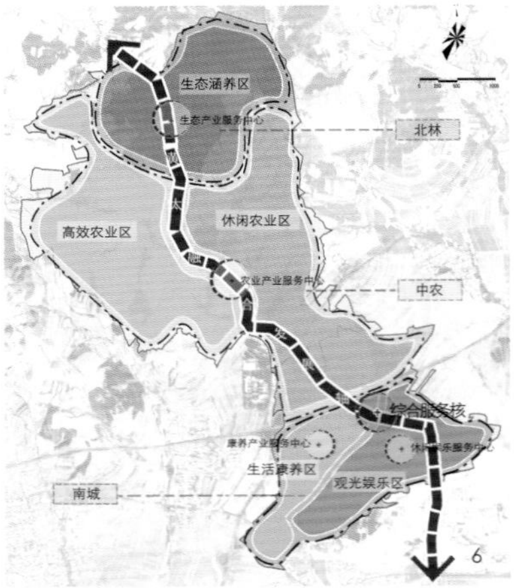

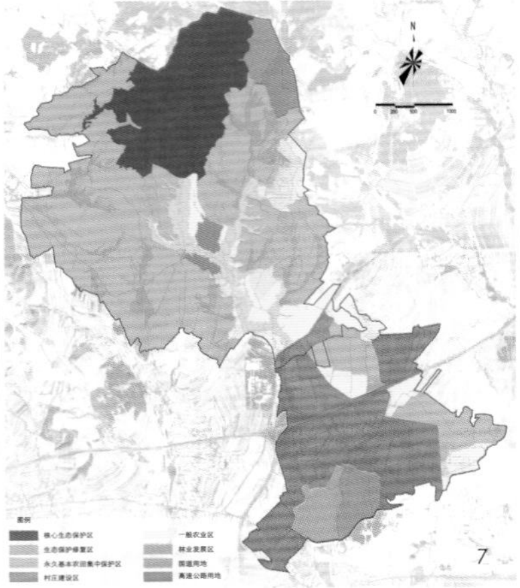

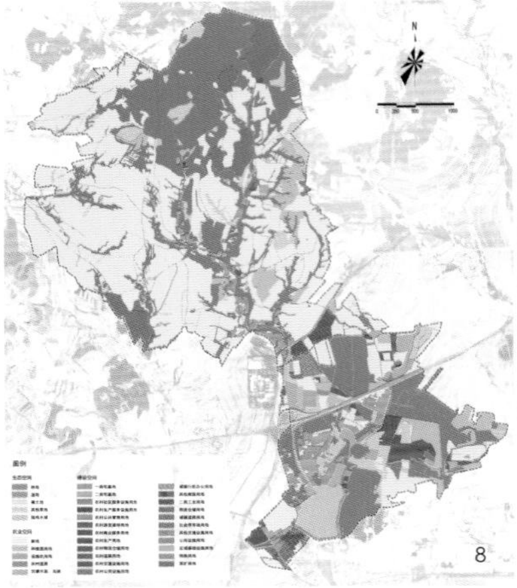

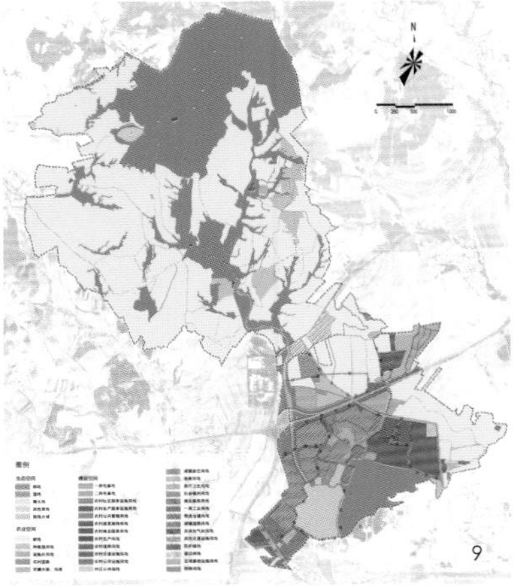

享、环境共塑。

（1）产业共融：通过农用地整理，统筹推进低效林草地和园地整理、农田基础设施建设、现有耕地提质改造，增加耕地数量，提高耕地质量，改善农田生态，适应现代农业和适度规模经营的需要。同时，有序开展工矿废弃地以及其他低效闲置建设用地整理，为两村新产业新业态融合发展提供用地支撑。结合两村交通区位、林地资源、山水资源、工业遗产，统筹布局两村产业空间，农用地、旅游产业用地进行集中整合，太平沟村重点发展高效农业、生态旅游，黄家沟村发展休闲旅游，适度发展农产品加工，两村共同建立“一产为基础，三产为引领，二产为延伸”的高效产业体系。

（2）资源共享：通过建设用地整理，统筹农民住宅建设、公共服务、基础设施等各类建设用地，优化农村居民点布局。太平沟村集体搬迁到黄家沟村，将腾退出的建设用地部分增减挂钩给黄家沟村，进行产业发展或公共服务设施建设，节约下来的建设用地指标进行省域内流转，增加村集体收益。两村村民共同居住在黄家沟村民小区内，共同享有黄家沟村完备的市政公共设施、丰富文化娱乐生活、高效民主的村民自治。

（3）环境共塑：修复村庄生态环境，按照“山水林田湖草”生命共同体整体保护、系统修复、综合整治的要求，结合农村人居环境整治，解决太平沟村铁矿、采石场环境污染问题，科学安排矿山工业生产与生态修复，保护和恢复乡村生态功能，维护生物多样性，提高防御自然灾害能力，保持乡村自然景观，为生产、生活创造优质安全的生态环境。

3. 规划总体布局

根据融合发展思路，对生态、农业、建设空间进行全域优化布局，规划“北林、中农、南城”的空间结构：北部以山地林区生态用地为主，矿山企业和村民生活逐步退出，将村民安置到黄家沟村集中居住；中部以永久基本农田、果园等农业用地为主，发展高效农业；南部以村民宅基地和旅游产业用地为主，围绕松涛湖形成休闲旅游集散中心，逐步构建农田集中连片、建设用地集中集聚、空间形态高效节约的国土空间新格局。

三、两村土地综合整治策略

以全域土地综合整治为平台和抓手，统筹产业发展、农房建设、基础设施、公共服务、生态保护等各项用地，对生态林地重点进行保护修复，农用地进行整合提质，对闲置建设用地盘活挖潜、复垦流转。

1. 突出乡村生态保护修复，打造山清水秀生态空间

两村具有北山南水的生态空间格局，整体环境优良，但北部矿山开采和河流淤堵对生态环境造成一定破坏，需要进行生态修复。

（1）矿山修复

对太平沟矿山的露天采场、排土场、沉陷区等具有环境污染、地质灾害隐患的区域，进行采坑回填、地质灾害治理、地形地貌恢复、水土环境治理、生态恢复，实现化“危”为“安”、化“污”为“良”、化“废”为“宝”、化“疮”为“景”。

（2）理水增绿

对南侧太平沟河进行河道整治，疏通河道1500m，清理河道淤泥，联通两村河湖水系。恢复河湖水域岸线生态功能，对岸线乱占滥用、多占少用、占而不用等问题开展清理整治，对河道两侧不稳定耕地实施生态退耕，利用植物或者植物与工程相结合，建设河道坡面防护工程。

2. 合理调整农用地布局，打造集中连片农业空间

两村的农业空间特点是北零散、南集中，耕地等级不高，不利于农业的规模化和现代化发展。

（1）农地整理

对地块零散、田面不平的农田进行整理，对耕地周边零散未利用地进行开发，“聚零为整”，减少耕地破碎化，增加有效耕地数量41.85hm^2。

（2）提质改造

对太平沟村坡耕地开展梯田建设，纵向按照梯田高差合理设置分区，分别进行土地平整增加土地面积，提升农田耕作质量和耕作效率。强化宜耕土层建设，提高耕地质量。

（3）耕地垦造

保留必要的农业生产设施前提下，对太平沟村搬迁后的宅基地进行复垦，新增耕地33.69hm^2。

3. 盘活乡村存量建设用地，打造集约高效建设空间

两村建设空间特征为北部零散大量闲置、南部集中用地不足，不利于农村基础设施和公服设施配置以及两村产业整体布局。

（1）村庄拆并

按照“整村搬迁，跨村安置”要求，将太平沟村分散闲置宅基地、低效建设用地复垦为耕地，置换出的39hm^2建设用地，优先保障黄家沟村安置区建设和产业发展所需农村游览接待用地，最终节余建设用地指标34.94hm^2可进行省内流转，增加村民收益。

（2）设施配套

整治村庄道路，打通村内“断头路”。完善区域交通体系，建设矿石运输专用道、旅游观光专用线。将整理出的建设用地，优先在黄家沟内完善供排水、燃气、供热等基础配套设施建设，健全教育、医疗、防疫、养老、文化等设施打造15分钟生活圈。

（3）景观重塑

依托两村丰沛的河湖资源，沿松涛湖修建滨水栈道、滨水休闲节点、打造景观节点；充分利用现状闲

10.矿山修复示意图　12.建设用地整理示意图
11.农地整理示意图　13.村庄休闲旅游路线图

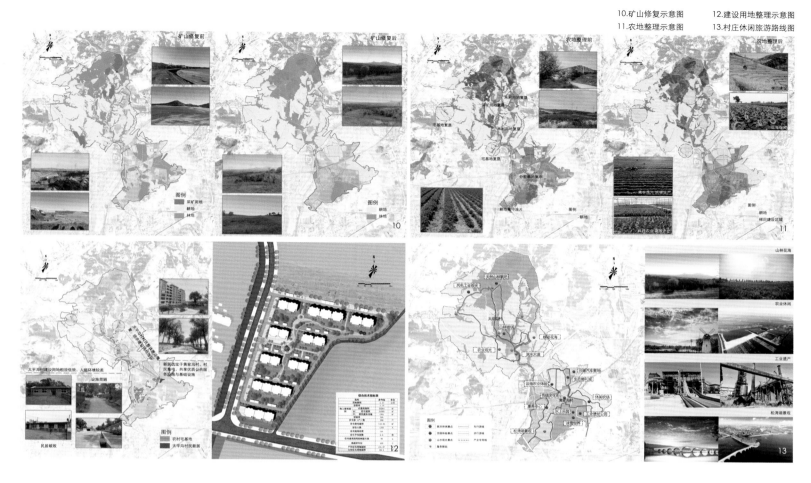

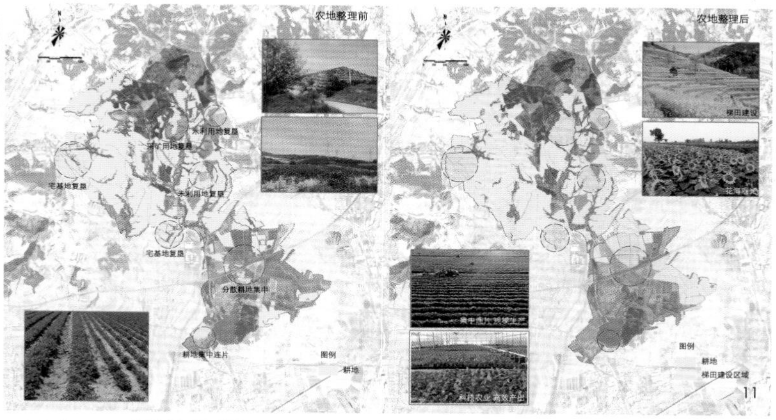

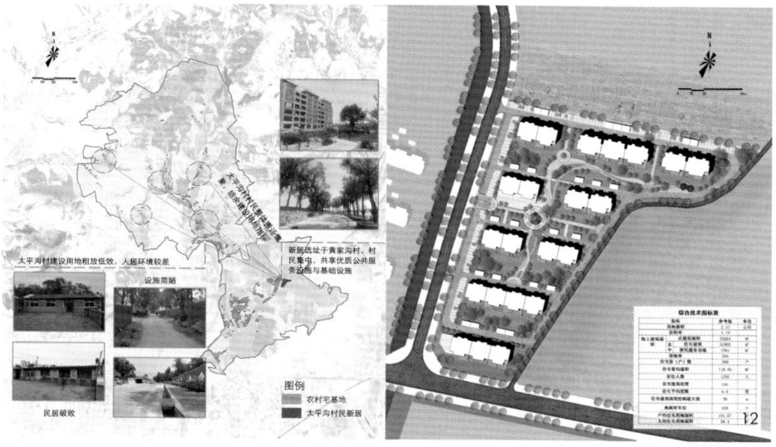

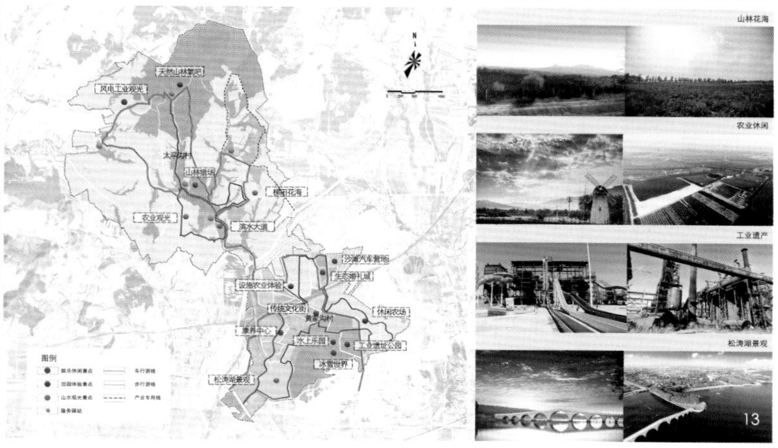

置绿地，通过栽种花草及人行道硬质铺装；在露坡土地区域，种植景观花卉及低矮灌木，开花灌木。

（4）文化传承

在建设用地整治中，注重历史文化保护和传承，对黄家沟村工业遗址进行遗址修复和主题文化符号凝练，发挥区域联动作用，将工业遗址主题旅游节点嵌入到乡村休闲旅游路线中。

四、总结与讨论

基于以上对太平沟村、黄家沟村的实践案例，可以得出国土空间规划背景下实施全域土地综合整治工作需要把握好以下三个方面。

1. 编制“多规合一”实用性村庄规划是全域土地综合整治的前提

需要在村庄规划中体现土地综合整治的目标、任务、分布和具体工程，将土地综合整治作为统筹优化生态、农业、生活三类空间的重要手段。

2. 乡村生态环境保护修复是土地综合整治的新要求

要按照生态文明新要求，增加生态修复、流域治理等整治手段，提高乡村生态环境的容量，增加生态旅游产品的供给，促进“看得见山，望得见水，记得住乡愁”的美丽乡村建设。

3. 盘活挖潜低效建设用地是激发乡村发展活力的新手段

通过全域土地综合整治腾退的建设用地，重点用于集体经营性建设用地，作为农村一二三产业融合发展的空间，增强乡村自我造血功能。同时，将节余的建设用地指标在省域范围内流转获取收益，为乡村振兴提供强有力资金支持。

全域土地综合整治是一项系统性、综合性、长期性工程，全周期的组织实施尤为重要。因此，要多角度多举措共同推进全域土地综合整治工作顺利实施：一是需要强化政府主导作用，二是多渠道整合项目资金，三是充分发挥农村集体经济组织和农民的主体作用，四是强化全过程监管，将综合整治纳入国土空间基础信息平台“一张图”。

参考文献

[1]浙江省土地整理中心. 助推乡村振兴战略，促进生态文明建设：浙江省全面实施全域土地综合整治与生态修复工程[J]. 浙江国土资源, 2019（07）：27-29.

[2]焦思颖. 实施全域整治，赋能乡村振兴：《自然资源部关于开展全域土地综合整治试点工作的通知》解读[N]. 中国自然资源报, 2019-12-20（01）.

[3]国土资源部土地整治中心. 土地整治蓝皮书中国土地整治发展研究报告No.4[M]. 北京：社会科学文献出版社, 2017:135.

[4]王威，贾文涛. 生态文明理念下的国土综合整治与生态保护修复[J]. 中国土地, 2019（05）:29-31.

作者简介

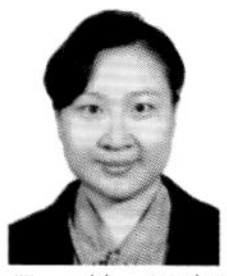
马　健，辽宁省城乡建设规划设计院有限责任公司，城乡规划编研中心，主任，高级工程师，注册城乡规划师；

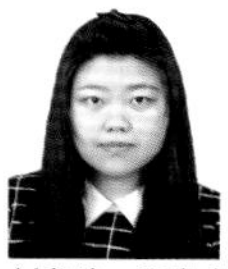
刘宇晴，辽宁省城乡建设规划设计院有限责任公司，规划师；

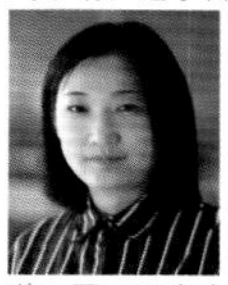
荣　雪，辽宁省城乡建设规划设计院有限责任公司，土地管理工程师。

多元类型村庄规划编制路径探索

Exploration on the Path of Village Planning under Multiple Types

高 宁 张宣峰 李慧燕 魏鲁男
Gao Ning Zhang Xuanfeng Li Huiyan Wei Lunan

[摘 要] 国土空间规划体系下，村庄规划作为城镇开发边界外的详细规划，是开展村庄建设，实现乡村振兴，强化乡村治理的重要手段。乡村振兴战略要求规划编制顺应村庄发展规律和演变趋势，按照集聚提升、融入城镇、特色保护、搬迁撤并分类推进。然而，村庄在空间生产过程中具有“多元化”趋势，村庄发展难以单一分类来界定。本文以济南市三德范村为例，从“明确发展定位、优化村庄布局、串联村庄产业、重绘乡村风貌、激活村庄文脉”等五个方面探讨了多元类型的实用性村庄规划的编制路径。

[关键词] 多元类型；实用性村庄规划；编制路径

[Abstract] Under the territorial planning system, village planning as a detailed planning outside the urban development boundary,it is an important means to develop village construction, realize rural revitalization and strengthen rural governance.The strategy for Rural Revitalization requires that the planning should conform to the law of village development and the trend of evolution, and be promoted according to Urban-rural Integration village, Historical and cultural village, Cluster developing village, and Dismantling and consolidate village. However, there is a trend of "diversification" in the process of space production, so it is difficult to define the village development in a single classification. In this paper, taking Sandefan village in Jinan as an example, the author discusses the practical path of village planning under multiple types from five aspects: "Define the development orientation, Optimize the village layout, Connect the village industry, Redraw the village style and Activate the village context".

[Keywords] multivariate type; practical village planning; planning path

[文章编号] 2020-86-P-130

一、引言

1949年以来，我国为快速获取工业化原始资本积累，采取了“农副产品统购统销”以及征收“农业税”转移支付等方式将农村资源向城市转移，这种“以乡养城”“以农养工”的发展模式导致了乡村衰败[1]。城乡分离的户籍制度进一步加剧了城乡关系的割裂，形成城乡发展双轨制格局，乡村地区逐步成为“价值洼地”，面临收入低、空心化、设施配套落后的发展窘境。随着乡村振兴国家战略实施，需要重新审视乡村的角色和定位，发挥乡村地区特有优势，探索城乡统筹发展的新路径，实现乡村地区的自然资本增值。

我国乡村地区村庄数量众多，村庄间发展状况千差万别，因此村庄规划编制必须因地制宜。中共中央国务院印发的《乡村振兴战略规划（2018—2022年）》，将村庄划分为集聚提升类、特色保护类、城郊融合类、搬迁撤并类四种类型，这就要求村庄规划编制首先要明确分类和发展定位，分类编制，突出重点、体现特色。但是，村庄在生产要素、社会要素分化与重组的过程中，村庄功能和性质趋于“多元化”[2]，部分村庄难用单一村庄分类来体现。基于此，本文以济南市章丘区三德范村为例，旨在探讨新时期下的多元类型复合下的实用性村庄编制方法，以期为此类村庄的规划编制提供借鉴。

二、多元类型村庄规划再认识

“真正影响城市规划的因素是深刻的政治和经济变革”[3]，村庄规划亦然。乡村作为集聚自然、社会、经济特征的地域综合体，兼具生产、生活、生态、文化等多重功能，与城镇共同构成人类活动的主要空间[4]。在国土空间规划背景下，村庄规划是乡村地区的详细规划，承担着乡村地区开发保护等建设活动的法定作用；同时，在新型城镇化、乡村振兴两大国家战略下，村庄规划不仅是单纯技术层面工作，更是推动乡村现代化治理、实现乡村振兴的重要环节。新时期村庄规划要从更高层面认识其角色和作用，融合更加丰富多元视角，编制实用性村庄规划。

1. 规划理念多元性

新时期的村庄规划首先要转变规划理念，贯彻乡村地区空间发展的国家意志，其规划理念的转变主要表现在如下四方面。“坚持底线思维”，传统规划往往强调建设空间的发展，缺少对农业空间和生态空间的关注，新时期的村庄规划应统筹“三生空间”发展，并将“三线”作为推进乡村振兴不可逾越的红线。“坚持以人民为中心”，村庄规划编制应不忘初心，补齐设施短板，改善人居环境品质，不断提升村民获得感和幸福感。“坚持刚弹并济”，村庄规划不仅要贯彻上位规划确定的各类管控边界及约束性指标，同时要设置规划“留白”区，为村庄未来经济社会发展提供弹性空间。

2. 规划要素多元性

规划要素的多元性主要体现在两个方面：一方面是区域全要素统筹，新时期村庄规划可以一个行政村或几个行政村为单元编制，考虑村庄未来撤并、提升等客观要求，打破行政边界壁垒，站在区域统筹角度编制规划；另一方面是编制内容的全要素覆盖，适应自然资源统一管理要求，构建山水林田湖草生命共同体，强化对非耕农地、生态用地的用途管控。

3. 参与主体多元性

村庄的发展是实质上是权力、社会、资本三者在空间规划权上相互博弈并完成空间生产的过程，因此从村庄规划参与主体来看必然呈现“多元性”。首先，空间规划权是法律赋予政府为维护公共利益而确定的法定公权力[5]，因此村庄规划要从实施管理角度确定规划内容、管控规则等编制内容，提高规划可操作性；其次，村民作为村庄规划直接利害人，要尊重村民知情权、决策权、监督权，让村民参与进来，编制村民看懂的规划，并将规划共识纳入村规民约；另外，随着我国社会转型和乡村振兴战略实施，资本介入乡村发展，因此村庄规划应响应市场需求，探索“点状供地”“留白”机制等创新模式，助推乡村旅游，并在用地布局、项目安排等方面为乡村振兴提供规划保障。

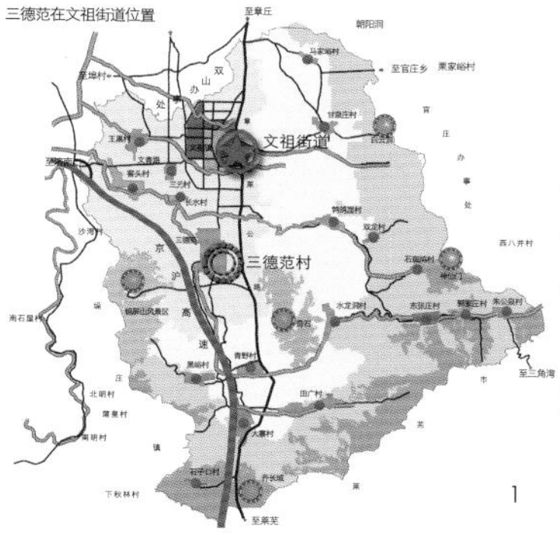

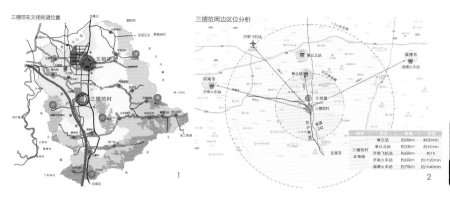

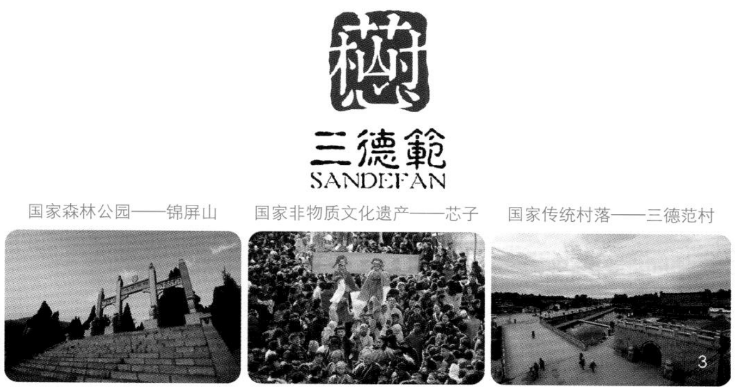
三德範
SANDEFAN
国家森林公园——锦屏山
国家非物质文化遗产——芯子
国家传统村落——三德范村
3

1-2.三德范村区位交通图　　3.村庄“国字”荣誉称号

4. 编制类型多元性

新时期下的乡村建设要杜绝“千村一面”，顺应村庄发展规律和演变趋势，根据村庄定位和国土空间开发保护的实际需要，按照集聚提升、城郊融合、特色保护、搬迁撤并的思路，分类编制村庄规划。按照《乡村振兴战略规划（2018—2022年）》，四种不同类型村庄其分类依据和编制要点详见表1。

表1　村庄分类依据和编制要点

村庄分类	分类依据	编制要点
集聚提升类	现有规模较大的中心村和其他仍将存续的一般村庄	①科学确定村庄发展方向；②严格控制建设用地规模；③激活产业，强化产业支撑
城郊融合类	城市近郊区以及县城城关镇所在地的村庄	①加快城乡产业融合发展、承接城市功能外溢；②强化与城市基础设施互联互通、公共服务共建共享
特色保护类	历史文化名村、传统村落、少数民族特色村寨、特色景观旅游名村等自然历史文化特色资源丰富的村庄	①保持村庄的完整性、真实性和延续性；②改善村庄基础设施和公共环境；③充分利用村庄特色资源，发展乡村旅游和特色产业
搬迁撤并类	生存条件恶劣、生态环境脆弱、自然灾害频发等地区的村庄，因重大项目建设需要搬迁的村庄，以及人口流失特别严重的村庄	①严格限制新建、扩建活动；②建议与周边拟迁入的集聚提升类村庄作为一个单元编制村庄规划

三、研究区域概况

1. 历史沿革

三德范村现隶属济南市章丘区文祖街道，下辖东、西、南、北四个行政村，6 000余人口，是章丘屈指可数的大村之一。三德范村历史悠久，早在春秋战国时期作为齐长城锦阳关小寨，时称“三推饭”；明代村庄改名“三队坂”；清道光年间改称“三德范”沿用至今；1945年设南明区（新政权），庄内始设东、西、南、北四个自然村；1948年设三德范乡，乡下仍设四个村；1953年改称三德范镇；1958年撤镇建社，三德范设生产大队，归属文祖公社；1984年三德范大队撤销，划分东、西、南、北四个行政村，并建立三德范经济联合社；1986年设“三德范办事处”，代管境内四村一社，办事处领导均兼联社负责人，实际为一个班子两个牌子，成为章丘区唯一的属于经济实体的党政派出机构[6]。

2. 区位交通

三德范村位于泰沂山脉北麓与黄河之间，地势南高北低，东、西、南三面环山，北临平原。地处章莱接壤边境，巴漏河东支两岸，距齐长城“锦阳关”6km，素为战略要地，也是商贸往来和文化交融之所。章莱古道穿庄而过，在村内分为两路，向东通往阳水、淄博一带，向西通往历城、济南等地，是古代章莱二地往来的必经之路。

三德范位于山东省济南市东部地区，章丘市南部，文祖镇中部，东靠淄博，南靠莱芜。距离章丘文祖街道仅有2km，属于城区近郊村庄；距济南市章丘区政府驻地明水约15km；距山东省省会济南约50km；距离莱芜市约43km。以村庄为中心，其1.5小时等时圈内可达章丘站、章丘北站、济南机场、济南火车站、淄博火车站等交通枢纽。三德范村西临京沪高速、东临省道242，乡道026贯穿村庄；距离埠村立交9.5km，10分钟车程。整体来看，三德范村庄交通便利，区域位置优越。

3. 特色资源

三德范村历史悠久，文化底蕴深厚，集儒学、道家文化、基督教文化于一身，塑造了独特的三德范村的村庄肌理和文脉。村庄现拥有三个“国字”称号，分别为国家传统村落、国家森林公园（锦屏山）、国家级非物质文化遗产（抬“芯子”）。

三德范村作为山区村落，拥有良好的生态格局和独特的村落文化内涵，其选址体现了中国古代传统风水文化，整体呈“品”字形布局。从古村落沙盘上可看出村落在原中心河改道之前呈八卦形规划布局，村中两处蓄水池为太极鱼眼的位置。村庄传统格局和历史风貌保存极为完整、传统街巷（“一街十巷”）风貌保留较好、传统民居院落数量众多、村落历史文化内涵丰富、拥有禹王庙、玄帝阁等省级文保单位，具有重要的历史、科学、艺术价值和社会经济价值，村庄于2016年入选中国第四批传统村落，2017年评为山东省历史文化名村。

村庄西部为锦屏山国家森林公园，锦屏山峰奇谷幽，自古为道教圣地，“老君堂”“碧霞祠”两大建筑群上下互应，相得益彰。三德范自古文化艺术繁荣，素有自办剧团、曲艺说唱、民族器乐演奏等传统，其中三德范“芯子”是章丘市唯一的国家级非物质文化遗产，曾获得民间艺术最高奖山花奖成就。

四、三德范村村庄规划实践

三德范村按照村庄分类和规划编制相关要求，在村庄现状摸底调研和资源评价基础上，依据相关上位规划定位和类型分析，确定村庄类型为“特色保护+集聚提升+城郊融合”的多元类型的村庄，明确村庄发展应以特色保护为主，兼顾集聚提升和城郊融合类型村庄特征。

考虑三德范村多元类型发展，规划提出“明确发展定位、优化村庄布局、串联村庄产业、重绘乡村风貌、激活村庄文脉”发展路径，探索在多元类型复合下的一种符合地方特色、适用性强的实用性规划。

1. 明确发展定位

村庄定位是未来一段时间内引领村庄发展的目标愿景和发展方向，其确定要兼顾村庄发展规律和实际需求，同时要具有前瞻性，彰显村庄个性。三德范村发展定位首先提取村庄现有特色要素，总体可概

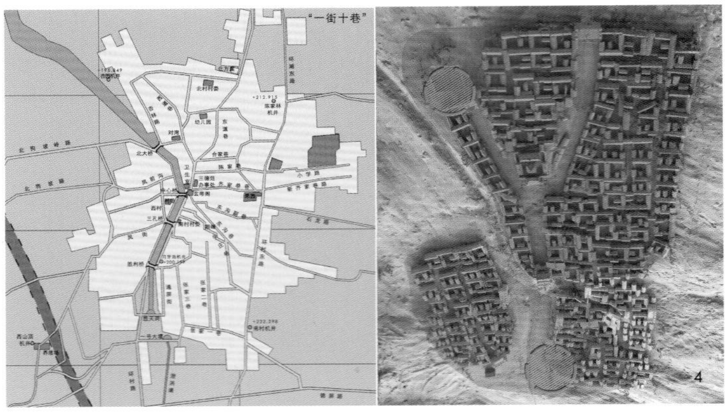

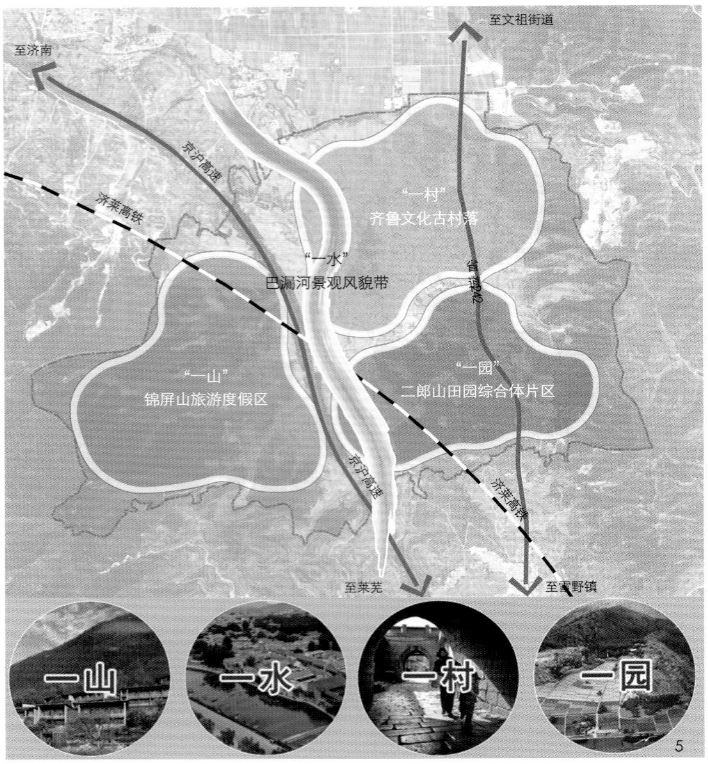

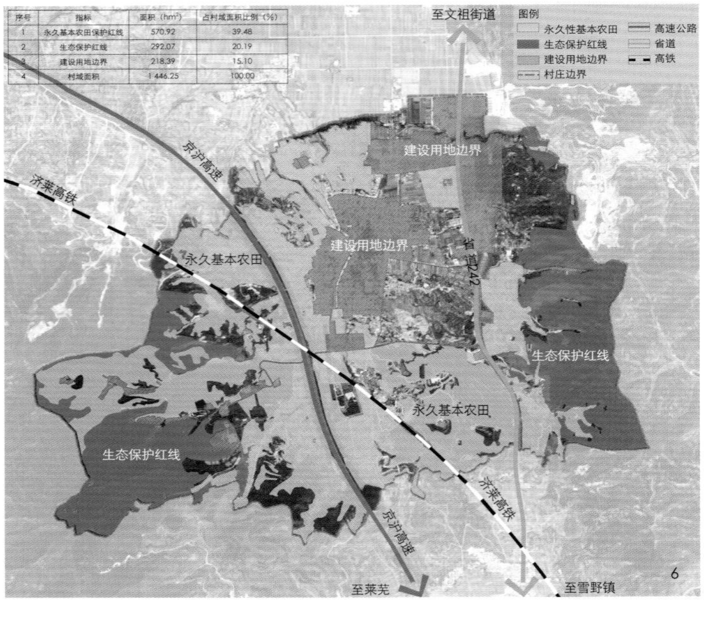

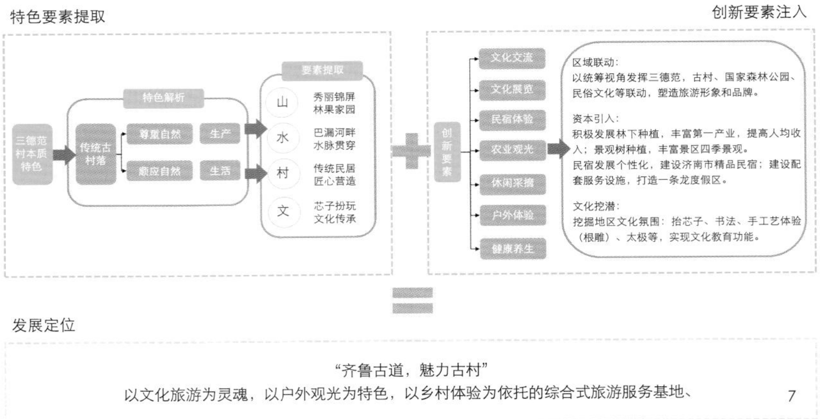

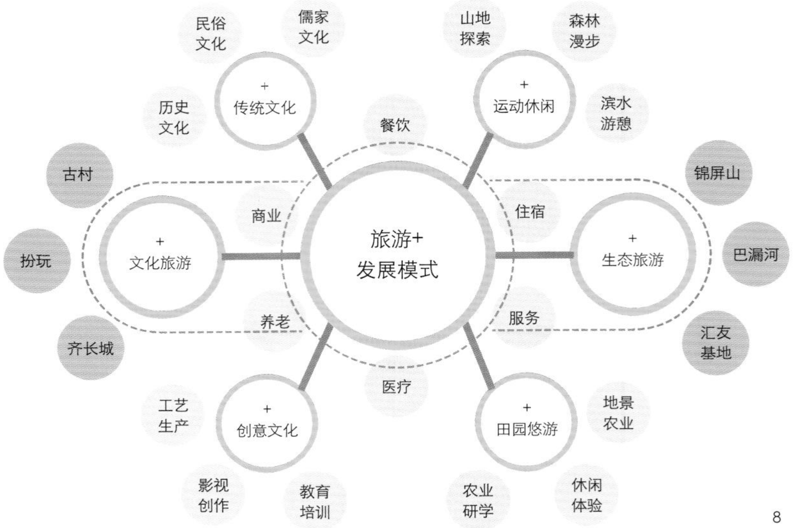

4.三德范村“品”字传统空间格局
5.三德范村空间结构规划图
6.三德范村“三线”划定图
7.三德范村发展定位
8.三德范村“产业体系”策划图

括为“山一水一村”，即秀丽锦屏、巴漏河畔、传统民居、芯子扮玩；其次以现有特色为依托，注入文化交流、文化展览、民宿体验、农业观光、休闲采摘、户外体验、健康养生等创新要素；最后通过“区域联动”“文化挖潜”“资本引入”等发展策略，确定村庄发展路径。

总之，三德范村未来发展要紧紧围绕“一山、一水、一村、一园”的资源禀赋，打造以文化旅游为灵魂，以户外观光为特色，以乡村体验为依托的综合式旅游服务基地，其总体定位可概括为“齐鲁古道，魅力古村”。

2. 优化村庄布局

（1）坚守底线，集约发展

坚持底线思维，落实划定生态保护红线、永久基本农田、村庄建设用地边界“三条底线”。三德范村内生态保护红线主要包括章丘区胡山森林土壤保持、七星台一双凤山土壤保持等两大片区，共计292.07hm^2；永久基本农田按照“面积不减少、质量不改变、布局总体稳定”的原则对永久基本农田进行调整补划，划定面积570.92hm^2；建设用地以土规中建设用地作为约束指标，引导建设用地减量化，在不占用永久基本农田和生态保护红线的基础上，优化建设用地布局，划定建设用地218.39hm^2。

（2）刚弹并重，探索留白

《关于加强村庄规划促进乡村振兴的通知》中提出，探索规划“留白”机制，预留不超过5%的建设用地作为机动指标。本次规划在“留白”机制中进行创新性探索，保障村庄规划的落地性和弹性，其留白指标划分为两种[5]：一类为“定量定位不定类”，明确此类留白用地空间位置和规模，但对其规划用途不做强制性要求；一种为“定量不定位”，此类留白用地为规划机动指标，仅确定规模和规划用途，对其空间位置不落具体图斑，其限制规划用途主要为村民居住、农村公共公益设施、零星分散的乡村文旅设施及农村新产业新业态等。

（3）综合整治，空间优化

国土空间综合整治是村庄规划的重要组成部分，也是村庄规划有效落地的重要保障[7]。三德范村规划坚持“山水林田湖草生命共同体”理念，推进一体化生态保护和修复，其国土空间综合整治围绕“三整治两修复”工程，形成了村庄建设用地整治、闲置低效建设用地整治、农用地综合整治、水域体系修复、矿山生态修复等5类项目库（详见表2），作为国土空间综合整治落实规划相关要求的依据。

3. 串联村庄产业

（1）产业体系

规划践行“文旅双驱”和“三产融合”发展理念，以村落文化为载体、以生态旅游为传媒，以“创新农业”为支撑，达到“用三产促一产、提二产”目的。同时，大力发展“农户经济”，实现当地农村“以产业振兴带动乡村振兴”的最终目标。规划力图构建“1+2+4+6”产业体系，即“旅游+”的1大发展模式；“文化旅游和生态旅游”2大产业引擎；“传统文化、创意文化、田园悠游、户外观光”4大产业板块；“商业、餐饮、住宿、养老、医疗、服务”6大支撑系统环节。

（2）产业布局

规划依托内生资源禀赋，探索资源要素变资产要素的路径，结合土地功能区的管制要求，促进农业适度规模化经营和“一、二、三产”融合发展。三德范村规划形成锦屏山旅游度假区、特色农业种植区、乡村文化体验区、梯田果园游览区、现代农业生产区、新村建设区、文化创意产业区、新旧动能转化区、生态保育区等9大发展板块。

4. 重绘乡村风貌

（1）保护中求发展，注入发展活力

三德范村作为传统村落，首先应传承文化记忆，保护村落传统格局；其次应兼顾村庄发展实际和村民发展意愿，适当注入新的发展活力，改善民生需求。规划在充分了解村民、村委发展诉求的基础上，通过实地踏勘，按照“保护中求发展”的原则，提出了“聚核、透绿、理水、营城”的设计理念，即：“核心引领”，以玄帝阁为核心打造村庄公共服务中心；“融汇透绿”，利用村庄空闲地建设街头绿地和口袋公园，提升村庄品质环境；“水脉贯通”，整治修复巴漏河生态岸线，塑造滨水景观廊道；“有机聚合”，在保持古村落传统格局基础上，于村庄北侧新建社区一处，融入文祖街道发展体系中，强化基础设施互联互通、公共服务共建共享，实现三德范村“古今共生”。

（2）强化图则管理，引导有序建设

村庄规划作为城镇开发边界外的详细规划，应指导村庄具体的建设活动，如建什么、建在哪、建多少？本次规划探索通过“图则式”约束村庄建设行为，引导村庄有序建设，其主要控制指标主要包括面积、容积率、建筑高度等，其中居住、公共服务、商业类用地的容积率、建筑限高按上限控制；其中工业类用地容积率按下限控制，建筑高度按上限控制。同时，村庄内部强化“村庄蓝线”“村庄绿线”“村庄紫线”“村庄黄线”等“四线”管控，保障村民公共利益和公共安全。

（3）塑造乡村景观，提升生活品质

乡村景观是人们感受乡村气息的重要载体，规划设计应该尊重原始自然生态环境，考虑空间场所人脉的延续，体现乡土文化和生态文化，营造集休闲、游憩、交往、教育于一体生活空间。乡村景观分为聚落景观、文化景观、自然景观三个类型。三德范村乡村聚落景观要充分反映济南传统村落的特色建筑形式，如规划设计将中心大街改造，重现当年齐鲁古道风韵，建筑材料、色彩、层高等要与周边建筑相协调。文化景观要反映三德范村的文化底蕴，如将三德范村庄太平广场打造为供人们休憩、集会、交流，同时还兼备宣传教育、普及当地文化和倡导文化传承的场所；自然景观要体现农村特色，重构田园风光，如将村内巴漏河以现状基础条件、保证蓄水空间的前提下进行景观改造，设置亲水空间、展现村庄文化、提升河道景观。

5. 激活村庄文脉

传统村落文化是中华优秀传统文化的精髓，是古代农耕文明的重要见证，也是乡村振兴得自信和动力源泉。规划坚持“以保护促发展、以发展促保护”的发展理念，使传统村落在实现乡土文化遗产价值保存的同时，促进传统村落的本土产业落地生根并活态传承优秀传统文化，延续传统村落特色鲜明的乡村文化脉络。

（1）保护传统村落格局

规划划定传统村落核心区、建设控制地带、环境协调区、历史保护单位保护线，并针对不同分区和历史文保单位提出管控措施。其中，核心保护区范围为中心街两侧具有完整的历史风貌、能够反映明清时期建筑风貌的区域，面积约44.64hm²。

9.三德范村“产业布局”规划图　11.三德范村农房建设引导图
10.三德范村村庄布局构思图　12.三德范村控制图则引导示意图

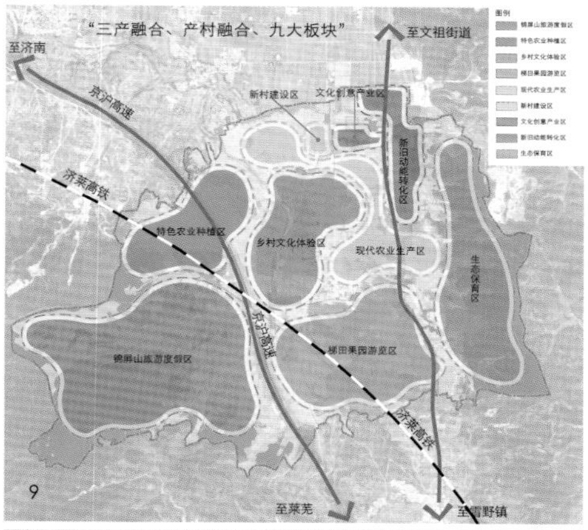

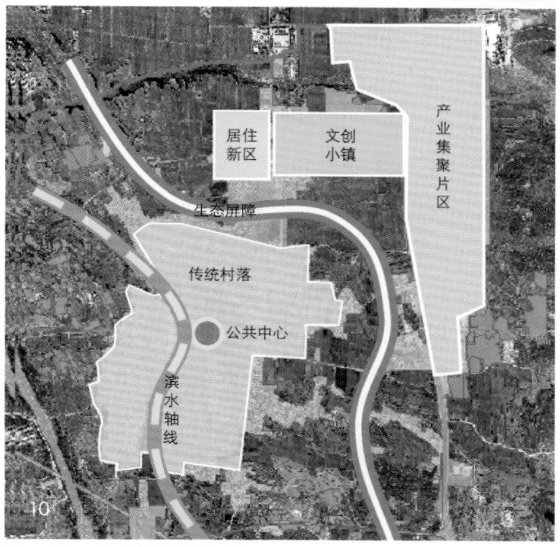

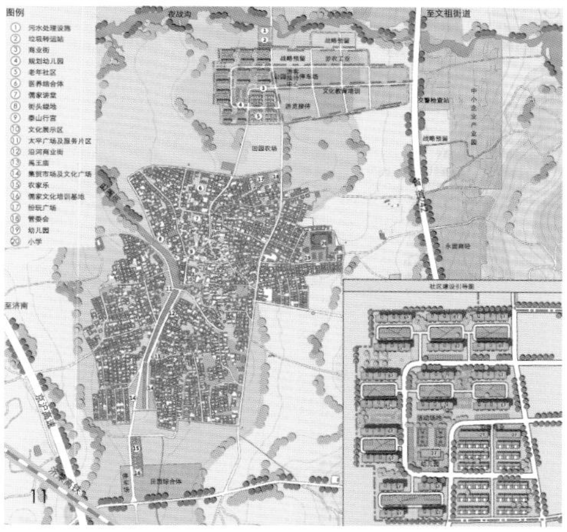

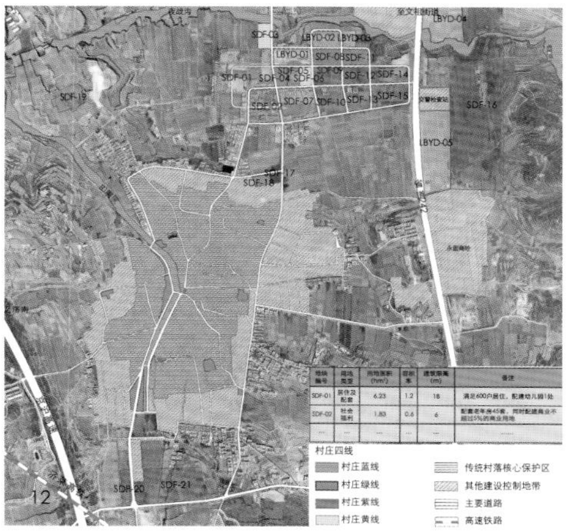

13-14.三德范村聚落景观（中心大街）设计示意图（图片来源：《三德范村整体策划与风貌设计方案》）
15-16.三德范村文化景观（太平广场）设计示意图（图片来源：《三德范村乡村振兴战略规划》）

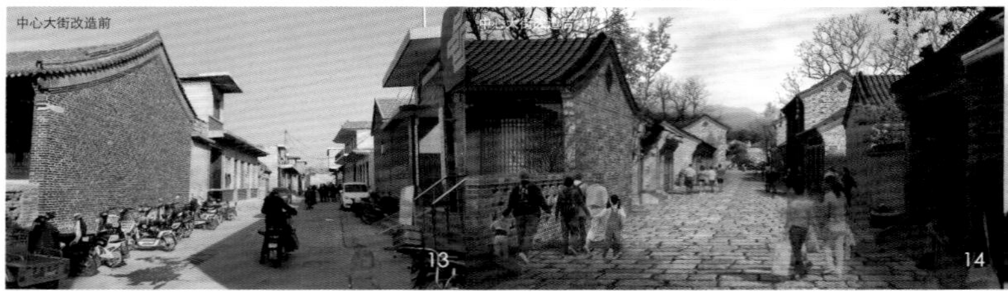

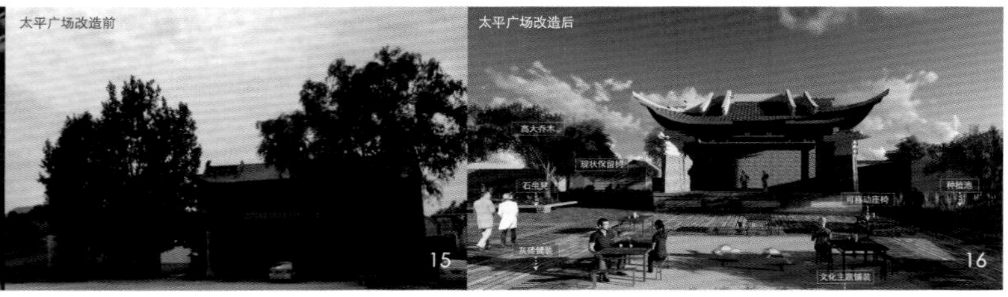

表2　　三德范村国土综合整治项目表

类型	规模	实施措施
村庄建设用地整治	8.43hm²	通过增减挂钩工作，对村庄蔓延区域进行复垦，在村庄北部安置点建新，腾退的建设用地指标可用于村庄产业发展
闲置低效用地整治	4.35hm²	对现状零散的低效工业和闲置宅基地进行复垦
农用地综合整治	570.92hm²	推进高质量农田建设和耕地提质改造；结合村庄建设用地边界变化，适当调整基本农田布局
水域体系修复	24.66hm²	保留自然河流和水渠，修复水域水质和生态岸线
矿山生态修复	17.38hm²	通过地质环境治理、地形重塑、土壤重构、植被重建等综合治理工程恢复矿山生态

表4　　三德范村非物质文化遗产保护清单

序号	名称	基本信息
1	扮玩“转芯子、双杆芯子”	扮玩，是三德范传统的民间文化娱乐活动，始于康乾年间，代代相传，延续至今。每年正月初五过后，各巷村民自发组织扮玩活动，庄内有十巷，每巷各自组织一支扮玩队伍，分别在中午和晚上走街串巷，表演自己的传统节目。三德范“双芯”“转芯”更是独树一帜，曾获国家级民间艺术最高奖项“山花奖”，并列入国家第二批非遗项目
2	石刻艺术、葫芦雕刻	三德范村中的一支张氏家族，自明嘉靖年间起，以石刻手艺传家。现今第二十一世传人张列才为章丘区石刻非遗传承人，其高中毕业后拜当地名师马建洪学习木雕，与祖上传下的石刻技术融会贯通，在三德范古村建设的碑刻保护、修复等工作中贡献突出
3	书法	村内遗留的书法作品有少量族谱和部分房地产文契。族谱中以张氏族谱书写最为工整优美，由张氏第十八世孙张传瀛书写，欧体小楷，清丽俊秀；齐氏族谱书写工整，颜体小楷，独具一格，给人以新颖之感。房地产文契书写字体多种多样，楷、隶、行、草皆备
4	剪纸	剪纸随汉代纸的产生而产生，祖辈传承至今，以窗花、花鸟鱼虫、梅兰竹菊等题材为主，代表着人们对美好生活的向往，或对人的教育与启迪。现庄内剪纸技艺最高的当属西道巷村民王青训
5	纸扎	庄内历代都有纸扎艺人。旧时盛行土葬，民俗讲究重葬厚殓，为亡者扎诸多冥物是历史传统习俗。冥物多以竹篾或高粱秸秆绑成主架，外糊彩纸，粘上小彩花及彩色纸条，绘有各种花纹图案，形似现实生活中的各种用具。主要冥物有“白绒马”“官轿”“花轿”“金山银山”“米山面山”“金黄牛”“摇钱树”“箱柜机桌凳”等。20世纪90年代，冥物制作增加了不少新花样，除传统纸扎冥物外，也纸扎现代化用品，在祭祀时焚烧
6	高氏四季拳	高氏四季拳源于唐朝末年五代十国时期，由名将高思继所创，迄今已有一千多年历史。四季拳源流有序、技术体系完整、地域文化特点鲜明，由该拳种的“和风式、熏风式、金风式、逆风式”四法合练而得名。现已传至第三十四代高兴义
7	历史名人、典故轶事	张传瀛，姜隆懋，单运湘；刘公二骡一驴下江南，刘岱东到访姜德溥，德溥先生与神秘的小石屋

表3　　三德范村物质文化遗产保护清单

编号	名称	数量	位置	保存状况	基本信息
1	三德范玄帝阁	1	村中部	保存较好	明清年代古建筑，山东省级文物保护单位，位于济南市文祖街道三德范村核心保护区中部
2	三德范禹王庙	1	村南	保存较好	明清年代古建筑，山东省级文物保护单位，位于济南市文祖街道三德范村核心保护区南部
3	一街十巷	11	村中	保存较好，部分路段新扩	中心大街、东沟巷、齐家巷、陈家巷、金家巷、东道巷、西道巷、太平街、辛庄巷、单家巷、张家巷
4	聚落遗址	2	村南	近乎消失	境内“小寨”“于家庄”两村和“广宗城”遗址所证，此域很早便是人们定居、繁衍生息之所，至少可追溯到春秋、战国时期
5	围墙遗址	4	村委东和村南	保存较差	原有三部分围墙呈“品”字形排布，为保民护庄而设，现在仅剩4处遗址
6	影壁	2	泰山行宫遗址	保存较好	1968年，在空地南端，即东、西道岔口建大影壁一个，阳面为主席台，敬立毛主席石膏像一尊；阴面为戏台，并筑西墙，形成一大院落，俗称“庙园子”
7	古井	7	村子院落内外	保存较好	常年有水，相传池内水喝了有强身健体、消除百病的功效
8	石磨	若干	村民院子里	保存较好	石头制作，磨碎谷物用的工具
9	碾盘	若干	村庄街道处	保存较好	石头制作，磨碎谷物或给谷物去皮的工具
10	碑群	2	锦屏山、村委会等	保存较好	锦屏山历来修建皆遗有碑刻，其间虽经风雨剥蚀，部分碑碣残损，但其碑身仍留在山上，整体基本完整，尚可凭籍。部分碑碣年湮世远，字迹脱落，模糊不清，极大地增加了辨认难度。现将锦屏山碑文录撰成篇zz
11	碑刻	80余座	三德范庄内和锦屏山上	保存较好，村委会中保存部分碑刻	太山行宫碑群共有碑碣13块，其中11块为记事碑，2块为功德碑；老君堂碑群共有碑碣6块，同治六年之碑未修复；盘道碑群共有碑碣12块，其中10块为记事碑，2块为功德碑，光绪三十一年重修碑尚未修复；墓林碑群共3块
12	古桥	4	巴漏河之上	保存较好，部分已经修缮	胜利桥是三德范有史以来第一座跨越巴漏河、把三zzz德范东西两片连为一体的桥，也是彼时文祖公社境内石料拱桥单跨度最大的桥。中心桥下有宋明时期的雕刻
13	石门	4	村中部	保留较好	太平门、艮峰门、和平门、人和门
14	旱池	若干	村中各处	保存完好	村中缺水，几乎家家户户都有旱池，以供取水
15	神龛	2	村中和村西	保留完好	民间放置道教神仙的塑像和祖宗灵牌的小阁。神龛规格大小不一，依祠庙厅堂宽度及神的数量而定
16	石雕装饰拴马石	若干	院子墙外、门口	保留完好	门楼左右下侧的花式石雕、砖雕、木雕，样式丰富美观；旧时大户人家的拴马石
17	古河道	1	南北贯穿村子	保留完好	古称爪漏河，属季节河，村内河段筑岸修桥、整平河床，方便了交通，改变了村貌
18	大树	37	村庄各处及锦屏山上	保留完好	村庄内的大树保护较好，多为槐树。锦屏山上有约500年树龄的银杏树，树高三十多米，须几人才能环抱，笔直端庄，树冠形似华盖，生机盎然，是锦屏山的镇山之宝，堪称章丘之最

17.三德范村自然景观（巴漏河沿河景观带）设计示意图（图片来源：《三德范村乡村振兴战略规划》）

18.三德范村历史文化保护规划图

19.三德范村文化空间分布图

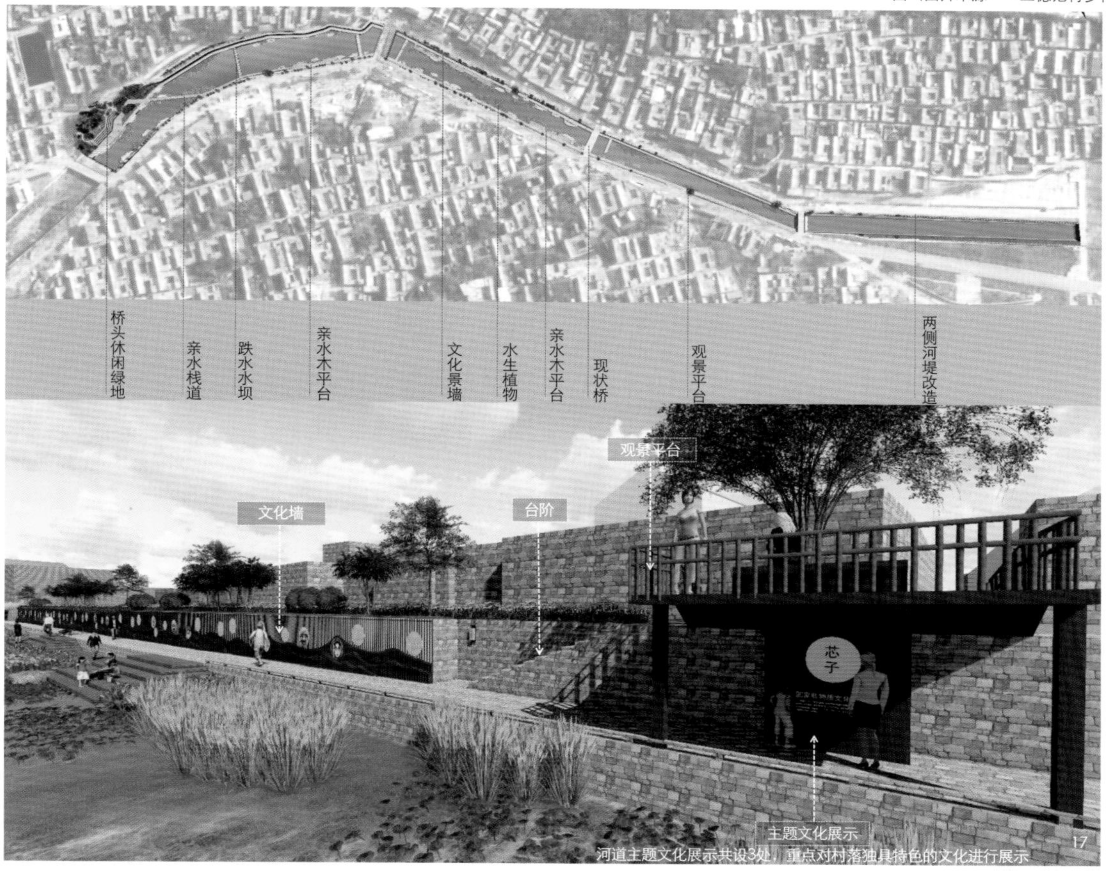

桥头休闲绿地
亲水栈道
跌水水坝
亲水木平台
文化景墙
水生植物
亲水木平台
现状桥
观景平台
两侧河堤改造
观景平台
文化墙
台阶
芯子
主题文化展示
河道主题文化展示共设3处，重点对村落独具特色的文化进行展示

17

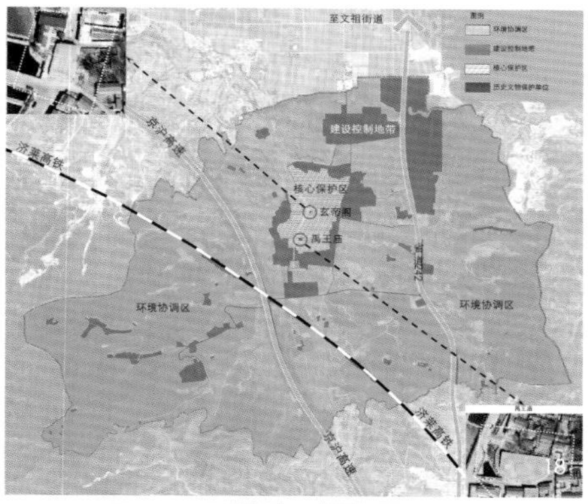

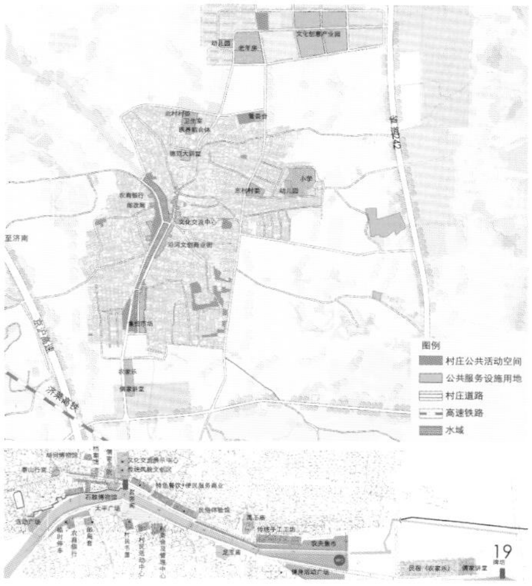
19

（2）梳理村庄文化资源

规划在保护传统村落格局的同时，应注重发挥传统村落中丰富的物质文化遗存和非物质文化遗产资源的经济属性，让乡土文化回归传统村落并为乡村振兴提供动力。本次规划系统梳理了三德范村内物质文化遗产和非物质文化遗产，并以清单形式列举，实行登录保护。

（3）活化乡村文化脉络

本土文化的挖掘能够彰显村庄个性，进而增强村民的认同感和归属感。三德范村规划构建“三馆、两堂、一院、一中心”现代文化传承体系，培育形成生产、生活、生态和文化良性互动的发展态势，其中“三馆”为石雕博物馆、胡同博物馆、档案馆；“两堂”为儒家讲堂、德范大讲堂；“一院”为儒家书院；“一中心”为文化交流展示中心。同时，在村庄北侧规划“文创小镇”，发展工艺生产、影视创作、教育培训等文创产业，加强与文祖街道联系，共建共享其配套设施。

五、结语

在新时期国土空间规划体系下，本文以济南市章丘区全国传统村落三德范村村庄规划为例，从“明确发展定位、优化村庄布局、串联村庄产业、重绘乡村风貌、激活村庄文脉”等五个方面探索多元类型的实用性村庄规划编制路径。规划编制以“产业兴旺、生态宜居、乡风文明、治理有效、生活富裕”为总目标，深化落实上位规划要求，通过生态保护与修复、农田保护与土地整治等优化全域用地布局，在保护传统村落整体格局基础上，提出新村选址和建设引导，完善道路、公共服务设施、基础设施等，满足村民日益增长对美好生活向往的需求。

参考文献

[1]刘新. 中国城乡二元经济社会结构形成原因探析[J]. 农业经济, 2009: 3-5.

[2]杨贵庆. 城乡共构视角下的乡村振兴多元路径探索[J]. 规划师, 2019, 35(11):5-10.

[3]刘易斯·芒福德. 城市发展史[M]. 北京:中国建筑工业出版社, 2005.

[4]中共中央, 国务院.《乡村振兴战略规划（2018—2022年）》.

[5]靳相木，张闯，李乃民. 实用性村庄规划的编制实现路径[J]. 中国土地, 2019(10): 31-33.

[6]张福经. 三德范庄志[M]. 香港：中国文化出版社, 2006.

[7]郭伟鹏，黄晓芳. 论国土空间综合整治与村庄规划的关系：以武汉黄陂区村庄规划为例[J]. 上海城市规划, 2020(02):115-121.

作者简介

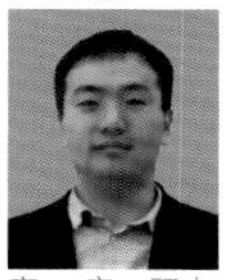
高　宁，硕士，山东建大建筑规划设计研究院，规划设计分院规划二所，工程师；

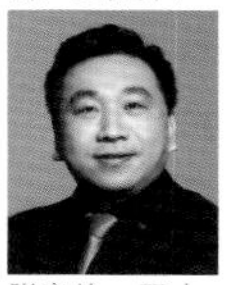
张宣峰，硕士，山东建大建筑规划设计研究院，规划设计分院，高级工程师；

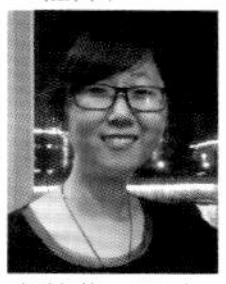
李慧燕，硕士，山东建大建筑规划设计研究院，规划设计分院研究中心，工程师；

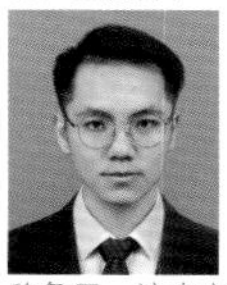
魏鲁男，济南市章丘区城市规划建设服务中心，工程师。

他山之石
Learning from Abroad

法国乡镇层级的国土空间规划
——以爱维勒沙泰为例

Territorial plan at town-level in France
—Case of Ervy-Le-Châtel

范冬阳
Fan Dongyang

[摘　要]　我国的乡镇约略对应法国的较小规模的市镇联合体和较大规模的市镇，对应的法国乡镇层级的国土规划主要工具为地方城市规划，其中遗产保护区的保护规划是单独文件但作为地方城市规划整体中表达地役的一部分。本文以法国东部具有历史文化特色的市镇爱维勒沙泰为例介绍法国乡镇层级的国土空间规划及其特点。

[关键词]　法国；国土空间规划；乡镇；爱维勒沙泰

[Abstract]　China's towns roughly correspond to the smaller intercommunalité and larger commune in France. The main tool of urban planning at town-level territory in France is Plan Local d'Urbanism, in which the protection planning of heritage reserves is a separate document but as a part of overall local urban planning. This article introduces Ervy-Le-Châtel, a historical town in the east of France, and its urban plan to give an example of territorial planning at town level in France.

[Keywords]　France; territorial plan; town; Ervy-Le-Châtel

[文章编号]　2020-86-C-136

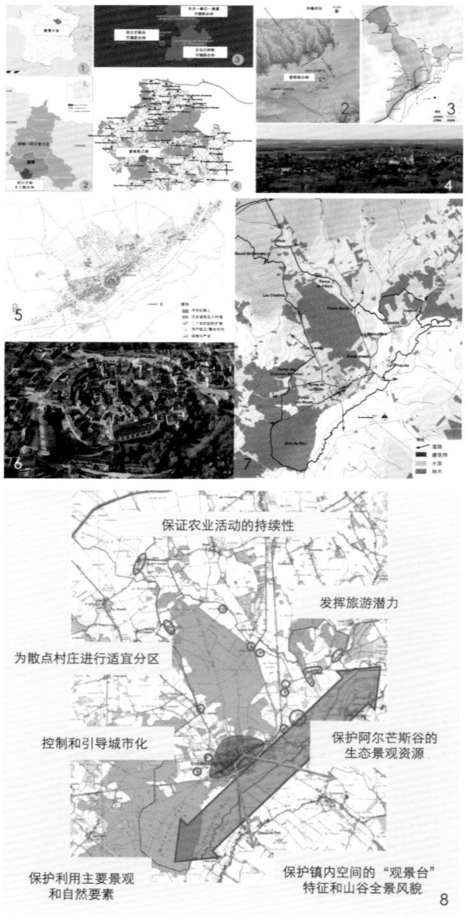

1.爱维勒沙泰市镇区位（空间定位依次为：①奥博大省；②阿尔芒斯乡土联合体；③阿尔芒斯谷市镇联合体；④爱维勒沙泰）
2.爱维勒沙泰空间尺度
3.爱维勒沙泰地理条件
4.爱维勒沙泰市镇景观
5.市镇核心空间历史演变
6.中世纪核心区鸟瞰
7.现状空间要素
8.PADD确定的4个规划目标在场地的分解

一、法国乡镇和对应国土空间规划概况

法国行政层级从高到低分为四级——中央政府、大区（région）、大省（département）、市镇（commune），20世纪80年代地方分权之后大区、大省和市镇成为自治的地方政府，虽然空间上嵌套，但各自事权分工明晰、法律地位平等。市镇作为最小层级的国土单元，数量巨大但平均面积较小（平均面积约14.88km^2，比我国乡镇的尺度（20~200km^2）要小许多），导致国土空间的碎片化，因此出现了由多个市镇横向联合并获得中央政府认可而形成的市镇联合体（intercommunalité）作为解决国土空间问题的功能层级，用于处理与联合体内的市镇密切相关而各自无法独立解决的公共问题，其中具有城市规划功能的联合体在城市规划审批、建设和规划许可证发放等事物上与独立的市镇相当。因此，我国乡镇在空间和人口规模上相当于法国较小规模的市镇联合体和较大规模的市镇——即法国的乡镇。

法国乡镇层级的国土空间规划工具主要是地方城市规划（Plan Local d' Urbanism）。地方城市规划的前身是源于20世纪60年代的土地利用规划（Plan d' occupation du Sol），经历了地方分权法案、2000年《城市更新于社会团结法案》和2010年通过的《国家干预环境保护法》的调整，确定了其现行的编制原则、内容和流程。乡镇以自身空间范围为编制单元，由本级市镇政府 发起编制，联合技术部门根据上位规划 的相关规定，划定各类空间分区，提出各区划的建设和土地利用指标，是具有实施性、可用作规划建设许可证颁发依据的规划。以下以爱维勒沙泰市镇的地方城市规划为例说明其特点。

二、爱维勒沙泰概况

爱维勒沙泰（Ervy-Le-Châtel）是法国东部的一个市镇，位于大东部大区 （Le Grand-Est）奥博（Aube）大省的阿尔芒斯乡土联合体 （Pays d' Armance），面积21.39km^2，平均海拔150m，人口密度57.22人/km^2，有住宅601套，其中485套为第一住所（约80%），43套为第二居所（约9%），74套为空置居所（约12%）。

爱维勒沙泰的建成空间沿着阿尔芒斯山谷旁的丘陵脊线东西展开约7.8km，农业和自然用地南北延伸约8km，市镇距离最近的中心城市特鲁阿伊（Troyes）约30km，附近有几条大省道路交汇。

自然地理和建成空间形成了爱维勒沙泰独特的景观风貌。

从空间内的要素来看，在西南和北部各有一片连

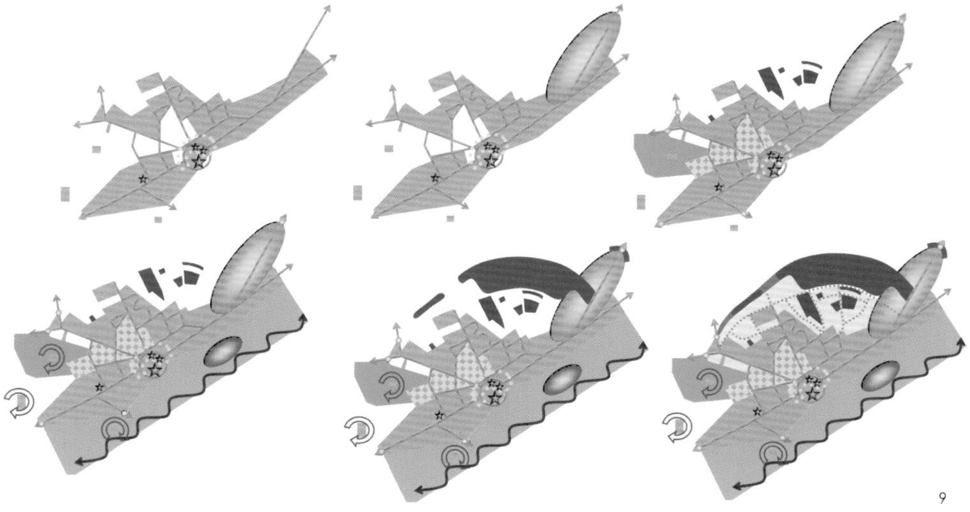

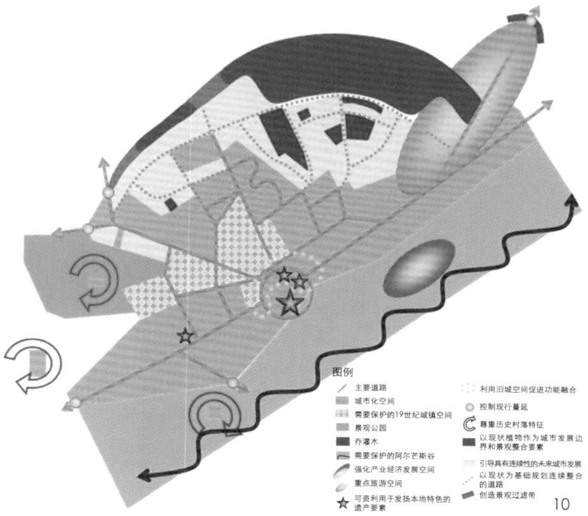

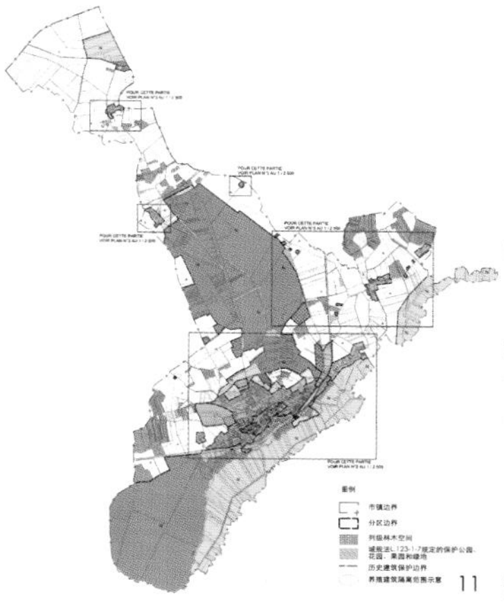

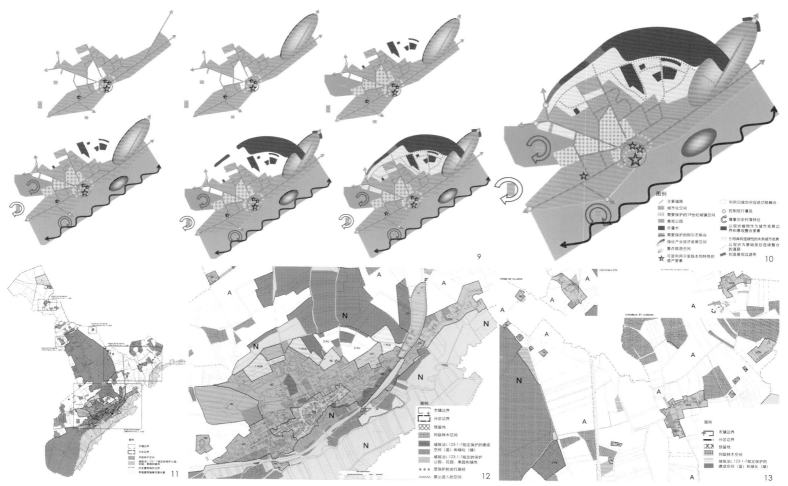

9.规划编制的目标、步骤及形成的空间结构（资料来源：PADD）
10.规划编制目标与空间要素形成的规划蓝图（资料来源：PADD）
11.爱维勒沙泰地方城市规划总图
12.爱维勒沙泰中心城镇（centre-bourg）规划分区图
13.爱维勒沙泰村庄（hameaux）规划分区图

片林地，二者中间是相对集中的连片建成空间沿河谷展开，因历史上具有防御功能、是一个设防城市，所以建立在河谷旁的山脊上，城外道路顺丘陵而下，保持了林地的完整性。

建成空间经历了从中世纪到当代的逐步发展。其中中世纪核心区呈圆形平面，历史上有环形城墙保护具有防御功能，城门外（东西方向）的道路周边也逐渐发展出城郊和散点村庄；到20世纪初，较大规模的土地开发在城郊外围展开，产业用地主要沿东部道路延伸，随着人口的增加也出现更多的当代住宅。

爱维勒沙泰现行的地方城市规划是2011年编制、2013年通过颁布的，由于爱维勒沙泰历史悠久建成遗产丰富，在申请加入特色小镇协会之际又针对本地遗产专门编制了“建筑与遗产保护利用区”（Aire de Valorisation de l’ Architecture et du Patrimoine，后称AVAP）规划，作为地方城市规划的一部分，更加精细化的指导遗产空间的保护利用和建设管控。

三、爱维勒沙泰地方城市规划

1. 地方城市规划编制的主要内容、流程与编制原则

地方分权之后，城市规划的编制和修订主要由市镇政府（或联合体决议机构）发起，过程中，市镇长或联合体的代议主席应向地方行政单位的决议机关、相关组织的公共机构、经过认证的联合会的主席等进行咨询，在此基础上整理规划思路制作规划草案，决议后公示1个月，之后将草案（共5部分内容，见后）提交民意调查并请地方单位和相关机构提出意见，规划获得批准后，即可颁布执行，实施与编制为同一主体。

地方城市规划的编制原则包括：（1）平衡性，包括城乡空间、建设用地与自然空间之间、城市中心与边缘之间、遗产与当代空间之间的各类平衡；（2）多样性，包括城乡空间功能的多样、住宅空间社会阶层的多样，空间业态分布的多样性和能源使用与出行方式的多样性；（3）关注环境与可持续发展，节能减排、保护资源、节约空间、维护生态系统和生物多样性等。

规划文件主要由5部分组成，包括：（1）说明报告（Le Rapport de présentation），解释编制规划的思路和方法、分析过程和规划目标的合理性；（2）土地开发和可持续发展计划（le Projet d'Aménagement et de Développement Durable,后称PADD），是最核心的规划文件，说明规划的主要原则、目标和指导方针；（3）交通规划与整治计划（Les Orientations d’ Aménagement et de Programmation et les déplacements）主要是关于住宅和交通的专项规划；（4）相关规定（Le Règlement），即对土地空间进行分区分类并针对每类空间提出管控原则；（5）附件（Les Annexes），包括相关的背景法规、关于公共利益和地役的现状信息等。5个部分之间的内容依次保持一致、相互配合，即说明报告最先编制，土地开发和可持续发展计划要以说明报告为准，与其保持一致，以此类推。

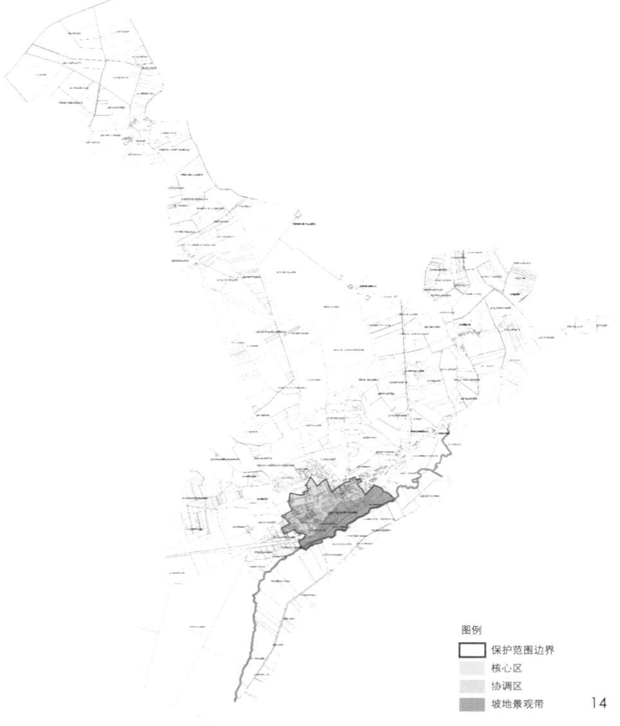
图例
保护范围边界
核心区
协调区
坡地景观带

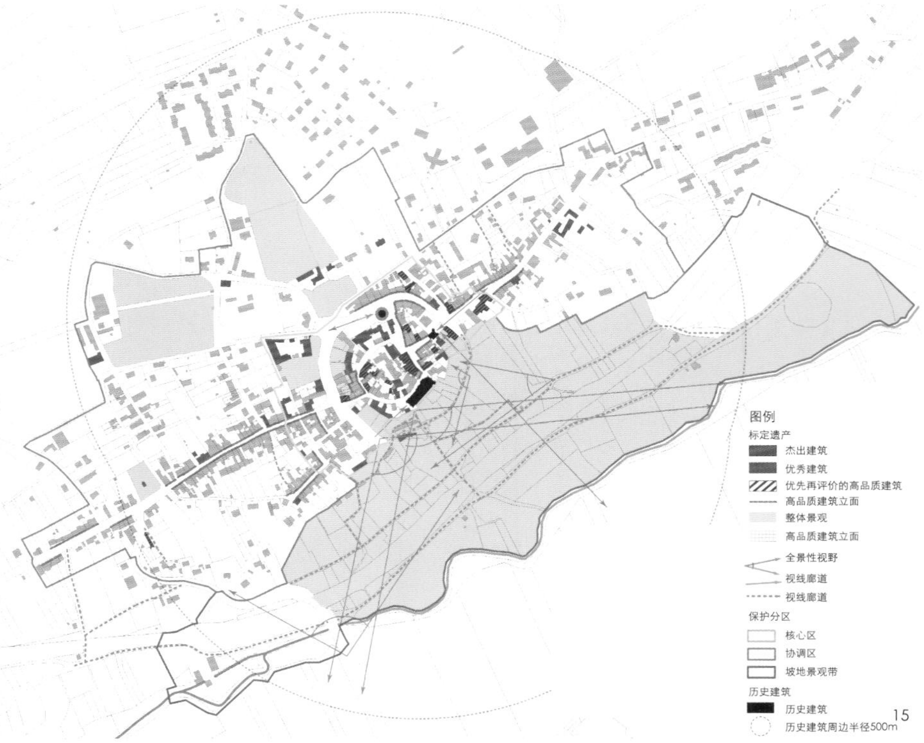
图例
标定遗产
杰出建筑
优秀建筑
优先再评价的高品质建筑
高品质建筑立面
整体景观
高品质建筑立面
全景性视野
视线廊道
视线廊道
保护分区
核心区
协调区
坡地景观带
历史建筑
历史建筑
历史建筑周边半径500m

14.保护区范围与分区（资料来源：AVAP）　15.保护对象分类图示（资料来源：AVAP）

2. 爱维勒沙泰地方城市规划各部分文件及主要内容特点

（1）说明报告，包括：地理与景观现状分析；城市与建筑现状分析；社会经济现状分析（人口、住房、产业、就业、基础设施）；由此推导得出规划各项内容和要求的合理性（包括土地开发和可持续发展计划、交通规划与整治计划、相关规定，详见后）；规划实施条件（包括环境影响评价，资源评价）；规划编制参考的法规与相关地役说明。

（2）土地开发和可持续发展计划PADD，表达了规划的4个主要目标，分别是：①控制城市空间形态、促进村镇和谐发展、吸引新村民入住本地；②保护本地的自然空间、建成遗产和优质景观空间；③保证生活品质，满足公共服务和设施需求；四强化本市镇作为中心城镇和经济核心的功能。四个目标在空间上被体现为各项具体的目标。

在这一基础上确定了中心镇区的规划逻辑主线，依次分别是：①通过功能混合与遗产保护强化中心镇区在镇域范围内的核心地位；②通过产业空间强化中心镇区作为产业经济核心的地位；通过识别“城市入口”，优化城市空间形态和结构，避免线性蔓延；③借助步行空间系统连接村镇与自然空间，提升本地生活品质；④保护和关注阿尔芒斯谷和周边各散点村庄的景观品质，借助资源推动旅游发展；⑤利用现状条件寻找植被和绿化屏障，以绿带限定城市空间建设边界；⑥以前述为基础，用长远的眼光构想城市与景观的整合发展。最终形成规划蓝图。

（3）相关规定，说明文件中详细说明各类用地分区的具体规定，包括：

①城市化片区U，包括：UA，用于住宅及配套产业经济活动的空间，旧城中心的高密度建成区；UC，指主要用于住宅和配套产业的空间，年代比较近、密度较低的建成区（其中包含的UCh指村庄内的此类空间）；UY，指用于产业经济的空间（其中包含的Uya指远离居住空间的产业活动空间）；

②未来进行城市化的片区AU，包括：1AUa，未来中短期就进行城市化的地区，用于住宅；1AUy，未来中短期就进行城市化的地区，用于产业；2AU，未来中长期进行城市化的地区；

③农业片区A；

④自然片区N，包括：Nh，零散分布的住宅或是现有部分继续延伸/建设的可能性有限；Nl，用于运动和休闲的公共设施；Nt，用于旅游、休闲、运动的设施。

此外，相关规定还列出了几种特殊用地、地役，包括：

①列级林木空间（Espaces boisés classés），是在地方城市规划编制过程中划定的需要保护其空间不得随意改变用途的各种林木；

②保留步行道（cheminements piétons à préserver），是根据1993年景观立法确认的可以在地方城市规划编制过程中识别并保护的各种建筑和景观元素之一，用于保护地方历史和遗产；

③预留的产业用地；

④饮用水源地；

⑤考古遗址。

结合空间蓝图与分区分类用地，就形成了地方城市规划的总图。其中，爱维勒沙泰各类用地面积见表1。

表1　爱维勒沙泰各类用地面积

分区	面积（hm^2）
UA	12.64
UC	78.24
UCh	30.22
UY	16.83
UYa	6.04
城市化片区总计	144.2
1AUa	7.7
1AUy	3.66
2AU	12.29
未来城市化片区总计	23.98
A	977.02
农业片区总计	977.58
N	975.06
Nh	24.34
Nl	2.21
Nt	6.1
自然片区总计	1007.71
总计	2152.91

集镇、中心村（Centre-Bourg）和村庄（Hameaux）规划分别得到细节呈现。这一表达是对蓝图在空间层面的落实，颁布的地方城市规划可以用作第三方抗辩的依据，具有很强的法律效力和强制力。

四、建筑与遗产保护利用区规划AVAP

爱维勒沙泰的特殊之处在于，它是具有丰富遗产资源的市镇。为了实现遗产的保护利用，该市镇于2015年编制了本地遗产的保护利用规划。和地方城市规划的编制相比，这一过程是相对独立的，保护规划的编制是由爱维勒沙泰市镇政府和各方组成编制委员会筹备调研编制。编制委员会（Commission Locale d' AVAP）的成员包括：5位市镇官员，3名国家代表（分别由国家派驻大省和大区层面负责建筑景观保护和空间规划的专家代表）、1名大区政府代表（遗产专家）、2名关注整体经济利益的相关人（为大省的经济发展部门和企业部门代表）、2名遗产保护相关人（为本地遗产和景观保护两个协会的代表）、1名派驻大区的国家建筑师。他们与本地政府、居民、本省国家建筑师、具有资质的技术部门一起，进行规划的编制工作。

保护规划主要由3部分构成，包括：①诊断（Le diagnostic），主要包括两个部分——对建筑和遗产部分的诊断（包括建成遗产、景观遗产等的特征、历史和生成逻辑、建成空间品质等），以及对环境保护部分的诊断（包括市镇肌理分析、建设的设备、材料和节能等分析）；②说明报告，指出保护利用的主要目标，要实现的建筑品质和要实现的空间处理，以及为了实现这些目标的本地条件；③相关规定（Le règlement）和图形文件（Les documents graphiques）。

保护规划确立的内容是对本地建立的一种遗产地役，保护规划在发展目标、重心、策略层面都是建立在地方城市规划的可持续发展整治计划PADD的内容基础之上的，最终也会成为地方城市规划的一部分，故二者完全协调一致，且当保护规划文本作为本地地方城市规划（PLU）的一部分生效时，即可以作为第三方抗辩的依据（相关规定和图形文件部分），具有很高的法律地位和法律效力。

五、法国乡镇国土空间规划特点总结

从前述案例可以看出，法国乡镇层面的国土空间规划具有的特点包括以下三点。

1. 内容层面

地方城市规划是乡镇最重要的规划文件，规划的说明文件是对规划各部分内容的整合呈现，可持续发展计划PADD的内容体现乡镇规划的编制思路和一定的战略性，相关规定（和分区图）是规划在实施层面可操作性的保障；分区图体现了将山水林田湖草和建成空间在镇域空间范围内全覆盖的一张图表达，中心集镇和村庄的规划原则一致、具有整体性。

地方城市规划被授权可以在编制过程中根据本地情况确认列级保护的各类空间要素，为维持本地空间特色和风貌起到重要作用。遗产保护规划进行独立编制，但地位上属于地方城市规划的组件，这保证了国家和上级政府在遗产确认层面的参与和监督能力，同时保证了保护规划与乡镇规划的协调一致，还奠定了遗产保护规划的法律地位和强制效力，对于历史文化乡镇是重要的内容。

2. 编制层面

乡镇规划可以每个乡镇独立编制或多个乡镇共同编制。编制与实施主体都为乡镇级（或联合体）政府，城市规划事务被视为典型的地方事务，上级政府只在遗产保护、自然资源保护等关键问题进行审批前的控制，其他规划内容和实施主要进行事后审查，不违反基本原则即可。

3. 背景支撑

由于本案例的地理空间特点，乡镇所在的区域层面还没有编制战略性的规划，因此本案主要编制依据是各类法律法规。严密的法律法规体系（各类法典）在各山林、遗产、城市、农业、景观、社会发展等领域间形成良好而严密的内容衔接和互相支撑的关系，这为全要素、全覆盖的“一张图”构建了充分的编绘依据和实施保障。

注：

[1]阿尔芒斯官网http://www.pays-armance.fr

[2]爱维勒沙泰市镇官网http://www.ervy-le-chatel.fr

[3]爱维勒沙泰地方城市规划. Plan Local d' urbanisme de Ervy-le-Chatel, 2013.

[4]爱维勒沙泰建筑与遗产保护利用区规划.Aire de Valorisation de l' Architecture et du Patrimoine d' Ervy-le-Châtel, 2015.

[5]城市规划法典.Code de l' urbanisme.

作者简介

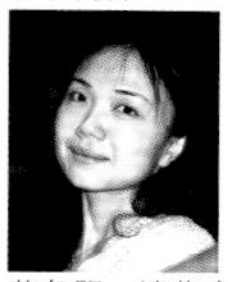

范冬阳，清华大学建筑学院，城乡规划系，博士研究生，法国巴黎政治学院，城市规划，硕士。

英国的地方规划及对我国乡级国土空间规划的启示

Local Plan in the UK and its Enlightenment to the Township-level Territorial Plan in China

董舒婷 张 立
Dong Shuting Zhang Li

[摘 要] 英国在2011年规划体系改革后，精简形成了只有国家和地方两级的空间规划体系。以服务于我国乡级空间规划的技术体系为目的，探析英国的地方规划框架，对其地方规划的核心内容、编制流程与成果组织、事权分配与规划传导三大方面展开分析，并以海利根镇的地方规划为案例，做了进一步的阐释。最后，在总结英国地方规划特征的基础上，结合当前我国国土空间规划改革的要求，提出对乡级国土空间规划工作的若干启示，包括：重视乡级国土空间规划的基础性作用、适当下沉事权与财权、规划内容与地方需求匹配、多层次的政策细化确保规划的可实施性。

[关键词] 英国地方规划；乡镇；空间规划

[Abstract] After the reform of the planning system in the UK in 2011, it streamlined and formed a spatial planning system with only the national and local levels. With the purpose of serving the technical system of China's township-level spatial planning, this paper studies the local plan in the UK, analyzes the core content of its local plan, the preparation process and the organization of results, the distribution of powers and the planning transmission, and takes the local plan in Haringey as a case to furtherly explained this new practice. Finally, on the basis of summarizing the characteristics of local plan in the UK and combining with the current requirements of China's territorial plan reforms, several enlightenments for township-level spatial planning are put forward, including: paying attention to the basic role of township-level spatial planning and decentralizing local authorization and financial power, matching of planning content with local needs, and multi-level policy refinement to ensure the feasibility of planning.

[Keywords] local plan in the UK; township; spatial planning

[文章编号] 2020-86-C-140

中国国土勘测规划院外协项目和上海同济城市规划设计研究院课题项目支持

1.英国空间规划体系图
2.地方规划制定流程
3.海利根镇地方规划体系

英国作为现代城市规划的发源地，霍华德的田园城市思想影响至今。英国1909年颁布了《住房与城市规划诸法》（Housing, Town planning, Etc. Act.1909）以确保城镇品质、公共健康与住房供应，该法也被认为是第一部将城市规划法律化的法案。为应对二战后的大规模城市建设，1947年英国颁布了《城乡规划法》，城乡规划的法定地位与自上而下的规划体系自此建立。

随着经济社会的不断发展演进，英国的城乡规划体系亦经历着不断演变的过程。国内学者一直十分关注英国的空间规划发展，当前研究也较为丰富，主要可梳理为以下三类研究：一是关注其空间规划体系发展历程与改革动态；二是关注其规划体系的建构；三是聚焦其运行机理与各类支撑制度。

尽管诸多文献对英国的规划体系开展了较多研究，但就其地方层面规划来说，既有成果大多停留在2011年规划体系改革背景之前，存在一定的滞后性。因此本文希望探析2011改革后的英国地方规划特征，以期对当前我国乡级国土空间规划的相关工作提出借鉴与启示。

一、2011年英国的规划体系改革

1. 改革背景

在全球金融危机背景下，2010年新上任的卡梅伦联合政府认为早前的规划体系过于繁杂，且由于对自上而下的过度强调使得规划与解决实际社会问题出现脱节，因此英国政府进行了一系列“激进改革”（radical reform），随即于2011年颁布《地方主义法》（Localism Act 2011），以进一步缩减规划层级并赋予地方自主发展权，正式形成了当前以国家层面的《国家规划政策框架》（The National Planning Policy Framework，简称NPPF）、地方层面的地方规划（Local Plan）与邻里规划(Neighbourhood Plan)所构成的“新二级”空间规划体系。

2. 改革内容

2011年的改革重新构建了“国家—地方”的空间规划体系，结合当前需求进一步实现了中央地方权力的下放，正式废除了2004年规划体系中区域层面的空间战略规划，实现了从“国家—区域—地方”的三级规划体系向“国家—地方”的两级规划体系的转变。

相较于原规划体系，2011空间规划体系改革呈现出两大特征，一是规划层级简化、各层级内容明确，即在两级的空间规划体系下，国家层面通过60多页的《国家规划政策框架》（NPPF）替代上一阶段1 000多页的《规划政策文件》（Planning Policy Statement,简称PSS），区域层面仅保留大伦敦地区，地方层面以地方规划和邻里规划替代原来的地方发展框架（Local Development Framework，简称“LDF”）；二是基于立法与放权下的地方事权与地方规划内容更加明晰。即在《地方主义法》等相关法律的支撑下，地方政府在中央政府的有效干预下实现了自由裁量空间与地方自主发展权的扩大。总体来看，2011年体系下英国的空间规划体系呈现出“国家规划纲领化、地方规划细致化”的特征。

3. 规划框架

（1）国家层面：《国家规划政策框架》（NPPF）

国家层面编制主体为住房、社区与地方政府部门（Ministry Of Housing Communities and Local Government,简称MHCLG），以《国家规划政策框架》（NPPF）为核心引导全国的规划建设。该文件共17章节，主要内容包括：实现可持续发展；建立强大的竞争性经济；计划制定；决策；提供足够的住房；确保城镇中心的活力；促进健康和安全的社区；促进可持续运输；支持高质量的通信基础设施；有效利用土地；实现精心设计的场所；保护绿化带土地；应对气候变化，洪水和沿海变化的挑战；保护和改善自然环境；保护和改善历史环境；矿产的可持续利用等（MHCLG，2012）。NPPF

虽为非法定的规划，但其是后续制定《地方规划》与《邻里规划》的基本原则与相关领域的重要引导。

（2）区域层面：仅大伦敦地区编制区域规划

改革后，仅大伦敦地区的区域规划仍然是法定规划。第一个《伦敦规划》发布于2004年，目前已经历两轮修改编制至2016版，根据大伦敦管理局（Great London Authority,简称GLA）的要求，大伦敦规划的负责方包括：大伦敦市长、32个行政区（boroughs）、伦敦市公司（这里的伦敦市指的是伦敦金融城，而不是区域范围的大伦敦）、市长发展公司以及伦敦地方规划当局指定的邻里公共论坛。伦敦市长必须完成该规划并进行审查。《伦敦规划》是为未来20~25年伦敦的发展设定的总体框架，通常汇集了伦敦市长及相关部门对于未来伦敦经济、环境、交通以及社会等方面的内容，主要包括经济发展、住房、文化、社会与环境问题、土地开发与利用框架、引导地方规划的政策框架、促进可持续发展等。

（3）地方层面：编制地方规划与邻里规划

地方层面编制地方规划与邻里规划，前者需明确自治镇的未来发展愿景和框架，解决住房，经济，社区设施和基础设施相关的需求和机遇，并为保护和改善自然和历史环境，缓解自然环境压力提供基础；后者以社区为编制单元，包含土地开发和使用的政策，社区拥有直接的权力以制定愿景，引领社区未来10、15、20年内的发展。

二、地方规划

1. 核心内容

为引导地方规划的编制，英国住房，社区和地方政府部发布了《地方规划指南》（Guidance On Plan-Making），在《国家规划政策框架》（NPPF）的基础上进一步明确了地方规划编制的目的、规划框架、编制主体、实施检测等内容。

地方规划由战略政策（必备）与非战略政策（可选）两部分构成。前者为15年左右规划期内地方当局对市镇的长期需求和机遇的预测与响应，针对土地开发与利用中的各类优先事项的发展模式、规模和质量等制定的总体战略，主要包括以下四项内容：①住房（包括经济适用房）、就业、零售、休闲和其他商业发展。②运输、电信、安全、废物管理、供水、污水、洪水风险和沿海变化管理的基础设施等。③社区设施（例如卫生，教育和文化基础设施）等。④保护和改善自然、建筑和历史环境，包括景观和绿色基础设施，并制定规划解决减缓和适应气候变化的措施等；后者为地方政府和社区针对特定地区、发展类型因地制宜制定的政策计划，包括设施配置、场地分配、设计原则的制定、自然保护等。

2. 编制流程与规划审查

英国作为一个拥有地方自治传统的单一制的国家，中央政府主要决定全国层面的政策并负责监督实施，地方政府在法律授权范围内，对辖区内各类公共服务事务负责。在经历多次权力下放与规划层级简化后，当前体系下地方政府负责地方规划的编制，规划成果需提交住房、社区与地方部门政府大臣（Secretary of State for Housing, Communities and Local Government，简称SoS），接受规划督察部门（The Planning Inspectorate）任命的督察进行独立审查。其编制流程一般包括前期的可持续性评估、基础资料收集、协商咨询与信息收集，中期阶段的规划提交、规划审查、规划采纳部分，以及后续的规划监测实施内容。

3. 事权分配与规划传导

《国家规划政策框架》（NPPF）对于规划事权的划分与传导进行了规定。其第一章节中明确了该框架对于地方规划的框架性作用，并且要求“在制定计划时必须考虑国家规划政策框架，且应是计划决策中的重要考虑因素”。地方当局在制定相关规划时，需考虑NPPF中的要求，并将其深化成具体要求融入规划文件中，以此保持地方规划与政策和国家要求的一致性。自此形成了适应当前两级空间规划体系的规划传导方式，即国家层面以纲领性、框架性的政策纲要进行战略引导，地方层面直接衔接以引导市镇开发建设。在完善的法律法规体系支撑下，简化后的规划传导顺畅且有效，各级各类规划编制与实施的合理性与规范性同样得以进一步明确。

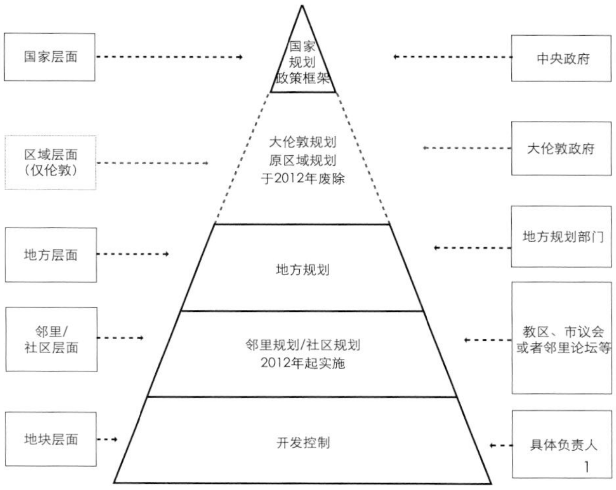

1

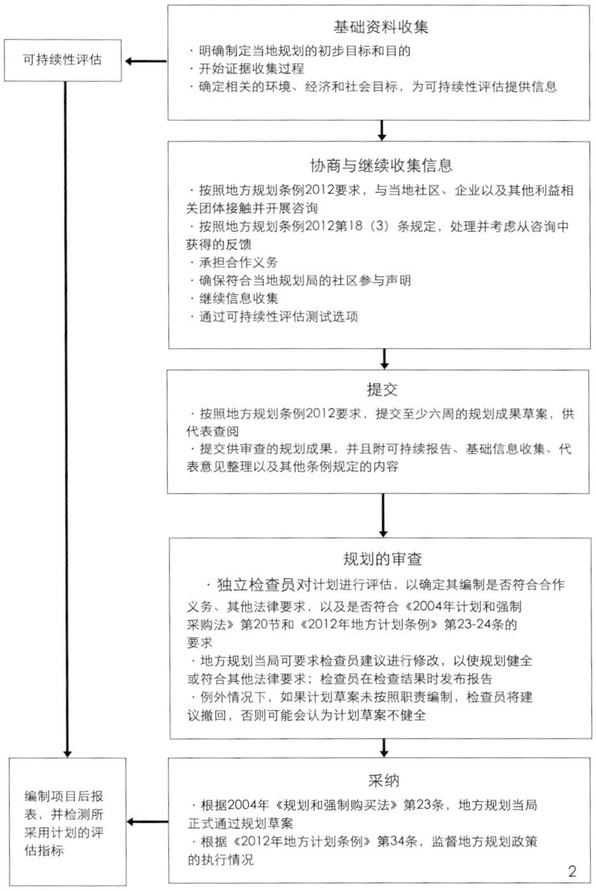

2

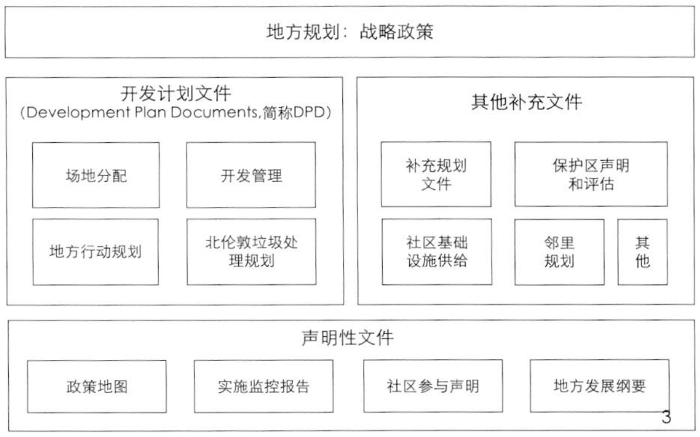

3

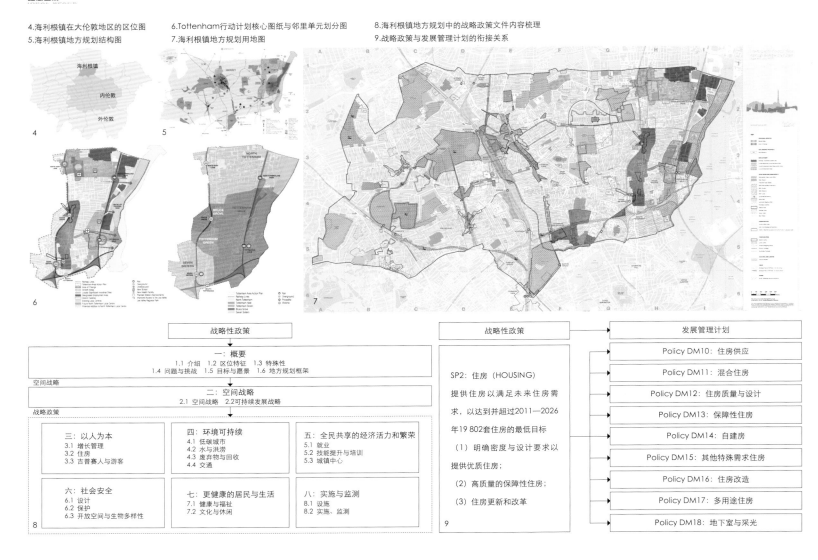

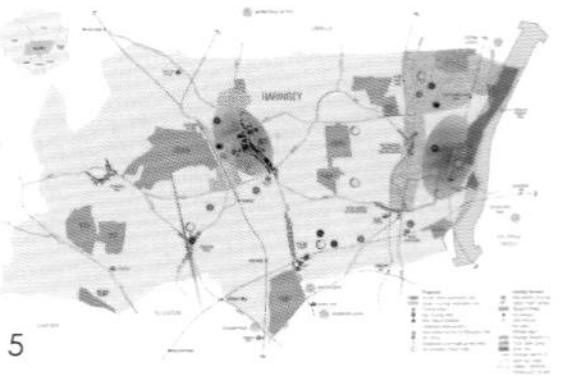

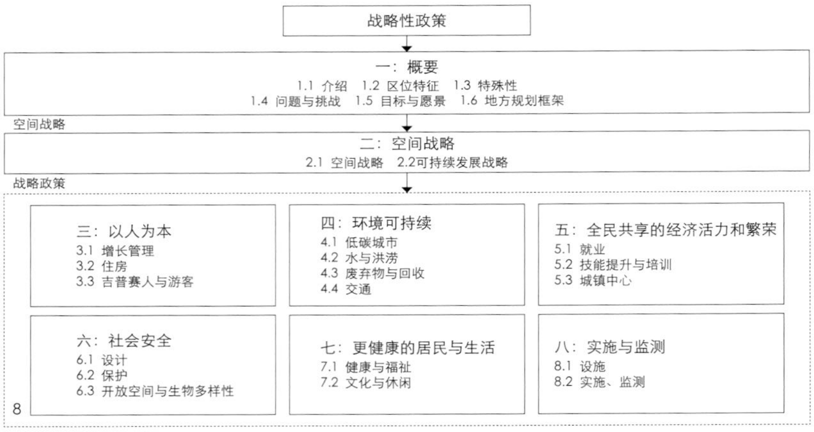

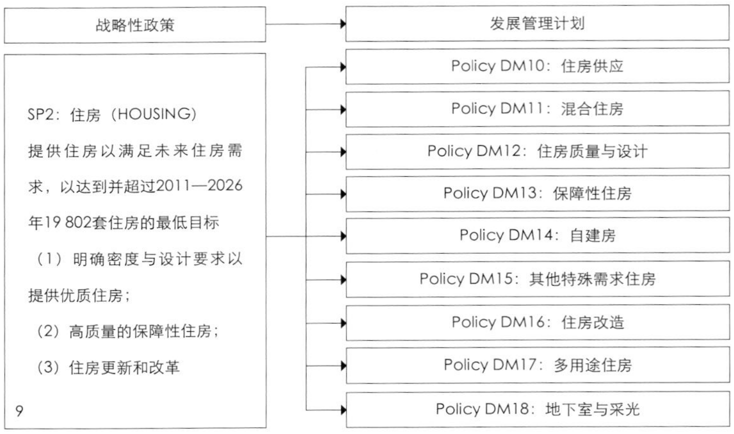

4.海利根镇在大伦敦地区的区位图
5.海利根镇地方规划结构图
6.Tottenham行动计划核心图纸与邻里单元划分图
7.海利根镇地方规划用地图
8.海利根镇地方规划中的战略政策文件内容梳理
9.战略政策与发展管理计划的衔接关系

三、海利根镇地方规划案例研究

1. 海利根镇概况与规划体系

海利根镇（Haringey）是大伦敦地区32个自治市镇（boroughs）之一，由Hornsey, Wood Green and Tottenham三个主要地区组成，辖区面积30km^{2}左右、人口20万，其位于伦敦北部的伦敦—斯坦斯特德—剑桥—彼得伯勒（（LSCP）的增长区，具有良好的交通区位与区域发展优势。目前，海利根镇正在执行的地方规划（2013—2026）由战略政策（Strategic Policies）、发展管理政策（Development Management Policies），场地分配（Site Allocation）和Tottenham地区的行动计划（Tottenham Area Action Plan）组成。同时地方政府目前正在准备另外两项计划，即“the Wood Green Area行动计划”（the Wood Green Area Action Plan）和“北伦敦废弃物计划”（North London Waste Plan），一旦获得通过，将成为其地方规划的一部分。

2. 战略性政策（Strategic Policies）

战略政策（Strategic Policies）规定了海利根镇至2026年的未来发展愿景和关键政策，用于明确其可持续社区战略和其他计划与战略的优先事项和发展目标，且包含了实现该目标的关键政策和实施框架。地方政府需要应对当前该地区的社会、环境和经济挑战，因地制宜地制定战略性发展政策。海利根镇当前的挑战主要是：人口变化（减少）、住房、失业、健康、气候变化、高质量设计、平等和包容、运输以及犯罪与安全。在此背景下针对核心问题进行战略和政策的编制。就规划成果来看，其由八部分内容组成，包括：概要、空间战略和六大类战略性政策。

战略性政策部分作为该规划文件的核心内容，每项内容通常由政策制定、空间落位以及实施监测三部分组成，偏重政策性与导向性，是后续其他各类计划的基础。如在“以人为本”（people at the heart of change in haringey）章节，包含了SP1、SP2、SP3政策，分别明确针对人口增长、住房和吉普赛人，具体完成了人口增长的区域划分、明确了住房供应总量并细分至单元以及分阶段的增长计划，并在此基础上对实施监测提出要求。

3. 发展管理计划

发展管理计划（The Development Management Development Plan，简称DPD）是对于战略性政策的细化落实与支撑，通过明确关键目标以支持战略性政策的实现，且针对有悖于战略性政策的发展内容进行了明确的框架制定，并为相关规划的申请评估提供了标准。在海利根镇的地方规划文件中，发展管理计划文件衔接战略政策文件，将其关键规划政策分为六大领域进行梳理，分别为设计与城镇个性、住房、环境与可持续、交通与开发空间、就业与城镇中心、社区基础设施以及实施监测。通常发展管理文件中提出的发展管理政策（Development Managementpolicy）往往在数量上会多于战略政策，可以看作是对其的细化与落实，并结合相关图纸实现空间落位。

表1　　地方规划：场地分配——LBH Civic Centre控制信息表

场地地址	Haringey Civic Centre, High Rd, Wood Green, N22		
占地面积（Ha）	1.1	公共交通可达性等级	Level 6a*
交付时间表	2011—2015	2015—2020	2020之后
			✓
当前/过去的用途	市民中心、办公室、旅游景点		
所有权	LBH		
场地定义	市民中心所在地；位于公园保护区内；临近城市绿带； 毗邻：圣迈克尔和天使教堂（二级）、战争纪念馆、木绿高速路（二级）、喷泉（二级）		
未来发展能力	住宅单位净值	就业面积（m^2）	城镇中心（m^2）
	108	2 156	1 078
建议的场地分配	继续发挥该建筑的市政作用，利用该场地发展到停车场区域的能力，或在确保市政局市政功能的其他场所的情况下，重新开发为混合用途开发		
场地评述	该场地在未来有很大的潜力，市议会正在调查如何更好地利用其土地。场地后方的大型停车场有发展潜力。该文化中心是一幢现状较好的建筑，但有可能改建为住宅用途。任何需要拆除的综合重建都需要证明，替换建筑将对花园保护区作出重大贡献		
场地要求	市民中心现状较好，任何再开发对其保留和潜在改善进行仔细考虑； 有潜力将目前未充分利用的土地开发到市政中心后方； 位于247号公路的建筑也应保留，南部和东部的立面应保持清晰可见； 该场地的任何开发都应加强花园保护区的整体设置； 该站点在入口外设有一个公共汽车站；如果不加以改善，需将保持该公共汽车站的可达性		
发展方针（节选）	公路沿线开发高度需控制； 保护沿线现存立面，目前办公功能可置换为住宅，场地后方空地将为住宅区提供机会； 该街区的开发必须保持公园至大教堂的景观走廊； 后方场地新建住宅区建筑风貌需与市民中心（如果保留）互补，且与临近的旅游点一致； 该场地位于地下水水源保护区，因此任何开发项目都应在进行的任何研究中考虑该要素，包括潜在污染，补救政策、洪水风险评估等		

资料来源：笔者根据参考文献[19]翻译整合绘制

*：在haringey的地方规划：战略政策文件中，对各区域公共交通可达性分为六级，由可达性高至低分别为level 1a、level 1b、level 2、level 3、level 4、level 5、level 6a、level 6b

表2　　海利根镇地方规划体系梳理

规划文件		作用与意义
文件	名称	
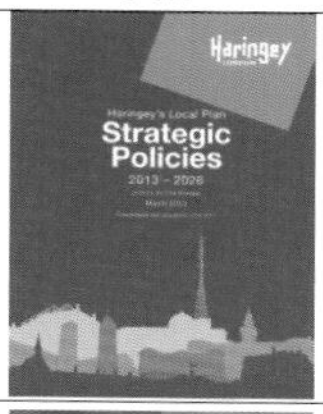	战略性政策（必备，Strategic Policies）	制定市议会的空间战略和主要政策，以实现该区到2026年的未来发展
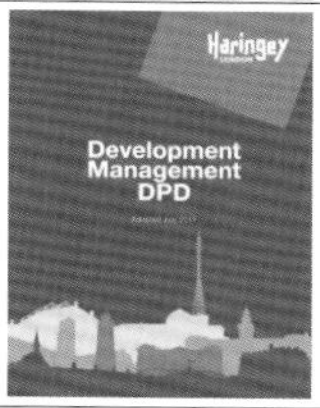	发展管理文件（简称DPD）	对于战略政策落实的细化与支撑，通过关键目标的明确支持战略政策的实现
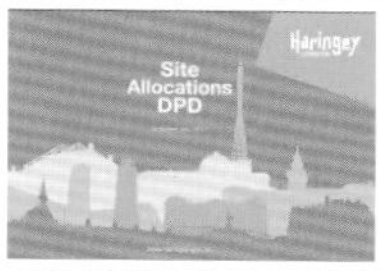	场地分配（Site Allocations）	明确自治市镇内适合住房和就业增长具体战略用地分配
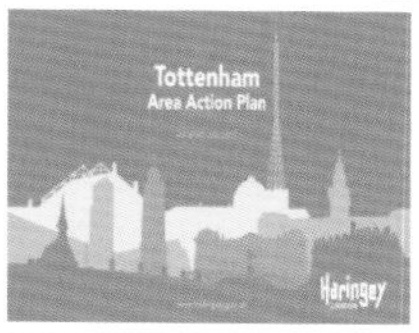	行动计划（Action Plan）	确定Tottenham、以及Wood Green Area区域政策中住房、就业增长等的战略场地分配

资料来源：笔者根据参考文献[16-19]综合整理绘制

以住房章节为例，在战略政策部分明确了住房供应规模以及分区域目标，作为该文件的衔接，在发展管理计划中通过九条管理政策的形式对其进行了细化落实。九条管理政策分别明确了住房供应、住房的混合、住房质量与设计、保障性住房、自建房、其他特殊需求住房、住房改造、多用途住房、住房地下室开发与采光等关键措施，为战略性政策的实际落实提供了坚实的支撑。

4. 重点地区行动计划

针对重点地区，英国地方政府以地区行动计划（The Area Action Plan,简称AAP）的形式对其在规划期内的发展进行更为积极细致的管理和指导，海利根镇目前制定了两大地区的行动计划，分别为Tottenham Area以及the Wood Green Area。重点地区行动计划较为注重针对性与实施性，以Tottenham Area的行动计划为例，其包含：目的与意义、地区特征与挑战、上位规划愿景与定位、区域性政策制定、邻里单元与机会地区、实施与监测等内容。AAP的特点可以概括为：向上衔接战略性政策、因地制宜引导区域个性化发展、向下有效引导邻里规划。

5. 场地分配

场地分配（Site Allocation）可看作是对于战略性政策在空间落位上的细化与支撑。海利根镇的场地分配计划对于0.25hm^2以上的空间进行了落位，并以政策地图的形式予以明确，可指导开发者进行符合规划预期的开发、拒绝不符合规划的提案、并对开发建设进行必要性的促进和干预（如对增长地区的基础设施建设进行干预，以加快交付时间）。

场地分配一般包括两种类型，一是总体性的布局与配置，二是明确关键场地，每个场地代表在计划期内适合并可用于再开发的棕地，包括实现更广泛的再生目标或改善基础设施所需的关键场地。针对各个场地编制“开发指南”，对其土地利用、城市设计、基础设施、实施交付相关的规划要求以政策列表的形式进行梳理与明确，为后续开发建设的合理性与适当性提供了进一步的指导（表1、表2）。

四、英国地方规划的特征解析

英国2011规划体系的改革实现了规划层级的简化与事权的进一步下沉，形成了适合其当前特征与未来发展诉求的“新二级”规划体系。其中地方规划作为其规划体系的基础层级，大体具有以下特征。

1. 夯实地方规划，层级明晰、分工明确

在经历了多次空间规划体系变革后，英国当前形成了国家—地方两级的规划体系，国家层面仅以60余页的《国家规划政策框架》进行框架性引导，覆盖全面但注重纲领性；地方层面以地方规划的形式引导市镇的开发建设，在立法与《国家规划政策框架》（NPPF）的双重引导下，扩大了地方规划再编制实施层面的地方事权，在一定程度上保障了规划的合理性与规范性，并且保证了地方规划与国家战略的一致性。

2. 因地制宜，灵活的内容组织与成果形式

在既定框架下，英国的地方规划编制呈现出极其灵活的特征，规划编制与否、编制形式、成果组织、编制内容等均由地方政府与当地居民协商后决定。从海利根镇的地方规划体系来看，除了必备的战略性政策部分，其它规划内容均以可选的文件包式组织，各地方政府可结合实际需要，因地制宜地进行选择，从而提升了地方规划成果的针对性与可实施性。

3. 全域管控与规划传导

英国的地方规划实现了全域层面的差异化管控与特殊地区的细化落实，完成了“政策引导—细化关键目标—明确空间落位—特殊地区行动计划—实施监测”的逐级深化的规划过程，保障了规划文件之间互相传导的顺畅性。其中战略性政策部分注重政策的制定与引导，发展管理计划注重政策细化后对关键目标的明确，场地分配强调对战略性政策的空间落位的明确，行动计划则使得特殊地区的发展诉求得以保障。从地方规划的核心图纸可以看出，其对于规划管控范围的全域性与差异性，通过“分区+要素”的形式对住房、就业、环境保护、文化休闲、绿地及开放空间等明确了规划要求。

五、对我国乡级国土空间规划工作的启示

结合当下我国的国土空间规划改革，乡镇层面规划作为“五级三类”体系中的基础层级具有极其关键的作用。英国的地方规划及其规划体系对当前我国乡级国土空间规划有以下启示。

1. 重视乡级国土空间规划的基础性作用

乡镇层级的空间规划编制是市县空间规划的支撑。我国地域面积广阔，乡镇平均辖区面积达220平方公里，即使去除新疆、西藏、青海和内蒙古四个人口低密度省区，乡镇平均辖区面积亦达到145km^2，这与英国地方规划的大体辖区面积相当。无论是三区三线的划定，还是村庄布局，没有乡镇层面的基础支持，市县层面的空间规划成果质量将难以保障。因此，要充分重视乡级国土空间规划，通过相关制度性规范来发挥其基础性支撑作用。

2. 适当下沉乡镇事权与财权

英国的市镇财权相对独立、事权比较明晰。我国的乡镇事权较为广泛但比较模糊，涵盖了大量上级政府的指令性任务，乡镇普遍面临着责权不匹配的问题。在国家治理体系与治理能力现代化改革进程中，在“一级政府、一级事权、一级规划”的国土空间改革要求下，结合英国的空间规划经验，适当下沉乡镇事权，同时提升乡镇财税分成比例，有效提升乡镇政府在国土空间治理方面的积极性与自主性。只有建立有效财政支撑下的事权分配体系，才能全面提升乡镇国土空间规划和治理水平。

3. 规划内容与地方需求匹配

英国地方规划的编制呈现出极强的框架一致性下的多元化特征。从我国当前空间规划改革要求来看，《中共中央国务院关于建立国土空间规划体系并监督实施的若干意见》（2019，5）明确了乡镇规划编制方式的多样性，可因地制宜选择“单个乡镇单独编制”“多个乡镇联合编制”“乡镇与县市合并编制”。结合英国的地方规划编制经验，除了编制方式上的多样性，亦可尝试在内容组织方面给予更多的灵活性。如在单一规划文件下建立必选性内容和可选性内容的形式区分，或采取文件包形式的多种规划文件形式，均可提升乡级国土空间规划的有效性和可实施性。此外，宜区分城市型乡镇和一般乡镇，宜针对城市型建制镇建立有效的乡级国土空间规划编制技术方法。比如规模较大的镇，已经与城市规模相当，由于行政区划改革的滞后，行政层级上没有升格为县级市，难以有效实施城市的管理模式。

4. 多层次的政策细化确保规划的可实施性

英国建立了较为完善的规划逐步传导体系，通过“分区+要素”的规划管控方式，确保了宏观性的战略政策得以具体落实。我国乡级国土空间规划亦充分学习借鉴英国经验，建立适应各地乡镇特点的乡级空间规划体系，在事权财权改革的基础上，通过空间政策的细化传导，提升国土空间品质，确保空间规划成果能够有效指导乡镇的全域建设和自然资源保护。

（感谢同济大学城市规划系肖扬老师对本文提出的宝贵意见！）

参考文献

[1]贾宁，于立，陈春. 英国空间规划体系改革及其对乡村发展与规划的影响[J]. 上海城市规划, 2019(4): 85-90.

[2]卡林沃斯，纳丁. 英国城乡规划原书第14版[M]. 2011.

[3]王国恩，孙靓雯. 从土地利用规划到空间规划：英国规划体系的演进[J].国际城市规划,2017,32(04):90-97.

[4]林坚，吴宇翔，郭净宇. 英美土地发展权制度的启示[J]. 中国土地, 2017(02): 30-33.

[5]彭震伟，张立，董舒婷，等. 乡镇级国土空间总体规划的必要性、定位与重点内容[J]. 城市规划学刊, 2020.

[6]孙施文. 英国城市规划近年来的发展动态[J]. 国外城市规划, 2005(06): 11-15.

[7]唐子来. 英国城市规划核心法的历史演进过程[J]. 国外城市规划, 2000(01): 10-12.

[8]田颖，耿慧志. 英国空间规划体系各层级衔接问题探讨：以大伦敦地区规划实践为例[J]. 国际城市规划, 2019,34(02): 86-93.

[9]徐杰，周洋岑，姚梓阳. 英国空间规划体系运行机制及其对中国的启示：2016中国城市规划年会[C]. 中国辽宁沈阳, 2016.

[10]徐瑾，顾朝林. 英格兰城市规划体系改革新动态[J]. 国际城市规划, 2015, 30(03): 78-83.

[11]许菁芸，赵民. 英国的“规划指引”及其对我国城市规划管理的借鉴意义[J]. 国外城市规划, 2005(06): 16-20.

[12]张立，董舒婷. 国家治理现代化趋向下中国特色的市制体系建构：暨关于“镇设市”的讨论[J]. 城市规划学刊, 2019.

[13]张书海，王小羽. 空间规划职能组织与权责分配：日本、英国、荷兰的经验借鉴[J]. 国际城市规划, 2019: 1-10.

[14]周姝天，翟国方，施益军. 英国最新空间规划体系解读及启示[J]. 现代城市研究, 2018(08): 69-76.

[15]GreatLondon Authority. The London Plan [Eb/Ol]. [2019-12-11]. Https://Www.London.Gov.Uk/Sites/Default/Files/The_London_Plan_2016_Jan_2017_Fix.Pdf.

[16]Haringey Council. Strategic Policies[R].2019.

[17]Haringey Council. Development Management Dpd[R].2019.

[18]Haringey Council. Tottenham Area Action Plan[R].2017.

[19]Haringey Council. Site Allocations[R].2017.

[20]Ministry Of Housing Communities And Local Government. Local Plan Process[Eb/Ol]. [2020-7-2].Https://Assets.Publishing.Service.Gov.Uk/Government/Uploads/System/Uploads/Attachment_Data/File/576055/Local-Plans_New.Pdf.

[21]Ministry Of Housing Communities And Local Government. National Planning Policy Framework[Eb/Ol]. [10/29]. Https://Www.Gov.Uk/Government/Publications/National-Planning-Policy-Framework--2.

[22]Ministry Of Housing Communities And Local Government. Guidance On Plan-Making[Eb/Ol].[10/29]. Https://Www.Gov.Uk/Guidance/Plan-Making#Content.

作者简介

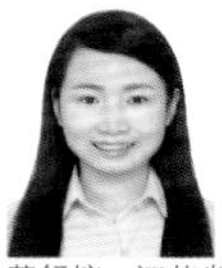

董舒婷，江苏省城市规划设计研究院，规划师；

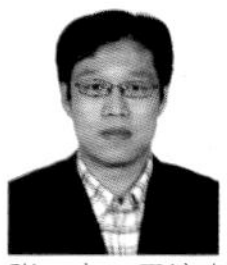

张　立，同济大学，城市规划系，副教授，中国城市规划学会，小城镇规划学术委员会，秘书长，通讯作者。